中国壮医药丛书

中国壮药学

◎钟鸣　黄瑞松　梁启成　主编

广西民族出版社

《中国壮药学》编撰人员

主　　编　钟　鸣（壮族）　黄瑞松　梁启成
副 主 编　庞声航　缪剑华
主　　审　黄汉儒（壮族）
学术顾问　覃　波（壮族）　王鉴钧（壮族）
　　　　　　陈秀香　张超良　刘寿养
　　　　　　黄昌礼（壮族）

常务编写人员

钟　鸣（壮族）　黄瑞松　梁启成　王柏灿　周丽娜
苏　青（壮族）　余胜民　杨增艳（壮族）　孔桂豪
梁定仁（壮族）　余丽莹　黄宝山（壮族）　郭军华（壮族）
黄庆琳（壮族）　黄　適

编写人员（以姓氏笔画为序）

韦金全（壮族）　牙廷艺（壮族）　邓汝铭　冯　军（壮族）
冯　桥　吕惠珍　苏演春（壮族）　杨东爱（壮族）
李　琼（壮族）　李凤珍（壮族）　张青青　陈少锋　庞声航
莫　滚　黄正雄（壮族）　黄琳芸（壮族）　黄锦威
梁江洪（壮族）　蓝日春　缪剑华　薛亚馨

摄影人员

彭治章（壮族）　黄瑞松　韦家福（壮族）　戴　斌

壮文翻译

覃忠群（壮族）　梁定仁（壮族）　郭军华（壮族）
黄庆琳（壮族）　黄宝山（壮族）

序　一

壮族是中华民族大家庭中人口最多的少数民族，主要聚居在广西壮族自治区，云南省文山壮族苗族自治州也有较大分布。考古学、民族学、人类学的研究表明，壮族是岭南的世居民族，是古代西瓯、骆越民族的后裔。

壮族先民在长期的生产生活实践和同疾病的斗争中，积累了丰富的医药经验和知识。在古代，许多本草、地方志及博物志中均有大量壮医药方面的记载。广西武鸣县出土的西周至战国时期医用金属针具表明，壮族先民早在2 500多年前就掌握了针刺治病技术；广西贵县（今贵港市）、合浦、平乐等地汉墓出土的药材标本，广西靖西县和云南省广南县出土的新石器时代生产工具，说明壮族先民在秦汉时期就已经认识和使用大量的植物、动物、矿物药，并使用药及治疗方法得到不断发展。唐宋时期，壮医形成草药内服、外洗、熏蒸、敷贴和佩药、药刮、角疗、灸法、针挑、陶针等10多种治疗方法，并以独特的民族形式与浓郁的地方特色汇聚到祖国传统医药宝库中。壮医对毒药与解毒药的认识和应用，在我国民族医药中更是独树一帜，具有很丰富的内容。明代李时珍《本草纲目》收载了许多岭南地区的壮药，其中最突出的是记载了壮药田七（三七）的开发和应用。田七的发现和开发利用现已形成相当规模的药材产业，可说是壮族人民在传统医药方面的重大贡献。

壮医药源远流长，内容丰富，但由于历史的原因未能得到全面系统的发掘、整理、研究及发展。新中国成立后，特别是党的十一届三中全会以来，国家对民族医药的发掘整理和推广应用高度重视，出台了一系列重要政策，使包括壮药在内的民族医药事业出现了前所未有的发展局面。

《中国壮药学》全面总结了壮药的发掘、整理、研究的最新成果，系统阐述了壮药的起源和发展概况、壮药的基本理论及应用规律；从实际应用出发，对壮族聚居地区重要而常用的500种壮药进行了详细介绍，包括这些药物在壮族当地的通俗名称（壮文名、汉文名）、别名、学名及其来源、性能主治、临床应用等内容；反映了壮药的药物鉴别和药理作用、化学成分的现代研究新成果。全书内容丰富、图文并茂，是一部集理论研究与临床应用为一体的学术专著。尤为值得一提的是，本书提出的壮药理论和应用规律，从根本上确立了壮药的理论体系，它很好地解决了壮药在临床实用过程中所遇到的许多实际问题，使得壮药的应用由过去的“凭经验”变为在系统理论指导下的医药实践，这是一个了不起的飞跃，这一飞跃对壮医药学的发展乃至祖国民族医药事业的发展意义都非常重大。

当前，国际医疗卫生界十分重视各民族在长期与自然和疾病做斗争的过程中所积累的医药经验，并利用现代科学技术和方法，加以深入研究，希望从中找到帮助人类免除疾病之苦的良方益药，《中国壮药学》在这方面则做了一件十分有价值的好事，因此乐为之序。

肖培根

2004年12月

（作者系中国工程院院士，中国医学科学院药用植物研究所名誉所长、研究员、教授，世界卫生组织传统医学合作中心主任）

序　　二

写下这篇序言，不仅仅是为了回应《中国壮药学》课题组的盛情邀请，也是自身从事的药品行政管理工作的使命和义务使然，更是因于喜见壮族地区秀美河山哺育出了《中国壮药学》这朵绚丽的民族文化之花。

中华医药源远流长。民族医药是中华民族优秀文化和传统医药的重要组成部分，是各族人民长期与自然和疾病做斗争的经验总结，为人类的健康和医学科学的发展做出了不可磨灭的贡献。

壮族医药作为中华医药的一个组成部分，充分体现了壮族人民在悠久历史长河中创造、积累的医药文化的特色。从远古开始，壮族先民在同自然和疾病做斗争中积累了丰富的医药实践经验。广西贵县（今贵港市）、合浦、平乐等地汉墓出土的药材标本，广西靖西县和云南广南县出土的新石器文物，证明壮族先民早在秦汉时期就已经认识和使用大量的植物、动物、矿物药，展示了民族医学、药学的雏形；壮医的目诊、舌诊、脉诊、甲诊、腹诊，经筋、火针、头针、陶针、针挑、角吸、角刮、割治、火攻疗法，民族药内服、外敷、熏洗、佩药、药线点灸、药物拔罐疗法等民族医药诊疗技术，也体现了鲜明的壮族医药的特色。这些民族医学、药学的理论和实践，在历史上曾经为各族人民的健康做出了重大的贡献，至今仍具有强大的生命力，为各民族广大群众防病治病发挥着积极有效的作用。

广西民族医药事业的发展，具有深厚而坚实的基础。据了解，全国现有中药、民族药资源12 000多种。广西已查明4 623种，其中植物药4 064种、动物药509种、矿物药50种；壮族用药就有2 300多种。药用资源的丰度与蕴藏量位居全国第二。此外，广西濒临的北部湾海域有丰富的海洋生物资源，也提供了新的中药和海洋药用资源。丰富的地理形态和生物多样性以及丰富的中药资源，为广西民族医药科学和民族医药事业的发展提供了良好的条件，造就了广西悠久、灿烂的医药传统文化。

广西壮族自治区各级党委和政府一直十分重视民族医药事业的建设和发展，建立了专门的民族医药研究、临床医疗、教育机构，组织开展少数民族医药古籍整理和民族医药普查的工作。经过数十年的努力，民族医药的研究、医疗、教育和产业发展都取得了长足的进步。至今，广西建立了民族医药研究所、壮医医院、民族医医院、中医学院等10多所民族医药科研、医疗机构和高等学校。民族医药研究方面更是成果丰硕，基本摸清了广西民族医药的历史和现状，发掘了大量的民族民间验方、秘方和一批很有价值的民族医药文物，整理了一批古籍，先后编撰出版了《广西民族医药验方选编》《壮族医学史》《中国壮医学》等10多部民族医药专著，完成了壮医学理论体系的建立。壮医药理论的运用和科研的发展，促进了广西医药产业特别是中药产业的发展。以民族医药验方为来源的复方扶芳藤合剂、三金片、跌打丸、妇血康等多种中成药，已经成为广西药品的品牌产品。一批根据民族医药理论、药理特色研制的新药正在积极开发之中，这将为广西医药产业的发展带来更大的支持和活力。

广西民族医药研究所和广西壮族自治区壮医医院的专家和医药工作者，秉持严谨的科学态度，在深入调查研究的基础上编成了《中国壮药学》一书。书中以壮医学理论为指导，对壮医药的历史渊源、发展概况、基本理论、应用规律以及现代研究与临床验证进行了科学、详细的阐述。从应用情况出发，收录了常用重要壮药500种，全部配以实物照片并对壮药的分布、性味、功用、采集、加工、临床应用等进行了详细介绍。拾遗补缺，修治不止，暑去冬来，杀青付梓，做了一件承前启后、造福人类的好事。如果说《中国壮医学》完成了壮医理论体系的构建，那么《中国壮药学》以其丰富的内涵、自成体系的理论实现了独具特色的壮药理论体系的确立。因此它的出版，为抢救和继承民族医药技术，缓解民族医和药的矛盾，提供了理论依据；对培养民族医药技术人才，促进民族医药的现代化研究，指导民族医药工作者的临床实践具有重要的意义；对保护和合理开发丰富的民族药物资源，科学种植、采集和应用民族药，具有直接的现实意义。

虽然未能直接参与《中国壮药学》的编撰工作，但是，我很高兴地分享着专家和医药工作者完成壮药学的系统研究以及成功编撰《中国壮药学》的胜利喜悦，也希望有更多的人一起来分享、运用这些成果，为促进民族医药的健康发展，为提高各族人民的健康水平做出更多更大的贡献。

蓝以舟

2004年12月

（作者时任广西壮族自治区食品药品监督管理局局长）

前　　言

民族医药是中华民族传统医药的重要组成部分，是各民族人民长期与疾病做斗争的经验总结和智慧结晶，是祖国医学宝库中的璀璨明珠。壮族医药，源远流长。壮药是根据壮医传统理论和经验使用的具有传统性、地域性和民族性的天然药物。具有2 500年以上历史的古老的壮医药，经过近20年的发掘整理，已知的壮药资源达2 300多种，常用的也有500多种。壮医药是我国医药产业特别是壮族地区中医药产业发展的突破口和切入点，加强对壮医药资源的研究和开发利用，将使壮医药产业成为新兴的优势产业。

伟大的医学家巴甫洛夫指出："有了人类，就有医疗活动。"医药卫生的起源，始于人类与自然环境、疾病、创伤、饥饿等做斗争的必然结果。在古代饥不择食的环境中，壮族先民因误食某些野果、野菜中毒或者吃了野果能减轻某些病痛，经过反复验证后产生了原始的壮医药。先秦时期的古籍记载了壮族先民早期的医疗实践活动。隋朝巢元方《诸病源候论》记载了岭南俚人的五种毒药（不强药、蓝药、焦铜药、金药、菌药）、中毒的诊断方法，以及壮医对痧、瘴、蛊、毒、风、湿等病症的治疗经验和壮药的一些应用规律。明朝李时珍《本草纲目》收载了不少岭南地区的壮药，最突出的是对田七（三七）的开发和应用，还收载了许多壮族地区的特产药物。壮族地区的州、府、县等地方志和有关文献都专章记载了壮乡特产药材。据近年对广西壮族自治区和云南省文山壮族苗族自治州的调查，发现民国时期还出现了不少有关壮医药的手抄本，并在民间广泛流传；在壮族聚居的靖西、忻城、贵县（今贵港市）、广南等地自发形成了端午药市和中草药市；20世纪40年代成立的广西省立医药研究所和省立南宁高级中医职业学校，对部分中药、壮药进行提炼，制出了流膏、水液、粉末等多种成品药。但是，壮族缺乏统一规范应用的本民族文字，这影响了壮药应用经验的全面总结，壮医药只通过师徒授受、耳濡目染而流传民间。大量关于壮医药的真实资料，以汉文记载于文献或展现于文物。

新中国成立后，党和人民政府十分重视传统民族医药的继承和发展工作。《中华人民共和国宪法》《中华人民共和国民族区域自治法》对民族医药的发掘整理和推广应用做了明确规定，制定了对待民族医药的优惠政策。改革开放以来，民族医药事业得到了全面的发展。2008年12月，广西壮族自治区人大常委会颁布了《广西壮族自治区发展中医药壮医药条例》，广西食品药品监督管理局制定并颁布了《广西壮族自治区壮药质量标准·第一卷》。2011年12月，自治区政府出台了《关于加快中医药民族医药发展的决定》《壮瑶医药振兴计划》等重大举措。虽然壮医药的发掘整理工作起步较晚，但是已取得了突破性的进展，形成了自己独特的理论体系。

民族医药开展大普查　20世纪50年代末，广西就开展了包括壮药在内的中草药调查整理工作。1978～1992年开展大规模的中药、民族药资源普查工作，由广西壮族自治区卫生厅民族医药古籍整理办公室牵头的全区民族医药普查，收集了30 000多条民族医药验方和一批古籍文献资料，制作了3 000多个民族药物标本，整理出版了一批民族医药专著，建立了较完备的广西民族医药陈列室和民族药标本室。云南省文山壮族苗族自治州古籍办和壮学研究会组织力量开展以壮学文化为主题的调查，收集整理并出版了部分民族文化作品和民族药选编，其中《八宝风情与传说》采用通俗的语言介绍了壮族保健食品、防病强身的传统习俗和方法。

民族医药机构的发展 1985年5月，经广西壮族自治区政府和国家科委批准，成立了以壮、瑶医药为主要研究任务和主攻方向的广西民族医药研究所（2009年6月更名为广西民族医药研究院）。该所建所以来，承担和完成了160多项包括国家攻关课题、国家自然科学基金课题在内的各级各类科研课题，获得20多项省部级、厅局级科技进步奖。2002年8月，经自治区编委和自治区卫生厅批准，该所增挂"广西壮医医院"的牌子，成为全国首家省区级壮医医院。2003年12月，该所设立的广西壮医药研究中心被自治区科技厅评为"广西科技创新金源单位"。1985年以来，广西中医学院（2012年更名为广西中医药大学）成立了壮医药研究所和壮医药学院，南宁、柳州、崇左、来宾、百色、河池等市及部分县相继成立了民族医药研究所和民族医医院。靖西县于2004年6月成立了全国首家县级壮医医院。广西中医学院制药厂、桂西制药有限公司和玉林制药有限公司等企业被国家有关部委定为壮、瑶药的定点生产企业。云南省文山壮族苗族自治州成立了三七研究院和三七质量检测中心，承担了80多项科研课题，取得了18项科技成果。此外，还有民办的广西靖西壮医药学校、广西圣特药业有限公司、广西万寿堂药业有限公司、南宁生源中药饮片有限责任公司、广西桂海壮医药研究所、云南省文山壮族苗族自治州传统民族医药科学技术研究所等机构，在培养人才和研究开发民族药方面发挥了积极作用。

壮医药理论发掘整理的突破 由广西民族医药研究所承担的《壮医理论的发掘整理与临床实验研究》，历经10年的辛勤耕耘，于2002年2月2日在南宁通过专家鉴定。以中国民族医药学会会长诸国本教授为主任，中国中医研究院资深研究员、博士生导师、著名医史学家李经纬教授为副主任，包括国内知名的藏医药、蒙医药、傣医药以及中西医药权威专家组成的鉴定委员会一致认为，壮医药具有悠久的历史和丰富的内涵，曾经为民族的健康繁衍发挥了重要的作用，尤其在创用针刺治疗，制造金属针具，应用毒药与解毒药，防治痧、瘴、蛊、毒、风、湿等病症，以及内病外治，导引按蹻，目诊，等等方面达到了较高的医学水平。壮医的阴阳为本、三气同步、脏腑气血、筋骨肌肤、三道两路、毒虚致病学说和调气解毒补虚养神治疗原则的确定，表明壮医理论体系已基本形成。作为壮医理论体系主要载体的《壮族医学史》《中国壮医学》专著的出版，是壮医发展史上的里程碑。壮医理论的基本形成，符合辩证唯物主义认识论的发展规律，达到了国内同类研究的领先水平，为我国一些尚未进行总结的少数民族医药做出了榜样，具有示范作用；从根本上解决了壮医长期以来没有形成系统理论的问题，必将对壮医临床医学的发展和壮药资源的进一步开发利用发挥应有的指导和促进作用。鉴定委员会郑重建议：在壮医理论的指导下，运用现代方法及手段，开发丰富的壮药资源，研制安全高效的壮药新药，创办具有竞争力和上规模的壮医药产业。目前，已有100多项壮医药科研课题和50多项科技成果，包括壮药筛选方面的自治区级和国家自然科学基金课题。已出版民族医药专著《中国壮医学》《中国壮药材》《中国壮医内科学》《历代壮医药史料荟萃》等20多部。广西药用植物园主编的《中国药用植物栽培学》等论著，对中药和民族药材的栽培技术产生了积极的指导作用。云南省文山壮族苗族自治州黄昌礼、王明富等编著的《侬智高问题论文资料集》对壮族传统文化的发掘整理和研究，对"师雅"（壮族民间秘方验方）进行了注释，便于人们认识和了解壮医药文化。

壮药引种栽培的进展 广西药用植物园，又名中国医学科学院药用植物资源开发研究所广西分所，创建于1959年，占地202公顷，已引种栽培药用植物6 000多种，是目前世界上规模最大、种植药用植物种类最多的专业性药用植物园。近年开辟了以引种栽培壮、瑶药为主的国家药材生产管理规范民族药区和国家药品生产管理规范民族药生产基地，将建成现代化的立体"本草纲目"。壮族民间历来对一些重要壮药有引种栽培或人工养殖的传统习惯和经验，对于政府如何在新形势下支持和引导壮药主要品种的引种栽培或人工养殖，云南文山和广西靖西的经验很值得借鉴参考和推广。在我国加入世界贸易组织的形势下，按国家药材生产管理规范要求进一步规范化、规模化栽培种植药材，不断提高药材的科技含量和社会经济效益，具有重要的战略意义。在壮医药验方、秘方筛选基础上开发壮药新药和相关新产品，将成为广西中医药产业发展的突破口和切入点，因为研制和生产过程具有地方优势和民族特色，这正是我国加入世界贸易组织后和国家实施西部大开发战略需要培植的积极因素。

壮医药人才培养与交流扩大 壮医理论体系的确立奠定了壮医药在我国民族传统医药领域中的学术地位，使我们培养了一批壮医药的专业人才，扩大了壮医药在国内外的影响。有的壮医药科研人员当选为全国人大代表和自治区政协委员，在中国民族医药学会、中国民族医药协会担任副会长、常务理事、理事。广西民族医药研究所被中国中医研究院定为该院的民族医药研究基地，加挂“中国中医研究院广西民族医药研究所”的牌子。1990年以来，已审批了9名壮医副主任医师以上的高级职称人员，已有600多名壮医临床工作者考取了中医类别壮医专业执业医师或执业助理医师资格。广西中医药大学招收了壮医硕士研究生和五年制壮医专业本科生。广西民族医药研究所还举办各种民族医药特色诊疗技术培训班，培训了近5 000名基层卫生技术人员和乡村医生，为少数民族地区培养了一批用得上、养得起、留得住的卫生技术人才。壮医目诊、壮医风湿病和壮医药线点灸疗法等登上了医院大雅之堂，享誉海内外；壮医目诊、壮医推拿、壮医风湿等专科已被国家中医药管理局列为全国民族医药重点专科建设项目。壮医药线点灸疗法成为国家级非物质文化遗产。广西民族医药协会拥有会员1 200多人，与泰国、越南、美国、德国、日本等国以及港澳台地区的有关专家学者进行了民族医药的学术交流。1989年，广西民族医药研究所创办的《民族医药报》，坚持正确的舆论导向和“民族民间、服务大众”的办报宗旨，致力于宣传报道民族医药特色诊疗技术和发掘整理民族医药单方验方，多次被评为自治区的优秀报纸。

《中国壮药学》根据《中国壮医学》阐明的壮医理论及用药原则，分总论和各论两部分，共有14章。总论主要介绍壮药学概述、壮药基本理论、壮药研究与开发的发展趋势，包括壮药学的定义及研究范围、发展概况，壮药的命名原则及分类、鉴定、栽培与采集、性味及功用、加工炮制、应用的基本规律，壮药的开发现状与发展方向——着重分析研究壮药当前的应用开发及其发展趋势、机遇与挑战，对开发壮药和壮药制剂进行探讨。各论按解毒药、补虚药、调气机药、通三道药、通两路药、治“巧坞”病药、止血药、止痛药、打虫药、收涩药、专科用药等11类介绍壮药的来源、生境分布、动植物形态、采集加工、性能主治、用量、临床应用和现代研究，注重采用壮族地区通俗的壮药名。为方便中医药和民族医药人员在科学研究、临床实践、生产经营中鉴别和掌握使用壮药，本书所收壮药除在正文中采用壮文（以产用地叫法为准）、汉文药名，还给出了药物的壮文索引、汉文笔画索引和拉丁文索引，并在汉文笔画索引中加注了异名（别名）。为此，编写组多次邀请壮医药专家进行座谈，讨论修订了壮药命名及分类方法，组织编辑人员赴广西的百色、靖西、隆林和云南的文山等地考察，深入到圣堂山、大明山、龙虎山等自然保护区采拍壮药实物照片。

《中国壮药学》的出版，对培养民族医药技术人才，深入开展民族医药的现代化研究，指导民族医药人员的临床实践和对民族药的科学种植、采集和应用，有积极的促进作用；为保护和合理开发丰富的民族药物资源，抢救和传承民族医药技术，提供了可行的理论依据。

壮族是我国人口最多的少数民族，也是全世界人口超过千万的60多个民族之一。回顾历史，我们深为壮医药对本民族及壮族地区群众的健康繁衍所做的巨大贡献而感到自豪。展望未来，我们更为壮医药的美好明天欢欣鼓舞。古老的壮医药，经过发掘整理和研究提高，必将为人类的健康事业做出新的贡献！

编者

2013年8月

目　　录

总　　论

第一章　壮药学概述

第一节　壮药学的定义及其研究范围 .... （ 2 ）
第二节　壮药学发展概况 .... （ 3 ）

第二章　壮药基本理论

第一节　壮药的命名原则及分类 .... （ 18 ）
第二节　壮药的鉴定 .... （ 19 ）
第三节　壮药的栽培与采集 .... （ 20 ）
第四节　壮药的性味及功用 .... （ 21 ）
第五节　壮药的加工炮制 .... （ 22 ）
第六节　壮药应用的基本规律 .... （ 25 ）

第三章　壮药研究与开发的发展趋势

第一节　壮药开发现状与存在的问题 .... （ 34 ）
第二节　壮药的发展方向 .... （ 36 ）

各　　论

第一章　解毒药

第一节　解痧毒药……（44）
大金花草 Gutnit……（44）
山芝麻 Ngazndoeng……（45）
鸭跖草 Nyavangxbeuj……（46）
蜈蚣草 Nyacijsaep……（47）
贯　众 Gutnduengx……（48）
鬼针草 Nyagvaeknoux……（50）
草鞋根 Nyanetdeih……（51）
冰糖草 Nyadiengj……（52）
狗肝菜 Caemjcejnoeg……（53）
薄　荷 Bozojcah……（54）
野　葛 Gaeugat……（56）
磨盘草 Makmuh……（57）
千层纸 Meizleng……（58）
南蛇簕 Oenmeuz……（59）
第二节　解瘴毒药……（61）
鹰爪花 Gocaujyiux……（61）
假鹰爪 Funghdaiqgaeq……（61）
假茶辣 Cazlazok……（62）
土常山 Mbawxhoek……（63）
青藤仔 Godepmoz……（64）
萝芙木 Meizlauxbaeg……（65）
黄花蒿 Go' ngaizseij……（66）
土柴胡 Caekcae……（68）
金钮扣 Gonougaet……（69）
夜香牛 Nyafaetlang……（70）
三对节 Samjdouq……（71）
香　茅 Razsoh……（72）
第三节　解风毒药……（74）
五味藤 Gogukcaengx……（74）
石南藤 Gaeubienglou……（75）
大血藤 Gaeubengzlaz……（76）
木防己 Gaeuheuj……（77）
黄　荆 Go' ndukma（faenxmaenzhen）..（78）
绣花针 Gocaemhseuj……（80）
七叶莲 Gocaetdouj……（81）
百两金 Gomaknaengh……（82）
走马胎 Gofunghlwed……（83）
野香草 Oijraemx……（84）
防风草 Lwglazbyaj……（84）
一包针 Go' ngaeucah……（85）
天　麻 Nyadingfungh……（87）
豆豉姜 Gauginghsaej……（88）
藤杜仲 Gaeubinghndoengx……（89）
异叶爬山虎 Cijsaepgwnzmei……（90）
黑风藤 Gaeugyoilingz……（91）
小发散 Gaeufunghgeuj……（92）
铜　钻 Cunjdongz……（93）
牛耳枫 Meizcihmbe……（94）
自消容 Longzlingznaemq……（95）
野葡萄 Makitcah……（96）
排钱草 Daebbe……（97）
牛白藤 Gaeumoxgauj……（98）
假木豆 Godaebsaeq……（99）
第四节　解热毒药……（101）
板蓝根 Goromz……（101）
天仙藤 Gaeuhenj……（102）
瓜子草 Nyafaengzbengj……（103）
老虎耳 Nyagoengzget……（104）
火炭母 Gaeumei……（105）
土牛膝 Sauxloed……（106）
了哥王 Go' nyozlox……（107）
绞股蓝 Gocaekmbaw……（108）
苦　瓜 Lwghaemz……（110）
木　鳖 Mogbaed……（111）
栝　楼 Gvahlou……（113）
杜　若 Gosizcuz……（114）
猕猴桃 Dauzlingz……（115）
蛇　莓 Gohaungoux……（116）
甜　茶 Cazvan……（117）

羊角豆 Gogukmbe .... (118)
鸡骨草 Gogukgaeq .... (119)
木　豆 Gogukmeiz .... (121)
猪屎豆 Duhhaexmou .... (122)
穿破石 Manhyiengz .... (123)
三叉苦 Gojsamnga .... (124)
小苦楝 Golenhsae .... (125)
雷公根 Byaeknok .... (127)
白　薇 Gaeucijmoz .... (128)
山栀子 Faenzgaehhenj .... (129)
白花蛇舌草 Nyarinngoux .... (131)
钩　藤 Gaeucunghngouh .... (132)
蒲公英 Gvicaenglongz .... (133)
元　参 Caemhmbaemx .... (135)
穿心莲 Nyafaenzlenz .... (136)
马鞭草 Nyadangh' enj .... (138)
夏枯草 Nyayazgyae .... (139)
半枝莲 Nomjsoemzsaeh .... (140)
灯心草 Mwnhdwnghcau .... (141)
淡竹叶 Gogaekboux .... (142)
路边菊 Nyaloxvit .... (144)
山慈姑 Gimjsoiqndengx .... (145)
桂党参 Lagleizgaeq .... (145)
万寿菊 Nyagumhvaj .... (146)
马蹄蕨 Maenzdaezma .... (147)
白点称 Laekcaengh .... (148)
金果榄 Gimjlamz .... (149)
金银花 Rokgimjngaenz .... (150)
金线风 Gaekgyaeujboh .... (152)
救必应 Meindeihmeij .... (152)
耳　草 Gorwzco .... (153)
茅　莓 Houqmeux .... (154)
牛甘果 Makhamj .... (155)
广豆根 Lagdujbyaj .... (156)
金锦香 Maknatsaej .... (157)
木　棉 Meizleuq .... (158)
蚌　花 Govahsae .... (159)
草　龙 Gvahgya .... (160)
无根藤 Fazgya .... (161)
小飞扬草 Cehmouiq (go' gyak' iq) (162)
水杨梅 Biggaejnaem .... (163)
白马骨 Ndokmahauj .... (164)
竹节黄 Gociepnduk .... (165)
铁苋菜 Nyadameuz .... (166)
酸咪咪 Nyagahcung .... (167)
叶下珠 Nyagvanjdouj .... (168)
红八角莲 Gogunghcoih .... (169)
古羊藤 Gaeumbe .... (170)
马蹄金 Byaekcenzlik .... (171)
石上柏 Fouxndoengz .... (172)
路边青 Caekgeizgaeh .... (173)
粪箕笃 Gvaekgeujmeh .... (174)
爵　床 Nyagaemjcig .... (175)
元宝草 Nyadoixmbawx .... (176)
牛筋草 Nya' nyinxmox .... (177)
串钱草 Nyaloicienz .... (178)
六月雪 Ndukmax .... (178)
上树虾 Govaraemxrongx .... (179)
水牛角 Gaeuvaiz .... (180)
密蒙花 Goyukhen .... (181)
玫瑰茄 Lwggazbyaj .... (183)
鱼腥草 Caekvaeh .... (184)
飞扬草 Gocehyuengz .... (185)
苦丁茶 Cazhaemz .... (186)
布渣叶 Govajlwij .... (187)
小蜡树 Mbawbikningj .... (187)
黄牛木 Gomozheng .... (188)
抱石莲 Umhmaeq .... (189)
乌蔹莓 Caekgaeuqmouj .... (190)
滨盐肤木 Maeqcwj .... (191)
马利筋 Gombehnaemq .... (192)
黄花败酱 Bwzcenzdoq .... (193)
打破碗花花 Gobaidoq .... (194)
红背山麻杆 Dagndengz .... (195)
竹节蓼 Nyacijrip .... (196)
粗叶耳草 Nyagohleih .... (197)
量天尺 Goyoeknuemz .... (198)
第五节　解寒毒药 .... (200)
刀　豆 Duhbya .... (200)
八　角 Makgak .... (201)
山肉桂 Gvuibizcah .... (202)
樟　树 Gaucah .... (203)
肉　桂 Naengjgvei (gvamhgvij) ..... (204)
一块瓦 Gogepngvaq .... (205)

金耳环 Sizsinjdoq ……………………………（206）
四块瓦 Seihgepngvaq ……………………………（207）
茶　辣 Cazlat ……………………………（208）
花　椒 Ciujmwnzcah ……………………………（209）
香　菜 Caekhomj（homsaej）……………………………（210）
小茴香 Byaekhomj ……………………………（211）
天胡荽 Nya' ndauhndeih ……………………………（212）
苍　耳 Cijndouxbox ……………………………（213）
薰衣草 Nyahomj ……………………………（214）
毛麝香 Yeyangjdoq ……………………………（215）
荆　芥 Goginghgai ……………………………（216）
紫　苏 Seihsoj ……………………………（217）
高良姜 Ginghndoengz ……………………………（218）
沙　姜 Hinggaeq ……………………………（219）
韭　菜 Caekgeb ……………………………（220）
水半夏 Bon' yanaem ……………………………（221）
鹅不食草 Nyagajgoep ……………………………（222）
第六节　解湿毒药 ……………………………（224）
叶下红 Gailanzgya ……………………………（224）
土茯苓 Gaeungaeuzlig ……………………………（225）
马齿苋 Nyaheujma ……………………………（226）
三白草 Nyasam' bak ……………………………（227）
人字草 Nyadingjgvaej ……………………………（228）
八角枫 Betgokvuengz ……………………………（229）
九龙藤 Gaeuloeg' enq ……………………………（230）
羊耳菊 Nyafaedmox ……………………………（231）
白　簕 Baeklaeg ……………………………（232）
九节风 Galoemq ……………………………（233）
山　蒌 Gaeubengqlaeu ……………………………（234）
马甲子 Baekfaenqma ……………………………（235）
广西马兜铃 Gaemmaenzdaez ……………………………（236）
眼镜蛇 Ngwzgiengjda ……………………………（237）
凤尾草 Nyagagaeq ……………………………（238）
大叶千斤拔 Saebndengx ……………………………（239）
金线草 Gosejraemx ……………………………（240）
草　果 Caujgoj ……………………………（241）
苦　参 Caemhgumh ……………………………（242）
蛇床子 Byaekhomjgya ……………………………（243）
满山香 Go' hom' bo ……………………………（245）
白狗肠 Daemazgauj ……………………………（246）
翻白草 Saedgajbaed ……………………………（247）
铺地蜈蚣 Gaeulingz ……………………………（248）
铁线蕨 Gvutndaemz ……………………………（249）
猫耳朵 Gorokmeuz ……………………………（249）
大风艾 Godaizfungh ……………………………（250）
白花菜 Caekloekhauj ……………………………（252）
麻骨风 Gaeugoq ……………………………（253）
过江龙 Gaeulumx ……………………………（254）
白纸扇 Gaeuliengzcaz ……………………………（255）
岩黄连 Ngumxlienz ……………………………（256）
翠云草 Fongxngumx ……………………………（257）
三姐妹 Nyadanghmoz ……………………………（258）
金刚刺 Gaeugimjgangh ……………………………（259）
白　英 Gaeubwnhgauh ……………………………（260）
蓝花柴胡 Bozojbyaj ……………………………（261）
田基黄 Nyavetrwz ……………………………（262）
肾　茶 Nyamunghmeuz ……………………………（264）
卷　柏 Nyavanzvwnz ……………………………（265）
十大功劳 Vangzdienhciuj ……………………………（266）
三角风 Gukbinciengz ……………………………（267）
野荞麦 Mieg' vahgya ……………………………（268）
横经席 Makmanxbyaj ……………………………（269）
蛇　藤 Gonamhga ……………………………（270）
路路通 Maklaeuj ……………………………（271）
海　蛇 Ngwzhai ……………………………（272）
黑心姜 Gangminzndaemz ……………………………（272）
大风子 Gomakhou ……………………………（273）
肖菝葜 Maenxdaezma ……………………………（274）
薜　荔 Makbup ……………………………（275）
一匹绸 Gaeumok ……………………………（276）
鬼画符 Go' ndied ……………………………（277）
白鱼眼 Maezmakdengh ……………………………（278）
霜坡虎 Lagdemj ……………………………（279）
九节木 Cazromboh ……………………………（280）
龙船花 Yoeklungzcenz ……………………………（282）
第七节　解其他毒药 ……………………………（283）
土银花叶 Gimjngaenxdoq ……………………………（283）
小叶金花草 Gonitndaemx ……………………………（284）
甘　蔗 Oij ……………………………（285）
杨　桃 Makfwz ……………………………（286）
鸭　血 Lwedbit ……………………………（286）
脆　蛇 Cezngaenx ……………………………（287）
鸡矢果 Makhaexgaeq ……………………………（288）
酸藤子 Meizsoemj ……………………………（289）

蕹　菜 Caekmbongqmbouq……（290）
七叶一枝花 Caekdungxvaj……（291）
七星剑 Cigluengj……（292）
卜　芥 Vaedveuq……（293）
溪黄草 Goloedcaemj……（294）
大蛇药 Govahdangjlaux……（295）
蓝　靛 Golomj……（296）
苦荬菜 Gumaekcoih……（297）
乌云盖雪 Baetmaenzsaeq……（298）
地桃花 Faetmaenq……（299）
蛇头蓼 Liuxngoux……（300）
岗　松 Nyasaujbaet……（301）
齿叶泥花草 Caekngazgawh……（302）
虎尾兰 Gamjcwj……（303）
肾　蕨 Maklamzlae……（304）
芸香草 Nya' ngaihceuj……（305）
一枝箭 Nyamauzdun……（306）
曼陀罗 Makdozloz……（307）
蝴蝶草 Nyagaujfei……（308）
乌　桕 Maezgou……（309）

第二章　补虚药

第一节　补气药……（311）
荷包山桂花 Govaded……（311）
黄花倒水莲 Swnjgyaeujhen……（311）
土人参 Gocaenghnaengh……（312）
风车藤 Gaeulumzceh……（313）
红　枣 Makhongzcauj……（314）
荔　枝 Makcij……（315）
隔山香 Baegcidoq……（316）
乌饭树 Makdajgaej……（317）
四叶参 Nyandoumbe……（318）
广山药 Maenzcienz……（319）
蛤　蚧 Aek' ex……（320）
山　鸡 Gaejbyah……（321）
鹧　鸪 Loeglaeu……（322）
灵　芝 Gyopmei……（323）
白蚁巢 Rongzmoedhauj……（324）
黑蚂蚁 Moedndaemx……（325）
第二节　补血药……（327）
首　乌 Maenzgya……（327）
白花油麻藤 Gaeundeixbyaj……（328）
龙　眼 Lwgnganq……（329）
藤当归 Gaeuiengjgaej……（330）
帘子藤 Gaeulienz……（331）
地　黄 Maenzsiengjdeih……（331）
红　药 Yazndiengx……（333）
鸡血藤 Gaeulwedgaej……（334）
第三节　补阴药……（335）
乌　龟 Bajbyaj……（335）
甲　鱼 Bajnaemq……（336）
黄　精 Ginghswj……（336）
旱莲草 Caekleknaz……（338）
绶　草 Hazcinh……（339）
第四节　补阳药……（340）
破故纸 Faenzcepraemx……（340）
杜　仲 Gobingjhag……（341）
巴戟天 Gosaeqgaeh……（342）
南方菟丝子 Faenzsenjfa……（343）
益　智 Goyizci……（344）
狗　肉 Nohma……（345）
山羊肉 Nohmbe' byaj……（346）
核　桃 Haekdouz……（347）
海　龙 Haijlungz……（348）
海　马 Mazhai……（350）

第三章　调气机药

九里香 Go' ndukmax……（352）
山　橙 Makdongbyaj……（353）
石葫芦 Makgaemginj……（354）
仙人掌 Dujmamq……（355）
三头水蜈蚣 Gosamremj……（355）
金盏菊 Vajsamcimj……（356）
莎　草 Nyaheumouh……（357）
黄　皮 Makmaed……（358）

假蒟叶 Gobyaekbat .... (359)
乌　药 Fwnzcenzdongz .... (360)
三叶木通 Gaeudongjbyah .... (361)
土沉香 Cinzyangjdoq.......................... (362)
姜　黄 Gogwngj (gingjhen) .... (363)
砂　仁 Cahyinzcaenh........................ (364)
广西莪术 Ginghgvun.......................... (365)
草豆蔻 Makga.................................... (367)

第四章　通三道药

第一节　通谷道药 .... (368)
马　棘 Dujgiujbyaj............................ (368)
山芭蕉子 Go' gyoixbyaj .... (369)
山扁豆 Bendouzbyaj........................... (369)
杧　果 Makgai .... (370)
鸢　尾 Riengzloegguet....................... (372)
酒饼木 Meizbengqlaeu .... (373)
橘　红 Makdongj .... (374)
马鬃蛇 Dujfabbienj .... (375)
番木瓜 Golaux .... (375)
鸡屎藤 Gaeudaekmaj .... (377)
螺旋藻 Naetraemx .... (378)
巴　豆 Goulungzciemj .... (378)
火把果 Makfaez .... (380)
第二节　通水道药 .... (381)
小石韦 Gocensaeq (cehlin' iq) ..... (381)
五爪金龙 Valahbah............................ (382)
海金沙 Gaeubingj.............................. (383)
杠板归 Gangzngwd............................ (384)
荠　菜 Byaekcwj............................... (385)
假蓝根 Meizgyamx .... (386)
假茼蒿 Gyadungzhauj .... (387)
葫芦茶 Cazbou .... (388)
车前草 Nyadaezma............................ (389)
滑　石 Linlouz .... (390)
海　藻 Fouzhaij .... (391)
石　兰 Fouxdinh............................... (392)
海　带 Haijdai .... (393)
泽　泻 Caekdinbaet .... (394)
茅　根 Laghaz .... (396)
山菠萝 Ragla..................................... (397)
白木通 Gaeumuzdungh .... (398)
海南海金沙 Gaeubingluengj................ (399)
琉璃草 Nya' eng............................... (400)
杭子梢 Duhnamzvaiz......................... (401)
第三节　通气道药 .... (402)
一枝黄花 Goguthenj.......................... (402)
一箭球 Gosamjlimsaeq...................... (403)
大叶桉 Go' nganhcu.......................... (404)
入地蜈蚣 Gogutsip .... (405)
洗手果 Makluegsaeg .... (406)
水蜈蚣 Cijsaepnaemx .... (407)
石仙桃 Dauzdinh.............................. (408)
罗裙带 Go' gvwnq .... (408)
石油菜 Byaekcizyouz......................... (409)
龙脷叶 Mbawxlinlungz .... (410)
龙珠果 Go' gyazbengj........................ (411)
兰　草 Godiujlamz .... (412)
青天葵 Go' mbawxdog........................ (413)
罗汉果 Lozhan' goj........................... (414)
野黄皮 Makmoedcah.......................... (415)
海南蒲桃 Meizla................................ (417)
大叶羊角菜 Goekmbembawluengj..... (418)
猫爪草 Nyacaijmeuz.......................... (419)
象皮木 Meizdingjbaet........................ (420)
不出林 Cazdeih .... (421)
陈　皮 Naenghgamjndoeng................ (423)
无花果 Maknah .... (425)
牛尾菜 Caekdakmoz.......................... (426)
黄鳝藤 Gaeujnoujgyaq .... (427)

第五章　通两路药

第一节　通龙路药 .... (428)
天茄子 Makgwz .... (428)
龙须草 Baekcinj .... (429)
硃砂根 Meizcaekgaen......................... (430)

倒生根 Gutfaz……（431）
野烟叶 Mbawxien' gya……（432）
两面针 Songmbiengxcim……（433）
小　钻 Gaeucunqhengj……（434）
大　钻 Gaeucunqhungj……（435）
战　骨 Maengmbaek……（436）
黄　根 Laghen……（437）
龙血树 Meizlwedlungz……（438）
大果油麻藤 Gaeunoeggouj……（440）
红穿破石 Gaeufunghlwed……（441）
喜树 Meizraek……（442）
蒲葵子 Goganzbiz（bizgvaj）……（443）
蚂　蟥 Duzbing……（444）
银　杏 Yinzhing……（445）
华凤仙 Caekgiemfungh……（447）
木蜡树 Golaeg……（448）
小窃衣 Nyaba……（449）
王不留行 Goboebdiengj……（450）
鸭脚木 Meizdinbit……（451）
鸭脚菜 Caekdinbit……（452）
樟叶木防己 Maeqgaujvaiz……（453）
红龙船花 Gohoegndengz……（454）
旱田草 Nyaleng……（455）
白花苋 Caekhumhhauj……（456）
第二节　通火路药……（457）
山竹青蛇 Ngwzheu……（457）
白花蛇 Ngwzlaix……（458）
扶芳藤 Gaeundaux……（459）
伸筋藤 Gaeusongx……（460）
枫荷桂 Laeujle……（461）
金包铁 Ngouxhou……（462）
穿山甲 Duzlinh……（463）
了刁竹 Baklaghomj……（464）
鹰不扑 Caemnaujgaeb……（465）
盒果藤 Gaeumaenzgya……（466）
马尾千金草 Nyacienjgamj……（466）
牛大力 Gorengxmox……（468）
蜈　蚣 Cijsip……（469）
蚯　蚓 Duzndwen……（470）
黑眶蟾蜍 Gunghsouh……（471）
珍珠母 Gvamjsaehhaij……（473）
刺天茄 Namjnyungz……（474）
丢了棒 Maegyaeuqvaiz……（475）
青　葙 Nyadangjmaj……（476）
水八角 Makgaknaemq……（477）
白粉藤 Caekswzgauj……（478）
苏　木 Soqmug……（479）

第六章　治“巧坞”病药

上树蜈蚣 Cijsaepmei……（481）
水菖蒲 Cingjfouxnaemq……（482）
猪牙皂 Byaekcikmou……（483）

第七章　止血药

大　蓟 Nyalinzswj……（485）
地　榆 Dizhizndengx……（486）
侧柏叶 Meizbag……（487）
野牡丹 Gomaknat……（489）
山黄麻 Yaedbya……（490）
飞龙掌血 Gosanhlwed……（490）
吉祥草 Nyabaehgeuj……（492）
芦　荟 Youzcungh……（493）
细竹篙草 Gepmbengx……（494）
白背桐 Godungzhau……（495）
铁包金 Gohouznouh……（496）
田　七 Godienzcaet……（497）
仙鹤草 Nyacaijmaj……（499）
白　及 Gobwzgiz……（500）
毛　桐 Maeqgunjgyaeuh……（501）

第八章 止痛药

杉　木 Cuenghbek .... （503）
山乌龟 Maengzbaegmbouj .... （504）
老虎刺 Meiznaemhswj .... （505）
卵叶娃儿藤 Gosamhbaklag .... （506）
蜘蛛香 Caetndungz .... （507）
一枝蒿 Go' mbawsip .... （508）
端午艾 Nya' ngai .... （509）
山薄荷 Gocaengzlouz .... （510）
蔓　荆 Faenxman .... （512）
颠　茄 Makgaziq .... （513）

第九章 打虫药

土荆芥 Caebceuj .... （514）
风车子 Dauhngam .... （515）
槟　榔 Makbinghlangz .... （515）
苦楝树 Meizlenh .... （517）
硫　黄 Huengx .... （518）
苹　婆 Gogaeuqcaengz .... （520）
使君子 Gaeucijgyinh .... （521）

第十章 收涩药

跌打王 Venzhozcu .... （523）
稔　果 Maknimh .... （523）
石榴皮 Makciklouz .... （524）
咸虾花 Yokloegma .... （526）
椿白皮 Meizseihgauh .... （527）
榕　树 Meizleizgyenz .... （528）
算盘子 Anzmoedlwngj .... （528）
金樱根 Makgoij .... （529）
海螵蛸 Ndukmaeg' yiz .... （531）
毛果算盘子 Aenmoedgunj .... （532）
锡叶藤 Godaedcaeuj .... （533）

第十一章 专科用药

第一节 外用药 .... （534）
博落回 Gocenhluij .... （534）
羊　蹄 Daezmbe .... （535）
飞机草 Gim' oujgya .... （536）
天　蒜 Soijfa .... （537）
火殃簕 Vaetlungz .... （538）
白薯莨 Sawzcah .... （539）
一碗泡 Ngouxgvaqbyah .... （540）
金莲花 Yokhanzlenz .... （541）
油　桐 Gomakgyouh .... （542）
黄花母 Baetma' nen .... （543）
雷公藤 Gaeumeihen .... （544）
三钱三 Gosamcenz .... （545）
断肠草 Gaeunguenx .... （546）
第二节 妇科用药 .... （548）
五指毛桃 Meiznongmox .... （548）
血　党 Gosanlwed .... （549）
石栗子 Maklaeq .... （550）
红毛鸡 Gunhgaejndiengx .... （551）
走马风 Nyayouzfanj .... （552）
虾子花 Yoknyauq .... （553）
薯　莨 Caeklwed .... （554）
益母草 Ngaihmwnj .... （555）
小风艾 Ngaihsaej .... （557）
三棱草 Gosamgak .... （557）
乌骨鸡 Gaejgaem .... （558）
第三节 儿科用药 .... （560）
兔尾草 Nyadangjdoj .... （560）

黄珠子草 Nya' ndukgyaj ………………… (561)
金钱吊芙蓉 Maenjcenzndengx ………… (562)
鸡肾皮 Naenghdawhgaeq ………………… (562)
独脚金 Nyagaemhcig ……………………… (564)
紫背金牛 Gogamh ………………………… (565)
第四节　五官科用药 …………………………… (566)
小笔筒草 Nyadamjdoj …………………… (566)
山橘子 Bizbazcah ………………………… (567)
毛冬青 Mbawxcouh ……………………… (568)
三角泡 Gaeusamdok ……………………… (569)
五色梅 Haqsaekyok ……………………… (570)
假蓝靛 Golamz …………………………… (571)
第五节　伤科用药 …………………………… (572)
大驳骨 Gobogndok ………………………… (572)
毛排钱 Daebgvwn ………………………… (573)
小功劳 Gomwnlaeq ………………………… (574)
虾须豆 Duhmumqnyauq ………………… (575)
射尿蛙 Vitndanq …………………………… (576)
山石榴 Godoengmouj ……………………… (577)

壮文索引 ……………………………………………… (579)
汉文笔画索引 ………………………………………… (584)
拉丁文索引 …………………………………………… (604)
后　　记 ……………………………………………… (613)
参考文献 ……………………………………………… (615)

总　　论

第一章　壮药学概述

第一节　壮药学的定义及其研究范围

壮药是壮医使用的传统药物，具有独特的三性：民族性、地域性、传统性。其大量的单方、复方、验方、秘方，千百年来在壮族地区被用作主要的医疗药方，为壮族地区人民的健康繁衍发挥了重要作用，而且至今仍是广大壮族人民尤其是偏远地区或山区的人民赖以防病治病的主要方法。壮药应用的历史源远流长，内容丰富。壮药和壮医一样都是祖国医药宝库的重要组成部分，是壮族文化的重要内容之一。它独特的理论体系和使用方法，充分反映了壮族历史文化、壮族地区自然资源的特色。研究壮药的历史和基本理论，阐述各种壮药的来源、采制、鉴定、性能、功效及应用等基本知识的学科称为壮药学。深入研究壮药学的理论和实践问题，是发展我国民族医药事业的需要，也是丰富和繁荣祖国传统医药学的一项具有重要意义的课题。

壮药分为植物、动物、矿物药三大类别。一般称为植物药、动物药、矿物药，或称为药用植物、药用动物、药用矿物。

一、植物药

药用植物可供入药部分不尽相同，分别来源于各种药用植物的根块（如土牛膝、山乌龟）、茎（如鸡血藤）、树皮（如肉桂）、枝（如岗松）、叶（如土银花叶）、花（如鹰爪花）、果（如罗汉果）、全草（如车前草）和分泌物（如安息香）等。还有部分植物药是经过人工对药用植物进行简单加工提炼而成，如蓝靛、樟脑等。植物类壮药绝大部分来自野生环境。随着壮药需求量日益增多，许多常用植物药已逐步由野生变为家种，成为临床用药的主要来源。也有不少壮医为了自己便于用药，在庭内屋前屋后和田边地角栽培各种各样的常用壮药。植物类药物是壮药中品种最多的部分，在应用较普遍的1 000多种壮药中，植物类药物占85%以上，其中草本植物约占80%，所以自古以来习惯把壮药叫作草药。由于壮医治病用药多是现采现用，用鲜品较多，因而植物类壮药也叫生草药。

二、动物药

动物类药物来自各种药用动物的个体（如海龙、蛤蚧）、器官（如蛇胆、羊肝）、生理产物（如麝香）和病理产物（如牛黄）等，也有部分动物药是经过人工进行简单加工制取而成的（如乌鸡白凤丸、蛤蚧定喘丸）等。随着民族医药事业的发展，不少药用动物也逐步由野生变为人工饲养，如蛤蚧、乌龟、梅花鹿等。常用的动物类壮药约有300种，其品种虽比植物类壮药少，但由于其在临床上的适应范围广、疗效好，至今仍被广泛使用，是壮药中重要的组成部分。

三、矿物药

矿物类壮药包括可供药用的天然矿物，如滑石、石膏等，矿物加工品如硫黄、白矾等，以及动物的化石和骨，如龙骨、海螵蛸等。矿物类壮药约有50种，比植物类、动物类壮药要少得多，可是在医疗上仍很重要，也是壮药中不可缺少的组成部分。

第二节　壮药学发展概况

一、壮药的起源

壮族历史悠久，是我国少数民族中人口最多的民族，约有1 700万人，壮族聚居地区基本连成一片。其中居住在广西境内66个县市的共有1 500多万人，有100多万人分布在云南文山壮族苗族自治州、红河哈尼族彝族自治州和曲靖市的部分县，以及广东省连山壮族瑶族自治县和贵州、湖南、四川等省。壮族地区曾经是古人类活动的重要地区之一。著名中国古人类学家斐文中先生在《广西是古人类学研究的重点地区》一文中指出：在人类发生和发展的100万年里，这个地方始终是气候暖和，雨水充足，自然界中有丰富的食物资源，适宜原始人类和与人类接近的猿类生息繁殖。新中国成立后，广西柳城、柳江、大新、武鸣、来宾等地相继发现了人类或跟人类接近的猿类各种遗骨化石。广西的考古已发现旧石器时代的人类化石有“麒麟山人”“灵山人”“荔浦人”等化石，并伴随出土了大量动物化石和石器工具。其中1958年在柳江县通天岩发现的“柳江人”，为迄今在我国乃至东南亚发现的最早的晚期智人。距今1万年左右的“甑皮岩人”，其体质继承了“柳江人”的特征，与今天的壮族人体质特征相似。这说明早在几万年前，壮族先民就广泛分布在这个地区并生活繁衍。壮族同胞多“处溪谷之间，篁竹之中”，在水头及河滨泽畔依山傍水建寨而居，擅长种稻，勤于耕织，有太阳崇拜、三元崇拜、祖先崇拜和长老主事的风俗，重视铜鼓，厚爱银饰，爱吃五色糯米饭，爱喝米酒和烤茶，能歌善舞，特别好客。他们有高尚的生活情趣、诚实的道德情操、自尊自信的民族意识，传承着百越族群文化的精华，富有创造和进取的优良传统。

壮族地区大多以农业为主，林业、畜牧业为辅，社会经济发展不平衡。桂北、桂东等地水陆交通方便，开发历史悠久，地区工业、轻工业较发达。桂西北、滇东南、黔西南的山区较为落后，生产力水平较低。壮族居住地的地形复杂，属南亚热带季风湿润气候区，也是喀斯特地貌发育十分典型的地区，石山面积超过40%，土山丘陵面积超过50%，既有平原地区，又有山间谷地，土壤多种多样，有酸性的，有碱性的，使得植物生长具有多样性。独特的地理气候等自然条件造就了丰富多样的野生资源。气候条件优越，夏热冬暖，雨量充沛，非常有利于动植物的自然生长发育。自古以来，壮族地区一直以植物种类丰富见称，不仅有珍贵的植物如银杉、银杏、水松、亚铁杉、金花茶等，而且有不少传统地道的药材，如罗汉果、八角、肉桂、田七（三七）、岩黄连、绞股蓝、金银花、天花粉、滑石粉等，还有许多经济价值很高的作物，如木棉、桉树、白千层、麻枧、银桦、橡胶、剑麻、可可、凤梨、木瓜、金鸡纳树、番石榴、木薯、番薯、玉米、烟草、椰子、木波罗、胡椒、香茅、甘蔗等。另外，壮族地区大多为典型的岩溶地貌，并有众多的峰林、溶洞分布，这种特殊的地貌成为蛤蚧、山龟、穿山甲等药用动物栖息繁衍的地方。据统计，蕨类植物和种子植物资源已达5 000多种，以热带和亚热带种属为主，包括材用、食用、药用、观赏用等。其中少数民族常用药有1 200多种，壮族常用药就有700多种。壮族地区生产的药材不仅种类多，且产量大，在国内名列前茅的有田七、肉桂、八角、桂圆、珍珠、绞股蓝、金银花、罗汉果等。

医药卫生的起源，是人类与自然环境、疾病、创伤、饥饿等做斗争的必然结果。伟大的医学家巴甫洛夫指出："有了人类，就有医疗活动。"壮族先民为了生存和繁衍，除了和大自然恶劣环境做斗争以取得生活资料，还要对付各种疾病的侵袭。当时的疾病以外伤常见，各种感染病、皮肤病、胃肠病、寄生虫病等发病率也较高。为此，人们必然要千方百计地寻找防治这些疾病的有效方法和药物。在古代饥不择食的环境中，人们往往会因误食某些野果、野菜发生呕吐、中毒，或者有些野果吃了反而能使某些病痛减轻。在经历了反复验证之后，壮族先民逐渐了解到有些植物对人体有毒，有些却能治病，从而促进了原始壮药的产生。先秦时期的一些古籍记载，印证了壮族先民早期的医疗实践活动。近年在柳州市白莲洞遗址发现有烧骨、烧石、烧炭的遗迹。火的应用，对壮族先民体质的增强和提高人们与大自然做斗争的本领起到了重大作用，同时也改进了药物的加工方法，使药物疗效得到提高。

出土文物表明，远在15万年前的旧石器时代，壮族先民就会使用骨针治疗疾病；5 000年前的新石器时代，已使用砭石、陶针作为针灸工具；1985年在广西武鸣县马头乡的西周末年古墓中出土的两枚青铜针，证明了壮族先民在2 500年前已能制造和使用当时比较先进的金属针具。当时一种工具可有多种用途，如骨针，既可缝制衣服，又可针刺皮肤，放血排脓；石斧和石锛，既是生产工具，又可作为割剖、断肢、割脐、采药、切药的工具；石锤可用来捣烂药物；陶器既可以煮食物，又可用来煎药及贮存药物。广西贵县（今贵港市）、合浦、平乐等地汉墓出土的药材标本，广西靖西县和云南广南县出土的新石器时代生产工具，说明壮族先民在秦汉时期就已经认识和使用大量的植物、动物、矿物药。

壮族居住地地处亚热带，又"处近海，多犀象、玳瑁、珠玑、银、铜、果、布之凑"。公元前214年，秦始皇平定岭南，置桂林、南海、象三郡，并从中原迁来一批汉族劳动人民"与越杂处"，带来了汉族地区的先进文化与生产技术。东汉末年，中原大乱，又有不少汉族人避乱南来，与西瓯、骆越民族共同开发岭南地区。秦汉时期，壮族地区已普遍使用铁器，推行牛耕。此外，在有的地方，陶器、铜器、漆器、竹木器、玉石器等的制造工艺已达到相当高的水平，商业交通也有所改善。秦始皇在统一岭南的过程中，开凿了灵渠，沟通了长江水系与珠江水系，促进了南北经济、文化的交流，把中药带进了壮族地区。

总之，壮药的产生，来源于壮族先民的生产和生活实践，是他们同疾病做斗争的经验总结。就起源而论，壮药和中药当是同时或相继出现的。

二、壮药的发展

壮药是随着人类社会的不断发展而发展的。

（一）商周时期

最早有壮药的使用和流通的记载时代是商周时期，《逸周书·王会解》附《伊尹朝献》记载："正南瓯邓、桂国、损子、产里、百濮、九菌，请令以珠玑、玳瑁、象齿、文犀、翠羽、菌鹤、短狗为献。"这里提到的"瓯"即是广西古代的骆越民族，"桂国"即是桂林郡（广西因此得名"桂"）。从壮族先民聚居地向商朝进贡的珠玑（珍珠）、玳瑁等物，当时可能主要作为装饰佩戴之用，但也不排除有其药物价值。这说明了当时壮族地区的珍贵动植物和矿物药材已部分输入中原。

（二）春秋战国时期

春秋战国时期，以孔子为创始人和代表的儒学思想成为东方传统文化的主体。《山海经》是我国最早记录有医药的古籍。据郝懿行的《山海经笺疏》统计，《山海经》共记载动物药66种，植物药51种，矿物药2种，其中大部分在壮族地区有出产。近年在广西发现野猪、野羊、野牛、陆龟、大象、大熊猫、中国熊、蚌壳等动物化石和人类化石在一个岩洞同一地层出土，也能证明当时广西土著人与动物接触较多。壮族有生饮动物血液的习俗，壮医扶正补虚必配用血肉之品的用药特点也许可以追溯到这个时期。

（三）秦汉时期

秦汉时期，壮族先民已将粟、大麻、番木瓜、铁冬青、金银花、姜、肉桂、薏苡仁、珍珠、蛤蚧等入药。秦代开始使用酒剂治病。严格地说，壮医壮药的记载始于汉代，尔后历代才有所增加。其中，属于秦汉时期广西壮乡出产的或已使用的药物，品种可考的有以下20余种，如珍珠、玳瑁、犀角、蜂蜜、橙、柑、柚、龙眼、槟榔、橄榄、荔枝、桂、薏苡仁、菖蒲、葛、钟乳石、柏叶、丹砂、滑石、青蒿、厚朴、铁冬青、金银花、吉利草、蕹、豆蔻花等。

在广西贵县（今贵港市）罗泊湾一、二号汉墓和平乐银山岭汉墓出土了铁冬青叶（流行于两广的王老吉凉茶配方之一，也是一味常用壮药）、橄榄核、罗浮栲、广东含笑、金银花、花椒、姜、薏苡仁等，说明当时用草药治病在壮族地区已比较普遍。同时出土的还有杉木简记载“芭蕉心”的内容：芭蕉心，性寒凉，功能清热解毒。马王堆汉墓出土的《五十二病方》是中国最早的医方帛书，其中记载的药物有比较浓厚的南方色彩。如在治疗牝痔的第一方中说“青蒿者，荆名曰萩；□（缺字）屈者荆名曰芦茹”，以及厚朴等，都是南方土产药物。书中所述的一些疾病，如漆疮、蛇毒、蛭蚀、蛊等，也是南方的常见病。故《五十二病方》记载的南方药物，当包括一部分壮药。中国现存最早的东汉年间的本草专著《神农本草经》所载药物365种，壮族地区盛产的菌桂、牡桂、薏苡仁、丹砂、钟乳石等也被收入其中。该书中“主治病以应地，多毒，不可久服”，有“除寒热邪气，破积聚，愈疾”等作用的下药125种，壮族地区大多有出产。

汉代壮族先民已掌握了部分药材的加工技术，广西合浦县望牛岭西汉墓出土的铜杵臼是当时加工药材之器材。岭南出产的食盐、丹砂、水果、犀角、象齿、玳瑁等不断北运中原，并通过徐闻等港口运往国外，说明这时期壮药不断与中原地区和外国进行交流。

（四）魏晋南北朝时期

这个时期，壮族先民同广大汉族人民在政治上、经济上的交流更为密切，民族间的医药交流也进一步发展，壮族的医药经验部分被收入中医书籍，丰富了祖国医药学的内容。如晋代嵇含撰的《南方草木状》是我国现存最早的植物学专著，其中就记载了许多壮族用药如吉利草、蕹、豆蔻花等。其中有在治疗上用蕹汁解毒、用吉利草解蛊的记载。从晋代开始，广西民间开始用朱砂、滑石等矿物入药。晋代著名医药家葛洪曾经在广西生活过一段时间，对壮族人民的医药情况多有了解，因此在其所著的《肘后备急方》中有关岭南壮医壮药的记载不少，如书中记载了岭庸土俚（壮族先辈）治疗脚气病、防治沙虱毒（恙虫病）的经验，以及用毒、解毒的方法。指出广西盛产的蓝青、藕、生葛根、干姜、雄黄、竹沥等皆可解毒，鬼针草、生蓼、干姜、荆叶等内服或外敷，可治毒蛇咬伤。对岭南地区毒药，记载更详：“岭南俚人毒，皆因食得之，多不即觉，渐不能食，或更心中渐胀，并背急闷，先寒似瘴。”说明当时的岭南毒药中，缓发者危害亦不小。若中毒，“微觉，即急取一片白银含之一宿，银变色即是药也。银青是蓝药，银黄赤是菌药，久久者入眼，眼或青或黄赤。青是蓝药，黄赤是菌药。俚人有解疗者，畏人得知，在外预言三百牛药，或云三百两银药。余久任，以首领亲狎，知其药常用”，并言所用的方药如生姜、常山、土常山、黄藤、都淋藤、干蓝实、白花藤、甘草、甘蕉、芭蕉等“岭南皆有”。

（五）隋唐时期

从秦至隋朝这段时间，是壮族医药的经验积累时期，表现为新的药物品种不断增加，一些原有的药物也增加了一些新的用途，诊疗经验得到进一步积累和总结。在隋唐时期的方书中，除了收载大量中医药方，也收入了一部分岭南的解毒、治瘴气药方，其中包括壮医药方，显示出壮医方剂学已初露萌芽。其中特别值得一提的是隋朝巢元方著的《诸病源候论》，总结了隋唐以前的医学成就，是我国第一部比较完整的病因病理学专著。书中对岭南地区常见的痧、瘴、蛊、毒做了专门的论述，虽然主要阐述病因病理，但也涉及壮药的内容。特别是该书记载了岭南俚人使用的五种毒药（不强药、蓝药、焦铜药、金药、菌药）和中毒的诊断方法："岭南俚人别有不强药，有蓝药，有焦铜药、金药、菌药。此五种药中人者，亦能杀人。但此毒初着，人不能知，欲知是毒非毒者，初得便以灰磨洗好熟银令净，复以水杨枝洗口齿，含此银一宿卧，明旦吐出看之。银黑者是不强药，银青黑者是蓝药，银紫斑者是焦铜药。"（见《诸病源候论·卷之二十六·解诸毒候》）壮族先民善于制造毒药以及救治中毒的有关知识，大约也在此前后传入中原。随着壮医对痧、瘴、蛊、毒、风、湿等病症认识的深入，在这方面积累的壮药治疗经验也在不断增加，并逐步掌握了壮药的一些应用规律。稍后的《太平圣惠方》还专门列出岭南俚人解毒药的方药。

《新修本草》是唐朝中央颁布的药典，也是世界上最早的国家药典，共载药850种，其中收载了不少岭南地区出产的药物，如蚺蛇胆、滑石、钓樟根皮、茯苓、蒜、黄芩、瓜芦木、青石、赤石、黄石、白石、黑石脂、钩吻、白花藤、蛇黄、郁金、蓝实、柏实、药酱、莎草根、苏木、槟榔、白兔藿、犀角、狼跋子等。唐代陈藏器看到《新修本草》多有遗漏和纷乱，于是广搜文献，并搜集民族民间用药经验，著《本草拾遗》，收载了当时在壮族地区已经形成品牌的两种著名解毒药——陈家白药和甘家白药。谓"陈家白药，味苦，寒，无毒，解诸药毒，水研服之，入腹与毒相攻必吐，疑毒未止，更服，亦去心胸烦热，天行温瘴。出苍梧，陈家解药用之，故有陈家之号。蘖及根，并似土瓜，紧小者良"。而"甘家白药，味苦，大寒，小有毒，主解诸药毒，与陈家白药功用相似，人吐毒物，疑不稳，水研服之，即当吐之，未尽又服。此二药性冷，与霍乱下痢相反。出龚州以南甘家，亦因人为号。叶似车前，生阴处，根形如半夏"。陈家白药和甘家白药均是性味寒甘，但前者无毒，后者有小毒，二者均有解药毒的特效，服之能使毒物吐出而愈，二药为当时著名的解毒药。此外，《本草拾遗》还收录了瑇（玳）瑁、土落草、石药、鸡候菜、含水藤、赤翅蜂、独脚蜂、腆颗虫、枸橼、无风独摇草、陈思岌、草犀根、黄龙眼、万一藤、骨碎补、麂目、牛领藤、灰药、金钗股等壮族地区的药材。唐代刘恂的《岭表录异》中记载唐代岭南地区的珍奇草木、鱼虫鸟兽和风土人情，还收载了不少壮药，以及使用这些药物的经验。如山姜以盐藏暴干，煎汤饮治冷气；圣齑（牛肠胃中已化草欲结为粪者）调以盐姜桂，内服治过食水牛肉腹胀；鹧鸪解治葛井菌毒；山橘子破气，蛤蚧治肺疾，金蛇解毒，槟榔祛瘴疠，倒稔子益肌肉，羊血解野葛毒，等等。该书虽不是本草学专著，但其收录的部分壮药临床应用经验具有一定的参考价值。

李珣的《海药本草》记载有大量的壮族地区特产和主产药物，如荔枝、零陵香、钗子股、君迁子、蛤蚧、人肝藤、冲洞根、皋芦叶等。特别是其中对壮药蛤蚧的记载尤详："俚人采之，割腹以竹开张，曝干鬻于市。力在尾，尾不全者无效。彼人用疗折伤。近日西路亦出。其状虽小，滋力一般，无毒。主肺痿上气，咯血，咳嗽，并宜丸散中使。凡用，炙令黄熟后捣，口含少许，奔走，令人不喘者是其真也。"记录了壮族先民加工蛤蚧及辨别真假的经验。宋朝周去非《岭外代答》详细记载了壮族民间烧炼水银的方法："邕人炼丹砂为水银，以铁为上下釜，上釜盛砂，隔以细眼铁板，下釜盛水，埋诸地。合二釜之口于地面而封固之，灼以炽火，丹砂得火，化为霏雾，得水配合，转而下坠，遂成水银。"这种符合科学原理的密封蒸馏法，在自然科学史上也是较早的记载。

隋唐时代，壮族地区的农业发展带动了经济作物、土特产品的种植摘采，不仅为了食用，部分还有药用价值。如：甘蔗能和毒，茶叶具有醒脑提神、消食去积之功效；《海药本草》所载的皋芦茶，"主顽渴热闷，下痰，通小肠淋，止头痛"，就产自新平县（今柳江县）。荔枝、龙眼在药用上，具补益强身的功效。柑之皮、叶、果实均可入药。该时期对发展壮医药有贡献的人物较多，有代表性的如孙思邈、柳宗元等。

孙思邈是唐代著名医家，精通诸子百家之学，著有《千金要方》《千金翼方》等医书。孙氏虽为中原人，但对卓有疗效的少数民族医药亦倍加欣赏，并将之收录入书。如《千金翼方》载："白花藤，味苦，寒，无毒。主解诸药、菜、肉中毒。酒渍服之，主虚劳风热。生岭南、交州、广州平泽。"钩吻为广西多产物，《千金翼方》谓其能"杀鬼疰蛊毒"。在治风药及治蛊毒药的分类栏中，载有秦艽、干姜、葛根、狗脊、白芷、大戟、乌头、附子、贯众、小菖蒲、吴茱萸、徐长卿、蛇蜕、野葛、斑猫等广西多产药物，说明当时的广西壮族先民对此已有了一定的了解，掌握了一些防止瘴雾毒气侵袭的方法及治疗瘴毒蛊毒入侵造成的病症。懂得“出门，常须带雄黄、麝香、神丹诸大辟恶药。则百蛊猫鬼狐狸老物精魅永不敢着”。

柳宗元（773～819年），山西人。顺宗时参与王叔文革新集团，任礼部员外郎；宪宗即位后，王叔文集团受到打击而失败，他被贬为永州司马，后又改任柳州刺史。他被贬南方后，情绪难免悲郁，加上水土不服，曾患过不少疾病。为治病防病，他虚心向当地人民学习，亲自种植中草药，自采、自种、自制药物。柳宗元博采当地的医药经验，结合自身的治疗经历，编纂了《柳州救三死方》。该书有三个著名的病案方：用屎壳郎（蜣螂）调制敷贴治疗疮；用杉木节、橘叶（皮）、槟榔捣碎，加童尿，共煮服用治脚气；用霍乱盐汤方治霍乱。三方均反映了岭南方剂学及医疗技术的进步。

（六）宋元金时期

宋元时期，壮族地区的社会经济水平有了进一步的提高，壮族医药也得到了较大的发展，可从以下几个方面反映出来：由于药材品种极多，所发现的新品种不断增加，使药物的品类日趋繁杂，难免有真伪难辨、名实不符、品种混乱等情况出现。《本草图经》应运而生，全书21卷，其中记载了来自壮族地区的药物近百种，并首次在医书分类中出现了“岭南方”。如郑樵在《通志》中进一步将医书细分为26类。其中“治岭南众疾经效方”应包括壮族医药在内。分类中设“岭南方”一项，标志着包括壮族医药在内的南方少数民族医药在祖国传统医学中的明确地位。其他岭南方书有《岭南卫生方》、《广南摄生方》、李暄的《岭南脚气论》、李继皋的《南行方》等，并涌现出一些比较有名气的壮医。《本草图经》记载：“俚医以（甘蔗）治时疾、狂热及消渴、金石发动燥热，并可饮其汁。”俚医，是包括壮医在内的两广少数民族医的称呼。至于陈家白药和甘家白药的制作，以及文献中介绍的岭南俚人、土人、山人的用药经验，说明有一批有一技之长的壮医活跃在辽阔的壮族地区，并已设立了相应的医事制度。

文献记载的壮族医药大量增加，宋代著名的本草学、方剂学著作，如《证类本草》《本草图经》《日华子本草》《太平圣惠方》《岭南卫生方》及有关壮乡风土人情的《岭外代答》《桂海虞衡志》等，都记载了大量的壮族医药经验，反映了这一时期壮族的医药水平。

《桂海虞衡志》及《岭外代答》是介绍广西风土人情的书，作者范成大和周去非虽然不是医家，但他们在广西为官多年，对当地的医药有相当的了解，并加以记录。如记述了壮族用“鼻饮”防治瘴气，记载矿物药无名异、铅粉、土硫黄、丹砂、水银、石钟乳、石绿、石燕等，记载动物药山獭、金蛇、银蛇、风狸、石鼠、蚺蛇、蜂、两头蛇、鹧鸪等。记载的植物药品种就更多了，有治疗瘴气类的，如青蒿、槟榔、杜茎山、姜黄、楮叶等；有解各种中毒的，如宜州鹅抱解箭毒，抱卵不生鸡儿和麻油灌服治钩吻中毒，山豆根解诸药毒，甘蔗根解金石毒，橄榄解河豚中毒，白豆蔻解酒毒，等等；有清热药，如铜鼓草、都管草、半边山等；还有延年益寿的首乌、疗足膝疾的鸡桐叶、治头目昏眩的风膏药、治瘿疾的黄药子以及零陵香、茴香、藿香、荜拨、沉香等芳香药材。这一时期的壮医方剂学也有所发展，如《太平圣惠方》收入了“解俚人药毒诸方”。《岭南卫生方》辑入李谬《瘴疟论》、张致远《瘴症论》、王棐《指迷方·瘴疟论》、释继洪《卫生补遗回头瘴说》等多位医家的医论和方药，提出了瘴疟与伤寒不同，指出岭南“草木水泉，皆禀恶气，人生其间，元气不固，感而为病，是为之瘴”，主张因人因地制宜治疗。它所载的方剂，有些来自中医方书，有些来自“岭南方”书籍。《岭南卫生方》还记载了壮族用肉桂治疗瘴毒、瘴症、感冒、中湿、头面四肢肿等药方。

唐宋时期，壮医药领域形成草药内服、外洗、熏蒸、敷贴和佩药、药刮、角疗、灸法、针挑、陶针等10多种治疗方法，并以独特的民族形式与浓郁的地方特色汇聚到祖国传统医药学宝库中来。壮医对毒药与解毒药的认识和应用，在我国民族医药中更是独树一帜，具有很丰富的内容。

（七）明清时期

明清时期，壮族人民与外界的来往日趋密切，社会生产力进一步提高。壮族医药在李时珍的《本草纲目》及广西各地地方志有记载，壮族地区还开办地方医药教育，出现了不少壮族医药家。

明代李时珍的《本草纲目》是一部内容丰富、收载广泛的医药学巨著。该书收载了不少岭南地区的壮族医药，从某种程度上反映了当时壮医药的发展水平和壮药的开发利用情况。其中最突出的是壮族人民对名贵壮药田七的开发和应用。田七现已是世人皆知的著名中药，被广泛应用于各种病症的活血化瘀治疗。其实，它原本是一味著名的壮药，早在明代以前，中原医家尚不知田七为何物时，壮族同胞就已发现和使用它，并积累了丰富的临床用药经验。后来，李时珍在《本草纲目》中指出田七的出处和作用，它才逐渐被人们所认识。田七因主产于广西的靖西、德保、那坡及云南文山一带（均为壮族聚居地区），集散于田州（今广西田东、田阳一带，亦为壮族聚居地区），故称“田七”，是味道地药材。据《本草纲目》记载，田七“生广西南丹诸州番峒深山中”，“此药近时始出。南人军中用为金疮要药，云有奇功”。又云：“凡杖扑损伤，瘀血淋漓者，随即嚼烂，罨之即止，青肿者即消散。若受杖时，先服一二钱，则血不冲心。杖后尤宜服之，产后服亦良。大抵此药气温，味甘微苦，乃阳明、厥阴血分之药，故能治一切血病。”田七至今仍主产于壮族地区（广西及云南文山壮族苗族自治州），并已形成相当规模的产业，是壮药资源开发利用的成功典范之一。田七的发现及开发利用，是壮族人民在传统医药方面的重大贡献。《本草纲目》还收载了许多壮族地区特产及多产药物，并介绍其加工和临床应用经验，如无名异、桃花石、甘草、蛇黄、石硫黄、岭南红盐、水英、蓝、虎杖、鬼针草、都管草、黄连、紫草、苍术、沙参、石钟乳、补骨脂、郁金、肉豆蔻、荜拨、益智子、高良姜、锦地罗、莪术、泽兰、茉莉、附子、钩吻、射干、山豆根、使君子、黄药子、土落草等，充分反映了壮医使用药物治疗疾患的经验已比较丰富。该书收载了明朝以前许多医家对岭南地区壮族医药知识的言论，保留了大量的历史文献资料，像陈藏器的《本草拾遗》，嵇含的《南方草木状》，李珣的《海药本草》，还有《岭南卫生方》，这些书中关于壮族地区用药的记载，在《本草纲目》中经常见到，这为研究明朝以前的壮族医药学提供了不少珍贵的资料。

明清时代，广泛使用炉甘石、田七、山药、开花粉、罗汉果、艾纳香、马尾伸筋草、石花锦蛇和红毛鸡等作为药材。对地道药材产地也颇有研究，如清光绪二十五年（1899年）撰修的《归顺直隶州志》记载：“锦地罗……惟归顺（今靖西县）产者最佳”；“蛤蚧，湖润（今靖西县湖润乡）所出甚多。他处多在山岩，此处墙壁皆有。且其爪只有四，兹独有五”。这说明此地出产的药材品质优良，历史悠久。

地方志虽然不是专门记录医药学知识的，但其中对地方上出产的药物乃至有关药物的用法的记载，也可以从侧面一窥医药发展的情况。

明代林富修、黄佐编纂的《广西通志》，在第二十一卷“食货”一章中，立“药属”一节，记载了100余味广西盛产的药物。所收药物种类繁多，既有芳香温散的香附、泽兰、茴香、干姜、高良姜、山椒、艾叶之属，又有收敛固涩的白及、五倍子、乌梅、覆盆子、金樱子之属；既有开通肺气、驱散表邪的桔梗、荆芥、苍耳、香薷、柴胡、半夏、薄荷、贯众之类，又有通利水道，引邪外出的滑石、木通、萆薢、车前、瞿麦之属；既有清热解毒的苦参、地榆、金银花、黄芩、黄柏（檗）、山栀子、地骨皮、槐花、青黛、白头翁，又有峻猛外用的巴豆、商陆、铜青、芫花、炉甘石之类，还有补中固脏、益寿延年的地黄、首乌、龟甲、沙参、天冬、麦冬、山药、菟丝子、仙灵脾、骨碎补等药。谢君惠修、黄尚贤编纂的《梧州府志》亦收载了五六十味药物，所收药物在林富修、黄佐编纂的《广西通志》中大部分有记载。唯其后所列的苦刎、羊角扭、断肠草三味药，皆有大毒，并言以羊血、熊胆可解断肠草之毒，此有待今后的研究及进一步验证。其他如《南宁府志》《柳州府志》《宾州志》等大量的州府县志亦收载了不少药物，反映了当时的壮族人民对壮医壮药的重视。

随着壮族人民同疾病斗争实践的深入，对疾病认识的加深，他们的用药经验日趋丰富充实。在清代的广西地方志中，关于壮医壮药的记载增加了很多，内容也更加丰富。有些地方志不仅记载药物的出产、应用等方面的知识，甚至有加工炮制和典型病例的记载，标志着壮族用药逐渐走向成熟阶段。

清代编修的地方志，除了药材品种增加，对于果菜类入药记载尤多。如引《临桂县志》（光绪三十一年，即1905年）记载："罗汉果，大如柿，椭圆，中空，味甜，性凉，治劳嗽。"《镇安府志》（光绪十八年，即1892年）记载："羊桃，一名三敛子，一名五敛子……味甘酸，内有小核，能解肉食之毒。有人食猪肉咽后肿，病欲死，仆饮肉汁亦然。人叫取羊桃食之，须臾皆起。又能解蛊毒岚瘴，土人蜜渍盐腌以致远。"《北流志》（嘉庆二十年，即1815年）记载："西瓜……味甘淡，止渴消暑，疗喉痹疮，解酒毒。"《镇边县志》（光绪三十四年，即1908年）记载："山楂，制糕能消食。"《玉林州志》（光绪二十年，即1894年）言黑糯"用浸酒，补血"。《容县志》（光绪二十三年，即1897年）言安石榴"皮可入药"，橄榄"可解鱼毒"。《新宁县志》指出：生菜，"食之却暑"；苦荬，"涂虫毒疮疥"；"辣椒，味辛辣，消水气，解瘴毒"；"苦瓜，味苦，性冷，解水瘴"。

对各种中毒的抢救措施也有较切实的记载，如《南宁志》（乾隆七年，即1742年）记载："断肠草，中其毒者，用羊血灌之，或以伏卵未生雏者细研和香油灌之，或以粪水及蚺蛇胆灌之，或以狗屎调水灌下，令草吐出亦愈。"以各种物品使中毒者吐出毒物，或服用蛋白及油类物，使之与毒物结合，减少毒素吸收，并且油类的导泻作用能使毒物更快排出，这是有科学道理的。《广西通志·平乐府》（同治四年，即1865年）称"蓝蛇出陈家洞，有大毒，尾能解毒"，"九里明，作饮可解热毒"。《镇边县志》（光绪三十四年，即1908年）指出"木棉……能解鸦片、铅粉、砒霜、虫螫、野菌诸毒"。

根据有关文献记载统计，古代壮族地区常用的药物有300多种，如草木类药有祝馀、白呇、迷谷、肉桂、菖蒲、青蒿、吉利草、蕹菜、水葱、良耀草、蓝青、竹沥、常山、土常山、黄藤、都淋藤、干蓝实、白花藤、甘草、不强药、菌药、钓樟根皮、茯苓、黄芩、瓜芦木、钩吻、郁金、蒟酱、莎草根、苏方木、陈家白药、甘家白药、土落草、含水藤、骨碎补、金钗股、鹤子草、杜茎山、姜黄、楮叶、宜州鹅抱、山豆根、铜鼓草、金樱子、都管草、蝴蝶枝、半边山、何首乌、鸡桐叶、风膏药、黄药根、茴香、沉香、荜拨、藿香、田七、补骨脂、虎杖、鬼针草、黄连、紫草、苍术、沙参、益智子、锦地罗、莪术、泽兰、茉莉、附子、射干、使君子、香附、艾叶、白及、五倍子、覆盆子、桔梗、荆芥、苍耳、柴胡、半夏、薄荷、贯众、木通、车前、苦参、山栀子、地骨皮、白头翁、商陆、巴豆、菟丝子、仙灵脾、地黄、蓖麻、乌桕、修仁茶、烟叶、漆树、穗子、草豆蔻、砂仁、高良姜、零陵香、椿树叶、槐角、合欢、黄花根、毛槟榔等。果菜类药物有山药、凉薯、芋、木薯、饭豆、绿豆、花生、芸苔、荔枝、板栗、橘子、柚子、甘蔗、芭蕉、龙眼、槟榔、橄榄、千岁子、倒稔子、枣、杨桃、波罗蜜、黄皮、黎朦子、橙子、柑子、菠萝、李、桃、扁桃、梅、人面子、韶子、枳椇、山楂、枸橼、佛手、枳、无花果、番石榴、沙梨、柿子、罗望子、菩提子、木柰子、破肚子、腊皮子、金斗子、羊矢子、不纳子、菠菜、苦麻菜、枸杞子、黄瓜、竹笋、冬瓜、莲藕、紫苏、韭菜、独瓣蒜、姜、芫荽、罗汉果、留求子、山姜、薏苡仁、葛仙米、桄榔粉、木耳（杉菌）、香菇（雷菌）等。动物药有珍珠、玳瑁、犀角、猪、牛、羊、蓝药、蚺蛇、蛇、黄蜂、山獭、银蛇、风狸、石鼠、蛤蚧、山瑞、狗鱼、庞蜂等。矿物药有钟乳石、丹砂、滑石、雄黄、金药、焦铜药、铅、锡、青石、赤石、黄石、白石、黑石脂、石药、无名异、水银、土硫黄、石绿、石燕等。

在壮乡还流传着一种很有特色的民族医药风俗——端午药市，据考证，此风俗已有400多年历史。壮族聚居的广西靖西、忻城、贵县（今贵港市）等地，都有这样的药市，以靖西药市规模最大。每年农历五月初五这一天，该县远近村寨溪峒的草医药农，以及稍懂一方一药的群众，纷纷将自采的各种中草药（包括动物药、矿物药等），肩挑车载，运到圩镇摆摊出售。药市主要集中在县城或乡镇所在地。以靖西为例，该地盛产田七、蛤蚧、蛇类、锦地罗、金不换、黄精、石斛、银花、良姜、砂仁、山楂、岩黄连等多种动植物药。《靖西县志》有"五月五日，家家悬芥芫，挂蒲剑，饮雄黄酒，以避疠疫"的记载。一是习俗认为端午时节的草药，根叶肥壮茂盛，药力特别大，疗效特别好。而这一天去游药市，饱吸百药之气，就可以预防疾病的发生，一年之中少生病或不生病。二是上市的药材品种极多，街头巷尾、圩亭屋檐下都摆满了中草药，不下百摊，品种亦在数百种以上。有比较贵重的中药材（如田七、蛤蚧），也有大量的奇花异草，如采自深山河谷的钻地风、九节茶、大风藤、岩黄连、独脚茸、八脚莲、黄花倒水莲、透骨香、马蹄香、过江龙、千斤拔、川芎苗、黄精苗等。售不完的中草药，晚上或挑回家去，或互相馈送。三是赶药市的人极多，端午大清早，就有人挑药上市。有些家距圩镇较远的壮医药农，在端午前的两三天，就预先把药材运到县城（或其他圩镇），以便端午集中摆摊。靠近中越边境的化峒、湖润等乡镇的群众，也大量挑着药材到圩镇来。上午八九点钟后，成百上千名赶药市的人，成群结队，着节日盛装，提篮拎筐购药，还有百里外特地赶来逛药市和采购药材的外地草医、商业人员等。中午时分，药市达到高潮，热闹非凡。赶药市的人群中，有专程来买药的，有来向壮医药农请教医药知识的，也有纯为“饱吸药气”而来的。一直到下午太阳落山，药市才逐渐散场。可以说端午药市既是壮乡中草药材的大展销，也是交流药材知识和疾病防治经验的良好机会，更是壮族人民崇尚医药的体现。

（八）民国时期

民国时修编的广西地方志和有关文献收载了以前未记或较少记的广西特产、多产药物，如桑螵蛸、虎骨、斑茅、老虎耳、怀香、大小罗伞、松筋藤、土人参、土归身、土牛膝、独脚莲、芙蓉花、走马胎、壮阳根、刀枪草、蓝姜、石兰草、登高子、贴地凉、牛尾木、五爪龙、三爪龙等。

有的地方志连盛产草药的地域亦予以记述。如《宁明州志》（民国三年，即1914年）载：“挂榜山，俗名丛珥夷，在州城东南二十余里，山多草药，习草药者，皆往取采。闻诸采药者，云其草多不知名，与原隰草不类，盖奇境也。”壮族人民不但认识了许多药物，而且也掌握了许多药物的应用方法，如：既有煎服，又有外洗、外敷、熏蒸；既有浸酒内服以祛病养身，又有佩药垫药外防邪气侵袭；还有药物与食物搭配的食疗法。

民国时期，中医医药卫生机构在城镇形成了一定的网络。民国二十三年（1934年）以后，广西先后成立了省立南宁医药研究所、省立梧州医药研究所、省立桂林医药研究所。后来这三个研究所于民国三十年（1941年）合并于南宁，称广西省立医药研究所，主要任务是招收学员，培养中医药后备力量。民国三十四年（1945年）九月，改称为广西省立南宁高级中医职业学校。该校设有药科专业班和药物种植场，教授有关药物方面的知识，并对部分中药、壮药进行剂型改革的尝试，将药物提炼成为流膏、干膏、水液、粉末、植物结晶等多种成品。

据近年的调查，民国时期曾出现了不少有关壮医壮药的手抄本：广西壮族自治区卫生厅少数民族医药古籍整理办公室现已收集到民间手抄本100多本，内容以临床实用为主，包括内科、外科、妇科、儿科的医药知识；云南文山壮族苗族自治州收集到的《师雅》（此“雅”指“医药”），是壮族的医药书，记载民间秘方验方。这些手抄本在民间的流传，对普及医药知识和提高壮族人民的健康水平发挥了积极的作用。

（九）现代的壮药研究成就

新中国成立后，党和人民政府十分重视包括民族药在内的民族传统文化的继承和发扬工作。特别是党的十一届三中全会以后，对于民族传统医药的发掘整理和推广应用，不仅在《中华人民共和国宪法》《中华人民共和国民族区域自治法》中做了明确规定，而且在一系列文件中做了重要指示，制定了对待民族医药的正确政策，从而使民族医药事业出现了前所未有的发展局面，近30年来取得了突破性的进展，在千百年临床实践的基础上，形成了自己独特的理论体系和临床体系。壮药的开发利用，进入了一个崭新的历史时期。

1. 开展壮药的调查及整理工作

为了合理开发利用壮药，民族医药工作者首先对壮族的药物资源情况进行了深入调查。壮族人民不断利用他们生存空间内的天然产物（动物、植物、矿物）来和自然及疾病做斗争。这种实践经验，通过口传心授，代代相传。由于新中国成立前壮族缺乏本民族的规范化通行文字，只凭师徒父子口耳相传，民间有些验方、秘方已濒于湮没失传，必须抢救和发掘整理。20世纪50年代，广西等省区开始进行包括壮药在内的中草药调查工作。广西壮族自治区卫生厅少数民族医药古籍整理办公室牵头的全区民族医药普查工作，调查研究的程序为：查阅文献→民间访问调查→标本采集及鉴定→资料整理→提供开发利用资料。1990～1994年，由国家中医药管理局资助，广西民族医药研究所承担完成了“广西壮药调查及资源开发利用研究”的课题。科研人员深入壮族聚居的山寨进行民间访问调查和壮药标本采集，派出82人次，经历784天，完成24个县市的调查任务，采集壮药标本12 000多份，收集一批民间单方、验方，经鉴定、描述、编目，撰写出调查报告17篇（约2万字）。1986～1992年，搜集了民族民间验方、秘方30 000多条，采制民族药标本10 000多份。在壮药调查的基础上，建立了广西民族医药陈列室和民族药标本室，为民族药的开发利用提供了宝贵的资料。

为了开发壮药资源，在深入调查壮药的种类、来源、分布、生态、蕴藏量、地方名、别名等的基础上，发现了新的药用植物资源，也了解到了更多的民间单方、验方。多年来，科技工作者对壮药进行了科学的鉴定、分类及效用的系统记述和整理，澄清用药的混乱现象，并在此基础上进行了大量很有见地的著述。

1969年，广西卫生小组编的《广西民间常用中草药手册》第一册，收载民族药200种，每种药物分别记载正名、别名、形态识别、生长环境、用量、性味功用、临床方例、附图等内容。

1970年，广西卫生管理服务站编的《广西中草药》第二册，收载民族药200种，每种药物分别记载正名、别名、形态、识别方法、采集加工方法、性味功用、用量用法、附图等内容。

1974年，广西壮族自治区卫生厅编的《广西本草选编》上、下册，收载民族药1 000种，每种药物记载正名、别名、形态识别、采集加工、性味效用、用量用法、药物成分、药理试验、中毒解救等。附有墨线图和彩色图，收载处方544条，较全面地介绍了民族药。

1983年，黄燮才等编的《广西民族药简编》，收载了民族药1 021种，其中壮族民间常用药600多种，验方303条。每种药物分别记载正名、拉丁名、地方民族名、药用部位、用途和用法等，具有浓郁的民族特色。

1985年，方鼎、罗金裕等主编的《壮族民间用药选编》上册，收载壮族民间用药250种，便方500多条，每种药分别记载中药名、壮语药名、学名、形态、性味、方例，并附有简图。

1985年，方鼎等编著的《壮族民间用药选编》，收载壮族民间用药500多种。

1986年，广西中医学院林吕何教授编著的《广西药用动物》，收载动物药570种，应用方1 090条。

1988年，根据1983～1987年广西全区中药资源普查资料编写的《广西中药资源名录》，收载中药品种4 623种，其中有半数以上是在壮族民间使用的药物。

1993年，黄汉儒等主编的《广西民族医药验方汇编》，收集民族民间验方6 000多条。

1993年，陈秀香等主编的《广西壮药简编》，记载药物1 986种，隶属于234科808属，每种药物分别记载壮语药名、汉文名、别名、药物来源、生境分布、药用部位、效用、用量及成分等内容。

1994年，陈秀香主编的《广西壮药新资源》，记载398种药用植物，每种药物分别记载壮语药名、汉文名、别名、拉丁学名、药用部位、效用、产地分布及标本采集等。

2003年，朱华主编的《中国壮药志》（第一卷），收载壮药品种200种。

2006年，覃道光主编的《民族医药与方剂学》，收集常用民族药300种，附方共200余条。

2009年，韦浩明等主编的《中国壮药材》，收录壮族民间及医疗机构常用壮药材300多种。

2010年，钟鸣、韦松基主编的《常用壮药临床手册》，收录常用壮药322种。

据了解，云南省文山壮族苗族自治州古籍办、文山壮学发展研究会收集整理的文献中也展示了部分壮医药的内容。《云南民族药名录》收载省内包括壮族在内的21个民族的常用药物，共计1 250种。

上述书籍和资料的整理著述，为广西民族药的资源开发利用提供了重要的依据，也是民族药资源开发利用的基础。

在相当长的一段时间里，由于种种原因，主要是认识上的原因，壮药的地位得不到明确的界定，只是作为一般的中草药对待，忽视了其民族性、地域性和传统性，以及在壮医理论和经验指导下应用的特点，致使壮药的特色和优势未能充分地展现出来，壮药的开发利用也未得到应有的重视。全国第一次民族医药工作会议（1984年，呼和浩特）和第二次民族医药工作会议（1995年，昆明）以后，随着各级领导对党的民族政策、民族医药政策认识的深化和提高，以及国际上民族植物学的兴起，人们越来越认识到，越是民族的东西，越具有世界性。广西壮族自治区党委、政府在《关于全面实施科教兴桂战略，加速科学技术进步的决定》中明确要求："提高常见病、传染病、地方病、职业病、肿瘤的预防和治疗技术水平。推进传统医药，壮、瑶、苗等民族医药和现代科技相结合，加快中草药资源的开发和持续利用，发展广西民族医药。"壮医药等民族医药是广西医疗卫生事业和医药产业中真正的特色和潜在优势，发展壮医药等民族医药，被列入了自治区的发展总体规划和西部大开发的总体规划。2003年4月，广西壮族自治区发展计划委员会组织编制下发的《广西中医药产业发展规划》，分析了壮医药的基础和现状，认为具有独特疗效的中草药方剂是医药事业的丰富宝藏和发展中药工业的良好基础，提出在壮、瑶医理论的指导下，运用现代方法及手段，对验方、秘方进行疗效筛选，研究和开发本地化、民族化的自主知识产权新药，增加市场竞争能力。2008年以来，自治区人大常委会颁布了《广西壮族自治区发展中医药壮医药条例》，自治区政府出台了《关于加快中医药民族医药发展的决定》，《广西壮族自治区壮药质量标准》也颁布施行。由此可见，广西正进一步加强壮医药理论的发掘整理，建立和完善壮医药标准体系，加大力度研发壮药产业的壮药成药和医院制剂，并将其列入医保基本药物项目，推动壮医药向产业化、现代化、国际化发展。

2. 成立壮医药医疗、教学、研究及工贸开发机构

改革开放以来，中国民族医药事业得到了全面的发展，建立了一批民族医疗、科研机构，给民族医药为人民健康服务提供了舞台。据统计，全国现有民族医院和民族医药科研机构200多所，其中广西壮族自治区有21所。1985年5月，经自治区政府和国家科委批准，以壮、瑶医药为主要研究方向的广西民族医药研究所（2009年6月更名为广西民族医药研究院）成立，并被列为自治区成立30周年重点建设项目。建所以来，这个研究所承担和完成了160多项包括国家攻关课题、国家自然科学基金课题在内的各级各类科研课题，获得10多项省部级、厅局级科技进步奖。该院现有科研人员和干部职工240人，是全国规模较大的民族医药研究机构。中共中央原总书记胡耀邦、全国人大常委会原副委员长甘苦和卫生部、国家民委、国家中医药管理局、广西壮族自治区的主要领导同志都曾亲临研究所视察和指导工作。经广西壮族自治区编制办和卫生厅批准，广西民族医药研究所于2002年8月加挂"广西壮医医院"的牌子，成为全国第一家省区级壮医医院。1984年，广西中医学院（2012年更名为广西中医药大学）成立了壮医药研究室（后改为壮医药研究所），开设壮医门诊部；次年招收了壮医史硕士研究生，2002年又招收了中医专业（壮医方向）五年制本科班；2005年成立壮医药学院。广西药用植物园建于1959年，利用广西丰富的中草药资源，建成了广西特产药物区、药物疗效分类区、木本药物区、《本草纲目》草部展区、藤本药物区、阴生药物区、姜科药物区、珍稀濒危药物区、民族药物区、药用动物区和热带药物区等11个药用动植物标本展区。民族药物区主要以引种栽培壮、瑶药为主。现有职工480多人，其中高级专业技术人员35名。承担科研课题80多项，荣获国家和省部级科技奖30项。英国吉尼斯总部认证广西药用植物园为世界上种植面积最大、保存药用植物品种最多的专业性的药用植物园。壮族聚居的广西柳州、百色以及马山、龙州、大新、天等、金秀、融水、隆林、罗城、环江、巴马等地相继成立了民族医药研究所或民族医医院（门诊部）。云南省文山壮族苗族自治州1985年成立了三七研究所（现为研究院）和三七质量检测中心，现有职工50多人，承担了80多项科研课题，取得了18项科技成果；制定的有关三七检测的三个国家标准达到了国内先进水平。广西中医药大学制药厂、玉林制药厂、桂西制药厂、柳江制药厂被国家有关部委定为生产壮、瑶药的民族药定点生产企业，梧州瑞福祥药业有限公司生产的壮药享誉海内外。目前，广西有中药生产厂家120多家，其中开发民族药的桂林三金药业集团公司、玉林制药厂被列入国家重点企业50强。还有民办的广西靖西壮医学校、广西圣特药业有限公司、广西万寿堂药业有限公司、南宁生源中药饮片有限责任公司、广西桂海壮医药研究所、云南省文山壮族苗族自治州传统民族医药科学技术研究所等，这些民族医药教学、科研、医疗、开发机构都是壮医药文化保护与发展的主导力量。

3. 壮医理论的发掘整理取得新突破

由广西民族医药研究所承担和完成的“壮医理论的发掘整理与临床实验研究”科研课题，在自治区领导的重视和有关部委的支持下，经过广大科研人员10多年的艰苦努力，于2002年2月2日在南宁通过专家鉴定。以中国民族医药学会会长诸国本教授为主任，中国中医研究院资深研究员、博士生导师、著名医史学家李经纬教授为副主任，包括国内知名的藏医药、蒙医药、傣医药以及中西医药权威专家组成的鉴定委员会，在对壮医科研成果进行认真的科学鉴定后，一致认为，壮医药具有悠久的历史和丰富的内涵，曾经为民族的健康繁衍发挥了重要作用，并在创用针刺治疗，制造金属针具，应用毒药与解毒药，防治痧、瘴、蛊、毒、风、湿等病症，以及内病外治，导引按蹻、目诊，等等方面达到了较高的医学水平。壮医在长期临床实践的基础上，借助于古老而且通行的本民族语言以及壮文的记录整理，加上壮汉文化交流等因素，已具备了上升为理论的条件。壮医的阴阳为本、三气同步、脏腑气血、三道两路、毒虚致病学说和调气解毒补虚治疗原则的确定，表明壮医理论体系已基本形成。作为壮医理论体系主要载体的《壮族医学史》《中国壮医学》专著的出版，是壮医发展史上的里程碑。壮医理论的发掘整理和基本形成，符合辩证唯物主义认识论的发展规律，为我国一些尚未进行总结的少数民族医药的研究探索做出了榜样，具有示范作用。临床观察和实验研究表明，壮医对许多常见病、多发病甚至一些疑难病症，都具有较好的疗效。一些壮医疗法具有明显的改善消化功能，调节神经内分泌免疫网络，改善微循环和增强人体免疫功能的作用。壮医理论专著的整理与出版从根本上解决了壮医长期以来没有形成系统理论的问题，必将对壮医临床医学和壮药资源的进一步开发利用发挥应有的指导和促进作用。在可以预见的未来，在壮医理论的指导下，运用现代方法及手段开发丰富的壮药资源，研制安全高效的壮药新药，创办具有竞争力和上规模的壮医药产业，将成为可以实现的目标。该项成果达到国内同类研究的领先水平，并荣获2002年度广西科技进步奖二等奖和2003年度中华中医药科技奖三等奖。据统计，近10年来，科研人员在学术刊物上公开发表的壮医药论文有500多篇，出版专著20多部。1999年《壮族医学史》荣获桂版图书奖特别奖、中国民族图书奖一等奖、国家图书奖提名奖，奠定了壮医药在我国民族传统医药中的学术地位。目前尚有30多项壮医药课题，包括壮药筛选方面的自治区和国家自然科学基金课题正在深入研究之中。

4. 广泛开展壮药的引种栽培

壮族地区主产的药材主要有田七、山夏根、红大戟、千年健、山药、莪术、郁金、水半夏、山柰、广防己、葛根、鸡血藤、肉桂、地枫皮、金银花、八角、罗汉果、砂仁、草果、龙眼肉、桑寄生、石斛、青天葵、灵香草、安息香、松香、茯苓、蛤蚧、甲片、红毛鸡、珍珠、炉甘石、滑石等117种。其中，田七、肉桂、罗汉果、桂圆肉、八角茴香等都已驰名中外，打入国际市场。壮族民间历来对一些重要壮药有引种栽培或人工养殖的传统习惯和经验，但新中国成立前由于缺乏政府支持和引导，面积和产量都不大。如田七在壮族地区人工栽培有400年以上的历史，但只是在云南的文山和广西的靖西、德保等州县有零星栽培。从20世纪50年代开始，国家开始有计划地予以扶持，制订栽培计划，落实土地使用，加强技术指导，发放预购定金等，从而促进了田七生产的迅速发展。1974年，广西全区田七种植面积累计达2 553公顷，当年收获面积720公顷，产量22 625千克，价值2 715万元。1976年收购量达23 600千克。1979年库存量达886 550千克。从1957年至1986年共提供田七商品量285万多千克，总价值4.18亿元。其中区内使用44.7万千克，调出供应各省市189.8万千克，外贸出口4.99万千克。不少药农因此而脱贫致富。其他主要品种的壮药资源，如肉桂、八角、金银花、罗汉果、千年健等，人工栽培也都取得了显著的经济效益和社会效益。但在我国加入世界贸易组织的形势下，如何规范化、产业化栽培种植药材，不断提高药材的科技含量和社会经济效益，是一个值得高度重视和认真研究的问题。

5. 壮药新产品开发取得重要进展

20世纪80年代始，我国出现了民族医药现代生产企业，一批批民营企业涉足民族药生产领域，极大地推动了民族药的成药生产。全国现有民族药定点生产企业100多家，2003年民族医药企业的销售收入近40亿元，民族医药的开发日益成为新的科技热点和经济增长点。广西有丰富的民族药资源，在2 000多种壮药中，目前已上国家药典的种类有198种，列入《广西壮族自治区壮药质量标准》第一、二卷及注释的有375种，还有不少民间民族药的单方、验方。在民族药中寻找新药，是发展祖国医药学的一个重要渠道。

由于壮族人民对壮药的使用积累了丰富的临床经验，因此在新药开发方面便可以少走西方流行的广泛筛选的老路。从壮族民间使用的单方、验方中，已发掘出一批很有特色的药物。例如：黄根（又称三角瓣花），壮族民间用来治疗肝炎、再生障碍性贫血，经研究发现其对矽肺有明显的抑制作用，已研制成防治矽肺的药物；臭牡丹是马鞭草科植物，壮族民间用其治疗痈疽、痔疮、脱肛等病症，已研究制成治疗子宫脱垂的药物；利用壮族民间治疗胃痛的金不换（又称广西地不容）研制的“颅通定”为理想的镇痛药物；用黄藤制成具有镇痛和镇静作用的延胡索乙素；用民间治疗肺结核的紫金牛（又称不出林）研制成抗痨丸；用抗菌消炎的苦玄参研制成“炎见宁”；还有抗菌消炎的朱砂莲、治疗痈肿疮毒的木芙蓉、清热毒的岩黄连、抗疟药物青蒿素等。实践证明，民族药是研制新药的重要资源。

在壮医药验方、秘方的筛选基础上开发新药和新产品，已经成为广西医药产业进一步发展的突破口和切入点。据了解，已研制成功的成药及系列产品有中华跌打丸、鸡骨草丸、复方扶芳藤合剂（百年乐）、金鸡冲剂、炎见宁、三金片、脑心宁、花红片、妇血康、正骨水、云香精、天和骨通贴膏、痛肿灵、华佗风痛宝、抗痨丸、降压灵、胖得乐、结石通、罗汉果晶、胃灵、灵芝冲剂、板蓝根冲剂、消炎退热冲剂、山绿茶、绞股蓝茶、舒洁药物文胸、固本止咳膏、循环康胶囊、田七花冲剂等数十种。还有部分民族医医院制成的30多种制剂，如广西壮医医院制的武打将军酒和黄花参肝舒茶、痛风立安胶囊，文山壮族苗族自治州中医医院研制的复方三七通络片等。这些已经形成品牌的成药和制剂，绝大部分是从民族药特别是壮药验方的基础上研制开发成功的。由于这些基于民族民间验方的名优产品疗效确凿、安全方便，研制的经费投入较少，周期较短，产品价格适中，原料配方源于本地，拥有独立自主的知识产权，且不易仿冒造假，因而在市场上有很强的竞争力，有的甚至长盛不衰。壮药的这些特点和优势，正是我国加入世界贸易组织后需要培植的积极因素。如天和骨通贴膏年产值已超过亿元，成为中国的“膏药大王”。所有这些壮医药资源优势，在一定条件下将会转变为真正的产品优势和产业优势，在西部大开发的舞台上闪亮登场，让人刮目相看。

6. 壮药研究取得丰硕成果

运用现代方法研究民族药的化学成分和药理作用，也是发掘整理民族药和提高其科技含量不可缺少的重要内容。近年来，壮药研究取得了丰硕的成果。

（1）常用壮药品种研究。

田七由壮族先民发现并引种，随后逐渐成为著名的壮药。著名的云南白药以田七为主要原料，在临床上广泛应用于治疗出血类疾病。如谷道出血（消化道出血）、“勒答”出血（眼球出血）、“巧坞”出血（脑外伤出血），龙路病症如脑动脉硬化症、脑血栓、冠心病、心绞痛、高血脂、高血压、贫血等，以及火路病症如神经衰弱和偏头痛等。目前已广泛开展田七的现代研究：从田七挥发油中已鉴定出50多种成分。田七根主含皂苷成分。止血是田七的传统效用，药理和毒理学研究还表明，田七具有改善心血管功能、抗休克、抗疲劳、镇静、镇痛、抗炎、降血脂、调节血糖等效用。对田七的综合利用研究是今后努力的方向。

罗汉果在广西有大量栽培，并得到综合利用。它具有清肺止咳、凉血止血、生津润肠的功效，可用于治疗百日咳、痰火咳嗽、咳血、便血、便秘、糖尿病等。罗汉果含果糖、罗汉果苷、10余种氨基酸、黄酮苷等。有镇咳降压、退热、抗菌的作用，对胃肠平滑肌有双向调节、改善功能的功能。

肉桂为广西特产，产销量在国内外占绝对优势；云南、广东、福建等省亦有分布。它具有散寒止痛、补火助阳的功效，用于寒凝龙路或火路所致的头痛、腰痛、心痛、胸痛、肋痛等各种痛症，以及肾虚作喘、阳虚头晕、阳痿遗精、月经不调、阴疽流注。用于谷道受寒肚痛屙泻、受寒经痛、经闭肚痛、体虚阴痿、肾虚腰痛、畏寒肢冷、夜尿多。肉桂含挥发油，油中的主要成分为桂皮醛，还含桂皮酸、桂皮醇、香豆精等。药理实验表明肉桂有助阳、抗溃疡、镇痛解热、降压、扩张冠状动脉等作用。

八角主要分布于广西南部、西南部，云南、广东、福建等省亦有分布。它具有温中散寒，理气止痛的功效，用于胃寒呕吐、疝气腹痛、腰痛。果实含挥发油和脂肪油，枝亦含挥发油，具有抑菌、抗菌、解痉、镇静、性激素样、升白细胞作用。建立现代化的茴油生产基地进行综合开发利用，前途宽广。

金银花主产于广西。它具有清解热毒、除痧毒、凉血止痢的功效，用于痈疮肿毒、咽喉肿痛、瘰疬、鼠疮、痧症、热毒血痢。常用于上呼吸道感染、流行性感冒、扁桃体炎、急性乳腺炎、急性结膜炎、大叶性肺炎、肺脓疡、细菌性痢疾、钩端螺旋体病、急性阑尾炎、痈疖脓肿、丹毒、外伤感染、子宫糜烂。含木犀素、肌醇、皂苷、鞣质、绿原酸、挥发油等，具有抗菌、抗病毒、降胆甾醇水平等作用。充分开发金银花中成药及饮料系列产品，其经济价值可望看好。

蛤蚧是壮族常用动物药，具有补肺肾、定咳喘、助肾阳、益精血、下淋漓、通水道的功效。用于肺虚咳嗽、肾虚作喘、虚劳喘咳、肾虚阳痿、遗精、糖尿病、神经衰弱、淋病、肾虚腰痛。蛤蚧的提取物呈雄性激素样作用。

鸡骨草主产于广西，广东等地亦有分布，可人工栽培。清热解毒、舒肝止痛、活血散瘀，用于急慢性肝炎、肝硬化腹水、胃脘痛、瘰疬、小便刺痛；外用治风湿骨痛、跌打损伤、毒蛇咬伤；叶外用治疗乳疮。全草、种子含相思子碱，根含槐二醇、鸡骨草三醇，根、叶含甘草甜素、胆碱、黄酮苷、甾醇、氨基酸，根及种子还含有下箴刺桐碱。相思子碱有抗炎、抗溶血作用。广西产的鸡骨草丸对急慢性肝炎、肝硬化等有较好疗效。

扶芳藤在壮族地区分布较广，可人工栽培。益气血、补肝肾、舒筋活络，用于气血虚弱、腰肌劳损、风湿痹痛、跌打骨折、创伤出血、抗衰老。茎和叶含卫矛醇、正三十三烷、木栓酮、表木栓醇、三十二醇、木栓醇、β-谷甾醇，叶还含无羁醇、甘露醇、山梨糖醇、甘油及糖等。扶芳藤成分对金黄色葡萄球菌、肺炎球菌、伤寒杆菌、大肠杆菌均有抑制作用，还具有明显的镇静、镇痛作用。著名的中成药复方扶芳藤合剂（百年乐）中扶芳藤成分有补气益血作用。

鸡血藤生于深山沟林中，广西各地均有分布，云南、贵州、四川亦有分布。活血补血、通经活络，用于白细胞减少症、再生障碍性贫血、手足麻木、妇女经脉不匀、血虚乏力等。现代研究证明鸡血藤含鸡血藤醇，有补血、降低血管阻力和降低血压、兴奋子宫、抑菌的作用。

两面针有祛风活血、麻醉止痛、解毒消肿的功效，用于风湿骨痛、瘰疬、胃痛、牙痛、咽喉肿痛、毒蛇咬伤等。现代研究其根含氯化两面针碱、氧化两面针碱、二氢两面针碱、6-甲氧基-5、6-二氢白屈菜红碱、7-去甲二氢白屈菜红碱、α-别隐品碱、茵芋碱，还含有两面针N-4和两面针结晶-8以及两面针碱、布枯苷。叶和果实含挥发油，主要成分为柠檬烯和糠醛。本品还含有微量元素锰，每克生药中含锰10.2毫克。能延长艾氏腹水癌小鼠的生存时间，具有较好的镇痛、解痉及安定、抗炎、抑菌作用，中药两面针牙膏的产地原料均在壮族地区。

绞股蓝素有“南方人参”之说，清热解毒、止咳祛痰、抗癌、补气、抗衰老、抗疲劳，用于慢性气管炎、病毒性肝炎、肾盂肾炎、胃肠炎、泄泻、高血压、动脉硬化症、高血脂等；外用治痈疮肿毒和蛇咬伤等。全草含两种原人参二醇化合物及两种原人参三醇化合物，对绞股蓝进行甜味研究分离出两种无味的新三萜醇苷，绞股蓝含50余种皂苷。此外，绞股蓝还含有黄酮、糖类等。有降血脂、抗肿瘤、强身、抗溃疡、防治糖皮质激素的副作用等作用。绞股蓝皂苷有抗疲劳、镇静、催眠、抗紧张的作用。

黄花倒水莲主要分布于广西各县市，广东、湖南、江西等地亦有分布。补气血、壮筋骨、祛湿解毒、活血止血，用于月经不调、产后血虚、痛经、子宫脱垂、病后虚弱、脾虚水肿、肾虚腰痛、风湿关节酸痛、跌打损伤。

白花蛇舌草亦是壮医常用药物，解热毒、除湿毒、除瘀血、通龙路，用于各种热邪、毒邪和虫蛇所引起的各种疾病及黄病、湿热淋、红白痢、瘰疬、癌肿和小儿疳积等。全草含香豆酸、β–谷甾醇–D–葡萄糖苷、豆甾醇、生物碱、熊果酸、三十一烷、油酸、γ–谷甾醇、蒽醌类，有抗肿瘤、抗菌、消炎作用。

十大功劳有清热燥湿、泻火解毒的功能，用于湿热泻痢、黄疸、目赤肿痛、胃火牙痛、疮疖、痈肿、黄疸型肝炎。含小檗胺、小檗碱、药根碱、巴马汀等生物碱，有抑菌、降血压等作用。

（2）化学研究。

通过对苦草、广西莪术、密花美登木、萝芙木、地枫皮、黄根、马兜铃、红芽大戟、前胡、罗汉果、剑叶龙血树等进行研究，从中分离出一些新化合物。如苦玄参苷元Ⅰ至Ⅳ，苦玄参苷，山茶苷，密花美登木醇，红芽大戟素，异苦楝素，桂莪术内酯，尖叶唐松草啶碱，地枫皮素，罗汉果酸甲、乙、丙、丁，南岭前胡素A，4′–羟基–2，6–二甲氧基双氧查耳酮等近40种。国内外的专家学者对广西的主特产药材如田七、苦草、银杏叶、绞股蓝、八角、广金钱草、巴戟天、广防己、桂皮、砂仁、山鸡椒、番荔枝、苦丁茶、罗汉果、鸡血藤、千斤拔、栀子、地枫皮、石斛、鸡骨草、莪术、金樱子、白花蛇舌草、黄花蒿等，也进行了较深入系统的研究，为新药研制提供了理论依据。

（3）药理研究。

作用于心血管系统的药物萝芙木、凤凰树、小花轮环藤、粉叶轮环藤（又称金线风）和广西地不容的根有很好的降压作用，其中从萝芙木提取的总生物碱（利血平）制成降压灵片在临床上广泛应用。肉桂水煎剂和水团花乙酸乙酯提取物均能增加离体豚鼠心脏冠脉流量，提示可能有防治血栓形成的作用，与民间传统的通血脉、活血化瘀药物的功效相当。野葛用于治疗高血压引起的头痛项强、冠心病、偏头痛等，已开发利用。

作用于神经系统的药物：以粉叶轮环藤研制成的肌肉松弛药，松肌效果确切。利用壮族民间治疗胃痛的金不换（广西地不容）研制的“颅通定”，为理想的镇痛药。以黄藤（天仙藤）为原料，从中分出的巴马汀，经氢化还原生成四氢巴马汀（延胡索乙素），有良好的镇痛作用，已推广应用。

作用于呼吸系统的药物：从卜芥、白花丹、马鞭草提取的有效成分白花丹精、马鞭草苷有镇咳作用；从榄核莲提取的穿心莲、从鱼腥草提取的鱼腥草素、从三颗针提取的小檗碱（黄连素）、从吊石苣苔提取的石吊兰素等有抗菌消炎作用。利用杧果叶和扁桃叶生产的“杧果止咳片”有祛痰、镇咳作用。用紫金牛研制抗痨丸，用苦玄参研制“炎见宁”等等，均为拓展壮药成药资源的可行途径。

抗肿瘤药物：白花蛇舌草、长春花、娃儿藤、广西美登木、两面针、罗裙带、扶芳藤、铁包金、中华猴野百合、喜树、粗榧、冬凌草等植物均有抗肿瘤作用。

近年来还发现多种绞股蓝。绞股蓝具有明显的强身滋补作用和抗疲劳作用，并有降低血脂、增强机体免疫力等功能。

（4）壮药综合利用的研究。

民族药的扩大应用，可以通过化学、药理、临床的深入研究而实现。与原植物部位有同样作用的部分，可以扩大其使用部位而达到扩大应用的目的。如钩藤茎，可以连同钩一块采收使用，增加产量。据研究，广西砂仁叶中含的挥发油与砂仁种子近似，可以从叶中蒸取。田七根茎芦头部分含的田七皂苷高过主根部分，田七叶、花及须根均已制作成不同的剂型或成药使用。壮族民间以田七花当茶饮治疗高血压及咽喉炎。田七花冲剂，具有一定的降压作用，这与民间用于治疗高血压相吻合。广山楂（大果山楂）有消积、化滞、降血压之功效，其叶民间用来泡茶饮，亦有化滞、消积之功效，可综合利用。

7. 壮医药的地位日益提高

近年来，广大壮药工作者在壮医理论的指导下，通过对壮药文献的发掘整理、壮药基础实验和临床应用的研究，逐步形成壮药的理论体系，奠定了壮药在我国民族传统医药领域中的学术地位，也促进了壮药资源的合理开发利用，扩大了壮药在国内外的影响。1996年6月，广西民族医药协会会长黄汉儒教授等应泰国朱拉隆功大学药学院和泰国生药学会的邀请到泰国访问，进行了壮医药的学术交流，曼谷的5家华文报纸做了报道。越南卫生部民族医药代表团也应邀到广西进行学术交流活动。美国中华医学会、德国传统医学研究院、日本关西大学以及我国的台湾、香港、澳门地区有关专家学者，多次到广西进行民族医药特别是壮医药方面的学术交流。在全国性的民族医药学术团体——中国民族医药学会中，壮医药的代表还担任了副会长、常务理事、理事；7次在壮族地区召开全国性的民族医药学术交流会；2009年、2011年、2013年分别召开三次中国-东盟传统医药高峰论坛。壮医药科研人员还当选为全国人大代表和自治区政协委员。1993年，当时的广西民族医药研究所被中国中医研究院定为该院的民族医药研究基地，加挂“中国中医研究院广西民族医药研究所”的牌子。广西民族医药协会已经成为拥有1 200多名会员的较大的学术性群众团体。近年来，中央和地方的各种媒体，对壮医药的报道日益增多。由广西民族医药研究院主管、主办的《民族医药报》，从1989年公开发行以来，由于独具特色，方便实用，受到读者的欢迎，被评为自治区的优秀报纸，发行量有5万多份。

第二章　壮药基本理论

第一节　壮药的命名原则及分类

壮药的命名一般分为正名和别名两类。正名又叫通用名，为大多数地方习惯上所沿用的名称（本书采用壮文和汉文正名）。别名又叫异名、地方名、俗名、土名，为个别地方所使用的壮药名称。壮药一般是根据药物的产地、生长环境、生长特征、药用部位、形态、颜色、气味、功效、声音、用量等方面进行命名的。如以产地命名的有南方菟丝子、广西莪术、云南松（长毛松）、广东地构叶等，以生长环境命名的有夏枯草、岩黄连、石菖蒲、海蛇等，以药物生长特征命名的有两面针、刺天茄、倒生根、不出林等，以药用部位命名的有龙脷叶、金银花、广豆根、草果等，以药材形态特征命名的有山乌龟、鹰不扑、八角莲、海带等，以药材颜色命名的有鸡血藤、五色梅、黄根、紫苏等，以药材汁液命名的有鸭血、蓝靛、酸咪咪、奶浆藤等，以药材独特气味命名的有香菜、小茴香、花椒、九里香等，以药材性味命名的有鱼腥草、苦丁茶、苦瓜、甜茶等，以功效命名的有防风（能治头风痛）、沉香（可降气）、泽泻渗（利水湿）、益母草（能治妇科病）、大驳骨（能治骨折）等，以声音命名的有蛤蚧等，以有毒药物用量命名的有三钱三等，以纪念最初使用人命名的有何首乌、徐长卿等，还有以药物贮存期限、加工炮制命名的，等等。

由于历史原因，壮药名称在应用中存在着不少同名异物和同物异名的现象。一个名称被同时用来代表几种不同的药物，如各地以“血见愁”一名入药的药物种类就达十几种；一种壮药同时有几个不同的名称，如“元宝草”同时又有对月草、叶抱枝、对叶莲、大叶对月莲、穿心草、对经草、帆船草、含掌草等名。这种名称上的混乱，造成了壮药品种的混乱，影响了壮药的使用和推广。但是，各种各样的壮药名称都有一定的来历和意义，从不同的角度描述了不同壮药的形态、颜色、气味、产地和功效等，如八角莲、五色梅、鱼腥草、田七、千斤拔、跌打王等。从这一点来看，壮药众多的名称又是一种宝贵的遗产，通过对它的学习研究和整理，可以帮助我们更好地进行壮药的鉴定和应用，这对于扩大壮药的应用范围、寻找和发现新的药源、丰富民族医药、繁荣祖国医药学，都具有十分重要的意义。但为了逐步减少一药多名和一名多药的混乱现象，应正确使用壮药名称，以求逐步统一用名。

壮医对药物的分类颇多，有按药物的性味分类的，如寒药、热药；有按科分类的，如妇产科药、皮肤科药、小儿科药；有按功用分类的，如解毒药、补虚药、调气机药、通三道两路药、调巧坞药、止血药、止痛药、祛虫药、收涩药等；有按病症分类的，如治疗跌打损伤药、治疗黄疸药、治疗毒蛇咬伤药、治疗疮疖药；有按药物颜色分类的，如红药、黑药、白药、黄药……红药如月月红、鸡血藤红等，黑药如黑芝麻、乌骨鸡、何首乌等，白药如白浆木瓜等，黄药如黄姜、无根藤、木黄连等。

第二节　壮药的鉴定

壮药历史悠久，来源广泛，品种繁多。为避免以假乱真，以劣充优，提高药物质量，保证临床用药正确、安全、有效，必须做好壮药的鉴定。同时，通过鉴定，发现新药，扩大药源，发展壮药生产，保障医疗用药。壮药的鉴定方法有基源鉴定、性状鉴定、显微鉴定、理化鉴定等四种方法。鉴定是根据各种药物的形态特征、不同性状、细胞形态、组织形态、组织构造、内含成分、理化性质等的差异进行的，因而对某种药物的鉴定和要求，可灵活运用上述四种鉴定方法。总之，壮药的鉴定不仅是为了用药正确和安全有效，而且还可发现新药，扩大新的药源，发展生产，并指导药材的栽培、采集、收购、加工和贮藏等。

一、基源鉴定

基源鉴定是鉴定药物运用最为广泛的主要方法之一。其方法就是运用植物分类学、动物分类学和矿物分类学的有关知识，对壮药的原植物、原动物和矿物进行鉴定，确定其科、属、种和学名，以保证临床用药品种的准确无误。主要通过产地调查和采集标本，并核对有关文献资料和标本等步骤进行鉴定。我国是一个多民族的国家，各民族所用的药物，由于民族语言、文化及地域和使用经验等的原因，药物名称极不统一，不利于民族医药经验的研究整理和学术交流。因此，壮药必须进行基源鉴定，统一名称，以利于研究整理和推广应用。

二、性状鉴定

性状鉴定也是鉴定各种壮药药材常用的主要方法之一，是壮族人民千百年来积累的鉴别药材的宝贵经验。所以，性状鉴定又叫传统经验鉴定。这种方法简单、易行、迅速，它是根据药材性状的特征，以一看、二摸、三闻、四尝、五水浸、六火烧等传统方法进行鉴定的。

一看是用肉眼观察每种药物的形态、大小、粗细、厚薄、钉刺、根痕、毛茸等。有的要看药材的断面，用手折断长条形药材的根、茎、枝、皮，看有无粉末飞扬、响声，其性质是平坦的、颗粒性的还是纤维性的，有没有胶丝，并观察折断的难易等情况；或用刀将药材横切成平断面，看它的皮部和木部的比例、色泽、射线的排列形态、有无油点分布等。

二摸是用手触摸药材的质地。如松泡、坚硬、沉实、柔软、脆性、黏性、粉性、平滑和粗糙等。

三闻是用鼻闻各种药材是否会有特殊的挥发性物质的香气或臭气。如遇有的药材原来气味就较淡薄，或因贮藏日久，气味散失，不易闻出，可将药材用开水浸泡片刻后再闻，或将药材捣碎后再闻。

四尝是用口尝各种药材的味道。要经过看、摸、闻的验证后，为了进一步验证，然后再尝，切不可随意轻尝。特别是具有强烈刺激性和毒性的药材，如半夏、天南星、乌头、狼毒等，口尝时更要小心，取样要尽可能少，尝后一定要吐出并用生姜或甘草水漱口，以免中毒。

五水浸是将某些药材放在水中浸泡，能呈现特殊变化。如将苏木投入热水中，其溶液呈现鲜艳的桃红色，加入醋酸则溶液变为黄色，加入石灰水则溶液变为红色；又如取米粒大干结的熊胆放在火上烘烤至发泡时，投入盛有清水的玻璃杯中，熊胆浮在水面逐渐溶解，有呈金黄色线状物渐渐下垂至杯底，且不扩散等，即可鉴定为真品。

六火烧是将某些药材用火点燃或烘烤，能产生特殊的现象。如海金沙用火烤易燃，且发出爆鸣声及闪光。又如取少量的麝香放在火上烘烤，初时散发出的特殊香气较浓，而改用火烧时，即起油点如珠，即可予以鉴定为真品。

三、显微鉴定

显微鉴定是用显微镜来观察药材的组织结构、细胞形状以及内含物的特征。同时，还可应用显微化学的方法，以确定某些品种的有效成分在该药材中的分布情况。显微鉴定常配合性状、基源、理化鉴定等方法进行，用于对药物外形特征不明显或外形相似而组织构造不同的，或药材破碎、不易辨认的壮药，以及壮药制剂如膏、丹、丸、散等的鉴定，以鉴定药材的真伪、纯度和品质。

四、理化鉴定

一般常用的理化鉴定方法有化学定性分析、化学定量分析、物理常数测定、荧光分析、微量升华、层析法、比色分析法、分光光度法、水分测定、灰分测定、挥发油测定、浸出物含量测定等，用以鉴定药材中所含某种化学成分的性质、纯度和药材的真伪等。

第三节　壮药的栽培与采集

药用植物的栽培与采集，与民族药物的开发和利用有着密切关系。我国地域辽阔，野生药用植物资源丰富，而药用植物的生长环境和分布，离不开一定的自然条件，如因地域的限制，土壤、气候、水文条件的不同，药材质量都会受到影响。特别是适时栽而不栽，适时采而不采，错过了栽培和采收的时机，会造成人为的损失。如何开发利用野生药用植物资源和有计划地进行药用植物资源的栽培及采集，造福于人类，是一个值得研究的问题。药用植物的生长采集是有一定时限的，提前或过时采集，都会影响药物的质量。所以，栽培与采集药用植物不仅要具有栽培和采集的技术，更重要的是掌握栽培和采集的时机。

一、药用植物的栽培

植物类壮药大部分是野生的，而且植物类药物在临床上的需求量比动物类药物的需求量大。随着民族医药事业的发展，植物类壮药的需求量日益增多，光依靠野生药物已不能满足需求，而野生的植物资源也会日益减少，因而许多常用紧缺和稀有名贵的植物药必须逐步由野生变为人工栽培，才能解决其需求。许多药用植物都以春生、夏茂、秋华、冬凋为共同特征，但也有一些药用植物如夏枯草，到了夏末则全株枯萎；天冬、忍冬之类，皆是越冬而长。总之，药用植物生长在自然界，其抽芽、生苗、开花、结实等生理过程，都具有时间性、阶段性、节奏性，形成一定的规律。对药用植物的栽培，必须结合需要，以及土壤、日照、气候、温度、空气等条件，不同品种，顺应时宜，进行整地、选种、播种、施肥、防治病虫害、精心护理等，以期茁壮成长，才有好的收成。

二、药用植物的采集

壮药采集，有其特定的时间性，过早则药势未成，稍晚则药势已歇，甚至腐烂，不能药用。一般选择药物根、茎、花、叶、实不同部分的“旺期”，即有效成分含量最多的时节进行采集。如根及根茎类药多宜于初春或秋季采集，因为此时有效成分含量较高、质量好、产量大；皮类药多宜于春天或初夏采集，因为此时树干汁液多，树皮易于剥离；茎、叶类药多在开花期采集；花类药一般宜在花蕾期或初放时的晴天采集；果实类药物一般宜在果实将成熟时采集；种子类药物多在种子全熟时采集；树脂类药宜在干燥季节采集；全草类药则多在开花时采集。植物类的壮药，多是野生的，采集时应该特别注意保护药源，不能竭泽而渔，一扫而光。应宜采大留小，留种繁殖，按照实际治病所需而采，并注意保护药源。民间将药用植物的采集方法概括为歌诀：“根薯宜在冬，茎叶宜夏天，花采寒露中，果实应初熟，种子老熟用。”壮医喜用鲜药，大多随采随用。

第四节　壮药的性味及功用

壮药的性味包括药性和药味，药性是指药物作用于人体后所反映出的不同的性质，药味是指通过人的味觉直接尝出药物的味道，也有些是根据临床经验推测出来的。壮医在实践中运用眼、耳、鼻、舌等感官来识别植物、动物、矿物的形、色、气味，从而鉴别出哪些可供药用、哪些不可供药用、哪些有毒、哪些无毒等，逐渐形成了对“药”的感性认识。壮医药农对壮药的茎、叶、花一般都能正确地识别，并且熟悉药物产地、生长环境等。壮医对药物的性味及功能既有独特的认识，又善于吸取中医的长处。他们根据医疗实践反复验证，然后归纳总结药物的功能，通过口尝药物的味与功用之间的联系，从而指导临床用药。药物的性质有寒、热、温、凉、平缓五种。寒凉药多用于热证，如青牛胆、苦地胆、土黄连可用于解热毒；温热药多用于寒证，如肉桂、荆芥、紫苏多用于解寒毒；平缓性质的药物介于两者之间，寒热不显著，如土人参、土沙参。药味有酸、甜、苦、辣、咸、麻、淡、涩八种，与中药辛、甘、酸、苦、咸、淡、涩味理论有共同点，也有不同点，如壮医的涩味涵盖范围较广。每一种药物都有其药性和药味，但又不是孤立的，药性相同、药味不同则功用也不同，药味相同、药性不同则作用也不一样。壮医将药学功用编成歌诀，广为流传：“辛行气血能解表，跌打风湿并散寒。酸主固涩能收敛，止泻固精疗虚汗。苦寒祛湿能攻下，治疗实热排便难。麻能镇痛散痈疖，并疗舌伤与顽痰。涩主收敛能抗菌，止血烧伤能消炎。咸味化痞散瘰疬，通便泻下可软坚。甘味和中亦滋补，调和百药能矫味。淡味祛湿亦利水，镇静除烦且安眠。”壮医还总结出药物形态与功用的关系歌诀：“有毛能祛风，浆液可拔脓；中空能利水，方茎发散功；毛刺多消肿，蔓藤关节通；对枝又对叶，跌打风湿痛；叶梗都有毛，止血烧伤用；诸花能发散，凡子沉降宏；方梗开白花，寒性皆相同；红花又圆梗，性味多辛温。”

壮医具有丰富的用药物治病的经验，认为药物的治疗作用在于以其性味之偏来调整和纠正人体病理情况下的阴阳偏胜和三气不同步状态。药有动物、植物和矿物，以功用区分有毒药和解毒药、治瘴气药、治跌打损伤药、清热药、补益药、治痧症药、祛风湿药、杀虫药等。但从大类分为调气药、解毒药和补虚药三大类。壮医药的治疗原则是调气解毒补虚，既重视内治，也重视外治，强调及时治疗，并十分重视预防。用药比较简便，贵在精专，组方一般不超过五味。补虚则多配以血肉有情之品。

不少民间壮医，从生草药的形态性味就能大抵推测出其功能作用，并将这些用药经验编成歌诀，便于吟诵和传授。如：藤木通心定祛风，对枝对叶可除红；枝叶有刺能消肿，叶里藏浆拔毒功；辛香定痛驱寒湿，甘味滋补虚弱用；圆梗白花寒性药，热药梗方花色红；根黄清热退黄用，节大跌打驳骨雄；苦能解毒兼清热，咸寒降下把坚攻；味淡多为利水药，酸涩收敛涤污脓。又如：黄色药治黄病，姜黄虎杖黄龙藤；田基黄加无根藤，黄疸型肝炎用它清；以红治红温通经，经不调采月月红；白色药物用白治，木瓜炖服乳奶通；以黑护理毛发黑，芝麻黑豆配首乌；用毒攻毒外敷涂，蛤蟆青黛治痈毒；草药辨证施治中，热者凉之寒者温；实者泻之虚者补，四气五味要认清；风热感冒葫芦茶，茅根薄荷桑菊花；风寒荆芥香白芷，红糖紫苏生姜汤；肺热桑皮鱼腥草，润肺百部枇杷叶；胃热腹痛金果榄，适量银花水田七；胃寒痛取野桂皮，姜黄鸡蛋两面针；风湿山萎过江龙，黄杜鹃与血风藤；痹痛血党枫荷桂，肾虚杜仲续断根；咯血墨草棕榈炭，小蓟茅根与山枝；呕血侧柏仙鹤草，白及藕节与大蓟；等等。

第五节　壮药的加工炮制

壮医在治疗疾病时，一般多用原料药，以新鲜药常用，但也对一些药进行加工炮制，以减轻毒副作用和增强疗效，如一些需要除去杂质和不适用部分的药物、一些采集有季节性的药物、一些有烈性或毒性不能直接服用的药物、一些易变质的药物、一些有恶味不利于服用的药物。壮药的加工炮制，是药材在医疗应用之前，根据临床、调剂、制剂的要求，对药材进行的各种技术处理。

一、炮制的目的

（一）降低或消除药材的毒性或副作用

如半夏和野芋头生用刺激口腔、喉部，半夏需用姜制，野芋头需与大米炒黄；巴豆峻泻猛烈，必须去油。通过炮制，改变或破坏其中的某些有毒成分，可降低毒性，不至于因毒性的强烈刺激而引起不良反应。

（二）增强药物的作用，提高临床疗效

在壮药的炮制中，常常加入一些辅料。这些辅料有些本身就是药物，具有重要的医疗作用，它们与处方里的其他药物的某种作用存在着协同配伍关系，主要用于增强药物的作用，提高疗效。加入的液体辅料主要有蜂蜜、酒、姜汁、胆汁、米泔水、盐水、茶水、石灰水、植物油等，如蜜制山药、酒制七星剑、猪胆汁制白矾、茶汁制三十六荡、盐水渍余甘子、花生油制小茴香等。加入的固体辅料主要有灶心土、白矾、滑石粉、米、麦麸、面粉、绿豆、艾叶、姜、糖等，如灶心土炒白术、麦麸炒石菖蒲、糖炒豆豉草等。另外有些不加辅料的其他炮制方法，也能增强药物的作用，如头发烧成炭敷于伤口能增强止血作用。

（三）改变药物的性味功能，增强药物作用，使其更能适应病情的需求

如萝葡子生用气味辛臭，炒后则气味芳香，药性缓和，能降气祛痰；何首乌生者味苦涩，用以润肠通便，解疮毒，制后则味益甘，可消除致泻作用，用以补肝肾、益精血。制香附有增强解郁、镇痛作用。马蹄莲未炮制有降血压作用，酒蒸后有镇痛作用。

（四）纯净药材，保证药材品质和用药量准确

去泥沙杂质及非药用部分，使药材清洁纯净，用量准确，便于服用，如植物类药的根和茎，应除去泥沙等杂质。

（五）矫臭、矫味，便于服用

一些药物本身具有令人不适的气味，难以服用，因此，常常先将药物采用漂洗、酒制、醋制、麸炒等方法处理，能起到矫臭、矫味的作用，如地龙、蚂蟥（水蛭）炒制，老鳖甲醋制，蛤蚧酒制，可除腥臭味。

二、炮制的方法

壮药材常用的炮制方法主要分为修治法、水制法、火制法、水火合制法和其他制法等。

（一）修治法

本方法主要通过进行纯净处理、粉碎处理、切制处理等，使药材纯净，便于配制、煎煮、服用。动物药的加工主要为宰杀后去净毛及内脏，烤干或晒干。

（1）纯净处理：采用挑、拣、簸、筛、刮、刷等方法，去掉灰屑、杂质及非药用部分，使药物清洁纯净。如香附、决明子需采用筛法，枇杷叶需刷毛，金毛狗脊（骨碎补）、薯蓣（山药）需刮毛等达到纯净目的。

（2）粉碎处理：采用捣、碾、锉等方法，使药物粉碎，以符合制剂和其他炮制法的要求。如石膏、田七等常常需要粉碎后药用。

（3）切制处理：采用切、铡的方法，把药物切成一定规格，便于进行其他炮制，也利于干燥、贮藏和调剂时称量。根据药材的性质和医疗的需要，切片有薄片、厚片、斜片、丝等许多规格。如何首乌、薯蓣（山药）、走马胎切薄片，牛大力、鸡血藤、黑吹风切厚片，梅花钻、黄花倒水莲、五指牛奶切斜片，枇杷叶、柑果皮切丝等。

（二）水制法

本法主要用水、酒、醋等处理药材，使药物清洁柔软，便于切片，或借以减低药物的毒性和副作用。一般包括洗、漂、泡、渍、水飞等项。

（1）洗：洗去药物的泥土和杂质。

（2）漂：把药物放在较多的清水里浸漂，并经常翻动和换水，漂去毒质及腥味、咸味、辛辣味，或非药用部分。漂的时间长短应根据药物的质地、大小而定。

（3）泡：把药物放在清水或开水内浸泡，如桃红、银杏等，浸泡后捻去皮尖。有些较硬的植物药，必须泡软后才能切片。

（4）渍：渍与泡相似，但只是用水将药物渐渐渗透而使之柔软，便于切制。但有些药物，浸泡后药性容易流失，如薄荷、荆芥之类就不宜用此法处理。

（5）水飞：水飞的方法，是制散剂、粉剂时加水同研，可使研时粉末不致散失，而且较为细净。其方法是将不溶于水的矿物或贝类药物先敲碎研碎，再置于乳钵内加水同研至糊状，再加水适量，使细粉混悬于水中，倾出，下沉的粗粉再研再飞，待全部研细，合并混悬液，静置沉淀，去水后，将沉淀干燥，再研细成极细粉。

（三）火制法

火制法是指用火加热处理药物的方法。常用的火制法有炒、炙、煅、煨、烘焙等。

（1）炒法：有炒黄、炒焦、炒炭等程度不同的清炒法。用文火炒至药物表面微黄称炒黄；用武火炒至药材表面焦黄或焦褐色，内部颜色加深，并有幽香气，称炒焦；用武火炒至药材表面焦黑，部分炭化，内部焦黄，但仍保留药材固有的气味，称炒炭。炒黄、炒焦使药物易于粉碎加工，并缓和药性。种子类药物炒后则煎煮时有效成分易于溶出。炒炭能缓和药物的烈性和副作用，或增强其收敛止血的功效，如清炒大枣。除清炒法外，还可拌固体辅料如土、麸、米、盐炒，可减少药物的刺激性，增强疗效，如米粉炒仙人掌治疗水肿，盐炒独脚莲能降低毒性和副作用。与沙或滑石、蛤粉同炒的方法习惯称烫。烫能使药物受热均匀酥脆，易于煎出有效成分或便于服用，如沙炒穿山甲、蛤粉炒阿胶等。

（2）炙法：是将药材与液体辅料拌炒，使辅料逐渐渗入药材内部的炮制方法。通常使用的液体辅料有蜜、酒、醋、姜汁、盐水等。如蜜炙黄芪、蜜炙甘草、酒制川芎、醋炙艾叶、盐水炙杜仲等。炙可以改变药性，增强疗效或减少副作用。

（3）煅法：明煅是将药材直接置于火中煅烧，或置于耐火容器内不密闭加热，使之质地松脆，易于粉碎，充分发挥疗效。此法多用于矿物药或动物甲壳类药，如煅牡蛎、煅石膏等。将药材置于密闭容器内加热煅烧者，称为密闭煅或焖煅，本法适用于质地轻松、可炭化的药材，如煅血余炭、煅棕榈炭。

（4）煨法：是将药材包裹于湿面粉、湿纸中，放入热火灰中加热，或用草纸与饮片隔层分放加热的方法。以面糊包裹称为面裹煨；以湿草纸包裹称纸裹煨；以草纸分层隔开称隔纸煨；将药材直接埋入火灰中，使其高热发泡称为直接煨。直接煨制后的葛根可缓解发汗作用，能增强止泻效果。

（5）烘焙法：是将药材用微火加热，使之干燥的方法。如焙虻虫、焙蜈蚣，焙后可降低毒性和腥臭气味，且便于粉碎。

（四）水火合制法

常见的水火合制法包括煮、蒸、潬、淬等。

（1）煮：是用清水或液体辅料与药物共同加热的方法，如生地白糖煮鸡蛋、酒煮黄芩。

（2）蒸：是利用水蒸气或隔水加热药物的方法。不加辅料者，称为清蒸，如九蒸九晒仙人桃，蒸制后能加强滋补的作用，用于痨咳、咯血等。加辅料者，称为辅料蒸，如糯米蒸天麻用于急性肾炎。加热的时间，视炮制的目的而定。如改变药物性味功效者，宜久蒸或反复蒸晒，如蒸制地黄、何首乌；为便于干燥或杀死虫卵，以利于保存者，加热蒸至“圆气”，即可取出晒干，如蒸银杏、女贞子、桑螵蛸等。

（3）潬：是将药物快速放入沸水中短暂烫过，立即取出的方法。常用于种子类药物的去皮和肉质多汁药物的干燥处理，如潬杏仁、桃仁以去皮，潬马齿苋、天门冬以便于晒干贮存。

（4）淬：是将药物煅烧红后，迅速投入冷水或液体辅料中，使其酥脆的方法。淬后的药物不仅易于粉碎，且辅料被其吸收，可发挥预期疗效。如醋淬自然铜、鳖甲，黄连煮汁淬炉甘石等。

（五）其他制法

除上述四类以外的一些特殊制法，均概括于此类。常用的有制霜、发酵、发芽、磨制等。

（1）制霜：种子类药材压榨去油或药物经过物料析出细小结晶后的制品，称为霜。其相应的炮制方法称为制霜。前者如巴豆霜，后者如西瓜霜。

（2）发酵：是将不同的药物按比例配合，置于一定湿度和温度下，使其发酵的方法。如神曲、淡豆豉。

（3）发芽：是将具有发芽能力的种子药材用水浸泡后，经常保持一定的湿度和温度，使其发幼芽的方法。如谷芽、麦芽、大豆芽等。

（4）磨制：将药材磨后取汁治病的方法。如醋磨铁灯台用于治疮疱、皮肤病等。

第六节　壮药应用的基本规律

一、根据病证的用药原则

壮药应用的基本规律与壮医对病证的认识密切相关，因此必须先了解壮医病证。壮医认为，证是患者在疾病过程中全身状况的综合反映。病只有两种“证”，即阴证和阳证，阴证与阳证是以寒、热和虚、实来辨别的，阳证多表现为热、实；阴证多表现为寒、虚。或更具体地分为阴盛阳衰证和阳盛阴衰证及阴盛阳盛证。阴盛阳盛证是一种较为特殊的证型，多为阳盛生热，热燔津伤，阴盛内寒，寒凝脉阻。壮医认为出现阴盛阳盛证多提示预后不良。每一种病在不同的时期、不同的患者都可能表现为阴证或阳证，或经治疗后由阴证转为阳证，由阳证转为阴证。这是由于人体内的邪正斗争状态在不同的患者身上，在同一病证和不同阶段有所差别和转变所致。临床治疗时，壮医主张辨病与辨证相结合，以辨病为主。辨病，是决定治疗原则和选方用药的主要依据；辨证，则是处方用药的重要参考。从证的变化可以预测疾病的转归，由阴转阳，多为疾病逐渐好转的征象；由阳转阴，多提示疾病趋重或恶化，甚至预后不良。因此，壮医诊治疾病时，辨阴阳证是不可忽略的因素之一。

壮医认为，人体的大多数疾病主要是因正气虚而受痧、瘴、蛊、毒、风、湿等有形无形之毒的侵犯，致使天、地、人三气失调，不能同步运行，或人体三道两路阻塞，功能障碍。壮药基本参照壮医方法进行分类：壮医病名是以壮话表述的疾病名称，有按主要症状命名的，如“红头痧”“痄风”“上吐下泻风”“绞肠痧”等；有按取类比象命名的，如“天寒”“地冷”“蛇龙吊”“猫惊”“鸡爪风”等；也有按预后良、恶命名的。而最常见的是以病因命名，有近百种之多，其中不少病名具有浓厚的岭南地方民族特色。概括起来主要有痧、瘴、蛊、毒、风、湿六大类。其中以毒命名最为普遍，如痧毒、瘴毒、湿毒、风毒、蛊毒、寒毒、热毒、无名肿毒等八大类，每类又可分为许多更为具体的甚至十分形象的病名。如痧毒分为热痧、寒痧、蚂蟥痧、标蛇痧、红毛痧、闷痧等；瘴毒分为青草瘴、冷瘴、热瘴、哑瘴、烟瘴、毒气瘴等；蛊毒又分为虫蛊、食蛊、水蛊、气蛊等；风毒包括的疾病更为广泛，如冲风、肚痛风、急惊风、呕迷风、撒手风、鲫鱼风、马蹄风、慢惊风、天吊风、看地风、挽弓风、蛇风、夜啼风、乌宿风、鸬鹚风、马王痧风、痄风、上吐下泻风等。毒病的命名，除了以上所述，有些是根据毒气所依附的具体事物命名的，如蛇毒、药石毒等。

壮医认为，药物自口直接进入谷道，通过龙路、火路网络输布而达病所，从而起到治疗的作用。壮医临床主张辨病与辨证相结合，辨病为主，所以多主张专病专药。如针对瘴毒，选用青蒿、槟榔、薏苡仁等药物；对痧病，选用救必应、金银花、板蓝根、三叉苦、山芝麻、黄皮果等方药；对瘀病，选用田七、桃仁、赤芍、苏木等药物；对疮肿，选用大青叶、蒲公英、地丁、七叶莲、两面针等药物。其他如胃病用山白虎胆、一枝箭、过江龙、金不换，痨病用不出林、铁包金、石油茶、穿破石、黑吹风，红白痢用凤尾草、地桃花、金银花藤，骨折用天青地红、小叶榕、七叶莲、泽兰、接骨草、铁板栏、两面针，等等。在此基础上，针对不同的兼症，结合对症治疗的药物。如外感热毒痧症，咽痛甚者可加毛冬青、鱼腥草、穿心莲、玉叶金花之类；咳甚加瓜蒌根、十大功劳、百部、穿破石之类。壮医的用药特点较讲究简、便、验，注意选用作用大、功效快的药物，而且常用鲜品，往往只投予1～3味药，更多的是单味药组方，即使用复方，其组方一般也不超过5味。壮医治病的治疗原则，与中医协调阴阳、发表攻里、越上引下、寒热温清、补虚泻实等治疗原则有相似之处，但在具体运用上，则各具特色，壮医更强调调气解毒补虚。在治疗方法上既讲究内治，更重视外治，其外治法丰富多彩，几乎所有的病都可采用外治法，或外治法与内治法配合运用。一般疾病，仅用外治法即可奏效，有些病情复杂且症情较重的病，则多以内服和外治法并用。如头痛、头晕、胸脘胀闷等病症，治疗时多用挑法和刮法，使道路畅通而毒气尽去；如发热伴咽喉红肿疼痛者，常用金果榄、玉叶金花等水煎内服，同时配合外治法在四肢末端指（趾）处用针刺放血，使热毒得泄而发热等症获愈。壮医在长期的临床实践中总结出许多具有民族特色且行之有效的外治疗法，如壮医药线点灸疗法、壮药外敷疗法、针挑疗法、药罐疗法、壮药熏洗疗法、捏挟疗法、陶针疗法、药刮疗法、浴足疗法等。壮医认为，外治法是通过外部刺激而达到治疗目的的方法，其治疗作用有二：一是调气，二为祛毒。在治疗内容上包括外病外治和内病外治两个方面。在具体施治时，又分为药物外治和非药物外治两大类，或两者结合使用，如药线点灸疗法、药刮疗法等。壮医外治法的内涵十分广泛，方法丰富多彩，疗效显著，在我国传统治疗方法中占有重要地位。

二、壮药的组方理论

千百年的临床实践，使壮医药积累了大量的单方、复方、秘方、验方。这些壮医方药，一部分是专病专方，一部分是根据壮医的基础理论指导而灵活组方选用。药物配伍上有一定的规律性。壮医药的药物组合规律、配伍方法有部分与中药相似，但也具有其独特的方法，壮医使用壮药的配伍经验是逐步形成的。起先，由于壮族没有本民族的规范化通行文字，医药经验只能通过口耳相传，祖先在使用药物和食物时，有时发现用单一药物的治疗效果没有复方药物好，而且，某一种药如配上另一种或另几种药固定使用，效果更好，通过历代不断总结，逐渐形成自己独到的药物配伍方法和方剂。通常将药物功能相似或不相似，但能产生协同作用的药物相互配伍，以增加或提高疗效。另外，还将能产生颉颃作用的药物配伍应用，以改变药性或降低毒副作用。

（一）壮药的配伍

壮医把一种药物组成的药方叫单方，两种药物以上组成的药方叫复方。壮医的药物配伍讲求简便廉验，一般四五味药即成一方，很少超过10味药。有时根据病情需要而使用两种以上的药物，并将复方里的药物分为公药、母药、主药、帮药（带药）。壮医认为，人只有两种病证——阴证和阳证，因此处方中设有公药、母药，相对应用于病证。公药针对阴证而设。凡温补，增强人体抵抗力、免疫力类壮药多为公药。母药针对阳证而设，多为寒凉类壮药。大抵有清热降火、消炎、解毒、杀菌作用。主药（有些称头药）是针对主要病症或病因的药，帮药是帮助主药治疗主病的辅助药物，或针对兼症的药物。常选用在功效方面具有共性的药物作为主、帮药。带药又叫药引，是指引导其他药物到达病所或调和药味的药。当然，在具体应用时，可以根据不同病种、不同病情合理选择，也不必样样齐全，但主药必不可少，主药也可以同时是公药或母药。一般说来，主药的剂量要大一些，其他药物剂量要小一些。同一种药在不同的病中，可以是主药，也可以是帮药。公药、母药则相对固定。对于身体虚弱者，多配用动物药。小儿疾病多配成药膳治疗。常用的配伍有以下几种类型。

（1）主公帮（主母帮）或主帮合用，增加药力。这是对于某些病情较重，单方药达不到治疗效果，或同时存在两种疾病需同时治疗的一种配伍方法。在处方中针对主病用主药，再配上一味或几味帮药，可协同主药发挥更大的作用。如壮医用主药石仙桃、公药蜂蜜、帮药柑果皮浸酒服治老弱病伤咳嗽。又如用主药十大功劳，母药九里明、黄饭花，帮药车前草水煎服治急性黄疸型肝炎。主药独活加帮药鸡蛋同煮，治疗眩晕症。

（2）主帮公母合用，减轻毒性。针对主病选用主药，但因主药毒副作用大，或因气味大难以服用的，可选用帮药减少毒性或有利于服用。如甘草、绿豆解万年青（内含强心苷类药物）中毒。又如壮医治疗支气管炎时，在处方中用桑白皮为主药，土沙参做公药，生石膏、盐肤木籽做母药，土细辛做帮药，公母药同用在此起互相制约的作用。

（3）主公引（主母引）或公引（母引）合用，直达病所。壮医非常重视药引在处方中的作用，认为药引是方中不可缺少的重要组成部分。因为药引既有治疗作用，又协同方中其他药物发挥作用，或者加强药物的渗透力以快速到达病所。常用作引药的有白砂糖、冰糖、米汤水、蜂蜜、牛奶、姜、白酒、醋等。如壮医用天竺黄（主药）、鸡蛋（公药）和甜酒（引药）共煮熟服，治癫痫；鳖甲（母药）炒黄碾末拌白糖（引药）煮粥服，治白血病。

（二）壮药的用量

民间壮医对一般药物剂量要求不太严格，特别是有经验的壮医药师对单味药常以一把、一兜、一节、一块为计算单位，但对有毒性的药物要求则较为严格，如三钱三（羊闹花）有大毒，用量范围以0.3～0.6克为宜。根据病情、体质、性别、年龄的不同，在用药剂量上也有所不同。一般急性病用药量较慢性病要重，儿童和老年人用药量较青壮年要小，体弱病人用药量较体质强病人用药量要小。

三、壮药的配伍禁忌理论

壮医认为有些药物合用能降低药物原有功效，甚至失去药效，应避免配合使用。就病人体质而言，体质虚者忌发散、泻下；体质壮实者慎用温补之药；脾胃虚弱者，忌油腻、生冷饮食。药物配伍注重反药和孕妇禁忌，服药期间提倡忌口，忌房事。

（一）反药

两味或两味以上药同时合用对身体产生中毒或严重反应或后遗症的药物称反药，临床上是禁止使用的。

（二）孕妇禁忌

在一般情况下，壮医对孕妇不随便给内服药，以免损伤胎气，外用药也相当慎重。有些毒性较强或药性猛烈的药能损害胎儿导致流产，是妊娠禁忌药。如三十六荡、巴豆、假野芋、猪屎豆、八角枫、山铁树等。对某些散瘀通经的药物孕妇应慎用，如石吊兰、鸢尾、仙人掌等。还禁用附子、乌头、水银、芫花、大戟、水蛭、商陆、蜈蚣、雄黄、雌黄、牵牛子、麝香、牛膝、牛黄。慎用生大黄、芒硝、甘遂、三棱、生南星、刘寄奴、皂角刺、生五灵脂、穿山甲、射干、凌霄花、茅根、木通、通草、薏苡仁、赭石、桃仁、槐花、蝉蜕、丹皮、干姜、肉桂、半夏等。不能单独使用当归尾、红花、蒲黄、苏木、枳实、槟榔、厚朴、川椒、滑石、郁金等。以上药物使用时需与其他药配伍使用，以减低副作用。

（三）忌口

壮医还重视疾病治疗时的忌口。服药期间一般忌生冷、油腻、腥臭的食物。忌食的品种有母猪肉、公鸡肉、牛肉、鲤鱼、芋头、绿豆、葱、蒜以及辛辣食物，忌酒。一般用发汗药应禁生冷，治谷道病药禁油腻，消肿理气药禁豆类，治咳喘药禁鱼腥，止泻药禁瓜果。患疮疡、无名肿毒、皮肤病及手术后忌食发物，如鱼、虾、蟹、葱、韭菜、菠萝、烈酒、牛肉、竹笋等，以免病情加重或迁延不愈。食物与食物的配伍也有一些忌讳，如：猪肉忌荞麦、鸽肉、鲫鱼、黄豆，山羊肉忌醋，狗肉忌蒜，鲫鱼忌芥菜、猪肝，猪血忌黄豆，猪肝忌荞麦、豆酱、鲤鱼肠子、鱼肉，鲤鱼忌狗肉，龟肉忌苋菜、酒、果，鳝鱼忌狗肉、狗血，雀肉忌猪肝，鸭蛋忌桑葚子、李子，鸡肉忌芥末、糯米、李子，鳖肉忌猪肉、兔肉、鸭肉、苋菜、鸡蛋等。这些禁忌主要是避免使人气滞、生风、生疮、发病等，可供临床应用参考。

（四）禁房事

凡服药期间都要禁房事，恢复期间因病而定，一般疾病，服完药后3～5天始可行房事，不然易导致病情复发。

此外，有些药物只能外用，忌内服，有些药物禁止与皮肤接触等。在食物配伍中，壮族民间还有忌“撞板”之说，即“并食毒”，指几种食物不能合食，合食则生毒，引起身体不良反应，如绿豆不能和狗肉合食，花心红薯不能和芭蕉合食，鳖不能和苋菜合食等，目前虽无实验根据，但值得注意。

四、鲜药应用理论

壮族地区草树繁茂，四季常青，提供了使用新鲜药物的环境和条件。因就地取材、独具特色和疗效较好，壮医形成了喜欢使用鲜药的习惯。鲜药常显示出与干药不同的效果与作用。鲜药因未经干燥工艺，药效成分丢失较少，因而疗效一般优于干药，如鲜芦根用于肺热咳嗽、胃热腹痛。壮医常用鲜药有上百种之多，如仙人掌、蒲公英、鲜生地、鲜芦根、鲜茅根、鲜石斛、鲜藿香等，可用于内服、外敷。一般来说，内服鲜药多用其滋阴清热之功，外敷鲜药多取其清热解毒之效。如用鲜蛤蚧、鲜金钱、白花蛇这些血肉有情之品配以其他中草药，对恶性肿瘤的治疗效果很好。治疗毒蛇咬伤的草药，一般也是以鲜用为佳。近年来对鲜药的药理研究和剂型开发研究在国内得到重视，提取鲜药成分研究开发口服液、颗粒剂、保健饮品等新产品将是保持和发扬壮医药特色的有效途径。

五、毒药和解毒药的应用理论

（一）毒药的应用

壮医使用毒药具有悠久的历史，善用毒药是壮族医药的特点和优势之一。壮医使用毒药有下列几点原因：疾病以毒为因，用毒药以毒攻毒，常能收到显著的疗效；壮族地区毒药品种较多，为壮医使用毒药提供方便的条件；许多药物都具有一定毒性，但在一定量内则有治疗作用，且对人体并不构成伤害。据黄燮才等编的《广西民族药简编》和方鼎等编著的《壮族民间用药选编》统计，目前壮医用于治病的毒药就有99种，占常用壮药的14%，用于治疗内、外、妇、儿、五官、皮肤科多种疾病，疗效显著。具有清热解毒作用，主要用于治疗疮痈肿毒的毒药有古钩藤、鸢尾、狗爪半夏、爬龙树、疣柄魔芋、麻风树、蒟弱薯、蜈蚣、白薯良、木薯、一枝黄花等。具有补益作用，主要用于治疗里虚夹毒的毒药如仙茅、薄叶山橙、穿山甲、土常山、闭鞘姜、上莲下柳等。具有祛风除湿作用，主要用于治疗风湿痹症的毒药有白薇、地枫皮、过岗龙、红杜仲藤、商陆、瓜木、毛杜肿藤、丁公藤等。具有散瘀、消肿止痛、止血等作用，主要用于治疗跌打损伤、骨折、外伤出血等的毒药有罗裙带、铁海棠、钩吻、疏刺花椒、蚂蟥、曼陀罗、六角莲、开口箭、通城虎、两面针等。用于外治皮肤病的毒药也很有特色，如鸡尾木、驳骨丹、苦李根、大风艾、百部可治湿疹，斑蝥虫、白薯良、蛇床子、钩吻可治疗皮癣。此外，白花丹、野芋头、万年青、火殃勒、含羞草、威灵仙、络石藤、倒吊笔、羊角扭、水田七、飞扬草、紫茉莉等也是壮医经常使用的毒药。壮医使用毒药一般根据长期积累起来的经验，按毒药的分类用药，同时以辨病为主或辨病与辨证相结合。使用毒药的原则为：1. 单味鲜品外用为多；2. 严格掌握用量；3. 讲究炮制；4. 注意剂型；5. 合理配伍。

（二）毒药中毒救治

壮医使用毒药治病源远流长，有自己的独特经验。一旦使用这些毒药不慎发生中毒或误服中毒，亦有一套解毒的方法。壮药的另一特点是善于解毒，而且解毒的范围较广，包括解药物中毒、蛇虫毒、食物中毒、金石毒、箭毒、蛊毒、瘴毒等。

（1）解药物中毒：如解钩吻中毒用雷公根捣烂拌茶油灌服、金银花连叶捣烂榨汁拌红糖灌服、细叶黄栀子加茅根水煎灌服、肉桂煎汤灌服等办法。解曼陀罗中毒的方法可多食红糖，含服米醋，或用绿豆皮150克、连翘30克、甘草15克、清水1 000毫升，煎服。解野芋中毒可用醋加生姜汁共煮，内服或含漱，或用白点称根水煎服。解巴豆中毒用大豆约500克煮汁饮服，或凰蕉叶捣烂取汁饮服，或土炒白术9克、番石榴9克水煎服。解驳骨丹中毒用防风6克、甘草6克水煎服，或用细叶凤尾草水煎服。解乌头中毒用细叶十大功劳30克、水妒15克水煎服。此外，壮族民间尚有解飞机草、飞扬草、了哥王、七叶一枝花、闭鞘姜、白花丹、疣柄魔芋、半夏、白薯良、丁公藤等中毒的有效方法。

（2）解蛇虫毒：独脚莲、续随子、苦荬菜、冷石碾末敷患处。

（3）解食物中毒：橄榄、黄藤、金荆等。

（4）解酒毒：白萝卜、白豆蔻、橹罟子等。

（5）解金属毒：金蛇、甘蔗根等。

（6）解蛊毒：吉利草、灵香草等。

（7）解瘴毒：马槟榔、红花茶、槟榔、假蒌叶、沙姜、姜黄、黄瓜、苦瓜、辣椒、薏苡仁、蟒蛇等。

（8）解箭毒：甘蔗、石药、猪腰、鹅抱、龟血、猪獾骨等。

（9）解其他毒：甘草、天仙藤、锦地罗、钗子股、黄藤、蒜、杨桃、白花藤等。

壮医常用的解毒的药物是生姜、米醋、绿豆、防风、白点称、金银花、甘草、糖等，特别是甘草、绿豆和糖，在壮族民间有“通用解毒剂”之称。此外，对于某些急性药物中毒，壮族民间经验是立即给服鸡蛋、牛奶、大量的豆浆、黏稠的米汤、玉米面糊、木薯面糊等。现代研究发现，这些食物能与某些未吸收的毒药结合成沉淀物，然后再用催吐的办法排空胃而达到解毒的目的。

六、动物药的应用理论

壮族及其先民有喜食蛇、鼠、山禽、螺蛳、海鲜、河鲜等的习俗，积累了较多的食疗经验，因此，动物药应用较为普遍。如认为虫类药能祛风、止痛、镇惊；鱼鳞之品能化瘀通络，软坚散结；介甲之属能滋补潜阳，安神定魄；飞禽走兽滋养气血，燮理阴阳。壮医认为这些动物常年生长于深山老林、江河湖海，得天地纯正之气最多，补力最甚，因此民间有“扶正补虚，必配用血肉之品”的用药经验。如妇女子宫虚冷无子者，以山羊肉、麻雀肉、鲜嫩益母草、黑豆互相配合做食疗；对气血虚弱，兼有风湿，颈、腰、肢节疼痛，历年不愈，每遇气交之变而加剧者，壮医主张多进各种蛇肉汤或穿山甲汤或乌猿酒；对阴伤干咳者，喜用猪肉或老母鸭、水鸭、鹧鸪肉煲莲藕。壮族地区的动物药十分丰富，因而运用血肉有情之品以补虚成为壮医用药的特点之一。

七、壮药使用方法

（一）煎煮法

此为壮医最常用的方法，将药物用水煎煮后内服，用于治疗各种疾病。

（二）炖蒸法

此法多用于体弱多病的慢性病患者，用药物配以营养较高的鸡、鸡蛋、甲鱼等清蒸后内服，如田七炖鸡，用于身体虚弱者。

（三）磨汁法

这是药物用酒或水磨汁，将药汁内服或外搽治疗慢性疾病的方法。如醋磨铁灯台用于治疮疱、皮肤病等。

（四）酒泡法

这是将药物直接用酒泡后，内服药酒或用药酒外搽的方法，一般用白酒或黄酒浸泡5～7天后备用。如十八症30克、千斤拔20克、鸡血藤30克、过山龙20克、活梨头蛙10只浸药酒，于每晚睡前酌服治腰痛。又如马钱子20个、净樟脑25克、田七末10克、荆芥10克、生半夏10克、生地10克、大黄10克、木鳖子10克、栀子10克、红花10克、姜黄10克、陈皮10克、桂枝10克，泡米酒2 500毫升，15天可用。外伤搽患处或湿敷，用于跌打损伤、风湿骨痛等。（此方不可内服）

（五）碾末法

将药物晒干后碾末用温开水冲服，如用鸡内金焙干碾末，用温开水冲服，用于小儿隔食；用地口袋干碾末，3～6克冲水内服或将药末吹入患处，用于咽炎、飞蛾症，疗效甚佳。

（六）蜜丸法

将药物碾成细粉，与经提炼之蜜混合搅拌揉搓，用手捻为丸剂备用。

（七）外敷法

将药物煎膏外敷或将鲜药捣烂直接外用，多用于痈肿、外伤、蜈蚣咬伤。如用夏枯草煎膏外敷或用无名草20克碾末，加适量桐油，煎膏外用，治颈部疡子溃烂；用四片瓦叶捣烂外敷眼部，治白眼翳子。

（八）挤汁法

药物用酒或水浸泡或鲜药捣烂后绞汁，将药汁内服或外搽治疗疾病。如活螃蟹、田七热水浸泡后取汁服治疗跌打内伤；小叶紫珠鲜品捣烂绞汁服治疗外伤出血；用路边黄挤汁内服，用于白喉；用水麻叶捣烂挤汁，外涂患处，用于疱疹。

（九）药物熏蒸疗法

这是通过燃烧药物的烟火或煮药的蒸气熏患处而达到治疗目的的方法。烟火熏法常用青蒿、五月艾、五指风、干黄牛粪、硫黄等晒干后混合捣碎，置于空桶或地穴中燃烧，使之冒浓烟及热气熏烘患处，多用于治疗风湿引起的足跟痛。蒸气熏是将药物用铁锅熬水，待药液开始沸腾后，改用文火慢慢熬，然后用一只木制甑子置于铁锅上，患者坐到安装在甑子内的凳子上，将头部伸向甑子外，用药水蒸气熏蒸1～2小时，温度以能耐受为宜（40℃～45℃），蒸熏所用的药物可根据病情选用。此法常用于腰腿慢性疼痛患者。如风寒感冒，取生姜、葱白、柳桂枝、荆芥各等量，共煎汤熏蒸头面或全身，得汗而解。

（十）药物熏洗疗法

用壮族地区草药水煎，先让病人坐于围布棚中，趁热取药液熏蒸患处，等药液温度适宜后，再行沐浴，这就是药物熏洗疗法。

（1）适应证：对外感、内伤、麻痹、风湿、痧症等，壮医常以多种草药组合水煎洗浴熏蒸。外用药禁忌相对较少，取其药多，以利于运行气血、疏通道路、辟秽除病。主要用于治疗跌打损伤、腰腿痛、风湿性关节炎、皮肤病等。

（2）常用药物：依不同病情而定。对风湿性关节痛、腰腿痛，选用透骨散、海桐皮、香樟草、两面针、柚子叶、柑果叶、大罗伞、小罗伞等等；对感冒，可用防风、荆芥、贯众叶、桂枝、菊花、草河车；急性湿疹可用荆芥、防风、生石膏、苦参、苍术、牛子、生地、蝉衣、生甘草；关节扭伤可用透骨草、丹参、红花、天南星、川牛七、苏木、灵仙、川芎、黄酒。操作：取药适量，加水适量，水煎，趁水温较高有蒸气时熏蒸局部或全身，待水温下降到能耐受后再行沐浴。

（十一）外洗法

将药物熬水外洗患处，多用于皮肤病、冻伤、蜈蚣咬伤、毒蛇咬伤等。如用辣椒树蔸熬水治冻伤，有较好的疗效。方法是将冻伤部位浸泡于熬好的热药水中，每次15～20分钟，连续3～5次。用无根藤切碎熬水外洗，治疗过敏性皮炎，对生漆过敏疗效尤佳。

（十二）冲服法

本法多用于预防疾病。用鸳鸯花泡水当茶饮，用新鲜鱼腥草洗净，捣烂加红糖，冲开水当茶饮，有通淋利尿作用，预防尿积病。

（十三）包吞法

将某些有异味或在煎药时易于破坏药性的药物，用米饭或豆皮等食物或药物包裹捏成小团子，然后吞服。如半截烂用米饭包裹吞服，对肚子痛有较好的止痛效果。

（十四）塞鼻法

用具有止血作用的药物捣烂，直接填塞于鼻腔内止血。如用红痧药或仙鹤草叶捣烂，塞于出血的鼻腔内1～3分钟即可止血。

（十五）调擦法

将药物与鸡蛋清、茶油、黄酒汁、米泔水等拌匀调和，涂擦患处，治疗皮肤病。用木姜子树根洗净切碎，焙干碾末用茶油调和，搽患处，用于癞子头（头癣），具有杀菌、消炎、生肌的作用。

（十六）佩挂法

选用一些药物佩挂于人体一定部位，利用药物的特殊气味，以达到防病治病目的的一种方法。此法有解毒消炎、消肿止痛、防病治病的作用。

（1）适应证：本法主要用于治疗乳腺炎、腹股沟淋巴结核、急性眼结膜炎（俗称火眼）、小儿疳积、小儿口疮、慢性病及避孕、防病保健等。

（2）常用佩药方举例：佩挂勾芒、红蕉、桐花、琼枝、婆罗、古贝，有散寒祛湿或清热之效。以鲜白花丹叶一张捣烂，装入小布袋，佩在鬓际，可治急性结膜炎。对急性乳腺炎，取白背枫叶一张，用手揉烂，以布包好，佩挂在乳房患侧，2～3天可愈。对鼻臭病，用毛射香叶适量，捣烂，包好，佩带在鬓际，4～5天见效。对腹股沟淋巴结核，可用马鞭草一棵，捣烂包好，佩在相应的部位上。

（3）香药袋：对慢性病、小儿体弱多病者，选用芳香走串药制成香药袋，以丝线佩挂于颈项或戴于手腕，有保健防病作用，对易患感冒、消化功能低下而抵抗力差的儿童，更加适用。现代研究证明，壮医香药袋具有良好的杀灭病菌作用，并能提高人体免疫球蛋白的能量，增加消化腺的分泌，提高消化酶的活力，增加自身免疫力，促进肠胃活动，从而达到抗病目的。常用的香药袋方：①苍术、石菖蒲、山漆、白芷、细辛、藿香、樟脑。②佩兰、丁香、甘松、石菖蒲、薄荷脑、白蔻仁。③川芎、山漆、艾叶、雄黄、苍术、冰片。④藿香、桂皮、冰片、白芷、石菖蒲。上药各适量，分别研细末，同组各混合装袋，每袋5～10克，一般10天换药一次，可长期佩带于儿童身上。

（4）温脾兜：取公丁香、苍术、陈皮、厚朴、白术、木香、破故纸、吴茱萸。诸药共研细末，制成腹兜，佩带于脐部，3天换药一次。症状消失后不再佩带。温脾兜能温中健脾、行气止痛。适用于小儿谷道脾胃虚弱之泄泻、气滞腹胀、腹痛等症。

（5）明目球：为壮医佩药疗法的一种。处方组成：制南星10克，木贼、桑叶、菊花各6克，共研细末，与制南星一起捣烂，加醋酸少许，调匀，用软棉布包扎成球。将药球挂于患眼侧的太阳穴处，两天换药一次。能疏风清热，散瘀明目，适用于红眼病（结膜炎）。

（6）消食香袋：取炒山楂、炒谷芽、炒神曲各10克，藿香、苍术各6克，陈皮、木香各3克，共研细末，放入以丝或绸做成的小袋内，悬挂于颈部，药袋平天突穴处，一周换药一次，调理谷道“咪隆”（脾）和“咪胴”（胃），用于小儿消化不良、积滞症。

（7）辟疫袋：取贯众、牙皂、薄荷、防风、朱砂、艾叶、石菖蒲，先将除朱砂外的各药研成极细末，然后加朱砂混匀，装入小布袋内，能辟瘟防病，用于预防麻疹及流行性感冒。于疫病流行期间，将上药挂于颈部前方，5～7天换药一次。

（十七）壮医浴足疗法

浴足是壮医治疗疾病的常用方法之一，具有悠久的历史。浴足是把草药加水煮30分钟后过滤，待温度降至40℃～50℃时，用来洗足或泡足。浴足具有通龙路与火路气机、清热解毒、消炎止痛、消肿祛瘀、杀虫止痒等功效，使皮肤受热均匀，腠理疏通，血管扩张，气血流畅，从而达到治病的目的。常用的有以下几种：如治疗内伤发热，用桃叶、青蒿煮水洗身、洗足，能使龙路、火路畅通，达到清热解毒之目的。治疗高血压、头目眩晕、耳鸣、肢体麻木，用桑叶、草决明各60克加水1 000克煎至750克浴足，每天一次，血压下降后，隔两天一次。治疗风湿性关节炎，用大风艾、香风散、血藤、黑心姜，煮水浴足，每天一次，疏通两路。跌打损伤，特别是踝关节扭伤，用土三七、接骨丹、透骨消、泽兰、土牛膝煮水浴足，每天一次，每次5分钟。治疗下肢皮炎，用虎杖、九里明煮水浴足。用十大功劳、九里明、王不留行煮水浴足，每天一次，促进脚部血液循环，对预防糖尿病患者代谢障碍、因糖和蛋白沉积在血管内引起动脉硬化和动脉管壁狭窄而容易感染的各种皮肤病（如带状疱疹、脚癣等）有一定的作用。对其他疾病可根据具体病情选用不同的药物煮水浴足，往往有较好的疗效。

（十八）药物热熨疗法

借助热力，或热力配合药力，熨烫人体的一定部位，以疏通龙路、火路气血，调节天、地、人三气同步运行，从而达到治疗目的的一种外治法。广泛用于临床各科的治疗，尤其是对属寒湿凝滞、气滞血瘀，或虚寒性疾病疗效较好。用法是将某些药物加热后，置于患者体表特定部位，进行热熨或往复移动，借助药力和热力以治疗疾病。壮族民间多采用气味芳香浓烈之品作为熨疗药物，方法多种多样：或将这些药物炒热，以布包裹趁热直接熨患处；或将药物蒸煮后热熨治疗部位；或将药物制成药膏，用时略加烘烤，趁热将药膏敷于治疗部位；或将药袋、药饼、药膏等熨剂置于患处或治疗部位，盖以厚布，再取熨斗、热水袋、水壶等热烫器具加以烫熨，以患者能忍受而不灼皮肤为度。如取柑橘叶、大罗伞、小罗伞、两面针、泽兰、香茅、曼陀罗、大风艾、五色花、土荆芥、土藿香、七叶莲、柚子叶、米酒适量，取上述草药1～5种或全部，切细，捣烂，加酒炒热用布包好，熨患处，主要用于腰腿痛、风湿、陈旧性伤口痛、痛经等。

（十九）药锤疗法

用杉树或苦楝树枝一截（直径3～4厘米），锯成长8～9厘米的小段，并在中间打一直径约12毫米的小孔，孔内装一条长42～45厘米的竹柄，然后用适量棉花放入药锤粉5～10克，用布包在锤子的一端扎紧即成一个药锤。药锤粉用水泽兰、九里香、大风艾、七叶莲、九龙川、两面针碾末后和少量冰片、樟脑配制而成。使用时，用药锤直接捶打在病变部位或穴位上，其强度以病人能忍受为度，用于风湿性腰腿痛、肩周炎等。

第三章 壮药研究与开发的发展趋势

壮医药发展的成果，是壮族及其先民千百年来与自然和疾病做斗争而形成的科学文化结晶。尽管由于各种原因，特别是由于壮族历史上未能形成本民族的规范化统一文字，在一定程度上影响了壮药使用经验的总结，但由于壮族及其先民反复的防病治病实践，对药物的认识和开发利用总的来说是在不断地深化和提高的。由于医药与人们的健康长寿密切相关，即使没有文字记载，只要有通行的民族语言，也会通过师徒授受、口耳相传的形式流传下来。在与汉族的长期交往和壮汉文化的交流中，大量关于壮医药的真实资料以汉文形式记载于各种文献之中，有的则以文物的形式展现出来。所有这些，既使我们能看到壮药资源开发利用的历史进步和发展轨迹，也为我们对壮医药的深入发掘整理、研究提高和现代开发利用打下基础。几十年来，各地在经营中药材的同时，也逐渐开展了民间草药的经营业务。如广西有40多个县区设有专营民间草药的门市部。20世纪70年代后期，南宁等四个城市经营的草药品种已达786种，1980年，仅南宁市草药服务部就供应草药90多万千克。经营民间草药的主要目的是为民族民间药的应用和深入研究提供便利，同时也照顾到当地群众的传统用药习惯。壮族民间每逢传统节日，也开展药市交易。广西靖西县根据端午节壮族药市调查，整理出药市壮药名录246种。但民间草药的应用仍只局限于一定的区域，没有实现跨地区的或全国性的广泛流通，药理、成分和临床应用的研究还未达到药材所具备的标准。

尽管如此，具有2 500年以上历史的古老的壮医药，经过近30年全面系统的发掘整理，已成为我国民族医药百花园中的一朵奇葩。当务之急是加强对壮医药资源的研究和开发利用，使之为少数民族地区医药产业的跨越式发展做出特殊的贡献。

第一节 壮药开发现状与存在的问题

壮族人民居住在亚热带，该地区适合动植物生长，有丰富的壮药资源，对壮药资源的开发利用有较大的潜力和优势，且大部分资源未开发，开发潜力巨大，区位优势明显。从中药产业的发展来看，广西、云南、广东、湖南等省区是壮族聚居地，同时又是我国药材产区，这四省区都在祖国西南或华南，特别广西是大西南的出海通道，也是我国中药材最集中的出口通道，完全有理由成为全球中药最理想的集散地。壮医药是壮族地区医药事业中的优势。壮医药历史悠久，发展民族医药在这些地区有深厚的基础。壮族从古到今都注重开发药物，如历史上著名的陈家白药、甘家白药，至现代广泛应用的百年乐、大力神、三金片、鸡骨草丸等成药，都是在验方、秘方的基础上研制而成的。

广西是全国壮族、瑶族人口最多的地区，多年来对壮、瑶医药发掘整理研究硕果累累，各级民族医药研究所和民族医院积累了民族药物栽培和产品开发的丰富经验。广西地处亚热带，适合动植物生长，中草药资源丰富。据1987年普查，广西中草药物品种有4 623种，其中植物药4 064种，动物药509种，矿物药50种，在全国排第二位。壮族民间用药2 300多种，瑶族民间用药1 392种。在4 064种药用植物中，广西特有的有66种，常用中药材有470种。著名的桂产地道药材有罗汉果、八角、肉桂、蛤蚧、鸡血藤、广豆根、田七、青天葵、千年健、巴戟天、金银花、穿山甲等。目前全国400多种常用中药原料药材中有70多种主要来源于广西，其中10多种常用中药原料药材的产销量占全国总产销量的50%～80%，罗汉果、鸡血藤、广豆根的产销量高达90%以上。此外，广西的海洋药物资源非常丰富，如珍珠、海龙、海马、海蛇、海带、海藻等。这些天然药物在抗肿瘤，治疗心血管疾病、艾滋病、代谢性疾病、老年性疾病和康复保健等方面显示出独特的优势和广阔的市场前景。广西是全国中药材的主要产区之一，据统计，有自然保护区60多个，面积达17 876.4平方千米。各种药材种植场2.8万个，其中形成较大规模的生产基地有12个，种植药材面积3.5万公顷。有中药饮片加工和成分提取的生产企业6家，产品达60多种，产品产销量在全国名列前茅。广西已开发应用中草药物品种1 078种，占总数的23.3%，大部分资源未开发，开发潜力巨大。

广西地处云贵高原东南边缘，中医药、民族医药的发展虽已具有一定的规模和相当的基础，但面对激烈的国内外市场竞争，广西的中医药与许多省区相比，并未形成突出的优势。相反，青海、西藏、新疆、内蒙古、贵州、四川、云南等少数民族地区，从实际出发，根据本地区的资源状况和工业基础，很好地发挥了民族医药的区位优势。尤其是藏医药以其独特的理论体系，相对可靠的疗效，受到人们的欢迎和关注。神奇藏药在国内外掀起了一股热浪。广西的壮医药经过30多年的系统发掘、整理和提高研究，现已初步形成独特的理论体系，尽管国家对壮医药研究资金的投入远远少于对中西医的投入，但壮医药在实际医疗服务中越来越显示出其特色和较强的发展势头，如予以大力扶持，其发展必然会大大加快，可望在全国形成较强的竞争能力。已有的中医机构和中医队伍，当然可以和西医一道，完成各自应该承担的医疗保健责任，但由于这些机构在我区不具有鲜明的特色，因而难以形成优势，不易成为我区医药经济高速发展的切入点和突破口。因此，在国家实施西部大开发战略、有关部门已制定了不少支持西部开发政策的大好形势下，发展广西特色医药产业，势在必行，而且它对于振兴广西中医药经济具有十分重要的战略意义。

广西具有医药开发能力的省区级机构有广西中医药研究院、广西民族医药研究院、广西药物研究所、广西天然药物研究中心、广西药用植物园、广西中医药大学、广西卫生职业技术学院、广西药品检验所等。这些机构多年来承担了不少国家级和自治区级医药科研课题，取得了一批优秀科研成果，并获得全国、省区级多项科技进步奖，成功开发了一批疗效确切、市场对路的新药品。广西科技、卫生、农业、经贸等部门从2001年开始支持中药现代化研究与产业化开发，已投入引导资金3 000万元用于资助广西特产药材种植规范化、提取物标准化、种质资源保存繁育、新药研制、优势中成药二次开发以及中药创新提升等有关项目，取得了一定的成效。据统计，2003年广西有中药制药企业137家，其中大中型中药工业企业15家，粗具规模的企业77家。生产中成药28个剂型2 614个品种，其中属于国家新药的有55个，龙血竭为国家一类新药；中药新药17个，列入国家中药保护品种47个。卫生部中药成方制剂标准（15册）收载了广西起草的99种药品的标准。广西现有的药品中，属于自行研制的国际或国内独有的新药有青蒿琥酯等12个品种；制剂有血栓通注射液等近30个品种；还有三金片、西瓜霜、中华跌打丸、正骨水、云香精、金嗓子喉宝、复方扶芳藤合剂、妇血康、炎见宁、结石通、大力神、天和骨通等110多个纯中药制剂，占全部中成药品的1/8。在新产品新剂型的研究方面也取得了一定的成果，近年已成功研制出一大批优秀产品，其中有许多产品获得国家或广西奖励，成为名优产品。全区目前有一大批具有较高水平的药学科研工作者，他们分布在广西各高、中等医药院校，各医药研究机构以及广西其他高校内。一些大中型制药企业也建立有自己的科研所，这些研究所和高等院校都具备新产品的研究条件和能力，曾成功开发出疗效确切、市场对路的产品。如广西中医药大学研制的百年乐、大力神、神蜉酒等产品，生产或转让后均获得较好的经济效益和社会效益。壮乡端午药市延续至今且日益盛大，1990年5月，中国药学会药史专业委员会60多名药学专家，曾专程到靖西端午药市考察并现场召开学术交流会，对壮乡药市给予高度评价。2004年6月，靖西县县委、县政府举办中药材产销对接暨科技下乡活动，同时召开中药产业发展暨壮医药文化保护与发展座谈会，中国民族医药学会、广西壮族自治区农业厅、广西壮族自治区卫生厅等部门的领导莅临考察指导，40多名中医、民族医药专家为发展中药、民族药产业出谋献策。

30多年来，在各级政府的关怀下，在全体民族医药工作者的共同努力下，广西壮医药的发掘整理、研究提高工作取得了很大的成绩，壮医药的理论体系基本形成并得到各级政府和同行的认可。壮医药现代化、产业化的目的，是在壮医药理论指导下，以现代科学技术手段研究开发壮药，提高壮医药学术地位，并使之产业化，促进祖国传统医药的发展，进一步使壮医药走向世界，造福于人类的健康事业。

早在20世纪80年代初，广西壮族自治区党委和政府就把中草药资源列为广西八大资源优势之一。“广西中草药资源调查与开发利用的研究”项目专家对广西中草药和民族药物资源和开发利用现状做了调查，在此基础上对广西中药和民族药的资源开发、栽培、保护和产业发展提出了建设性的意见。自治区经贸委组织完成了《广西医药产业发展战略及结构调整研究报告》，该报告提出了“从广西实际出发，发挥优势，注重特色，推进以天然药物为重点的中药现代化，向医药产业大省迈进”，“使广西民族医药在国内市场占有率位居全国前列，推动广西中药进入国际市场”的战略发展目标。自治区卫生厅主持的“广西中医民族医药产业发展策略研究”课题，明确提出了民族医药产业是我区医药产业实现跨越式发展的突破口和切入点。2001年4月25日，自治区党委和自治区政府做出了《关于加快工业化进程的决定》，明确了“十五”期间加快推进广西工业化的发展重点，其中指出：“根据国家产业政策和我区产业结构现状，充分考虑我区支柱产业和优势产业的基础，依托资源优势，突出发展有色金属、电力、汽车、食品、医药和高新技术六个重点产业。要精心规划，合理布局，制定有利于重点产业发展的政策，采取积极有效措施，增加资金投入，加大人才技术支持力度。不断壮大重点产业规模，实现重点产业发展的新突破，带动全区工业经济加快发展。”壮医药产业化的计划，完全切合国家、自治区的产业政策发展重点和工作部署。

国务院在《关于卫生改革与发展的决定》中指出：“各民族医药是中华民族传统医药的组成部分，要努力发掘整理、总结、提高，充分发挥其保护各族人民健康的作用。”壮医药是祖国传统医药的重要组成部分，由于独具特色，疗效明显，长期以来为壮族人民的健康繁衍发挥了应有的作用。但是，随着时代的进步和科学的发展，原用的诊疗方法和研究手段已经不能完全适应社会发展的要求，壮药的疗效和治疗机理也需要深入地进行研究。制约壮药研究开发的问题和原因主要是：研究开发机构力量分散，可用资源缺乏整合；结构不合理，对产业化起作用的关键成果欠缺；高层次学科带头人才少，新药研制能力弱；研究开发投资严重不足，研究实验、制剂工艺、技术装备落后；产科工贸脱节，集约化、集群化、规范化程度低；科研机构、生产企业创新能力弱，缺乏良好的政策环境和运行机制等。这在一定程度上制约和阻碍了壮医药研究开发乃至中医药产业全面的可持续发展。

进入21世纪，广西民族医药事业得到了全面的发展。2008年12月，自治区人大常委会颁布了《广西壮族自治区发展中医药壮医药条例》、广西食品药品监督管理局制定并颁布了《广西壮族自治区壮药质量标准》（第一卷）。2011年12月，自治区人民政府出台了《关于加快中医药民族医药发展的决定》等重大举措。

第二节　壮药的发展方向

一、统筹规划管理，造就壮药开发的良好环境

壮药是广西的优势，是中药资源开发的重要组成部分，具有很强的竞争力，我们应充分对其进行发掘整理。各级政府应成立壮医药开发领导小组，组织开展壮医药产业发展战略研究，编制壮医药现代化的产业发展规划。制定有关政策、措施，落实资金、项目，加强宏观调控和组织协调，给予壮药大力扶持。具体组织形式可参照国家新药开发协调领导小组及“中药现代化科技产业行动计划”实施的组织形式，结合壮族地区的实际情况开展工作。

按现行《新药审批办法》，从民族药中开发新药难度非常大。因此，建议医药和卫生行政主管部门根

据《中华人民共和国民族区域自治法》和《广西壮族自治区发展中医药壮医药条例》关于发展民族传统医药的规定和国家有关法规制定并颁布实施民族药特别是壮药的审批办法，使民族药开发有法定依据，促进民族药开发研究。2008年以来自治区食品药品监督管理局组织有关单位，编写颁布《广西壮族自治区壮药质量标准》（第一、第二卷），使壮药开发有质量标准依据。

二、打造壮药品牌，推动壮药资源的开发

壮药的科研和新产品开发，能使大批的壮药资源得到利用，带动药品商业和药材采集种养业的发展，并对壮药的基源、毒理、药理、化学成分、质量标准、临床疗效等进行系统研究，既能体现经济效益和社会效益，又能促进壮药科技的发展。新产品要形成优势有两个基本条件，一要功效显著，二要以广西特产或主产的壮药或中药为主要原料。

壮族自古以来在利用草药为本民族和其他民族人民防病治病方面做出了积极的贡献，积累了丰富的用药经验，有不少独特有效的单方、验方。壮族一向重视从民间验方中开发成药，并取得了显著的社会经济效益，如正骨水、云香精、中华跌打丸、鸡骨草丸、金鸡冲剂、炎见宁、三金片、百年乐、花红冲剂、妇血康、痛肿灵等，均是从民族药验方中开发并以民族药为主要原料制成的。这些产品由于有明显的地方民族特色，功效显著，拥有自主知识产权，外界不易仿制，有很强的市场竞争能力而畅销不衰。今后，利用广西特产或主产壮药材开发新产品仍是很好的方向。新产品开发要以广西壮药资源为依托，有地方民族特色，要形成优势；要对广西丰富的壮药物种分门别类地进行初步筛选，为广西的新药研究提供基础资料。在壮药的开发中，要进一步体现传统理论与现代科技手段和方法相结合。如通过传统理论和经验先确定疗效，然后再按现代方法及标准进行新药研究，以提高新药开发的成功率。而确定疗效的办法也要采取现代人们公认的办法和标准，如临床实验对照组设立、现代统计学处理。在处方学、工艺学、质量标准、产品稳定性、药效学、毒理学等方面的研究也严格按新药规范要求开展。

广西有60种名特优药材，重点名特优药材有27种。建议对广西特产壮药材进行研究的部分品种有田七、罗汉果、肉桂、八角茴香、石斛、葛根、天花粉、通草、走马胎、金不换、鸡血藤、五味藤、黑老虎、百花锦蛇、郁金、山豆根、钩藤、地骨皮、鸡骨草、广金钱草、金银花、茯苓、山药、青天葵、蛤蚧、穿山甲片、珍珠、海马、海金沙、滑石、炉甘石、大驳骨、大良姜、山楂叶、杧果叶、灵香草、鸡冠花、鸡矢藤、苦丁茶、金耳环、金沙藤、金钱风、金樱根、金花茶、甜茶、小叶榕、苦草、黑血藤、宽筋藤、排钱草、田基黄、大罗伞、小罗伞、大黑蚂蚁、大戟、广西美登木、小叶桉、飞龙掌血、中华青牛胆、牛筋草、两面针、白花蛇舌草、白花丹、白背叶、半叶莲、扫把枝、过江龙、红芽大戟、猕猴桃、杜仲、芦荟、苏木、扶芳藤、苦玄参、剑叶龙血树、独脚莲、绞股蓝、鸭舌草、鸭脚板、黄花倒水莲、救必应、蛇床子、银杏、淡竹叶、十大功劳等。其中，罗汉果、肉桂、田七、葛根、天花粉、山药、金银花、茯苓、水半夏、莪术、姜黄、广西血竭、山豆根、广金钱草、鸡骨草、青天葵、大果山楂、珍珠、滑石等药材产量大，质量优，应用年代久远，驰名中外，全部为国家药典或卫生部标准收载品种，文献资料较为完备，开发见效快且较易产生名牌效应。另外，《广西中药材标准》所收载的274个品种绝大多数是民族药，进行了一定的基础研究工作，应列为开发的重点对象。还可从《广西民族药简编》《广西民族医药验方汇编》等刊出的民族药单方、验方进行筛选，也可从开发单位深入壮族地区调查收集得到的验方中筛选，确定选题后，分别按国家新药、保健食品、医院制剂的技术要求进行开发研究。

新产品开发应以中成药为重点，同时注意开发功能食品、保健品及边缘产品。治疗性中成药应以研制防治呼吸系统病、妇科病、心脑血管病、糖尿病、甲状腺机能亢进、结核病、胃病、肝胆病、泌尿系统病、骨质退行性病、风湿及类风湿、癌症、性病及艾滋病等的药品为重点。

（一）开发功能性食品和保健品

目前，卫生部确认可列入功能性食品的范围为具有免疫调节、延缓衰老、改善记忆、促进生长发育、抗疲劳、减肥、耐缺氧、抗辐射、抗突变、抑制肿瘤、调节血脂及改善性功能等种类，可按以上范围组织功能性食品和保健品新产品开发。例如壮族地区特产水果中的猕猴桃，蔬菜中的花椰菜、萝卜、大蒜、芦笋，菌类中的香菇、银耳、灵芝，海产中的鲨鱼软骨、海参等，均具有防治肿瘤的作用；灯笼辣椒、野蔷薇果、刺梨果、葡萄籽及皮的提取物、绿茶等，常食用能防治心血管方面的疾患；核桃、黑芝麻、枸杞子等具有抗氧化、防衰老等方面的作用。这些药食两用的药材可以作为保健食品进行开发。

（二）开发边缘产品

广西壮药中芳香植物资源十分丰富，如灵香草、八角、丁香、胡萝卜、芹菜籽、小茴香、大蒜、生姜、熏衣草、洋葱、薄荷、松针、鼠尾草等。可从这些壮族地区特产中草药中提取挥发油，广泛应用于食品添加剂、芳香美容化妆品、室内消毒杀虫驱蚊剂等。壮族在利用天然色素及天然甜味素方面有着极为丰富的经验，形成了独特的民族风俗，例如清明节壮族制作五色糯米饭。广西壮药中含天然色素的有20多种，其中含红色素的有苋菜、桑树的果、苏木心材、茜根、紫草根、辣椒、广西龙血竭等，含黄色素的有虎杖的根、穿破石的根、密蒙花、山栀子、姜黄、玉米等，含黑色素的有枫香树的嫩枝叶、乌榄的果实、滇白珠的叶、乌饭树的叶、旱莲草全草等，含蓝色素的有红蓝草的全草。天然色素广泛应用于食品和制药，有很高的经济价值和广阔的开发前景。如姜黄色素含有人体必需的18种氨基酸和多种微量元素，具有降压、利胆、行气解郁、凉血破瘀之功效。桑葚红色素可供食、药两用，安全无毒。随着我国食品工业、医药工业、轻工业的发展以及新产品的开发和应用范围的扩大，天然食用及药用色素市场前景乐观，潜在的经济效益很大。

（三）开发天然甜味植物

壮族地区的天然甜味植物主要有8种：罗汉果、多穗石栎的叶、甜叶悬钩子（金秀甜茶）的叶、牛白藤的根、蛇葡萄的嫩叶、华腺萼木的叶、甜叶算盘子的叶、野甘草的叶等。甜味植物制成天然甜味剂可广泛应用于制药和食品饮料工业，有巨大的潜在经济效益。罗汉果为壮族民间传统用药，有清热润肺、止咳、润肠通便的功效，含三萜苷甜味质，比蔗糖甜300倍，可制成药和食品。多穗石栎的叶，具有甜味，民间作为饮料已有上千年的历史，有清热利湿的功效，用于防治高血压和治疗痢疾、皮肤瘙痒、痈疽恶疮等。甜叶悬钩子（又称甜茶）的干燥根，民间代茶饮用，主产在瑶山，我区民间有悠久的应用历史，用来代糖加工食品，亦可入药，有补肾、降压、治糖尿病等功效。干甜茶叶的甜茶素，比蔗糖甜300倍，是一种高甜度、低热性的非糖甜味物质，可供糖尿病及肥胖症患者长期使用，可作为我国新型的天然甜味剂。牛白藤的根、茎有甜味，广西民间用来代茶饮，又可入药，有清热润肺、消肿解毒之功效。蛇葡萄（又称田婆茶）的嫩叶有甜味，壮、苗、瑶族民间用来泡茶饮，治疗感冒发热、痈疮肿毒。华腺萼木的叶具甜味，壮族民间用其泡茶当饮料，有生津止渴之功效。甜叶算盘子的叶具甜味，民间代茶饮用。野甘草（又称冰糖草）的嫩叶有甜味，可治糖尿病。

天然甜味植物资源丰富，可代糖制成饮料、糕点、果子露、汽水、果冻等，又可供药用，亟待搞好技术开发，从民族传统食品中开发新型保健食品的前景诱人。

随着科学技术的不断进步，人们将会更好地去开发和利用中草药资源，从中开发出新的天然香料、甜味剂、苦味剂、天然化妆品等等，充分发挥中药、民族药在保健、疾病预防以及提高生活质量等方面的作用。

三、继承不泥古，加强壮药现代化的研究

中国加入世界贸易组织后，中药产业将面临更大的发展机遇和严峻挑战。壮药作为中华民族的传统瑰宝之一，随着世界对天然药物的需求不断增加，传统壮药产业将会成为优势突出、极具潜力的经济增长领域，发展前景十分广阔。但是，目前壮药与国际上天然药物的研究开发水平相比，仍然有着一定的差距，主要原因除了基础研究薄弱，还在于壮药技术研究水平明显落后。20世纪70年代至今，中草药（包括壮药）提取工艺及工程设备基本停留在初步工业化的基础上，水醇法依然是目前生产的主导工艺，产品不仅因此外观“粗、大、黑”，而且由于标志性成分含量低微，质量控制检测困难，提取、精制以及质量控制领域的工程技术落后，已经成为严重制约壮药发展的瓶颈。随着化学制药领域整体工程技术近年来的飞速发展，加上新技术革命所带来的更多、更广泛的多学科渗透、交融、影响，许多高新技术都在中药研发、生产、质控等领域表现出良好的应用前景，如超微粉碎技术、超临界萃取技术、逆流提取技术、吸附分离纯化技术、膜分离技术、低压无氧干燥技术、微波灭菌技术，以及目前正在快速发展的计算机集成制造技术和用于质量控制方面的指纹图谱方法等。在剂型的开发上，要保持壮药的特色，同时要开发能提高药物利用率，方便服用和携带、运输贮存的新制剂，如方便汤剂、袋泡剂、微粉制剂、无糖或低糖颗粒剂、微型冲剂、透明糖浆剂等。壮药开发是以壮医理论体系为基础的，大多是以传统为主，我们必须在发掘整理的同时，积极应用现代科学技术对壮药进行开发研究，最终产品功效和疗效以壮医术语进行表述，在研究过程中始终遵循“继承不泥古，发展不离宗”的原则，认真抓好壮药的多层次研究与开发。

四、坚持标准化研究，加强壮药质量标准体系建设

壮药的标准化是壮药产业化的基础和先决条件，要实现壮药标准化，就必须实现壮药原材料标准化。壮药研究缺乏科学的质量标准规范，长期以来成为制约壮药产业现代化、国际化的瓶颈，极大地影响了壮药产业的发展，也不利于壮药走向国际市场。因此，应尽快制定一套完善的壮药质量标准体系，在原来《广西中药材标准》的基础上，完成《广西壮族自治区壮药质量标准》各卷的编写、出版工作。按GCP（国家药品临床试验规范）、GLP（国家药品临床前试验规范）、GAP（国家药材生产管理规范）、GMP（国家药品生产管理规范）标准开发壮药；按GSP（国家药品销售管理规范）健全药品销售网络，调整企业组织结构，促进企业向规模化、集团化方向发展（培育企业集团），促进交流与合作，全方位拓展国内外市场。

资源是壮药开发工作的物质基础，在合理开发利用的同时要保护和促进资源再生，使其可持续发展。其中，药材的野生变人工栽培，是药材资源再生的重要途径。在药物的栽培研究中，要注意应用新技术。如运用植物组织和细胞培养技术进行壮药的育种和快速繁殖并增加有效成分含量；运用低温贮藏技术进行壮药物种保存和再生；运用无土栽培技术提高产量和减少病虫害；运用农业生态工程，为壮药栽培提供良好的生态条件。还要建立相应的社会化服务体系，如提供优质种源、技术咨询与技术培训、病虫害防治、产销信息服务等。在品种的选择上，应以市场需求量大、栽培或人工饲养技术成熟的品种为宜，如扶芳藤、鸡骨草、佛手、地枫皮、猫爪草、威灵仙、广防己、草珊瑚、岩黄连、山豆根、鸡血藤、走马胎、白前、白花蛇舌草、红大戟、蒲公英、一点红、龙胆草、华南龙胆、独脚疳、夏枯草、溪黄草、仙茅、白及、石斛、青天葵、海马、蛤蚧、穿山甲等。广西的安息香、砂仁、草果、巴戟天、肉桂、诃子、槟榔、沉香、儿茶、荜拨等药材已引种成功。在广西隆安（龙虎山）、龙胜（花坪林区）、兴安、龙州、宁明等地建立了保护区，保护区内有石斛、鸡血藤、砂仁等450种药材。

我们必须以国家推行的药品生产管理规范的认证为契机，增强标准意识，充分利用现代科学技术手段，改造传统生产工艺、生产设备，规范药材种植和制药企业的生产质量管理，深入开展上述壮药领域的

应用研究，加强壮药在种植、研制、生产中规范化、标准化的研究，建立和完善符合壮医药特点并达到国际认可的一系列标准规范，全面提升企业的竞争力，使壮药资源优势转化成产业优势，为广西的中药产业现代化提供强大的技术平台。

五、广开门路，加快壮医药人才的培养

壮药开发，人才是关键。目前，民间从事壮医药的从业人员大多数是家传、师授的形式培养出来的，文化素质不高，医学专业知识水平也偏低。从事壮药生产，开发行业人员的素质也不高，低水平重复及粗放经营在研究单位或企业都普遍存在。药材种养、资源保护、新产品开发、新技术引进、新剂型试制、新设备使用等均迫切需要高级的专门技术人才。培养人才的办法有以下几种：一是选拔一批有志于民族医药医疗、研究、开发的人员，向具有丰富用药经验的壮医药专家学习，或请民间壮医专家到民族医药科研、医疗、教学单位工作，有利于传、帮、带。二是选送民族医药专门人员到国内外有关高科技部门进修学习，学习现代医学、药学的知识和中草药开发与保护的知识，培训民族药开发的技术骨干。针对壮族地区这方面人才缺乏的状况，由医药卫生行政主管部门和有关民族医药科研教学单位分期分批组织中西医师进行民族药应用培训，使民族药广泛应用于临床，并不断总结临床经验，为民族药开发提供临床依据。面向药厂培训民族药开发知识，使各药厂都有开发民族药的技术骨干。三是依靠现有的高、中等医学院校办好民族医药的学历教育，发挥壮医药的优势和特色。组织编写壮医药系列教材，经教育行政主管部门批准列为壮医药学专业教材和医学院校其他专业的选修学科，使高、中等医药学毕业生具备民族药开发专业知识，确保壮医药等民族医药开发技术能持续发展并不断提高。目前，广西中医药大学已招收壮医本科生和研究生，开设了壮医药本科系列和研究生课程，为培养壮医药的新型人才做出贡献。同时，还要抓好从事民族医药在岗人员的继续教育，以各种专业培训、岗位培训、技术等级培训等形式，提高壮药人员的业务素质。

六、加快体制创新，优化现有壮药研发资源

目前，有较多的科研机构、大中专院校、医疗机构都从事中药和壮药等民族医药的研究开发工作，为中药、民族药产业的发展做出了贡献。但由于缺乏统一协调的管理，研究内容多有重复，资金分散使用，仪器设备重复购置，造成人力、财力、物力的浪费，研制壮药的成功率不高或产品技术含量较低，这些机构未能最大限度地对振兴地方经济发挥作用。

壮药要形成强大的竞争力，必须进行以技术为先导的结构调整。各级政府和主管部门应认真贯彻落实国务院有关深化科技体制改革的决定精神，加快壮医药科技单位的资源优化组合和产权制度改革，走科研、开发、生产相结合的道路。结合农村扶贫建立既适合当地实情，又能促进中药现代化的研究、开发、生产组织形式和灵活的运行机制。通过体制创新，引导企业改革，建立紧密型农企关系，增强标准意识，促进规模化生产和经营，提高资源利用效率。如成立民族医药研究院或广西中药方剂筛选中心，鼓励科研单位与制药企业密切配合，以研究开发壮药新药为主攻方向，建成“科研—中试—生产—经营”一体化的壮药研究开发体系。有关部门应重点扶持壮药科研机构，既有效地促进壮药新产品开发，又为科研机构走向科技集约化积累经验，为我国传统中药、民族药资源开发利用和促进社会经济发展发挥应有的作用。

七、增加科技投入，多渠道筹措开发资金

新药开发周期长、投入大，政府及各有关部门应组织制定好民族药特别是壮药开发的发展规划，加大对民族药的开发投入，确保基础科研和边缘学科研究工作的顺利进行。研究单位应积极申报有关研究基金。目前争取支持药物研究开发基金的途径主要有各级国家计划部门、科技主管部门、行业主管部门。项目的类别主要有国家、省市新药开发基金，国家、省市自然科学基金，国家863计划，各级科技星火计划，科技部、卫生部、国家中医药管理局科技攻关计划，青年基金，归国留学人员基金，专项民族医药研究基金，等等。药材资源保护、人工种养可纳入林业部门有关项目争取经费，也可纳入山区开发、扶贫攻坚计划争取经费。资源保护、药材野生变家种等研究项目，应在资金政策上给予重点扶持。

八、打造壮药品牌，开拓国内外市场

壮药资源开发可转化为三大类商品：壮药材、壮药新药及功能食品和保健品（包括边缘产品）。要体现经济效益和社会效益，必须开拓国内外市场，其中重要的一环是实施名牌战略和规模经济战略。广西大多名牌产品是以传统民族药或验方为主，如三金片、鸡骨草丸、复方扶芳藤合剂等。对现有名优产品，应通过完善和提高质量标准，采用先进工艺、技术等弥补其早期开发不足的缺陷，再创生机。还可充分利用老名牌的信誉效应，采用增加适应证、增加剂型等办法形成系列产品，扩大经济效益。在此基础上，要积极应对国际竞争，采用专利法、商标法和中药品种保护等方式进行保护，充分运用原产地域优势对生产原材料进行保护。如田七、八角、肉桂、罗汉果等具有明显的地域特点，开展原产地的保护，将有利于树立产品的品牌。新老产品都要做好进入国际市场的基础技术工作，认真策划，创立产品形象和企业形象，使产品迅速而大量地占领国内外市场，使资源优势迅速转化为市场优势，兼顾经济、社会、生态三方面效益，使中药、壮药资源开发进入良性循环和可持续发展。西部地区特别是广西应抓住国家实施西部大开发战略、中国–东盟自由贸易区计划启动和中国–东盟博览会永久落户南宁的机遇，加强与周边地区和国家的交流与沟通，加强国际性的学术交流和现代化的营销手段，打开中药、民族药的出口通道，开辟国际市场，寻求国际合作研究、开发和生产，促进广西中药、民族药产业的跨越式发展。

壮族是我国人口最多的少数民族，主要聚居在广西壮族自治区，云南省文山壮族苗族自治州也有较大分布。壮族先民们在长期的生产、生活实践以及与疾病做斗争中逐渐积累的丰富的壮医药临床经验，在壮族民间广为流传使用，至今仍为群众的防病治病做贡献。近30年来，广大壮医药工作者认真贯彻执行党的民族医药政策，在壮医理论指导下，运用现代方法和手段，在开发利用和保护壮药资源方面做了大量的工作。在各级政府的领导和重视下，壮族地区正在进行壮医药产业的规划并付诸实施，努力使之成为西部大开发的优势产业，壮医药事业出现了前所未有的发展新局面。

随着医学模式的转变、疾病谱的变化以及在世界范围内兴起的回归自然、返璞归真的时尚和潮流，人们日益重视传统医药特别是中草药的医疗保健作用，为中药、民族医药发展开辟了广阔的空间。随着中国加入世界贸易组织和国家西部大开发战略的实施，包括壮医药在内的传统医药受到越来越多的关注，西部许多省区都把发展传统医药作为新的经济增长点甚至支柱产业来抓。2011年12月，广西壮族自治区政府出台了《关于加快中医药民族医药发展的决定》《壮瑶医药振兴计划》，实施了壮瑶医药振兴十大工程等重大举措，壮族医药由于其拥有的资源优势、地方特色、民族特色和自主知识产权，可望成为民族地区特别是西部地区传统医药产业发展规划的突破口和切入点。广大壮医药工作者要让中药、民族药的资源优势和民族特色得到充分发挥，让资源优势转化为产业优势，让民族地区的群众脱贫致富，让壮医药焕发出无穷的活力，走向全国、走向世界，为振兴民族经济、增进民族团结、推动人民的小康和健康事业做出更大的贡献！

各　论

第一章　解毒药

第一节　解痧毒药

大金花草

Gutnit

● **别　　名**　金花草、金鸡尾。

● **来　　源**　为鳞始蕨科植物乌蕨*Sphenomeris chinensis*（L.）Maxon的全草。

● **生境分布**　生于林下或灌木丛中湿地。分布于广西各地，长江以南其他地区亦有分布。

● **植物形态**　多年生草本。高可达65 cm。根茎坚硬而短，横走，密被赤褐色钻状鳞片。叶近生，叶柄长达25 cm，禾秆色，光亮，直立；叶近革质，无毛；三至四回羽状分裂，披针形，长20～40 cm，宽5～12 cm；下部羽片卵状披针形，斜展，长5～10 cm，宽2～5 cm；小羽片矩圆形或披针形；末回裂片楔形，先端截形，有锯齿，基部楔形，下延，叶脉下面明显，二叉状分枝。孢子囊群顶生，每裂片1～2枚，囊群盖灰棕色，半杯形，宽与叶缘等长，向外开裂。

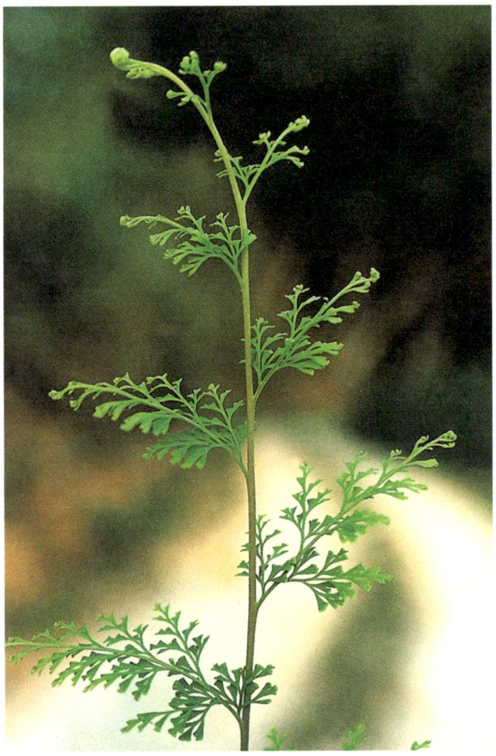

● **采集加工**　秋季采收，洗净，鲜用或晒干备用。

● **性能主治**　苦，寒。解毒疗痧，除湿敛带，止咳止血。用于中暑发痧，伤风热咳，痈肿，牙痈，脉漏。

● **用　　量**　50～100 g，外用适量。

● **临床应用**

1. 肝炎：大金花草50 g，溪黄草50 g，水煎服。

2. 中暑：大金花草50 g，金果榄6 g，诃子6 g，水煎服。

3. 水火烫伤：大金花草适量炒焦，研细末，以麻油调敷患处。

4. 木薯、农药中毒：大金花草100 g，雷公根100 g，捣汁1次内服。

5. 跌打刀伤出血肿痛：鲜大金花草、石仙桃叶适量，捣烂敷伤处。

6. 毒蛇咬伤：鲜大金花草根茎适量，捣烂敷伤口周围，并取200 g水煎服。

● **现代研究**

1. 化学研究：叶含牡荆素、丁香酸、原儿茶醛和原儿茶酸等。

2. 药理及毒理学研究：丁香酸有抗细菌和真菌的作用，还有中枢镇静和局部麻醉的作用。

山芝麻

Ngazndoeng

● **别　　名**　坡油麻、野芝麻。

● **来　　源**　为梧桐科植物山芝麻*Helicteres angustifolia* L. 的根或全株。

● **生境分布**　野生于山坡、路旁及丘陵地。在广西，主要分布于宁明、南宁、武鸣、贵港、陆川、平南、梧州、桂林等地，广东、四川、贵州、云南、湖南、福建等省亦有分布。

● **植物形态**　小灌木，高约1 m。根长而横走，黑褐色。茎直立，有分枝，茎皮坚韧似麻，小枝密被灰黄色短柔毛。叶互生，线状披针形或长圆状线形，长4～8 cm，宽1～2.5 cm，顶端钝或短尖，基部阔楔形，全缘，上面无毛或几无毛，下面被灰白色或淡黄色星状茸毛；叶柄长约0.5 cm；花序腋生，有花数朵；花苞片1片，线状尖针形；花柄短；萼筒状，长6～7 mm，5裂，被星状短毛；花瓣5片，淡紫色，线形，长约1 cm；雄蕊10枚，连5室合成雄蕊柱，雄蕊柱与雄蕊柄合生，顶端5裂，花药群集在裂齿间，退化雄蕊5枚；子房5室，被毛，花柱弱柔。花夏季开放，红紫色。蒴果卵长矩圆形，长12～20 mm，有5棱，顶端短尖，似芝麻，密被星状柔毛。花期5～8月，果期秋季。

● **采集加工**　全年可采，挖取根或全株洗净（洗净后根切成约2 cm的段块），晒干备用。

● **性能主治**　辛、微苦，寒，有小毒。清热解毒，消肿止痛，除湿毒风毒。用于痧气，热性伤风，麻疹，猪头肥，痈肿，毒蛇咬伤，湿毒疮，风湿骨痛。

● **用　　量**　3～15 g，外用适量。

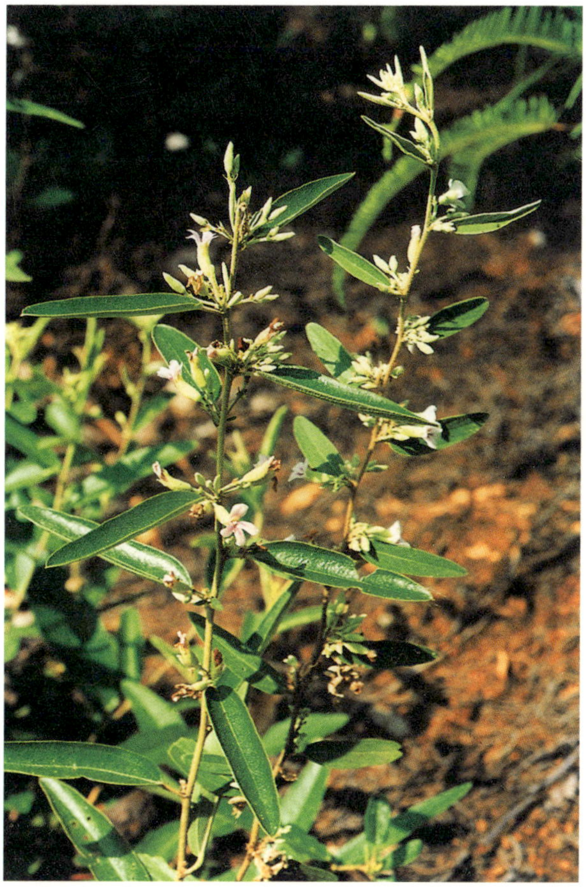

● **临床应用**

1. 痧气，重症感冒：山芝麻、古羊藤根、两面针各等份，共碾末，每次3 g，开水送服。
2. 猪头肥：山芝麻30 g，捣烂敷患处。
3. 毒蛇咬伤：山芝麻15 g，用酒煎汁服，药渣擦敷伤处。
4. 风湿骨痛：山芝麻15 g，黄酒120 ml，水煎服。
5. 风毒流注：山芝麻15 g，鸭蛋1个，水煎服。
6. 乳痈：山芝麻根15 g，酒水各半煎服，另用鲜叶捣烂外敷。
7. 肺痨：山芝麻15 g，冰糖适量，水煎服。
8. 高血压：山芝麻根50 g，水煎服。

● **现代研究**

1. 化学研究：根含黄酮苷、酚类、鞣质及甾体成分。近年又分离出齐墩果酸、白桦脂酸及新三萜化合物山芝麻酸甲酯、山芝麻宁酸甲酯、山芝麻宁酸、萘醌类化合物山芝麻醌等化合物。

2. 药理学研究：

（1）抑菌作用：对金黄色葡萄球菌有杀菌作用，对绿脓杆菌有抑制作用。

（2）降转氨酶作用：山芝麻酸甲酯、山芝麻宁酸甲酯、山芝麻宁酸具有降低转氨酶的作用。

● **附　　注**　内服过量有下泻、恶心等副作用，孕妇及体弱者禁服。

鸭跖草

Nyavangxbeuj

● **别　　名**　竹夹菜、竹壳菜。

● **来　　源**　为鸭跖草科植物鸭跖草*Commelina communis* L. 的全草。

● **生境分布**　生于田野间及湿润的荒地、溪边。在广西主要分布于三江、贺州、钟山等地，我国大部分地区亦有分布。

● **植物形态**　一年生披散草本，仅叶鞘及茎上部被短毛。茎下部匍匐生根，长可达1 m。叶披针形至卵状披针形，长3～8 cm。总苞片佛焰苞状，有1.5～4 cm长的柄，与叶对生，心形，稍镰刀状弯曲，顶端短急尖，长近2 cm，边缘常有硬毛；聚伞花序有花数朵，略伸出佛焰苞；萼片膜质，长约5 mm，内面2枚常靠近或合生；花瓣深蓝色，有长爪，长近1 cm；雄蕊6枚，3枚能育而长，3枚退化，顶端呈蝴蝶状，花丝无毛。蒴果椭圆形，长5～7 mm，2室，2瓣裂，有种子4粒；种子长2～3 mm，具不规则窝孔。

● **采集加工**　6～7月采收，洗净，晒干备用或鲜用。

● **性能主治**　甘，寒。清热解毒，除湿毒，利水道，凉血止血。用于瘴疟，丹毒，猪头肥，咽喉痛，黄病（急性黄疸型肝炎），热痢，白带多，水肿，淋病，血热脉漏。

● **用　　量**　15～60 g，外用适量。

● **临床应用**

1. 流行性感冒：鸭跖草15 g，紫苏、马兰根、麦冬各9 g，豆豉15 g，水煎服。

2. 小儿丹毒，热痢，急性热病：鲜鸭跖草60 g，水煎服或捣汁服。

3. 淋病：鲜鸭跖草60 g，捣烂加开水1杯，绞汁调蜜服。

4. 黄病（急性黄疸型肝炎）：鸭跖草60 g，瘦猪肉100 g，炖汤食肉。

5. 水肿：鲜鸭跖草、车前草各30 g，捣汁入蜜少许服。

6. 高血压：鸭跖草30 g，蚕豆花9 g，水

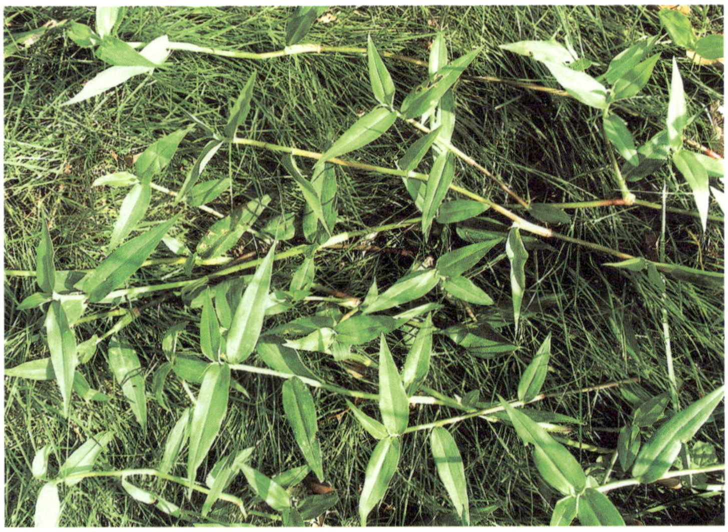

煎当茶饮。

7. 手指蛇头疔：鲜鸭跖草、雄黄适量，捣烂敷患处。

现代研究 化学研究：全草含生物碱、游离糖、有机酸类、葡萄糖和淀粉、磷酸烯醇丙酮、羧酸化酶。花含黄鸭跖草苷、蓝鸭跖草苷等。

蜈蚣草

Nyacijsaep

别　　名 蜈蚣连、斩草剑。

来　　源 为凤尾蕨科植物蜈蚣草*Pteris vittata* L. 的全草。

生境分布 生于墙上或石隙间。在广西主要分布于大新、阳朔、临桂等地，陕西、甘肃、河南、湖北、湖南、江西、浙江、福建、台湾亦有分布。

植物形态 多年生草本，高1.3～2 m。根状茎短，被线状披针形、黄棕色鳞片，具网状中柱。叶丛生，叶柄长10～30 cm，直立，干后棕色，叶柄、叶轴及羽轴均被线形鳞片；叶矩圆形至披针形，长10～100 cm，宽5～30 cm，一回羽状复叶；羽片无柄，线形，长4～20 cm，宽0.5～1 cm，中部羽片最长，先端渐尖，先端边缘有锐锯齿，基部截形或心形，有时稍呈耳状，下部各羽片渐缩短；叶亚革质，两面无毛，脉单一或一次叉分。孢子囊群线形，囊群盖狭线形，膜质，黄褐色。

采集加工 全年可采，洗净，鲜用或晒干备用。

性能主治 淡，平。清热解毒，消肿止痛，祛风辟疫。用于疥疮，痢疾，腹痛，蜈蚣咬伤，无名肿毒。

用　　量 9～30 g，外用适量。

临床应用

1. 疥疮：蜈蚣草、白土茯苓、白鲜皮、蒲公英各20 g，八爪金龙12 g，水煎服。另用蜈蚣草100 g，一扫光200 g，大蒜秆200 g，水煎洗。

2. 痢疾：蜈蚣草30 g，水煎服。

3. 流感：蜈蚣草9 g，板蓝根15 g，水煎服。

4. 蜈蚣咬伤：鲜蜈蚣草适量，捣烂敷伤处。

5. 无名肿毒：鲜蜈蚣草适量，捣烂敷患处。

6. 驱虫：蜈蚣草9 g，水煎服。

现代研究

1. 化学研究：根茎含淀粉（约30%）、绵马酚及渥尼亭、渥尼亭-2′-β-D葡萄糖苷、渥尼亭-2′-O-β-D-阿洛糖苷，还含香草醛（Vanillin）、丁香酚、香荚兰乙酮。

2. 药理学研究：

（1）止血：本品对外伤性出血有明显的止血效果。用犬、兔实验证明，对疤痕组织，肝脏、脾脏的损伤性出血，较常用的热盐水纱布、明胶海绵的止血时间快，较肌肉浆填塞、大网膜包围的方法简便，效果快而可靠。

（2）增加心肌血流量：连续给小鼠腹腔注射20～30 g/kg蜈蚣草共16天，使心肌对^{86}Rb摄取增加54%，有增加心肌营养血流量作用，单次给药无效，蓄积后显效。

（3）其他药理作用：抗癌作用。醇提物给小鼠腹腔注射时，可延长接种艾氏腹水癌及肉瘤S-180腹水型小鼠的存活天数。体外能抑制^{3}H去氧胞核嘧啶进入肉瘤S-180细胞，抑制率达98%。

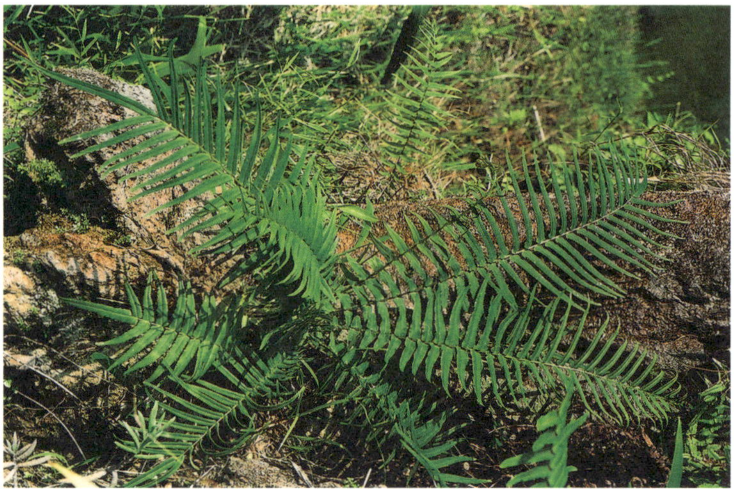

贯　众

Gutnduengx

● **别　　名**　阉鸡尾。

● **来　　源**　为鳞毛蕨科植物贯众*Cyrtomium fortunei* J. Smith的根状茎。

● **生境分布**　生于石灰岩缝、路边或墙缝。海拔400～2 300 m均可生长。在广西主要分布于西林、隆林、乐业、南丹、罗城、金秀、阳朔、桂林、全州等地，长江以南各省及华北、西北亦有分布。

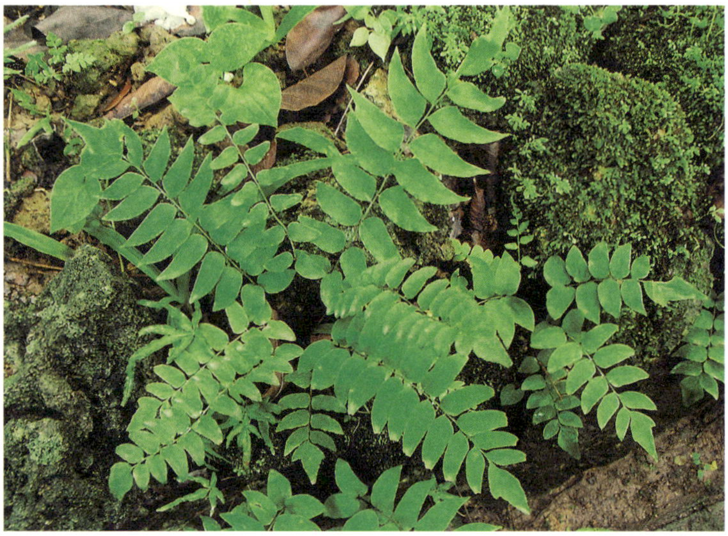

● **植物形态**　根状茎短，直立或斜升，连同叶柄基部有密生的阔卵状披针形黑褐色大鳞片。叶簇生；叶柄长15～25 cm，禾秆色，有疏鳞片；叶片阔披针形或矩圆披针形，纸质，长25～45 cm，宽10～15 cm，沿叶轴和羽柄有少数纤维状鳞片，单数一回羽状；羽片镰状披针形，基部上侧稍呈耳状凸起，下侧圆楔形，边缘有缺刻状细锯齿；叶脉网状，有内藏小脉1～2条。孢子囊群生于内藏小脉顶端，在主脉两侧各排成不整齐的3～4行。囊群盖大，圆盾形，全缘。

● **采集加工** 春、秋季采挖，削去叶柄、须根，除净泥土，晒干备用。

● **性能主治** 苦，凉。清热解毒，止血杀虫，解痧毒。用于预防麻疹，流行性乙型脑炎，流行性感冒，痢疾，子宫出血，钩虫病，蛔虫病，蛲虫病，湿热斑疹，肠风便血。

● **用　　量** 9～30 g。

● **临床应用**

1. 大头瘟：贯众9 g，葛根6 g，甘草3 g，白僵蚕3 g，黑豆10粒，水煎服。

2. 热毒或中食物毒、酒毒、药毒：贯众、黄连、甘草各9 g，骆驼峰15 g，碾末，每次服9 g，开水冲服。

3. 日久咳嗽，出脓血：贯众、苏方木各9 g，生姜3片，水煎服。

4. 肠风便血，久痢下血，子宫出血：贯众适量（酒浸一日，连须并内肉俱切碎，晒干，微炒），黑蒲黄、丹参各减半（俱酒洗，炒），共为末，早晚食前白酒送服。

5. 流行性脑脊髓膜炎：贯众30 g，大青叶30 g，大蒜30 g，生石膏30 g，龙胆草15 g，连翘15 g，钩藤15 g，知母15 g，明雄黄3 g，甘草6 g，水煎服。

6. 小儿病毒性肺炎：贯众9 g，黄精9 g，野菊花9 g，鱼腥草15 g，银花12 g，杏仁9 g，麻黄5 g，甘草3 g，生石膏5 g，水煎服。

● **现代研究**

1. 化学研究：根茎及叶柄残基含东北贯众素、黄绵马酸、白绵马素、绵马三萜、异戊烯腺苷、东北贯众素乙酸酯、东北贯众醇、羟基何帕烷、22（29）-何帕烯、17α-H-三去甲何帕酮等8种三萜成分。此外，贯众还含贯众B（抗肿瘤的有效部分，为间苯三酚类化学物）。

2. 药理及毒理学研究：

（1）抗肿瘤作用：贯众B（间苯三酚）ip56 mg/kg对小鼠ARS腹水癌有明显的抑制作用；ip60～80 mg/kg对U14宫颈癌、Lewis肺癌、MA737乳癌、P388腹水癌也有抑制作用。

（2）抗生育作用：5%贯众提取物sc2 mg/kg、3 mg/kg或给药注射50 mg/kg或ig10 mg/kg、15 mg/kg具有抗小鼠早孕作用；sc15 mg/kg对抗大鼠、兔早孕，ig500 mg/kg给怀孕小鼠具有堕胎作用。

（3）抗病毒：贯众煎剂鸡胚实验在1∶104～105浓度下对流感病毒甲型PR8株、亚洲甲型病毒有强烈的抑制作用，75%贯众水煎剂对鸡胚无毒性作用，对新甲1型流感病毒有明显的抑制作用。

（4）其他作用：贯众水煎剂对离体蟾蜍心脏有明显的抑制作用。贯众体外试验可驱治猪蛔虫、蚂蟥、蚯蚓和牛肝蛭。

（5）毒性：贯众提取物sc小鼠LD_{50}为420 mg/kg，ig LD_{50}为670 mg/kg，连续12天，未见主要脏器损害，高剂量偶见1例肝脏功能轻度损伤。

● **附　　注** 孕妇慎服。

鬼针草

Nyagvaeknoux

● **别　　名**　针人草、一包针、下钳补、牙钳不。

● **来　　源**　为菊科植物白花鬼针草*Bidens pilosa var. radiata* Sch. -Bip. 的全草。

● **生境分布**　生于村旁、路边及荒地中。分布于广西各地，华南其他地区及华东、华中、西南亦有分布。

● **植物形态**　一年生草本，高40～100 cm。茎四棱形，上部多分枝，疏被短柔毛，下部稍带淡紫色，无毛。一回羽状复叶对生，小叶通常3（或7）枚，小叶卵形或卵状椭圆形，长约7 cm，宽约3.5 cm，侧生的小叶较小，边缘有锯齿，两面近无毛。花序近球形，直径8～9 mm，头状花序边缘具舌状花5～7枚，舌片椭圆状倒卵形，白色，长5～8 mm，宽3.5～5 mm，先端钝或有缺刻；总花梗长1～6 cm（果实长3～10 cm）；总苞片7～8，条状匙形，先端增宽，无毛或仅边缘被疏柔毛；花杂性，无舌状花，盘花筒状，黄色，长约4.5 mm，冠檐5齿裂。瘦果条形，黑色，具3～4棱，顶端具芒刺3～4枚，长1.5～2.5 mm，具倒刺毛。花果期1～8月。

● **采集加工**　夏、秋季采收，洗净，鲜用或晒干备用。

● **性能主治**　苦，平。清热解毒，疏风散瘀。用于痧症，流感，乙脑，咽喉肿痛，肠炎，痢疾，黄疸，肠痈，疮疡疥痔，跌打损伤，毒蛇和蜈蚣咬伤。

● **用　　量**　9～30 g，外用适量。

● **临床应用**

1. 伤风：鬼针草20 g，山芝麻15 g，大叶桉20 g，鱼腥草20 g，水煎服。

2. 慢性肝炎：鬼针草30 g，水煎服。

3. 高血脂：鬼针草30 g，水煎服。

4. 毒蛇、蜈蚣咬伤：鲜鬼针草叶适量，捣烂敷伤口周围。

5. 中风偏瘫：鬼针草30 g，红药50 g，桑枝50 g，藤杜仲50 g，水煎熏洗患肢。

6. 水痘：鬼针草10 g，金银花10 g，水煎服。

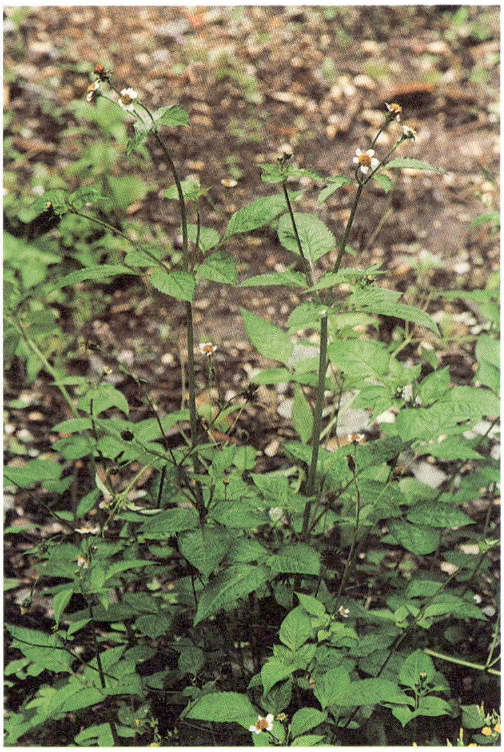

● **现代研究**

1. 化学研究：全草含生物碱、鞣质、皂苷、黄酮苷、酸酚类成分，如水杨酸、原儿茶酸、没食子酸、脂肪酸类化合物。其茎叶含挥发油、鞣质、苦味质、胆碱等，叶中尚含有4种黄酮类化合物：金丝桃苷、异奥卡宁-7-O-β-D-葡萄糖苷、奥卡宁、海生菊苷。此外，鬼针草中尚含有天冬氨酸、苏氨酸、丝氨酸、谷氨酸等17种氨基酸，以及镁、磷、铁、钙、铜、锌、锰、钴、镍、铬、钼等11种人体必需微量元素。其中，丰富的磷是对调节神经、催眠镇静等有一定作用的内在原因。

2. 药理学研究：

（1）抗实验性高血脂及血栓形成作用：用鬼针草和小花鬼针草按7：3的比例混合制成水浸膏对实验性血栓形成有明显的抑制作用。

（2）抗血小板聚集作用：鬼针草和小花鬼针草提取物可明显抑制ADP胶原诱导的大白鼠血小板聚集反应，随剂量加大其作用增强，而且在5分钟时的解集速率明显比对照组快，并有剂量依赖关系，给药组还明显延长胶原引起聚集前的潜伏期。

（3）将鬼针草煎液按1%比例加入混合料中饲喂，按1%比例加入饮水中自饮可治疗鹅传染性上呼吸道炎症渗出。

草鞋根

Nyanetdeih

● **别　　名**　地胆草。

● **来　　源**　为菊科植物地胆草*Elephantopus scaber* L. 的全草。

● **生境分布**　生于山谷、村边及路旁、荒地、耕地等低草丛中。在广西主要分布于富川、蒙山、苍梧、岑溪、藤县、平南、桂平、容县、南宁、那坡、凤山等地，浙江、福建、台湾、江西、湖南、广东、云南、贵州亦有分布。

● **植物形态**　多年生直立草本，高30～60 cm。有时全体被白色紧贴的粗毛。茎二歧分枝，枝少而硬，粗糙。单叶基生，匙形或长圆状倒披针形，长5～15 cm，宽2～4.5 cm，基部渐狭，先端钝或短尖，边缘略具钝锯齿；茎生叶少而细，叶柄长5～15 mm，基部扩大抱茎，或近无柄。头状花序约有小花4朵，生于枝顶；通常有3片叶状苞，苞叶卵形或长圆状卵形，长1～1.5 cm；头状花序在每一花束内有多个，密集；总苞片长8～10 mm；花托无毛；小花全为管状，两性，淡紫色，长7～9 mm，先端4裂，一边开裂，裂片稍展；雄蕊4～5枚，略伸出管外；子房下位，1室。瘦果有棱，顶端具长硬刺毛4～6根。花期8～12月，果期11月至次年2月。

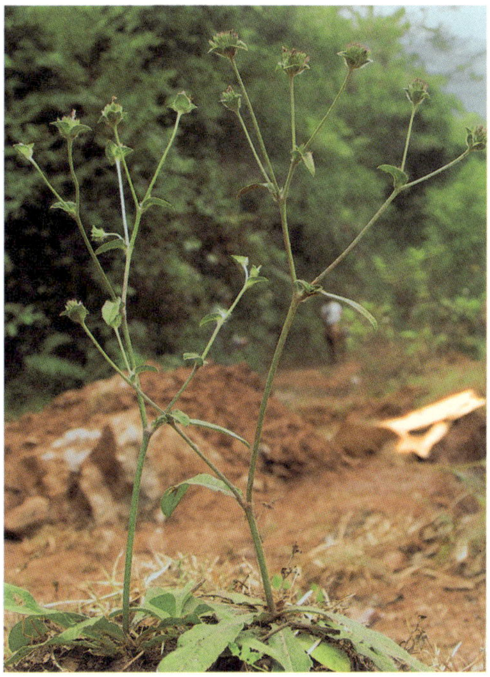

● **采集加工**　夏末采收，洗净，鲜用或晒干备用。

● **性能主治**　苦、辛，寒。解毒凉血，清热，利水。用于肺炎，支气管炎，鼻衄，黄疸，淋病，脚气，水肿，痈肿，疔疮，蛇虫咬伤。

● **用　　量**　10～20 g，外用适量。

临床应用

1. 急性肺炎，支气管炎：草鞋根20 g，水煎服。
2. 口腔溃疡：草鞋根20 g，水煎服。
3. 鼻衄，黄病（急性黄疸型肝炎）：草鞋根20 g，猪肝50 g，同煎服。
4. 热淋：鲜草鞋根20 g，瘦猪肉200 g，食盐少许同煎服。
5. 单腹鼓胀：草鞋根20 g，水煎服或猪肉炖服。
6. 尿闭：草鞋根15 g，水煎服。

现代研究

1. 化学研究：草含表无羁萜醇、蛇麻脂醇、豆甾醇及三十烷醇、三十二烷醇、氯化钾，又含乙酸蛇麻脂醇酯及去氧地胆草素、异去氧地胆草素。另外，还从其鲜花中分离出木犀草素-7-葡萄糖苷。

2. 药理及毒理学研究：

（1）抗菌作用：用地胆草注射液做体外抑菌试验，对金黄色葡萄球菌和大肠杆菌有抑菌作用。用平板倾注法，对大肠杆菌、绿脓杆菌、伤寒杆菌、痢疾杆菌以及金黄色葡萄球菌也有抑菌作用。

（2）抗肿瘤作用：苦地胆中有两个倍半萜内酯成分地胆草内酯及地胆草亭100 mg/kg，对大鼠Walker 256肉瘤有明显抑制作用。去氧地胆草内酯2.5 mg/kg，对大鼠Walker256腹水型也有明显抑制作用。

（3）毒性：小鼠腹腔注射苦地胆注射液30 g生药/kg（相当于成人用量的1 250倍），家兔静脉注射7.5 g生药/kg，未引起毒性反应或死亡。家兔肌肉注射时，未发现局部肌肉充血、坏死等现象。体外溶血试验时，未发现溶血现象。

冰 糖 草

Nyadiengj

别　　名　野甘草、土甘草、热痱草、假枸杞。

来　　源　为玄参科植物冰糖草*Scoparia dulcis* L. 的全草。

生境分布　生于村边、路旁、坡地、沟边等阴湿草地。在广西主要分布于南宁、合浦、博白、北流、桂平、平南、藤县、岑溪等地，江西、福建、广东、云南亦有分布。

植物形态　亚灌木，高25～80 cm，全株无毛。根粗壮。茎直立，有分枝，下部木质化。叶小，对生及轮生，披针形至椭圆形或倒卵形，长5～20 mm，先端短尖，基部渐狭而成一短柄，边缘有锯齿。花小，多数，白色，单生或对生；萼片4，卵状矩圆形，长约2 mm；花冠辐状，4裂，裂片椭圆形，花径4～5 mm，喉部有毛；雄蕊4枚，花药箭头形，黄绿色；雌蕊1枚，花柱细长，柱头盘状。蒴果卵状至球形，直径2～3 mm，花柱宿存，熟后开裂。花期夏、秋间。

采集加工　全年可采全草，洗净，切段晒干备用或鲜用。

性能主治　甘，凉。清热解毒，润肺止咳，利湿消肿。用于热毒，热痧，绞肠痧，痈疮，丹毒，咽喉肿痛，木薯中毒，肺热或肺燥咳嗽，湿热下痢，脚气浮肿，湿疹，小儿热痱。

● **用　　量**　20～50 g，外用适量。

● **临床应用**

1. 丹毒：鲜冰糖草50 g，食盐少许，水煎服。
2. 咽喉炎：鲜冰糖草50 g，捣汁调蜜服。
3. 肺热咳嗽：鲜冰糖草30 g，水煎服。
4. 湿疹，热痱：鲜冰糖草适量，捣汁外擦。
5. 脚气浮肿：鲜冰糖草50 g，红糖30 g，水煎服。
6. 肝炎：鲜冰糖草50 g，水煎服。
7. 湿疹：冰糖草、少花龙葵、海金沙藤、五色梅叶各100 g，水煎外洗。
8. 细菌性痢疾：冰糖草、羊蹄草各30 g，陈仓米15 g，水煎服。

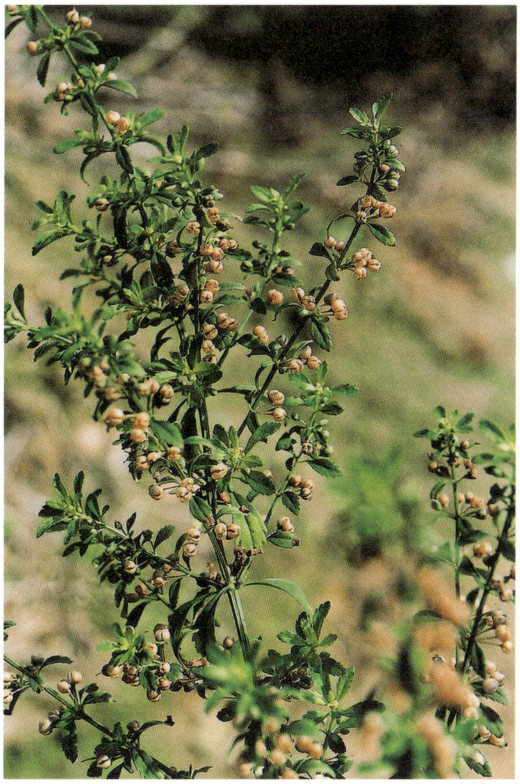

● **现代研究**

1. 化学研究：全草（地上部分）含生物碱（1.6%）、野甘草醇和抗糖尿病成分阿迈灵。根含甘露醇约1%，并含鞣质等。根皮含二十六醇、β-谷甾醇、D-甘露醇。

2. 药理及毒理学研究：冰糖草根水或醇提取物给麻醉猫静脉注射均可引起血压下降及呼吸抑制，对离体蟾蜍心脏有兴奋作用，对离体兔十二指肠的张力及运动均表现为抑制作用，对离体大鼠子宫略有兴奋作用，对离体豚鼠回肠和蟾蜍腹直肌均无影响。水提取物对小鼠毒性较大，醇提物则几乎无毒性。

狗肝菜

Caemjcejnoeg

● **别　　名**　路边青。

● **来　　源**　为爵床科植物狗肝菜*Dicliptera chinensis*（L.）Juss. 的全草。

● **生境分布**　生于村边园中、草丛中，半阴生。在广西主要分布于河池、百色、南宁、龙州、凭祥、陆川、北流、容县、平南、岑溪、贺州、柳州等地，广东、福建、安徽亦有分布。

● **植物形态**　一或两年生草本，高30～80 cm，直立或近根部扩散斜展，通常被微毛，有4线棱，节膨大。单叶对生；卵形、卵矩圆形，长2.5～7 cm，宽2～4 cm，纸质，先端急尖至渐尖，全缘，基部骤尖；上面脉上有柔毛，下面脉上柔毛较少，近于秃净；叶柄面浅槽内被短柔毛。花两性，腋生，为疏散的花束或具柄的聚伞花序；苞片数枚，大于花萼，最下一对通常呈线形而尖，长约5 mm，每朵花的一对外苞片呈倒卵形或圆形，绿色，长6～10 mm，先端钝或短尖，稍被茸毛；小苞片及萼片均很狭窄；萼片5裂，长约4 mm；花冠浅粉红色，管纤细，长12～14 mm，被柔毛，5裂，上2片深裂，唇形，肢深二歧，下唇3裂外弯；雄蕊2枚，花药2室，其中一室着生于他室之下；雌蕊1枚，柱头2裂，子房上位，2室，每室胚珠多数。蒴果长5 mm，被柔毛；室裂2果瓣，裂时胎座由基部升起，将种子弹出。种子坚硬，褐色，扁圆。花期10～11月，果期翌年2～3月。

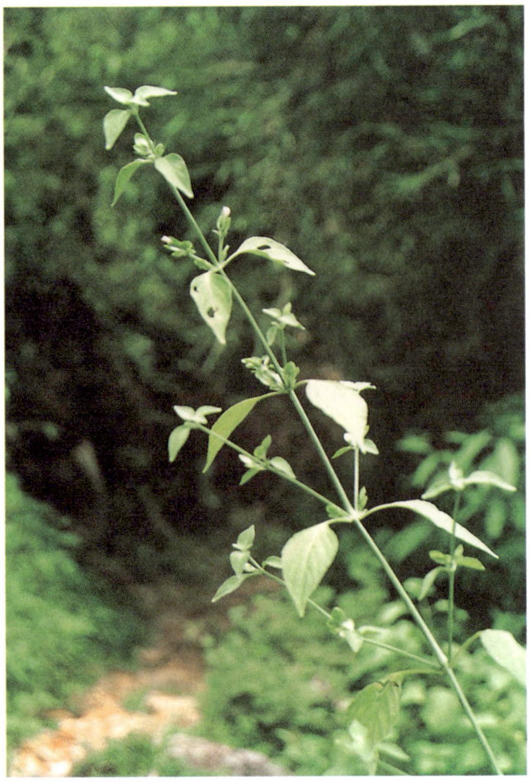

● **采集加工** 夏、秋季采收，晒干或鲜用。

● **性能主治** 苦，寒。清热解毒，凉血利尿。用于热病，斑疹，便血，溺血，小便不利，疔疮肿毒。

● **用　　量** 50～100 g，外用适量。

● **临床应用**

1. 感冒高热：狗肝菜、白花蟛蜞菜、毛甘蔗头、石膏各50 g，水煎服。
2. 斑疹：狗肝菜100 g，豆豉10 g，青壳鸭蛋1个（后下），水煎服。
3. 溺血：狗肝菜100 g，马齿苋150 g，水煎服。
4. 小便淋漓：鲜狗肝菜100 g，蜜糖50 g，捣烂取汁，蜜糖调服。
5. 目赤肿痛：鲜狗肝菜100 g，水煎服。鲜品适量，捣烂敷患眼。
6. 疯狗咬伤：狗肝菜、狗芽花叶、狗咬菜、颠茄各适量，捣烂用红糖调敷伤口，并以适量水煎调红糖服。
7. 疔疮肿毒：鲜狗肝菜100 g，水煎服。用狗肝菜鲜叶、犁头草适量，捣烂敷患处。
8. 咽喉肿痛：鲜狗肝菜100 g，捣烂绞取汁，徐徐咽下。

● **现代研究** 含有机酸、氨基酸、糖类等。

薄　荷

Bozojcah

● **别　　名** 野薄荷。

● **来　　源** 为唇形科植物薄荷*Mentha haplocalyx* Briq. 的全草。

● **生境分布** 生于小溪沟边、路旁及山野湿地，或为栽培。在广西主要分布于隆林、马山、资源、富川、陆川、北流等地，华南其他地方及华北、华东、华中、西南亦有分布。

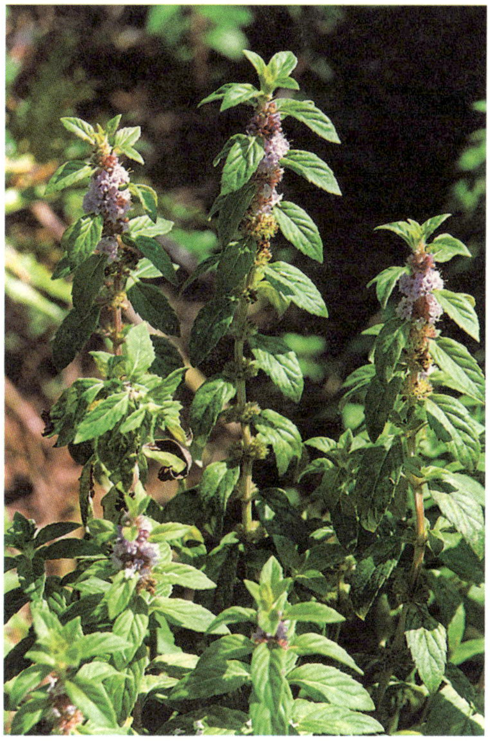

● **植物形态** 多年生草本，高10～80 cm，茎方形，被逆生的长柔毛及腺点。单叶对生；叶柄长2～15 mm，密被白色短柔毛;叶片长卵形至椭圆状披针形，长3～7 cm，先端锐尖，基部阔楔形，边缘具细尖锯齿，密生缘毛，上面被白色短柔毛，下面被柔毛腺点。轮伞花序腋生；苞片1片，线状披针形，边缘具细锯齿及微柔毛；花萼钟状，5裂，裂片近三角形，具明显的5条纵脉，外面密生白色柔毛及腺点;花冠二唇形，紫色或淡红色，有时为白色，长3～5 mm，上唇1片，长圆形，先端微凹，下唇3裂片，较小，全缘，花冠外面光滑或上面裂片被毛，内侧喉部被一圈细柔毛；雄蕊4枚，花药黄色，花丝丝状，着生于花冠筒中部，伸出花冠筒外；子房4深裂，花柱伸出花冠筒外，柱头二歧。小坚果长1 mm，藏于宿萼内。花期8～10月，果期9～11月。

● **采集加工** 大部分产区每年收割两次，第一次（头刀）在小暑至大暑间，第二次（二刀）于寒露至霜降间，割取全草，鲜用或晒干。广东、广西温暖地区一年可收割三次。鲜用或拣净杂质，除去残根，先将叶抖下另放，然后将茎喷洒清水，润透后切段，晒干，再与叶和匀。

● **性能主治** 辛，凉。疏风散热，解毒辟秽。用于外感风热，头痛，目赤，咽喉肿痛，食滞气胀，口疮，牙痛，疮疥，瘾疹。

● **用　　量** 3～10 g，外用适量。

● **临床应用**

1. 咽喉炎：薄荷末炼蜜为丸，如芡子大，每次噙1丸。
2. 眼弦赤烂：薄荷适量，以生姜汁浸一宿，晒干碾末，每次3 g，热水泡洗。
3. 皮肤瘙痒：薄荷、蝉蜕各等份碾末，每次3 g，温酒调服。
4. 血痢：薄荷5 g，水煎服。
5. 衄血不止：鲜薄荷绞汁滴之，或以棉球蘸药汁塞鼻。
6. 蜂蜇伤：鲜薄荷20 g，捣烂敷伤处。

● **现代研究**

1. 化学研究：新鲜叶含挥发油0.8%～1%，干茎叶含1.3%～2%。油中主要成分为薄荷醇，含量为77%～78%，其次为薄荷酮，含量为8%～12%，还含乙酸薄荷酯、莰烯、柠檬烯、异薄荷酮、蒎烯、薄荷烯酮、树脂及少量鞣质、迷迭香酸。

2. 药理学研究：薄荷醇局部应用可治头痛、神经痛、瘙痒等。应用于皮肤，首先有凉感，之后有轻微刺灼感。此种凉感并非皮肤温度降低，而系刺激神经末梢之冷觉感受器所引起。

薄荷醇、薄荷酮对离体兔肠有抑制作用，后者的作用较强。用小鼠做试验，薄荷精油对离体小肠有解痉（抗乙酰胆碱）作用，但对整体小鼠的小肠内容物之推进速度并无显著影响，甚至有抑制倾向，故推测其健胃作用可能是由于其嗅、味感觉续发性引起的。薄荷醇的酒精溶液有防腐作用。薄荷醇对呼吸道炎症有某些治疗作用，可能是由于其促进了分泌而去除了附着于黏膜上的黏液所致。薄荷酮之刺激性强于薄荷醇。

野 葛

Gaeugat

● **别　　名** 葛根、葛麻藤。

● **来　　源** 为蝶形花科植物野葛*Pueraria lobata*（Willd.）Ohwi的块根或花。

● **生境分布** 生于山坡草丛中或路旁及较阴湿的地方。在广西主要分布于南丹、隆林、龙州、防城、钦州、富川、全州，辽宁、河北、河南、山东、安徽、江苏、浙江、福建、台湾、广东、江西、湖南、湖北、四川、贵州、云南、山西、陕西、甘肃亦有分布。

● **植物形态** 多年生藤本，长达10 m，全株被黄褐色粗毛。块根肥厚。叶互生，具长柄；三出复叶，顶端小叶的柄较长，叶片菱状圆形，有时有3波状浅裂，长8～19 cm，宽6.5～18 cm，先端急尖，基部圆形，两面均被白色伏生短柔毛，下面较密；侧生小叶较小，扁椭圆形或扁菱状椭圆形，有时有2～3波状浅裂。总状花序腋生，总花梗密被黄白色绒毛；花密生；苞片狭线形，早落，小苞片线状披针形；蝶形花蓝紫色或紫色，长15～19 cm；花萼5齿裂，萼齿披针形；旗瓣近圆形或卵圆形，先端微凹，基部有两短耳，翼瓣狭椭圆形，较旗瓣短，通常仅一边的基部有耳，龙骨瓣较翼瓣稍长；雄蕊10枚，两体（9+1）；子房线形，花柱弯曲。荚果线形，扁平，长6～9 cm，宽7～10 mm，密被黄褐色的长硬毛。种子卵圆形而扁，赤褐色，有光泽。花期4～8月，果期8～10月。

● **采集加工** 根：春、秋季采挖，洗净，除去外皮，切片，晒干或烘干。广东、福建等地切片后，用盐水、白矾水或淘米水浸泡，再用硫黄熏后晒干，色较白净。花（葛花）：秋季刚开花苞时采，晒干备用。

● **性能主治** 甘、辛，平。清热解毒，透疹止泻，除烦止渴。用于伤寒，温热头痛项强，烦热消渴，泄泻，痢疾，斑疹不透，高血压，心绞痛，耳聋。

● **用　　量** 10～200 g。

● **临床应用**

1. 风热头痛，发热口渴：野葛15 g，柴胡15 g，升麻5 g，茯苓9 g，水煎服。

2. 有机磷农药中毒：野葛200 g，水煎服。

3. 酒醉：野葛花50 g，水煎服。

● **现代研究**

1. 化学研究：含黄酮成分葛根素、葛根素木糖苷、大豆黄酮、大豆黄酮苷及β-谷甾醇、花生酸，还含多量淀粉。

2. 药理及毒理学研究：

（1）对循环系统的作用：葛根中提出的黄酮能增加脑及冠状血管的血流量。麻醉狗颈内动脉注射葛根黄酮后，脑血流量增加，血管阻力相应降低，作用维持2～20分钟，如静脉注射，则脑血流量增加较轻，也不能解除肾上腺素及去甲肾上腺素收缩脑血管的作用，但对高血压动脉硬化病人则能改善脑循环，其作用温和。

（2）解痉作用：中国产葛根（品种未注明）与日本产葛根含大豆黄酮，对小鼠、豚鼠离体肠管具有罂粟碱样解痉作用，但中国产葛根较日本产者解痉作用强。

（3）降血糖作用：葛根（品种未注明）煎剂经家兔口服，开始2小时血糖上升，随即下降，第3、第4小时下降最低，对家兔肾上腺素性高血糖不仅无对抗作用，反而使之增高，但能促进血糖提早恢复正常。

（4）解热及雌激素样作用：日本产葛根浸剂对人工发热家兔有明显的解热作用，维持4～5小时之久。

（5）毒性：葛根水溶性提取物MTF_{101}对小鼠的LD50，iv为1 044 mg/kg，ip为2 000 mg/kg以上，ig为4 000 mg/kg以上。注射葛根素，剂量为50 mg/kg ig、150 mg/kg ig，对怀孕大鼠内脏、骨骼、身长及尾长等，无致畸作用。

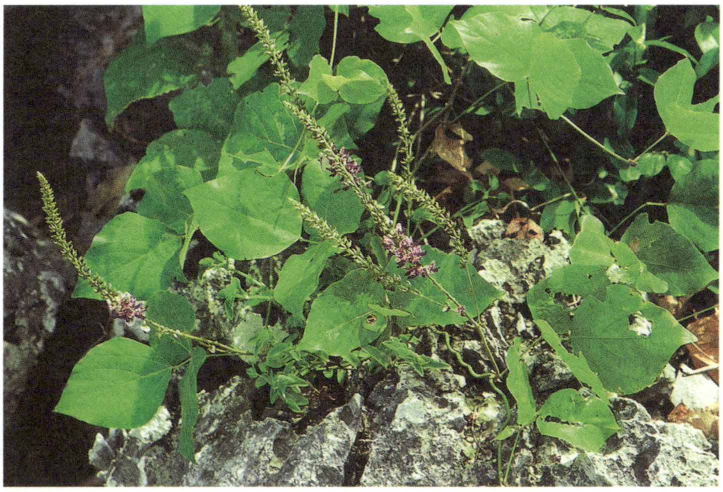

磨盘草

Makmuh

● **别　　名**　帽龙子。

● **来　　源**　为锦葵科植物磨盘草*Abutilon indicum*（L.）Sweet的全草。

● **生境分布**　生于旷野、山坡、路旁。在广西主要分布于东兰、凌云、龙州、隆安、上林、桂平、博白、岑溪等地，福建、台湾、广东、海南、贵州、云南等省亦有分布。

● **植物形态**　一年生或多年生半灌木状草本，高0.5～2.5 m，全株被灰色星状柔毛；具长柄；托叶钻形。花单生叶腋，花梗长达4 cm，近顶端有节；萼盘状，直径6～10 mm，被毛，5裂；花冠黄色，直径2～2.5 cm，花瓣5片；雄蕊多数，合成一管称雄蕊柱，雄蕊柱被星状硬毛；心皮15～20，轮状排列，花柱5枚，柱头头状。蒴果近球形，直径15 mm，分果片15～20，顶端具短芒，被星状长硬毛。种子肾形，疏被星状柔毛。

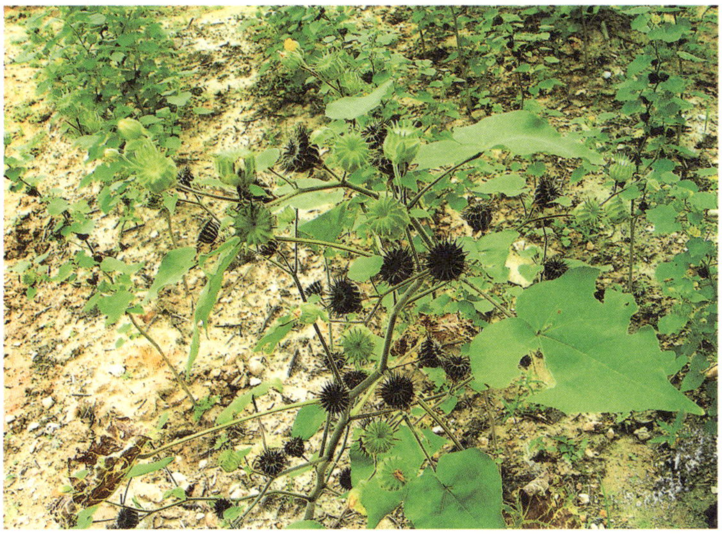

● **采集加工**　夏、秋季采割，洗净，鲜用或晒干。

● **性能主治**　甘、淡，平。疏风清热，益气通窍，祛痰利尿。用于风热感冒，久热不退，痄腮，耳鸣，耳聋，肺痨，小便不利。

● **用　　量**　15～50 g，外用适量。

● **临床应用**

1. 过敏性荨麻疹：磨盘草干全草50 g，瘦猪肉100 g，炖服。
2. 感冒高热不退，流行性腮腺炎，甲状腺肿：磨盘草50 g，水煎服。
3. 乳腺炎：鲜磨盘草50 g，捣烂外敷。
4. 百日咳：磨盘草20 g，枇杷叶15 g，甘蔗500 g，水煎服。
5. 耳鸣：磨盘草50 g，猪耳朵100 g，炖服。
6. 痔疮：磨盘草100 g，浓煎熏洗患处。
7. 水肿：磨盘草20 g，芭蕉根20 g，芦根20 g，茅根15 g，水煎服。

● **现代研究**

1. 化学研究：含黄酮苷，主要为棉花皮苷、棉花皮次苷、矢车菊素-3-芦丁糖苷，并显酚类、氨基酸、有机酸、糖类反应。
2. 药理学研究：磨盘草中的棉花皮苷可显著抑制卡拉胶所致的大鼠足浮肿及蛋白外渗。

● **附　　注**　孕妇慎用。

千层纸

Meizleng

● **别　　名**　木蝴蝶、土黄芩。

● **来　　源**　为紫葳科植物木蝴蝶*Oroxylum indicum*（L.）Kurz. 的树皮或种子。

● **生境分布**　生于旷野、山坡、路旁。在广西主要分布于柳州、玉林、钦州、南宁、百色、河池、梧州等地，福建、云南、贵州、四川、广东等省亦有分布。

● **植物形态**　大乔木，高7.5～12 m，树皮厚。叶对生，二至三回羽状复叶，长40～160 cm，宽20～80 cm；小叶片卵形或椭圆形，长6～14 cm，宽4.5～9 cm，先端短尖或渐尖，基部圆形或斜形，全缘，上面绿色，下面淡绿色；小叶柄长5～10 mm。总状花序顶生；总花柄长约30 cm；花萼肉质，钟形；花冠大，钟形，淡紫色，先端5浅裂；雄蕊5枚，稍伸出花冠外，花丝基部被棉毛，第五雄蕊花丝较其他4枚稍短；花盘大，肉质；柱头2裂，半圆形板状。蒴果下垂，扁平，阔线形，长30～90 cm，宽5～8 cm，先端短尖，基部楔形，边缘稍内弯似船形，中央有一条略微突出的背缝；果片木质，成熟后沿腹缝裂开。种子多数，为半透明的膜质翅所包围而成很薄的片状体。花期7～8月，果期10～12月。

● **采集加工**　树皮，随时可采。10～12月采摘成熟果实，取出种子，晒干或烘干。置干燥处。受潮则易发霉或生黑色斑点。

性能主治 苦，寒。通调气道，清热解毒，和胃生肌。用于咳嗽，喉痹，音哑，肝胃气痛，疮口不敛。

用　　量 3～10 g，外用适量。

临床应用

1. 急性气管炎，百日咳：千层纸5 g，胖大海10 g，桔梗5 g，桑白皮9 g，款冬花9 g，甘草3 g，水煎，冰糖调服。

2. 肝胃气痛：千层纸10 g，铜锅上焙燥碾末，每次3 g，米酒调服。

3. 咽喉肿痛：千层纸6 g，金果榄6 g，山豆根3 g，马鞭草15 g，水煎服。

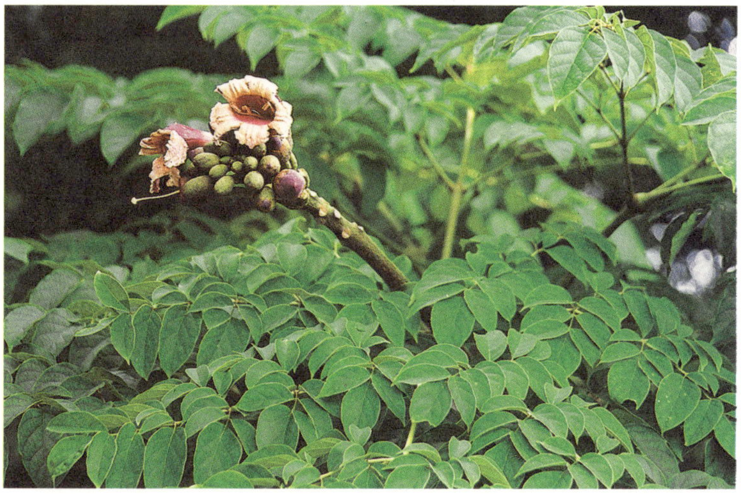

4. 痈疮溃疡：千层纸树皮适量，焙干碾末撒患处。另用苦丁茶水煎洗患处。

现代研究

1. 化学研究：种子含脂肪油20%，其中油酸占80.4%，又含黄芩苷元、特土苷、木蝴蝶苷A、木蝴蝶苷B、白杨素等。叶含黄芩苷元、黄芩素、黄芩苷元-6-葡萄糖醛酸苷、黄芩苷元-7-葡萄糖醛酸苷、黄芩素-7-葡萄糖醛酸苷。

2. 药理及毒理学研究：种子、茎皮含黄芩苷元，有抗炎、抗变态反应、利尿、利胆、降胆固醇的作用。种子和茎皮含白杨素，对人体鼻咽癌（KB）细胞有细胞毒活性，其ED_{50}为13 mg/ ml。

南蛇簕

Oenmeuz

别　　名 石上花，石莲藤。

来　　源 豆科植物喙荚云实*Caesalpinia minax* Hance的根、种子、嫩茎叶。

生境分布 生于山沟、溪旁或灌木丛中，海拔400～1 500 m。广西各地有分布，广东、云南、贵州、四川等省亦有分布。

植物形态 有刺藤本，被短柔毛。二回羽状复叶，长可达45 cm；托叶锥状而硬；羽片5～8对；小叶6～12对，椭圆形或长圆形，长2～4 cm，宽1.1～1.7 cm。总状花序或圆锥花序顶生；萼片5片，密生黄色绒毛；

花瓣5片，白色，有紫色斑点；雄蕊10，较花瓣稍短；子房密生细刺，花柱稍超出于雄蕊，无毛。荚果长圆形，长7.5～13 cm，宽4～4.5 cm，先端圆钝而有喙，喙长5～25 mm，果瓣表面密生小刺，有种子4～8颗；种子椭圆形，与莲子相仿，一侧稍凹，有环状纹，长约18 mm，宽约10 mm，种子在狭的一端。花期4～5月，果期7月。

● **采集加工** 全年采根及茎叶，洗净切片，鲜用或晒干。秋季采果，取出种子晒干。

● **性能主治** 苦，凉。清热解毒，散瘀止痛。用于风热感冒，痢疾，跌打损伤。

● **用　　量** 90～150 g，外用适量。

● **临床应用**

1. 风热痧症：南蛇簕枝叶、见风消、五指风、量称木、白背枫各适量，水煎加盐，先熏后洗。

2. 热度痈肿：鲜南蛇簕嫩叶加生盐捣烂外敷患处。

3. 跌打损伤，瘀肿疼痛：南蛇簕根皮、小驳骨、水泽兰、松针各适量，捣烂酒炒外敷痛处。

● **现代研究**

1. 化学研究：含豆甾醇、挥发油、呋喃二萜类等。

2. 药理学研究：

（1）抗病毒作用：种子乙酸乙酯提取物具有抗体外甲型流感病毒的活性。

（2）抗肿瘤作用：本品种子蛋白质对小鼠黑色素瘤细胞（B16）的体外增值有明显抑制作用。

（3）镇痛与抗炎作用：本品种子的乙醇提取物和氯仿提取物对小鼠有显著的抗炎和镇痛作用。

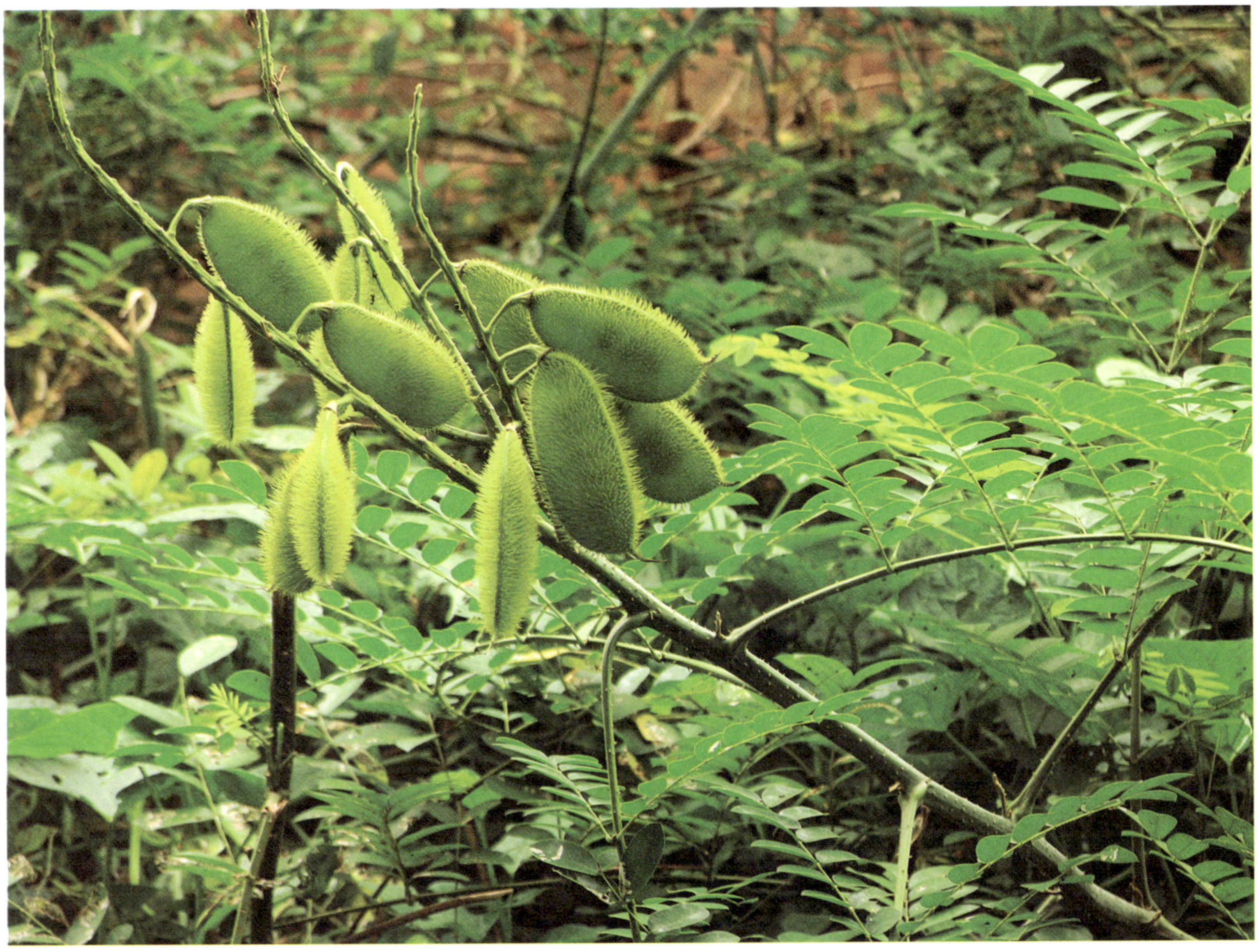

第二节　解瘴毒药

鹰 爪 花

Gocaujyiux

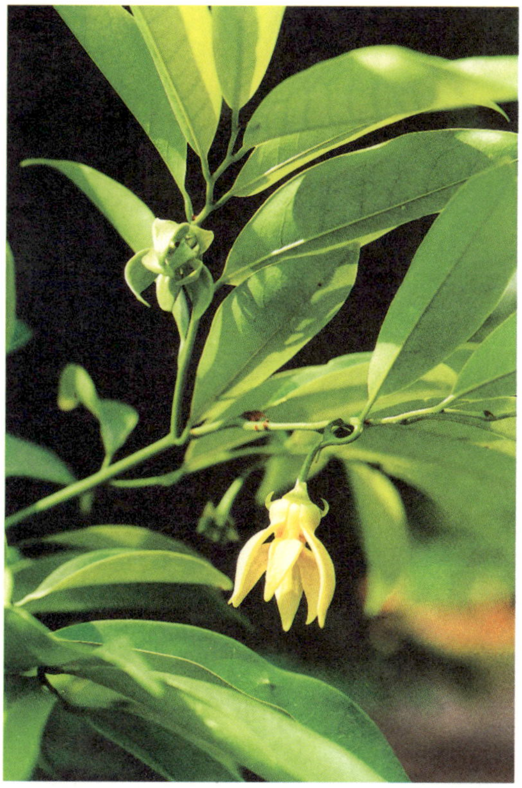

● **别　　名**　莺爪、鹰爪兰、五爪兰。

● **来　　源**　为番荔枝科鹰爪花*Artabotrys hexapetalus*（L. f.）Bhandari的果实。

● **生境分布**　广西等地有栽培，稀有野生。

● **植物形态**　攀缘灌木，无毛或近无毛，高3～4 m。叶纸质，矩圆形或宽披针形，长6～16 cm，宽2.5～6 cm，先端渐尖或急尖，基部楔形。花1～2朵，生在木质钩状的总花梗上，淡绿色至淡黄色，芳香，直径2.5～3 cm；萼片3，卵形，长约8 mm，下部合生；花瓣6，2轮，镊合状排列，外轮比内轮大，矩圆形至卵状披针形，长3～4.5 cm，宽约1 cm，近基部收缩；药隔三角形。果卵形，长2.5～4 cm，直径约2.5 cm，顶端尖，数个聚生于花托上。

● **采集加工**　果熟采收，晒干备用或鲜用。

● **性能主治**　微苦、涩，微寒。清热解毒。用于头颈淋巴结核。

● **用　　量**　15～30 g。

● **临床应用**　老鼠疮：鹰爪花（鲜）30 g，捣烂敷患处。

假 鹰 爪

Funghdaiqgaeq

● **别　　名**　鸡爪风、鸡香木。

● **来　　源**　为番荔枝科植物假鹰爪*Desmos chinensis* Lour. 的叶。

● **生境分布**　生于丘陵及海滨的疏林中或灌木间。在广西主要分布于玉林、大新等地，贵州、云南、广东等省亦有分布。

● **植物形态** 藤状灌木，枝粗糙，有灰白色凸起的皮孔。叶互生，薄革质，矩圆形或矩圆状椭圆形，长4～12 cm，宽2～4 cm，秃净，先端钝或短尖，基部浑圆，全缘，上面光亮，下面粉绿色。花黄白色，生于长2～4 cm的花柄上，与叶对生或近对生；萼片3片，卵圆形，长3～5 mm，外被小柔毛；花瓣6片，2列，外轮大于内轮，矩圆形或矩圆状披针形，长3～5 cm，宽1～1.8 cm，先端钝，外被小柔毛；雄蕊多数，楔形，药室线形，外向，花丝粗大，肉质。果实串珠状，长2～5 cm。种子圆球形，长约5 mm。花期6个月。

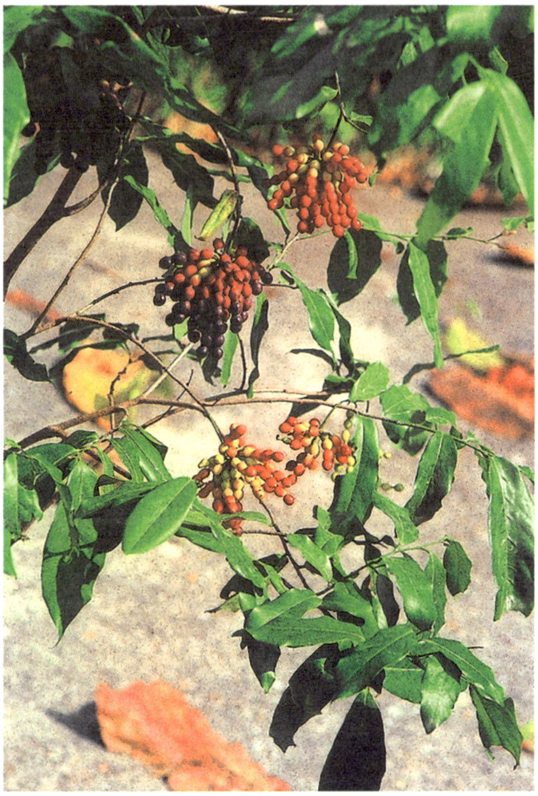

● **采集加工** 夏、秋季采收，洗净，晒干备用或鲜用。

● **性能主治** 苦、辛，温。祛风利湿，止痛，杀虫。用于风湿，骨痛，疟疾，水肿，跌打损伤，风疹，疥癣，烂脚。

● **用　　量** 15～50 g，外用适量。

● **临床应用**

1. 跌打损伤，骨痛：鲜假鹰爪叶100 g，捣烂炒至将焦，即入米酒煮沸取酒服，药渣敷伤处。

2. 胃肠胀气，消化不良，肾炎水肿，支气管炎：假鹰爪叶15 g，水煎服。

3. 下肢溃疡：假鹰爪叶50 g，徐长卿50 g，水煎，连渣每晚临睡前泡双足。

4. 鱼骨卡喉：鲜假鹰爪叶1～2张嚼烂或捣烂，含咽其汁。

● **现代研究** 化学研究：根含劳氏木瓣树醛（5,7-二羟基-6-甲基双氢黄酮）、异假鹰爪醛（5,7-二羟基-6-甲酰基-8-甲基黄酮）和4,7-二羟基-5-甲氧基-6-甲基-8-甲酰基黄烷等。

假 茶 辣

Cazlazok

● **别　　名** 鱼胆木、土茶辣。

● **来　　源** 为楝科植物灰毛浆果楝*Cipadessa cinerascena*（Pell.）Hand. -Mazz. 的根、叶。

● **生境分布** 生于河岸、路边等处的灌木林中。分布于广西、四川、贵州、云南等省区。

● **植物形态** 灌木或小乔林，小枝被茸毛。单数羽状复叶；叶柄被茸毛；小叶9～17片，对生或近对生，纸质，卵形至卵状矩圆形，长5～10 cm，宽3～5 cm，基部偏斜，先端渐尖或突尖，全缘或有齿，两面均被灰黄色柔毛，下面尤密。圆锥花序腋生，长10～15 cm，被柔毛；花淡黄色，萼5裂，外被柔毛；花瓣5片，狭矩圆形，先端略尖，外被紧贴的疏柔毛；雄蕊10枚，花丝合生成短筒；子房球形，无毛。核果球形，皮外略肉质，干后有5棱，直径约5 mm。

● **采集加工** 根全年可采，切片，晒干备用。叶于夏、秋季采，鲜用或阴干用。

● **性能主治** 辛、苦，微温。祛风化湿，行气止痛。用于风湿痹痛，跌打损伤，胃热，疟疾，痢疾，感冒，牙痛，皮肤瘙痒。

● **用　　量** 5～15 g，外用适量。

● **临床应用**

1. 风湿痹痛，痢疾，疟疾：假茶辣15 g，水煎服（孕妇忌服）。

2. 肚痛：假茶辣5 g，冰片6 g，打碎混匀，用纱布包好，敷肚脐。

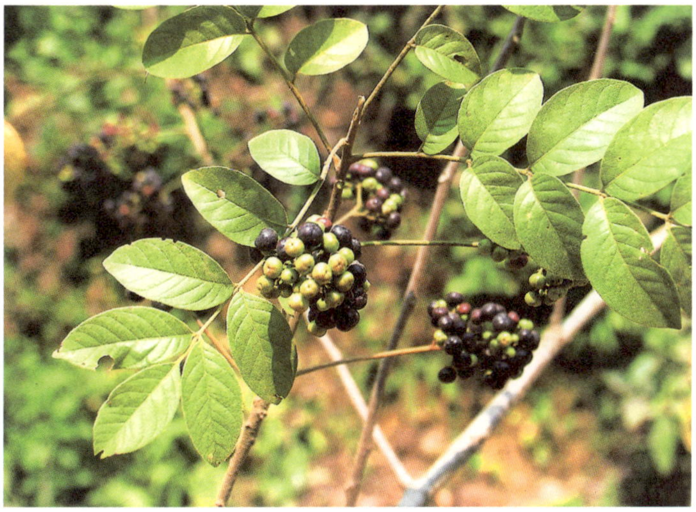

3. 伤风头痛：假茶辣10 g，山芝麻10 g，鲜银花15 g，连翘5 g，水煎服。

4. 龋齿痛：鲜假茶辣叶5 g，盐少许，共捣烂放入龋齿内。

5. 小儿皮炎，皮肤瘙痒：假茶辣30 g，苦参20 g，五倍子10 g，水煎外洗。

● **现代研究** 化学研究：叶含山柰酚-3-O-β-D-（6″-O-香豆酰）半乳吡喃糖苷、山柰酚-3-O-β-D-半乳吡喃糖苷、槲皮素-3-O-β-D-葡萄吡喃糖苷、山柰酚-3-O-β-D-（6″-O-α-L-鼠李糖基）葡萄糖苷、芦丁等。

土常山

Mbawxhoek

● **别　　名** 华山矾。

● **来　　源** 为山矾科植物华山矾*Symplocos chinensis*（Lour.）Druce. 的根和枝叶。

● **生境分布** 生于丘陵、荒坡、旷野、灌木丛中。分布于广西、江苏、安徽、湖南、湖北、四川、江西、福建、广东、云南等省区。

● **植物形态** 落叶灌木，高1～3 m。嫩枝密被柔毛。单叶互生，椭圆形、倒卵状椭圆形，长3.5～7 cm，宽2～4 cm，先端短尖，基部钝形或广楔形，叶缘具细小点齿，上面具疏毛，下面密被白茸毛；叶柄长3～5 mm，有柔毛，无托叶。圆锥花序，腋生和顶生，长4～6 cm，花梗、花柄、嫩枝均同色，并具柔毛；萼5裂，三角形，长约2 mm，宿存，密被柔毛；花冠白色，基部合生，裂片5，卵形，长约3 mm；雄蕊多数，聚成5束，每束有雄蕊10余枚，着生于花冠基部，花丝白色，花药浅黄色，2室；雌蕊1枚，花柱白色，与雄蕊相等长，子房下位，2室。核果蓝黑色，圆形，长约6 mm，直径约3.5 mm。种子圆形，多数。花期6～7月，果期10～11月。

● **采集加工** 全年可采。将根和枝叶洗净，鲜用或晒干备用。

● **性能主治** 苦，寒，有毒。清热利湿，化痰截疟。用于感冒发热，疟疾，筋骨疼痛，疮疖。

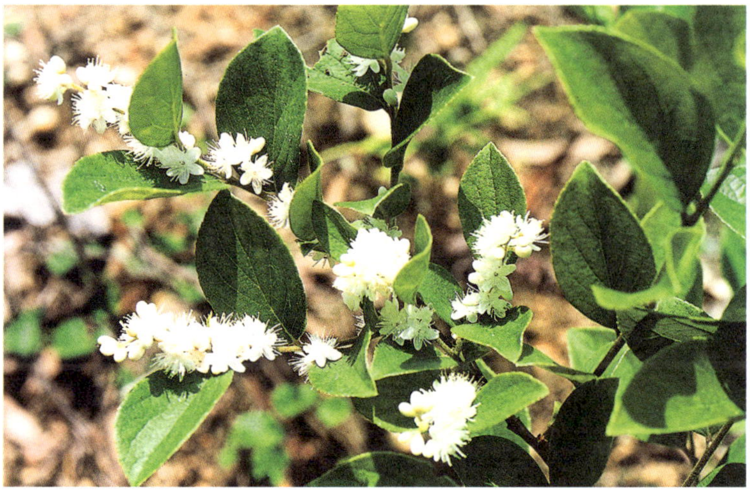

● **用　　量** 5～10 g，外用适量。

● **临床应用**

1. 疟疾：土常山根10 g，水煎服。
2. 慢性气管炎：土常山根5 g，毛冬青根5 g，猪骨100 g，水煎温服。
3. 黄病（急性黄疸型肝炎）：土常山根10 g，田基黄15 g，黄花倒水莲20 g，水煎服。
4. 外伤出血：鲜土常山叶适量，捣烂敷伤处。

青藤仔

Godepmoz

● **别　　名** 牛屎木、千里藤。

● **来　　源** 木樨科植物青藤仔*Jasminum nervosum* Lour. 的茎、叶、花。

● **生境分布** 生于海拔150～1 350 m的山坡、路边的疏林或灌木丛中湿润的地方。在广西主要分布于柳江、玉林、博白、宁明，四川、贵州等省亦有分布。

● **植物形态** 攀缘灌木，高1～5 m。小枝圆柱形，直径1～2 mm，光滑无毛或微被短柔毛。叶对生，单叶，叶片纸质，卵形、窄卵形、椭圆形或卵状披针形，长2.5～13 cm，宽0.7～6 cm，先端急尖或短渐尖，基部宽楔形、圆形或截形，稀微心形，基出脉3条或5条，两面无毛或在下面脉上疏被短柔毛；叶柄长2～10 mm，具关节。聚伞花序顶生或腋生，有花1～5朵，通常花单生于叶腋；花序梗长0.2～1.5 cm或缺；苞片线形，长0.1～1.3 cm；花梗长1～10 mm，无毛或微被短柔毛；花芳香；花萼常呈白色，无毛或微被短柔毛，裂片7～8枚，线形，长0.5～1.7 cm，果时常增大；花冠白色，高脚碟状，花冠管长1.3～2.6 cm，裂片8～10枚，披针形，长0.8～2.5 cm，宽2～5 mm，先端锐尖至渐尖。果球形或长圆形，长0.7～2 cm，直径0.5～1.3 cm，成熟时由红变黑。花期3～7月，果期4～10月。

● **采集加工** 茎叶全年可采，洗净鲜用或晒干备用。花于开时采集，阴干备用。

● **性能主治** 微苦，凉。解热毒，排脓消肿。用于疟疾，梅毒，痢疾，跌打损伤，疮疡肿毒。

● **用　　量** 10～30 g，外用适量。

● **临床应用**

1. 痢疾：青藤仔花10 g，蜜糖30 g，水煎调服。
2. 劳伤腰痛：青藤仔茎30 g，水煎米酒调服；并用青藤仔藤一条扎腰。
3. 疮疡脓肿：青藤仔鲜叶适量，捣烂外敷。
4. 疮疡溃烂：青藤仔茎叶或花适量，水煎外洗，并用茎叶碾末外敷患处。

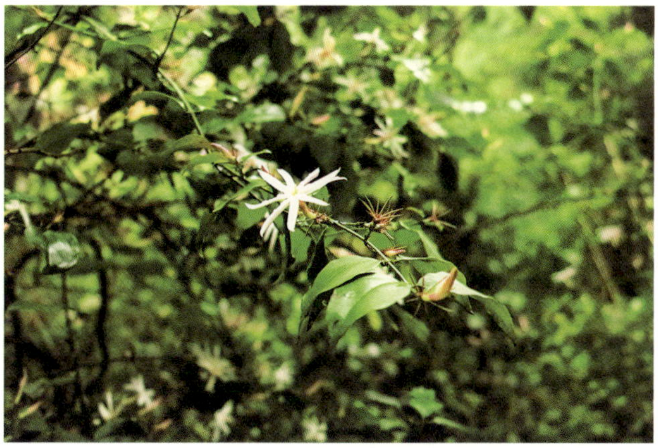

萝芙木

Meizlauxbaeg

● **别　　名** 羊屎木、鱼胆木、山马蹄、蛇根木。

● **来　　源** 为夹竹桃科植物萝芙木*Rauvolfia verticillata*（Lour.）Baill. 的茎、叶。

● **生境分布** 生于溪边、河畔、村边坡地或山腰以下疏木、灌木丛中。在广西主要分布于百色、龙州、马山、柳江等地，广东、云南、贵州等省亦有分布。

● **植物形态** 灌木，含乳状汁液，高1～3 m。树皮灰褐色，散生多数白色皮孔。叶3～4片轮生，稀对生，椭圆形或狭椭圆状披针形，长3～6 cm，宽1～3 cm，先端渐尖，基部楔形，边全缘；叶柄长0.5～1 cm。聚伞花序生于上部小枝腋间或顶生；花白色；花萼5裂，裂片三角形；花冠高脚蝶状，筒部细筒状，中部膨大，长10～18 mm，内面被短柔毛；雄蕊5，着生于花冠筒内中部，花药背着，花丝短；花盘环状；子房上位，由两个离生心皮组成。核果椭圆形，长约10 mm，直径约5 mm，初时绿色，成熟时紫黑色。花期2～10月，果期4月至翌年春。

● **采集加工** 全年采收，洗净，茎切片，鲜用或晒干备用。

● **性能主治** 苦，寒，有小毒。清解热毒，畅通气机，凉血止血。用于斑痧，伤风热，咽喉肿痛，疮疖疔肿，毒蛇咬伤，肝热上攻“巧坞”（大脑），跌打刀伤出血。

● **用　　量**　10～20 g，外用适量。

● **临床应用**

1. 肝热上攻“巧坞”：萝芙木15 g，金银花15 g，菊花15 g，夏枯草10 g，水煎服。

2. 刀伤出血：鲜萝芙木嫩叶适量，捣烂敷患处。

3. 皮肤瘙痒：萝芙木500 g，水煎洗。

4. 痧气：萝芙木叶20 g，水煎服。

● **现代研究**

1. 化学研究：根含利血平、利新胺、萝芙木碱、蛇根碱等20多种生物碱及其他成分。

2. 药理学研究：

（1）降压作用：利血平能降低血压和减慢心率，其作用非常缓慢、温和而持久。

（2）中枢作用：利血平对中枢神经系统具持久性的安定作用。

（3）体内过程：口服后部分被吸收，大部分在肠内被破坏，单剂注射的效力比口服大得多，吸收后在体内迅速被破坏，仅微量未被破坏的在尿中出现。

● **附　　注**　正气虚弱、久病体弱者忌服。

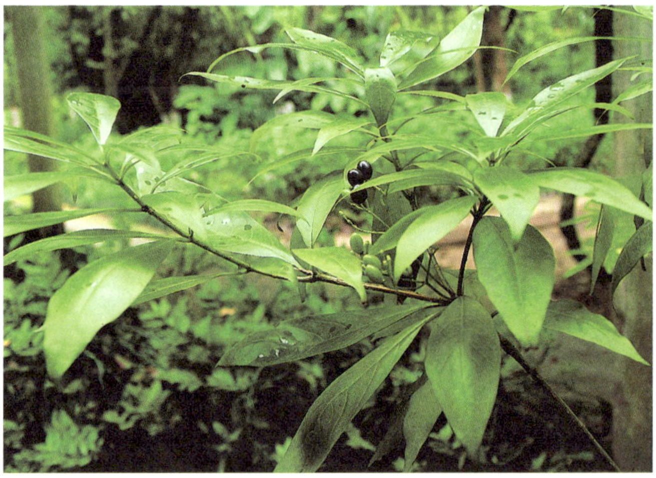

黄花蒿

Go’ngaizseij

● **别　　名**　青蒿、香青蒿、臭青蒿。

● **来　　源**　为菊科植物黄花蒿*Artemisia annua* L.的全草。

● **生境分布**　生于旷野、山坡、路边、河岸等处。分布于广西各地，我国的大部分省区亦有分布。

● **植物形态** 一年生草本，高可达1.5 m。全株具较强挥发油气味。茎直立，具纵纹，多分枝，光滑无毛。基生叶平铺地面，开花时凋谢；茎生叶互生，幼时绿色，老时黄褐色，无毛，有短柄，向上渐无柄；叶片通常为三回羽状全裂，有极小的粉末状短柔毛，上面深绿色，下面淡绿色，具细小的毛或粉状腺状斑点；叶轴两侧具窄翅；茎上部的叶向上逐渐细小呈条形。晚秋开小黄花，头状花序细小，近球形，直径约2 mm，具细软短梗，多数组成圆锥状；总苞小，球状，花全为管状花，黄色，外围为雌花，中央为两性花。瘦果椭圆形，微小，淡褐色，表面具隆起的纵条纹。花期8～10月，果期10～11月。

● **采集加工** 夏季开花前枝叶茂盛时，割取地上部分，阴干备用或鲜用。

● **性能主治** 苦、辛，寒。清热解暑，除蒸截疟，解痧瘴毒。用于暑邪，阴虚发热，骨蒸劳热，疟疾寒热，湿热黄疸，蛇伤。

● **用　　量** 6～20 g，外用适量。

● **临床应用**

1. 疟疾：鲜黄花蒿20 g，水煎服，煎沸不超过30分钟。
2. 阴虚发热，骨蒸劳热：黄花蒿20 g，水煎服。
3. 暑热发痧，胸闷腹痛：鲜黄花蒿嫩叶20 g，水煎服。
4. 痨伤咳血：黄花蒿、仙鹤草、白及、茅根各15 g，水煎服。
5. 流火（淋巴管炎）：黄花蒿、牡荆叶各20 g，威灵仙15 g，水煎服。
6. 小儿夏季热：黄花蒿、地骨皮各9 g，水煎服。
7. 小儿腹泻：黄花蒿、凤尾草、马齿苋各6 g，水煎服。
8. 小儿感冒发热：鲜黄花蒿200 g，水煎外洗。
9. 疥癣，皮肤湿痒：用鲜黄花蒿水煎洗。
10. 尿潴留：鲜黄花蒿适量，捣烂敷脐。

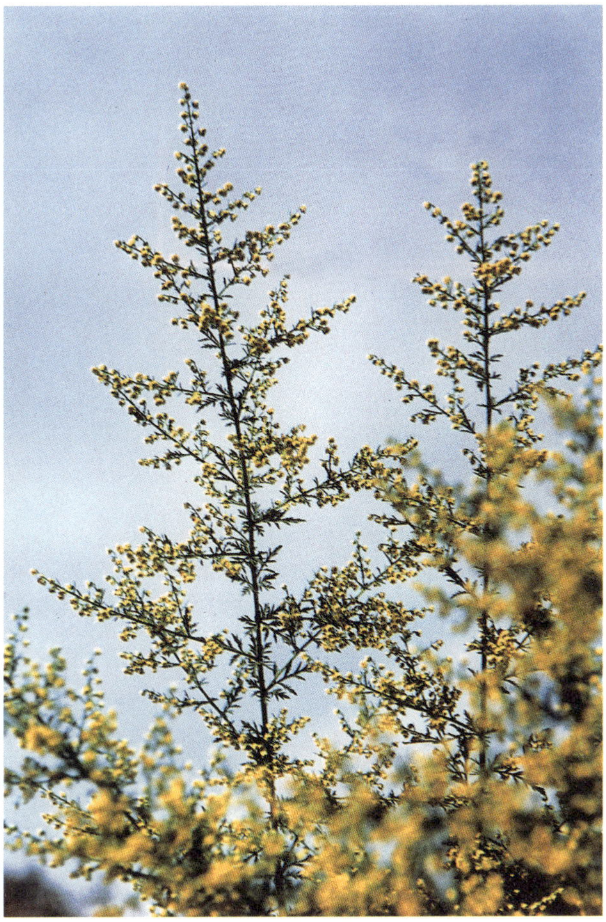

● **现代研究**

1. 化学研究：含多种倍半萜内酯，主要有青蒿酸、环氧青蒿酸甲酯、黄花蒿内酯、青蒿醇等；黄花蒿还含挥发油0.3%～2.5%，其主要成分为黄花蒿酮、异黄花蒿酮、杜松子油、丁香油、桉叶素、蛔蒿酮、异蒿酮、乙酸蒿酯、左旋樟脑、蒎烯等14种成分。油中尚含醋酸、丁酸、苯酚、莰烯、杜松油烯。此外，全草还含东莨菪苷、东莨菪素、香豆素、黄酮、豆甾醇等。

2. 药理学研究：

（1）抗疟作用：实验证明黄花蒿乙醚提取中性部分和其稀醇浸膏对鼠疟、猴疟和人疟均呈显著的抗疟作用，可使疟原虫转阴。

（2）抗肿瘤作用：青蒿素衍生物青蒿酯对人肝癌有体内、体外抗肿瘤作用。

（3）抗血吸虫作用：青蒿素及衍生物对血吸虫及

童虫有杀灭作用。

（4）对心血管系统的作用：离体兔心灌注试验表明，青蒿素可减慢心率，抑制心肌收缩力，降低冠脉流量。

（5）对免疫系统的作用：青蒿素有促进脾TS细胞增殖功能，从而起到抑制Ig G的作用。青蒿素还可以提高淋巴细胞转化，有促进机体细胞的免疫作用，并有某些抗病毒作用。

（6）抗菌、抗病毒作用：青蒿煎剂对卡他球菌、葡萄球菌、炭疽杆菌、白喉杆菌、绿脓杆菌、痢疾杆菌、结核杆菌有抑制作用，青蒿素及谷甾醇、豆甾醇有抗流感病毒等作用。

土柴胡

Caekcae

● **别　　名**　菊叶柴胡、齐头蒿、脚板蒿。

● **来　　源**　为菊科植物牡蒿*Artemisia japonica* Thunb. 的全草。

● **生境分布**　生于山坡路旁或荒地上。在广西主要分布于苍梧、藤县、岑溪、玉林、陆川、博白等地。

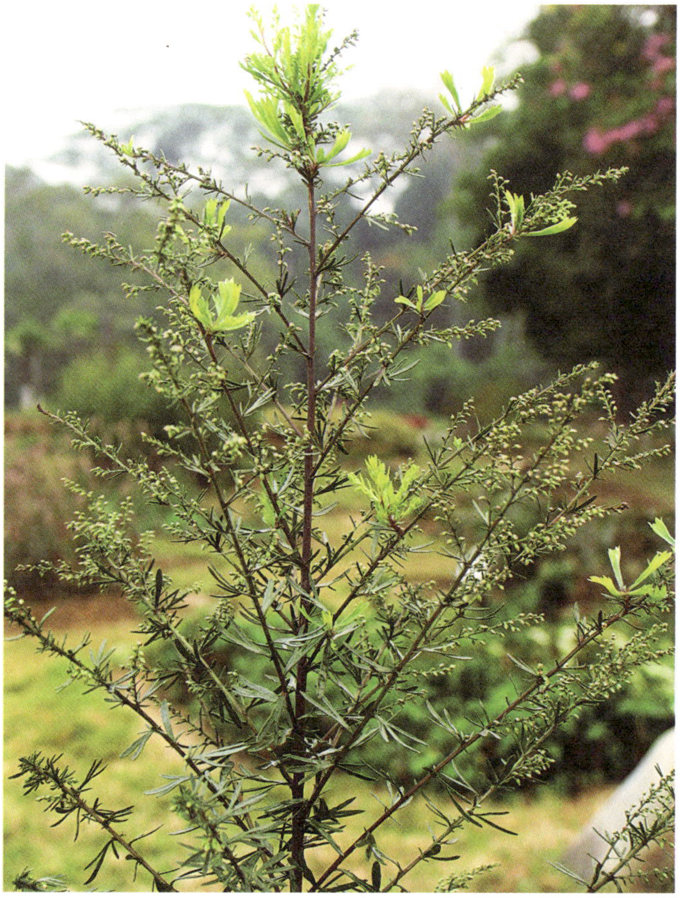

● **植物形态**　多年生草本，茎直立，高60～90 cm。叶互生；茎中部以下的叶，基部楔形，先端羽状3裂；中间裂片较宽，又羽状3裂；中部以上的叶线形，全缘；叶两面绿色，无毛。头状花序，排列成圆锥花序状，每一头状花序球形，直径约1.5 mm；总苞球形，苞片3～4层，外层苞片较小，卵形，内层苞片椭圆状，背面中央部为绿色，边缘膜质；花托球形，上生两性花及雌花，花冠均为管状；雌花位于花托之外围，花冠中央仅有雌蕊1，柱头2裂；中央为两性花，花冠先端5裂；雄蕊5，花药合生，围绕柱头四周；雌蕊1，位于中央，柱头头状。瘦果椭圆形，无毛。花期9～10月。

● **采集加工**　夏、秋间采全草，鲜用或晒干。

● **性能主治**　苦、微甘，寒。清热解毒，杀虫。用于感冒发热，痨伤咳嗽，潮热，小儿疳热，疟疾，口疮，疥癣，湿疹。

● **用　　量**　10～100 g，外用适量。

● **临床应用**

1. 疟疾寒热：土柴胡根、马鞭草各30 g，水煎服。

2. 妇人血崩：土柴胡50 g，母鸡一只，炖服。

3. 喉蛾：土柴胡鲜全草50 g，水煎服。

4. 疥疮，湿疹：土柴胡100 g，水煎洗患处。

● **现代研究**

1. 化学研究：含挥发油，成分有蒿醇、β-波旁老鹳草烯、金合欢乙酸酯、石竹烯、三环茚须芒烯等。

2. 药理学研究：全草的乙醇或丙酮的提取物有抗红色毛癣菌的作用。

金钮扣

Gonougaet

● **别　　名**　天文草。

● **来　　源**　为菊科植物金钮扣*Spilanthes paniculata* Wall. ex DC. 的全草。

● **生境分布**　生于山坡林下、河边、村边空地。分布于广西、云南、四川、广东等地。

● **植物形态**　一年生草本，高20～60 cm。茎直立或斜升，有分枝，略被毛。叶对生，有叶柄，卵状披针形，长2.5～4 cm，宽1.5～2 cm，顶端钝渐尖，基部楔形，边缘有钝锯齿或近全缘，两面被疏毛或无毛，基部脉3条。头状花序卵形，1～3个顶生，总花梗长1～5 cm或更长；总苞片2层，卵形；花托伸长，圆柱形或卵形；托片具短柄，包围小花；花异形，黄色；舌片小。瘦果倒卵形，两面扁平，边缘具睫毛；冠毛有时具2～3芒。

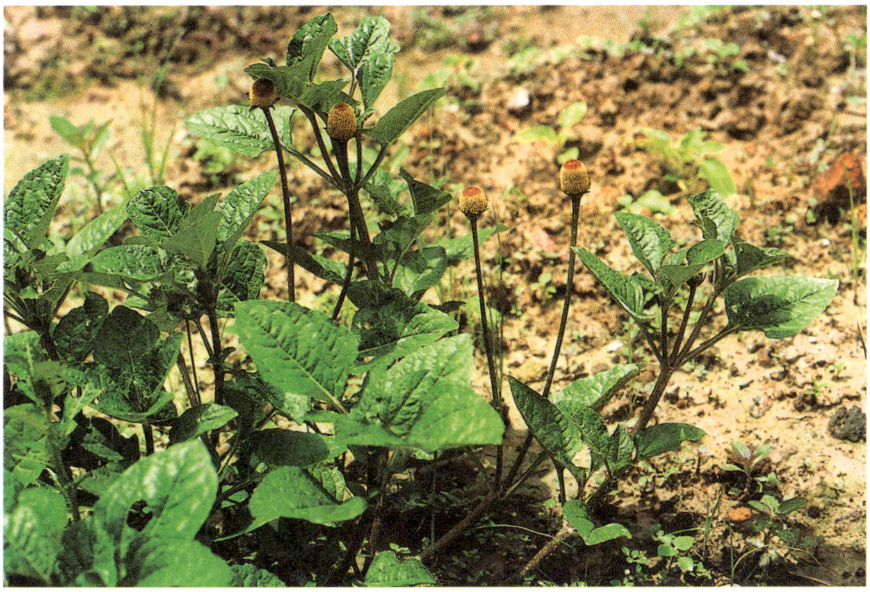

● **采集加工**　全年可采，除去杂质，晒干或鲜用。

● **性能主治**　辛，温。解毒散结，消肿止痛。用于慢性气管炎，风寒感冒，疟疾；外用治蛇伤，牙痛，疮疡肿毒。

● **用　　量** 3～50 g，外用适量。

● **临床应用**

1. 慢性气管炎：金钮扣10 g，红糖适量，水煎服。

2. 骨折复位：鲜金钮扣适量，捣烂外敷30分钟后复位。

3. 疮疖未成脓：鲜金钮扣50 g，捣烂外敷。

4. 毒蛇咬伤：鲜金钮扣叶100 g，捣烂敷伤口周围。

5. 疟疾：鲜金钮扣花50 g，水煎服。

6. 感冒风寒：金钮扣50 g，水煎服。

● **现代研究** 化学研究：全草含α-香树脂醇、β-香树脂醇，另报告还含蜂花醇、豆甾醇、谷甾醇及其葡萄糖苷、硬脂酸、棕榈酸、三十四烷酸及10余种氨基酸和对美洲蠊有杀虫活性的天文草酰胺等。

夜香牛

Nyafaetlang

● **别　　名** 小气菜。

● **来　　源** 为菊科植物夜香牛*Vernonia cinerea*（L.）Less. 的全草。

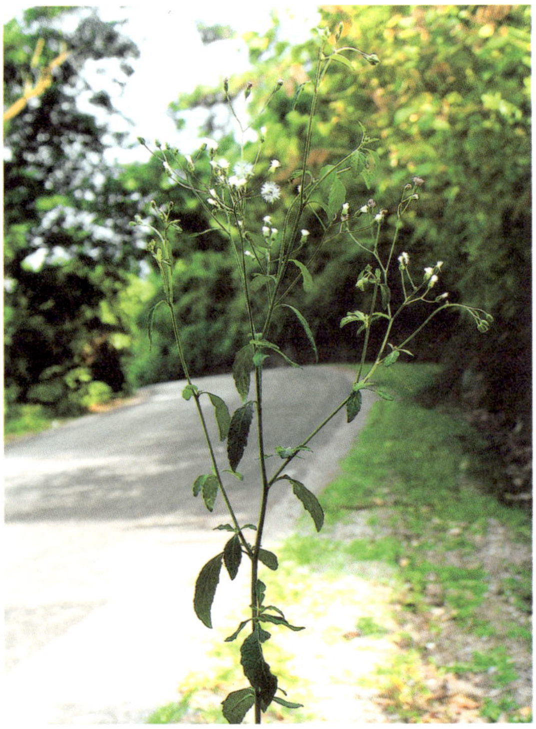

● **生境分布** 生于山坡、旷野、田边、路旁。分布于广西、福建、广东、江西、台湾、湖南、云南、四川等地。

● **植物形态** 一年生草本，高20～80 cm。茎直立，有纵条纹，被伏贴短微毛。叶互生，条形、披针形或菱形，长2～7 cm，宽0.5～2.5 cm，顶端钝或短渐尖，基部渐狭成楔形，边缘有浅齿，少有近全缘，两面有伏贴短毛，侧脉3～4对；叶柄短。头状花序15～20个（或更多），在枝端排成疏伞房状；总苞钟状，直径5～6 mm，总苞片3层，条状披针形，锐尖，常带紫色，外面有伏贴短微毛；花筒状，淡红紫色，长度是总苞片的2倍。瘦果圆柱形，有微毛；冠毛白色，2层，外层极短。

● **采集加工** 夏、秋间采收全草，洗净鲜用或晒干备用。

● **性能主治** 苦、微甘，凉。清热解毒，疏风除湿。用于外感发热，黄病（急性黄疸型肝炎），湿热腹泻，疮疮肿毒，蛇咬伤。

● **用　　量**　10～20 g，外用适量。

● **临床应用**

1. 黄病（急性黄疸型肝炎）：夜香牛20 g，半边莲15 g，田基黄20 g，马鞭草20 g，水煎当茶饮。

2. 屙痢：夜香牛15 g，草鞭根、茅莓、九龙盘各10 g，地桃花6 g，水煎服。

3. 疮疖肿毒：鲜夜香牛50 g，鲜蒲公英50 g，捣烂敷患处。

● **现代研究**

1. 化学研究：含黄酮苷、酚类、氨基酸等。

2. 药理学研究：种子可做驱虫剂。叶有弱抗菌作用。

三对节

Samjdouq

● **别　　名**　三多。

● **来　　源**　为马鞭草科植物三对节*Clerodendrum serratum*（L.）Moon 的根、叶。

● **生境分布**　生于山野疏林中。分布于广西、贵州、云南等地。

● **植物形态**　常绿灌木，高2～4 m。根灰褐色。茎表面有白色皮孔，节膨大。3叶轮生，叶片倒披针形或椭圆形，长16～25 cm，宽7～10 cm，先端长尖，基部渐狭，下延，边缘有锯齿，上面散生短柔毛，圆锥花序顶生，花序梗密被紫色绒毛；苞片大，紫红色；萼钟状，先端截形，结果时宿存；花冠筒通常细长，圆筒状，边缘开展，具有近整齐或不整齐的5裂片；雄蕊4枚，着生在花冠筒上，伸出花冠筒外；花柱伸出，顶端2裂。果实为浆果状核果。

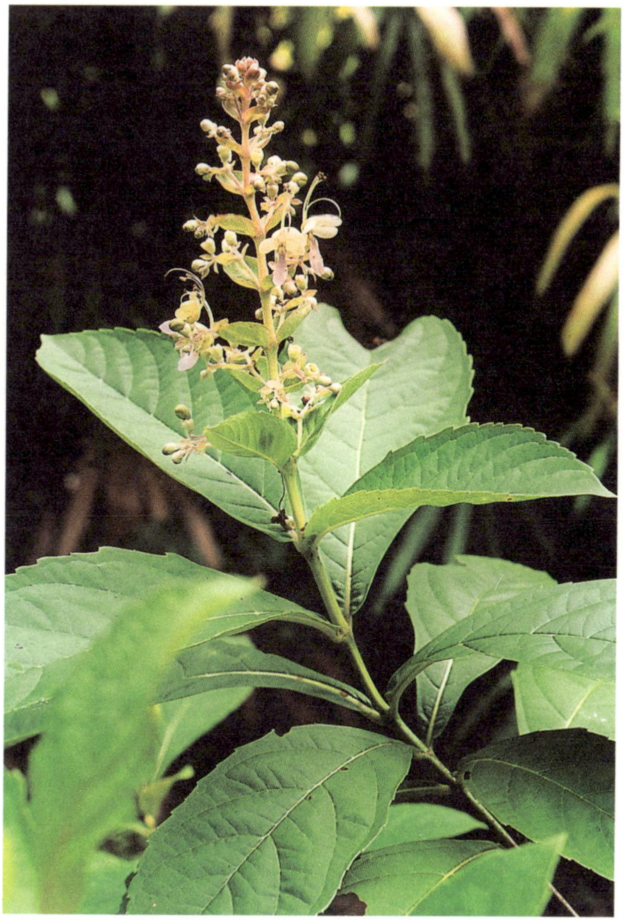

● **采集加工**　全年可采，鲜用或晒干备用。

● **性能主治**　苦、辛，凉。清热利湿，散瘀止痛，截疟。用于湿热下痢，疟疾，骨折，跌打损伤，风湿疼痛。

● **用　　量**　10～50 g，外用适量。

● **临床应用**

1. 湿热下痢：鲜三对节茎叶20 g，水煎冲红糖服。

2. 疟疾：三对节根或叶30 g，胡椒、草果各5 g，水煎服。

3. 跌打疼痛：鲜三对节50 g，捣烂外敷伤处。

4. 跌打瘀肿：鲜三对节200 g，捣烂酒炒外敷伤处。

5. 黄水疮：鲜三对节叶适量，水煎外洗。

● **现代研究**

1. 化学研究：皮含皂苷，苷元主要为三种三萜酸，即齐墩果酸、栎焦油酸和三对节酸。根皮中的抗过敏成分是溶于水而不溶于乙醇的多元醇物质。根皮中含多量甘露醇。

2. 药理学研究：水提取物有阻断组织胺对豚鼠回肠及气管的收缩作用，但无阻断乙酰胆碱和氯化钡的作用。静脉注射于狗可部分阻断组织胺引起的血压反应，但对乙酰胆碱及肾上腺素引起的血压变化则无阻断作用。乙醇及氯仿提取物没有这种阻断作用，冷水提取液的乙醇沉淀物作用最强。

香　茅

Razsoh

● **别　　名**　柠檬茅、香巴茅、大风茅。

● **来　　源**　为禾本科植物香茅*Cymbopogon citratus*（DC.）Stapf. 的全草。

● **生境分布**　栽于高温多雨、阳光充足、排水良好的肥沃质壤土上。分布于广西各地，浙江、福建、广东、台湾、四川、云南等省亦有分布。

● **植物形态**　多年生草本，有柠檬香气。秆粗壮，高达2 m，节常有蜡粉。叶片宽条形，长30～90 cm，宽5～15 cm，叶鞘光滑；叶舌厚，鳞片状，顶端渐尖。夏、秋季开花，圆锥花序疏散，由多节而成对的总状花序组成，分枝，基部尖短，其分枝细弱而下倾成萼弓，第一回分枝有1～5节，第二回和第三回分枝有2～3节而单纯。总状花序有4个节，穗承轴节间生有长柔毛，每对总状花序承托似舟形、鞘状的总苞；小穗无芒，无柄小穗两性，有柄小穗呈铅紫色。花果期在夏季，一般少见开花。

● **采集加工**　全年可采，洗净，鲜用或晒干备用。

● **性能主治**　辛，温。祛风除湿，消肿止痛，通龙路、火路。用于风湿疼痛，头痛，胃痛，腹泻，月经不调，产后水肿，跌打肿痛。

● **用　　量**　9～30 g，外用适量。

● **临床应用**

1. 风寒头痛，咳嗽，跌打损伤，关节疼痛：香茅15 g，水煎服。

2. 风湿肿痛，感冒发热：鲜香茅20 g，水煎服。

3. 腹痛，蚊虫叮咬：香茅提取挥发油，涂患处。

4. 腹痛，腹泻，月经不调，产后水肿：香茅15 g，水煎服。

5. 全身疼痛：香茅500 g，水煎洗澡。

现代研究

1. 化学研究：全草含挥发油（香茅油），油中主要成分为柠檬醛70%～80%及香叶烯约20%，并含有香茅醛、牛儿醇、左旋龙脑、8-对薄荷二烯-5-醇及胰岛素样物质。

2. 药理及毒理学研究：

（1）香茅的挥发油有抗真菌（如委内瑞拉链丝菌等）作用。

（2）香茅叶、根中所得胰岛素样物质的胰岛素效价为：口服1 g相当440单位，皮下注射相当880单位。

（3）其他作用：给大鼠静脉注射香茅液煎剂，剂量为1 ml/kg、2 ml/kg、3 ml/kg，结果可见一过性降压作用；给大鼠口服10%、20%香茅液煎剂，25 ml/kg，显示有微弱利尿作用。

（4）毒性：实验证明香茅叶无毒、无致畸、无致突变作用。

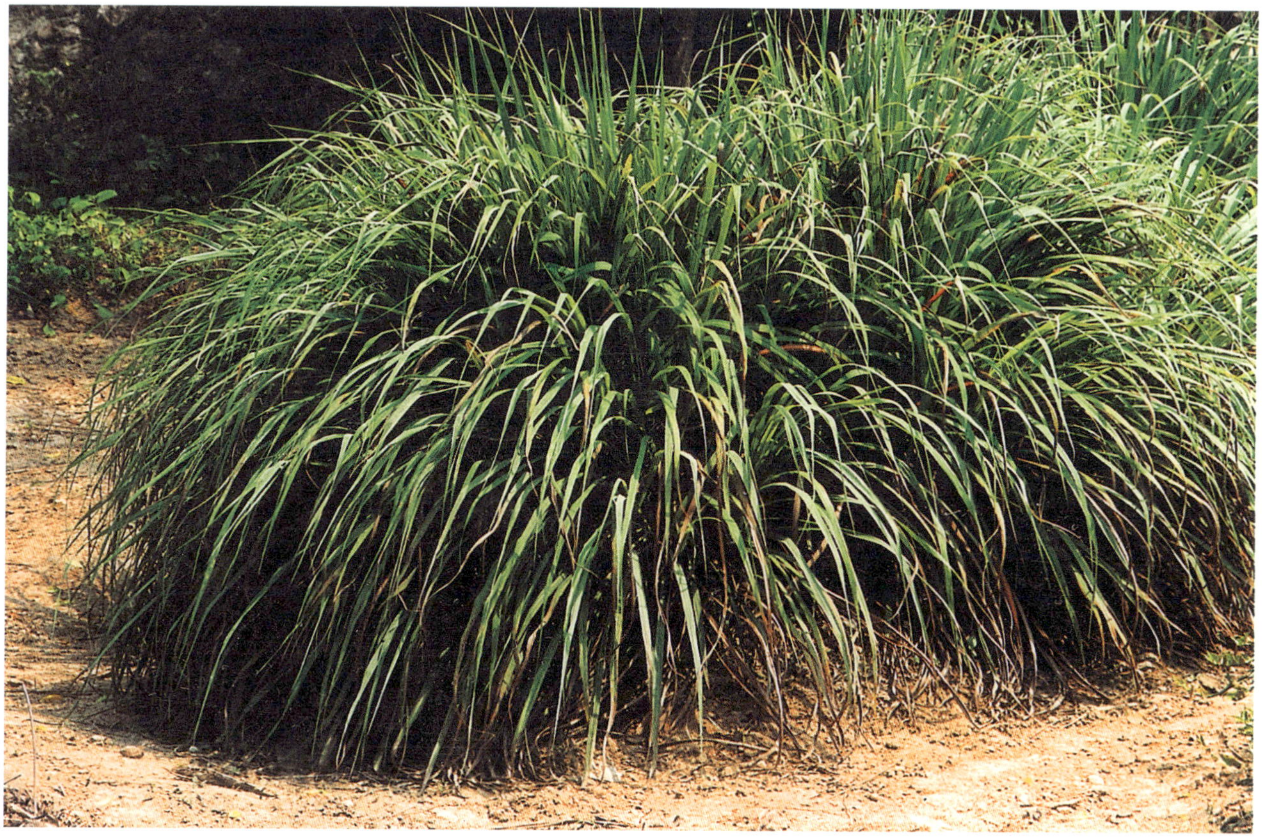

第三节　解风毒药

五味藤

Gogukcaengx

● **别　　名**　丢了棒、血皮藤、龙藤、五马巡城、蝉翼木。

● **来　　源**　为远志科植物蝉翼藤*Securidaca inappendiculata* Hassk. 的全株。

● **生境分布**　生于海拔500～1 100 m的山坡密林中或山谷杂木中。分布于广西、广东、海南、云南等地。

● **植物形态**　攀缘灌木，嫩枝褐色，稍弯曲，有柔毛。根丛生，横走长3～5 m，表面灰白色或土黄色，有瘤状突起，断面皮部厚，木心淡黄色，有多数细孔，可通气。叶互生，幼时叶脉紫红色，椭圆形或矩圆形，先端急尖，基部近圆形，叶面有疏短毛，背面被伏贴短柔毛。夏季开花，圆锥花序，顶生或腋生，被短柔毛。花玫瑰红色。果扁球形，先端有长翅，状似蝉翼。

● **采集加工**　全年可采，洗净切片，鲜用或晒干备用。

● **性能主治**　辛、苦，微寒。活血散瘀，消肿止痛，清热利尿。用于风湿，跌打损伤，急性肠胃炎。

● **用　　量**　5～15 g，外用适量。

● **临床应用**

1. 跌打损伤：五味藤根适量，浸酒外搽；或用根粉调酒外涂。

2. 风湿骨痛：五味藤根15 g，水煎服；或碾末5 g，开水送服。

3. 急性胃肠炎：五味藤嫩叶、番石榴嫩叶、稔果嫩叶各15 g，水煎服。

● **现代研究**

1. 化学研究：根皮含皂苷、内酯、三萜酸、葡萄糖、乳糖岩、藻糖、酚等。近年对其藤茎的乙醇提取物进行分离研究得8个化合物，分别是蝉翼藤萜酸苷、古柯邻二酸、香豆酸、对甲基肉桂酸乙酸、尿嘧啶核苷、β–谷甾醇、胡萝卜苷、齐墩果酸。

2.药理学研究：蝉翼藤煎剂（浓度为0.15～1.5 mg/50 ml）与乙型肝炎病毒表面抗原接触4小时，用反相被动血凝抑制试验表明对乙型肝炎病毒表面抗原有抑制作用。

● **附　　注**　孕妇忌服。

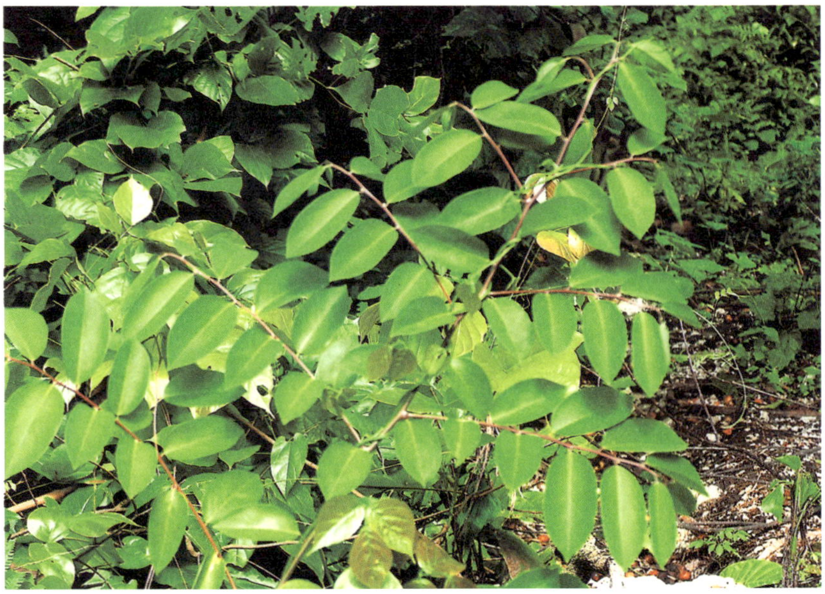

石南藤

Gaeubienglou

● **别　　名**　大麻散、落地金钱、酒饼藤、爬岩香。

● **来　　源**　为胡椒科植物石南藤*Piper wallichii*（Miq.）Hand. -Mazz. 的全草。

● **生境分布**　生于较阴湿处，攀缘于树上或岩石上。分布于广西、四川、贵州、湖南、湖北等省区。

● **植物形态**　攀缘木质藤本，呈圆柱形，长达数米，有节，被毛或脱落变光滑无毛，搓之有香气，着地生不定根。单叶互生，革质；叶柄长短不等；叶片椭圆形或狭椭圆形至卵形，长7～11 cm，宽3.5～5.5 cm，顶端渐尖或骤尖，基部圆楔形，两侧近相等，全缘，上面无毛，有光泽，叶脉不明显，下面被毛，叶脉5～7条，显著。花单性，雄雌异株；穗状花序与叶对生，长4～7.5 cm，下垂；总花梗比叶柄长；花甚小，密集；苞片盾状，光滑；雄蕊2枚。浆果圆球形，无柄，离生，黄褐色。花期5～6月，果期7～8月。

● **采集加工**　夏、秋季割取带叶茎枝，晒干备用。

● **性能主治**　辛，温。祛风湿，强腰膝，止痛，止咳。用于风湿痹痛，扭挫伤，腰膝无力，痛经，风寒感冒，咳嗽气喘。

● **用　　量**　5～15 g，外用适量。

● **临床应用**

1. 扭挫伤：石南藤、南五味子根、羊耳菊、连钱草、酢浆草、水泽兰各适量，捣烂外敷患处。

2. 风湿寒痛：石南藤5 g，威灵仙10 g，大钻10 g，小钻10 g，水煎冲酒服。

3. 小儿腹泻：石南藤适量，烧炭碾末，每次3 g，开水送服。

4. 阳痿：石南藤15 g，千斤藤20 g，水煎服。

● **现代研究**

1. 化学研究：含生物碱、酚类、氨基酸、还原糖、黄酮苷类、挥发油（0.71%）等成分。

2. 药理学研究：全株有抗钩端螺旋体作用。

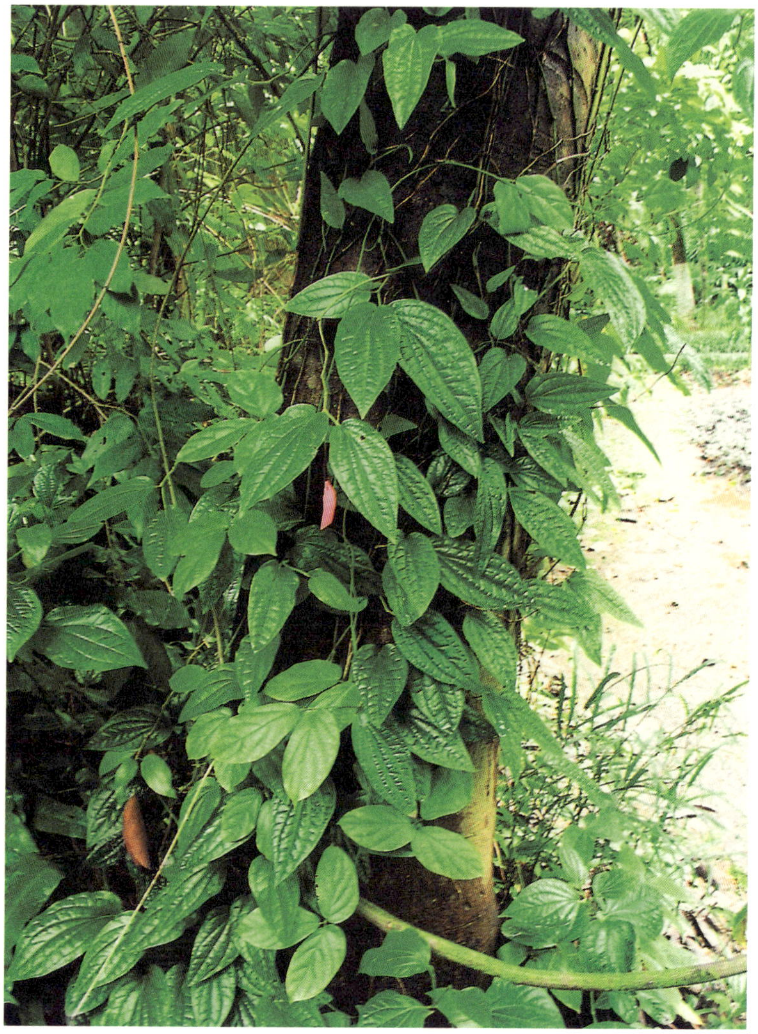

大血藤

Gaeubengzlaz

● **别　　名**　红藤、活血藤、槟榔钻。

● **来　　源**　为大血藤科植物大血藤*Sargentodoxa cuneata*（Oliv.）Rehd. et Wils. 的藤茎。

● **生境分布**　生于山坡疏林及沟谷的灌木丛中。在广西主要分布于金秀、恭城等地，河北、河南、陕西等省，以及长江流域等省亦有分布。

● **植物形态**　落叶攀缘灌木，高可达10 m。茎圆柱形，表面褐色，有纵沟纹和瘤点，鲜茎砍断有红色的液汁渗出，断面有放射状花纹。叶互生，三出复叶，有长柄；中央小叶有柄，无毛，叶片菱状卵形至椭圆形，长7～12 cm，宽3～7 cm，两侧小叶几无柄，比中央小叶大，斜卵形，顶端尖，基部两侧不对称，全缘。总状花序腋生，下垂；花单形，雌雄异株茎，萼叶与花瓣均6片，绿黄色，有香气；雄蕊6枚，心皮多数，螺旋状排列于球形的花托上，离生。浆果近卵圆形，蓝黑色，有光泽。花期5月，果期9～10月。

● **采集加工**　8～10月或冬季落叶后采收，除去叶片，切段或切片，晒干备用。

● **性能主治**　苦，平。清热解毒，祛风活血。用于风湿痹痛，跌打肿痛，肠痈腹痛，闭经痛经。

● **用　　量**　10～50 g，外用适量。

● **临床应用**

1. 风湿性关节炎：大血藤、透骨香、香樟根各50 g，水煎服。

2. 风湿筋骨疼痛，闭经腹痛：大血藤30 g，水煎服。

3. 瘤型麻风结节反应：大血藤适量碾末，每次服3 g；或用红藤根500 g，白酒5 000 ml浸泡10天，每次服10 ml。

4. 灼伤：大血藤、金樱根各500 g，水煎成500 ml，湿敷创面。

5. 慢性盆腔炎：大血藤30 g，败酱草15 g，蒲公英15 g，紫地丁15 g，鸭跖草15 g，水煎服。

6. 胆道蛔虫病：大血藤50 g，加黄酒200 ml，煎至约60 ml即可服用。小儿量酌减。

7. 肠胃炎腹痛：大血藤10 g，水煎服。

● **现代研究**

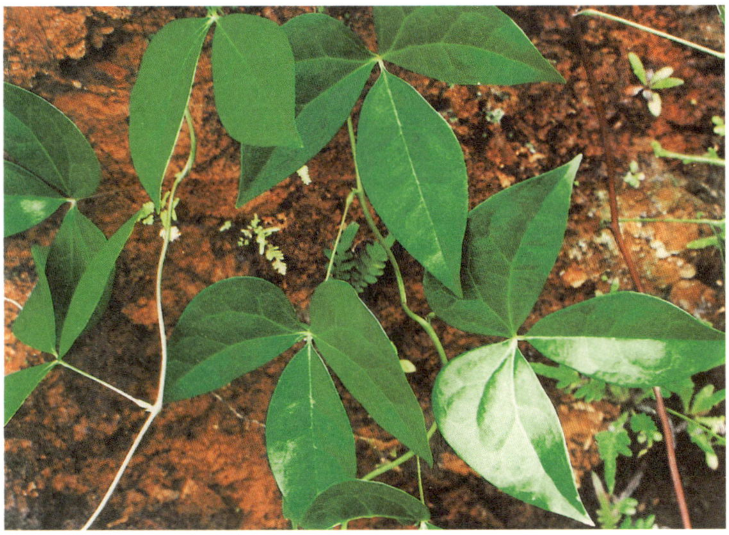

1. 化学研究：茎含鞣质约7%，从茎藤中分离到大黄素、大黄素甲醚、胡萝卜苷、鹅掌楸苷、右旋二氢愈创木脂酚、β-谷甾醇、硬脂酸、鞣质等，并从水溶性部分中分离到毛柳苷。另据报道，又含儿茶素、大血藤素、异大血藤素。

2. 药理学研究：

（1）对心血管系统的作用：大血藤浓度为0.5%时，对蟾蜍离体心脏有轻度抑制作用；大血藤水溶性提取物能使模型动物心肌梗死范围明显缩小；大血藤水提取物对猫有一过性降压作用。

（2）对肠平滑肌的作用：浓度为1%及5%的大血藤水提醇沉液对小鼠肠段有明显的抑制作用；小鼠肠蠕动试验表明，5～10 g/kg大血藤水提液能显著抑制小鼠肠蠕动速度。

（3）抑菌作用：用平碟法试验，25%的大血藤煎剂对金黄色葡萄球菌、乙型链球菌有极敏感的抑菌作用，对大肠杆菌、绿脓杆菌、甲型链球菌、卡他球菌、白色葡萄球菌亦有一定的抑制作用。

（4）抗缺氧作用：大血藤水提醇沉液（2 g/kg）给小鼠腹腔注射，能明显提高小鼠耐缺氧能力。

（5）抑制血小板聚集和抗血栓形成：大血藤水提取物体外、体内给药均抑制血小板聚集并有促进血小板解聚的作用。

（6）抗自由基作用：用黄嘌呤–黄嘌呤氧化酶–鲁米诺化学发光体系，以化学发光测量启发港强度，观察抗自由基的效果。大血藤多糖测定结果，其IC_{50}为0.75 μg/ml，表明其抑制发光的效果很好。

木防己

Gaeuheuj

● 别　　名　青木香、青藤香、青藤。

● 来　　源　为防己科植物木防己*Cocculus orbiculatus*（L.）DC. 的全株。

● 生境分布　生于丘陵、山坡低地、路旁，缠绕于灌木或草丛中。在广西主要分布于横县、邕宁、武鸣、扶绥、宁明、龙州、乐业、隆林、天峨、来宾、贺州等地，我国大部分省区亦有分布。

● 植物形态　缠绕性落叶木质藤本，高可达3 m。根圆柱形，粗而长，表面灰棕色至棕黑色。有明显的纵沟，质坚硬。叶互生，有短柄；叶片宽卵形或卵状长椭圆形，长4～9 cm，宽2.5～6 cm，顶端急尖，圆钝或微缺，基部略为心形或截形，全缘或呈微波状，两背密被细柔毛，中脉明显，侧脉1～2对。花单性，雄雌异株；夏季开淡黄色小花，圆锥聚伞花序腋生，萼片6，2轮；花瓣6，2轮，较花萼小，顶端2裂；雄蕊6，心皮6。核果近球形，秋季成熟，蓝黑色，有白粉。花期5～6月，果期7～9月。

● 采集加工　全年采收，洗净，切片，晒干备用。

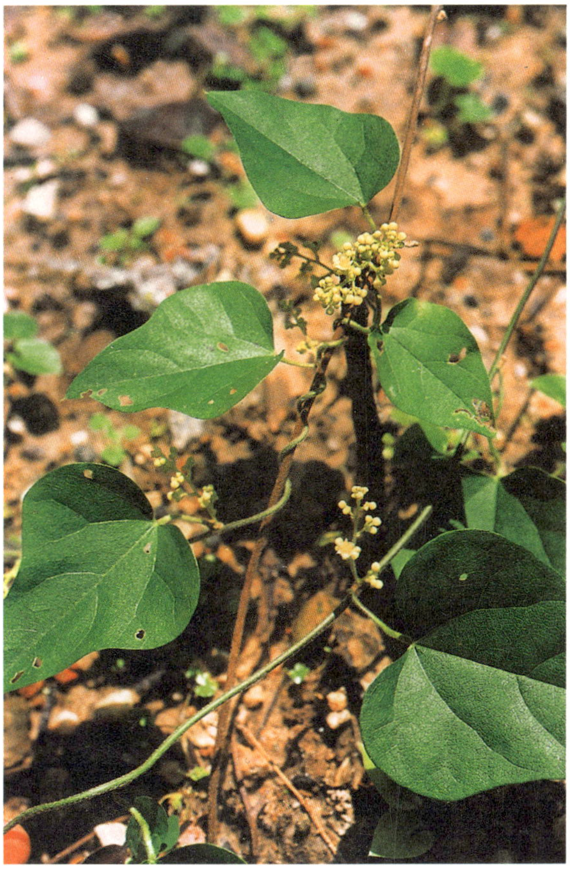

● **性能主治** 苦、辛，寒。祛风解毒，利湿消肿，利尿降压。用于风湿痛，肋间神经痛，急性肾炎，风湿性心脏病，尿路感染，高血压，咽喉肿痛，水肿，毒蛇咬伤，痈疮肿毒。

● **用　　量** 6～20 g。

● **临床应用**

1. 风湿痹痛：木防己10 g，威灵仙12 g，木瓜10 g，羌活10 g，独活10 g，炮甲10 g，鸡血藤15 g，甘草10 g，水煎服。

2. 白喉：木防己适量，磨醋，含漱出涎。

3. 小便淋涩：木防己、防风、葵子各15 g，水煎服。

4. 风湿性心脏病心衰：木防己15 g，枳壳10 g，桂枝6 g，红参6 g，生石膏25 g，益母草15 g，水煎服。

5. 水肿：木防己、黄芪、茯苓各9 g，桂枝6 g，甘草3 g，水煎服。

● **现代研究**

1. 化学研究：根含木兰花碱（约0.4%）、木防己碱、异木防己碱、高木防己碱、木防己胺、去甲毛木防己碱、表千金藤碱、木防己新碱等多种生物碱及其他成分。

2. 药理及毒理学研究：

（1）木防己碱对发热的家兔有解热作用。

（2）木防己碱小剂量能兴奋小肠、子宫，大量则使之麻痹。

（3）木防己碱能使家兔血压暂时下降，使大蛙的瞳孔缩小，使蛙、兔呼吸麻痹，只在大量时才使兔心脏麻痹。

（4）有麻痹呼吸中枢和骨骼肌作用，主要中毒症状为呼吸抑制。

黄　荆

Go’ndukma（faenxmaenzhen）

● **别　　名** 蚊子柴、黄荆子、布荆、荆条。

● **来　　源** 为马鞭草科植物黄荆*Vitex negundo* L. 的全株。

● **生境分布** 生于向阳的山坡、路旁、溪边及树林小灌木丛中。分布于广西各地，长江流域及南部其他省亦有分布。

● **植物形态** 落叶灌木或小乔木，高2～5 m，有香气。根黄白色。树皮灰褐色，小枝四棱形，灰白色，密被柔毛。掌状复叶对生，具长柄；小叶5片，间有3片，椭圆状卵形，长3～10 cm，宽1～3.5 cm，中央3个小叶片较大，有较长小叶柄，两侧的较小而无柄，顶端渐尖，基部楔形，全缘或每侧有2～5浅锯齿，上面淡绿色，下面灰白色，密被短柔毛。夏季开淡紫色小花，总状花序顶生，组成顶生圆锥花序；雄蕊4枚；花萼钟形，花冠二唇形，5齿裂，被毛，雄蕊伸出花冠管外。果球形，秋季成熟，褐色，基部有宿萼。花期4～6

月，果期7～10月。

采集加工 四季可采，夏、秋季采收较好，将根、茎洗净，切段，晒干备用或鲜用。

性能主治 苦、微辛，平。疏风清热，止咳化痰，截疟。用于风湿，感冒，疟疾，胃痛，水肿，支气管炎。

用　　量 10～20 g，外用适量。

临床应用

1. 风湿性关节炎：黄荆根20 g，水煎服；或黄荆叶、桂枝、牛膝、桑寄生、防风、水菖蒲、宽筋藤各20 g，水煎洗。
2. 流感，感冒：黄荆叶10 g，水煎服。
3. 慢性支气管炎：鲜黄荆根20 g，红糖适量，水煎服。
4. 急性肠炎：鲜黄荆叶20 g，水煎服。
5. 头风痛：鲜黄荆叶适量，捣烂外敷太阳穴。
6. 毒蛇咬伤：鲜黄荆嫩叶适量，捣烂敷伤口周围。
7. 脚癣：黄荆叶适量，捣烂敷患处。
8. 疟疾：黄荆根20 g，水煎服。
9. 胃溃疡，慢性胃炎：黄荆根20 g，红糖适量，水煎服。

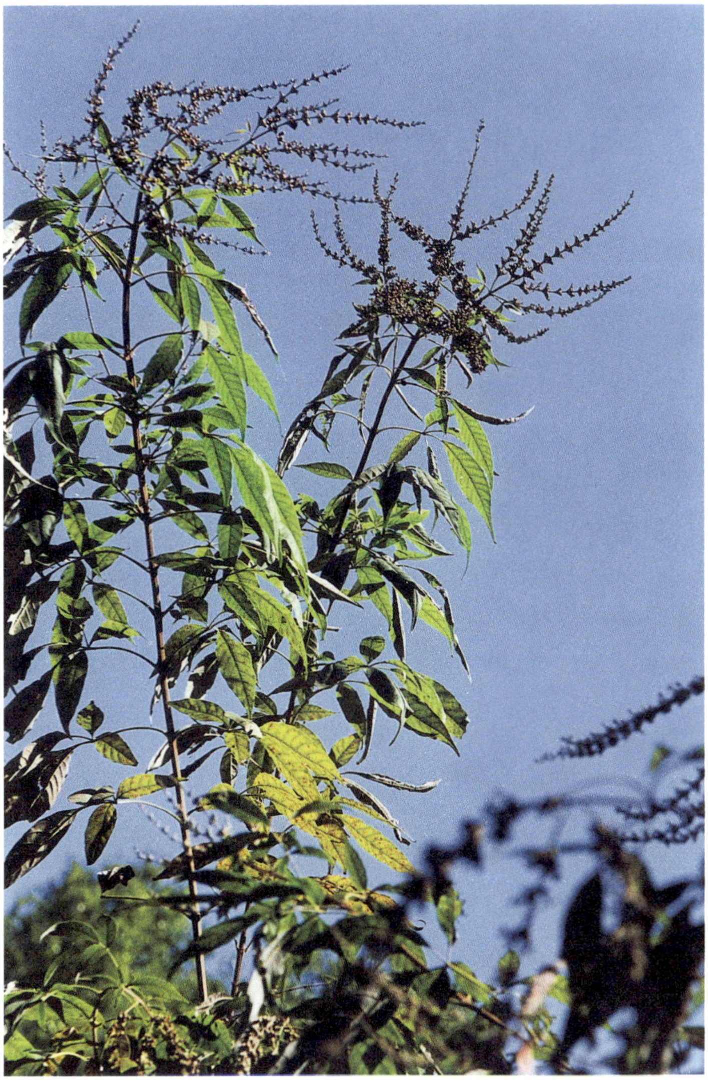

现代研究

1. 化学研究：根显黄酮、强心苷、生物碱、氨基酸、中性树脂的反应，还含挥发油、冬青油烯、牡荆碱。叶含紫花牡丹素、木犀草素-7-葡萄糖苷、四羟基-甲氧基黄酮-α-D-葡萄糖苷、牡荆定碱及维生素C等。

2. 药理学研究：

（1）黄荆根水煎剂对小白鼠有镇咳作用。

（2）黄荆根的醚提取物经小白鼠试验有一定的祛痰作用。

（3）黄荆根煎剂有扩张豚鼠支气管平滑肌的作用，黄荆根所含的黄酮苷有平喘作用。

（4）黄荆根煎剂对金黄色葡萄球菌和卡他球菌均有抑制作用。煎熬时间长的抑菌作用更佳。

（5）黄荆叶对大鼠甲醛性关节炎有抗炎作用。

绣花针

Gocaemhseuj

● **别　　名**　伏牛花、千口针、针上叶、鸟不踏。

● **来　　源**　为茜草科植物虎刺木*Damnacanthus indicus* Gaertn. f. 的根。

● **生境分布**　生于阴山坡竹林下和溪谷两旁的灌木丛中。喜较肥沃的沙质或黏质土壤。在广西主要分布于灵川、桂林、阳朔、平乐等地，长江以南其他地区亦有分布。

● **植物形态**　常绿有小刺灌木，高50～70 cm。根坚硬，有时缢缩成串珠状，外皮灰褐色。枝条细，灰白色，分枝多，弯曲，节明显，有直刺，长1～2 cm，常对生于叶柄间，黄绿色，小枝有灰黑色细毛。叶对生，卵形或阔椭圆形，长1～2.5 cm，顶端凸尖，基部圆形，表面光泽，革质，全缘；几无柄。初夏开花，花1～2朵腋生及顶生；花小，白色，裂片4；雄蕊4枚；雌蕊1枚。核果近球形，熟时红色。果期11～12月。

● **采集加工**　全年可采，洗净，晒干备用。

● **性能主治**　苦、甘，平。祛风利湿，活血消肿，止痛，止咳。用于肝炎，肺结核，腰痛，风湿骨痛，跌打损伤。

● **用　　量**　9～50 g，外用适量。

● **临床应用**

1. 黄疸型肝炎：绣花针50 g，茵陈15 g，水煎服。
2. 肝脾肿大：绣花针50 g，甘蔗根20 g，水煎服。
3. 肺痈：绣花针50 g，猪肺炖汤，以汤煎药服。
4. 痰饮咳嗽：绣花针50 g，水煎服。
5. 风湿关节痛，跌打损伤：绣花针50 g，水煎服或浸酒内服、外搽。
6. 脾虚浮肿：绣花针50 g，毛天仙果100 g，陈皮9 g，水煎服。
7. 月经不调，痛经：绣花针25 g，水煎服。

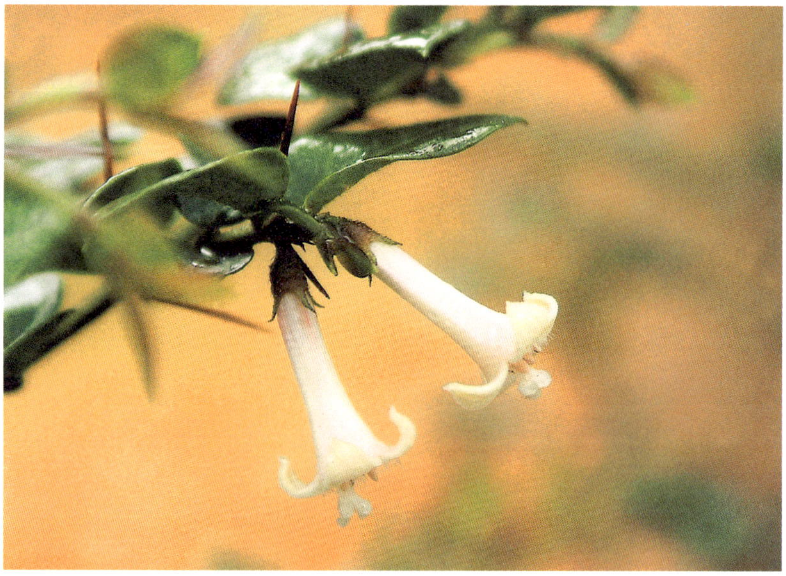

● **现代研究**　化学研究：含多种蒽醌类成分（虎刺素、虎刺醇、虎刺尼定、羟基虎刺素、去甲基虎刺素、去甲基羟基虎刺素等）。

七叶莲

Gocaetdouj

● **别　　名**　七叶藤、七加皮、七多、汉桃叶、小叶鸭脚木。

● **来　　源**　为五加科植物鹅掌藤*Schefflera arboricola* Hayata. 的全株。

● **生境分布**　生于沟谷常绿阔叶林中。在广西主要分布于防城港，我国东南部各省亦有分布。

● **植物形态**　常绿藤状灌木，高可达3 m。全株有香气。茎斜立或匍匐，着地生根；茎圆筒形，绿色，有细纵条纹，无毛。叶互生，掌状复生，有长柄，柄基部阔扩大，小叶通常7片，革质，长椭圆形，长9～16 cm，宽2.5～4 cm，两端钝，全缘，叶面绿色，有光泽，下面淡绿色，网脉明显。夏季开青白色小花，伞形花序集成钟状花序状，顶生，花萼5齿裂；花瓣5片，分离，卵形；雄蕊5。核果球形，有5棱，橙黄色。果期8～9月。

● **采集加工**　全年可采，洗净，鲜用或晒干备用。

● **性能主治**　苦，温。祛风除湿，活血止痛。用于风湿骨痛，跌打肿痛，外伤出血，骨折。

● **用　　量**　10～50 g，外用适量。

● **临床应用**

1. 风湿骨痛，跌打肿痛：七叶莲50 g，水煎服；或用鲜叶适量，捣烂酒炒热敷患处。
2. 各种疼痛：七叶莲50 g，水煎服。
3. 外伤出血：鲜七叶莲适量，捣烂敷患处。

● **现代研究**

1. 化学研究：嫩枝含挥发油（含量0.1%～0.2%）、黏液酸、延胡索酸、琥珀酸、苹果酸、酒石酸等多种有机酸。此外，根、茎、叶含皂苷、酚类、氨基酸等。

2. 药理学研究：

（1）叶或茎中所含有机酸或其水、醇提取物，给小鼠注射时有镇痛作用；有明显的镇静作用，能加强硫喷妥纳、水和氯醛的催眠作用；对小鼠的电惊厥有对抗作用。

（2）七叶莲水、醇提取液对家兔、大鼠、豚鼠离体胃肠平滑肌有抑制及解痉作用；较高浓度对离体大鼠非妊娠子宫有抑制作用，而对离体小鼠妊娠子宫则有兴奋作用。对组胺、乙酰胆碱引起的离体豚鼠气管收缩有某些对抗作用。

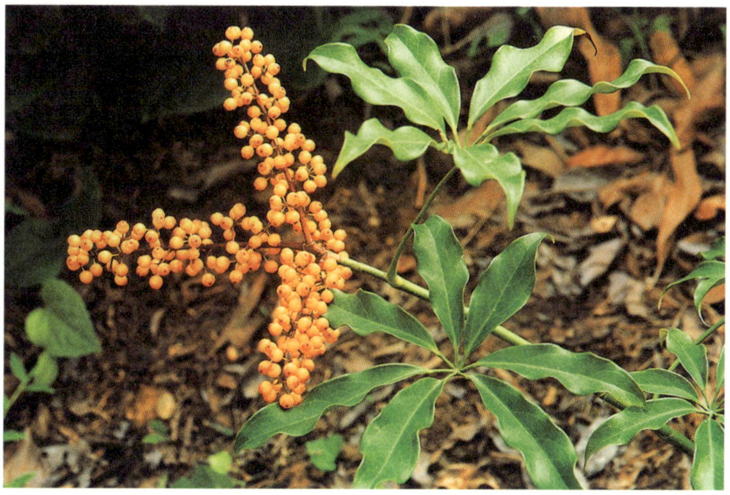

百两金

Gomaknaengh

● **别　　名**　八爪龙、大苦溜溜、螺旋茄、苦凉菜。

● **来　　源**　为紫金牛科植物百两金*Ardisia crispa*（Thunb.）A. DC. 的根。

● **生境分布**　生于山坡丛林间或岩石旁。在广西主要分布于上思、隆林、凌云、融水、金秀、临桂、龙胜、资源、全州、灌阳、贺州等地，四川、贵州、湖南、湖北、江西、浙江、广东等省亦有分布。

● **植物形态**　常绿灌木，高可达1 m。茎通常单一，或于近茎梢有细分枝。叶互生，披针形或广披针形，长9～20 cm，宽1.5～5 cm，顶端渐尖，边缘近于全缘，或具微波状锯齿，基部阔楔形，上面深绿色，下面淡绿色，叶脉向下面突起，近边缘于网脉的顶端有黑褐色腺点；叶柄长8～15 mm。夏季开淡红色花，花由茎梢腋间抽出，多数，排列成伞房花序；花冠带紫红色钟状；5深裂；裂片卵形至卵状披针形；雄蕊5枚。核果球形，熟时红色。果期11月。

● **采集加工**　全年可采，以秋冬季较好，采后洗净鲜用或晒干备用。

● **性能主治**　苦、辛，凉。疏风清热，祛痰利湿。用于咽喉肿痛，闭经，跌打损伤，风湿痹痛，蛇伤，蜈蚣咬伤，疮疖，肺病咳嗽。

● **用　　量**　25～50 g，外用适量。

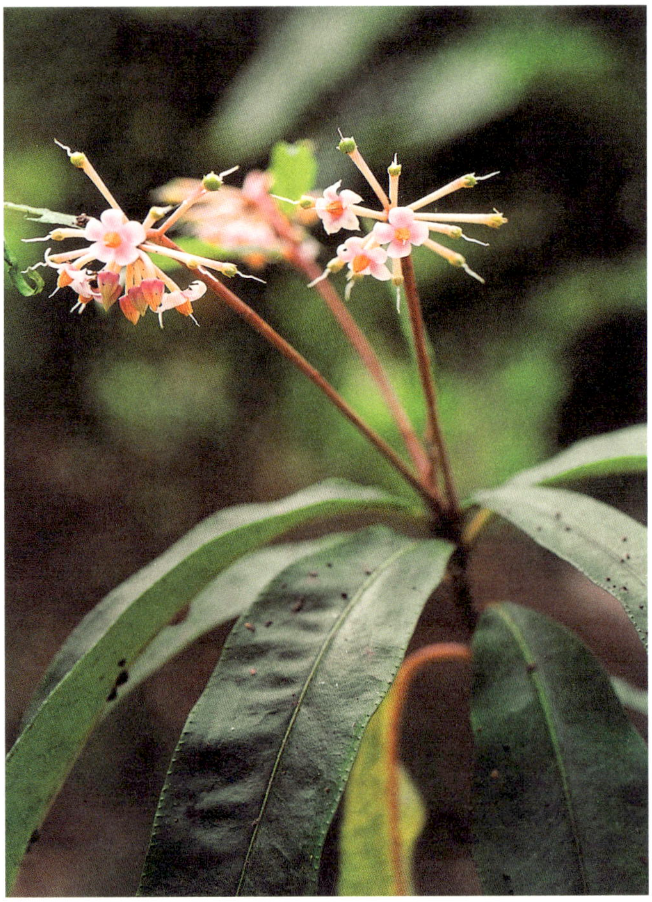

● **临床应用**

1. 喉蛾：鲜百两金根50 g，水煎服；或鲜百两金根50 g，水煎，加醋少许，频频咽服。

2. 疮溃烂：百两金根50 g，水煎或用猪肝炖服。

3. 肺病咳嗽：百两金根50 g，炖猪肺服。

4. 陈旧性腰痛：百两金根、雪见草各50 g，水煎，甜酒调服。

5. 秃疮，疥癣：百两金根皮碾末，调茶油抹患处，或水煎洗患处。

● **现代研究**　化学研究：根含生物碱，岩白菜素，紫金牛酸甲、乙，对-羟基代苯二甲酮。其叶含有两种三萜皂苷：百两金叶素A、B。这两种成分有收缩子宫的活性。

走马胎

Gofunghlwed

● **别　　名**　大叶紫金牛、大发药、血枫、红背草、慢惜、苗希。

● **来　　源**　为紫金牛科植物走马胎*Ardisia gigantifolia* Stapf 的全株。

● **生境分布**　生于林下、山谷或溪旁等潮湿处。在广西主要分布于上思、上林、天等、那坡、隆林、凌云、罗城、金秀等地，广东、江西、福建等省亦有分布。

● **植物形态**　常绿或落叶小灌木，高1～2 m。根茎呈念珠状，膨大，粗壮，外皮淡棕色或灰褐色，有纵棱，内面黄白色，有香气，断面有血色。单叶互生，叶通常集于枝端，纸质；叶片长椭圆形或长圆披针形，长20～40 cm，宽可达13 cm，顶端渐尖，基部渐狭而成一短柄，边缘有细锯齿，下面红色。春末初开淡紫色小花，圆锥花序顶生；花淡紫色；萼片5裂；雄蕊着生于花冠的基部；子房上位，花柱线形。浆果圆形，熟时红色，具长细果柄。花期4～6月，果期10～12月。

● **采集加工**　秋季采挖，洗净，除去须根，鲜用或晒干备用。

● **性能主治**　辛，温。祛风止痛，活血祛瘀，通龙路、火路。用于风湿痹痛，半身不遂，产后血瘀，跌打损伤，疮疡肿痛。

● **用　　量**　10～50 g，外用适量。

● **临床应用**

1. 跌打损伤，风湿骨痛：走马胎根50 g，大罗伞、小罗伞各150 g，五指牛奶、土牛膝各200 g，用黄酒1 500 ml浸泡3天，每日早晚各服20 ml，并外搽患处。

2. 产后风瘫，半身不遂，小儿麻痹后遗症，月经不调，跌打损伤：走马胎根50 g，水煎服。

3. 产后身痛：走马胎60 g，大风艻30 g，艾叶30 g，水煎外洗。

4. 骨折：走马胎100 g，扶芳藤60 g，玉竹叶60 g，七叶莲100 g，大叶千斤拔60 g，金钱草60 g，高山榕60 g，以上全用鲜叶捣烂外敷。

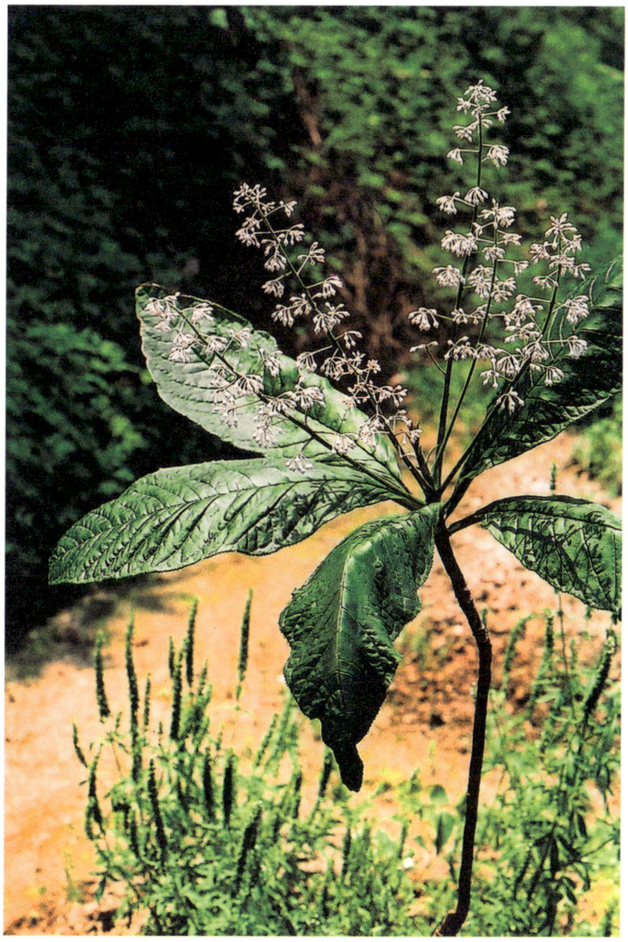

野香草

Oijraemx

● **别　　名**　水蔗、崩疮草。

● **来　　源**　为禾本科植物野香草*Apluda mutica* L. 的全草。

● **生境分布**　生于开阔草地或河岸、林边、篱旁。在广西分布于龙州、武鸣、平南、桂林等地，华南其他地区及西南亦有分布。

● **植物形态**　多年生草本，秆高0.5～2 m，直立或下部平卧并于节上生根。叶片扁平，线形，长10～30 cm，宽5～10 mm，顶端渐尖，基部渐窄成一短柄，秃净。总状花序单生，总苞长6～8 mm，穗轴扁平，长约4 mm；无柄小穗长约4 mm；第一朵小花的外稃长约4 mm，顶端短尖，有脉5条，内稃与外稃等长，边缘窄内卷；第二朵小花的外稃阔卵形，较第一朵小花的外稃微短，背隆凸，呈两侧压扁，顶端短尖，边缘窄内卷，内稃顶端钝头；退化的具柄小穗颖状，扁平，长卵形，长约1 mm，小穗柄扁平，长3～4 mm；其雄性的具柄小穗长约4 mm。花期7～10月。

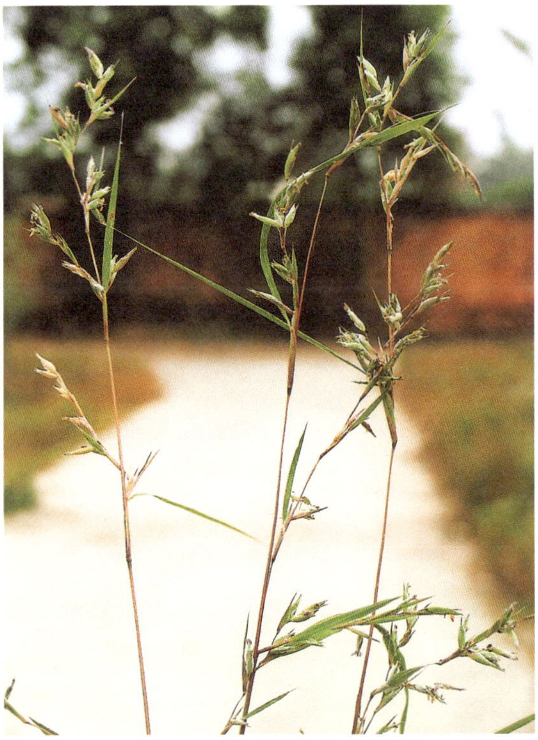

● **采集加工**　秋季采，鲜用或晒干备用。

● **性能主治**　苦，平，通火路，解蛇毒。用于阳痿，蛇咬伤，脚部糜烂。

● **用　　量**　6～10 g，外用适量。

● **临床应用**

1. 阳痿：野香草10 g，羊角叶10 g，枸杞子6 g，水煎服。
2. 蛇咬伤：鲜野香草嫩叶适量，捣碎，外敷伤口周围。

防风草

Lwglazbyaj

● **别　　名**　豨莶草、落马衣、秽草。

● **来　　源**　为唇形科植物广防风*Epimeredi indica*（L.）Rothm. 的茎、叶。

● **生境分布**　生于村边、路旁、山坡湿地。在广西主要分布于贺州、藤县、岑溪、博白、平南、桂平、贵港、马山、天等、龙州、田东、那坡、隆林、罗城等地，浙江、福建、台湾、江西、湖南、四川等省亦有分布。

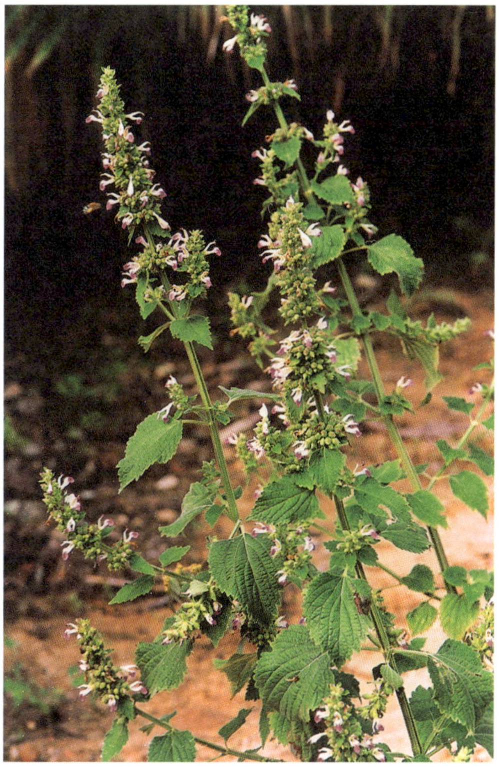

● **植物形态** 一年生高大草本，高1～2 m。茎四棱形，分枝，被白色短柔毛。叶对生；叶柄长至4.5 cm，向上渐短；叶片阔卵形，长4～10 cm，宽3～5 cm，顶端渐尖，基部宽楔形或近圆形，边缘有不规则的钝齿。秋季开淡紫色花，轮伞花序多花，密集，花粉红色；萼5裂，花冠二唇形；雄蕊4，二强，突出；花柱单一，细长，柱头小。小坚果近圆形，平滑光亮。

● **采集加工** 夏、秋季采收，洗净，晒干备用。

● **性能主治** 辛、苦，微温。疏风清热，消肿止痛。用于感冒发热，风湿骨痛，胃脘痛，胃肠炎。外用治湿疹，神经性皮炎，虫蛇咬伤，痈疮肿毒。

● **用　　量** 9～15 g，外用适量。

● **临床应用**

1. 神经性皮炎：防风草、生半夏、生天南星各9 g，薄荷脑1 g，用75%的乙醇浸泡1周，用滤液搽患处。

2. 中风：防风草15 g，当归10 g，红花6 g，桃仁10 g，丹参15 g，天麻10 g，郁金10 g，全蝎3 g，红花青藤15 g，变色草5 g，水煎服。

3. 高血压：防风草12 g，蓝花柴胡10 g，牛膝12 g，钩藤15 g，栀子10 g，归尾12 g，磁石12 g，桑寄生15 g，野菊花10 g，大青叶10 g，水煎服。

● **现代研究** 化学研究：含生物碱、黄酮苷、鞣质、还原糖等。

一包针

Go' ngaeucah

● **别　　名** 千年健、山藕。

● **来　　源** 为天南星科植物千年健*Homalomena occulta*（Lour.）Schott 的根茎。

● **生境分布** 生于山谷密林下、竹林和山坡灌木丛林中。在广西主要分布于百色、龙州等地，西南及华南其他地区亦有分布。

● **植物形态** 多年生常绿草本，常具高30～50 cm直立的地上茎。根茎肉质。叶互生，具长柄，柄长18～

25 cm，肉质，平滑无毛，基部扩大成淡黄色叶鞘，包着根茎；叶片卵状箭形，长11～15 cm，宽7～11 cm，顶端骤狭渐尖，基部长心形或箭形，全缘，表面绿色，背面淡绿色，两面平滑无毛，侧脉近乎平行，向上斜升。5～6月开花，花为肉穗花序，佛焰苞管部宿存；花单性，无花被。果实为浆果。花期7～9月。

● **采集加工** 全年可采，以秋季采者品佳。挖取后，洗净泥土，截成15～40 cm长段，剥去外皮，晒干备用。

● **性能主治** 苦、辛，温。祛风湿，壮筋骨。用于风寒湿痹，腰膝冷痛，下肢拘挛麻木。

● **用　　量** 10～15 g。

● **临床应用**

1. 风湿骨痛，四肢麻木，筋络拘挛，跌打瘀肿：一包针15 g，水煎服。

2. 胃寒痛：一包针15 g，水煎服。

3. 类风湿性关节炎：一包针10 g，半枫荷15 g，麻骨风、鸡血藤、红鱼眼、扁担藤各12 g，过江龙6 g，龙骨风10 g，独活10 g，水煎服。

● **现代研究**

1. 化学研究：含芳香性挥发油（0.79%）等。油中含α－蒎及β－蒎烯、茅樟醇、乙酸芳樟酯、二氢枯茗醛、萜品油烯、柠檬烯、α－松油醇、橙花醇、香叶醛、香叶醇、丁香油酚、β－松油醇、松油烯-4-醇、广藿香醇、异龙脑等多种成分。

2. 药理学研究：

（1）抗菌作用：千年健挥发油有显著抑制阳性布氏杆菌作用，可完全抑制该菌的生长。

（2）消炎镇痛作用：千年健的甲醇提取物对角叉菜胶引起大鼠的足趾肿胀，其抗炎抑制率可达60%以上，用醋酸扭体法筛选镇痛活性，镇痛率为30%～60%。

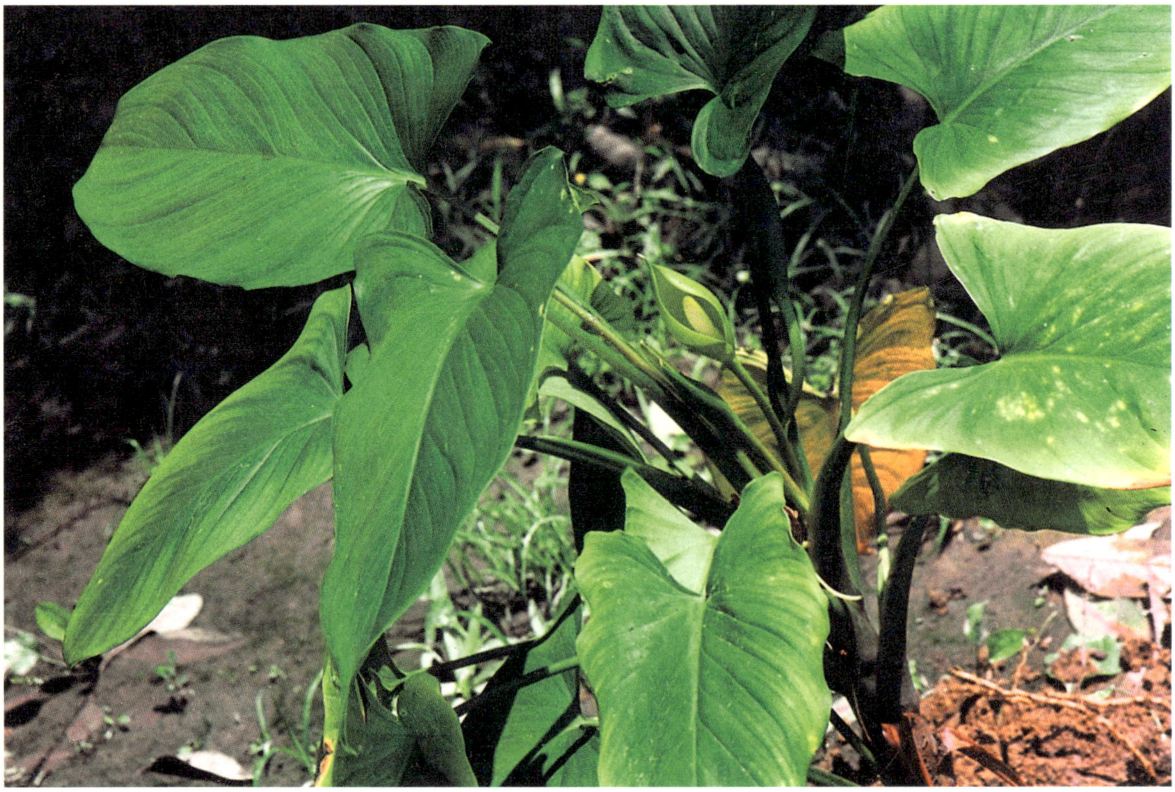

天 麻

Nyadingfungh

● **别　　名**　定风草、明天麻、白龙皮、赤箭。

● **来　　源**　为兰科植物天麻 *Gastrodia elata* Blume的块茎。

● **生境分布**　生于林下阴湿、腐殖质较厚的地方。在广西主要分布于隆林、资源、全州等地，贵州、云南、西藏、陕西、吉林、辽宁、河北、河南、安徽、湖北等省区亦有分布。

● **植物形态**　多年生寄生草本，块茎椭圆形或卵圆形，横生，肉质。与密环菌Armillaria mellea（Vahl. ex Fr.）Quel共生。茎单一，全体不含叶绿素，黄红色或水红色，高100～140 cm，直径1～1.2 cm，6～7节，有不明显的环节。叶呈鳞片状，膜质，鞘状抱茎，互生，长2.7～3.5 cm，黄红色。花序为穗状的总状花序，长10～30 cm，花黄赤色；花梗短，长2～3 mm；苞片膜质，狭披针形或线状长椭圆形；花被管歪壶状，口部斜形，长7～8 mm，基部下侧稍膨大，裂片小，三角形；唇瓣高于花被管的2/3，具3裂片，中央裂片较大，其基部在花管内呈短柄状；子房下位，长5～6 mm，光滑，上有数条棱。蒴果长圆形至长圆倒卵形，长约15 mm，具短梗。种子多而细小，粉末状。花期6～7月，果期7～8月。

● **采集加工**　立冬后至次年清明前采挖，立即洗净，蒸透，敞开低温干燥。冬、春两季采挖，冬采者名“冬麻”，质量优良；春采者名“春麻”，质量不如冬麻好。

● **性能主治**　甘，平。祛风定惊，平肝息风。用于眩晕，头风头痛，肢体麻木，半身不遂，小儿惊风，高血压，癫痫。

● **用　　量**　3～10 g。

● **临床应用**

1. 偏头痛：天麻75 g，附子50 g，半夏50 g，荆芥穗25 g，木香25 g，肉桂（去粗皮）1 g，川芎25 g，捣为末，入乳香和匀水调制丸如梧桐子大。每次服5丸，渐加至10丸。

2. 神经衰弱，心胸烦闷：天麻10 g，川芎10 g，白芷10 g，猪脑1个，蒸服。

3. 中风半身不遂，筋骨疼痛：天麻100 g，地榆50 g，没药1 g，玄参、乌头（去皮、脐）各50 g，麝香0.3 g，除麝香、没药细研外，共研为末拌匀，炼蜜和丸如梧桐子大。每次服2丸，温酒晚饭前服。

4. 妇人风痹，肢体麻木：天麻、牛膝、附子、杜仲各100 g，共研细末用绢布包裹，米酒10 g，浸泡7日后可服，每次服5 ml。

5. 风湿脚气，筋骨疼痛：天麻（生用）250 g，麻黄（去根、节）500 g，乌头（炮，去皮）、藿香叶、半夏（炮黄色）、白面（炒）各250 g，捣为细末，滴水

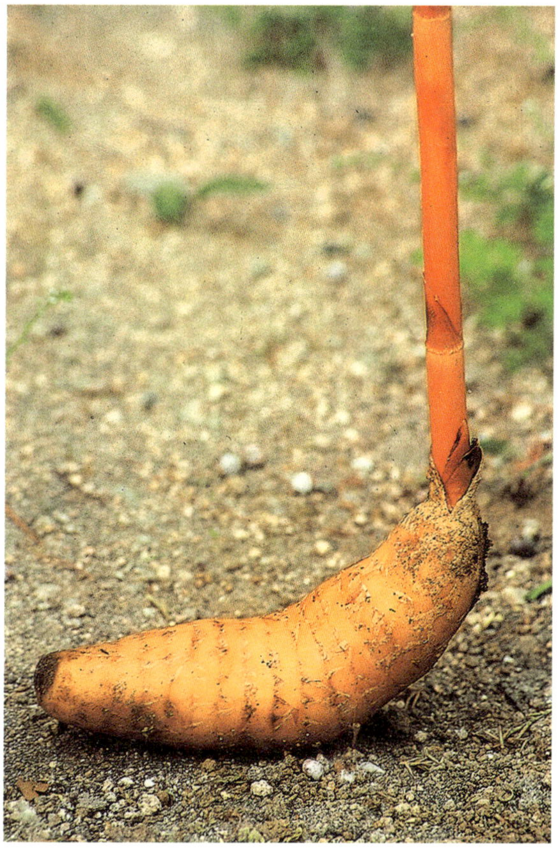

丸如梧桐子大，丹砂为衣。每次服1丸。

6. 小儿风痰搐搦，急慢惊风：天麻200 g（酒洗，炒），胆星150 g，僵蚕100 g（俱炒），天竺黄50 g，明雄黄15 g，半夏曲100 g，共研为末，打糊丸如弹子大。用薄荷、生姜泡浓汤，每次调化服1丸。

● **现代研究**

1. 化学研究：含天麻苷、对羟基苯甲醇、对羟基苯甲醛、琥珀酸、赤箭苷、双醚、β-谷甾醇、香夹兰醇、黏液质、维生素A样物质、抗真菌蛋白、有机酸、多糖以及微量元素（镍、锂、铷、铬、锰、锌、铜）等。

2. 药理及毒理学研究：

（1）抗惊厥作用：人工栽培天麻与野生天麻均能降低戊四氮所致动物惊厥率和死亡率，缩短阵挛时间。

（2）镇静作用：天麻1～5 g/kg，天麻苷元100 mg/kg，均可显著地抑制小鼠自发活动；天麻苷对猴、鸽可产生镇静作用。

（3）镇痛作用：用电击鼠尾法，证明人工栽培天麻与野生天麻5 g/kg均有非常明显的镇痛作用，野生天麻者较强。

（4）益智抗衰老作用：灌服天麻能恢复D-半乳糖所致衰老小鼠及年老大鼠的被动回避反应能力，改善其生化指标，延长生命力；天麻总生物碱有改善樟柳碱和30%乙醇所致的小鼠学习记忆障碍；天麻水提液有减轻小鼠眩晕症及记忆低下的功能。

（5）改善循环：天麻液和天麻苷略能减慢心率，降低冠脉和脑血管阻力，轻度而持久地降低血压，天麻苷还有促进体外培养心肌细胞能量代谢的功能，并能改善大鼠微循环障碍。

（6）毒性：小鼠腹腔注射天麻浸膏的LD_{50}为51.4～61.4 g/kg（原生药）未见中毒死亡，小鼠灌胃或静脉注射天麻苷5 g/kg未见中毒死亡，长期给药（小鼠及犬灌胃4～60天），对血象及重要脏器亦未见明显异常。

豆豉姜

Gauginghsaej

● **别　　名**　山苍子、木姜子根、山鸡椒。

● **来　　源**　为樟科植物山鸡椒*Litsea cubeba*（Lour.）Pers.的根、茎。

● **生境分布**　生于向阳山坡林边缘、灌木丛或杂木林中。分布于广西各地，长江以南其他地区亦有分布。

● **植物形态**　落叶灌木或小乔木，高3～10 m。树皮幼时黄绿色，老时则灰褐色；小枝细长，绿色，无毛，有香气。叶互生，全缘，纸质，披针形或椭圆状披针形，长5～11 cm，宽1.5～3 cm，顶端渐尖，基部楔形，两面均无毛，上面绿色，下面粉绿色；羽状脉，干后多少带黑色；叶柄长0.6～1.2 cm。雄雌异株；春初花先于叶或长叶时开放，腋生花束或呈假伞形花序，总苞片4片，黄白色，有缘毛；雄花直径约3 mm，花被裂片6片，倒卵形；雌花直径约2 mm，子房卵形，花柱短，柱头状。浆果状核果，球形，有油点，直径4～6 cm，秋季成熟，熟时黑色。花期11月至第二年4月，果期5～9月。

● **采集加工** 9～10月间采挖，洗净，晒干备用。

● **性能主治** 辛、微苦，温。祛风除湿，理气止痛。用于感冒，风湿痹痛，腰腿痛，胃痛，脚气。

● **用　　量** 6～15 g，外用适量。

● **临床应用**

1. 风湿痹痛：豆豉姜50 g，水煎外洗。

2. 胸口气痛：豆豉姜50 g，茴香虫5 g（阴阳瓦上炕干），碾末泡米酒5 kg，浸泡7天，每次服5 ml。

3. 月经不调，产后腹痛，胃痛（虚寒型）：豆豉姜根15 g，大枣15 g，水煎服。

4. 感冒头痛，风湿骨痛：豆豉姜15 g，水煎服。

● **现代研究**

1. 化学研究：树皮含樟苍碱、枸橼醛、异紫堇定、N-甲基六驳碱、木兰箭毒碱及柠檬醛。根中含生物碱、皂苷、氨基酸、挥发油。挥发油有方樟醇、香茅醛、香茅醇、α-蒎烯等及胡萝卜苷、山鸡椒醇、异胡薄荷醇等成分。

2. 药理学研究：枝、叶有抗钩端螺旋体的作用。

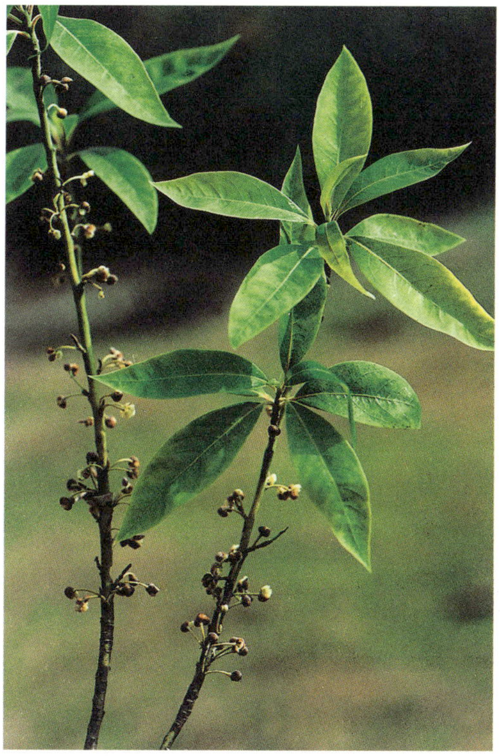

藤杜仲

Gaeubinghndoengx

● **别　　名** 白喉崩、九牛藤。

● **来　　源** 为夹竹桃科植物杜仲藤*Urceola micrantha* (Wall. ex G. Don) D. J. Middleton的茎皮及根。

● **生境分布** 生于山林下或沟谷小树丛中，常缠绕在其他树上。在广西，主要分布于桂平、北流、博白、防城、上思、龙州、上林、隆安、那坡、百色、融水等地，广东、云南、贵州等省亦有分布。

● **植物形态** 粗壮木质大藤本，具乳汁，除花冠外，全株无毛。叶对生，有柄，叶多长方椭圆形，长5～8 cm，宽1.5～3 cm。顶端渐尖，基部宽阔稍截圆，全缘，叶脉锈色，上面暗黄绿色，下面黄绿色，两面均有短茸毛。聚花序近顶生及腋生；花萼5深裂；花冠白色或粉红色，坛状；雄蕊5枚，生于花冠基部，花药箭头状；子房有毛。果基部膨大，向顶端渐狭成长喙状，长约7 cm，基部直径约1 cm；种子长约2 cm，顶端具白绢质长达4 cm的种毛。花序总状，花带淡红色，果较瘦小。

● **采集加工** 全年可采，切片晒干备用。

● **性能主治** 苦、微辛，平。祛风活络，散瘀止痛，强筋壮骨。用于风湿痹痛，腰肌劳损，腰腿痛，跌打损伤，小儿麻痹，骨折。外用治外伤出血。

● **用　　量** 9～15 g。

● **临床应用**

1. 风湿痛，腰痛，阳痿，高血压：藤杜仲根皮或老藤皮12 g，水煎服。

2. 颈、腰椎骨质增生：藤杜仲15 g，半枫荷15 g，松树寄生12 g，赤芍12 g，甘草10 g，鸡血藤15 g，牛膝12 g，马尾千斤草3 g，红花青藤15 g，红鱼眼10 g，扁担藤15 g，水煎服。

● **附　　注** 本品有小毒，过量服用可出现头晕、呕吐等症状。

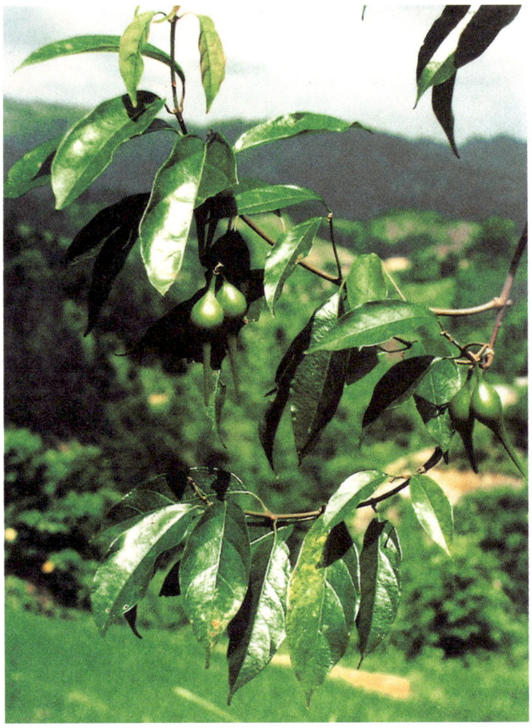

异叶爬山虎

Cijsaepgwnzmei

● **别　　名** 异叶地锦、小叶红藤、吊岩风、上树蜈蚣。

● **来　　源** 为葡萄科植物异叶爬山虎*Parthenocissus dalzielii* Gagnep. 的根、茎。

● **生境分布** 生于沟边、石隙或树干上。分布于广西、安徽、浙江、江西、福建、台湾、湖北、湖南、广东、四川、贵州等地。

● **植物形态** 木质藤本，全体无毛；卷须短而分枝，顶端有吸盘。叶互生，异形，厚纸质，营养枝上叶常为单叶，心形，较小，长2～4 cm，边缘有稀疏小齿牙；花枝的叶为具长柄的三出复叶，中间小叶卵状披针形，长5～9 cm，宽2～5 cm，先端渐尖，基部宽楔形，侧生小叶斜卵形，叶缘有不明显小齿或全缘，上面深绿色，背面淡绿或带苍白色，两面无毛；叶柄细长，长5～11 cm或更长。聚伞花序，生于短枝顶端或叶腋，多分枝，较中柄短；花萼全缘；花瓣5片或4片；花柱圆柱状。果球形，紫黑色，直径约6 mm，被白粉。花期5～6月，果期9～10月。

● **采集加工** 全年可采，除去杂质及泥沙，鲜用或晒干备用。

● **性能主治** 苦，温。祛风除湿，通龙路、火路，止血，解毒。用于风湿痹痛，偏头痛，风湿疮毒，骨折。

● **用　　量** 15～30 g，外用适量。

● **临床应用**

1. 偏头痛：异叶爬山虎根30 g，防风9 g，川芎6 g，水煎服。

2. 风湿疮毒：异叶爬山虎根15 g，野花椒12 g，石菖蒲12 g，枫香果12 g，金银花藤12 g，水煎外洗。

3. 便血：异叶爬山虎藤茎30 g，黄酒50 g，水煎服。

4. 带状疱疹：鲜异叶爬山虎根适量，磨汁外涂。

5. 骨折：异叶爬山虎根、倒触伞根（白泡刺根）、白蜡树根皮、酒糟各适量，捣烂炒热外敷。

6. 疖毒，疮伤：异叶爬山虎、苦参、野桑根适量，捣烂调黄酒热敷患处。

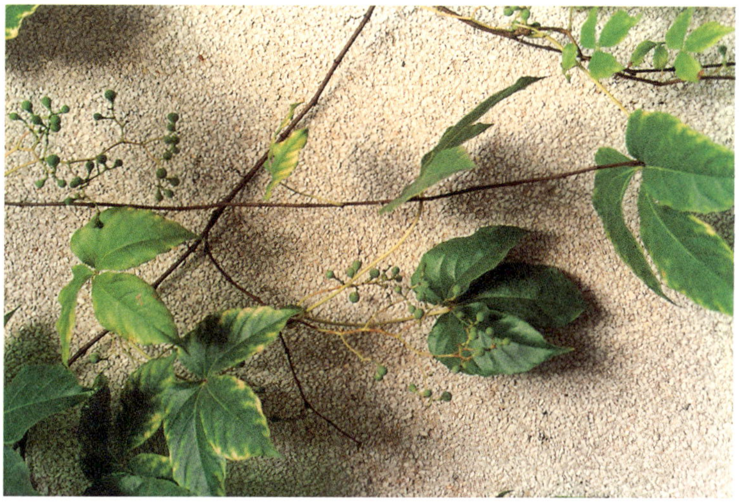

7. 风湿性关节炎：异叶爬山虎藤30 g，石吊兰30 g，炖猪脚服。

黑风藤

Gaeugyoilingz

● **别　　名**　牛耳风、黑皮跌打、通气香、大力丸、埋罕。

● **来　　源**　为番荔枝科植物黑风藤*Fissistigma polyanthum*（Hook. f. et Thoms.）Merr. 的根和茎。

● **生境分布**　生于山谷、河边、路旁等潮湿的地方。在广西主要分布于防城、龙州、武鸣、马山、隆安、德保、那坡、罗城、忻城、富川、昭平、岑溪、桂平、博白等地，广东、贵州、云南、西藏等地亦有分布。

● **植物形态**　木质大藤本，长可达8 m，枝条灰黑色。根黑色，撕裂有强烈香气，被短柔毛。叶互生，近革质，椭圆形或长方形，长16～18 cm，宽2～7.5 cm，顶端急尖，基部楔形或近圆形，下面被黄色褐色短柔毛，全缘，侧脉13～18对，在叶背明显凸起；叶柄长8～16 mm。几乎全年开花，花小，通常3～7朵成聚伞花序，与叶对生、叶生或腋外生，被黄色柔毛；总花梗短，萼片3片，花瓣6片，2轮，卵状披针，中部以上窄缩尖状形，外轮较大；雄蕊窄长，药隔附属物膨大近三角形。果球形，直径约1.5 cm，被黄色短柔毛。种子椭圆形，红褐色。果期3～10月。

● **采集加工**　全年可采，洗净切片，鲜用或晒干备用。

● **性能主治**　甘，温。祛风湿，通两路，活血调经。用于风湿性关节炎，类风湿性关节炎，小儿麻痹后遗症，月经不调，跌打损伤，萎缩性胃炎，神经炎。

● **用　　量**　9～20 g。

● **临床应用**

1. 小儿麻痹症，乙脑后遗症：鲜黑风藤20 g，甘草5 g，水煎服；用药渣水煎洗身。

2. 风湿性关节炎，类风湿性关节炎：黑风藤150 g，海风藤、九龙藤各120 g，用50度米酒1 500 ml，浸泡1周，每次服20 ml。如不能饮酒者，可用上方十分之一的药量水煎服。

3. 萎缩性胃炎：黑风藤20 g，三叶青6 g，菟丝子10 g，虎尾兰5 g，柴胡6 g，石斛8 g，牛毛兰5 g，水煎当茶饮。

4. 月经不调：黑风藤15 g，月季花15 g，益母草10 g，水煎服。

● **现代研究** 化学研究：茎皮含鞣质等。

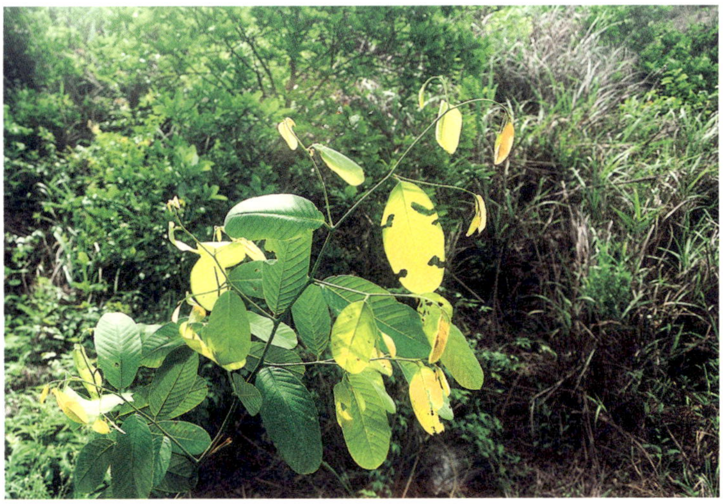

小 发 散

Gaeufunghgeuj

● **别　　名** 散骨风。

● **来　　源** 为清风藤科植物簇花清风藤*Sabia fasciculate* Lecomte ex L. Chen的根和茎。

● **生境分布** 生于海拔600～1 000 m的山岩、山谷、山坡、林间。在广西主要分布于北部的金秀等地，福建南部、广东北部、云南南部等地亦有分布。

● **植物形态** 常绿藤状灌木，高约7 m。嫩枝褐色或黑褐色，有白蜡层，牙鳞阔三角形或阔卵性。小枝无毛。叶革质，长圆形、倒卵状长圆形或椭圆形，长5～12 cm，宽1.5～3.5 cm，顶端尖或渐尖，基部圆或楔形，全缘，叶面绿色，背面淡绿色，侧脉5～8对，柄长6～10 mm。花为聚伞花序，花萼片5裂，花瓣5片与萼片对生，雄蕊5枚与花瓣对生，子房基部有5尖裂的花盘。核果有1～2颗种子，外果皮肉质，中果皮木质呈网状。花期2～5月，果期5～10月。

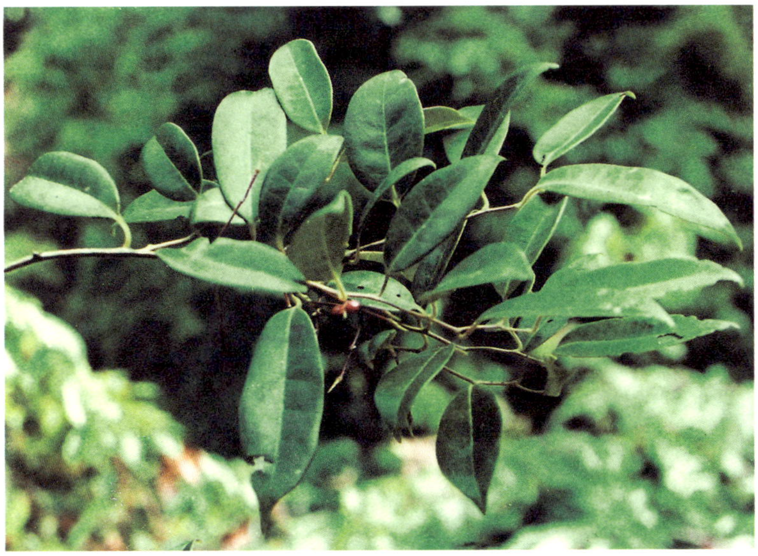

● **采集加工**　全年可采，洗净，鲜用或晒干备用。

● **性能主治**　甘、微涩，温。祛风除湿，散瘀消肿。用于产后恶露不尽，肾炎水肿，跌打损伤，风湿骨痛。

● **用　　量**　15～30 g，外用适量。

● **临床应用**

1. 跌打损伤，风湿痹痛：小发散30 g，水煎服，或浸酒内服外搽。

2. 骨折：小发散30 g，大、小罗伞各30 g，大、小驳骨30 g，榕树须20 g，伸筋藤30 g，还魂草30 g，鲜用共捣烂，手术对位整复后外敷，外加包扎固定。

铜　钻

Cunjdongz

● **别　　名**　假丁公藤、定心藤、风药、冻骨风。

● **来　　源**　为茶茱萸科植物甜果藤*Mappianthus iodoides Hand.*-Mazz. 的全株或藤茎。

● **生境分布**　生于林中，常攀缘于树上。分布于广西、云南、贵州、广东、湖南等地。

● **植物形态**　木质藤本，具粗壮卷须。幼枝褐黄色，有棱，密被糙伏毛；老枝灰色，具灰白色皮孔，渐无毛。叶长椭圆形，长7～13 cm，宽2.5～6 cm，先端渐尖，基部狭或稍钝，上面绿色，下面淡绿色或淡黄色，被疏糙伏毛；叶柄长6～14 mm。雄花序腋生，长1～2 cm，宽2～4 cm，被糙伏毛；花黄色，微香。核果长2～3 cm，宽1～1.6 cm，被糙伏毛，多浆，内果皮有纵条纹。花期4～7月，果期7～11月。

● **采集加工**　藤茎全年可采，切片晒干。

● **性能主治**　微苦、涩，平。祛风除湿，调经活血。用于月经不调，痛经，闭经，风湿痹痛。

● **用　　量**　10～20 g，外用适量。

● **临床应用**

1. 风湿痹痛：铜钻50 g，牛大力50 g，过江龙50 g，鸡血藤50 g，水煎外洗并用药渣外敷患处。

2. 痛经：铜钻50 g，捣烂蒸热熨下腹部。

3. 闭经：铜钻500 g，当归100 g，用米酒2 000 ml，浸泡半月，经前一周每日服10 ml。

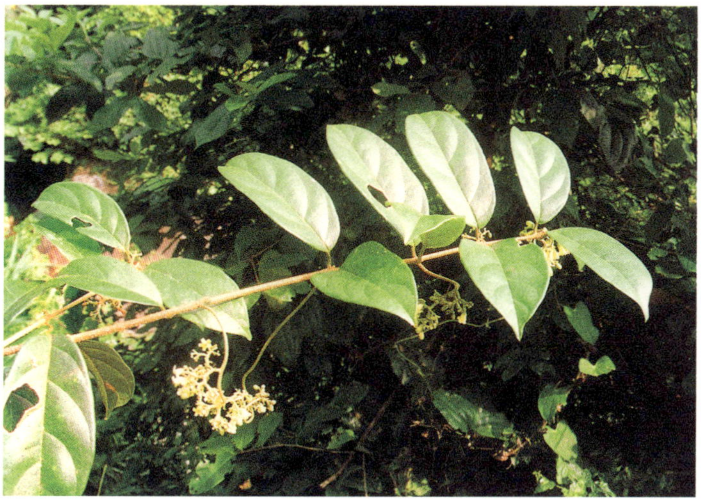

牛耳枫

Meizcihmbe

● **别　　名**　南岭苦皮楠、老虎耳、美结列、羊屎木。

● **来　　源**　为虎皮楠科植物牛耳枫*Daphniphyllum calycinum* Benth. 的全株。

● **生境分布**　生于海拔100～700 m的山坡、路旁、沟边灌木丛中或疏林中。分布于广西各地，江西、海南、广东、云南等省亦有分布。

● **植物形态**　常绿灌木，高1～5 m。单叶互生，革质，椭圆形至倒卵形，长10～15 cm，宽3.5～9 cm，先端钝或近圆形，有时急突，基部宽楔形，边全缘，下面有白色细小乳头状突起；叶柄长3～15 cm。花小雌雄异株，排成腋生的总状花序；花黄绿色；花被萼状，宿存；雄花花梗长约1.2 cm，花被片3～4片；雄蕊9～10枚，长约4 mm，花丝极短，药隔发达，大于花药；雌花花梗长5～6 mm，花被片同雄花，子房为不完全的2室，花柱短，柱头2枚。核果卵圆形，长约1 cm；熟时紫黑色，被白粉。花期4～5月，果期6～9月。

● **采集加工**　秋后采收，除去杂质，根切片，晒干备用或鲜用。

● **性能主治**　辛、苦，凉，有毒。通调两路，清热解毒，活血舒筋。用于感冒发烧，扁桃腺炎，风湿骨痛，跌打肿痛，毒蛇咬伤，疮疡肿毒，乳腺炎，皮炎，无名肿毒。

● **用　　量**　10～15 g，外用适量。

● **临床应用**

1. 斑痧热症：牛耳枫根、玉叶金花根、功劳木、牛白藤根各10 g，水煎服。

2. 喉痛：牛耳枫根15 g，排钱草根、酸藤果根、山栀子各10 g，山豆根6 g，水煎服。

3. 痈疮溃烂：牛耳枫叶、救必应叶各适量，水煎洗患处。

4. 蛇伤，骨折：鲜牛耳枫叶适量，捣烂敷患处。

5. 感冒发热，扁桃体炎：牛耳枫根、大青根、三叉苦、鬼针草各15 g，车前草30 g，水煎服。

6. 风湿关节痛，跌打损伤后遗疼痛：牛耳枫根适量，水煎洗患处。

7. 疖肿：鲜牛耳枫叶适量，加食盐捣敷患处。

8. 产后腹痛：牛耳枫根10 g，益母草30 g，水煎服。

● **现代研究**　化学研究：根皮及叶含牛耳枫碱、灰青碱、灰青次碱等生物碱。

● **附　　注**　孕妇禁用。树皮、叶、果、果核有毒。

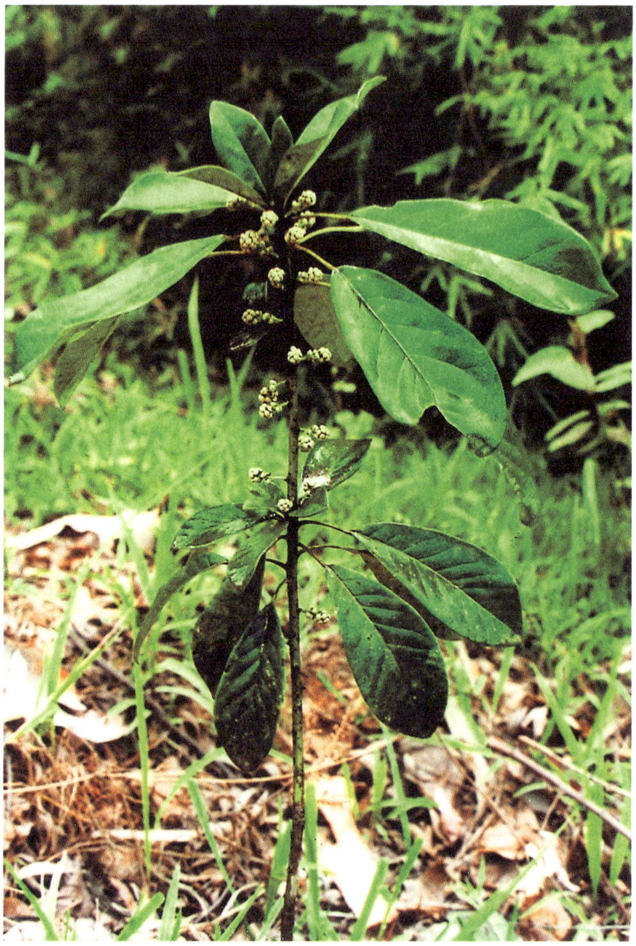

自消容

Longzlingznaemq

● **别　　名**　十字珍珠草、通心草、通心蓉、水龙铃。

● **来　　源**　为蝶形花科植物大猪屎豆*Crotalaria assamica* Benth. 的根、茎、叶、种子。

● **生境分布**　生于山坡及河岸，也有栽培。在广西主要分布于天峨、那坡、天等、南宁、防城、博白、北流、贵港、桂平、平南、岑溪、藤县、苍梧等地，台湾、广东、贵州、云南亦有分布。

● **植物形态**　亚灌木状草本，高1～2 m。茎、枝被绢毛。单叶，大，质薄，矩圆形，有时为倒披针状矩圆形，长5～12 cm，宽2～2.5 cm，先端有小尖头，基部楔形，上面秃净，下面有绢质短柔毛；托叶小，锥尖，宿存。总状花序疏散，有花20～30朵，长达30 cm；小苞片2，线状披针形；花柄与萼等长；萼长8～12 mm，被绢质柔毛，萼管短，5深裂，裂齿披针形；花冠蝶形，金黄色，长约1.8 cm，旗瓣圆形，翼瓣较短，龙骨瓣与翼瓣等长，极内弯，有喙；雄蕊10枚，单体；雌蕊1枚，花柱长。荚果矩圆形，长4～5 cm，秃净，有柄。花期7～10月，果期8～11月。

● **采集加工**　夏、秋季采收，晒干备用或鲜用。

● **性能主治**　淡，微凉。用于咳嗽吐血，肿胀，牙痛，小儿头疮。

● **用　　量**　15～30 g，外用适量。

● **临床应用**

1. 咳嗽吐血：自消容15 g，田七5 g，白及10 g，水煎服。

2. 高血压：自消容鲜根30 g，炖瘦猪肉服。

3. 痈疮：自消容鲜叶适量，捣烂调蜂蜜敷患处。

4. 牙痛：自消容根30 g，水煎含服。

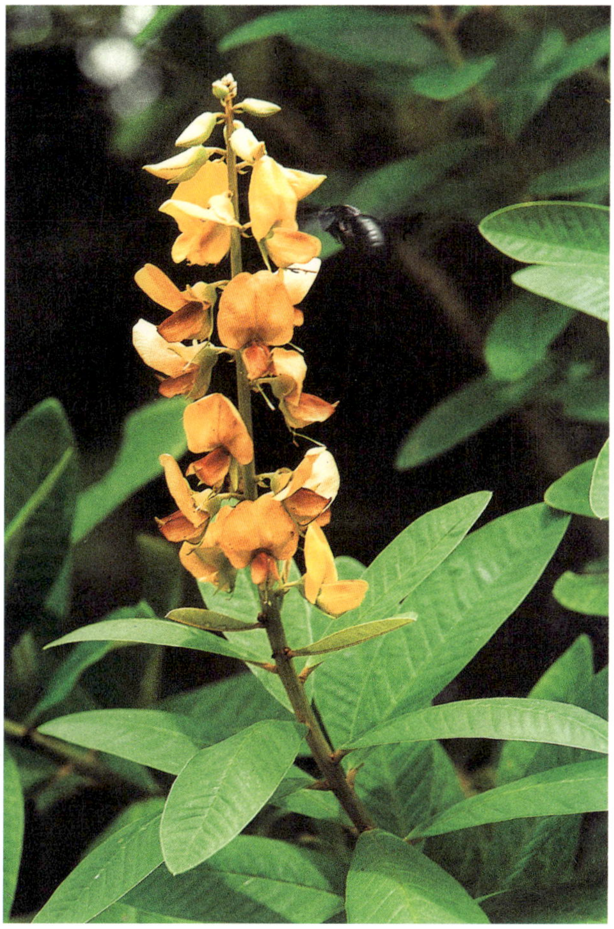

● **现代研究**

1. 化学研究：含野百合碱2%～3%。

2. 药理及毒理学研究：

（1）抗肿瘤作用：野百合碱对小鼠肉瘤S-180、肉瘤S-37及淋巴肉瘤1号腹水型的生长有显著的抑制作用。其作用机理可能是首先抑制DNA的生物合成，破坏DNA转录RNA的能力继而抑制蛋白质的合成。

（2）对心血管的作用：野百合碱可使离体兔心暂时受抑，高浓度则使心跳停止；犬静脉注射野百合碱可使血压迅速下降15%～50%，降压程度和持续时间与剂量成正比，停药10～45分钟后可恢复正常，上述对心跳与血压之作用皆能被阿托品阻断。

（3）对平滑肌的作用：野百合碱可使离体家兔和豚鼠回肠的收缩张力和幅度增大，豚鼠和大鼠的子宫收缩增加，这些作用同样能被阿托品阻断，但与乙酰胆碱无协同作用。

（4）对呼吸的影响：犬静脉注射野百合碱可暂时轻度抑制呼吸频率和深度。

（5）毒性：小鼠1次腹腔野百合碱的LD_{50}为296 ± 51 mg/kg；大鼠im的LD_{50}为130 mg/kg；兔im45～85 mg/kg于15～18天内死亡。犬连续7天静脉注射或肌肉注射野百合碱8～10 mg/kg不发生明显毒性反应，但剂量加大至18～80 mg/kg即可导致动物死亡。野百合碱中毒的潜伏期较长，毒性可以在停药后相当时间才表现出来。

● **附　　注**　孕妇忌服。

野葡萄

Makitcah

● **别　　名**　假葡萄、水葡萄、折骨王。

● **来　　源**　为葡萄科植物蛇葡萄*Ampelopsis sinica*（Miq.）W. T. Wang的根、茎。

● **生境分布**　生于丘陵山地的沟谷或山坡灌木丛中。分布于广西各地，广东、海南、湖南、湖北、四川、贵州、江西、浙江、江苏、安徽等省亦有分布。

● **植物形态**　落叶藤本。根外皮黄白色，断面红色，嚼之舌麻。嫩枝被短柔毛。卷须分叉，与叶对生。单叶互生，纸质，宽卵形，长5～12 cm，宽4～10 cm，顶端渐尖或短尖，基部浅心形，不分裂或不明显3浅裂，裂片三角状卵形，边缘粗锯齿，上面深绿色，下面淡绿色，两面均被短柔毛；叶柄长3～7 cm，被短柔毛。花两性，黄绿色；聚伞花序与叶对生，被短柔毛；萼片5片；花瓣5片，卵状三角形，长约2.5 mm；花盘杯状；雄蕊5枚，花丝很短；子房2室，与花盘离生。浆果圆球形或近肾形，直径6～8 mm，由深绿变紫而变鲜蓝色，不能食用。种子2～4粒。花期4～8月，果期7～11月。

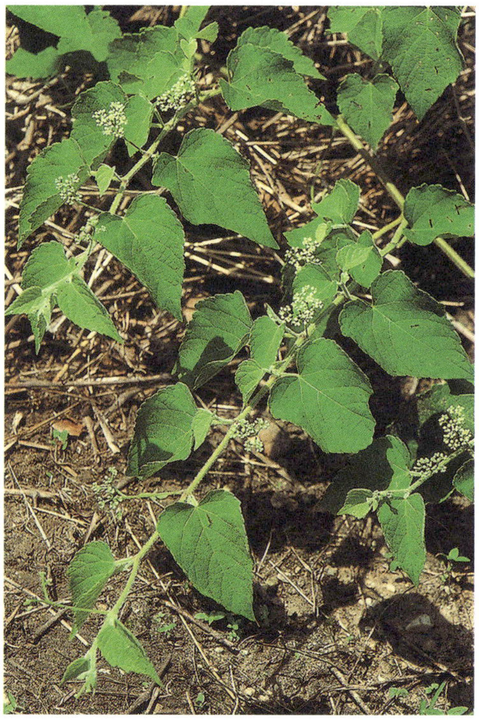

● **采集加工**　秋季采收根、茎，洗净，除去杂质，切片晒干备用或鲜用。

● **性能主治**　甘、苦，凉，有小毒。清热解毒，消肿止痛，通调水道。用于慢性肾炎，小便不利，中耳炎，烧烫伤，跌打肿痛，痈疮肿毒，腮腺炎，疮疡，外伤出血。

● **用　　量**　10～15 g，外用适量。

● **临床应用**

1. 慢性肾炎：野葡萄根、葫芦茶、茅根各15 g，水煎服。

2. 急性黄疸型肝炎：野葡萄根、白毛藤、茵陈各15 g，水煎服。

3. 多发性脓肿：鲜野葡萄根15 g，地耳草15 g，水煎服。

4. 荨麻疹：野葡萄根、黑豆各15 g，水煎服。

5. 血淋：野葡萄根、藕节、车前草各15 g，凤尾草、小蓟各9 g，水煎服。

6. 痈疮溃烂：野葡萄根100 g，碾末。先用野葡萄根水煎洗患处，后撒药粉。

7. 乳腺炎：鲜野葡萄根适量，加酒糟捣烂煮熟外敷。

● **现代研究**

1. 化学研究：含黄酮类、氨基酸、酚类等成分，黄酮类成分有胡桃苷、紫云英苷、广寄生苷等。

2. 药理学研究：抑菌试验表明，根、叶对金黄色葡萄球菌、伤寒杆菌、绿脓杆菌及大肠杆菌等有较强抑菌作用。根皮能显著地引起兔的静脉血管收缩，有止血作用。实验证明根和皮中所含的没食子酸对关节肿胀有显著的消炎作用。抑菌试验表明，其浓度在1：10 000时能完全抑制金黄色葡萄球菌生长，对溶链菌、肺炎菌及革兰氏阴性菌的抑制作用颇弱。野葡萄根95%乙醇提取物200 μg/ ml，对大鼠脑蛋白激酶C（PKC）有抑制作用，野葡萄成分没食子酸乙酯及香橙素35 μg/ml对PKC也有抑制作用，抑制率分别为47%及30%。

排 钱 草

Daebbe

● **别　　名**　钱串草、龙鳞草。

● **来　　源**　为蝶形花科植物排钱草*Phyllodium pulchellum*（L.）Desv. 的根。

● **生境分布**　生于草地、山谷、山坡疏林下。在广西主要分布于恭城、金秀等地，广东、海南、江西、福建、台湾、云南亦有分布。

● **植物形态**　半灌木，高0.5～1.5 m。枝纤细，有短柔毛。小叶3，顶生小叶椭圆状卵形或披针状卵形，长5.5～11.5 cm，宽2.5～6.5 cm，边缘浅波状，侧生小叶较小；下面有短柔毛；叶柄长约5 mm，有短柔毛；托叶三角状披针形，长约7 mm。总状花序顶生或腋生，长8～30 cm，由12～60个包藏于叶状苞片中的伞形花序组成，苞片圆形，稍有短柔毛和缘毛；伞形花序有花2～6朵；花萼阔钟状，萼齿三角形，有长柔毛；花冠白色，长约7 mm。荚果长约6 mm，宽约3 mm，有2荚节，荚节矩圆形，有缘毛。

● **采集加工**　夏、秋季采收，切片晒干。

● **性能主治**　淡、涩，平，有小毒。清热利湿，活血祛瘀，通调两路。用于急、慢性肝炎，子宫脱垂，血吸虫病肝脾肿大，感冒发热，风湿痛，跌打损伤。

● **用　　量**　20～30 g。

● **临床应用**

1. 血吸虫病肝脾肿大：排钱草30 g，水煎服。

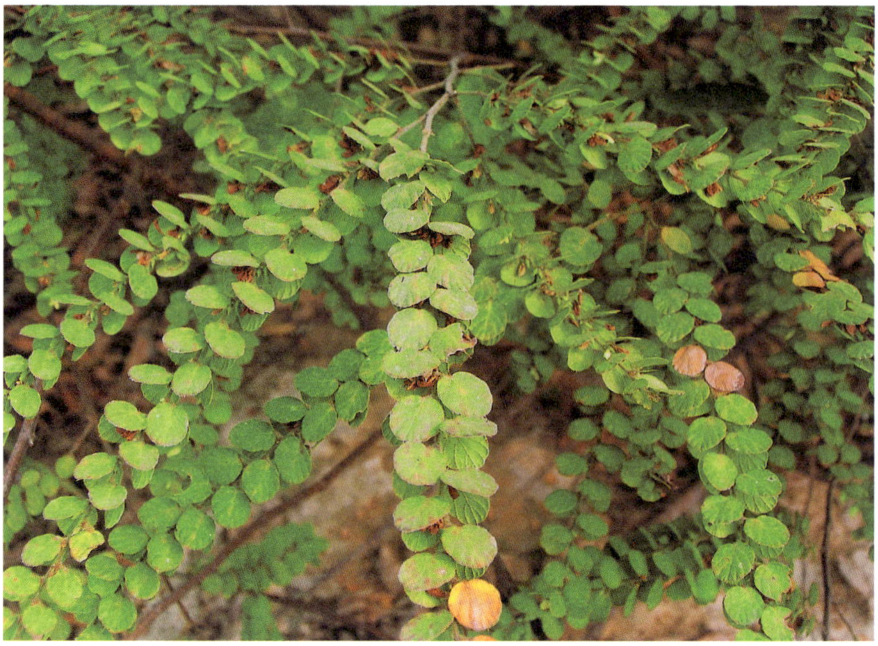

2. 急性肝炎：排钱草30 g，茵陈10 g，甘草6 g，水煎服。

3. 慢性肝炎：排钱草、白背叶根各20 g，簕档根10 g，姜黄、鸡矢藤各5 g，水煎服。

4. 风湿性关节炎：排钱草30 g，猪瘦肉100 g，炖服。

5. 跌打损伤：排钱草30 g，水煎调酒服。

6. 子宫脱垂：排钱草根30 g，鸡肉或猪脚100 g，炖服。

7. 月经不调，闭经：排钱草30 g，老母鸡1只，米酒50 ml，炖服。

● **现代研究**

1. 化学研究：全草含蟾毒色胺、N，N–二甲基色胺、N，N–二甲基色胺氧化物、5–甲氧基–N–甲基色胺、5–甲氧基–N，N–二甲基色胺、5–甲氧基–N，N–二甲基色胺氧化物等多种色胺衍生物，禾草碱及其他成分。

2. 药理学研究：实验结果表明排钱草提取物能显著降低肝纤维化大鼠血清ALT、HA、球蛋白及肝组织HYP含量。肝脏病理组织学和超微结构检查亦显示良好的作用效果，具有较好的保肝护肝、减轻肝细胞损害、抑制肝纤维化形成和发展等作用。

● **附　　注**　孕妇忌服。

牛白藤

Gaeumoxgauj

● **别　　名**　毛鸡血藤、脓见消、斑痧藤、凉茶藤。

● **来　　源**　为茜草科植物牛白藤*Hedyotis hedyotidea*（DC.）Merr. 的全株。

● **生境分布**　生于山谷、坡地灌木丛中。分布于岭南地区。

● **植物形态**　常绿灌木状藤本，高3～5 m。根粗壮，多分枝，弯曲，外皮黄白色，厚肉质，有横裂皱纹和木质髓心，味苦甜。茎分枝，老枝圆柱形，幼枝四棱形。叶对生，有短柄，卵形，长4～10 cm，宽2～4 cm，先端短渐尖，基部近圆形，叶面粗糙，叶背被柔毛，全缘。夏、秋季开白色小花，腋生或顶生头状花序，有花10～20朵。花序柄长1.5～2.5 cm，花萼被毛，4裂，外翻，花冠裂片分裂几达基部，雄蕊突出。蒴果近球形，开裂，顶端隆起。

● **采集加工** 全年可采，洗净，鲜用或根茎切片晒干，藤切段晒干备用。

● **性能主治** 甘、淡，凉。清热解暑，润肺止咳，祛风湿，通三道。用于中暑，感冒咳嗽，胃肠炎，痔疮出血，斑痧，风湿骨痛，跌打骨折，湿疹，瘙痒。

● **用　　量** 10～50 g，外用适量。

● **临床应用**

1. 中暑，感冒咳嗽：牛白藤50 g，水煎服。
2. 胃肠炎，肚子痛：牛白藤30 g，水煎服。
3. 暑热发痧：牛白藤30 g，六月雪30 g，水煎服。
4. 湿疹，皮肤瘙痒，带状疱疹：鲜牛白藤叶、五色梅、杠板归、路边青各适量，水煎外洗。
5. 腰腿痛：牛白藤30 g，藤杜仲20 g，千斤拔15 g，油麻藤15 g，松树寄生15 g，水煎服。
6. 乳腺炎，痈疮肿痛：鲜牛白藤叶适量，捣烂外敷患处。

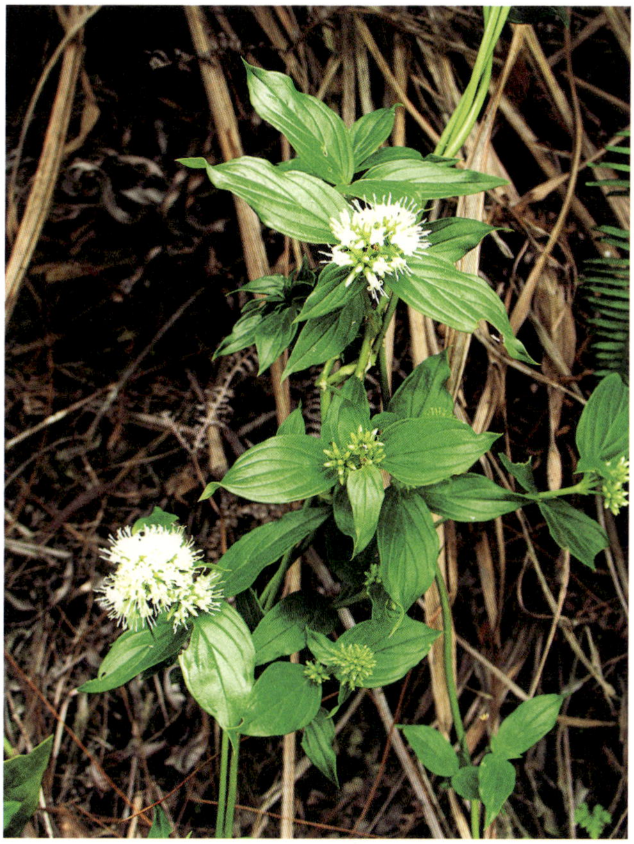

假木豆

Godaebsaeq

● **别　　名** 假绿豆、白毛千斤拔、甲由草、野蚂蟥、千金不藤。

● **来　　源** 为豆科植物假木豆*Dendrolobium triangulare*（Retz）Schindl. 的全株。

● **生境分布** 生于山坡、灌木林中或林边、荒地。在广西分布于岑溪、平乐、宜山、南丹、东兰、巴马、凌云、隆林、田东、南宁、龙州等地，广东、福建、台湾、贵州、云南等省亦有分布。

● **植物形态** 灌木，高1～2 m。枝条有棱角，密生短柔毛。小叶3，倒卵状矩圆形或矩圆形。顶端小叶长4～10 cm，宽2.5～4 cm，侧生小叶较小，先端渐尖或急尖，基部楔形或圆形，上面无毛，下面密生短柔毛。花序腋生呈头状，有多数花；总花梗短，长3～6 mm，有密短柔毛；花萼钟状，长3～5 mm，下面一枚萼齿被针形，较其余萼齿长，密生长柔毛；花冠白色或淡黄色；子房线形，有3～4个胚珠。荚果，长2～

2.5 cm，稍弯曲，背腹缝线呈波状，有3～6荚节，密生绢质柔毛。花期7～9月。

采集加工　全年可采，除去杂质，晒干备用。

性能主治　全草：祛风湿，去疳积，用于风湿骨痛，小儿疳积。根：清热凉血，强筋壮骨，健脾利湿，用于瘫痪，喉痛，腹泻，跌打内伤，骨折，吐血，咯血。

用　　量　6～50 g，外用适量。

临床应用

1. 跌打损伤：假木豆15 g，穿破石10 g，小钻10 g，九节风20 g，红药10 g，水煎服。

2. 骨折，脱臼：假木豆、透骨消、九节风各适量，捣烂酒调，复位外敷患处。

3. 小儿疳积：假木豆6 g，大叶金不换9 g，鸡内金9 g，淮山12 g，麦冬10 g，水煎服。

4. 风湿骨痛：假木豆15 g，红花青藤15 g，鸡血藤15 g，九节风15 g，红鱼眼10 g，四方木15 g，龙骨风15 g，水煎服。

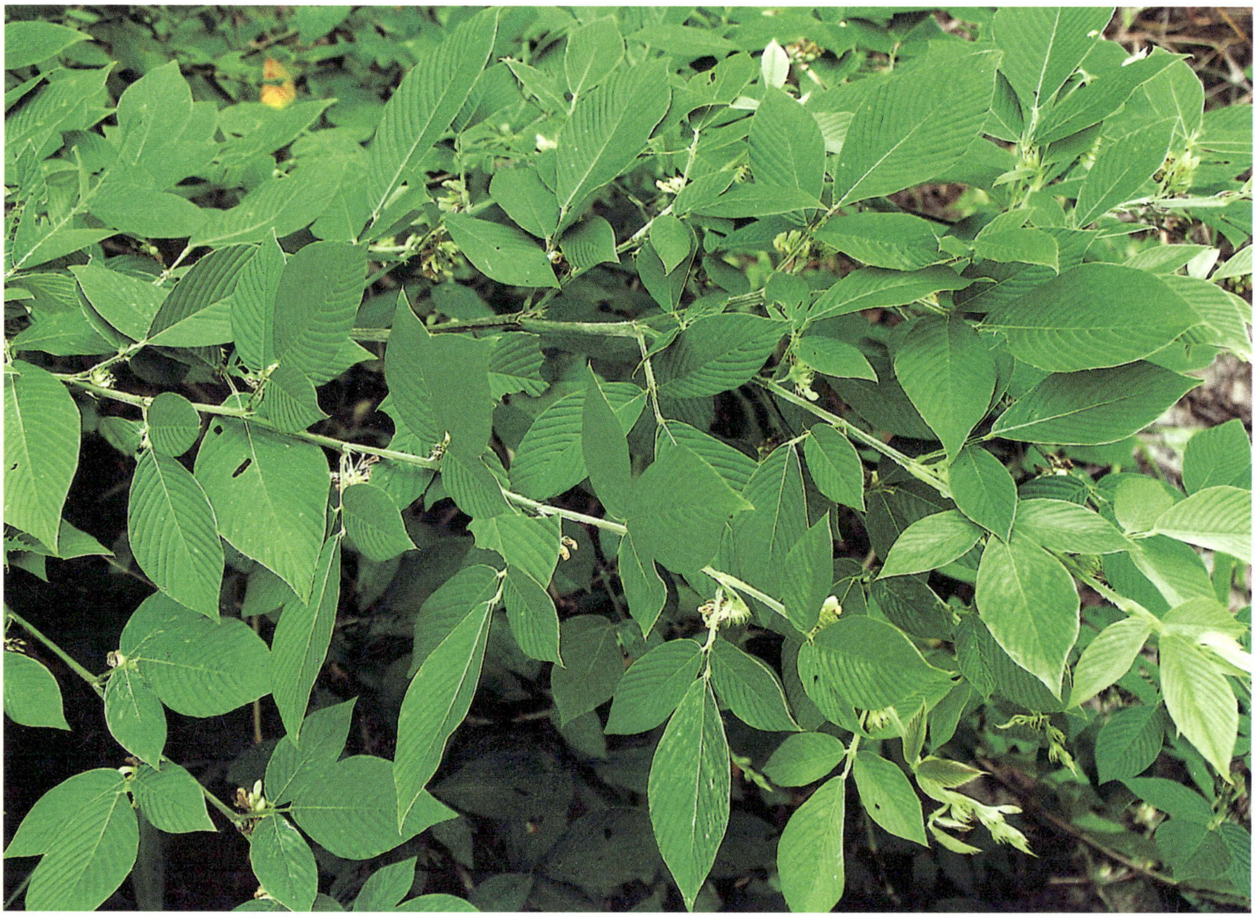

第四节　解热毒药

板 蓝 根

Goromz

● **别　　名**　大青。

● **来　　源**　为十字花科植物菘蓝*Isatis indigotica* Fort. 的根。

● **生境分布**　多生于地势向阳、土层深厚、排水良好的土地。广西各地区均有栽培，黑龙江、河北、陕西、甘肃、青海、河南等地亦有栽培。

● **植物形态**　二年生无毛草本，常被粉霜，植株高50～100 cm。具近圆锥形主根，直径2～3 cm，长20～40 cm。基生叶莲座状，有柄，叶片长圆形至宽倒披针形，长5～14 cm，宽1.5～4 cm，顶端钝尖，边缘全缘或稍具浅波齿；茎生叶蓝绿色，叶片近长圆形或长椭圆状披针形，长6～15 cm，宽1～4 cm，基部圆形或具不明显叶耳；茎顶部叶宽条形，全缘，无柄。总状花序顶生及腋生，在枝顶组成圆锥状；萼片4，宽卵形或宽披针形，长2～3 mm，宽1～1.2 mm；花瓣4，黄色，宽楔形，长3～4 mm，宽1.5～2 mm；雄蕊6枚，4长2短，具蜜腺；雌蕊1枚，子房近圆柱形。短角果近长圆形，长9～25 mm，宽2～7 mm，扁平，无毛，边缘具膜质翅，果瓣具中脉；果梗纤细，下垂或开展。种子1粒，淡褐色，长圆形，长8～10 mm。花期4～5月，果期5～6月。

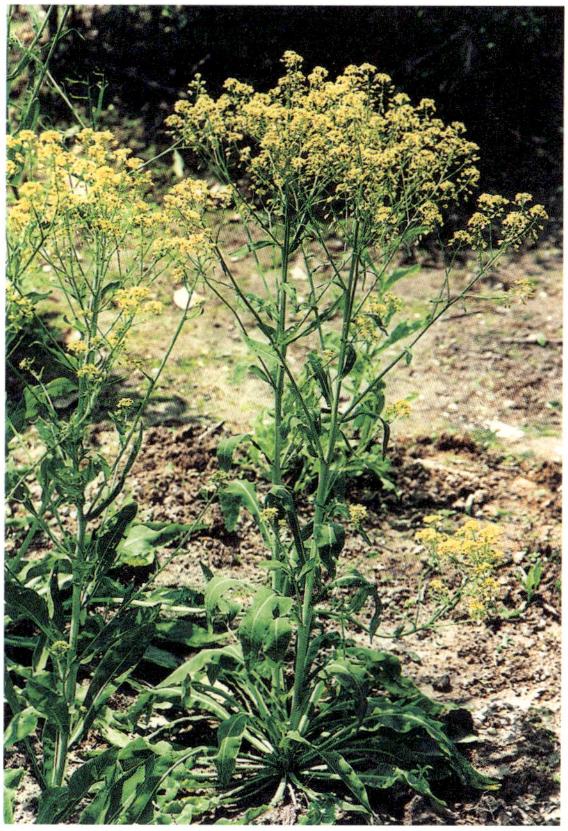

● **采集加工**　初冬采挖，除去茎叶，洗净，晒干。

● **性能主治**　苦，寒。清热解毒，凉血化结。用于流行性感冒，流行性腮腺炎，流行性脑脊髓膜炎，流行性乙型脑炎，急性传染性肝炎，肺炎，丹毒，热毒发斑，神昏吐衄，咽喉肿痛，火眼，疱疹。

● **用　　量**　15～30 g。

● **临床应用**

1. 急性传染性肝炎，肝硬化：板蓝根30 g，茵陈12 g，郁金6 g，薏苡仁15 g，水煎服。

2. 急性化脓性扁桃体炎，咽喉肿痛：板蓝根30 g，生石膏25 g（先煎），元参10 g，儿茶5 g，水煎服。

3. 流行性腮腺炎，流脑，乙脑：板蓝根15 g，金银花15 g，大青叶10 g，连翘10 g，甘草3 g，水煎服。

● **现代研究**

1. 化学研究：根还含尿苷、次黄嘌呤、尿嘧啶、水杨酸、青黛酮、胡萝卜苷。全植物分出芥苷、新芥苷、1-磺基芥苷及游离的吲哚醇和氧化酶，叶中含菘蓝苷，还含板蓝根多糖。

2. 药理学研究：

（1）抗菌作用：板蓝根醚提取物对金黄色葡萄球菌有抑菌作用。

（2）抗病毒作用：板蓝根注射液于鸡胚绒毛尿囊腔内注射0.5 ml，对感染流感病毒PR8株及京科68-1株均有抑制作用。板蓝根煎剂对乙型肝炎病毒（HBV）脱氧核糖核酸有抑制作用。

（3）对免疫功能的影响：板蓝根多糖25～100 mg/kg，对2，4-二硝基氯苯（DNCB）致敏的小鼠迟发型超敏反应（DTH）有增强作用。

天仙藤

Gaeuhenj

● **别　　名**　藤黄连、黄连藤、山大王、大黄藤。

● **来　　源**　为防己科植物天仙藤*Fibraurea recisa* Pierre的根、茎。

● **生境分布**　生于山谷密林中。在广西主要分布于钦州、上思、南宁、龙州、百色等地，广东、海南、云南等省亦有分布。

● **植物形态**　木质藤本，全株无毛。茎圆柱形，有沟槽纹和淡黄色突起皮孔，断面黄色，有菊花纹。叶互生，卵形或长椭圆形，长10～18 cm，宽5～11 cm，先端短尖，全缘，基部圆形，革质，两面亮绿色；基出脉3条；叶柄长约5 cm，基部膨大。复总状花序生于老枝叶腋；花单生，雌雄异株；花被6，绿白色，外有小苞片3枚；雄花：雄蕊3枚；雌花：子房3室，柱头头状。核果长椭圆形，长2～3 cm。种子长圆形，横切面呈肾形。花期4～5月，果期10～11月。

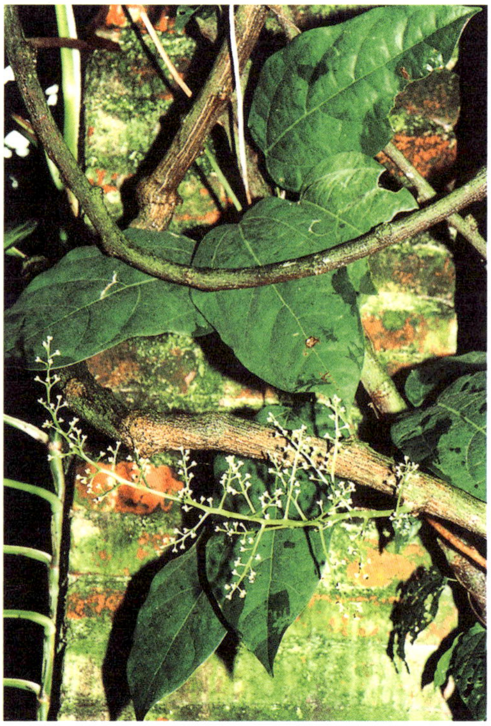

● **采集加工**　全年可采，除去杂质，洗净，切薄片，晒干备用。

● **性能主治**　甘、苦，寒，有毒。清解热毒，镇静止痛，利尿，通便。用于饮食中毒，热郁便秘，传染性肝炎，流脑，上呼吸道感染，咽喉肿痛，尿路感染，痢疾，肠炎，眼结膜炎。外用于外科感染，骨折，痈疮肿毒。

● **用　　量**　5～10 g，外用适量。

● **临床应用**

1. 预防流行性脑脊髓膜炎：天仙藤10 g，水煎服。也可滴鼻喷喉。

2. 肝炎：天仙藤、山栀子、虎杖、穿心草各10 g，水煎服。

3. 外科感染：天仙藤250 g，水煎洗涤伤口。

● **现代研究**

1. 化学研究：根含掌叶防己碱、药根碱、小檗碱、非洲防己碱、黄藤素甲、黄藤素乙、黄藤内酯、甾醇等。

2. 药理学研究：

（1）本品含掌叶防己碱和药根碱，对中枢神经有麻醉作用，静脉注射有降压作用。

（2）本品对化脓性球菌、肠道致病菌等均有较强的抑制作用。

（3）镇痛作用：本品含掌叶防己碱达3%，经氢化后得1-四氢掌叶防己碱（1-tetrahydropalmaline），通称延胡索乙素，为镇痛、镇静药。

● **附　　注**　体质虚寒者忌用。孕妇忌服。

瓜子草

Nyafaengzbengj

● **别　　名**　鸡舌草、黄花子草、狗牙草。

● **来　　源**　为景天科植物垂盆草*Sedum sarmentosum* Bunge的全草。

● **生境分布**　生于山坡倾斜处或岩石上。在广西主要分布于马山、河池、柳江、贺州等地，辽宁、河北、河南、山东、山西、陕西、四川、浙江、江西、江苏、安徽、湖北、云南和贵州等省亦有分布。

● **植物形态**　多年生肉质草本，高10～20 cm。茎淡红色，枝纤细，倾斜，匍匐，接近花序处易生根。叶3枚轮生，倒披针形至长圆形，长1.5～2.5 cm，先端尖，基部楔形，沿茎下延为半圆形的耳状叶，全缘。花呈平展的二歧聚伞花序；萼片5片，绿色，宽披针形至长圆形，几与花瓣等长；花瓣5片，黄色，披针形至长圆形，长5～8 mm，先端有较长突出的尖头；雄蕊10枚，子房狭卵形，或长椭圆形，花丝细长；心皮5片，稍开张。蓇葖果。种子细小，卵圆形，无翅而有细乳头状突起。花期6～7月。

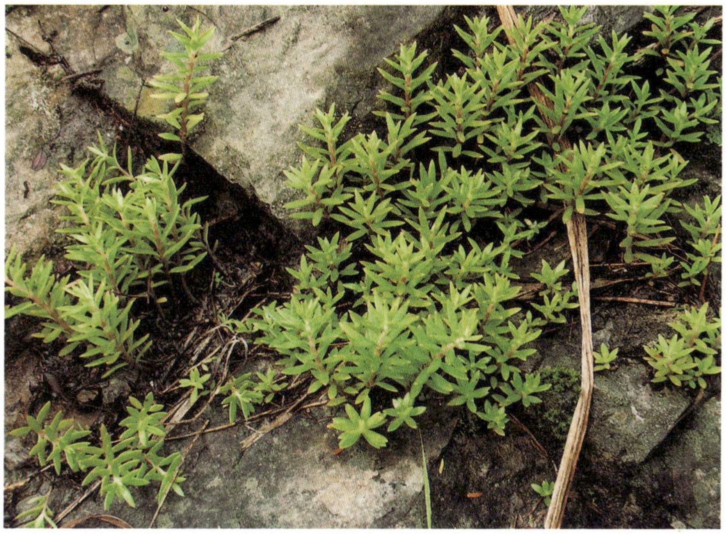

● **采集加工**　夏季采集，鲜用或晒干备用。

● **性能主治**　甘、淡，凉。清解热毒，利湿消肿。用于急、慢性肝炎，咽喉肿痛，热淋，痈肿，烧烫伤和蛇虫咬伤等。

● **用　　量**　25～50 g，外用适量。

● **临床应用**

1. 急、慢性肝炎，咽喉肿痛，热淋：瓜子草50 g，水煎服。

2. 蛇虫咬伤，痈疽：鲜瓜子草100 g，捣烂外敷患处；另取鲜草50 g，捣汁冲服。

● **现代研究** 化学研究：含甲基异石榴皮碱等生物碱、景天庚糖、蔗糖、果糖等。

老虎耳

Nyagoengzget

● **别　　名** 石荷叶、金线吊芙蓉、猪耳草、佛耳草。

● **来　　源** 为虎耳草科植物虎耳草*Saxifraga stolonifera* Meerb. 的全草。

● **生境分布** 生于阴湿处、溪旁、树荫下、山间小溪旁或岩石上。在广西主要分布于武鸣、那坡、凌云、乐业、南丹、恭城等地，山东、河南、陕西、江苏、安徽、浙江、江西、湖南、湖北、四川、云南、贵州、广东、福建等省亦有分布。

● **植物形态** 多年生常绿草本，高可达40 cm，全体有毛。匍匐枝赤紫色，丝状，着地可生幼苗。叶数片，丛生在茎基部；圆形或肾形，肉质而厚，宽4～9 cm，先端浑圆，边缘浅裂状或波状齿，每浅裂疏生锯齿3～4个，基部心脏形或截形，上面绿色，下面带紫红色，有小圆点；叶柄长，基部膨大。花茎由叶腋抽出，比叶高2倍以上，赤色；总状花序长12～20 cm，苞片卵状椭圆形，先端尖锐，小花柄密被红紫色腺毛；萼5片，卵形，先端渐尖；花瓣5片，白色，不整齐，下面2片较大；雄蕊10枚，不等长；雌蕊1枚，子房球形，上位，花柱二歧，柱头细小。蒴果卵圆形，顶端2深裂，呈嘴状。种子卵形，具瘤状突起。花期6～7月，果期7～11月。

● **采集加工** 全年可采，但以花后采者为佳，鲜用或晒干备用。

● **性能主治** 辛、微苦，凉，有小毒。清热解毒，祛风凉血。用于急性中耳炎，风热咳嗽，吐血，丹毒，肺痈，崩漏，痔疮；外用治风疹，湿疹，瘙痒。鲜叶有抑菌作用。

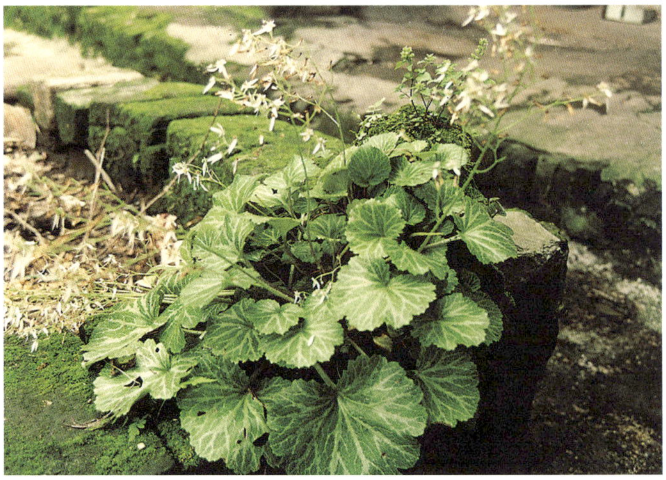

● **用　　量** 10～20 g，外用适量。

● **临床应用**

1. 化脓性中耳炎：鲜老虎耳适量，捣汁过滤加适量冰片，取液滴耳，每次2～3滴。

2. 小儿发热，咳嗽气喘：老虎耳15 g，水煎服。

3. 冻疮，毒虫咬刺伤：鲜老虎耳适量，捣烂涂擦患处。

● 现代研究

1. 化学研究：含生物碱、马栗树皮素、岩白菜素、去甲岩白菜素、三甲基去甲岩白菜素、熊果酚苷；鲜叶中含虎耳草苷（Saxifragin，即槲皮素-5-β-D-葡萄糖苷）、槲皮苷等。

2. 药理学研究：全草乙醇提取液对离体蛙心有兴奋作用，对内脏血管有扩张作用。

火炭母

Gaeumei

● **别　　名**　火炭藤、火炭头、水洋流、老鼠蔗。

● **来　　源**　为蓼科植物火炭母*Polygonum chinense* L.的全草。

● **生境分布**　生于丘陵地带向阳草坡、林边、路旁湿润土壤。分布于广西各地，台湾、福建、江西、广东、四川、贵州等省亦有分布。

● **植物形态**　多年生直立或攀缘草本，长可达1.5 m。茎圆柱形，略具棱沟，无毛或被疏毛或腺毛，直立或斜上，下部质坚实，多分枝，匍匐者，节处生根，嫩枝紫红色。单叶互生；叶柄短而有翅，叶片矩圆状卵形或卵状三角形，长5～12 cm，宽3～6 cm，顶端尖或渐尖，基部截形，有短柄或无柄而抱茎，上面绿色，常有紫黑色“V”形斑块，下面主脉有毛，托叶鞘膜质。秋季枝顶开白色或淡红色小花，头状花序再组成圆锥状或伞房状，花序轴密，生有腺毛。苞片膜质，卵形，花被5深裂，雄蕊8枚；雌蕊1枚，花柱3枚。瘦果卵形，具三棱，黑色，光亮。花期9～10月，果期11～12月。

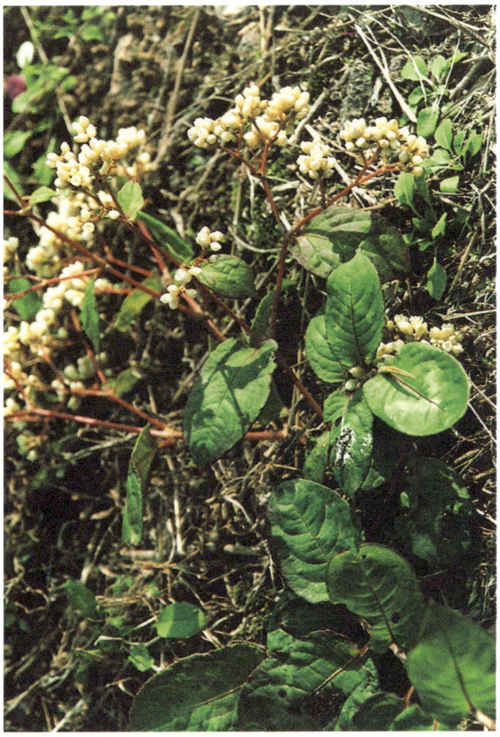

● **采集加工**　夏、秋季采收，洗净晒干备用或鲜用。

● **性能主治**　酸、甘、微涩，凉。清热解毒，利湿消滞，凉血止痛。用于痢疾，泄泻，黄疸，风热咽痛，霉菌性阴道炎，乳腺炎，疖肿，小儿脓疱疮，湿疹，毒蛇咬伤。

● **用　　量**　20～50 g，外用适量。

● **临床应用**

1. 白喉：鲜火炭母200 g，捣烂取汁蜂蜜调服。

2. 急性肠炎：火炭母50 g，苦羊藤15 g，水煎服。

3. 小儿脓疱疮：火炭母50 g，水煎洗患处。

4. 防暑：火炭母20 g，海金沙藤、草鞋根各10 g，甘草5 g，水煎代茶饮。

5. 皮炎，湿疹：火炭母适量，水煎浓汁洗患处。

6. 湿热黄疸：火炭母30 g，鸡骨草30 g，水煎服。

7. 妇女带下：鲜火炭母50 g，白鸡冠花5朵，水煎饭后服。

8. 霉菌性阴道炎：火炭母50 g，水煎坐浴；冲洗后用火炭母粉局部喷洒。

● **现代研究**

1. 化学研究：全草含黄酮苷、氧甲基蒽醌。根含谷氨酸、天冬氨酸、胱氨酸等8种氨基酸及碳水化合物。根部脂肪的皂化部分中含有棕榈酸、硬脂酸、亚油酸，非皂化部分含有β－谷甾醇。叶中含有β－谷甾醇、山柰酸、槲皮素、鞣花酸等黄酮化合物。

2. 药理学研究：

（1）抑菌试验表明，本品对金黄色葡萄球菌、伤寒杆菌、大肠杆菌、痢疾杆菌均有抑制作用。

（2）本品的水–醇提取物能收缩离体豚鼠回肠。给小鼠腹腔注射大剂量，呈现中枢抑制。

土牛膝

Sauxloed

● **别　　名**　倒扣草、倒勒草、棵嘎刀、棵达刀。

● **来　　源**　为苋科植物土牛膝*Achyranthes aspera* L. 的全草。

● **生境分布**　生于村边旷野、路边及山坡疏林下杂草丛中。在广西主要分布于防城、宁明、上林、马山、乐业、凤山、东兰、藤县等地，江西、福建、台湾、湖南、广东、四川、贵州和云南等省亦有分布。

● **植物形态**　一年或两年生直立草本，高约1 m。茎多分枝，披散，圆柱形，紫红色，常有黄褐色纵行纹理，节明显而膨大，幼枝呈四棱形，有纵棱，青绿色或紫红色，被白色短毛，老则渐次脱落。叶对生，矩圆状倒卵形至椭圆形或倒卵形，长3～10 cm，宽1～4 cm，先端渐尖，基部狭，全缘，两面密被伏生茸毛，穗状花序顶生，延伸，长4～15 cm，花绿色，长约4 mm，芽时直立，开放后紧贴花轴；小苞片2枚，锥尖，坚挺，通常较萼略短，基部两侧膜质，透明；雄蕊5枚，子房“丁”字形，花丝紫红色，退化雄蕊睫毛状，围于子房四周；子房倒圆锥形，花柱单一，柱头不裂。蒴果细，长圆形，宿萼包着不露出，浅褐色，长约3 mm，倒生于花轴上。花期夏、秋至翌年春季。

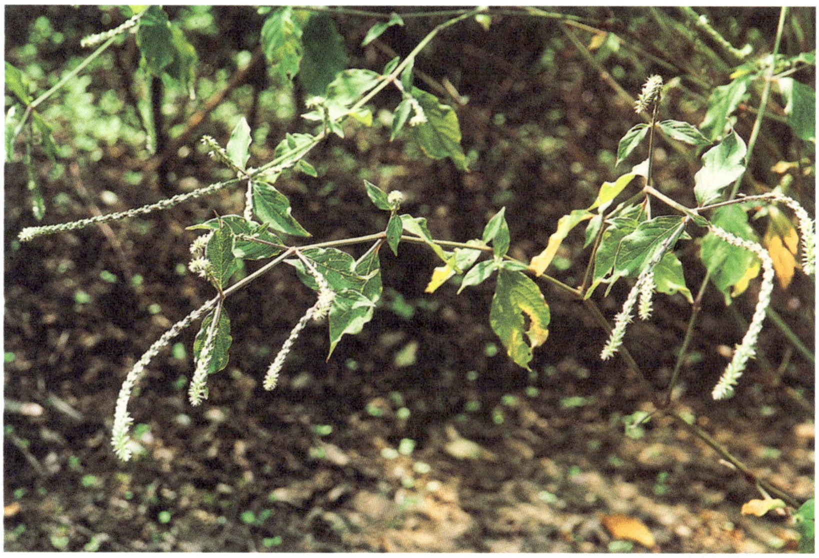

● **采集加工**　冬、春间或秋季采挖，拣去杂质，洗净，鲜用或晒干备用。

● **性能主治**　苦、酸，平。清

热解毒，祛湿散瘀，通调水道。用于产后腹痛，血瘀闭经，痈肿，丹毒，口舌生疮，咽喉肿痛，喉蛾，屙痢，瘴毒，疟疾，风湿骨痛，跌打损伤，脚气，肾炎水肿，泌尿系结石，血淋。

● **用　　量**　10～30 g，外用适量。

● **临床应用**

1. 喉蛾：土牛膝20 g，水煎服。或新鲜土牛膝50 g，捣烂温开水浸渍24小时，过滤取汁喷喉。

2. 小儿肺炎：土牛膝20 g，水煎服。

3. 小儿疳积：土牛膝根20 g，猪头炖服。

4. 白带多，闭经：鲜土牛膝、鲜马鞭草各30 g，水煎调酒服。

5. 流火丹：土牛膝、马前子、豆腐渣各适量，捣烂敷患处。

6. 感冒发热，小儿高热：土牛膝、狗肝菜、刺针草各20 g，水煎服。

7. 流行性腮腺炎：土牛膝20 g，水煎服；另取全草适量，捣烂敷患处。

● **现代研究**

1. 化学研究：根含皂苷，其皂苷元为齐墩果酸，并含昆虫变态激素蜕皮甾酮；种子含糖约56%、蛋白质约22.5%，还含倒扣草皂苷A和B；全草含蜕皮酮及甜菜碱；枝和根含倒扣草碱生物碱等。

2. 药理学研究：

（1）从全草中分离出一含有两种生物碱的混合物，能升高麻醉狗的血压，短暂地兴奋呼吸，加强心脏收缩，拮抗各种物质引起的肠管及子宫平滑肌痉挛，对大鼠有轻度抗利尿作用。

（2）从种子中分离出来的皂苷混合物能使离体蛙心、兔心、豚鼠心和在位兔心的收缩力明显增强。此外，心脏处于衰竭状态时，可使其张力增强；心脏乳头肌衰竭时，用此皂苷可增强其收缩力。它比洋地黄作用快，作用时间则较短。

● **附　　注**　孕妇、月经过多、脾虚拉肚子以及梦遗滑精者忌用。

了哥王

Go'nyozlox

● **别　　名**　山石榴、雀儿麻、千年矮、山棉皮、南岭荛花。

● **来　　源**　为瑞香科植物了哥王*Wikstroemia indica*（L.）C. A. mey. 的根、茎叶。

● **生境分布**　生于山坡、山脚潮湿的灌木丛中或瘠薄的石山上。在广西主要分布于桂平、上林、那坡、靖西、天等、岑溪、平南等地，广东、福建、台湾、浙江、湖南和四川等省亦有分布。

● **植物形态**　常绿灌木，高30～100 cm。枝红褐色，无毛。叶对生，坚纸质至近革质，长椭圆形，长2～5 cm，宽8～15 mm，先端钝或急尖，基部楔形，全缘；叶柄短或几无。花黄绿色，数朵组成顶生短总状花序；总花梗长5～10 mm；花梗长1～2 mm；花萼管状，长9～12 mm，被疏柔毛，裂片4片，卵形；雄蕊8枚，2轮，花丝甚短；花盘鳞片4片，通常两两合生；子房椭圆形，顶部被疏柔毛，柱头近球形，花柱极短。核果卵形，长约6 mm，熟时暗红色至紫黑色。花、果期分布在夏、秋季。

● **采集加工** 全年可采，根、茎洗净，阴干，切段备用。叶多鲜用。

● **性能主治** 苦、辛，寒，有毒。清热解毒，消肿止痛，软坚散结，通调两路。用于风湿骨痛，百日咳，虫蛇咬伤，疔疮疖肿，乳痈，瘰疬，跌打损伤。

● **用　　量** 6～9 g，外用适量。

● **临床应用**

1. 虫蛇咬伤：了哥王9 g，茅根15 g，水煎服。外用鲜了哥王适量，捣烂外敷或挤汁外涂。

2. 疔疮疖肿：了哥王9 g，金银花15 g，水煎服。

3. 痰火瘰疬：鲜了哥王叶15 g，捣烂加入食盐少许敷患处。

4. 疮疡，乳痈：鲜了哥王叶适量，捣烂敷患处。

5. 跌打损伤：鲜了哥王叶适量，捣烂敷患处。

● **附　　注** 本品有剧毒，用时宜慎，孕妇忌服。

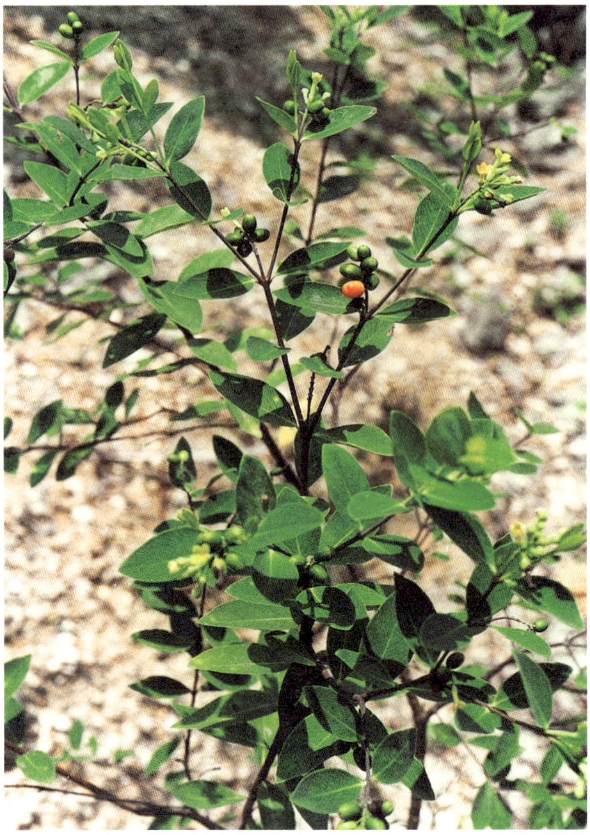

绞股蓝

Gocaekmbaw

● **别　　名** 蛇王、七叶胆、小苦药、公罗锅底、夫腩胆。

● **来　　源** 为葫芦科植物绞股蓝 *Gynostemma pentaphyllum*（Thunb.）Makino 的全草。

● **生境分布** 生于海拔300～3 200 m的山坡疏林、灌木丛中或路边草丛中。多为栽培。在广西主要分布于灵山、龙州、靖西、那坡、隆林、凌云、河池、柳江、龙胜、融水、蒙山、金秀、平南、容县、贺州、灵川等地，长江以南其他地区和陕西南部亦有分布。

● **植物形态** 多年生攀缘草质藤本，茎纤细，长1～2 m，多分枝，具纵棱及槽，无毛或疏被短柔毛。叶膜质或纸质，鸟足状，有小叶5～7片，小叶卵状长圆形，长3～12 cm，宽1～4 cm，先端渐尖，基部楔形，两面被疏糙毛或变无毛；边缘有锯齿。花单性，雌雄异株；花序圆锥状，花极小，淡绿色。果球形，直径约8 mm。花期8～9月，果期10～11月。

● **采集加工** 合理采割，一般每年可收获两次。第一次在5月中旬到7月上旬，梅雨季前，留取高出地面

30 cm左右的茎叶；第二次在11月中下旬，可齐地割取；爬在攀缘物上的茎叶，可直接拉下。收割宜在早晨或傍晚进行。割后去掉杂质，及时晾晒，防止霉烂，然后扎成捆或装入麻袋，放通风干燥处贮存，以备用。10～11月为绞股蓝种子成熟期，收种子的植株，可待果实变黑时，先收籽，再收茎叶。

● **性能主治** 苦，寒。通调三道两路，清热解毒，止咳祛痰。用于慢性气管炎，病毒性肝炎，肾盂肾炎，胃肠炎，泄泻，高血压，动脉硬化，高血脂，痈疮肿毒，蛇咬伤。

● **用　　量** 10～20 g，外用适量。

● **临床应用**

1. 慢性气管炎：绞股蓝碾末，每次3 g，开水冲服。

2. 胃肠炎，皮炎，结膜炎：绞股蓝20 g，水煎服。

3. 高血压，动脉硬化，高血脂：绞股蓝20 g，水煎服；或制成细茶，每次5 g，开水泡饮。

4. 急、慢性肝炎：绞股蓝15 g，田基黄15 g，垂盆草15 g，水煎服。

● **现代研究**

1. 化学研究：

（1）全草中分离出4种苷的混合物。经水解得到具抗肿瘤作用的两种原人参二醇［20（S）-和20（R）-原人参二醇］及两种原人参三醇［20（S）-和（R）-原人参三醇］化合物。

（2）在对其进行甜味研究的过程中，分离出两种无味的新三萜醇苷，命名为gynosaponin TN-1和gynosaponin TN-2。这两种成分的基本结构均属达玛烷-24-烯四醇三萜。

（3）含50余种皂苷。其中绞股蓝皂苷3、4、8、12分别与人参皂苷Rb_1、Rb_3、Rd、F_2在化学结构上完全相同。此外，还含有黄酮、糖类等。

2. 药理及毒理学研究：

（1）降血脂作用：粗绞股蓝皂苷可使大鼠血清中性脂肪和总胆固醇水平显著下降，抑制肝中过氧化脂质的上升，抑制血清谷丙转氨酶（GPT）升高。

（2）抗肿瘤作用：绞股蓝皂苷XLIX、LⅦ等具有抗肿瘤活性。

（3）强壮作用：以200 mg/kg绞股蓝皂苷类化合物给小鼠口服，然后让其与对照组一起游泳，进行耐力实验。结果表明，其耐受力比空白组强。

（4）抗溃疡作用：绞股蓝皂苷对大鼠压力性和醋酸性溃疡有显著的治疗作用。

（5）防治糖皮质激素的副作用：用大鼠实验结果，绞股蓝能防治糖皮质激素（地塞米松）引起的肾上腺皮质萎缩、胸腺萎缩、血浆皮质醇减少等作用。

（6）其他作用：绞股蓝皂苷有抗疲劳、镇静、催眠、抗紧张作用。

（7）毒性试验：绞股蓝总皂苷对小鼠腹腔注射的LD_{50}为755 mg/kg，经口服无毒性；对大鼠腹腔注射的LD_{50}为1.85 g/kg，经口服给药10 g/kg，连续一个月，观察大鼠的行为活动、体重、

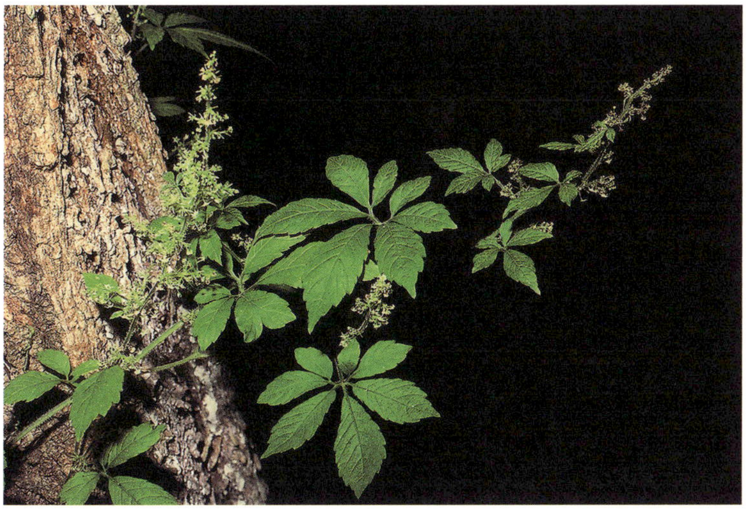

饲料食量、饮水量、尿、血液、组织重量及病理学等指标，结果均无异常。

● **附　注**　本品味苦，性凉，体虚者慎用。孕妇忌服。

苦　瓜

Lwghaemz

● **别　名**　麻坏、锦荔枝、凉瓜。

● **来　源**　为葫芦科植物苦瓜*Momordica charantia* L. 的根或果实。

● **生境分布**　分布于广西、广东、云南、福建等地，全国其他地方亦有栽培。

● **植物形态**　一年生攀缘草本，多分枝，有细柔毛，卷须不分枝。叶大，肾状圆形，长宽各5～12 cm，通常5～7深裂，裂片卵状椭圆形，基部收缩，边缘具波状齿，两面近于光滑或有毛；叶柄长3～6 cm。花雌雄同株。雄花单生，有柄，长5～15 cm，中部或基部有苞片，苞片肾状圆心形，宽5～15 mm，全缘；萼钟形，5裂，裂片卵状披针形，先端短尖，长4～6 mm；花冠黄色，5裂，裂片卵状椭圆形，长1.5～2 cm，先端钝圆或微凹；雄蕊3枚，贴生于萼筒喉部。雌花单生，有柄，长5～10 cm，基部有苞片；子房纺锤形，具刺瘤，先端有喙，花柱细长，柱头3枚，胚珠多数。果实长椭圆形，卵形或两端均狭窄，长8～30 cm，全体具钝圆不整齐的瘤状突起，成熟时橘黄色，自顶端3瓣开裂。种子椭圆形，扁平，长10～15 mm，两端均具角状齿，两面均有凹凸不平的条纹，包于红色肉质的假种皮内。花期6～7月，果期9～10月。

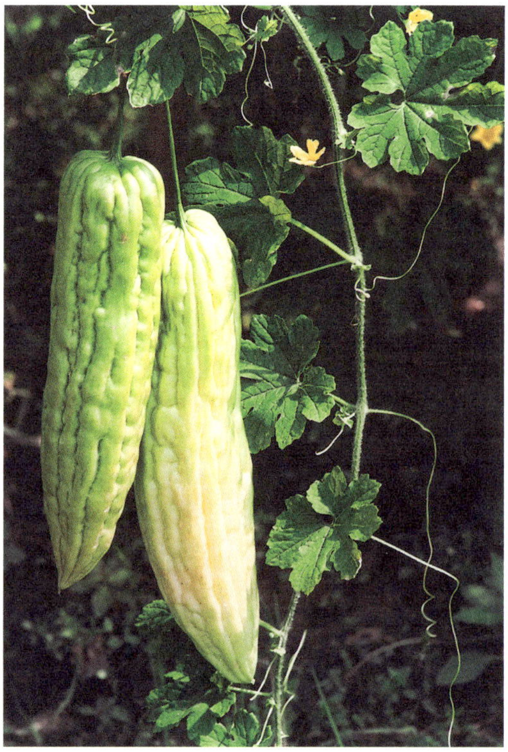

● **采集加工**　夏季或秋季采收，切片晒干或鲜用。

● **性能主治**　苦，寒。根：清热解毒。用于痢疾，便血，风火牙痛，痈疮肿毒。果实：通两路，解热毒，清暑明目。用于热病烦渴，中暑，痢疾，眼赤疼痛，痈肿丹毒，恶疮。

● **用　量**　20～50 g，外用适量。

● **临床应用**

1. 中暑发热，烦热口渴：苦瓜20 g，水煎服或泡开水代茶饮。

2. 痢疾：鲜苦瓜50 g，捣烂绞汁开水冲服。

3. 大便带血，滞下黏液：苦瓜根50 g，冰糖20 g，水煎服。

4. 眼赤疼痛：苦瓜50 g，煅末用灯草汤送服。

5. 胃热腹痛：苦瓜50 g，冰糖20 g，水煎服。

6. 痈肿：鲜苦瓜捣烂敷患处。

7. 风火牙痛：苦瓜根适量，捣烂敷下关穴。

8. 疔疮：苦瓜根适量，碾末调蜂蜜敷患处。

● **现代研究**

1. 化学研究：果实含苦瓜苷，尚含5-羟基色胺、多种氨基酸（如谷氨酸、丙氨酸、β-丙氨酸等）及半乳糖醛酸、果胶等。

2. 药理及毒理学研究：

（1）降低血糖作用：正常的以及患四氧嘧啶性糖尿病的家兔灌服苦瓜浆汁后，可使血糖明显下降。皮下注射脑垂体前叶浸膏引起高血糖的大鼠，灌服苦瓜浆汁的水提取物亦有降低血糖的作用。给家兔口服苦瓜苷可降低血糖，作用方式与甲苯磺丁脲相似且较强，对摘除胰脏的猫降低血糖作用未完全消失，故其降血糖包括对胰脏的及非胰脏的两种作用。亦有认为苦瓜浆汁及果实的干浸膏对正常的及糖尿病的兔的降血糖作用并不确实。糖尿病人对口服苦瓜的酒精提取物并未降低血糖。

（2）毒性：妊娠大鼠灌服苦瓜浆汁6 ml/kg，引起子宫出血，并在数小时内死亡。正常的及患四氧嘧啶性糖尿病的大鼠每日灌服6 ml/kg，80%～90%在5～23天内死亡。大鼠腹腔注射苦瓜浆汁15～40 ml/kg，6～18小时内死亡。患四氧嘧啶性糖尿病的家兔每日灌服苦瓜浆汁10 ml/kg，对大多数动物均表现毒性。

● **附　　注**　脾胃虚寒者，食之令人吐泻腹痛。

木　鳖

Mogbaed

● **别　　名**　漏苓子、土木鳖、木鳖瓜、番木鳖。

● **来　　源**　为葫芦科植物木鳖子*Momordica cochinchinensis*（Lour.）Spreng. 的块根及种子。

● **生境分布**　生于山坡、山沟、林缘及路旁土层较深厚的地方，野生或栽培。在广西主要分布于龙州、上林、柳州、金秀、荔浦、临桂、恭城、苍梧、岑溪、容县、博白和贵港等地，四川、湖南、湖北、河南、安徽、甘肃、江西、浙江、福建、台湾、广东、贵州、云南等省亦有分布。

● **植物形态**　多年生草质藤本，具膨大的块状根。茎有纵棱；卷须粗壮，与叶对生，单一，不分枝。叶互生，圆形至阔卵形，长7～14 cm，通常3浅裂或深裂，裂片略呈卵形或长卵形，全缘或具微齿，基部近心形，先端急尖，上面光滑，下面密生小乳突，3出掌状网脉；叶柄长5～10 cm，具纵棱，在中部或近叶片处具2～5腺体。花单性，雄雌同株，单生叶腋，花梗细长，每花具1片大型苞片，黄绿色；雄花：萼片5片，革质，粗糙，卵状披针形，基部连合，花瓣5片，浅黄色，基部连合，雄蕊5枚，愈合成3体；雌花：萼片线状披针形，花冠与雄花相似，子房下位。瓠果椭圆形，成熟后成红色，肉质，外被软质刺突。种子略呈扁圆形或近椭圆形，边缘四周具不规则的突起，呈龟板状，灰棕色。花期6～8月，果期9～11月。

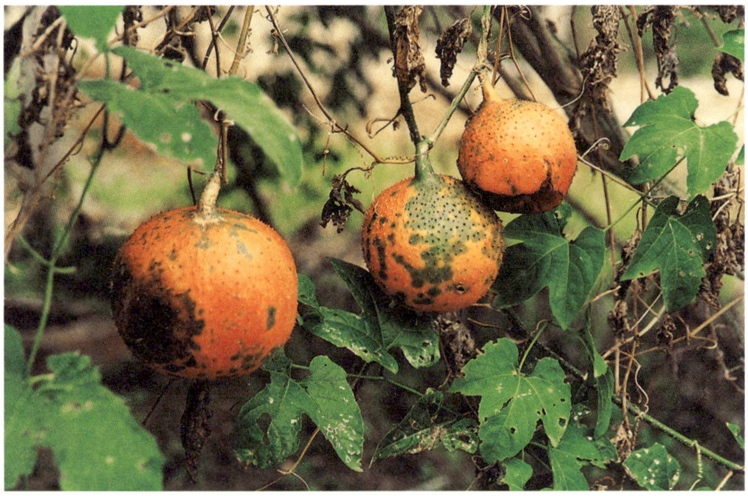

● **采集加工** 块根全年可采，洗净切片，晒干或鲜用。9～11月果实成熟时采摘，剖开果实，晒至半干，剥取种子；或装入盆钵内，待果皮近于腐败时将果皮弄烂，用清水淘洗，除去瓤肉及外膜，取出种子，晒干或烘干。根夏季采收，切段晒干或鲜用。

● **性能主治** 块根：苦、微甘，寒，有毒。消炎解毒，消肿止痛。用于痈疮肿毒，淋巴结炎。种子：苦、微甘，温，有毒。消肿散结，祛毒。用于痈疮肿毒，淋巴结结核，肺结核，痔漏，癣疮，粉刺，雀斑，乳腺炎，风湿痹痛，筋脉拘挛，小儿疳积，牙龈肿痛。

● **用　　量** 1～3 g，外用适量。

● **临床应用**

1. 牛皮癣，干癣，秃疮：木鳖子3 g，去壳蘸醋磨取药汁，临睡前蘸涂患处。

2. 痈疮疔毒，无名肿毒，淋巴结炎，粉刺，雀斑：鲜木鳖根或叶适量，加盐少许捣烂外敷；用木鳖子磨醋外涂。

3. 牙龈肿痛：木鳖子磨醋外涂面部相应处（口腔外）。

4. 痔疮，乳腺炎：木鳖子磨醋涂患处。

● **现代研究**

1. 化学研究：根含木鳖子皂苷、α-菠甾醇、木香醇；种子含苦瓜皂苷Ⅰ、Ⅱ，菠菜甾醇，齐墩果酸，木鳖子酸，以及由棉根皂苷元所成的皂苷、α-桐酸、栝楼酸。此外，尚含油35.72%、蛋白质30.59%及海藻糖。

2. 药理及毒理学研究：

（1）水浸液、乙醇-水浸出液和乙醇浸出液，试验于狗、猫及兔等麻醉动物，有降压作用。但毒性较大，无论静脉或肌肉注射，动物均于数日内死亡。大鼠静脉注射木鳖子皂苷，血压暂时下降，呼吸短暂兴奋，心搏加快。注射于狗股动脉可暂时增加下肢血流量，其作用强度约为罂粟碱的1/8。对离体蛙心和离体兔十二指肠均为抑制作用，而对豚鼠回肠则能加强乙酰胆碱的作用、拮抗罂粟碱的作用，高浓度时且引起不可逆性收缩。大鼠口服或皮下注射木鳖子皂苷，能显著抑制角叉菜胶引起的足踝浮肿。对兔红细胞有溶血作用。

（2）小鼠静脉注射木鳖子皂苷半数致死量为32.35 mg/kg，腹腔注射则为37.34 mg/kg。

● **附　　注** 本品有毒，内服宜慎，孕妇及体虚者忌服。种子毒性极大，忌内服，用时宜慎。

栝　楼

Gvahlou

● **别　　名**　野黄瓜、野屎瓜、佛顶珠、实葫芦。

● **来　　源**　为葫芦科植物全缘栝楼*Trichosanthes ovigera* BL. 的根、果皮或种子。

● **生境分布**　生于山谷丛林中、山坡疏林或灌木丛中或林缘。在广西主要分布于全州、灵川、昭平、岑溪、博白、合浦、防城、宁明、武鸣、宜山、东兰、南丹、隆林等地，贵州、云南和广东等省亦有分布。

● **植物形态**　先端渐尖，茎细弱，具纵棱及槽，被短柔毛。叶纸质，卵状心形至近圆心形，长7～19 cm，宽7～8 cm，不分裂或具3齿裂或3～5中裂至深裂，先端渐尖，基部深心形，凹入2～3 cm，宽2～2.5 cm，边缘具疏细齿或具波状齿，分裂之中间裂片卵形、长圆形或倒卵状长圆形，长10～13 cm，宽4～7 cm，侧裂较小，两侧不等，上表面深绿色，被短柔毛及疏短硬毛，背面淡绿色，密被短茸毛。花雌雄异株。雄花组成总状花序，或单生与之并生，总花梗长10～26 cm，具纵条纹，密被短柔毛，花梗长约5 mm，直立，密被短柔毛；小苞片倒卵形或阔卵形，长约16 mm，宽5～6 mm，先端渐尖，基部渐狭，边缘具三角状齿，两面被短柔毛；萼筒狭长，顶端扩大，长约5 mm；基部宽约2 mm，顶端宽4～7 mm，被短柔毛，萼齿三角状卵形，长7～10 mm，宽2～3 mm，渐尖，全缘；花冠白色，裂片狭长圆形，长约15 mm，宽约3 mm，具长10～15 mm丝状流苏；花药柱长4～5.5 mm，直径约2.5 mm，花丝短；雌花单生，花梗长1～3.5 cm，具纵条纹，密被短柔毛；萼筒圆柱形，长2～5 cm，直径2～3 mm，被短柔毛或无毛，萼齿和花冠同雄花；子房长卵形，长1～1.5 cm，直径3～5 mm，被短柔毛。果实卵圆形或纺锤状椭圆形，长5～7 cm，直径2.5～4 cm，幼时绿色，具条纹，熟时橙红色，平滑无毛，基部钝圆或尖，顶端渐尖，具喙；种子轮廓三角形，长7～9 mm，宽7～8 mm，淡黄褐或深褐色，3室，两侧室小，中央环带宽而隆起。花期5～9月，果期9～12月。

● **采集加工**　块根全年可采，洗净切片，晒干或鲜用。果皮或种子9～12月采集。

● **性能主治**　根：辛、微苦，平。清热解毒，祛瘀消炎，利水。用于跌打损伤，骨折，疮疡肿毒，蛇咬伤，肾炎，睾丸炎。果皮、种子：用于痰热咳嗽，燥结便秘，咽喉痛，痈疮肿毒。

● **用　　量**　10～30 g，外用适量。

● **临床应用**

1. 肾炎，睾丸炎，尿道炎：栝楼根碾末，每次5 g，冲开水服。
2. 便秘，咽喉炎：栝楼根20 g，水煎服。
3. 风湿痛，跌打损伤，骨折（无伤口者）：鲜栝楼根50 g，捣烂敷患处。
4. 痰热咳嗽：栝楼果30 g，枇杷叶10 g，板蓝根15 g，百部10 g，水煎服。

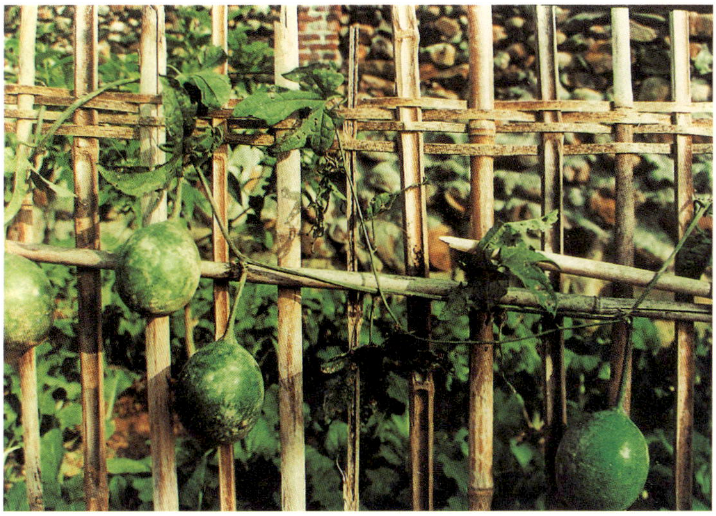

杜 若

Gosizcuz

● **别　　名** 山竹壳菜、石竹。

● **来　　源** 为鸭跖草科植物杜若*Pollia japonica* Thunb.的带根全草。

● **生境分布** 生于海拔1 200 m以下的山谷林下。广西各地有分布，我国台湾、福建、浙江、安徽、江西、湖北、湖南、广东、贵州、四川也有分布。

● **植物形态** 多年生草本，根状茎长而横走。茎直立或上升，粗壮，不分枝，高30～80 cm，被短柔毛。叶鞘无毛；叶无柄或叶基渐狭，而延成带翅的柄；叶片长椭圆形，长10～30 cm，宽3～7 cm，近无毛，上面粗糙。蝎尾状聚伞花序长2～4 cm，常多个成轮排列，形成数个疏离的轮，集成圆锥花序，花序总梗长15～30 cm，花序远远地伸出叶子，各级花序轴和花梗被相当密的钩状毛；总苞片披针形，花梗长约5 mm；萼片3枚，宿存；花瓣白色；雄蕊6枚，全育，近相等，或有时3枚略小些，偶有1～2枚不育的。果球状，果皮黑色，直径约5 mm，每室有种子数颗。种子灰色带紫色。花期7～9月，果期9～10月。

● **采集加工** 夏、秋季采，洗净鲜用或晒干备用。

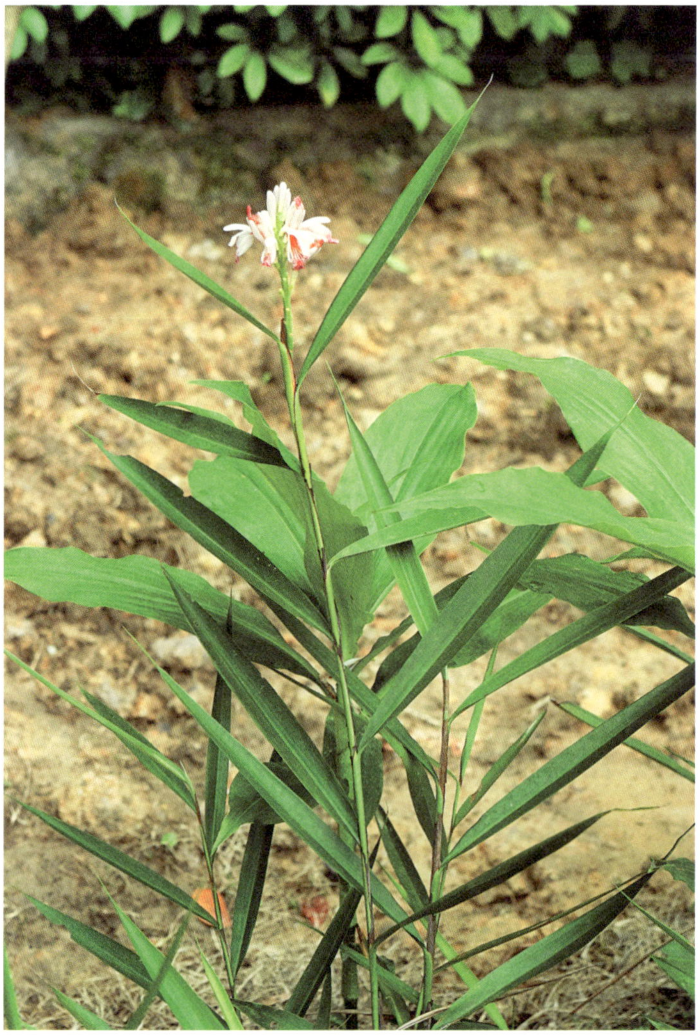

● **性能主治** 微苦，凉。清热利尿，解毒消肿。用于胸痛，头痛，小儿发热抽搐，吐血，瘰疬，肾炎水肿，小便黄赤，热淋，疔痛疖肿，蛇虫咬伤。

● **用　　量** 30～50 g，外用适量。

● **临床应用**

1.风热感冒：杜若根50 g，一箭球50 g，水煎服。

2.蛇虫咬伤：鲜杜若根适量捣烂，先用洗米水调后喝一半，另一半敷伤口周围，留伤口不敷。

3.跌打损伤：杜若根100 g，浸酒1.5 kg，密封12天后，每次服50 g药酒，服7天即见效。老人用千斤拔50 g同浸酒服。

猕猴桃

Dauzlingz

● **别　　名**　狐狸桃、羊奶子、红蒂蛇、多果猕猴桃、羊桃、冬耐。

● **来　　源**　为猕猴桃科植物中华猕猴桃*Actinidia chinensis* Planch. 的全株。

● **生境分布**　生于海拔450～800 m的山地、山谷或山沟边的灌木丛中或森林迹地上。在广西主要分布于防城、宁明、武鸣、隆安、百色、宜山、罗城、融水、来宾、金秀、桂平、昭平、荔浦、恭城、灌阳、全州、资源、龙胜、兴安、灵川等地。

● **植物形态**　大型落叶藤本，长可达10 m。幼枝及叶柄被灰白色茸毛或褐色长硬毛，老枝无毛或留有断损残毛，具浅色皮孔、长圆形，髓白色，片状。单叶互生，纸质，叶柄长3～6 cm；叶片倒阔卵形至椭圆形，长6～8 cm，宽7～8 cm，顶端截平形，中间凹入或具突尖，基部钝圆形、截平形至浅心形。聚伞花序腋生，具1～3朵花，花梗长8～20 mm，连同萼片两面均密被黄褐色绵毛状绒毛，苞片小，卵形至钻形，长约1 mm，被灰白色丝状绒毛或黄褐色茸毛；萼片通常5，阔卵形至卵状长圆形，两面密披黄褐色绒毛；花瓣5片，初放时乳白色，后淡黄色，阔倒卵形，基部有短距。浆果卵形至近球形，被茸毛，成熟时秃净，具小而多的淡褐色斑点。花期4月中旬至5月中下旬，果期9～10月。

● **采集加工**　全年可采，晒干备用或鲜用。

● **性能主治**　果实：酸、甘，寒。解热理气，生津润燥，通淋。全株：淡、涩，平。用于高血压，偏瘫，疮疖。根：清热解毒，活血消肿，祛风利湿。用于腰痛，咽喉肿痛，乳痈，痔疮，毒蛇咬伤。

● **用　　量**　15～30 g，外用适量。

● **临床应用**

1. 高血压，偏瘫，疮疖红肿：猕猴桃全株30 g，水煎服。
2. 腰痛，乳痈：猕猴桃根30 g，水煎服。
3. 毒蛇咬伤：猕猴桃叶适量，水煎洗，或用鲜叶捣烂敷伤处。
4. 咽喉炎：猕猴桃果30 g，生食。

● **现代研究**

1. 化学研究：果实含糖、蛋白质、类脂、维生素C、硫胺素、猕猴桃碱。每100 g可食用部分含糖11 g，蛋白质1.6 g，类脂0.3 g，维生素C 300 mg，硫胺素0.007 mg，硫 25.5 mg，磷 42.2 mg，氯 26.1 mg，钠 3.3 mg，钾 320 mg，镁 19.7 mg，钙 56.1 mg，铁 1.6 mg，类胡萝卜素0.035 mg。果实中尚含鞣花酸及β-半乳糖酶。

　　植物部分含槲皮素、山柰酚、（一）-表儿茶酚及其二聚物三聚物、（一）-表阿夫儿茶素、咖啡碱和对香豆酸等。种子含油22%～24%，蛋白质15%～16%。花含挥发油。

2. 药理及毒理学研究：

（1）对免疫功能的影响：中华猕猴桃多糖复合物32 mg/kg ip，连续12天，停药后用侵袭型大肠杆菌做腹腔攻击，能显著提高小鼠的生存率，增加抗菌抗体水平，促进巨噬细胞吞噬功能和减少肝脏内的活菌数，而体外无抑菌作用，表明其具有很强的抗细胞感染的免疫作用。

（2）防癌作用：体外Ames试验表明，中华猕猴桃鲜果汁3 ml或5 ml能阻断N-亚硝胺基吗啉和N-二甲基亚硝胺的体外合成，对N-二甲亚硝胺合成所致的致突变性有明显的抑制作用；能阻断N-甲基-N′-硝基-N-亚硝基胍合成，抑制突变反应。

（3）保肝作用：用浓缩10倍的猕猴桃果汁10 ml/kg灌胃注射，对四氯化碳、硫代乙酰胺及强的松诱导的小鼠肝损伤模型的SGPT和肝脏甘油三酯作用不显著，但对上述模型的肝脏病理损伤具有较明显的组织保护作用。

（4）耐缺氧作用：用猕猴桃原汁稀释15倍灌胃注射3次或0.5 ml腹腔注射1次可提高小鼠常压或减压缺氧下的存活时间，并明显使抗异丙肾上腺素引起的存活时间缩短。

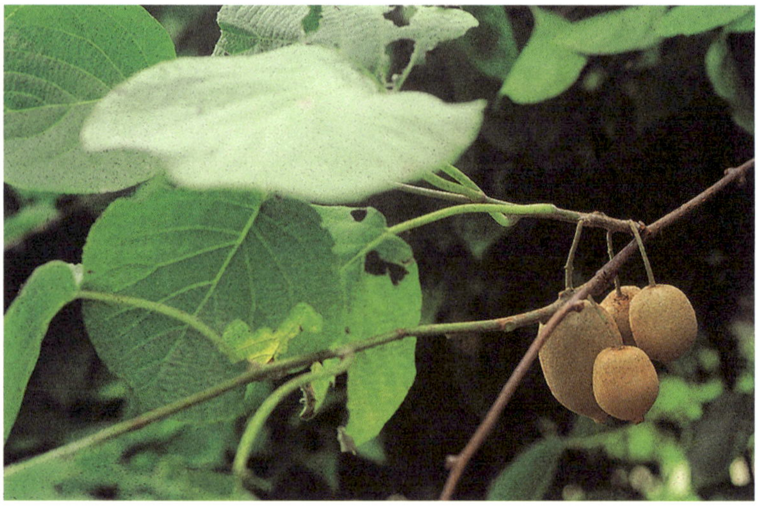

蛇　莓

Gohaungoux

● **别　　名**　落地杨梅、地杨梅、龙叶珠、小草莓。

● **来　　源**　为蔷薇科植物蛇莓*Duchesnea indica*（Andrews）Focke的全草。

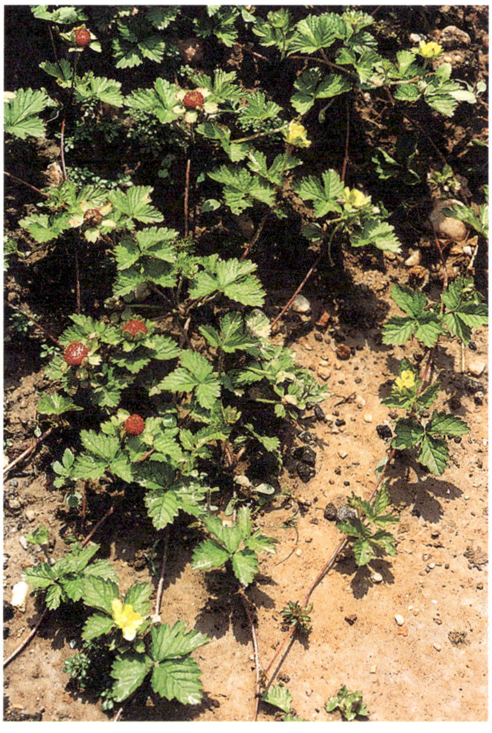

● **生境分布**　生于海拔1 800 m以下的山坡、河岸、草丛、田边及路旁潮湿的地方。在广西主要分布于隆林、田林、都安、柳江、金秀、龙州、桂林等地，辽宁、河北、河南、江苏、安徽、湖北、湖南、四川、浙江、江西、福建、广东、云南、贵州等省亦有分布。

● **植物形态**　多年生匍匐草本。三出复叶；小叶近无柄，倒卵形，长1.5～4 cm，宽1～3 cm，先端圆钝，边缘有钝锯齿，两面被柔毛，下面较密。花单生于叶腋，直径1～2 cm；花梗长3～6 cm，被柔毛；萼片2轮，有柔毛，内轮裂片卵形，长4～6 mm，外轮裂片较长，先端常具3～5锯齿；花瓣5片，黄色，倒卵形，长5～10 mm；雄蕊多数。花托在果期膨大，鲜红色。果瘦小，扁圆形，长约1.5 mm，多数聚集于球形花托上。花期4月，果期5月。

● **采集加工**　全年可采，洗净，鲜用或晒干备用。

● **性能主治**　甘、苦，寒，有小毒。清热解毒，散瘀消肿，凉血。用于感冒发热，白喉，黄疸型肝炎，月经不调，疔疮，带状疱疹，湿疹，毒蛇咬伤。

● **用　　量**　9～15 g，外用适量。

● **临床应用**

1. 白喉：蛇莓鲜草15 g，捣成泥状，水煎加糖调服。

2. 细菌性痢疾：蛇莓10 g，水煎服。

● **现代研究**

1. 化学研究：含三十醇、β－谷甾醇、羽扇豆醇、木栓酮、β－香树脂素、甲氧基去氢胆甾醇，还含有蛋白质的丹宁多糖。多糖的组成有没食子酸、己糖、戊糖、糖醛酸和蛋白质。种子油中的脂肪酸主要为亚油酸（53.1%），非皂化物质有烃、醇、甾醇。甾醇中的主要成分是β－谷甾醇（占总甾醇量的89.5%）。

2. 药理学研究：

（1）抑菌作用：本品对金黄色葡萄球菌、脑膜炎双球菌、痢疾杆菌、伤寒杆菌、白喉绿脓杆菌等均有抑制作用。

（2）抗癌作用：蛇莓水提取物5 mg/ml、10 mg/ml、15 mg/ml 在体外对人食管癌细胞生长有较强的抑制作用，15 mg/ml 作用48小时可使细胞完全丧失再繁殖能力，10 mg/ml、15 mg/ml 作用48小时对细胞有丝分裂抑制率分别为46%和49%，但对细胞DNA合成仅呈轻度抑制效应。

● **附　　注**　本品有毒，内服宜慎，孕妇忌服。

甜　茶

Cazvan

● **来　　源**　为蔷薇科植物甜茶*Rubus chingii* Hu var.suavissimus（S. Lee）L.T.Lu的叶。

● **生境分布**　通常生长在海拔500～1 000 m的丘陵山地常绿阔叶疏林、林缘、松杉疏井或灌木丛中。在广西主要分布于金秀、桂平、藤县、岑溪、苍梧、贺州等地。

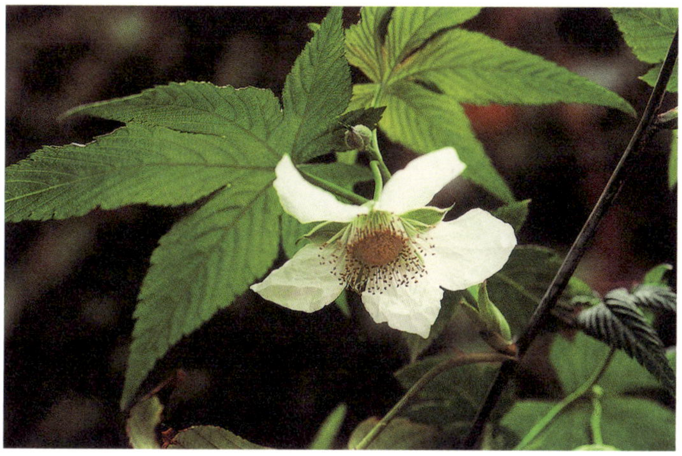

● **植物形态**　落叶灌木，高1～3 m，茎直立或倾斜，常被白粉，幼苗时紫红色，上端皮刺较密，成长后变绿色，上半部无皮刺或有少量皮刺；枝条稀疏，圆柱状，稍软，亦常弯垂，一般长1 m以下，绿色，被白粉，疏生皮刺，上端多平滑，二年生枝条具短枝数条至十余条不等。单叶互生，幼苗时初生

叶5深裂，成长叶纸质，轮廓近圆形，长5.2～11 cm，大者可达16 cm以上，宽5～13 cm，基部近心形或狭心形，掌状7深裂或5深裂，极罕见6深裂或8深裂，裂片披针形或椭圆形，中央裂片较长，长4～9 cm，宽1.6～3.3 cm，先端渐尖或尾状渐尖，边缘具重锯齿，基出脉通常5或7条，在两面上稍突起，被灰白色或灰褐色短柔毛，间或有1～2根小刺，裂片上有侧脉数对至12对；叶柄长2～5 cm，上面有浅槽，下面具小刺1～2枚；托叶长2～4 mm，大多不脱落，下半部贴生于叶柄；苗期初生叶托叶下部于叶柄两侧延伸成翼状，紫红色。花单生于短枝先端，弯垂，直径3～5 cm；花梗长1.5～4.5 cm，花萼5深裂，内外两面均密被灰褐色或灰白色短柔毛，裂片披针形，先端具长约2 mm的骤然突出的细尖头；花瓣5片，白色，倒卵形；雄蕊多数插生在花萼口部，基部合生，排成不规则的三层，花丝扁，花药背着；雌蕊多，生于突起的花托上，子房密生灰白色短柔毛，花柱丝状，柱头小头状。聚合果卵球形，幼时灰青色，熟时橙红色，味甜可食。花期3月下旬至4月上旬，6月果熟。

● **采集加工** 从4～11月都可以采收。为了不影响植株的生长，分两次采收为宜。第一次在6～7月间，主要采收已经开花植株的叶片。第二次在10月间，主要采收未开花的一年生植株叶片。采收方法：一般是就地摘取叶片装入袋内或筐内。采回的叶片要像制茶那样炒和烘。如只作提取甜茶素用，晒干即可，制成的干品一定要放干燥处保存。也可鲜用。

● **性能主治** 甘，平。清热润肺，祛痰止咳。用于痄疾，糖尿病，高血压，尿路感染。

● **用　　量** 10～20 g，外用适量。

● **临床应用**

1. 痄疾久治不愈：甜茶适量，碾末，每次5 g，温开水送服。
2. 糖尿病，高血压：甜茶10 g，泡茶饮。
3. 尿路感染，肾炎，肾盂肾炎，水肿：甜茶20 g，水煎服。
4. 外伤肿痛：鲜甜茶适量，捣烂外敷伤处。

● **现代研究**

1. 化学研究：含苦莓苷F1，甜菊苷，悬钩子苷，苏格冬青苷，甜茶糖苷A，秦氏悬钩子苷F1、F2、F3、F4和F5等。
2. 药理学研究：甜茶素ig对小鼠的LD_{50}为2 413 ± 200 mg/kg。

羊角豆

Gogukmbe

● **别　　名** 草决明、假绿豆、羊尾豆。

● **来　　源** 为云实科植物草决明*Cassia tora* L. 的全株。

● **生境分布** 生于山坡、荒野及河滩沙地。分布于广西各地，辽宁、河北、河南、山西、陕西、山东、江苏、安徽、浙江、江西、福建、台湾、湖南、湖北、广东、四川、贵州、云南等省亦有分布。

● **植物形态** 一年生亚灌木状草本，高1～1.3 m，直立而粗壮。叶轴每对小叶间有棒状腺体；小叶3对，膜质，倒卵形至倒卵状长椭圆形，长2～6 cm，宽1.5～2.5 cm，先端钝圆，具小刺尖，基部渐狭，偏斜，上面被疏柔毛，下面被柔毛；小叶柄长0.15～0.2 cm；托叶线形，被柔毛，后脱落。花通常1～2朵，聚生于叶腋，总花梗0.6～1 cm，被柔毛；花萼片5片，卵圆形，膜质，外面被毛；花瓣黄色，下面二瓣较长，长约1.3 cm，宽约0.6 cm；能育雄蕊7，花药四方形，顶孔开裂，长约4 mm，花丝短于花药；子房无柄，被白柔毛。荚果纤细，近四棱形，两端渐尖，长达15 cm，宽0.3～0.4 cm，膜质。种子多数，四棱形，长4.2～7.2 mm，宽2～3.3 mm，表面黄绿色、黄褐色或绿棕色，平滑，有光泽。花期8～11月，果期9～11月。

● **采集加工** 秋季果实成熟后采收，将全株割下，晒干。

● **性能主治** 微苦、咸，微寒。清解热毒，通调谷道、水道，清肝明目，祛湿润肠。用于流感，肺出血，青光眼，夜盲症，慢性便秘，小儿疳积。

● **用　　量** 10～20 g，外用适量。

● **临床应用**

1. 流感，感冒：羊角豆全草10 g，水煎服。

2. 青光眼，夜盲症，近视眼，老花眼：羊角豆20 g，千里光20 g，野菊花10 g，荆芥10 g，红花3 g，当归10 g，黄连3 g，水煎服；羊角豆4 000～5 000 g制成枕头垫睡。

3. 慢性便秘：羊角豆15 g，荆芥10 g，枳实10 g，当归6 g，火麻仁20 g，莱菔子20 g，水煎服。

4. 小儿疳积：羊角豆15 g，羊肝50 g，蒸服。

● **现代研究**

1. 化学研究：全草含D-甘露醇、蜂花醇、β-谷甾醇；叶含山柰酚-3-二葡萄糖苷；根含胆碱；茎叶、荚含胡芦巴碱、水苏碱、胆碱、甜菜碱；种子含大黄素、大黄酸、钝叶决明素、黄决明素、大黄酚、大黄酚酮、大黄素甲醚、芦荟大黄素。此外，羊角豆尚含红夫刹林、去甲基红夫刹林等。

2. 药理学研究：有降压、利尿和缓泻作用。对结核杆菌和常见皮肤真菌有抑制作用。

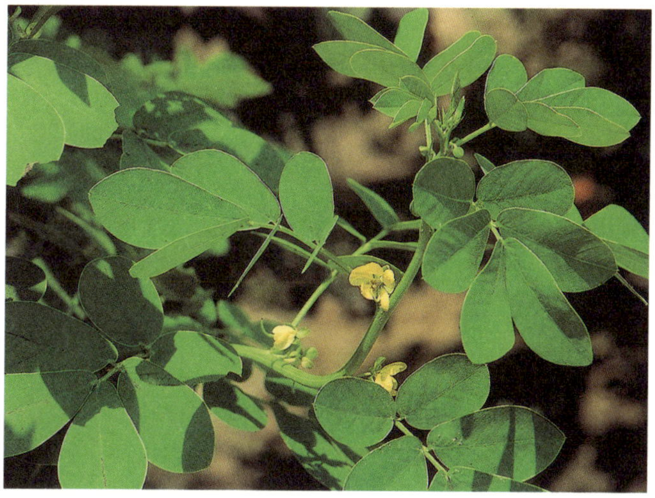

鸡骨草

Gogukgaeq

● **别　　名** 黄食草、黄头草、猪腰草、相思子。

● **来　　源** 为蝶形花科植物广州相思子*Abrus cantoniensis* Hance 的带根全草。

● **生境分布** 生于海拔200 m以下坡地灌木丛或草丛中。在广西主要分布于南宁、贵港、博白、北流、平南、岑溪、藤县、苍梧、钟山等地，广东亦有分布。

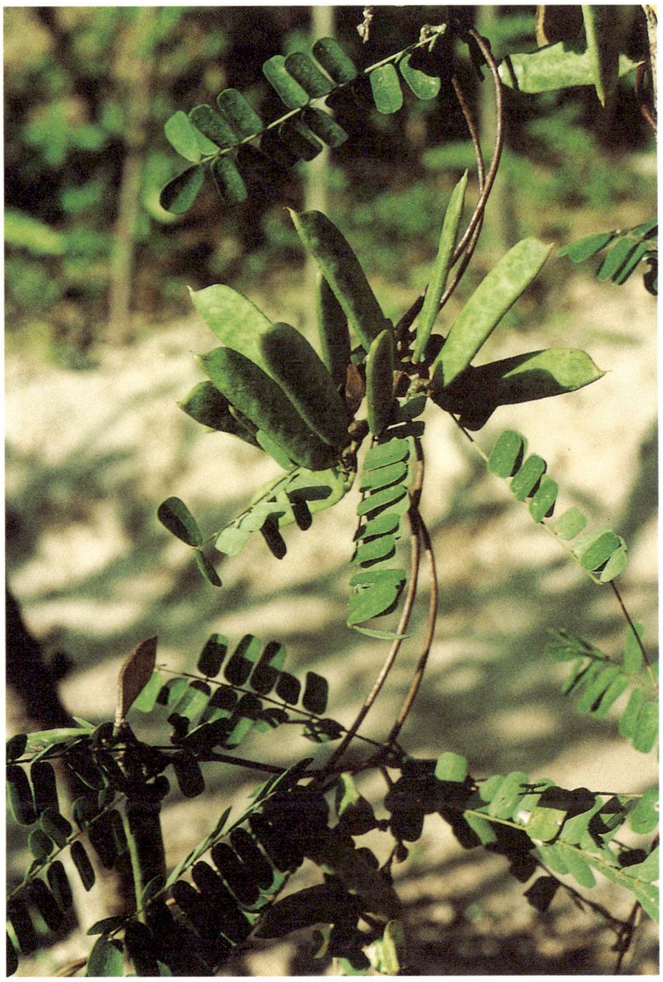

● **植物形态** 为披散状的攀缘亚灌木，高45～200 cm。根细长且直，有分枝；植枝被浅棕黄白色柔毛，老时脱落。双数羽状复叶互生，小叶6～12对，膜质，长圆形或倒卵长圆形，长0.5～1.2 cm，宽0.3～0.6 cm，先端平截微凹，具小刺尖，基部宽楔形或近圆形，上面被疏毛，下面被伏贴糙毛，叶脉两面凸出；小叶柄甚短；小托叶小，呈刺毛状。总状花序腋生，花3～5朵，聚生于花序轴的短枝上，花小，长约0.7 cm；花萼近钟状，黄绿色；花冠浅紫色或淡紫色，旗瓣宽椭圆形，翼瓣较窄，龙骨瓣近弯弓形；雄蕊9枚，基部合生；子房长条形，胚珠2～6。荚果扁长圆形，先端具喙，长2.5～3.2 cm，宽0.6～1.3 cm，被白花伏贴糙毛；种子4～6个，扁长圆形，赤褐色或黑褐色，有光泽，中间有气孔，周边环状。花期8月，果期8～10月。

● **采集加工** 全年均可采挖全草，除去杂质和荚果，鲜用或切段晒干备用。

● **性能主治** 甘、苦，凉。清热解毒，活血散瘀，舒肝止痛。用于急、慢性肝炎，肝硬化腹水，瘰疬，乳疮，风湿骨痛，跌打损伤，毒蛇咬伤。

● **用　　量** 15～30 g，外用适量。

● **临床应用**

1. 急、慢性肝炎：鸡骨草、地耳草、茵陈各30 g，山栀子15 g，水煎服。发热加金银花、白花蛇舌草，浮肿加葫芦茶。

2. 瘰疬：鸡骨草30 g，豨莶草20 g，水煎服。

3. 乳疮：鲜鸡骨草叶适量，捣烂敷患处。

● **现代研究**

1. 化学研究：全草、种子含相思子碱。根含槐二醇、鸡骨草三醇。根、叶含甘草甜素、胆碱、黄酮苷、甾醇、氨基酸。根及种子含下箴刺桐碱等。

2. 药理学研究：相思子碱腹腔注射能降低小鼠足跖由葡萄球菌毒素引起的炎症反应；高于1∶500浓度可抑制羊红细胞，有抗羊红细胞溶血素血清溶血的作用。

● **附　　注** 种子有大毒，不能入药，采收时要将荚果全部摘除。

木　豆

Gogukmeiz

● **别　　名**　大木豆、三叶豆、野黄豆、黄豆树。

● **来　　源**　为蝶形花科植物木豆*Cajanus cajan*（L.）Millsp. 的种子。

● **生境分布**　生于山坡、沙地、旷地、丛中或林边。在广西主要分布于凌云、德保、南宁、上林、桂平、岑溪、梧州、柳州、都安、河池等地，浙江、贵州、四川、云南、广东、福建、台湾等省亦有分布。

● **植物形态**　矮灌木，高1～3 m，多分枝。小枝柔弱，有纵沟纹，被灰色柔毛。托叶小；小叶3枚，卵状披针形，长5～10 cm，宽2～3 cm，先端锐尖，全缘，两面均有毛，下面有不明显腺点。总状花序，腋生；萼钟形，萼齿5，披针形；花冠黄红色，长约1.8 cm，旗瓣背面有紫褐色纵线纹；雄蕊（9+1）2组；花柱细长线形，基部有短柔毛，柱头单一。荚果长5～8 cm，阔至1 cm，先端渐尖，密被黄色短柔毛；种子3～5粒，近圆形，种皮暗红色，有时有褐色斑点。花期4月。

● **采集加工**　种子7～8月采收，晒干备用。

● **性能主治**　平，淡，有小毒。清热解毒，利水消食，活血化瘀。用于咽喉肿痛，瘀血肿痛，中暑，黄疸型肝炎，风湿性关节炎，便血，衄血，水肿，血淋，跌打损伤。

● **用　　量**　15～25 g，外用适量。

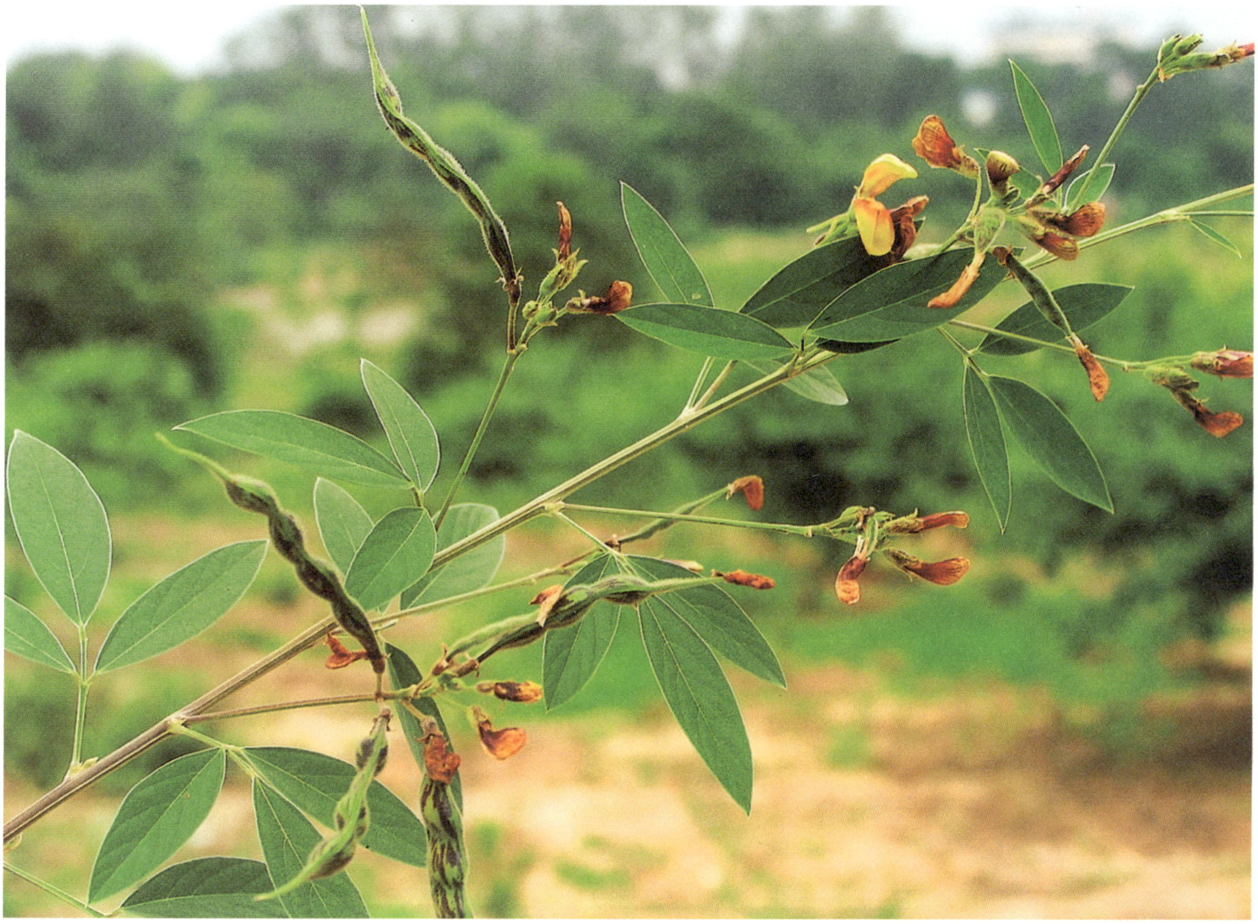

● 临床应用

1. 肝肾水肿：木豆、薏苡仁各15 g，水煎服。

2. 血淋：木豆、车前子各15 g，水煎服。

3. 痔疮下血：木豆15 g，浸米酒一夜，取出焙干碾末，米酒冲服。

4. 痈疽初起：木豆碾末，每次15 g，米酒送服。将木豆末与香蕉肉捣敷患处。

● 现代研究

1. 化学研究：种子含有生育酚，还含有尿素酶。

2. 药理学研究：木豆种子的水浸剂对絮状表皮癣菌有抑制作用（体外试验）。

猪屎豆

Duhhaexmou

● **别　　名**　大马铃、苦罘豆、大眼豆、野黄豆草。

● **来　　源**　为蝶形花科植物猪屎豆*Crotalaria pallida* Aiton 的全草。

● **生境分布**　生于村旁、耕地上或山脚下，也有栽培。在广西主要分布于田东、南宁、桂平、北流、岑溪、蒙山、柳江等地，山东、浙江、福建、台湾、湖南、广东、四川、云南等省亦有分布。

● **植物形态**　落叶直立亚灌木，高约1 m。枝有棱，被短柔毛。三出复叶，小叶椭圆形至倒卵形，顶端一片较大，长5～7 cm，侧生小叶较小，叶背有毛，叶面近无毛而有黑色腺点。总状花序顶生或侧生，有毛，长15～30 cm，有花多朵且紧密着生，蝶状，春至初冬间开放，黄色。荚果春季至次年春成熟，圆柱状而背稍弯，长3～4 cm，果柄反折；有种子20粒以上，摇之有响声。

● **采集加工**　种子，秋、春季果实成熟时采，晒干，除去果荚取种子备用；茎叶夏、秋季采，晒干备用。

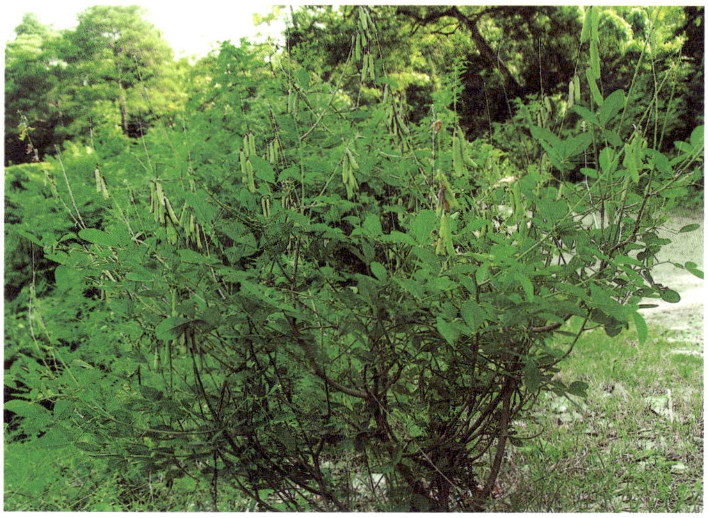

● **性能主治**　微苦、辛，平。清热解毒，活血散结，祛湿消积。用于高血压，淋巴结核，乳腺炎，痢疾，小儿疳积，湿热腹泻，小便频数，遗尿。

● **用　　量**　种子2～9 g，茎6～20 g。

● **临床应用**

1. 高血压：猪屎豆种子晒干碾末，每次2 g，开水冲服。

2. 小便频数，遗尿：猪屎豆种子碾末，每次2 g，开水冲服。

3. 痢疾，肠炎：猪屎豆茎、叶各20 g，水煎服。

● **现代研究**

1. 化学研究：种子含猪屎豆碱、次猪屎豆碱、光萼猪屎豆碱、尼勒吉扔碱、猪屎青碱等生物碱，尚含β-谷甾醇、木犀草素、牡荆素、牡荆素木糖苷及能凝集人A型和B型红细胞的植物凝集素。

2. 药理及毒理学研究：种子含有猪屎豆碱，具有类似阿托品的作用。其生物碱可通过完整皮肤，主要对肝表现毒性，但不出现贫血，血清总蛋白降低，血浆凝集酶原时间延长（大鼠）。开花期植物的叶喂饲山羊，可引起中毒。干枯后则失去毒性。种子有抗肿瘤作用。

● **附　　注**　孕妇忌用。

穿破石

Manhyiengz

● **别　　名**　小柘树、拉牛入石、黄龙脱皮。

● **来　　源**　为桑科植物穿破石*Cudrania cochinchiensis*（Lour.）Kudo et Masam. 的根。

● **生境分布**　生于海拔600～1 100 m的山坡、溪边灌木丛中。在广西主要分布于隆林、凌云、田阳、马山、上林、龙州、龙胜、防城港等地，湖南、安徽、浙江、江西、福建、广东、云南等省亦有分布。

● **植物形态**　常绿直立或攀缘状灌木，高2～4 m。根皮柔软，黄色。枝灰褐色，光滑，皮孔散生，具粗壮、直立或微弯的棘刺，长5～10 mm。单叶互生，革质，倒卵状披针形、椭圆形或长椭圆形，长4～9 cm，宽1.5～2.8 cm，先端钝或渐尖，基部楔形，全缘，两面无毛；叶柄长5～10 mm。花单性，雌雄异株；头状花序单生或成对，具短柄，被柔毛；雄花序直径约6 mm，花被片3～5片，楔形，不相等，被毛；雌花序球状，结果时增大，直径约1.8 cm，花被片4片，顶端厚，被茸毛。聚花果球形，肉质，直径达5 cm，被毛，瘦果包裹在肉质的花被和苞片中。花期4～5月，果期9～10月。

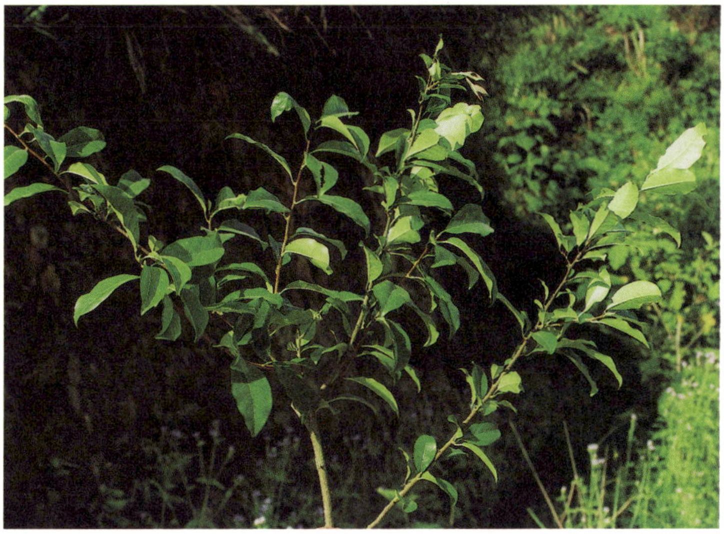

● **采集加工**　全年可采。挖出根后，削去支根，洗净，截段晒干，或切片晒干。

● **性能主治**　微苦，凉。活血通路，消肿止痛，祛风利湿，通调水道。用于跌打损伤，肝炎，风湿痹痛，咽喉肿痛，尿路结石，水肿，黄疸，淋浊，蛊胀，闭经，痨伤咳血，疔疮痈肿。

● **用　　量**　10～50 g，外用适量。

临床应用

1. 急、慢性肝炎：穿破石30 g，五指毛桃20 g，葫芦茶15 g，水煎服。

2. 肺结核：穿破石50 g，水煎服。

3. 风湿，颈肩腰腿痛，跌打肿痛：穿破石30 g，水煎服。

4. 闭经：穿破石30 g，当归8 g，女贞子10 g，水煎服。

现代研究

1. 化学研究：木心含桑色素、大花藜芦酚羟基大花藜芦酚，此外尚含β–谷甾醇、豆甾醇、菜油甾醇、氨基酸、有机酸、糖类等。

2. 药理学研究：

（1）动物试验结果证明，本品有镇咳作用及明显的祛痰作用。

（2）本品对金黄色葡萄球菌高度敏感，对宋氏痢疾杆菌和伤寒杆菌轻度敏感，对大肠杆菌和绿脓杆菌不敏感。

附　　注　孕妇忌用。

三 叉 苦

Gojsamnga

别　　名　三椏苦、三叉叶、出山虎。

来　　源　为芸香科植物三叉苦*Evodia lepta*（Spreng.）Merr. 的全株。

生境分布　生于山谷、溪边、林下。分布于广西、福建、台湾、广东、海南和云南等地。

植物形态　小乔木或灌木，高可达8 m。树皮青灰色或灰色。叶对生，具3小叶；小叶片椭圆形，长6～15 cm，宽2～6 cm，顶端渐狭尖或急尖，基部楔形而下延，边缘全缘或有时为不规则的浅波状，有透明腺点。聚伞花序排成伞房花序式，腋生，比叶短或与叶等长；花单性，略芳香，4基数；萼裂片阔卵形，长约0.5 mm；花瓣白色，卵形至椭圆形，长1.5～2 mm，有腺点（干后黑色）；雄花的雄蕊长约3 mm，退化雌蕊短小；雌花的退化比花瓣短，有花药但无花粉，子房上位，花柱与子房等长或稍短，柱头为增大的头状。成熟心皮2～3数，稀为1或4数，暗黄色至褐色，干后半透明的腺点清晰可见。种子卵形，长约3 mm，厚约2.5 mm。花期3～5月，果期6～8月。

采集加工　全年可采，洗净，切片晒干备用或鲜用。

性能主治　苦，寒。解热毒，祛风邪，除湿毒，消肿止痛。用于黄病（急性黄疸型肝炎），流行性感冒，痢疾，咽喉肿痛，虫蛇咬伤，风湿骨痛，坐骨神经痛，湿疹，皮炎。

用　　量　10～50 g，外用适量。

临床应用

1. 黄病（急性黄疸型肝炎）：三叉苦15 g，虎杖20 g，鸡骨草20 g，水煎服。

2. 肺热咳嗽：三叉苦根、鱼腥草各20 g，水煎服。

3. 风湿骨痛，坐骨神经痛：三叉苦根、千斤拔、鸡血藤、了刁竹各20 g，水煎服。或用三叉苦根50 g，炖猪脚服。

4. 湿疹，皮肤感染：三叉苦、千里光、六耳陵各15 g，土荆芥10 g，碾末加米酒调敷患处。

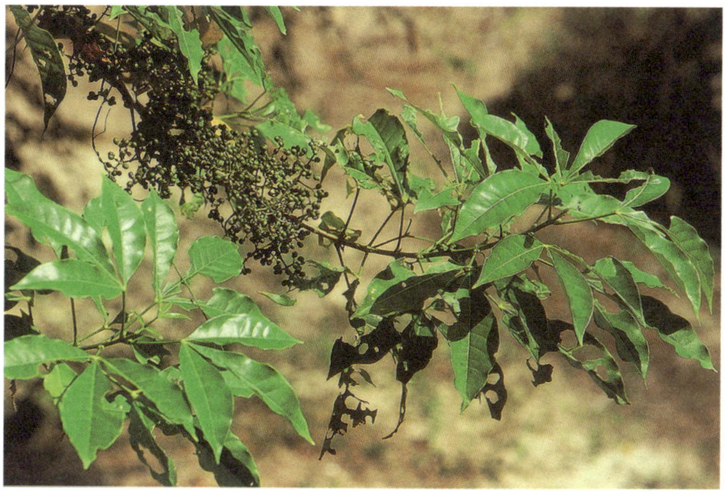

● **现代研究**

1. 化学研究：叶主要含生物碱和挥发油，油中主要成分为α-蒎烯、糖醛。茎含单糖、苷类、多糖、皂苷、生物碱等。

2. 药理学研究：三叉苦煎剂用平板稀释法，1∶15对志贺氏痢疾杆菌和八迭球菌有抑制作用，对白喉杆菌有微弱的抑制作用，对福氏痢疾杆菌、绿脓杆菌无抑制作用。

● **附　　注**　虚寒者禁用。

小苦楝

Golenhsae

● **别　　名**　鸦胆子、老鸦胆、苦榛子。

● **来　　源**　为苦木科植物鸦胆子*Brucea javanica*（L.）Merr. 的果实。

● **生境分布**　生长在草地、灌木丛中及路旁向阳处。在广西主要分布于合浦、钦州、横县、北流、陆川、博白、灵山等地，云南、广东、福建、台湾等省亦有分布。

● **植物形态**　常绿大灌木或小乔木，高可达3 m，全株均被黄色柔毛。单数羽状复叶，互生，长10～30 cm，有长柄；小叶5～11，对生，长卵状披针形，长5～10 cm，宽2～4 cm，先端渐尖，基部楔形或两侧不对称的斜圆形，边缘有三角形粗齿，上面绿色，下面淡绿色。圆锥聚伞花序腋生，雌雄异株，雄花序长10～30 cm，雌花序长4～18 cm；花极小，红黄色；雄花萼片4片，披针形，花瓣4片，线状披针形，雄蕊4枚，着生在花盘下方，花盘4裂；雌花萼片4片，三角形，共4瓣，长圆状披针形，子房由4片心皮组成，大部分离生，下部被花盘包围，花柱下弯，柱头长尖形。核果长卵形，先端略弯，成熟时黑色，具突起的网纹。花期3～8月，果期4～9月。

● **采集加工**　8～10月果实成熟时采收，除净枝叶杂质，晒干，剥去外壳，取整仁备用。

● **性能主治**　苦、寒，有毒。清热解毒，燥湿杀虫。用于泄泻，痢疾，疟疾，痔疮，疮疖，赘疣，鸡眼。

● **用　　量**　3～20粒，外用适量。

临床应用

1. 阿米巴痢疾：小苦楝果去皮，每次10粒，囫囵吞服。去皮时果仁有破者勿服。

2. 疟疾：小苦楝果仁10粒，入龙眼肉内吞服，对间日疟、三日疟和恶性疟均有效果。

3. 滴虫性及阿米巴原虫性阴道炎：小苦楝果20粒，去皮水煎灌注阴道。

4. 鸡眼：小苦楝果3粒，捣烂涂擦鸡眼顶端。

现代研究

1. 化学研究：含鸦胆子苷、鸦胆子酚、鸦胆子碱等。其仁含鸦胆子油56.23%，还含多种结构上类似苦木素的苦味成分：鸦胆子苦醇，鸦胆子素A、B、C、D、E、F、G、H等。

2. 药理及毒理学研究：

（1）抗阿米巴作用：小苦楝仁对痢疾杆菌、伤寒杆菌、霍乱弧菌等没有抑制作用，而对原虫如阿米巴、草履虫乃至疟原虫均有杀灭效力。

（2）抗疟作用：小苦楝抗疟作用大于常山而与奎宁相似，小苦楝温浸剂或醇-水撮液对鸡疟原虫的繁殖确有显著的抑制作用。

（3）驱肠虫作用：小苦楝中的苦味苷性成分在较高浓度时能杀灭肺吸虫成虫。

（4）治疣及乳头瘤：果仁油对正常皮肤或黏膜面有刺激作用，对小鼠的实验性乳头状瘤，用小苦楝仁或水剂（油剂效果较差）能使瘤组织细胞发生退行性变与坏死。

（5）毒性实验：去油鸦胆子对猫灌胃的最小致死量为0.1 g/kg。小苦楝中酚性成分的毒性最强，苷甲、苷乙次之，它们对小鼠皮下注射之半数致死量分别是0.65 mg/kg、10 mg/kg、74 mg/kg。死亡前全身抑制及四肢麻痹。

（6）其他作用：静脉注射少量去油小苦楝仁粉浸剂和各种粗制有效成分可使哺乳动物血压暂时下降，切断二侧迷走神经，不影响原有的降压作用。此外还抑制在体和离体心脏的搏动。

附　　注　脾胃虚弱、呕吐者忌服。

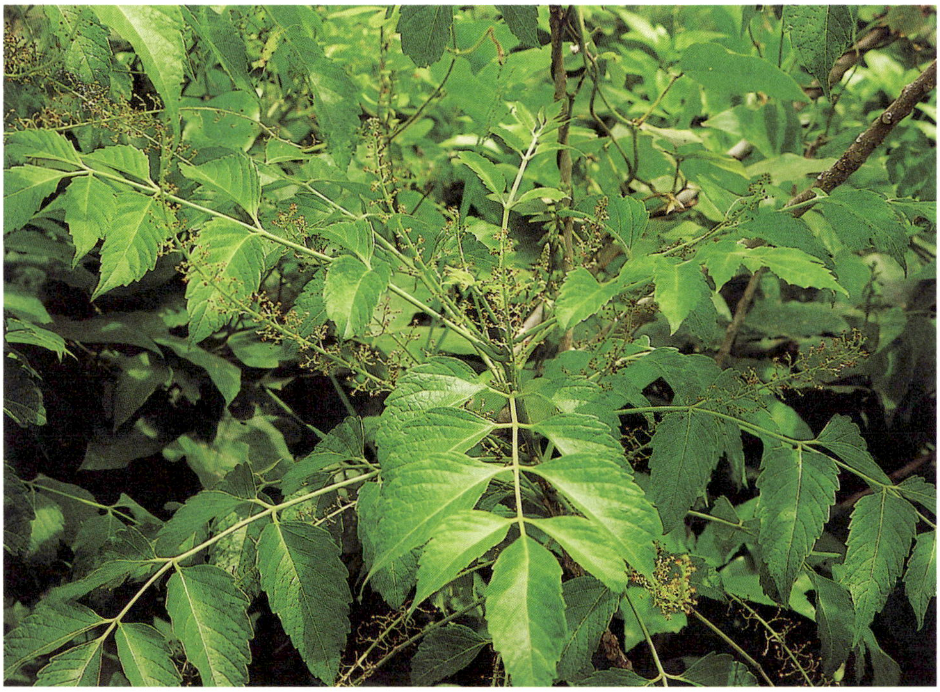

雷 公 根

Byaeknok

别　　名　崩大碗、灯盏菜、连线草、马蹄草。

来　　源　为伞形科植物积雪草*Centella asiatica*（L.）Urban 的全草。

生境分布　多生于路旁、沟边、田埂边稍湿润而肥沃的土地。分布于广西各地，江苏、安徽、浙江、江西、湖南、湖北、四川、贵州、云南、福建、广东等省亦有分布。

植物形态　多年生匍匐草本。茎光滑或稍被疏毛，节上生根。单叶互生，叶片圆形或肾形，直径2～4 cm，边缘有钝齿，上面光滑，下面有细毛；叶有长柄，1.5～7 cm。伞形花序单生，伞梗生于叶腋，短于叶柄；每一花梗的顶端有花3～6朵，通常聚生成头状花序，花序又为2枚卵形苞片所包围；花萼截头形；花瓣5片，红紫色，卵形；雄蕊5，短小，与花瓣互生；子房下位，花柱2枚，较短，花柱基不甚明显。双悬果扁圆形，光滑，主棱和次棱同等明显，主材间有网状纹相连。花期4～10月。

采集加工　夏、秋季拔取全株，洗净，晒干备用或鲜用。

性能主治　苦、辛，寒。清热利湿，消肿解毒。用于湿热黄疸，痧气腹痛，中暑，感冒，痢疾，便秘，砂淋，血淋，咳血，目赤，喉肿，疔痈肿毒。

用　　量　10～100 g，外用适量。

临床应用

1. 淋病：雷公根30 g，金钱草30 g，海金沙10 g，黄檗10 g，甘草6 g，水煎服。
2. 传染性肝炎：鲜雷公根100 g，鬼针草30 g，三叉苦30 g，水煎服。
3. 流行性脑脊髓膜炎：鲜雷公根100 g，贯众30 g，金银花15 g，水煎服。

现代研究

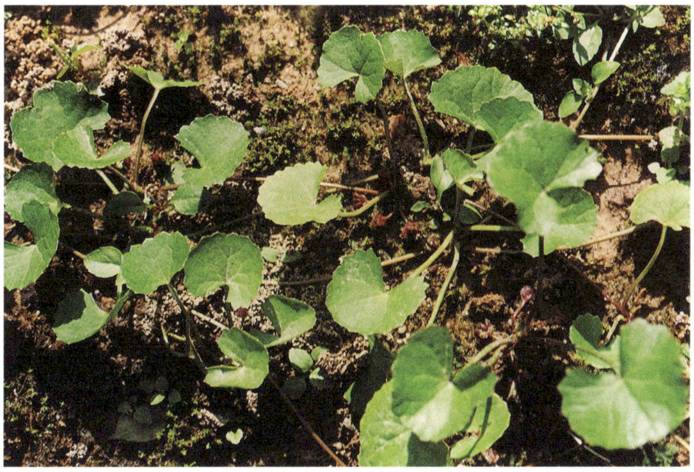

1. 化学研究：含多种α-香树脂醇型的三萜成分，其中有积雪草苷、参枯尼苷、异参枯尼苷等，以及马达积雪草酸。此外，尚含内消旋肌醇、积雪草糖、蜡、胡萝卜烃类、叶绿素，以及山柰酚、槲皮素和葡萄糖、鼠李糖的黄酮苷等。

2. 药理及毒理学研究：

（1）中枢作用：其中所含的苷对小鼠、大鼠有镇静、安定作用，此作用主要是对中枢神经系统中的胆碱能系统的影响。醇提取物无镇痛作用。

（2）对皮肤组织的作用：雷公根苷能治疗皮肤溃疡，如顽固性创伤、皮肤结核、麻风等。对小鼠、豚鼠、兔肌肉注射或皮下植入可促进皮肤生长、局部白细胞增多、结缔组织血管网增生、黏液分泌增加、毛及尾的生长加速等。曾有报告用含雷公根0.25%～1%醇提取物（含积雪草酸、积雪草苷）的乳霜剂（其中尚含胚胎的或年幼的牛、猪或羊皮肤、肝、脑的水醇提取物）治疗皮肤病，获良好效果。

（3）抗菌作用：幼芽的水提取物有抗菌作用。雷公根苷能治疗麻风，有人认为其作用为溶解细菌的蜡膜，从而被其他药物或机体防御机能所消灭。

（4）其他作用：醇提取物能松弛大鼠离体回肠。苷部分能降低家兔及大鼠离体回肠的张力及收缩幅度，并能轻度抑制乙酰胆碱的作用。对麻醉犬，静脉注射可轻度兴奋呼吸，心率变慢及中度的降低血压，后二者不能被阿托品阻断。

（5）毒性：醇提取物对大鼠腹腔注射的半数致死量为1.93 g/kg。苷部分毒性较小，大鼠腹腔注射2 g/kg也不引起死亡。积雪草苷对小鼠、兔皮下注射0.04～0.05 g/kg能产生中毒症状；0.2～0.25 g/kg则增加出血时间，导致出血。口服1 g/kg对小鼠、兔皆能耐受。

● **附　　注**　虚寒者不宜内服。

白　薇

Gaeucijmoz

● **别　　名**　白荡草、知微草、白马薇。

● **来　　源**　为萝藦科植物白薇*Cynanchum atratum* Bunge 的根及根状茎。

● **生境分布**　生于山坡或树林边缘。在广西主要分布于灵山、大新、百色、隆林、凌云、乐业、天峨、南丹、金秀、临桂、全州、昭平、贵港、玉林等地，黑龙江、吉林、辽宁、河北、山西、山东、江西、福建、湖北、湖南、广东、陕西、四川、贵州、云南等省亦有分布。

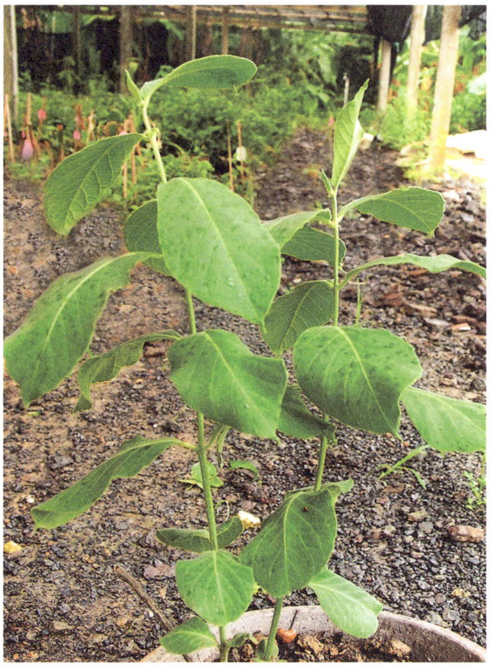

● **植物形态**　多年生草本，高40～70 cm，植物体具白色乳汁。根茎短，簇生多数细长的条状根。茎直立，通常不分枝，密被灰白色短柔毛。叶对生；具短柄；叶片卵状椭圆形至广卵形，长5～10 cm，宽2.5～7 cm，先端短渐尖，基部圆形，全缘，上面绿色，被短柔毛，老时渐脱落，下面淡绿色，密被灰白色绒毛；叶脉在下面稍隆起。伞形花序腋生，小花梗短，下垂，密被细柔毛；花黑紫色，直径1～1.5 cm；花萼5深裂，裂片披针形，外侧密被细柔毛；花冠5深裂，裂片卵状长圆形，先端钝，外侧疏生黄褐色细柔毛；副花冠5裂，裂片椭圆形，上部围绕于蕊柱顶端，与蕊柱几等长，下部与花丝基部相连；雄蕊5枚，上部与雌蕊合成蕊柱；雌蕊由两心皮组成，两心皮略连合，子房上位，花柱四周有短柔毛，柱头位于蕊柱下。蓇葖果角状，纺锤形，长5～8 cm，宽约1.5 cm。种子多数，卵圆形，有狭翼，先端有白色长绵毛。花期5～7月，果期8～10月。

● **采集加工** 早春、晚秋均可采收，以秋季采收为佳。采掘后，除去地上部分，洗净，晒干。

● **性能主治** 苦、咸，寒。全株有毒。清热凉血，通调水道。用于肺热咳血，温疟，瘴疟，产后虚热，热淋，血淋，小便涩痛，风湿痛，瘰疬。

● **用　　量** 8～15 g。

● **临床应用**

1. 产后虚热：白薇10 g，水煎服。

2. 小便黄、涩痛：白薇15 g，水煎服。

● **现代研究**

1. 化学研究：含白薇素、挥发油、强心苷等。

2. 药理及毒理学研究：

（1）强心作用：白薇主要含强心苷为甾体多糖苷，能使心肌收缩力增强，心率变慢，可用于治疗充血性心力衰竭、血管抑制性晕厥等。

（2）祛痰作用：水提取物有一定的祛痰作用，而无镇咳和平喘作用。醇提取物无明显的镇咳及祛痰作用。

（3）毒性：水提取物灌服120 g/kg对小鼠未见毒性反应；但腹腔注射醇提物，LD_{50}为7.5 g/kg。

● **附　　注** 血热相宜，血虚则忌。

山栀子

Faenzgaehhenj

● **别　　名** 山枝、山黄栀、黄栀、山枝子。

● **来　　源** 为茜草科植物栀子 *Gardenia jasminoides* Ellis 的根和果实。

● **生境分布** 常生于海拔10～1 500 m的疏林中或荒坡、沟旁、路边。野生或栽培。分布于广西各地，广东、云南、贵州、四川、湖北、福建、台湾等省亦有分布。

● **植物形态** 常绿灌木，高0.5～2 m，幼枝有细毛。叶对生或三叶轮生，革质，长圆状披针形或卵状披针形，长7～14 cm，宽2～5 cm，先端渐尖或短渐尖，全缘，两面光滑，基部楔形；有短柄；托叶膜质，基部合成一鞘。花单生于枝端或叶腋，大形，白色，极香；花梗极短，常有棱；萼管卵形或倒卵形，上部膨大，先端5～6裂，裂片线形或线状披针形；花冠旋卷，高脚杯状，花冠管狭圆柱形，长约3 mm，裂片5或更多，倒卵状长圆形；雄蕊6枚，着生花冠喉部，花丝极短或缺，花药线形；子房下位1室，花柱厚，柱头棒状。果倒卵形或长椭圆形，有翅状纵棱5～8条，长2.5～4.5 cm，黄色，果顶端有宿存花萼。花期5～7月，果期8～11月。

● **采集加工** 10月间果实成熟果皮呈黄色时采摘，除去果柄及杂质晒干或烘干。亦可将果实放入沸水（略加明矾）中烫，或放入蒸笼内蒸半小时，取出，晒干。鲜根随时可采，洗净，鲜用或晒干备用。

● **性能主治** 根：甘，寒。清热解毒，凉血利湿。用于黄疸型肝炎，感冒高热，痢疾，肾炎水肿，五淋，鼻衄，牙痛，痈疮肿毒，乳腺炎。果实：苦，寒。清热解毒，泻火，凉血止血，利尿。用于黄疸型肝炎，热病心烦，风热感冒，热毒疮疡，口舌糜烂，痔疮，小便赤涩热痛，淋病，尿血，烧烫伤，扭伤肿痛，目赤肿痛，吐血，衄血。

● **用　　量** 10～25 g，外用适量。

● **临床应用**

1. 黄病（急性黄疸型肝炎）：山栀子20 g，鸡骨草、田基黄各50 g，水煎服。

2. 扭伤肿痛：山栀子25 g，碾末加乳香、黄酒适量，调成糊状敷伤处。

3. 吐血，衄血：山栀子粉20 g，开水冲服。亦可用于局部止血。

4. 乳腺炎：山栀子根25 g，半枝莲20 g，半边莲20 g，蒲公英30 g，五指毛桃15 g，紫花地丁15 g，七叶一枝花10 g，甘草6 g，水煎服。

● **现代研究**

1. 化学研究：果实含黄酮类栀子素、果胶、鞣质、藏红花素、藏红花酸、D–甘露醇、二十九烷、β–谷甾醇。另含多种具环臭蚁醛结构的苷：栀子苷、去羟栀子苷、栀子素龙胆二糖苷、栀子新苷、栀子酮苷、鸡屎藤次苷甲酯；尚含有D–甘露醇、β–谷甾醇、二十九烷及色素、熊果酸等。

2. 药理及毒理学研究：

（1）镇静、降压作用：栀子流浸膏有镇静作用，小白鼠皮下注射栀子浸膏，自发活动减少，闭眼、低头、肌肉松弛，并能对抗戊四氮的宁的惊厥，但不能对抗士的宁的惊厥，但能减少其死亡率。以流浸膏灰分作对照则未见以上作用。也有用以消除失眠及过度疲劳者。栀子水煎剂和醇提取液对麻醉或不麻醉的猫、大白鼠和兔，不论口服或腹腔注射，均有持久性降压作用，静脉注射降压迅速而维持时间短，其降压部位似在延脑副交感中枢。

（2）抑菌作用：栀子煎剂用试管稀释法对白喉杆菌、许兰氏黄癣菌、腹股沟表皮癣菌、红色表皮癣菌、金黄色葡萄球菌和伤寒杆菌等均有抑制作用。15 mg/ml的水煎剂能杀死钩端螺旋体。在体外，栀子煎剂能使血吸虫停止活动。

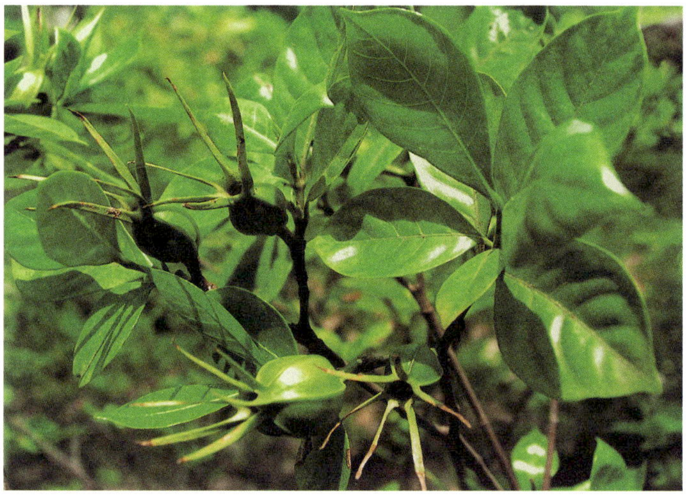

（3）抗肿瘤作用：用艾氏腹水瘤细胞，采取圆柱平板法证明有抗肿瘤作用。

（4）其他作用：栀子醇提取液对家兔及大鼠离体肠管平滑肌，低浓度兴奋，高浓度抑制。去羟栀子苷对小鼠有泻下作用。其提取物制成油膏，可加速软组织的愈合。

（5）毒性：小鼠腹腔注射半数致死量为27.45 g/kg，皮下注射为31.79 g/kg，与镇静有效量比较，安全指数较小。

● **附　　注** 脾虚便溏者忌服。

白花蛇舌草

Nyarinngoux

● **别　　名**　蛇舌草、蛇利草、鹤舌草。

● **来　　源**　为茜草科植物白花蛇舌草*Hedyotis diffusa* Willd. 的带根全草。

● **生境分布**　生于山坡、路边、溪畔草丛中。在广西主要分布于贺州、岑溪、容县、玉林、贵港、平南、金秀等地，广东、云南、福建、江苏和安徽等省亦有分布。

● **植物形态**　一年生草本，高15～50 cm。茎纤弱，略带方形或圆柱形，秃净无毛。叶对生，具短柄或无柄；叶片线形至线状披针形，长1～3.5 cm，宽1～3 mm，革质；托叶膜质，基部合生成鞘状，长1～2 mm，顶端有细齿。花单生或2朵生于叶腋，无柄或近于无柄；花萼筒状，4裂，裂片边缘具短刺毛；花冠漏斗形，长约3 mm，纯白色，先端4深裂，秃净；雄蕊4枚；子房2室，柱头2浅裂呈半球状。蒴果，扁球形，直径2～3 mm，室背开裂，花萼宿存。种子棕黄色，极细小。花期7～9月，果期8～10月。

● **采集加工**　夏、秋季采收，洗净，晒干备用或鲜用。

● **性能主治**　苦、甘，寒。通龙路，解热毒，除湿毒，散瘀血。用于各种热邪、毒邪和虫蛇所引起的病症，黄病（急性黄疸型肝炎），湿热淋，红白痢，瘰疬，癌肿，小儿疳积等。

● **用　　量**　30～60 g，外用适量。

● **临床应用**

1. 肺炎：白花蛇舌草30 g，鱼腥草30 g，一点红20 g，葫芦茶20 g，水煎服。
2. 阑尾炎：鲜白花蛇舌草50 g，蒲公英30 g，紫花地丁20 g，金银花20 g，甘草3 g，水煎服。
3. 癌肿：白花蛇舌草50 g，七叶一枝花10 g，半枝莲20 g，半边莲20 g，红豆杉10 g，龙葵20 g，薏苡仁20 g，水煎服。
4. 毒蛇咬伤：白花蛇舌草25 g，米酒250 ml，煮沸3～5分钟，去渣，2/3口服，1/3外敷伤口。
5. 盆腔炎，附件炎：白花蛇舌草60 g，两面针15 g，穿破石15 g，水煎服。

● **现代研究**

1. 化学研究：全草含对香豆酸、β-谷甾醇-D-葡萄糖苷、豆甾醇、生物碱、熊果酸、三十一烷、油酸、γ-谷甾醇、蒽醌类。

2. 药理及毒理学研究：

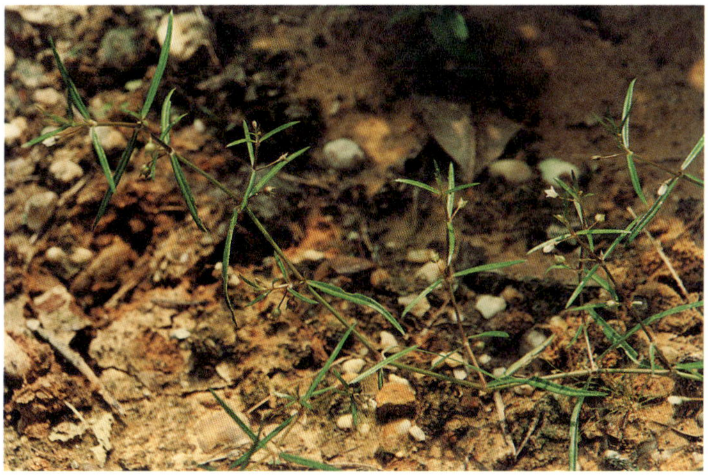

（1）抗肿瘤作用：在体外，本品（相当于生药6 g/ ml）用美蓝试管法对急性淋巴细胞型、粒细胞型、单核细胞型以及慢性粒细胞型的肿瘤细胞有较强抑制作用；用瓦氏呼吸器测定证明对前两者作用较强。用白花蛇舌草素进行体外试验，有抗噬菌体作用和抑制腹水性肝癌细胞作用。用琼胶平板筛选法对人肺癌细胞有抑制作用。体外试验（0.5～1 g生药/ ml）对吉田肉瘤和艾氏腹水癌有抑制作用。

（2）抗菌、消炎作用：体外抗菌作用并不显著，本品煎剂的试管稀释法1∶4对金黄色葡萄球菌和痢疾杆菌等均有微弱的抑制作用。观察煎液对正常和人工阑尾炎兔的网状内皮系统吞噬功能和白细胞在体内外吞噬活力的影响，认为其抗炎作用是刺激网状内皮系统增生和增强吞噬细胞活力等因素所致。

（3）毒性：浸膏半数致死量，小鼠腹腔注射为104 g生药/kg。

● **附　　注**　孕妇慎用。

钩　藤

Gaeucunghngouh

● **别　　名**　大钩丁、裸华贯、挂勾藤、钓钩藤、双钩藤。

● **来　　源**　为茜草科植物大叶钩藤*Uncaria macrophylla* Wall. 的带钩茎枝。

● **生境分布**　生于低海拔至中海拔的山谷疏林下、溪边或灌木丛中。在广西主要分布于防城港、上思、武鸣、德保、那坡、凌云、融水、金秀、苍梧、灵川、兴安等地，陕西、甘肃、安徽、浙江、江西、福建、台湾、湖北、湖南、广东、四川、贵州、云南等省亦有分布。

● **植物形态**　攀缘状大藤本，高12～15 m。小枝压扁，有褐色疏粗毛，每一节上有双钩，钩幼时亦有疏粗毛。叶革质，宽椭圆形或长椭圆形，长10～16 cm，宽6～12 cm，先端锐尖，基部圆形或心形，上面近光滑，下面有褐黄色粗毛；托叶2裂。头状花序圆球形，单生叶腋，开花时直径4～4.5 cm，花序柄长3.5～6.5 cm，有褐黄色粗毛；花淡黄色，长约1.5 cm，萼管长，5裂；花冠管状漏斗形，5裂，裂片覆瓦状排列；雄蕊5枚；子房下位，纺锤形，2室。蒴果有长柄，纺锤形，长1～1.5 cm，有粗毛。花期夏季。

● **采集加工**　春、秋季采收带钩的嫩枝，剪去无钩的藤茎，晒干，或置锅内蒸后再晒干。

● **性能主治**　甘，微寒。通调火路，清热平肝，熄风定惊。用于高血压，风热头痛，小儿高热惊厥，小儿疳积，胃痛，跌打损伤，风湿骨痛。

● **用　　量**　5～20 g。

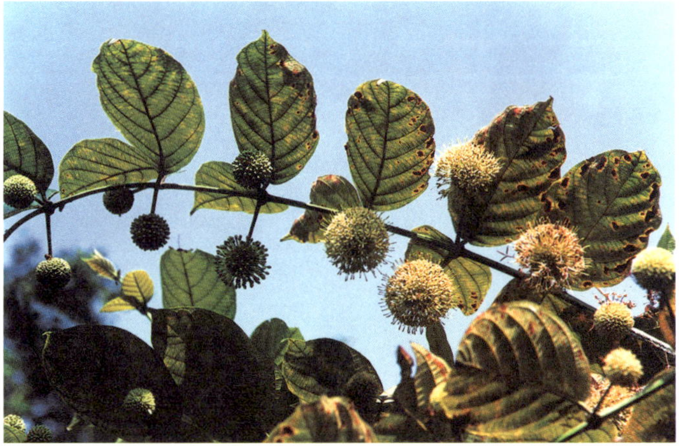

● **临床应用**

1. 高血压：钩藤9 g，萝芙木10 g，路边青15 g，草决明10 g，夏枯草10 g，水煎服。
2. 感冒风热，高烧抽筋：钩藤20 g，山芝麻15 g，三叉苦15 g，水煎服。
3. 断肠草中毒：钩藤500 g，水煎频饮。

● **现代研究**

1. 化学研究：茎叶中均含有钩藤碱（约

70.1%）、异钩藤碱（Ⅱ）、毛钩藤碱（Ⅲ）等生物碱，总生物碱的含量因植株部位不同而有差异，根皮部为0.65%，藤茎皮部为0.30%，钩为0.28%，幼枝及叶为0.18%，木部为0.02%～0.04%，还含喜果苷金丝桃苷、三叶豆苷、表儿茶素等。

2. 药理学研究：

（1）镇静和抗惊厥作用：钩藤水煎液给小鼠腹腔注射后，出现闭目、卧状、自发活动减少等症状；给大鼠腹腔注射，可降低大脑皮层的兴奋性。大剂量醇浸剂对豚鼠实验性癫痫发作有较弱的对抗效应。

（2）钩藤对实验动物有降压作用：钩藤煎剂、乙醇提取物、钩藤总碱和钩藤碱，对麻醉或不麻醉动物，正常或高血压动物，无论静脉注射或灌胃给药均有降压作用，且无快速耐受现象，煎剂静脉注射麻醉兔（2～3 g/kg）和麻醉犬（0.05 g/kg）有降压作用。其降压机理与M-胆碱系统有关系，属中枢性降压作用。

（3）钩藤的钩、茎和老枝对麻醉兔降压作用比较：其结果证明钩藤的钩和茎枝降压作用无显著差异，老枝降压效果差，不宜代用。久煎降压作用减弱，一般以15分钟为宜。

（4）根煎剂用平板打洞法对金黄色葡萄球菌有抑制作用。

（5）本品久煎降压成分破坏，作用减弱，以15分钟之内为宜。

（6）小鼠腹腔给药的LD_{50}，煎剂为29 g/kg，钩藤总碱为144.2 mg/kg，钩藤碱为162.3 mg/kg。钩藤总碱低剂量对大鼠的生长、发育、肝肾功能及血象均无明显影响，而高剂量致死动物的心、肝、肾均呈明显病理变化，因此大剂量或长期服用时，应注意肝、肾功能的检查。

● **附　　注**　最能盗气，虚者勿投。无火者勿服。

蒲 公 英

Gvicaenglongz

● **别　　名**　蒲公草、婆婆丁、白鼓丁、黄花地丁。

● **来　　源**　为菊科植物蒲公英*Taraxacum mongolicum* Hand. -Mazz. 的全草。

● **生境分布**　生于山坡草地、路旁、河岸沙地及田野间。在广西主要分布于那坡、隆林、南丹等地，全国大部分地区亦有分布。

● **植物形态**　多年生草本，含白色乳汁，高10～25 cm。根深长，单一或分枝。叶根生，排成莲座状；叶片矩圆状披针形、倒披针形或倒卵形，长6～15 cm，宽2～3.5 cm，先端尖或钝，基部狭窄，下延成叶柄状，边缘浅裂或作不规则羽状分裂，裂片齿牙状或三角状，全缘或具疏齿，绿色，或在边缘带淡紫色斑，被白色丝状毛。花茎上部密被白色丝状毛；头状花序单一，顶生，直径2.5～3.5 cm，全部为舌状花，两性；总苞钟状，总苞片多层，外层较短，卵状披针形，先端尖，有角状突起，内层线状披针形，先端呈爪状；花冠黄色，长1.5～1.8 cm，宽2～2.5 mm，先端平截，5齿裂；雄蕊5枚，着生于花冠管上，花药合生成筒状，包于花柱外，花丝分离，白色，短而稍扁；雌蕊1枚，子房下位，长椭圆形，花柱细长，柱头2裂，有短毛。瘦果倒披针形，长4～5 mm，宽约1.5 mm，外具纵棱，有多数刺状突起，顶端具喙，着生白色冠毛。花期4～5月，果期6～7月。

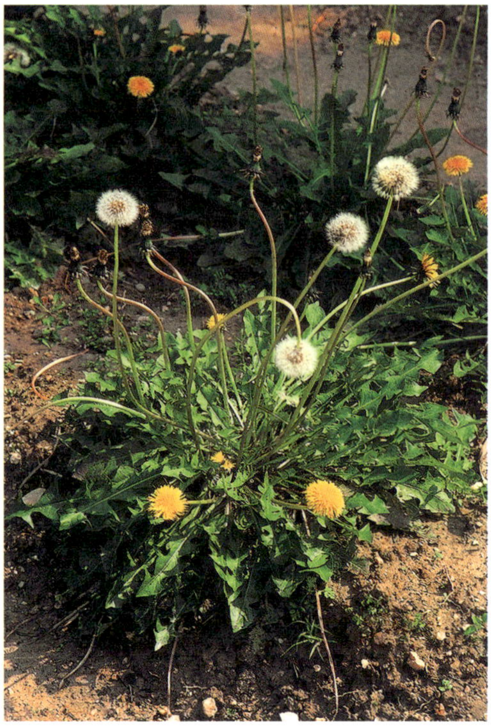

● **采集加工** 春、夏季开花前或刚开花时连根挖取，除净泥土，鲜用或晒干备用。

● **性能主治** 苦、甘，寒。通谷道、水道，清热解毒，利尿散结。用于乳痈，疮疡肿毒，慢性胃炎，尿路感染，淋巴腺炎，瘰疬，急性结膜炎，感冒发热，急性扁桃体炎，急性支气管炎，肝炎，胆囊炎。

● **用　　量** 10～30 g，外用适量。

● **临床应用**

1. 乳痈，疖疮，皮肤溃疡，眼疾肿痛：蒲公英30 g，水煎服。

2. 消化不良，便秘：鲜蒲公英30 g，水煎服。

3. 尿路感染：蒲公英30 g，水煎服。

4. 蚊虫叮咬：鲜蒲公英适量，捣烂敷患处。

● **现代研究**

1. 化学研究：蒲公英全草含蒲公英甾醇、胆碱、菊糖和果胶等。

2. 药理及毒理学研究：

（1）抗菌作用：蒲公英注射液试管内对金黄色葡萄球菌耐药菌株、溶血性链球菌有较强的杀菌作用，对肺炎双球菌、脑膜炎球菌、白喉杆菌、绿脓杆菌、变形杆菌、痢疾杆菌、伤寒杆菌等及卡他球菌亦有一定的杀菌作用。蒲公英提取液1∶400在试管内能抑制结核菌，但煎剂1∶100亦无效。

（2）抗真菌作用：蒲公英水浸剂1∶4浓度，在试管内对堇色毛癣菌、同心性毛癣菌、奥杜盎氏小芽孢癣菌、铁锈色小芽孢癣菌、羊毛状小芽孢癣菌、石膏样小芽孢癣菌、腹股沟表皮癣菌等有抑制作用。醇提取物31 mg/kg能杀死钩端螺旋体。

（3）抗病毒作用：蒲公英煎剂10 mg/ml 浓度，用原代人胚肌皮单层细胞培养法，表明对Ⅰ型单纯疱疹有抑制作用。

（4）保肝利胆作用：蒲公英注射液（5 g/ ml）1 ml/只、煎剂（1∶2）1 ml/只，采取腹腔注射，连续7天，均能降低四氯化碳肝损伤大鼠血清谷丙转氨酶，注射液1 ml/kg，十二指肠给药，对麻醉大鼠有利胆作用。

（5）抗肿瘤作用：有研究表明，蒲公英水提物30 mg/kg、40 mg/kg，采取腹腔注射，于小鼠接种艾氏腹水瘤（皮下）后2～20天或11～20天给药，均有抑制作用。

（6）其他作用：也有认为蒲公英有利尿作用，特别是对门脉性水肿有效，可能是由于植物中含有大量钾的缘故。对离体蛙心，小量兴奋而大量则呈抑制作用。也有用其根及全草作为苦味健胃剂或轻泻剂者。内服叶的浸剂可治蛇咬伤，也有用以促进妇女乳汁分泌的。

（7）毒性：蒲公英毒性较低，煎剂灌胃注射未能测出对小鼠的LD_{50}。小白鼠静脉注射蒲公英注射液的半数致死量为58.88 ± 7.94 g/kg，小鼠、兔亚急性互性试验对肾脏可出现少量管型，肾小管上皮细胞浊肿。煎剂给大鼠口服，吸收良好，尿中能保持一定的抗菌作用。

元　参

Caemhmbaemx

● **别　　名**　玄参、黑参。

● **来　　源**　为玄参科植物玄参*Scrophularia ningpoensis* Hemsl. 的根。

● **生境分布**　生长于海拔1 700 m以下的山坡林下、溪边与草丛中。野生或栽培。在广西主要分布于全州、钟山、昭平、苍梧、北流、贵港、宾阳、凌云等地，安徽、江苏、浙江、福建、江西、湖南、湖北、四川、贵州、陕西等省亦有分布。

● **植物形态**　多年生草本，高60～120 cm。根圆柱形，长5～12 cm，直径1.5～3 cm，下部常分叉，外皮灰黄褐色。茎直立，四棱形，光滑或有腺状柔毛。叶对生；叶柄长0.5～2 cm；叶片卵形或卵状椭圆形，长7～20 cm，宽3.5～12 cm，先端渐尖，基部圆形或近截形，边缘具钝锯齿，下面有稀疏散生的细毛。聚伞花序疏散开展，呈圆锥状；花梗长1～3 cm，花序和花梗都有明显的腺毛；萼片5裂，卵圆形，先端钝，外面有腺状细毛；花冠暗紫色，管部斜壶状，长约8 mm，有5裂片，上面2裂较长而大，侧面2裂片次之，下面裂片最小；雄蕊4枚，二强，另有一枚退化的雄蕊，呈鳞片状，贴生在花冠管上；花盘明显；子房上位，2室，花柱细长。蒴果卵圆形，先端短尖，深绿或暗绿色，长约8 mm，萼宿存。花期7～8月，果期8～9月。

● **采集加工**　立冬前后采挖，除去茎、叶、须根，刷净泥沙，暴晒5～6天，并经常翻动，每晚须加盖稻草防冻（受冻则空心），晒至半干时，堆积2～3天，使内部变黑，再行日晒，并反复堆、晒，直至完全干燥。阴雨天可采取烘干法。本品易反潮，应贮于通风干燥处，防止生霉和虫蛀。

● **性能主治**　苦、咸，微寒。滋阴降火，解毒生津。用于热病烦渴，发斑，牙龈炎，扁桃体炎，急性淋巴结炎，咽喉肿痛，白喉，肠燥便秘，淋巴结核。

● **用　　量**　15～30 g，外用适量。

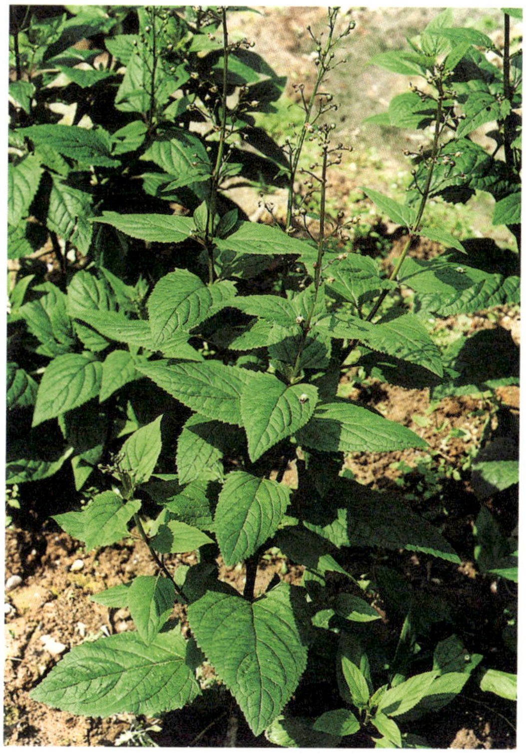

● **临床应用**

1. 血栓闭塞性脉管炎，淋巴结核，痈疖：元参30 g，水煎服。

2. 咽喉炎，扁桃体炎，急、慢性支气管炎，口腔炎：元参20 g，水煎服。

3. 高血压：元参15 g，苦丁茶3 g，常泡茶饮。

● **现代研究**

1. 化学研究：含生物碱、糖类、甾醇、氨基酸、脂肪酸（为油酸、亚油酸、硬脂酸等）、微量挥发油、胡萝卜素等，还含17种微量元素。根尚含玄参素、哈帕苷和钩果草苷。新近又分得3个新化合物：一个结构类似于类叶升麻苷，另两个为环烯醚萜类的衍生物。

2. 药理学研究：

（1）降压作用：流浸膏对麻醉兔静脉注射，小量能使血压先略上升，继则下降；大量则仅使血压下降。水浸剂、乙醇-水浸液及煎剂，对麻醉犬、猫、兔有显著的降压作用。

（2）抗菌作用：对金黄色葡萄球菌作用最强，白喉、伤寒杆菌次之，对乙型链球菌几乎无作用。

（3）抗炎作用：本品所含的苯丙素苷、环烯醚萜具有抗炎、抗变异和增强免疫作用。

（4）抗血小板聚集作用：苯丙素苷体外0.5～10 mg/ml对ADP诱导的大鼠血小板聚集有抗凝作用。

（5）其他作用：流浸膏对正常家兔皮下注射（5 g/kg），可使血糖略有降低。从其根中提出的p-Methoxyei-nnamic acid对伤寒疫苗发热的家兔，有解热作用。浸剂在体外，有抗真菌作用。因含皂苷，故有显著的溶血作用，并能引起局部刺激。

● **附　　注**　脾胃有湿及脾虚便溏者忌用。

穿心莲

Nyafaenzlenz

● **别　　名**　榄核莲、苦胆草、苦草。

● **来　　源**　为爵床科植物穿心莲*Andrographis paniculata*（Burm. f.）Nees 的全草。

● **生境分布**　生长于温暖湿润环境里排水较好的肥沃沙质土壤中。多为栽培，部分地区亦有野生。分布于广西、江苏、江西、浙江、福建、广东、云南和山东等省区。

● **植物形态**　一年生草本。茎高50～80 cm，四棱形，下部多分枝，节呈膝状膨大。茎叶具有苦味。叶对生，纸质，叶片长圆状卵形至披针形，长4～8 cm，宽1～3 cm，先端渐尖，基部楔形，全缘或有浅齿，叶柄短或近于无柄。总状花序顶生或腋生，花冠白色，近唇形，常有淡紫色条纹，长约1.2 cm。蒴果长椭圆形，长约1.5 cm，宽约0.5 cm，成熟时2瓣开裂。种子12颗，四方形，红色，有皱纹。花、果期为夏、秋季。

● **采集加工**　夏、秋季采割地上部分，除去杂质，鲜用或切段晒干。

● **性能主治**　苦，寒。通火路、气道，清热解毒，消肿止痛。用于风热感冒，流感，鼻衄，口咽肿痛，扁桃体炎，咽喉炎，支气管炎，肺炎，肺结核，百日咳，肺脓疡，胆囊炎，胃肠炎，痢疾，尿路感染，疮疡肿毒，钩端螺旋体病，滴虫性阴道炎，烧烫伤，毒蛇咬伤。

● **用　　量**　9～15 g，外用适量。

● **临床应用**

1. 肠伤寒：穿心莲15 g，如意花根20 g，一枝黄花30 g，水煎服。
2. 毒蛇咬伤：鲜穿心莲、蓝菜各15 g，捣烂取汁冲米酒服，药渣敷伤口周围。
3. 急、慢性扁桃体炎，咽喉炎：穿心莲15 g，泡茶饮。
4. 痢疾，腹泻：穿心莲15 g，水煎服。
5. 疮毒，疖肿：穿心莲12 g，水煎服。

现代研究

1. 化学研究：叶含去氧穿心莲内酯、穿心莲内酯、新穿心莲内酯及高穿心莲内酯等含二萜内酯化合物。根除含穿心莲内酯外，还含5-羟基-7,8,2,3-四甲氧基黄酮、5-羟基-7,8,2′-三甲氧基黄酮等黄酮类化合物。全草尚含14-去氧-11-氧化穿心莲内酯、14-去氧-11,12-二去氢穿心莲内酯、14-去氢穿心莲内酯-19-β-葡萄糖苷等内酯类化合物。

2. 药理学研究：

（1）抗病原微生物作用：穿心莲水提取物有抗菌作用，对肺炎球菌、甲链球菌、绿脓杆菌、变形杆菌、金黄色葡萄球菌、伤寒杆菌和宋氏痢疾杆菌有抑制作用；对钩端螺旋体的某些型别有抑制或灭杀作用。

（2）对免疫功能的影响：穿心莲内酯磺化注射剂可使实验兔血中性粒细胞吞噬金黄色葡萄球菌的能力增强。

（3）解热作用：穿心莲甲、乙、丙素，内酯及其衍生物对内毒素、肺炎双球菌、溶血性乙型链球菌或2,4-二硝基酚引起的发热均有解热作用。丁素效果最强，乙素最弱。

（4）抗炎作用：穿心莲甲、乙、丙、丁素和脱水穿心莲内酯琥珀酸半酯（DAS）对大鼠蛋清性足肿有显著的抑制作用。

（5）对垂体-肾上腺皮质系统功能的影响：穿心莲甲、乙、丙、丁素和脱水穿心莲内酯琥珀酸半酯均能增强幼年小、大鼠肾上腺皮质系统功能的作用。

（6）对心血管和血液系统的作用：穿心莲根总黄酮能明显抑制异丙肾上腺素引起的大鼠心肌对镱-169的摄取率增加，降低ST段下移的总mV数，减少病理性Q波出现的数目和N-BT染色显示的心肌梗死面积的百分率。

（7）抗蛇毒与毒蕈碱样作用：穿心莲提取物（95%乙醇提取物水溶部分）能显著延长小鼠因眼镜蛇毒中毒所致的呼吸衰竭和死亡时间。

（8）终止妊娠作用：穿心莲煎剂、苦味素和内酯丁二酸单酯钠盐均有显著的终止妊娠的作用。

（9）保肝作用：穿心莲乙素能抑制四氯化碳、D-半乳糖胺或醋氨酚引起的血清谷草转氨酶、谷丙转氨酶、碱性磷酸酶、胆红素和肝甘油三酯的升高。

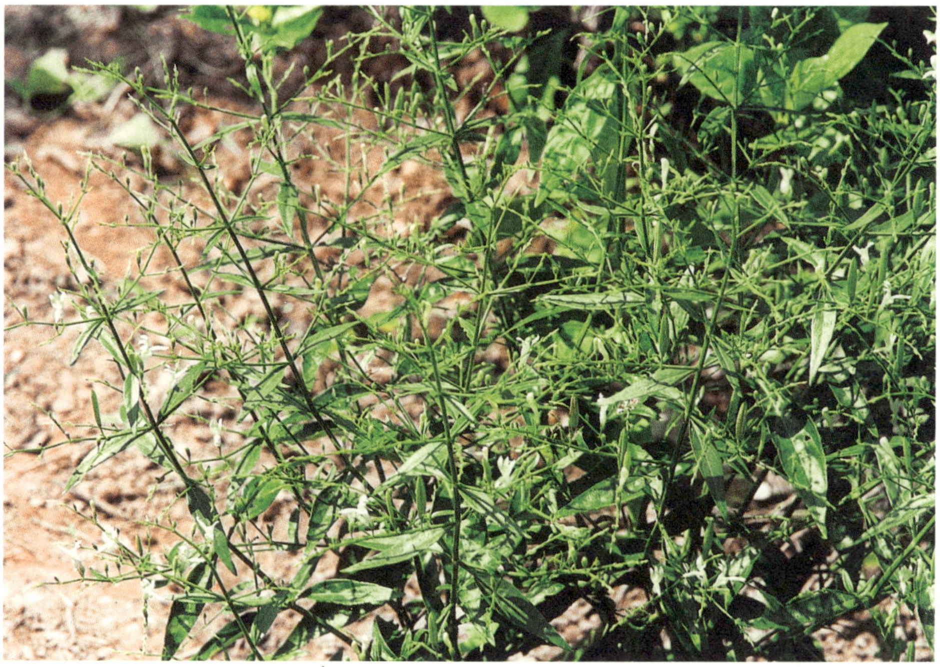

马鞭草

Nyadangh' enj

● **别　　名**　顺律草、马鞭梢、铁马鞭。

● **来　　源**　为马鞭草科植物马鞭草*Verbena officinalis* L. 的全草。

● **生境分布**　生于河岸草地、荒地、路边、田边、草坡和林边等。分布于广西各地，贵州、湖北和江苏等省亦有分布。

● **植物形态**　多年生草本，高25～120 cm。茎直立，四棱形，上部有分枝，基部木质化，具棱，棱及节上疏生硬毛。叶对生，茎生叶近无柄；叶片倒卵形或长椭圆形，长2～8 cm，宽1～4 cm，先端尖，基部楔形，羽状深裂，裂片上疏生粗锯齿，两面均有硬毛。穗状花序顶生或腋生，长16～30 cm；花小，紫蓝色；花萼管状，长约2 mm，先端5浅裂，外面及顶端具硬毛；花冠唇形，下唇较上唇大，上唇2裂，下唇3裂，喉部有白色长毛；雄蕊4枚，着生花冠筒内，不外露；雌蕊1枚，子房上位，4室，花柱顶生，柱头2裂。蒴果长方形，成熟时分裂为4个小坚果。花期6～8月，果期7～10月。

● **采集加工**　野生品夏、秋季可采，7～10月开花时采收，去净杂质，鲜用或晒干。栽培品每年可采2～3次，洗净，切段，晒干备用或鲜用。

● **性能主治**　苦、辛，寒。清热解毒，活血化瘀，通调龙路、水道，利水消肿。用于黄病（急性黄疸型肝炎），屙痢，痧症，咽喉白腐，热毒痈肿，跌打损伤，鼓胀，水肿，淋病和瘴疾。

● **用　　量**　15～30 g，外用适量。

● **临床应用**

1. 乳痈：马鞭草30 g，生姜3 g，擂汁米酒调服，药渣敷患处。

2. 酒积下血：马鞭草30 g，白芷10 g，水煎服。

3. 妇人疝痛：马鞭草汁20 ml，酒煎热服。

4. 痢疾：马鞭草30 g，土牛膝15 g，水煎服。

5. 黄病：鲜马鞭草根60 g，茵陈20 g，山栀子15 g，密蒙花20 g，水煎服。

6. 咽喉肿痛：鲜马鞭草茎叶适量，捣汁含咽。

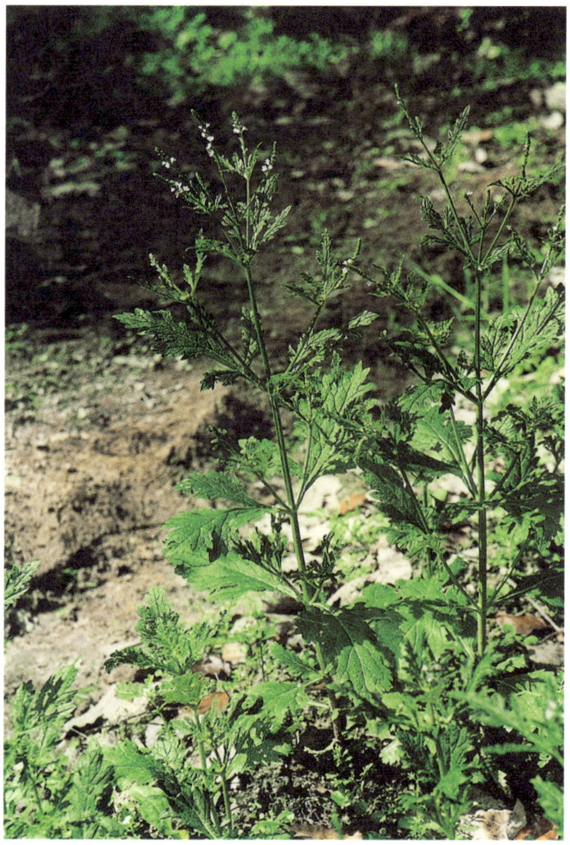

● **现代研究**

1. 化学研究：全草含马鞭草苷、山茱萸苷、强心苷、苦杏仁酶、鞣质、挥发油等。根和茎中含水苏糖。叶中含腺苷、β-胡萝卜素和黄酮化合物等。

2. 药理及毒理学研究：

（1）消炎止痛作用：水及醇提取物对滴入家兔结膜囊内的芥子油引起的炎症都有消炎作用，醇提取物的作用比水提取物好。醇提取物中的水溶部分又较水不溶部分好。

（2）止血作用：从干燥全草中提取的马鞭草宁（Verbenin，也是一种苷）有促进家兔血液凝固的作用。

（3）抗菌作用：体外试验水煎剂在31 mg/ml浓度时，能杀死钩端螺旋体（波蒙那群）。

（4）其他作用：所含马鞭草苷与马鞭草宁在化学及药理性质方面均很相似，对交感神经末梢，小量兴奋，大量抑制。对哺乳动物可促进乳汁分泌。其毒性很低，不溶血，有拟副交感作用。

● **附　　注**　孕妇慎服。

夏枯草

Nyayazgyae

● **别　　名**　紫花草、麦夏枯、棒柱头花、大头花。

● **来　　源**　为唇形科植物夏枯草 *Prunella vulgaris* L. 带花的果穗。

● **生境分布**　生于海拔3 000 m的荒坡草地、溪边和路旁等湿润地上。分布于广西、陕西、甘肃、新疆、河南、湖北、湖南、江西、浙江、福建、台湾、广东等省区。

● **植物形态**　多年生草本。茎高20～30 cm，方形，基部匍匐，全株密生细毛。叶对生；近基部的叶有柄，上部叶无柄；叶片椭圆状披针形，全缘，或略有锯齿。轮伞花序顶生，呈穗状；苞片肾形，基部截形或略呈心脏形，顶端突成长尾状渐尖形，背面有粗毛；花萼唇形，前方有粗毛，后方光滑，上唇长椭圆形，3裂，两侧扩展成半披针形，下唇2裂，裂片三角形，先端渐尖；花冠紫色或白色，唇形，下部管状，上唇作风帽状，2裂，下唇平展，3裂；雄蕊4枚，花丝顶端分叉，其中一端着生花药；子房4裂，花柱丝状。小坚果褐色，垂椭圆形，具三棱。花期4～6月，果期7～10月。

● **采集加工**　夏季当果穗半枯时（呈棕红色）采下，晒干。

● **性能主治**　苦、辛，寒。通谷道、水道，清肝明目，止痛散结。用于高血压，急性黄疸型传染性肝炎，头痛眩晕，目赤肿痛，口眼歪斜，筋骨疼痛，肺结核，血崩，带下，瘰疬，甲状腺肿大，乳腺炎等。

● **用　　量**　6～15 g，外用适量。

● **临床应用**

1. 高血压：夏枯草15 g，罗芙木、草决明、菊花各10 g，甘草3 g，水煎服。
2. 急性黄疸型传染性肝炎：夏枯草15 g，大枣15 g，水煎服。
3. 肺结核：夏枯草15 g，不出林15 g，桔梗10 g，麦冬10 g，甘草3 g，水煎服。
4. 渗出性胸膜炎：夏枯草15 g，水煎服。
5. 细菌性痢疾：夏枯草15 g，凤尾草15 g，水煎服。

● **现代研究**

1. 化学研究：全草含三萜皂苷，苷元是齐墩果酸，尚含游离的齐墩果酸、熊果酸、芸香苷、金丝桃苷、顺-咖啡酸、反-咖啡酸、维生素B1、维生素C、维生素K、胡萝卜素、树脂、苦味质、鞣质、挥发油、生物碱、水溶性盐类（约3.5%，其中约68%是氯化钾）等。花穗含飞燕草素和矢车菊素、d-樟脑、d-小茴香酮、熊果酸，还含香豆精、黄酮类、有机酸类及皂醇萜类等。

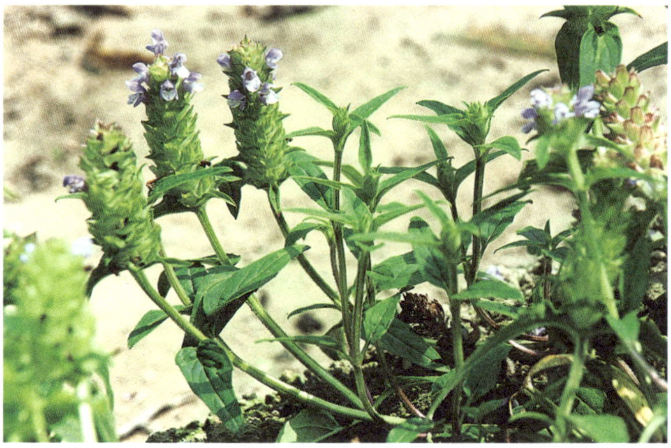

2. 药理学研究：

（1）对循环系统的作用：夏枯草的水浸出液、乙醇-水浸出液和30%乙醇浸出液，对麻醉动物有降低血压作用。煎剂（100 mg/kg）注射于麻醉犬，可产生显著持久的降压作用，但易产生急速耐受。夏枯草茎、叶、穗和全草均有降压作用，穗的作用较弱。切断迷走神经后，夏枯草的降压作用显著减弱。对在位及离体兔心、离体蟾蜍心脏均见有兴奋现象，降压并非由于对心脏的抑制引起。近年来有人对上述试验做了重复验证，测得夏枯草茎、叶的酊剂（含30%醇）中含钾量相当高，穗中含量较少；口服对正常麻醉犬表现出明显降压作用；煎剂在除去其中无机盐后，降压作用即甚微，其降压成分原理均有待研究。

（2）抗菌作用：体外试验表明，夏枯草煎剂对痢疾杆菌、伤寒杆菌、霍乱弧菌、大肠杆菌、变形杆菌、绿脓杆菌和葡萄球菌、链球菌均有一定的抑制作用。其水浸剂（1：4）在试管内对某些常见的致病性皮肤真菌也有些抑制作用。

● **附　　注**　脾胃虚弱者慎服。

半枝莲

Nomjsoemzsaeh

● **别　　名**　耳挖草、牙刷草、狭叶韩信草。

● **来　　源**　为唇形科植物半枝莲*Scutellaria barbata* D. Don 的全草。

● **生境分布**　生于海拔2 000 m以下的水田边、溪边或阴湿的草地上。在广西主要分布于上林、金秀、桂平、平南、藤县、昭平等地，河南、河北、陕西、山东、江苏、浙江、江西、湖北、福建、广东等省亦有分布。

● **植物形态**　直立草本，高12～50 cm。茎四棱，无毛。匍匐簇生须状根。叶对生，卵形至披针形，长1.3～3.2 cm，宽0.5～1.4 cm，全缘或有少数微钝齿。叶面橄榄绿色，背面淡绿有时带紫色。轮伞花序集成偏侧总状花序；花萼二唇形，上唇背部有盾状附属体；花冠唇形，浅蓝紫色，花冠管斜倾；雄蕊4枚，内藏；花柱顶端2裂。小坚果，卵形，有细瘤点，包围于宿萼中。花期5～10月，果期6～11月。

● **采集加工** 夏、秋季茎叶茂盛时挖取全株，除去杂质，洗净，鲜用或切段晒干。

● **性能主治** 微苦，凉。通气道、水道，清热解毒，活血祛瘀，消肿止痛。用于咽喉肿痛，肿瘤，肝炎，肝硬化腹水，肺脓疡，阑尾炎，吐血，衄血，血淋，肾炎水肿，跌打损伤，痈疮肿毒。

● **用　　量** 15～30 g，外用适量。

● **临床应用**

1. 肺癌：半边莲、半枝莲、全瓜蒌各30 g，蜂房、葶苈子各9 g，云茯苓、车前草、夏枯草各15 g，水煎服。

2. 鼓胀：半枝莲、黄芪、丹参各30 g，赤芍15 g，丹皮10 g，马蹄金20 g，党参18 g，栀子15 g，白术12 g，茯苓15 g，当归10 g，佛手6 g，水煎服。

3. 慢性乙型病毒性肝炎：半枝莲、虎杖、丹参、黄芪、太子参各15 g，柴胡、黄芩、茯苓各10 g，甘草5 g，水煎服。

4. 癌症：半枝莲、蛇葡萄根、茅根、凤尾草、半边莲各15 g，藤梨根60 g，水杨梅根30 g，水煎服。

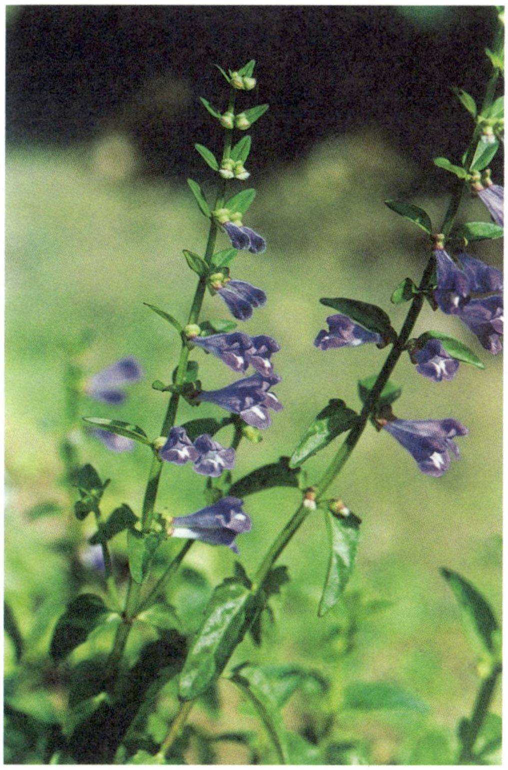

● **现代研究** 化学研究：含生物碱、酚类、甾体、鞣质、高黄芩素、高黄芩苷、红花素和异红花素等。根含胆甾醇、豆甾醇、β－谷甾醇和硬脂酸等。

● **附　　注** 血虚者不宜，孕妇慎用。

灯心草

Mwnhdwnghcau

● **别　　名** 灯草、虎须草、碧玉草、水灯心。

● **来　　源** 为灯心草科植物灯心草*Juncus effusus* L. 的全草。

● **生境分布** 野生于湿地、溪边、田边、稻田旁等潮湿处。在广西主要分布于宾阳、那坡、南丹、罗城、金秀、玉林等地，陕西、福建、四川和贵州等省亦有分布。

● **植物形态** 多年生草本，根状茎横走，具多数须根。茎直立，圆柱形，丛生，高35～100 cm，直径1.5～4 mm，绿色，有纵条纹，髓部白色，占茎的大部分。叶鞘红褐色或淡黄色；叶片退化为刺芒状。花序假侧生，聚伞状，多花，总苞片长5～20 cm；花淡绿色，具短柄，花被片6片，排列为二轮，窄披针形，顶端尖，背面被柔毛，边缘淡绿色，膜质；雄蕊3枚，较花被短；雌蕊1枚，子房上位，3室；花柱很短，柱头3裂。蒴果椭圆形或卵状三棱形，内有三个完整的隔膜；种子多数，卵状长圆形，长约0.5 mm。花期5～6月，果期6～7月。

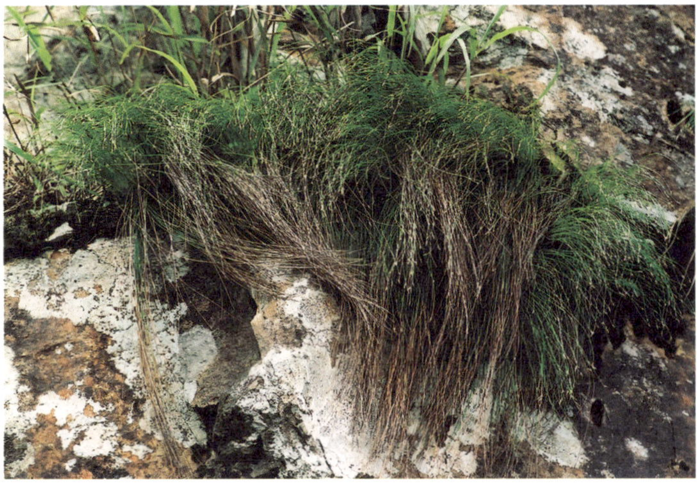

● **采集加工** 秋季采收，晒干。

● **性能主治** 甘、淡，寒。通调三道，清热安神，理气止血，利水消肿。用于流行性感冒，咽喉肿痛，头痛发热，小儿高烧咳嗽，烦躁，夜啼，水肿，热淋，尿少涩痛，吐血，血崩，风湿，乳腺炎，失眠，口疮。

● **用　　量** 5～30 g，外用适量。

● **临床应用**

1. 鼻衄：灯心草（焙）30 g，丹砂3 g，碾末，每次4 g，米汤调服。
2. 五淋癃闭：灯心草30 g，麦门冬、甘草各15 g，水煎服。
3. 膀胱炎，尿道炎：灯心草、车前草、薏苡仁、海金沙各30 g，水煎服。
4. 肾炎水肿：灯心草、车前草、草鞋根各30 g，水煎服。
5. 小儿热惊：灯心草5 g，车前草10 g，水煎服。

● **现代研究** 化学研究：含挥发油，油中含沉香醇、十一烷-2-酮、十三烷-2-酮等，还含6-甲基灯心草菲酚，该化合物具有毒性。此外，尚含多种氨基酸和糖等。

● **附　　注** 虚寒者忌用。

淡竹叶

Gogaekboux

● **别　　名** 山鸡谷、山鸡米、竹叶门冬青、竹叶麦冬、淡竹米、林下竹、土麦冬。

● **来　　源** 为禾本科植物淡竹叶*Lophatherum gracile* Brongn. 的全草。

● **生境分布** 生于山林坡下或阴湿处。分布于广西的天等、田阳、乐业、凤山、东兰、金秀、富川、苍梧、藤县、平南、容县、桂平、贵港、玉林、博白等地，以及华南其他地区、西南。日本、印度、马来西亚等也有分布。

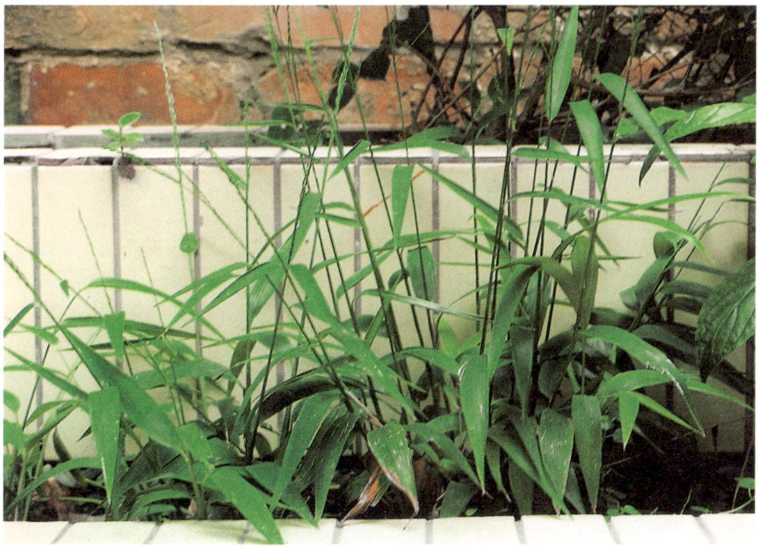

● **植物形态** 多年生，具木质短缩头的根头；须根稀疏，其中部可膨大为纺锤形。秆直立，有5～6节，高40～100 cm。叶鞘光滑或一边缘具纤毛；叶舌质硬，长约1 mm；叶片披针形，长5～20 cm，宽2～3 cm，基部狭缩成柄状。圆锥花序长10～25 cm，分枝长5～10 cm，斜开或开展；小穗长7～12 mm，具极短的柄；颖先端钝，通常具5脉，边缘较薄呈膜质，第一颖长3～4.4 mm，第二颖长约5 mm；第一外稃长6～7 mm，宽约3 mm，顶具短尖头；内稃较短，其后具长约3 mm的小穗轴；不育外稃互相密集包卷，并渐狭小，顶端具长约1 mm的短芒。花果期6～10月。

● **采集加工** 5～7月花未开时采拔全株，清除杂质，切去须根，薄摊晒于七八成干时，扎成小捆，晒干。

● **性能主治** 甘、淡，寒。清热除烦，生津止渴，利尿祛湿。用于热病烦渴，小便赤涩，淋病，口舌生疮。

● **用　　量** 10～15 g，外用适量。

● **临床应用**

1. 胃虚呃逆，干呕：淡竹叶、土人参、橘皮各10 g，大枣3枚，炙甘草3 g，生姜3片，水煎服。

2. 病后虚烦失眠：淡竹叶、半夏、枳实各60 g，陈皮90 g，炙甘草30 g，茯苓10 g，共碾末，每次10 g，开水冲服。

3. 黄泡热疮：淡竹叶10 g，麻油60 g，青木香60 g，杏仁20粒（去皮、尖），放入麻油内。慢火煎令杏仁呈黄色，去滓，入松香（研）15 g熬成膏，每用少许擦抹患处。

4. 小儿伤寒鼻衄，头痛：淡竹叶、黄芩、炙甘草各15 g，灶心土、麦门冬、石膏各20 g，共研为末，每次3 g，水煎服。

5. 美尼尔氏综合征：淡竹叶15 g，钩藤40 g（后下），制半夏12 g，泽泻30 g，水煎服。

● **现代研究**

1. 化学研究：茎叶含芦竹萜、白茅萜、蒲公英赛醇、无羁萜，根茎含芦竹萜和白茅萜。地上部分含酚性成分、有机酸、氨基酸、糖类等。

2. 药理学研究：

（1）解热作用：对家兔和猫有解热作用。

（2）利尿作用：利尿作用不强，但能明显增加尿中氯化物的含量。

（3）有升高血糖的作用。

（4）抑菌试验：本品水煎剂对金黄色葡萄球菌有一定的抑制作用。

● **附　　注** 孕妇勿服。

路边菊

Nyaloxvit

● **别　　名**　紫菊、马头兰、马兰菊。

● **来　　源**　为菊科植物马兰*Kalimeris indica*（L.）Sch.-Bip.的全草。

● **生境分布**　生于林缘、草丛、溪边和路旁。全国各地均有分布。

● **植物形态**　多年生草本，高30～70 cm，茎直立。叶互生，基部渐狭，成具翅的长柄，叶片倒披针形或倒卵状长圆形，长3～10 cm，宽0.8～5 cm，顶端钝或尖，边缘有疏齿或羽状浅裂；上部叶渐小，全缘；全部叶质稍薄，两面或表面有疏微毛或近无毛，边缘及北面沿脉有短粗毛。头状花序单生枝顶，排成疏伞房状；总苞片2～3层；花托圆锥形；舌状花1层，舌片浅紫色；管状花多数，管部被短毛。瘦果倒卵状长圆形，极扁，褐色，边缘色浅有厚肋；冠毛不等长，易落。花果期5～10月。

● **采集加工**　夏、秋季采收，洗净，晒干备用。

● **性能主治**　辛、微苦，寒。清热祛毒，消食利湿，散瘀凉血。用于感冒发热，流行性感冒，咳嗽，肝炎，咽喉肿痛，食积腹胀，痧症绞痛水肿，痢疾，胃肠炎，尿路感染，吐血，衄血，无名肿毒。

● **用　　量**　10～30 g，外用适量。

● **临床应用**

1. 吐血：路边菊、茅根、湘莲子、红枣各30 g。先将路边菊、茅根浓煎去渣，再加入湘莲子、红枣文火炖服。

2. 小儿热痢：路边菊、木通、紫苏、铁灯草各6 g，仙鹤草、马鞭草各9 g，水煎服。

3. 传染性肝炎：路边菊、酢浆草、地耳草、卷柏各鲜全草30 g，水煎服。

4. 打伤出血：路边菊、旱莲草、松香、皂子叶各适量，碾末撒敷伤口。

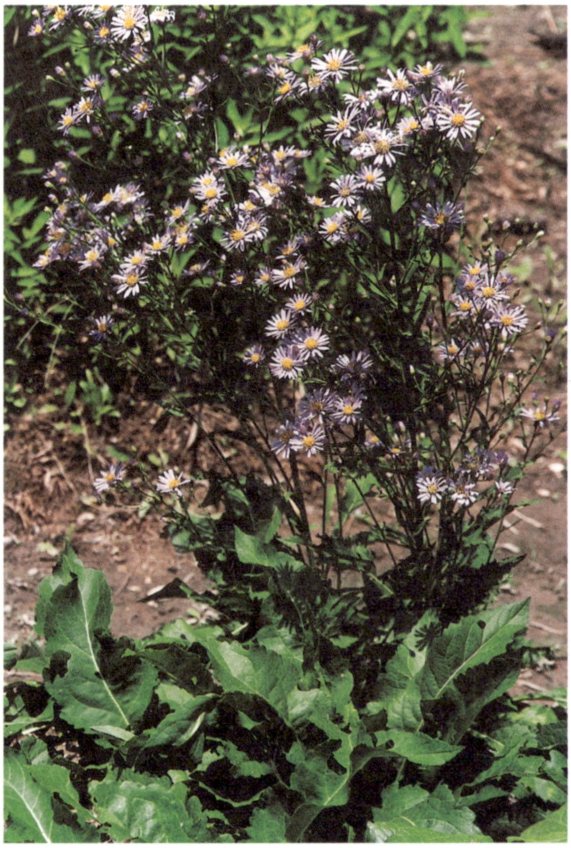

● **现代研究**

1. 化学研究：全草含挥发油0.123%，油中含乙酸龙脑酯、甲酸龙脑酯、酚类、倍半萜醇和倍半萜烯等。

2. 药理学研究：初步试验，其乙醇提取液注射于动物有镇咳作用，并有抗惊厥及加强戊巴比妥钠的催眠作用。对小鼠有轻度的镇痛作用。

山慈姑

Gimjsoiqndengx

● **别　　名**　青叶细辛、红金耳环。

● **来　　源**　为马兜铃科植物山慈姑*Asarum sagittarioides* C. F. Liang 的全草。

● **生境分布**　生于山坡林下或溪边阴湿地。在广西主要分布于金秀、融水、灵川、富川、蒙山、藤县、桂平等地，广东亦有分布。

● **植物形态**　多年生草本，植株粗壮。根状茎短，生多数须根。单叶基生、互生，长卵形、宽卵形或犁头形，长15～25 cm，宽10～15 cm，顶端长渐尖或渐尖，基部（叶柄顶部着生处）弯缺底部呈弯弓形，上面无毛，下面被短柔毛；叶柄无毛。花单生，每花枝通常有2朵花，花被管筒状，无毛，喉部缢缩，向上扩展，膜环宽约2 mm，裂片肾卵形，近喉部有半圆形乳头皱褶区；雄蕊12枚，药隔伸出，锥尖或短舌状，花丝极短；子房半下位，花柱6枚，离生，顶端2裂，柱头侧生。蒴果卵球状。

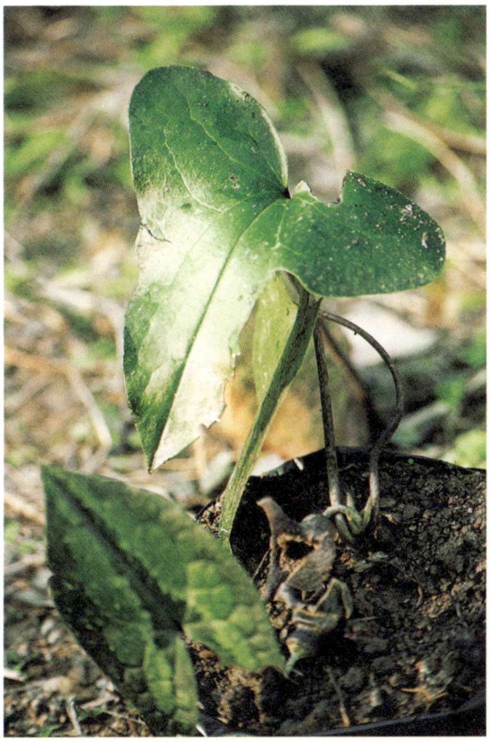

● **采集加工**　夏末秋初采挖，除去泥沙，阴干备用或鲜用。

● **性能主治**　辛、微苦，温。祛风止痛，散瘀消肿。用于风寒感冒，跌打损伤，毒蛇咬伤。

● **用　　量**　3～6 g，外用适量。

● **临床应用**

1. 恶疮：鲜山慈姑、五倍子等份适量，捣烂外敷。
2. 无名肿痛：鲜山慈姑适量，捣烂外敷。
3. 乳腺癌：山慈姑适量，碾末醋调外敷患处。

桂党参

Lagleizgaeq

● **别　　名**　土党参、大花金钱豹、土洋参。

● **来　　源**　为桔梗科植物金钱豹*Campanumoea javanica* BL. 的根。

● **生境分布** 生于低山区的向阳坡地。在广西主要分布于龙胜、灌阳、阳朔、贺州、藤县、岑溪、平南、桂平、全州、隆安、平果、隆林、凤山，华南其他地方和西南亦有分布。

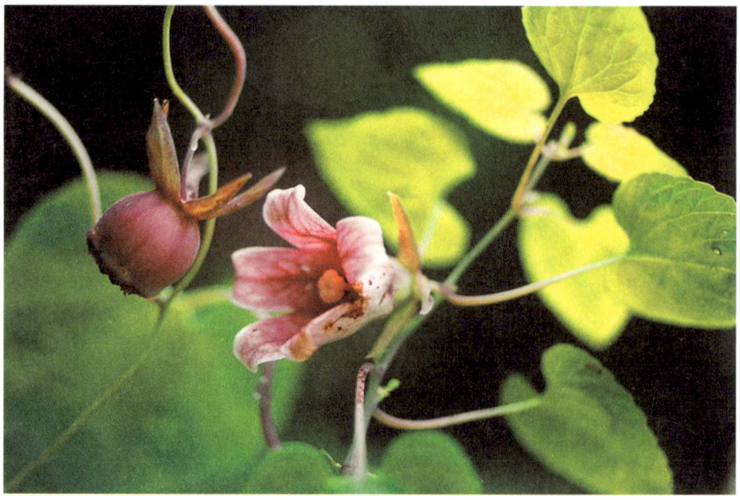

● **植物形态** 多年生缠绕草本。主根为米黄色，肉质肥大，须根少。茎为淡绿色，较细弱，光滑无毛。单叶对生，两面均无毛，卵圆状心形，长2～7 cm，宽1～5 cm，先端尖，边缘有钝锯齿，基部心形。两性花呈钟状，单生于叶腋；萼片5，披针形或卵状披针形，长达1.5 cm，基部稍联合；花冠淡黄绿色，有紫色条纹，直径约2.5 cm，裂片5，向外反卷；雄蕊5枚，花丝分离；雌蕊1枚，子房上位，4～5室。浆果半球形而扁，种子多数。花期3～9月。

● **采集加工** 秋季挖根，洗净，晒干备用。

● **性能主治** 甘、微苦，温。清热毒，补肺气，健脾胃，祛痰止咳。用于虚劳内伤，肺虚咳嗽，脾虚泄泻，乳汁不多，小儿疳积、遗尿。

● **用　　量** 10～20 g。

● **临床应用**

1. 肺虚咳嗽：桂党参15 g，百合9 g，川贝5 g，百部9 g，莲米10 g，杏仁10 g，炖五花肉服。
2. 脾虚泄泻：桂党参15 g，大枣10枚，水煎服。
3. 产后无乳：桂党参15 g，五指毛桃15 g，木瓜30 g，炖猪脚或水煎服。
4. 小儿疳积：桂党参10 g，仙茅10 g，瘦猪肉炖服。
5. 腹泻：桂党参20 g，白扁豆20 g，厚朴花15 g，水煎服。

万 寿 菊

Nyagumhvaj

● **别　　名** 黄菊、金花菊、里苦艾、蜂窝菊。

● **来　　源** 为菊科植物万寿菊*Tagetes erecta*. L. 的叶及花序。

● **生境分布** 生于草丛或灌木丛中，亦有栽培。在广西主要分布于隆林、那坡、西林、东兰、上林、苍梧等地，全国其他地区亦有分布。

● **植物形态** 一年生草本，粗壮直立，高约60 cm。叶对生，羽状深裂，裂片矩圆形或披针形，长1～

2.5 cm，边缘具锯齿，近边缘有数枚大腺体，有些裂片的先端或齿端有一长芒。头状花序单生，橙黄色；花序柄粗壮；总苞呈钟状，齿延长；舌状花多数，有长柄，外列舌片向外反卷。瘦果线形，冠以1～2枚长芒状和2～3枚短而钝的鳞片。

● **采集加工** 夏、秋间采摘，晒干备用或鲜用。

● **性能主治** 苦、甘、微辛，寒。解热毒，通气道，清肝明目，止咳化痰。用于肺痈，风火眼痛，猪头肥，乳腺炎，疔疮，肝经风热，小儿惊风，百日咳，伤风咳嗽，闭经。

● **用　　量** 5～10 g，外用适量。

● **临床应用**

1. 肺痈：万寿菊叶10 g，薏苡仁30 g，芦根30 g，水煎服。

2. 眼痛：万寿菊10 g，九里明10 g，甘草6 g，元宝草10 g，水煎服或洗眼。

3. 猪头肥，疔疮：万寿菊花适量，捣烂调醋敷患处。

4. 乳腺炎：鲜万寿菊叶适量，捣烂调红糖敷患处。

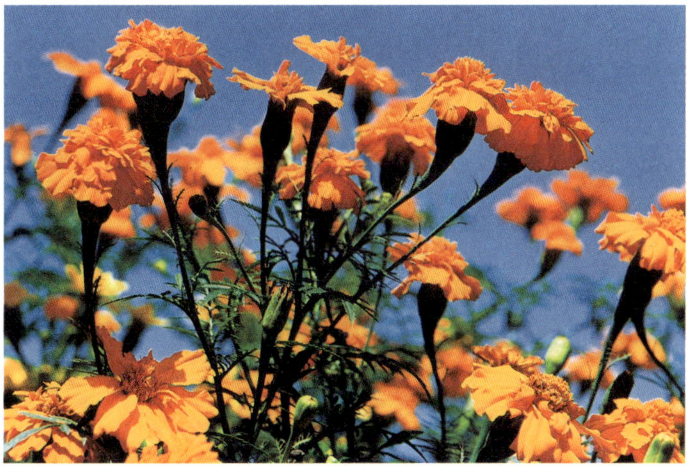

● **现代研究**

1. 化学研究：叶和花中含有万寿菊属苷，花含堆心菊素、α-三联噻吩、胡萝卜素、β-胡萝卜素氧化物、玉米黄素、叶黄素、八氢番茄红素等。

2. 药理学研究：花有香味，可作为芳香剂，具抑菌、镇静、解痉作用。

马蹄蕨

Maenzdaezma

● **别　　名** 马蹄香、马蹄附子、牛蹄劳、马蹄树、地莲花、观音座莲、蹄马草。

● **来　　源** 为观音座莲科植物福建莲座蕨*Angiopteris fokiensis* Hieron的根状茎。

● **生境分布** 生于林下、溪边或山谷。在广西主要分布于马山、武鸣、陆川、阳朔等地，广东、贵州、湖南、湖北等省亦有分布。

● **植物形态** 草本。根状茎块状，直立。叶柄有瘤状突起，基部有肉质如莲瓣状的附属物。二回羽状复叶；叶柄粗壮，多汁肉质；叶片宽卵形，长与阔各60 cm以上；羽片互生，狭长圆形，长50～60 cm，宽14～18 cm；小羽片平展。上部的稍斜上，中部小羽片披针形，长7～9 cm，宽1～1.7 cm，先端渐尖，基部截形或几圆形，顶部向上微弯，下部小羽片较短，顶生小羽片和侧生的同形，有柄，叶缘全部具有浅三角形锯齿；

叶革质，两面光滑，叶脉一般分叉，无例行假脉；叶轴腹部具纵沟，向顶端具狭翅。孢子囊群棕色，由8～10个孢子囊组成，长约1 mm，距叶缘0.5～1 mm，连续排列于近叶缘处。

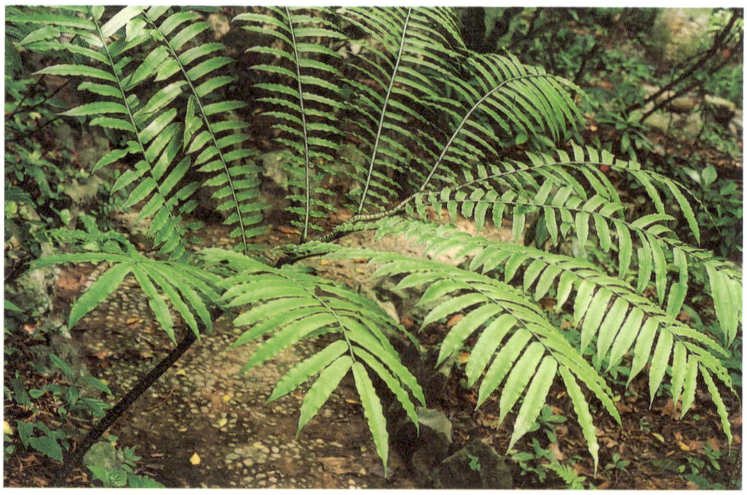

● **采集加工** 夏、秋季采收，洗净，晒干备用。

● **性能主治** 苦，寒。解热毒，祛风消瘀，调经止血。用于痈肿疮毒，猪头肥，蛇咬伤，风热咳嗽，月经不调，子宫出血。

● **用　　量** 9～15 g，外用适量。

● **临床应用**

1. 咳嗽，预防伤风：马蹄蕨15 g，水煎代茶饮。
2. 痈疮，痄腮，蛇咬伤，瘰疬：马蹄蕨适量，捣烂外敷患处。
3. 创伤出血：马蹄蕨碾末，撒患处，外加包扎。
4. 功能性子宫出血：马蹄蕨碾末，每次3 g，开水冲服。

● **现代研究** 药理学研究：本品能增强小鼠的耐氧能力，减少小鼠的自发活动，明显延长戊巴比妥钠的致睡时间；轻度增加豚鼠离体心脏的冠脉流量。

白点称

Laekcaengh

● **别　　名** 岗梅根、秤杆根、点秤根、山梅根。

● **来　　源** 为冬青科植物梅叶冬青*Ilex asprella*（Hook. et Arn.）Champ. ex Benth. 的根。

● **生境分布** 生于荒山坡地疏林下或灌木丛中。分布于广西各地，广东、湖南、江西等省亦有分布。

● **植物形态** 落叶灌木，高1～2 m。枝条秃净，嫩叶被短毛，紫色。叶互生，卵形、倒卵形或椭圆形，长2.5～8 cm，宽1.5～3 cm，纸质先端急尖至渐尖，边缘具小锯齿，基部广楔形至浑圆形，上面秃净或略被短毛，下面无毛，主脉隆起；叶柄长6～10 mm。花白色，雌雄异株，雄花2～3朵簇生或单生于叶腋或鳞片腋内，花柄长5～10 mm，萼卵形，边缘有睫毛，雄蕊长约3.5 mm，花丝短；雌花单生于叶腋，4～6数，有长达2.5 cm的纤细的花梗，雌蕊1枚，花柱短，柱头浅裂。果球形，直径约6 mm，成熟时黑色。分核4～6颗。花期4～5月，果期7～8月。

● **采集加工** 秋、冬季采挖，洗净，切片，晒干备用。

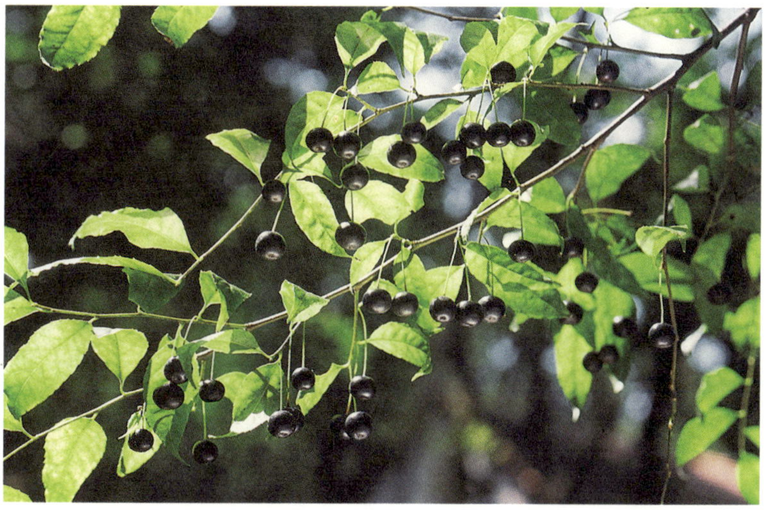

● **性能主治** 苦、甘，寒。清解热毒，祛瘀消肿。用于发热，热痢，咽喉痛，肺痈，疥疮，跌打损伤，津伤口渴。

● **用　　量** 10～30 g，外用适量。

● **临床应用**

1. 感冒发热：白点称10 g，南蛇金苗10 g，三叉苦10 g，青蒿10 g，水煎服。

2. 咽喉炎：白点称、山豆根各15 g，水煎做茶饮。

3. 小儿百日咳：白点称、茅根各30 g，水煎加蜜调服。

● **现代研究** 药理学研究：用离体豚鼠心脏灌流岗梅注射液（以乙醇、硫酸氢钠处理后的水溶液）有使心收缩力加强、增加冠脉流量的作用；观察家兔以垂体后叶素引起的急性心肌缺血的心电图，发现岗梅能稳定T波并有防止S-T段偏移及减少工律紊乱的作用。

● **附　　注** 孕妇忌服。

金果榄

Gimjlamz

● **别　　名** 地胆、地苦胆、九龙胆、金牛胆。

● **来　　源** 为防己科植物金果榄*Tinospora sagittata*（Oliv.）Gagnep. 的块根。

● **生境分布** 生于灌木林下石缝间。在广西分布于三江、环江、融水、罗城、龙胜、金秀、靖西、上林等地，湖南、湖北、四川、贵州等省亦有分布。

● **植物形态** 常绿缠绕藤本。块根卵圆形、椭圆形、肾形或圆形，常数个相连，表皮土黄色。茎圆柱形，深绿色，粗糙有纹，被毛。叶互生，叶柄长2～3.5 cm，略被毛；叶片卵形至长卵形，长6～9 cm，宽5～6 cm，先端锐尖，基部圆耳状箭形，全缘，上面绿色，无毛，下面淡绿色，被疏毛。花近白色，单性，雌雄异株，成腋生圆锥花序，花序疏松略被毛，总花梗长6～9 cm，苞片短，线形；雄花具花萼2轮，外轮3片披针形，内轮3片倒卵形，外侧均被毛；花瓣6片，细小，与花萼互生，先端截形，微凹基部渐狭，雄蕊6枚，花药近方形，花丝分离，先端膨大；雌花萼片与雄花相同，花瓣较小，匙形。退化雄蕊6枚，棒状，心皮3片。核果球形，红色。花期3～5月，果期9～11月。

● **采集加工** 9～11月挖取根块，除去茎及须根，洗净，烘干或晒干备用。

● **性能主治** 苦，寒。清解热毒，通气道，调火路，清肝明目。用于咽喉痛，胃热痛，大头瘟，乳痈，痈疽疔疮，肝火上炎诸症，肺热咽干咳嗽。

● **用　　量** 3～9 g，外用适量。

● **临床应用**

1. 咽喉炎：金果榄3 g，射干10 g，金线风6 g，水煎服。
2. 急、慢性肠炎，菌痢：金果榄碾末，每次3 g，开水冲服。
3. 跌打损伤，瘰疬，蛇咬伤：金果榄适量，磨汁外搽患处。
4. 口腔溃疡：金果榄磨醋，点敷溃疡面。
5. 胃肠炎：金果榄3 g，土茯苓15 g，凤尾草15 g，山楂15 g，苦丁茶5 g，鸡内金6 g，旱莲草15 g，水煎服。

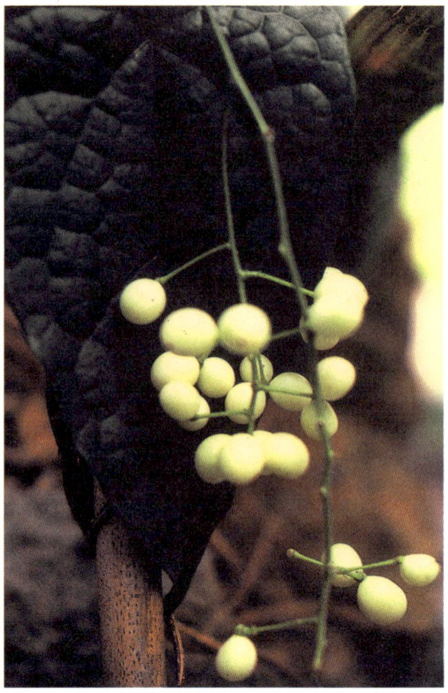

● **现代研究**

1. 化学研究：含掌叶防己碱、异防己内酯、金果榄苷等，另含金果榄苦酮素A、B、C、D及表金果榄菲苷等强苦味成分，此类成分多有免疫抑制作用。

2. 药理学研究：

（1）金果榄中含某种未确定成分，在体外能抑制结核杆菌。

（2）同属心叶青牛胆有降血糖作用。家兔、大鼠口服其水或醇的提取物，能降低空腹血糖，并增加葡萄糖耐量。作用原理可能是促进胰岛素分泌及增加葡萄糖的摄取，抑制外周性葡萄糖的释放。

● **附　　注** 脾胃虚弱者慎服。

金银花

Rokgimjngaenz

● **别　　名** 忍冬花、双花、鹭鸶花、金花。

● **来　　源** 为忍冬科植物忍冬*Lonicera japonica* Thunb. 的花蕾。

● **生境分布** 生于丘陵、山谷、林边。主要分布于广西，全国大部分地区亦有分布。

● **植物形态** 多年生半常绿缠绕灌木，高可达9 m。茎中空，幼枝密生短柔毛。叶对生；叶柄长4～10 mm，密被短柔毛；叶片卵圆形，或长卵形，长2.5～8 cm，宽1～5.5 cm，先端短尖，罕钝圆，基部圆形或近于心形，全缘，两面和边缘均被短柔毛。花成对腋生；花梗密被短柔毛；苞片2枚，叶状，广卵形；小苞长约1 mm；花萼短小，5裂，裂片三角形，先端急尖；合瓣花冠左右对称，长达5 cm，唇形，上唇4浅裂，花冠筒细长，约与唇部等长，外面被短柔毛，花初开时为白色，2～3日后变金黄色；雄蕊5枚，着生在花冠管口附近；子房下位，花柱细长，和雄蕊皆伸出花冠外。浆果球形，直径约6 mm，熟时黑色。花期5～7月，果期7～10月。

● **采集加工** 5～6月在日出前及时采收其含苞未放的花蕾，置于石板或芦席上摊开，当日晒干或晾干，亦可用微火烘干（不宜翻动，不可沾水）。藤茎（又名忍冬藤）、叶，全年可采，洗净鲜用，或晒干备用。

● **性能主治** 甘，寒。清解热毒，除痧毒，凉血止痢。用于热毒血痢，流行性感冒，大叶性肺炎，肺脓疡，乳腺炎，扁桃体炎，咽喉肿痛，急性阑尾炎，痈疮肿毒，丹毒，瘰疬，痧症，外伤感染，子宫糜烂。

● **用　　量** 10～150 g，外用适量。

● **临床应用**

1. 热痢：金银花、凤尾草各30 g，水煎服或做茶饮。
2. 毒蕈中毒：鲜金银花嫩茎叶适量，嚼细服下。
3. 四季感冒：金银花叶、花50 g，水煎代茶频饮。
4. 风湿性关节炎：金银花30 g，鸡血藤、老鹳草、豨莶草各20 g，水煎服。
5. 一切痈疽：金银花20 g，甘草5 g，水煎服。鲜金银花适量，捣烂敷患处。
6. 杨梅结毒：金银花50 g，黑豆100 g，土茯苓200 g，甘草10 g，水煎服。
7. 有机磷农药中毒：金银花150 g，甘草50 g，大黄25 g，明矾10 g，水煎服。
8. 预防流脑、乙脑：金银花、连翘、板蓝根、芦根、甘草各15 g，水煎代茶饮。
9. 肠道寄生虫病：金银花50 g，水煎服。

● **现代研究**

1. 化学研究：花含木樨素、肌醇（1%）、皂苷、鞣质、绿原酸（1.31%～5.87%），还含挥发油；叶含忍冬苷等。

2. 药理学研究：

（1）抗菌作用：在体外对多种细菌均有抑制作用。对各种细菌的敏感性，各家报告有些不同。一般而言，对沙门氏菌属，作用较强，尤其对伤寒及副伤寒杆菌在体外有较强的抑制作用，低浓度时则对志贺氏痢疾杆菌作用较强，舒氏痢疾杆菌较次，弗氏痢疾杆菌几乎无效。

（2）对胃肠功能的影响：金银花似能减少肠道对胆甾醇的吸收。给禁食大鼠服大量胆甾醇，如同时服金银花，则血胆甾醇水平较对照组低。毒性很小，小鼠皮下注射之半数致死量为53 g/kg。另据报道，金银花热水浸剂对大鼠幽门结扎性胃溃疡有轻度预防作用。

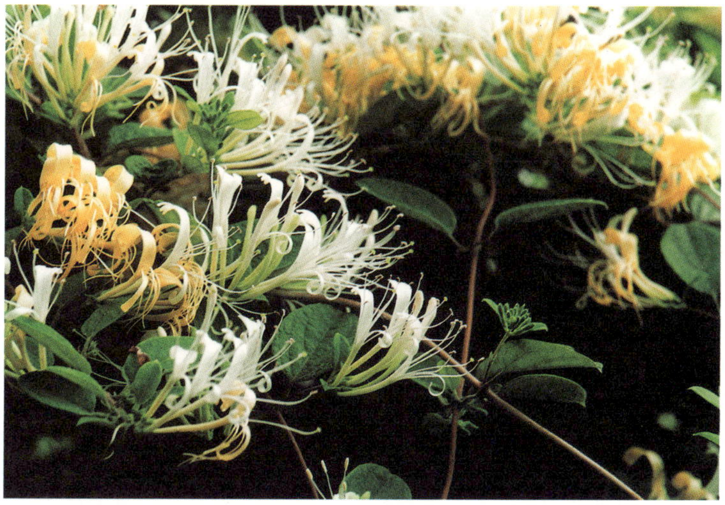

● **附　　注** 脾胃虚寒及气虚疮疡脓清者忌服。

金线风

Gaekgyaeujboh

● **别　　名**　百解藤、银锁匙。

● **来　　源**　为防己科植物粉叶轮环藤*Cyclea hypoglauca* (Schauer) Diels的全株。

● **生境分布**　生于疏林或灌木丛中。分布于广西各地。

● **植物形态**　藤本。枝草质，纤细，有条纹，无毛。根皮黑色。叶互生，盾状卵圆形，全缘，薄纸质，下面粉绿色，无毛，或下面有疏长毛，掌状脉5～7条；叶柄长1.5～4 cm。花单性，雌雄异株；总状花序为腋生；雄花序系3花组成的小聚伞花序复作穗状花序式排列，每朵雄花有萼片4或5，分离，倒卵形或倒卵状楔形，无毛，花瓣合生成杯状，聚药雄蕊稍伸出；雌花序系小聚伞花序，做总状花序排列，每朵雌花有萼片2片，近圆形，花瓣2片，大小不等，子房无毛，柱头裂片粗厚。核果近球形，长约3.5 mm，宽约3 mm。果熟时红色，无毛。花果期在夏、秋季。

● **采集加工**　秋后采收，洗净，晒干备用。

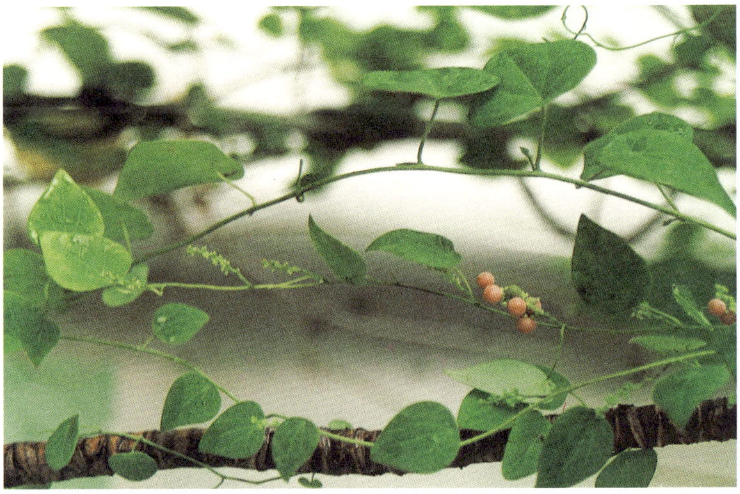

● **性能主治**　苦，寒。通谷道，调火路，清解热毒，利咽消肿。用于风热火毒，上袭咽喉诸症，谷道积热积滞不化。

● **用　　量**　6～10 g。

● **临床应用**

1. 咽喉疼痛：金线风10 g，金银花20 g，茅根15 g，水煎代茶饮。

2. 食滞：金线风9 g，鸡内金10 g，水煎服。

救必应

Meindeihmeij

● **别　　名**　白木香、铁冬青、熊胆木皮。

● **来　　源**　为冬青科植物铁冬青*Ilex rotunda* Thunb. 的树皮、叶。

● **生境分布**　生于山下疏林中或溪边。在广西主要分布于邕宁、南宁、上思、灵山、桂平、平南、岑溪、藤县、金秀等地，广东、福建、云南、江苏、江西、浙江、安徽、湖南、台湾等省亦有分布。

● **植物形态** 常绿乔木，高5～15 m，树皮淡灰色。枝灰色，小枝，有棱，红褐色，无毛。单叶互生，卵圆形至椭圆形，长4～10 cm，宽2～4 cm，两端短尖，全缘，上面有光泽，侧脉8对，两面明显；纸质；叶柄长7～12 mm。花单性，雌雄异株，排列为具梗的伞形花序；雄花序梗长2～8 mm，花柄长2～4 mm；萼长约1 mm；花瓣4～5片，绿白色，卵状矩圆形，长约2.5 mm；雄蕊4～5枚；雌花较小，花柄较粗壮，长3～5 mm；子房上位。核果球形至椭圆形，长4.5～6 mm，熟时红色，顶端有宿存柱头。花期5～6月，果期9～10月。

● **采集加工** 夏、秋季采收，选10年左右的树，剥去间段一部分树皮，压平，洗净，晾干或晒干备用。

● **性能主治** 苦，寒。通调两路，清解热毒，除湿毒，消肿止痛。用于痧症，热病初起，咽喉肿痛，毒蛇咬伤，黄病（急性黄疸型肝炎），急性胃肠炎，湿疹，跌打损伤，烧烫伤，风湿肿痛。

● **用　　量** 5～15 g，外用适量。

● **临床应用**

1. 咽喉肿痛：救必应9 g，金果榄6 g，甘草3 g，水煎服。
2. 烧烫伤：救必应适量碾末，调油外涂或用鲜叶捣烂敷患处。
3. 痈疮，毒蛇咬伤：救必应15 g，水煎服；并用救必应100 g水煎外洗患处。
4. 感冒：救必应10 g，蓝花柴胡10 g，鱼腥草15 g，银花15 g，青蒿12 g，山枝子10 g，仙鹤草10 g，马兰10 g，水煎服。
5. 急性胃肠炎：救必应15 g，风尾草15 g，水煎服。
6. 跌打肿痛：救必应碾末，每次5 g，白糖10 g，开水冲服。
7. 急、慢性肝炎：救必应、八角王各15 g，两药均用内层树皮，水煎服。
8. 神经性皮炎：救必应100 g，水煎洗患处。

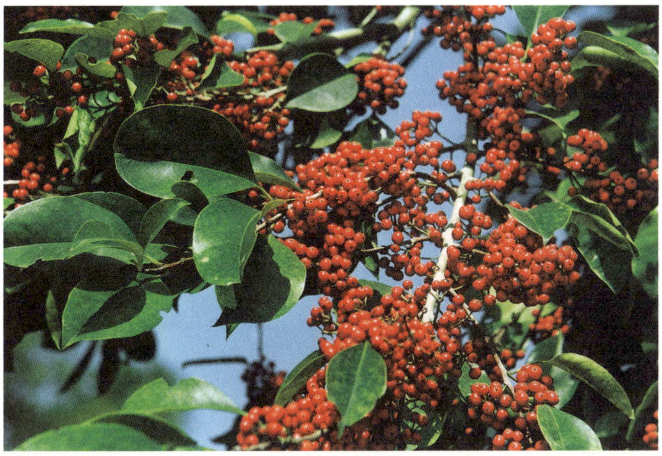

耳　草

Gorwzco

● **别　　名** 节节花、鲫鱼胆草。

● **来　　源** 为茜草科植物耳草*Hedyotis auricularia* L. 的全草。

● **生境分布** 生于山野、旷地。广西、福建、广东、云南等省区均有分布。

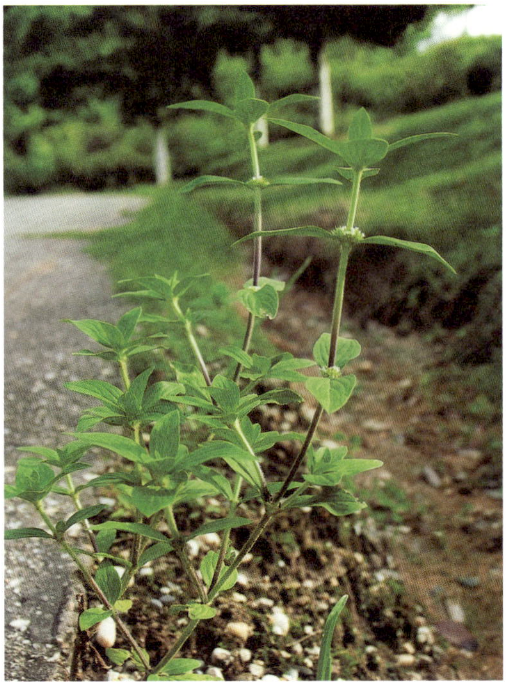

● **植物形态** 草本，高0.3～1 m。叶对生，近革质，卵形或椭圆状披针形，上面无毛，下面常被柔毛；托叶膜质，合生成一短鞘，顶具长刺毛5～7条。花白色，几无柄，团聚于叶腋内；萼4裂，长约2 mm，花冠长约3 mm，裂片4，秃净；雄蕊1枚，子房2室，花柱线状。蒴果球形，被粗毛。花期在夏秋间。

● **采集加工** 夏秋季采，鲜用或晒干。

● **性能主治** 苦，凉、平。清热解毒，散瘀消肿，止血。用于感冒发热，咳嗽，喉痛，胃痛，痢疾，乳腺炎，毒蛇咬伤，荨麻疹，黄水疮痈疖肿毒，跌打损伤，湿疹，崩漏，便血。

● **用　　量** 9～15 g，外用适量。

● **临床应用**

1. 黄病（急性黄疸型肝炎）：耳草、墨旱莲、地耳草各10 g，虎杖15 g，蓝花柴胡6 g，甘草5 g，水煎服。

2. 毒蛇咬伤：鲜耳草30 g，捣烂取汁或口嚼咽汁，药渣敷伤口周围，若昏迷者即挑破百会穴，耳草叶3 g加白矾1 g，捣烂敷之。

● **现代研究** 化学研究：根、茎含茜素、耳草碱等。

● **附　　注** 本品亦可做兽药，治牛猪热症、牛瘟、牛锁喉、蛇咬伤、蜈蚣咬伤、刀伤出血、便血、疮疡等。

茅　莓

Houqmeux

● **别　　名** 红梅消、野鸡泡、黑龙骨、草杨梅、虎梅刺。

● **来　　源** 为蔷薇科植物茅莓*Rubus parvifolius* L. 的全草。

● **生境分布** 生于向阳的山坡或山沟的两侧以及山路旁。全国都有分布。

● **植物形态** 落叶小灌木，卧地或攀于他物上，高约1 m。根分枝，褐色，枝叶柄均有毛和小钩刺。单数羽状复叶互生；小叶通常3枚，有时5枚，顶生小叶菱状卵形至阔倒卵形，较小，具浅裂，先端钝，基部阔楔形，边缘具不整齐锯齿，上面疏生柔毛，下面密生白色短绒毛；托叶针状。花数朵成伞房花序或短总状花序，萼片5片，绿色，具绒毛；花瓣5片，直立，阔倒卵形，较花萼长，粉红色或紫色，雄蕊多数；雌蕊多数，花柱宿存。聚合果球形，红色。花期5～6月，果期7～8月。

● **采集加工** 7～8月采收，鲜用或晒干备用。

● **性能主治** 甘、酸，平。散瘀止痛，解毒杀虫。用于瘰疬，吐血，跌打损伤，产后瘀滞腹痛，痢疾，痔疮，疥疮。

● **用　　量** 10～20 g，外用适量。

● **临床应用**

1. 瘰疬：茅莓15 g，常山6 g，金果榄3 g，老鼠拉冬瓜10 g，金银花根10 g，薯莨10 g，薏苡仁15 g，王不留行15 g，水煎服。

2. 创伤出血：鲜茅莓叶适量，捣烂敷伤口。

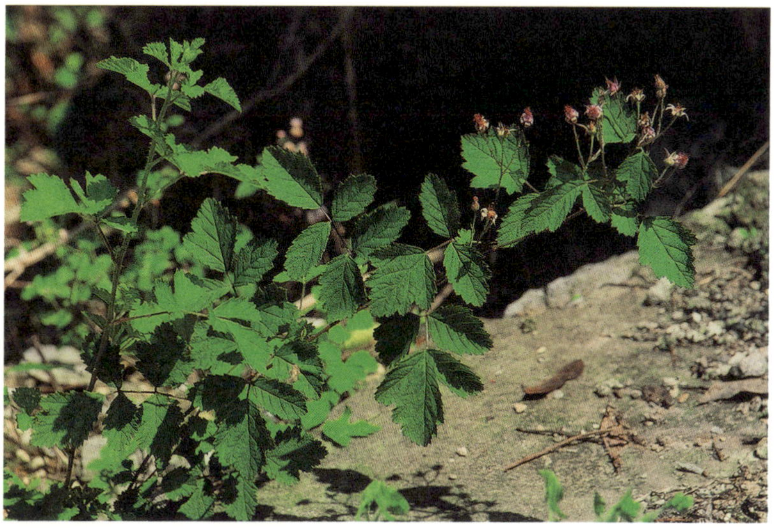

● **现代研究** 化学研究：茎柱含鞣质、酚类、氨基酸，叶含鞣质约3.5%，根含鞣质、黄酮苷，种子含脂肪油、谷甾醇等。

牛甘果

Makhamj

● **别　　名** 鱼木果、喉甘子、油甘子。

● **来　　源** 为大戟科植物余甘子*Phyllanthus emblica* L. 的果实。

● **生境分布** 生于旷野山坡、疏林下。在广西主要分布于南宁、百色等地，福建、台湾、广东、四川、贵州、云南等省亦有分布。

● **植物形态** 落叶灌木或乔木，高可达7 m。单叶互生，几无柄，密生而为明显的2列，极似羽状复叶；叶片线状矩圆形，长约1 cm，先端钝；托叶线状披针形。花小，黄色，雌雄同株，具短柄，3～6朵簇生于叶腋内；萼片5～6，倒卵状矩圆形，长不及2 mm；花瓣缺；雄花具柄，极多数，花盘的腺体极小，花药3～5枚，长椭圆形；雌花管无柄，常单独与雄花混生于上部叶腋内，子房半藏于一环状的花盘内。果实近球形，肉质，直径约1.5 cm，圆而稍带六棱，初为黄绿色，熟时变为赤色。花期4～5月。

● **采集加工** 9～10月果熟时采收，鲜用或晒干。

● **性能主治** 苦、甘，寒。解毒生津，止咳化痰。用于感冒发热，咳嗽咽痛，白喉，烦热口干。

● **用　　量** 10～50 g。

● **临床应用**

1. 感冒发热，咳嗽咽痛，口干烦渴，维生素C缺乏症：鲜牛甘果20 g，水煎服。

2. 白喉：牛甘果500 g，玄参、甘草各50 g，冷开水泡至起霜花，取霜用棉纸铺开晒干后，加马尾龙胆粉6 g，冰片1 g，炒白果仁粉15 g，碾末吹喉。

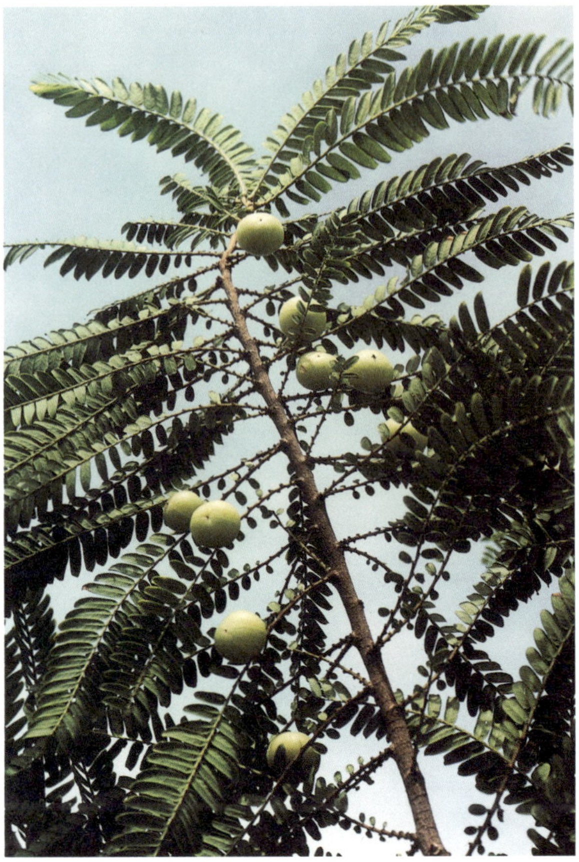

● **现代研究**

1. 化学研究：果实含鞣质、诃子尼酸、诃尼勒酸、鞣云实素等，还含大量维生素C，尚含油柑酸、油柑酯、黏液酸等；根含羽扇醇、没食子酸、β-谷甾醇；茎含羽扁豆醇、β-谷甾醇、鞣花酸；树皮含鞣质（28%～29.36%）、羽扇豆醇（2.25%）、d-无色飞燕素Z（约3.75%）；叶含鞣质、山柰醇、山柰醇-3-葡萄糖苷、β-谷甾醇、鞣花酸及羽扇豆醇；种子含油约26%。

2. 药理学研究：

（1）抗菌作用：干燥果实，以80%酒精提取，再用醚提取，经盐酸酸化可得良好的抗菌活性物质。对葡萄球菌、伤寒杆菌、副伤寒杆菌、大肠杆菌及痢疾杆菌均有抑制作用，对真菌则无作用。

（2）同化作用：果实的提取物予兔口服可增加体重及血中总蛋白含量而不改变各蛋白部分之间的比例，说明它有同化作用。

广 豆 根

Lagdujbyaj

● **别　　名**　山大豆根、苦豆根、柔枝槐。

● **来　　源**　为蝶形花科植物广豆根*Sophora subprostrata* Chun et T. Chen的根。

● **生境分布**　生于石山脚下或岩缝中。我国南部均有分布。

● **植物形态**　干灌木，直立或近平卧，高1～2 m。植株密被短柔毛。根通常2～3分枝，圆柱形，黄褐色。茎分枝较少，具棱，其上部通常呈“之”形弯曲。单数羽状复叶互生，小叶11～17片，长卵圆形或卵形，长1～2.5 cm，宽5～10 mm，顶端小叶较大，先端急尖，基部圆形，上面深绿色，下面灰棕色；小叶柄短。总状花序顶生，长12～15 cm；花萼宽钟形，萼齿3片，三角形；花冠黄白色，长6～8 mm；雄蕊10枚，雌蕊1枚，子房上位。荚果串球状，长2～5 cm，紫黑色。种子3～5月，果期5～7月。

● **采集加工** 4～5月或8～9月采挖，除去茎叶及须根，洗净，晒干。

● **性能主治** 苦，寒。通两路，清火解毒，消肿止痛。用于急性咽喉炎，牙龈肿痛，喘满热咳，黄疸，下痢，痔疾，热肿，秃疮，疥癣，蛇虫犬咬伤。

● **用　　量** 9～15 g，外用适量。

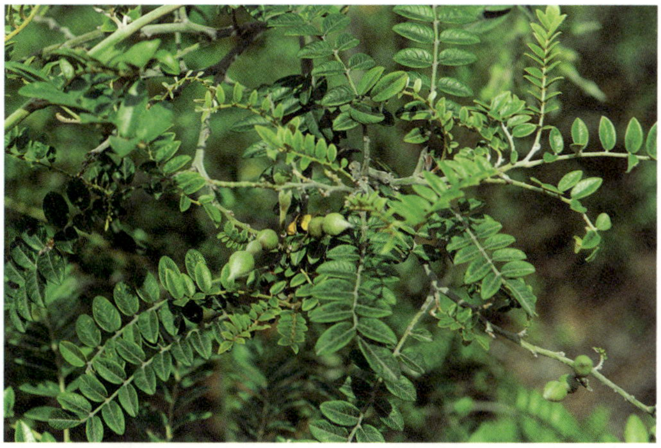

● **临床应用**

1. 急性咽喉炎：广豆根10 g，鹅不食草10 g，犁头草10 g，穿心莲10 g，救必应10 g，葫芦茶10 g，水煎服。

2. 钩端螺旋体病：广豆根15 g，大青叶100 g，生甘草15 g，水煎服。

3. 宫颈糜烂：广豆根100 g研成细粉，高压消毒。先以1∶1 000新洁尔灭消毒宫颈，后用棉球蘸广豆根粉涂宫颈糜烂处。

● **现代研究**

1. 化学研究：含生物碱，有苦参碱、氧化苦参碱、臭豆碱和甲基金雀花碱；含各类黄酮成分，有柔枝槐酮、柔枝槐素、柔枝槐酮色烯等，还含谷甾醇、蛇麻脂醇、一群咖啡酸的高级烷醇酯以及一种未定的青色荧光物。

2. 药理学研究：抗肿瘤作用。小鼠灌服广豆根浸剂，对于接种的子宫颈癌有明显的抑制作用。对肉瘤S-180的抑制率也达到25%以上。氧化苦参碱则无效，对小鼠肉瘤S-180则都有效。氧化苦参碱的化疗系数为自力霉素的7.8倍。

● **附　　注** 脾胃虚寒泄泻者忌服。

金锦香

Maknatsaej

● **别　　名** 杯子草、细花包、朝天罐子、昂天坛。

● **来　　源** 为野牡丹科植物金锦香*Osbeckia chinensis* L. 的全草。

● **生境分布** 生于海拔1 100 m以下的荒山草坡、路旁、田边或疏林下。在广西主要分布于北流、桂平、玉林、苍梧等地，广东、福建、江西、四川等省亦有分布。

● **植物形态** 多年生直立草本或亚灌木，高30～80 cm，茎四棱，具粗毛。叶对生；线形，线状矩圆形或披针形，长3～7 cm，宽5～8 mm，先端短尖，全缘，基部圆形，主脉3～5条，两面有粗毛；叶柄短。花数朵，顶生，成头状花序，无柄；叶状总苞片2～5枚；苞片卵形，边缘有睫毛；萼筒长5～6 mm，秃净，裂片4片，三角状披针形，具睫毛；花瓣4片，淡紫色，稀有白色，卵形，长约1 cm；雄蕊8枚，偏于一侧，花药顶端单孔裂，有一长喙；子房下位，4室，顶有刚毛16根。蒴果顶端4孔开裂，宿萼杯状，长约6 mm，近顶部略收缩，截头形。花期7～8月，果期10～11月。

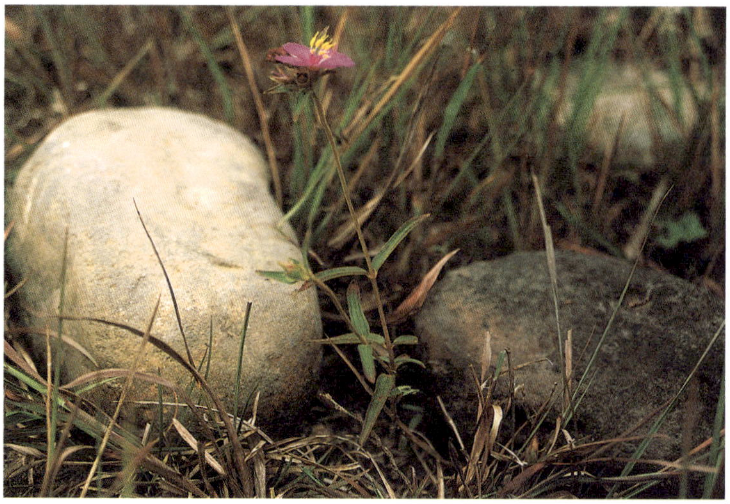

● **采集加工** 夏、秋季采收，鲜用或晒干备用。

● **性能主治** 辛，平。祛风化湿，止血消瘀。用于咳嗽，哮喘，痢疾，泄泻，吐血，咯血，便血，闭经，疳积，风湿骨痛，跌打损伤。

● **用　　量** 15～50 g。

● **临床应用**

1. 阿米巴肝脓肿，痢疾：金锦香50 g，生白术25 g，红枣5枚，水煎服。
2. 支气管哮喘：金锦香50 g切碎，瘦猪肉200 g，水煎饭后服。小儿用量减半。
3. 吐血：金锦香15 g，茜草15 g，旱莲草15 g，水煎服。
4. 小儿疳积：金锦香、山地稔等份，碾末，每次3 g。蒸猪肝服。
5. 跌打损伤：鲜金锦香50 g，捣烂取汁对酒服。

● **现代研究** 化学研究：全草含黄酮苷、氨基酸和酚类等。

木　棉

Meizleuq

● **别　　名** 攀枝花、英雄树、红棉、斑芒棉。

● **来　　源** 为木棉科植物木棉*Bombax ceiba* L.的寄生、根皮及花。

● **生境分布** 生于丘陵或低山丛林中。在广西主要分布于南部和西部，广东、四川南部、云南、福建、台湾亦有分布。

● **植物形态** 大乔木，高可达25 m。干和枝有短而大的圆锥形刺；枝平伸。掌状复叶，叶柄长8～12 cm；小叶5～7枚，矩圆形至椭圆状矩圆形，长10～20 cm，宽5～7 cm，先端渐尖，基部阔或渐狭，全缘，两面均秃净。花大，红色，直径约12 cm或过之，叶前开放，聚生于枝的近顶端；萼厚革质，长3.5～4.5 cm，外面秃净，内被丝毛，分裂为阔而钝的裂片；花瓣5，肉质，矩圆形，长8～10 cm，两面多少被星状柔毛，但内面稍稀疏；雄蕊管短，多列，最内5枚于顶端分叉，每一分叉有花药1枚，中间10枚较短，最外的多数，合生为5束；子房5室，胚珠多数，柱头5裂。蒴果大，矩圆形，木质，长10～15 cm，宽4.5～5 cm，果瓣内有绵毛；种子多数，倒卵形。花期3月，果期5月。

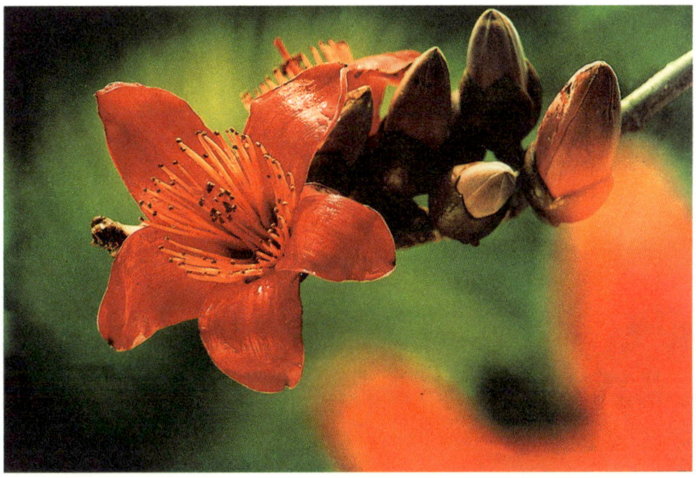

● **采集加工** 春季采收盛开的花朵，晒干或烘干或鲜用。树皮及根皮全年可采，切片，晒干备用或鲜用。

● **性能主治** 甘，凉。通三道，清热利湿，解毒止血。用于泄泻，痢疾，血崩，疮毒，金创出血。

● **用　　量** 6～15 g，外用适量。

● **临床应用**

1. 肺结核：木棉寄生15 g，核桃寄生15 g，石油菜15 g，不出林15 g，老虎姜10 g，百步还阳丹6 g，杠板归10 g，水煎服。

2. 跌打损伤：鲜木棉根皮适量，捣烂外敷伤处，或浸酒外搽。

3. 痢疾：木棉花、槐花、金银花各15 g，水煎服。

4. 痈疮肿痛：鲜木棉花、鸡蛋各等量，捣烂敷患处。

● **现代研究** 化学研究：花萼含水分（85.66%）、蛋白质（1.38%）、碳水化合物（11.95%）、灰分（1.09%）及树脂。树脂含大量儿茶酚、鞣酸。根含蛋白质、脂类、鞣质、糖、淀粉、胶质等。

蚌　花

Govahsae

● **别　　名** 紫万年青、红蚌壳叶、菱角花。

● **来　　源** 为鸭跖草科植物紫万年青*Rhoeo discolor*（L. Herit.）Hance的花。

● **生境分布** 我国南部常见栽培。广西、福建、广东等省区亦有分布。

● **植物形态** 多年生草本。茎粗壮，高不及50 cm，不分枝。叶互生而紧贴，披针形，长15～30 cm，宽2.5～6 cm，先端渐尖，基部鞘尖，上面绿色，下面紫色。花白色，腋生，具短柄，多数，聚生，包藏于苞片内；苞片2片，蚌壳状，大而压扁，长3～4 cm，淡紫色；萼片3片，长圆状披针形，分离，花瓣状；花瓣3

片，分离；雄蕊6枚，花丝有毛；子房无柄，3室。蒴果，开裂。花期夏季。

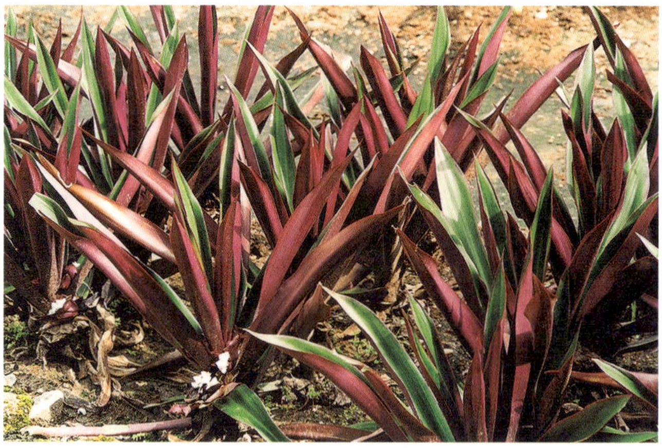

● **采集加工** 夏季采花序，晒干备用。

● **性能主治** 甘，凉。清热燥湿，祛瘀止血。用于肺热燥咳，吐血，便血，尿血，痢疾，跌打损伤。

● **用　　量** 10～25 g。

● **临床应用**

1. 感冒咳嗽，咳痰带血，百日咳：蚌花25 g，水煎服。

2. 痨伤吐血：蚌花10 g，剑叶铁树10 g，旱莲草15 g，铁线蕨10 g，尖尾凤6 g，过山消根6 g，水煎服。

3. 肺热燥咳，吐血：蚌花、麦冬、元参、百部各15 g，水煎服。

4. 菌痢：蚌花25 g，水煎服。

● **现代研究** 化学研究：花含黄酮苷、有机酸等。

草　龙

Gvahgya

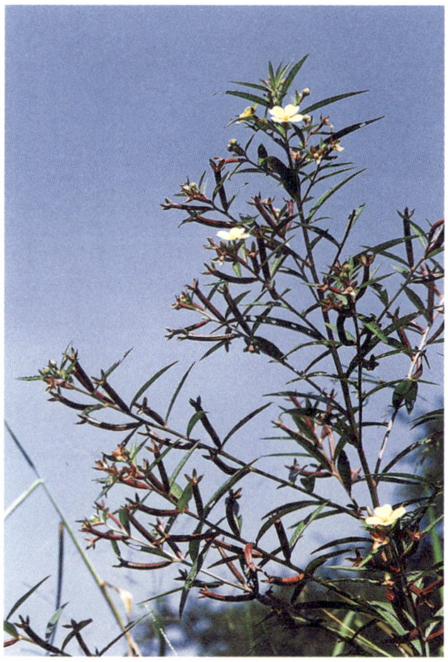

● **别　　名** 细叶水丁香、水映草、田石梅、针筒草。

● **来　　源** 为柳叶菜科植物草龙*Ludwigia hyssopifolia*（G. Don）Exell的全株。

● **生境分布** 生于湿地或稻田。在广西主要分布于平乐、昭平、苍梧、平南、北流、博白、贵港、天峨等地，云南西部至南部、广东、台湾北部亦有分布。

● **植物形态** 亚灌木状草本，全株无毛，高可达60 cm。茎直立，具纵棱3～4，幼时绿色，老时变红色。单叶互生，披针形，长2～10 cm。先端渐尖，基部渐狭；叶柄短或无。花小，腋生，无花梗或近于无；萼裂4片，卵形；花瓣4，长约2.5 mm，黄色，倒卵形，长8～10 mm，先端钝或微凹，具4对明显的脉纹；雄蕊8；子房4室。蒴果细长圆柱形，长1.2～2 cm，直径1～2 mm，绿色或淡紫色，有4棱。种子多数，淡黄色，近半球形，种脊明显。花期7～10

月。

● **采集加工** 夏、秋季采，鲜用或晒干备用。

● **性能主治** 清热解毒，疏风凉血。用于感冒咳嗽，喉痛，口疮，疖肿。

● **用　　量** 10～20 g，外用适量。

● **临床应用**

1. 扁桃体炎，口腔炎：草龙15 g，元参10 g，马勃6 g，大青20 g，水煎服。
2. 风温感冒发热，咽喉肿痛：草龙15 g，板蓝根、岗梅根各20 g，水煎服。
3. 乳腺炎：草龙15 g，黄花地丁、王不留行各20 g，水煎服。
4. 天疱疮：草龙15 g，榄核莲10 g，山栀子12 g，大黄6 g，水煎服。熬浓汁外涂患处。

● **现代研究**

1. 化学研究：全草含黄酮苷、酚类、氨基酸、糖类等。
2. 药理学研究：草龙能杀灭金黄色葡萄球菌，且对大肠杆菌、绿脓杆菌有抑制作用。

无 根 藤

Fazgya

● **别　　名** 过天藤、无根草、黄鱼藤、雾水藤、青丝藤、无地生根。

● **来　　源** 为樟科植物无根藤*Cassytha filiformis* L. 的全草。

● **生境分布** 生于疏林灌木丛中。分布于广西、广东、四川、福建等省区。

● **植物形态** 缠绕寄生草本，以盘状吸根攀附于寄主上，幼嫩部分被柔毛。茎线状而被毛，极长，绿褐色。叶退化成细小的鳞片状。穗状花序长2～5 cm，有微小的小苞片；花白色，小，无梗，长不及2 mm，花被片外面的3枚较小，圆形，有绿色毛，内面的3枚较大，卵形；雄蕊9枚，3轮，第一轮的花丝花瓣状，其他为线状；雌蕊1枚，子房上位。浆果小，球形，肉质，直径约7 mm，花被宿存。果实近球形，直径约7 mm，顶端有宿存的花被裂片。花期8～12月，果期11月至翌年2月。

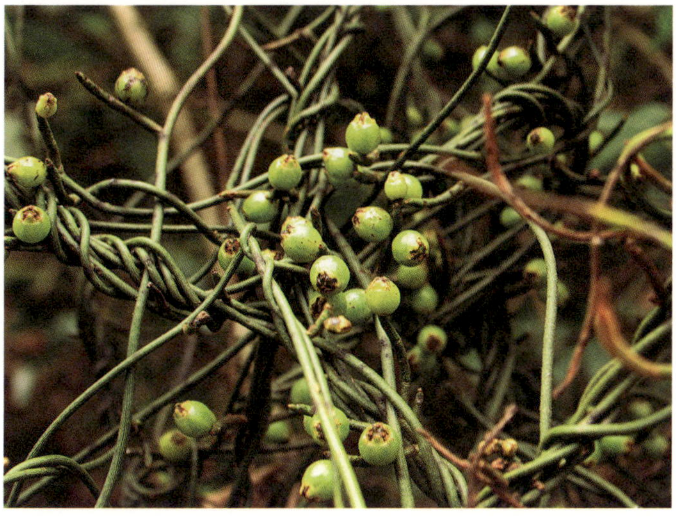

● **采集加工** 全年可采，鲜用或晒干。

● **性能主治** 甘、苦，寒。清热利湿，凉血解毒。用于肝热消瘦，肺热咳嗽，黄疸，痢疾，鼻衄，血淋，痈肿，疥疮，烫伤。

● **用　　量**　9～15 g，外用适量。

● **临床应用**

1. 小儿肝热：鲜无根藤15 g，水煎服。

2. 烫伤：鲜无根藤、芦荟适量，捣烂调蜜外敷伤处。

3. 黄疸型肝炎：无根藤15 g，虎杖15 g，茵陈10 g，水煎服。

● **现代研究**

1. 化学研究：全草含淀粉酶、维生素。种子含树脂、糖类、β-胡萝卜素、γ-胡萝卜素、5,6-环氧-α-胡萝卜素、蒲公英黄质和叶黄素等。

2. 药理及毒理学研究：所含生物碱具惊厥作用，大剂量可致死。

小飞扬草

Cehmouiq（go' gyak' iq）

● **别　　名**　小飞扬、千根草、小奶浆藤。

● **来　　源**　为大戟科植物千根草*Euphorbia thymifolia* L. 的全草。

● **生境分布**　生于旷野草地、山坡等湿润处。分布于广西、江西、福建、台湾、湖南、广东、贵州、云南等省区。

● **植物形态**　一年生匍匐草本，折断面有乳状汁液流出。茎被疏毛，多分枝，高不及15 cm，通常红色。叶对生，椭圆形至矩圆形，长4～6 mm，很少达8 mm，宽2～4 mm，先端钝，基部偏斜而截头状，边缘有极小的锯齿，上面深绿色，下面浅绿带灰白色；叶柄甚短；托叶细小，生于叶柄基侧。腋生杯状聚伞花序；几无柄；总苞陀螺状，淡紫色，长约1 mm；腺体4个，漏斗状；花单性，无花被；雌雄花同生于总苞内；雄花多数，只具雄蕊1枚；雌花1朵，生于花序中央，子房3室，花柱2枚，离生且顶端2裂。蒴果有毛，卵状三棱形，长约1.5 mm。种子有

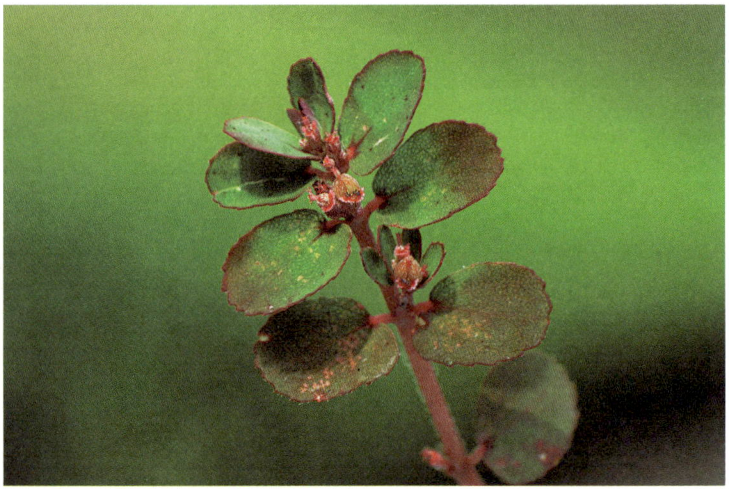

纵沟纹5～6条。花期夏季。

● **采集加工** 夏、秋间采收，晒干或鲜用。

● **性能主治** 酸、涩，凉。清热利湿，消肿解毒。用于疟疾，痢疾，泄泻，湿疹，乳痈，痔疮。

● **用　　量** 20～50 g，外用适量。

● **临床应用**

1. 疟疾：小飞扬草50 g，水煎冲红糖适量，在发作前2小时服。

2. 痢疾，泄泻：小飞扬草50 g，老茶叶15 g，水煎冲蜜糖服。

3. 乳痈，痔疮：小飞扬草50 g，水煎服；鲜药适量，捣烂敷患处。

● **现代研究** 化学研究：全草含生物碱。根含蒲公英赛醇、甘遂醇、蜂花醇。茎叶含大波斯菊苷、黄酮苷、芹苷等。

水 杨 梅

Biggaejnaem

● **别　　名** 水杨柳、小叶水团花、串鱼木、小叶水杨梅。

● **来　　源** 为茜草科植物细叶水团花*Adina rubella*（Sieb. et Zucc.）Hance的全草。

● **生境分布** 生于溪边、河边、沙滩等湿润的地方。在广西主要分布于南宁、南丹、罗城、三江、全州、昭平、贵港等地，江苏、浙江、江西、湖南、四川、福建、广东等省亦有分布。

● **植物形态** 常绿小灌木，高1～1.5 m。枝细长，具赤褐色微毛，嫩枝有毛，老枝无毛。单叶对生，纸质，卵状披针形或卵状椭圆形，长2.5～4 cm，宽8～12 mm，先端渐尖，基部阔楔形，全缘，上面无毛，下面侧脉稍有白色柔毛，近无柄，托叶细小，早落。头状花序单一，腋生或顶生，直径0.5～1.5 cm，花序梗长2～5 cm，微具柔毛；花萼筒短，裂片5；花冠管状，长约5 mm，紫红色，裂片5片，外面被微毛；雄蕊5；子房下位，花柱细长，超出花冠长约1倍；花冠上有黑色点。蒴果楔形，长约4 mm，室间开裂。种子多数，细小，长椭圆形，两端有翅。花期6～7月，果期9～10月。

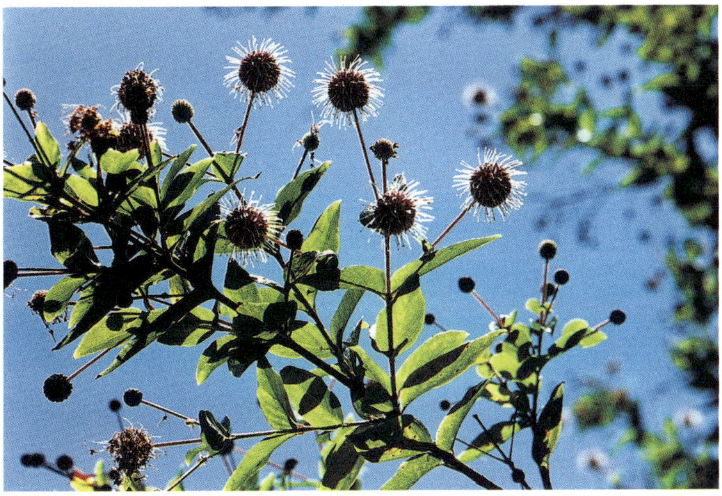

● **采集加工** 全年可采，鲜用或晒干备用。

● **性能主治** 淡，平，无毒。清热解毒，止痢止血。用于高热，泻痢，牙痛，湿疹，外伤出血。

● **用　　量** 25～50 g，外用适量。

● **临床应用**

1. 菌痢及肠炎：水杨梅50 g，水煎当茶饮。

2. 阴道滴虫：水杨梅500 g，加水5 000 ml，水煎先熏后洗患处。

3. 全身性湿疹：水杨梅500 g，三角泡250 g，杠板归250 g，水煎洗浴。

● **现代研究** 化学研究：含有果胶（8.5%），树皮含鞣质，在球状花果序中还分出熊果酸、S-谷甾醇、土当归酸等。

白马骨

Ndokmahauj

● **别　　名** 五经风。

● **来　　源** 为茜草科植物白马骨*Serissa serissoides*（DC.）Druce的全草。

● **生境分布** 生于海拔100～2 000 m的山坡、丘陵、路边、溪旁或灌木丛中。在广西主要分布于隆林、天峨、东兰、环江、金秀、贺州、阳朔、全州等地，我国中部及南部其他地方亦有分布。

● **植物形态** 落叶小灌木，高25～45 cm。枝粗壮，灰色。叶通常丛生，倒卵形或倒披针形，长1.5～3 cm，宽5～15 mm，先端短尖，全缘，基部渐狭而成一短柄，柄长1～1.5 mm；托叶对生，基部膜质，顶有锥尖状裂片数枚，长1.2～2.5 mm。花无梗，丛生于小枝顶和近顶部的叶腋；苞片1片，斜方状椭圆形，先端针尖，长约2 mm，白色，膜质；萼5裂，裂片三角状锥尖，长约2.5 mm，革质；花冠管状，白色，长6～8 mm，内有茸毛1簇，5裂，裂片矩圆状披针形，长约2.5 mm；雄蕊5枚，花丝极短，花药长圆形；雌蕊1枚，花柱长约4 mm，柱头分叉，子房下位，5棱，圆柱状，2室。花期4～6月，果期9～11月。

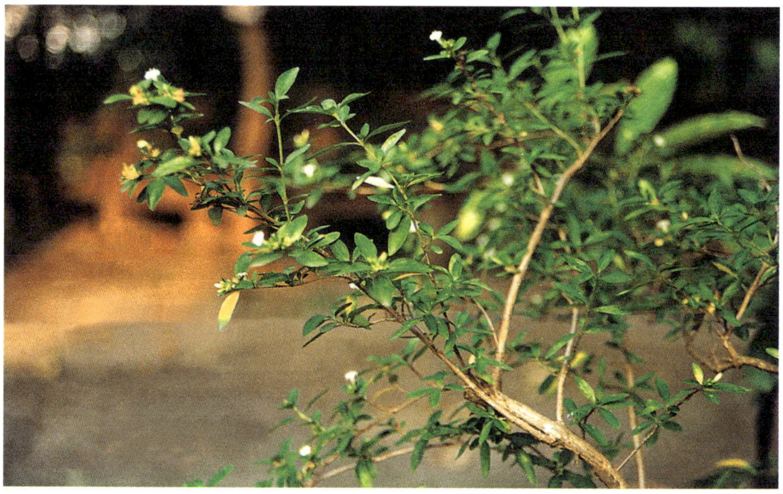

● **采集加工** 夏、秋季采全株，洗净，鲜用或晒干备用。

● **性能主治** 苦、辛，凉。清热解毒，祛风利湿。用于风湿腰腿痛，痢疾，水肿，目赤肿痛，喉痛，齿痛，白带多，痈疽，瘰疬。

● **用　　量** 9～15 g，外用适量。

● **临床应用**

1. 痢疾：白马骨茎叶15 g，水煎服。

2. 咽喉炎：白马骨15 g，水煎服。

3. 鹅口疮：鲜白马骨叶30 g，稍捣，浸米泔水1小时，取汁洗口腔。

4. 目赤肿痛：白马骨茎叶15 g，水煎服。药渣再煎熏洗。

5. 咽喉炎：白马骨15 g，水煎服。

● **现代研究** 化学研究：全草含苷类及鞣质等。

竹节黄

Gociepnduk

● **别　　名** 青箭、小接骨。

● **来　　源** 为爵床科植物柔刺草*Clinacanthus nutans*（Burm. f.）Lindau的全草。

● **生境分布** 生于疏林或灌木丛中。在广西主要分布于南宁、宁明、上思等地，我国南部其他地区及西南部亦有分布。

● **植物形态** 草本。茎具细致纵纹，嫩枝被短茸毛。叶披针形或卵状披针形，略弯曲呈镰状，长3～10 cm。花暗红色，为下垂的聚伞花序生于枝顶，苞片和小苞片均小，线形；萼片5片，线状锥尖；花冠管长；雄蕊2枚。蒴果为椭圆形，长约0.5 cm，有短柄；种子4粒。

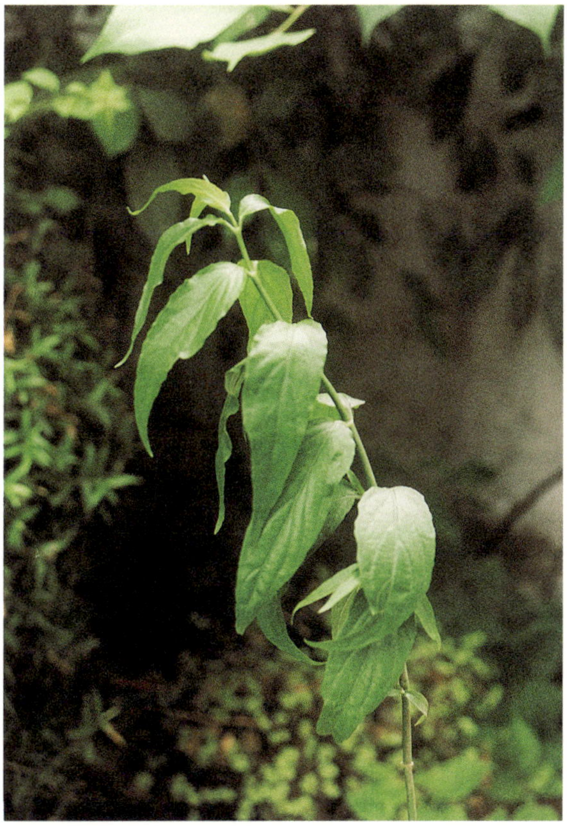

● **采集加工** 夏、秋季采收，鲜用或晒干备用。

● **性能主治** 甘，平。清热利湿，活血化瘀。用于黄疸型肝炎，跌打骨折，风湿疼痛。

● **用　　量** 10～20 g，外用适量。

● **临床应用**

1. 骨折：竹节黄，透骨消，大、小罗伞均取鲜品各适量，捣烂酒炒，先将骨折复位，后敷药包扎固定。

2. 黄疸型肝炎：竹节黄10 g，阴阳莲20 g，田基黄15 g，水煎服。

铁苋菜

Nyadameuz

● **别　　名**　猫眼草、蚬草、叶里藏珠、珍珠草、海蚌含珠。

● **来　　源**　为大戟科植物铁苋菜*Acalypha australis* L. 的全草。

● **生境分布**　生于田边、旷野、路边较湿润的地方。在广西主要分布于马山、隆安、邕宁、苍梧、贺州、全州等地，黄河流域中下游及长江以南其他地方亦有分布。

● **植物形态**　一年生草本，高30～80 cm。叶互生，叶柄长1～3 cm；叶片椭圆形、卵状菱形，基部有3出脉，长2.5～8 cm，宽1.5～3.5 cm。先端渐尖，基部楔形，边缘有钝齿，两面有毛或近于无毛。花单性，雌雄同株，穗状花序腋生；雄花序极短，长2～10 mm，生于极小的苞片内；雌花序生于叶状苞片内；苞片开展时肾形，长约1 cm，合时如蚌，边缘有钝锯齿，基部心形；花萼4裂，无花瓣；雄蕊8枚，子房3室。蒴果小，三角状半圆形，被粗毛。种子卵形，长约2 mm，灰褐色。花期7～8月，果期8～11月。

● **采集加工**　5～7月采拔全草，除去泥土，鲜用。

● **性能主治**　苦、涩，平。清热利水，杀虫止血。用于痢疾，腹泻，咳嗽吐血，便血，子宫出血，疳积，腹胀，皮炎，湿疹，创伤出血。

● **用　　量**　10～50 g。

● **临床应用**

1. 肠炎，痢疾，吐血，衄血，便血：鲜铁苋菜50 g，水煎服。

2. 小儿疳积：鲜铁苋菜50 g，猪肝煎汁服。

● **现代研究**

1. 化学研究：含正三十烷醇、没食子酸，另含苷类、还原性物质、鞣质、淀粉、油脂或蜡等。

2. 药理学研究：

（1）抗菌作用：铁苋水煎液在体外对几种常见的痢疾杆菌都有抗菌作用，特别是作用于志贺氏痢疾杆菌效果好。稀释200倍后仍有抑菌作用。

（2）平喘作用：给豚鼠腹腔注射本品所提取的没食子酸有平喘作用，给药半小时后发现有明显的拮抗支气管收缩作用。

● **附　　注**　孕妇忌用，老弱气虚者少用。

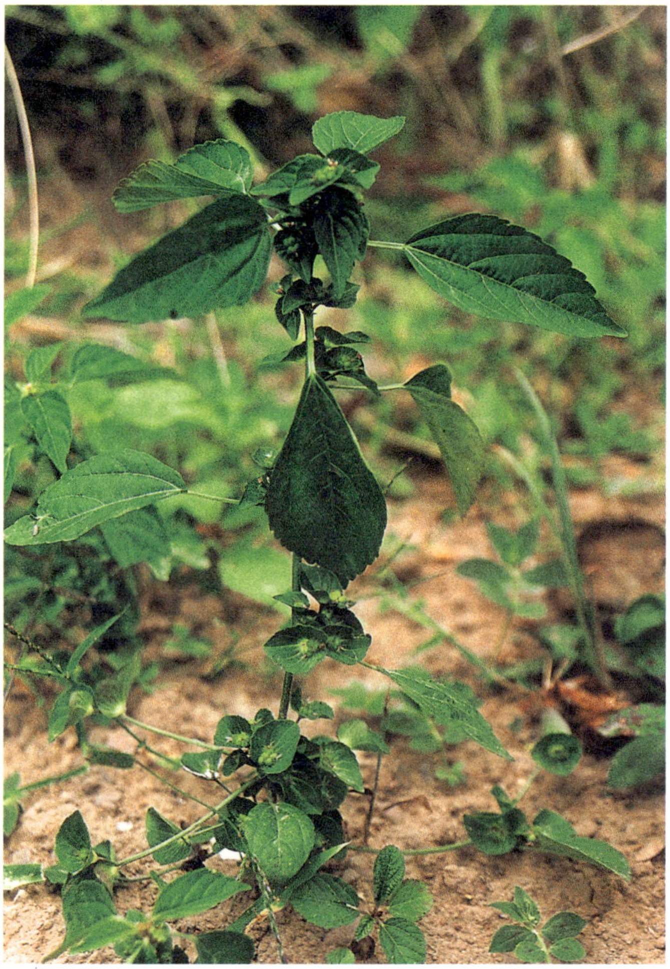

酸咪咪

Nyagahcung

● **别　　名**　酢浆草、长血草、酸酸草、酸酢草。

● **来　　源**　为酢浆草科植物酢浆草*Oxalis corniculata* L. 的全草。

● **生境分布**　生于耕地、荒地或路边石隙及草地上。全国各地均有分布。

● **植物形态**　多年生匍匐草本。茎柔软且多分枝，长可达50 cm，上被疏长毛，节上生根。叶互生，掌状复叶，叶柄长2.5～5 cm；托叶与叶柄连生，形小，小叶3枚，倒心形，长达5～10 mm，无柄。花一至数朵，呈腋生的伞形花序，花序柄与叶柄等长；苞片线形；萼片5片，花瓣5片，黄色，倒卵形，雄蕊10枚，花丝下部联合成筒；子房心皮5室，花柱5枚，离生，柱头头状。蒴果近圆柱形，被柔毛，熟时裂开将种子弹出，长1～1.5 cm，有5棱。种子小，扁卵形，褐色。花期5～7月。

● **采集加工**　全年可采，采挖后洗净，鲜用或晒干备用。

● **性能主治**　酸，寒。通谷道、水道，清热利湿，凉血解毒，散瘀消肿。用于泄泻，痢疾，黄病（急性黄疸型肝炎），淋病，赤白带下，麻疹，吐血，衄血，咽喉肿痛，疔疮，痈肿，疥癣，痔疮，脱肛，跌打损伤，烧烫伤。

● **用　　量**　10～20 g，外用适量。

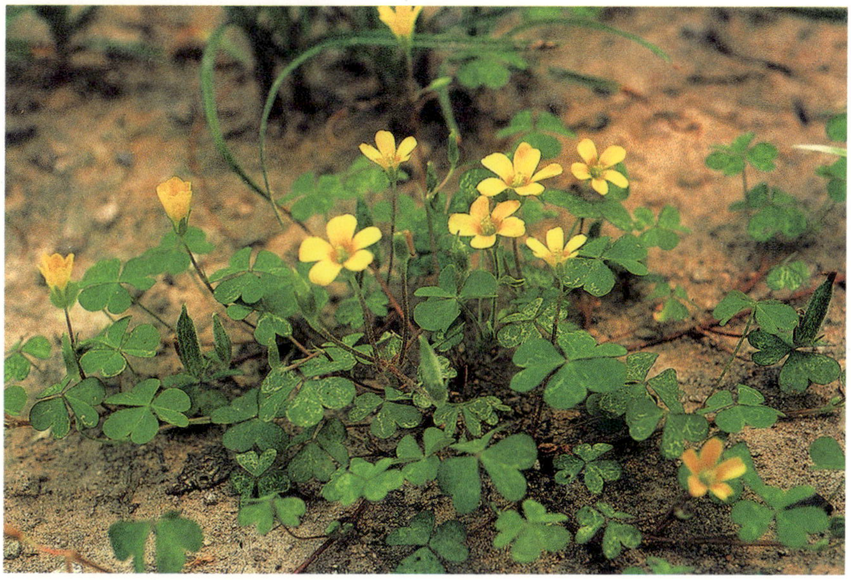

● **临床应用**

1. 黄病（急性黄疸型肝炎）：酸咪咪20 g，瘦猪肉100 g，炖服。

2. 失眠：酸咪咪、松针、红枣各10 g，水煎服。

3. 痔疮：酸咪咪10 g，胭脂根15 g，猪七寸100 g，炖服。

4. 跌打肿痛：鲜酸咪咪、小腊树叶各适量，捣烂敷伤处。

5. 咽喉肿痛：鲜酸咪咪100 g，捣烂取汁含服。

● **现代研究**

1. 化学研究：茎叶含多量草酸盐，另含柠檬酸等。

2. 药理学研究：对金黄色葡萄球菌有抗菌作用，对大肠杆菌则无效。

叶 下 珠

Nyagvanjdouj

● **别　　名**　真珠草、阴阳草、夜合珍珠、日开夜闭。

● **来　　源**　为大戟科植物叶下珠*Phyllanthus urinaria* L. 的全草。

● **生境分布**　生于山坡路旁或林缘草地。在广西主要分布于河池、灌阳、恭城、贺州、平南、陆川、博白等地，江苏、浙江、江西、福建、台湾、湖南、广东、四川、云南、贵州等省亦有分布。

● **植物形态**　一年生草本，高可达30 cm。茎直立，分枝横卧而后上升，具翅状纵棱，顶部疏被短柔毛。单叶呈长圆形，互生，2列，先端稍斜，基部圆形或偏斜，边缘有白色短毛，托叶披针形。单性花，个小且雌雄同株，无花瓣，雄花2～3朵簇生于叶腋，萼片6片；雄蕊3枚，花丝全部合生；腺体6个，分离，与萼片互生，无退化子房；雌花单生于叶腋，萼片近相等，结果后中部为紫红色，边缘膜质，黄白色；子房上位，3室，表面有小凸刺或小瘤体。蒴果三棱状扁球形，表面有鳞状突起，具宿存的花萼及花柱。

● **采集加工**　夏、秋季采收，鲜用或晒干备用。

● **性能主治**　甘、苦，凉。清热解毒，通调水道、谷道，平肝祛湿，利水消肿。用于肠炎，痢疾，传染性肝炎，肾炎水肿，尿道感染，小儿疳积，火眼目翳，口疮头疮，无名肿毒。

● **用　　量**　15～30 g。

● **临床应用**

1. 尿路感染：叶下珠15 g，鱼腥草15 g，金钱草20 g，茅莓15 g，三白草10 g，草鞋根10 g，老鼠拉冬瓜6 g，水煎服。

2. 传染性肝炎：叶下珠30 g，水煎服。

3. 小儿疳积，夜盲：叶下珠20 g，鸡肝50 g，水煎服。

4. 红、白痢疾：叶下珠30 g，水煎，白痢加红糖调服，红痢加白糖调服。

● **现代研究**　化学研究：全草含酚类及三萜类，并含生物碱等成分。

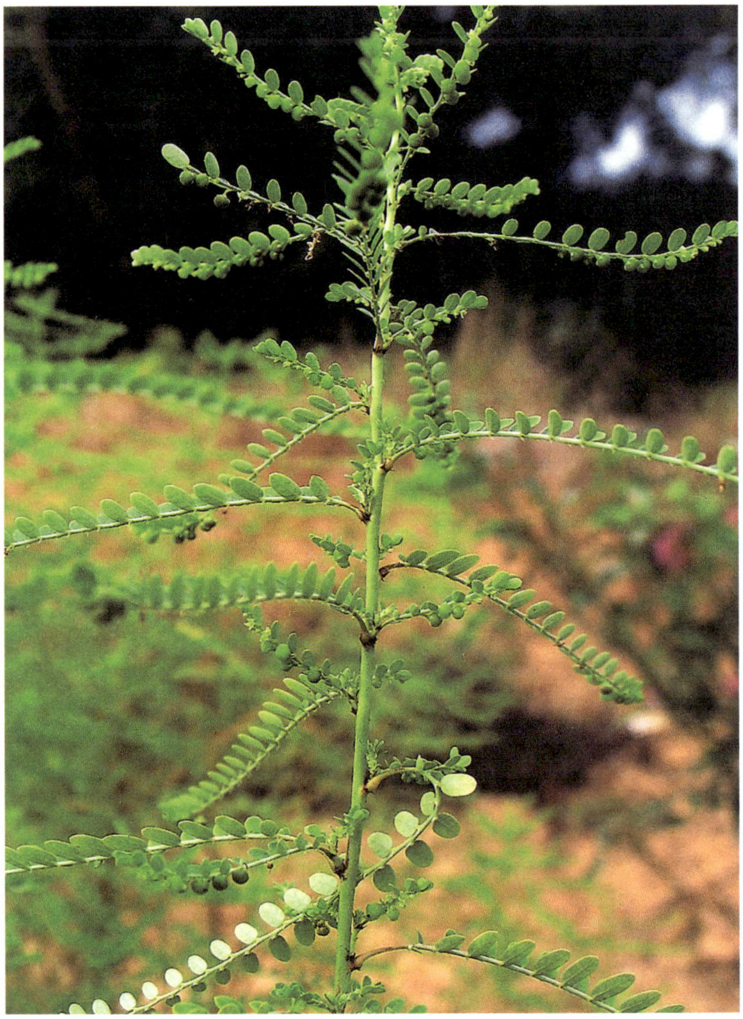

红八角莲

Gogunghcoih

● **别　　名**　八角金盘、八角盘、八角乌。

● **来　　源**　为小檗科植物八角莲*Dysosma versipellis*（Hance）M. Cheng 的根状茎。

● **生境分布**　生于山谷、山坡阔叶林或竹林下阴湿处。在广西主要分布于上林、龙州、德保、都安、金秀、三江、全州、贺州、容县等地，长江流域及以南其他地方亦有分布。

● **植物形态**　为多年生草本，根状茎粗壮，横生。茎直立，高20～30 cm，不分枝，无毛，淡绿色。茎生盾状叶1或2，互生，近圆形，直径达30 cm左右，4～9浅裂，裂片宽三角状卵圆形或卵状矩圆形，边缘有针刺状细齿，长2.5～4 cm，基部宽5～7 cm，顶端锐尖，上面无毛，下面疏被柔毛或近无毛；叶柄长10～15 cm。花深红色，5～8朵簇生于近叶基处，下垂，花梗细长，下弯，有毛或无毛；萼片6片，外面有疏长毛；花瓣6片，勺状倒卵形，长2 cm，雄蕊6枚，子房上位，1室，柱头大，盾状。浆果近球形。种子多数。花期5～6月，果期9～10月。

● **采集加工**　秋、冬季采挖，鲜用或切片晒干备用。

● **性能主治**　苦、辛，平。有小毒。清热解毒，化痰散结，祛瘀消肿。用于痈肿疔疮，瘰疬，咽喉肿痛，跌打损伤，毒蛇咬伤。

● **用　　量**　5～20 g，外用适量。

● **临床应用**

1. 带状疱疹：红八角莲根碾末，醋调涂患处。
2. 跌打损伤：红八角莲根碾末，每次10 g，米酒送服。
3. 痨伤咳嗽，虚汗盗汗：红八角莲15 g，蒸鸽子服。
4. 痰咳：红八角莲20 g，猪肺100 g，加糖适量炖服。
5. 单、双蛾喉：鲜红八角莲5 g，磨汁吞服。
6. 疔疮：红八角莲10 g，碾末蒸酒服；并用鲜红八角莲适量，加红糖少许，捣烂敷患处。
7. 毒蛇咬伤：红八角莲20 g，碾末冲酒服，渣敷伤处周围。

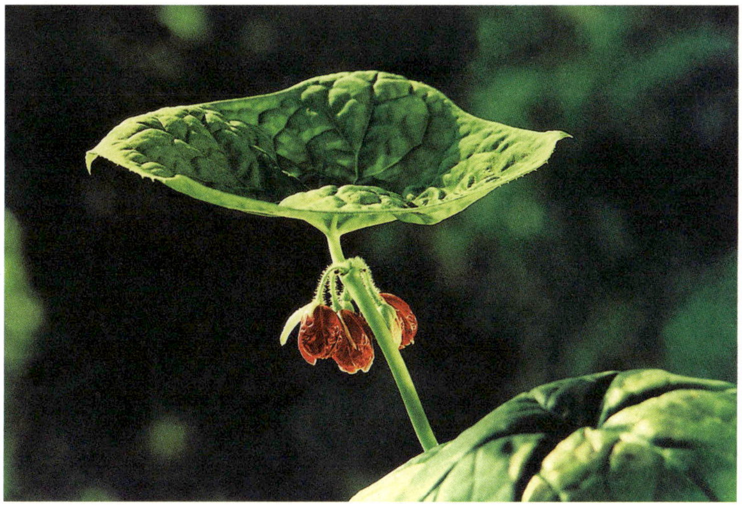

● **现代研究**

1. 化学研究：根及根茎含鬼臼毒素、去氧鬼臼毒素、鬼臼脂酮、异苦鬼臼脂酮以及与之相应的4′-甲基山柰素，还含有紫云英苷、槲皮素、金丝桃苷及谷甾醇等。

2. 药理学研究：

（1）根茎中提取的结晶性物质，能兴奋蛙心，扩张兔耳血管，但对蛙后肢血管、家兔小肠、肾血管则有收缩作用。能抑制离体兔肠，兴奋兔及豚鼠的离体子宫。

（2）鬼臼毒素有细胞毒样抗癌作用，兴奋肠平滑肌，产生腹泻，并有抗单纯性疱疹病毒、免疫抑制和抗生育作用。由于其毒性太大，不能内服，仅限于治疗皮肤癌。去氧鬼臼毒素则有抗人体鼻咽癌和保护四氯化碳致肝损害的作用。

古羊藤

Gaeumbe

● **别　　名**　枯勾木、腊倍麦、藤苦参、苦羊藤、南苦参、老鸦嘴。

● **来　　源**　为萝藦科植物马连鞍*Streptocaulon griffithii* Hook. f. 的根。

● **生境分布**　生于山野坡地、路边草丛中。在广西主要分布于桂南、桂西等地，贵州、云南、四川等省亦有分布。

● **植物形态**　木质藤本，具乳汁；茎紫褐色，有皮孔，老时被毛渐脱落；枝条、叶、花梗、果均密被棕黄色绒毛。根圆柱状，弯曲，根皮暗棕色，有瘤状突起和纵皱纹。单叶对生，矩圆形至倒卵形，长7～15 cm，宽3～7 cm，基部近心状耳形；厚纸质，背面叶脉凸出；叶柄长约7 mm。聚伞花序腋生；花小；花萼5深裂；花冠筒极短，5深裂，外面黄绿色，内面黄红色；副花冠线状，与花丝背部合生，着生在花冠基部；雄蕊5枚，花丝离生；花粉器匙形，其上载有许多四合花粉；子房上位，有两个离生心皮组成，被柔毛。蓇葖果叉生，圆柱状，长7～12 cm，直径5～7 mm，外果皮密被黄棕色绒毛；种子扁平长圆形，顶端具白色绢质种毛。花期8～10月，果期10～12月。

● **采集加工**　全年可采，切片，晒干或鲜用。

● **性能主治**　苦、微甘，凉。通龙路、火路，清热解毒，散瘀止痛。用于感冒发热，胃肠炎，痢疾，胃脘痛，跌打损伤。

● **用　　量**　10～20 g，外用适量。

● **临床应用**

1. 奶疮：鲜古羊藤、土常山、鹰不扑根、相思藤叶、芙蓉叶各适量，加酒糟、生盐适量，捣烂敷患处。

2. 水蛊：古羊藤、小拦路、南蛇簕各20 g，红吹风、地桃花各25 g，白及、水田七、生地各15 g，水煎服。

3. 肋痛：古羊藤、七叶一枝花、胭脂花各20 g，碾末，每次10 g，开水冲服。

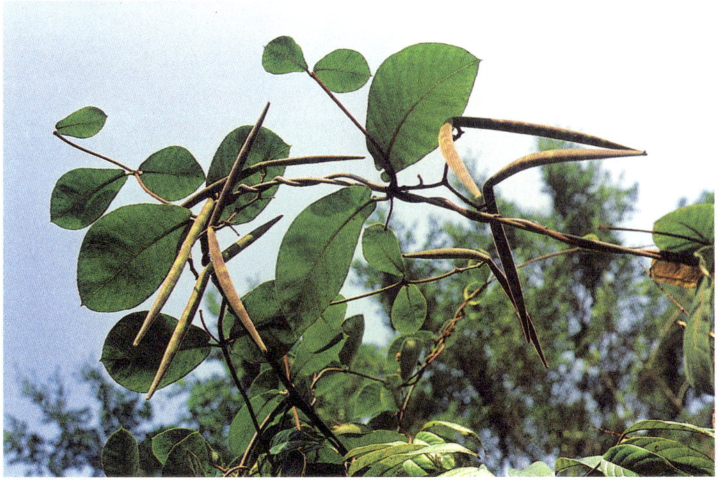

● **现代研究** 化学研究：藤含强心苷等。

● **附　　注** 叶和种子有毒。

马 蹄 金

Byaekcenzlik

● **别　　名** 金挖耳、小灯盏草、荷包草。

● **来　　源** 为旋花科植物马蹄金*Dichondra repens* Forst的全草。

● **生境分布** 生于山坡、草地、路旁或沟边。在广西主要分布于靖西、罗城、金秀等地，浙江、江西、福建、台湾、湖南、广东、云南等省亦有分布。

● **植物形态** 多年生匍匐小草本。茎细长，被灰色短柔毛，节上生根。单叶互生，肾形或圆形，长5～10 mm，宽8～15 mm，先端宽圆形或微缺，基部阔心形，上面微被毛，下面被贴生短柔毛，边缘全缘；叶柄长1.5～6 cm。花小，单生叶腋，花柄短于叶柄；萼片5片，分离，倒卵状长圆形至匙形，钝，长2～3 mm，背面及边缘被毛；花冠钟状，较短至稍长于萼，黄色，5深裂，裂片矩圆状披针形；雄蕊5枚，着生于花冠2裂片间弯缺处，花丝短，等长；子房上位，被微柔毛，2室，每室2胚珠；花柱2枚，柱头头状。蒴果近球形，小，短于花萼，直径约1.5 mm，膜质。种子1～2，黄色至褐色，外被茸毛。花期4月，果期7～8月。

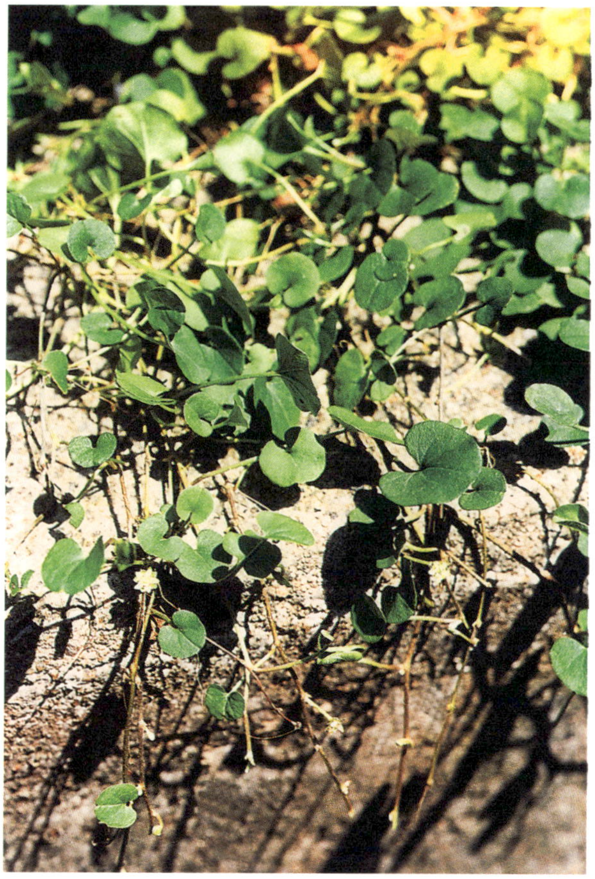

● **采集加工** 春、夏季采收，晒干备用或鲜用。

● **性能主治** 苦、辛，凉。通调龙路、水道，清热解毒。用于湿热黄疸，痢疾，砂石淋痛，水肿，跌打损伤。

● **用　　量** 10～20 g，外用适量。

● **临床应用**

1. 黄病，肋痛：马蹄金15 g，虎杖20 g，威灵仙30 g，鸡骨30 g，山栀子20 g，水煎服。

2. 痔疮，便秘：马蹄金15 g，水煎服。

3. 淋症：马蹄金20 g，海金沙10 g，车前草20 g，瞿麦9 g，水煎代茶饮。

4. 水肿：鲜马蹄金适量，捣烂敷肚脐。

5. 疔疮肿毒：鲜马蹄金适量，捣烂敷患处。

● **现代研究** 药理学研究：本品水煎剂和酊剂做体外抗菌试验，对白喉杆菌高度敏感，对金黄色葡萄球菌中度敏感，对溶血性链球菌、枯草杆菌和大肠杆菌轻度敏感。

石上柏

Fouxndoengz

● **别　　名** 水柏枝、大叶菜。

● **来　　源** 为卷柏科植物深绿卷柏*Selaginella doederleinii* Hieron的全草。

● **生境分布** 生于林下或溪边。分布于广西各地，浙江、福建、台湾、广东、四川、贵州、云南等省亦有分布。

● **植物形态** 多年生草本，高15～35 cm。主茎黄绿色，具棱，常在分枝处生出支撑根，侧枝密，多回分枝，营养叶上面深绿色，二型，背腹各2列，腹叶（中叶）长圆形，龙骨状，具短刺头，边缘有细齿，交互并列指向枝顶；背叶（侧叶）卵状长圆形，钝头，上缘有微齿，下缘全缘，向枝的两侧斜展，连枝宽5～7 mm。孢子囊穗四棱形，生于枝顶；孢子叶卵状三角形，渐尖头，边缘有细齿三角形，4列，交互覆瓦状排列，孢子囊卵圆形；孢子二型。

● **采集加工** 全年可采，洗净，切段，晒干备用或鲜用。

● **性能主治** 甘，平。清热解毒，抗癌，止血。用于风寒咳嗽，癌症，肺炎，急性扁桃体炎，眼结膜炎，乳腺炎。

● **用　　量** 10～30 g，外用适量。

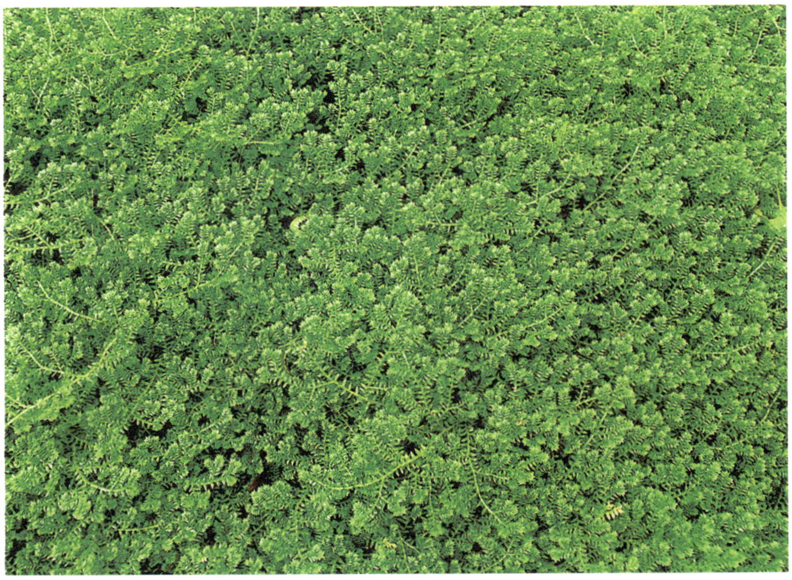

● **临床应用**

1. 肺炎，急性扁桃体炎，眼结膜炎：石上柏30 g，瘦猪肉30 g，水煎服。

2. 风寒咳嗽：石上柏30 g，水煎服。

3. 乳痈：鲜石上柏50 g，鲜毛冬青50 g，捣汁外涂患处。

● **现代研究**

1. 化学研究：含莽草酸。经预试全

草还含生物碱、少量还原性物质、植物甾醇和皂苷等。

2. 药理学研究：

抗癌作用：深绿卷柏生物碱注射液肌肉注射对小鼠肉瘤S-180有抑制作用。对小鼠实验性肝癌的抑制作用不明显，但能明显延长动物的生存天数。

路边青

Caekgeizgaeh

● **别　　名**　鬼点灯、土地骨。

● **来　　源**　为马鞭草科植物大青*Clerodendrum cyrtophyllun* Turcz. 的全株。

● **生境分布**　生于海拔1 700 m以下的平原、丘陵、山地林下或溪谷旁。在广西主要分布于河池、全州、阳朔、贺州、岑溪、平南、桂平、贵港、灵山、南宁、天等等地，江苏、安徽、江西、浙江、福建、台湾、湖北、湖南、广东、贵州、云南等省亦有分布。

● **植物形态**　灌木或小乔木，高1～4 m，嫩枝被短柔毛。单叶对生，纸质，长椭圆形至卵状椭圆形，长6～20 cm，宽3～9 cm，顶端渐尖或急尖，基部圆形或宽楔形，全缘，两面无毛或沿脉疏被短柔毛，背面常有腺点，侧脉6～10对；叶柄长1～8 cm。伞房状聚伞花序，顶生或腋生，苞片线形，长3～7 mm；萼杯状，外面被黄褐色短绒毛和不明显的腺点，长3～4 mm，顶端5裂，裂片三角状卵形，长约1 mm；花冠白色，外面疏生细毛和腺点，花冠管细长，长约1 cm，顶端5裂，裂片卵形，长约5 mm；雄蕊4枚，花丝长约1.6 cm，与花柱同伸出花冠外；子房上位，4室，每室1胚珠，常不完全发育，柱头2浅裂。果实球形或倒卵形，直径5～10 mm，绿色，成熟时蓝紫色，为红色的宿萼所托。花期6～8月，果期7～9月。

● **采集加工**　夏、秋季采，洗净，晒干备用。

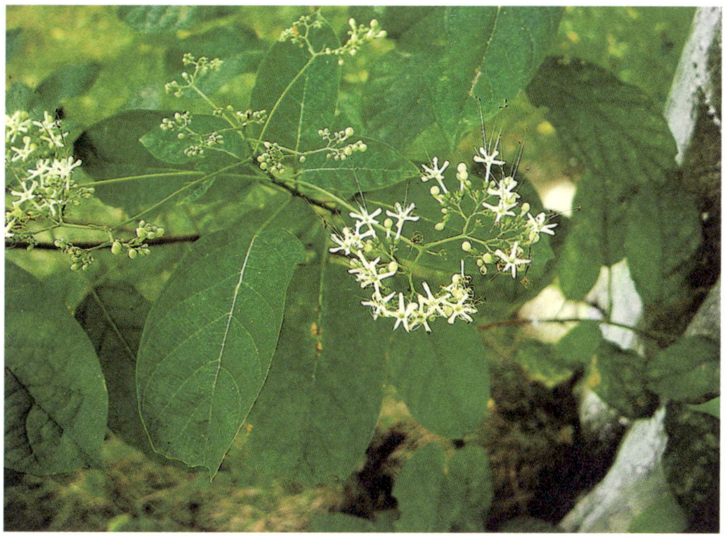

● **性能主治**　苦，寒。通调水道、谷道，清热解毒，凉血利湿。用于感冒发热，头痛，热痢，痄腮，喉痹，丹毒，黄疸。

● **用　　量**　9～15 g。

● **临床应用**

1. 肝炎：路边青10 g，黄花菜10 g，三姐妹15 g，虎杖10 g，马连鞍15 g，水煎服。

2. 外感风热：路边青15 g，连翘15 g，银花15 g，山栀子15 g，甘草6 g，水煎服。

3. 屙肚：路边青15 g，毛算盘子15 g，草鞋根10 g，野芙蓉10 g，水煎服。

● **现代研究**

1. 化学研究：叶含蜂花醇、正-二十五烷、γ-谷甾醇、大青苷，以及大青酮A、B、C。全草含异戊烯聚合物、半乳糖醇、鞣质、豆甾醇等。

2. 药理及毒理学研究：

（1）本品水煎剂对金黄色葡萄球菌有较强的抑制作用，本品的叶煎剂在试管内对多种痢疾均有杀菌作用。对一些菌群有杀灭作用，如对脑膜炎球菌、对钩端螺旋体波蒙那群、黄疸出血群沃尔登型、七日热型有杀灭作用。

（2）从本品中分离到的大青苷有明显的利尿和抗炎作用。

（3）本品的乙酸乙酯提取物能明显对抗乙酰胆碱引起的离体豚鼠回肠和气管的收缩作用。

（4）毒性：本品小鼠腹腔注射的LD_{50}为5 g/kg，灌胃的LD_{50}为78 g/kg。

粪箕笃

Gvaekgeujmeh

● **别　　名**　田鸡草、畚箕草、飞天雷公。

● **来　　源**　为防己科植物粪箕笃*Stephania longa* Lour. 的全株。

● **生境分布**　生于村边、旷野、山地等处的灌木丛中。在广西主要分布于灵山、马山、龙州、靖西、那坡、河池、来宾等地，福建、台湾、广东、云南等省亦有分布。

● **植物形态**　缠绕藤本，高1～3 m。叶纸质，三角状卵形至披针形，长3～9 cm，宽2～6 cm，顶端钝，有凸尖，基部截平或微凹，两面无毛；掌状脉通常10条；叶柄长1～4.5 cm，基部常扭曲。花序腋生，伞状分枝，雄花序分枝3～6枝，小聚伞花序近无梗，簇生于分枝的顶端；雄花萼片6～8片，花瓣4片或有时3片；雌花序有较粗壮的分枝5～10枝，萼片和花瓣均为4片，比雄花小。核果红色，倒卵形。花期6～8月。

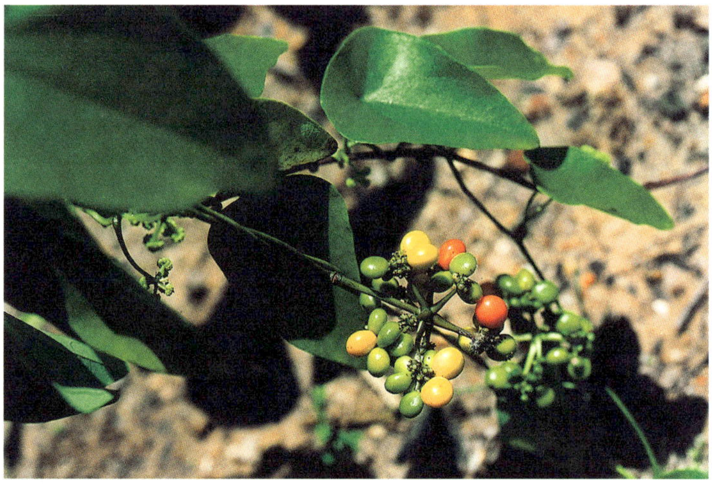

● **采集加工**　全年可采。一般多在秋季割取藤叶或连根挖取，洗去泥沙，除去细根，晒干或鲜用。

● **性能主治**　苦、寒，平。清热解毒，利湿通便，消疮肿。用于热病发狂，黄疸，水肿，胃肠炎，痢疾，咽喉肿痛，毒蛇咬伤，风湿骨痛，坐骨神经痛，疮痈肿毒。

● **用　　量**　3～9 g，外用适量。

● **临床应用**

1. 水肿：粪箕笃9 g，泽泻15 g，木通6 g，水煎服。

2. 口腔溃疡：粪箕笃15 g，黄檗15 g，水煎含漱。

3. 疔疮未溃：鲜粪箕笃20 g，捣烂外敷。

● **现代研究**　化学研究：根及根茎含莲花烷型生物碱，如千金藤包灵、粪箕笃碱、粪箕笃酮、千金藤比辛和原千金藤拜星碱。地上部分含生物碱千金藤拜星碱、千金藤波林碱和粪箕笃醚碱。另含非碱性成分阿魏酸-对羟基苯乙醇酯、对-香豆酸-对羟基苯乙醇酯、桂皮酸、β-谷甾醇和β-谷甾醇-D-葡萄糖苷等。

爵　床

Nyagaemjcig

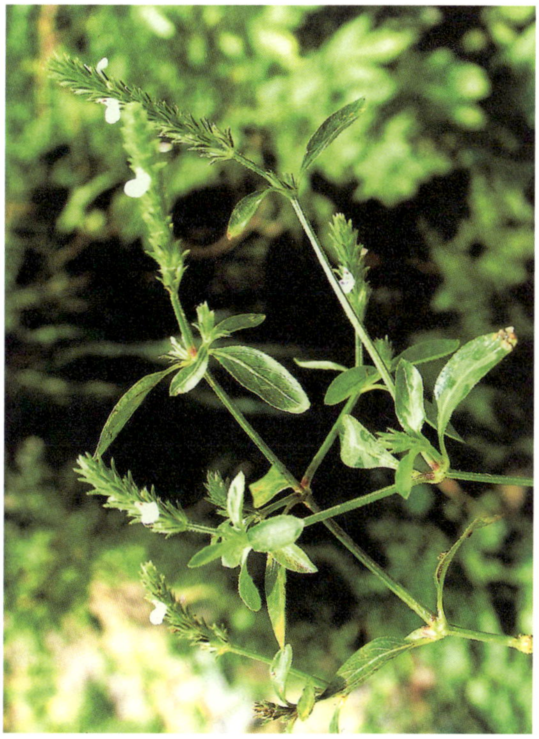

● **别　　名**　疳积草、肝火草、心火草、小寒草。

● **来　　源**　为爵床科植物爵床*Rostellularia procumbens*（L.）Nees的全草。

● **生境分布**　生于旷野、林下。广西各地均有分布，山东、浙江、江苏、江西、湖北、四川、云南、台湾、广东、福建等省亦有分布。

● **植物形态**　草木。茎基部匍匐，通常有短硬毛，高20～50 cm。叶椭圆形至椭圆状矩圆形，长1.5～3.5 cm，顶端尖或钝，常生短硬毛。穗状花序顶生或生上部叶腋，长1～2 cm，宽6～12 mm；苞片1片，小苞片2片，均披针形，长4～5 mm，有睫毛；花萼裂片4片，条形，约与苞片等长，有膜质边缘和睫毛；花冠粉红色，长约7 mm，二唇形，下唇3浅裂；雄蕊2枚，2药室不等高。蒴果长约5 mm。

● **采集加工**　秋、冬季开花时采收，去净泥土杂质，晒干或鲜用。

● **性能主治**　咸、辛，寒。清热解毒，利尿消肿。用于感冒发热，疟疾，咽喉肿痛，小儿疳积，痢疾，肝炎，肾炎水肿，泌尿系感染，痈疮疖肿，跌打损伤。

● 用　　量　9～20 g，外用适量。

● 临床应用

1. 肝炎：爵床、山栀子、田基黄、黄花倒水莲各15 g，水煎服。

2. 淋病：爵床20 g，车前草30 g，水煎代茶饮。

3. 跌打损伤：鲜爵床50 g，捣烂外敷患处。

● 现代研究

1. 化学研究：本品全草含爵床素、爵床定苷C和D等。

2. 药理学研究：本品水煎剂对金黄色葡萄球菌有较强的抑菌作用。

元 宝 草

Nyadoixmbawx

● 别　　名　对叶草、对月草、帆船草。

● 来　　源　为金丝桃科植物元宝草*Hypericum sampsonii* Hance的全草。

● 生境分布　生于山坡草丛、旷野、路旁。在广西主要分布于百色、南宁、柳州、桂林等地，河南、江苏、安徽、浙江、江西、福建、台湾、湖南、湖北、广东、贵州、四川、云南等省亦有分布。

● 植物形态　多年生草本，高30～60 cm，全株光滑无毛。茎直立，圆柱形，基部木质化，近顶端分枝，枝纤细。单叶对生，其基部完全合生为一体，而茎贯穿其中心，薄纸质，长椭圆状，长3～6 cm，宽约2 cm。伞房状聚伞花序顶生和腋生，花直径6～10 mm；花瓣淡黄色；萼片、花瓣各5片；雄蕊3枚；花柱3枚。蒴果卵圆形，3室，长约8 mm，具黄褐色腺体。花期6～7月，果期8～9月。

● 采集加工　6～7月采收，拔取全草，除去泥沙杂物，晒干备用或鲜用。

● 性能主治　辛、苦，寒。通调两路，清热解毒，凉血止血。用于小儿高热，痢疾，肠炎，吐血，月经不调，白带增多，跌打损伤，乳腺炎，烧烫伤，毒蛇咬伤。

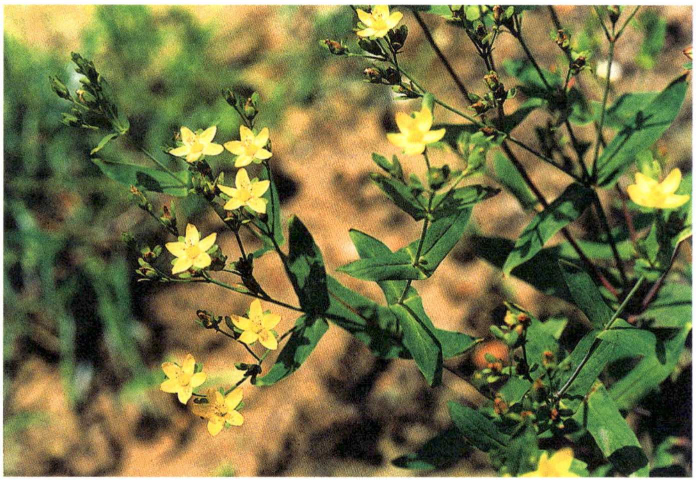

● 用　　量　15～30 g，外用适量。

● 临床应用

1. 跌打损伤：鲜元宝草适量，捣烂敷患处。

2. 月经不调：元宝草、当归、九龙根、梅花钻、益母草、一匹绸各10 g，水煎服。

3. 痹证：元宝草50 g，过山枫50 g，藤黄连50 g，大钻50 g，水煎外洗患肢，药渣外敷患肢。

● **现代研究** 化学研究：全草含金丝桃素等。

● **附　　注** 孕妇忌服。

牛筋草

Nya'nyinxmox

● **别　　名** 鹅掌草、野鸭脚粟。

● **来　　源** 为禾本科植物牛筋草*Eleusine indica*（L.）Gaertn. 的全草。

● **生境分布** 生于旷野荒地中。在广西主要分布于恭城、金秀、平南、北流、武鸣、凤山等地，全国其他地方亦有分布。

● **植物形态** 一年生草本。秆通常斜生，高15～90 cm。叶舌长约1 mm；叶片条形，宽3～7 mm。穗状花序2～7枚生于秆顶，有时其中1或2枚生于其花序的下方，长3～10 cm，穗轴顶端生有小穗；小穗密集于穗轴的一侧成两行排列，长4～7 mm，含3～6朵小花；第一颖具1脉；第二颖与外稃都有3脉。囊果。种子卵形，有明显的波状皱纹。花果期6～10月。

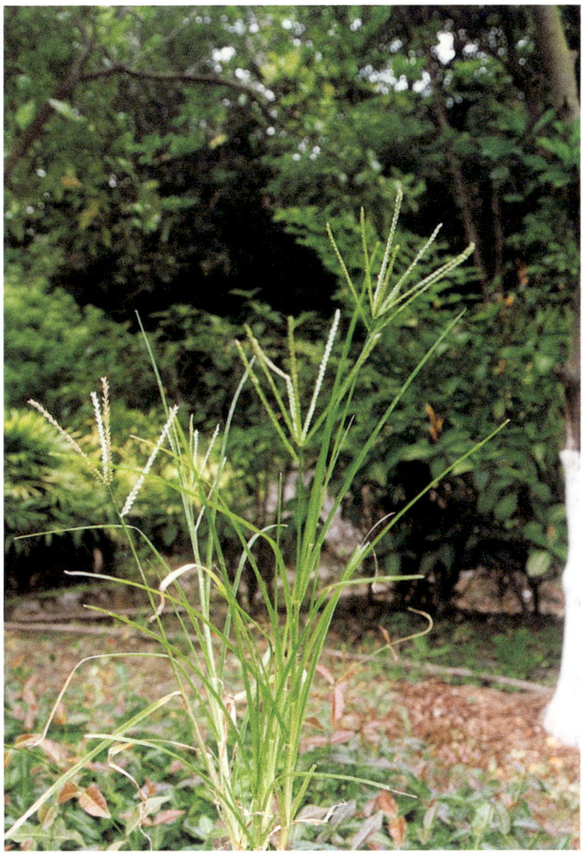

● **采集加工** 8～9月采收，洗净，晒干或鲜用。

● **性能主治** 清热解毒，祛风利湿，散瘀止血。用于流行性乙型脑炎，肠炎，痢疾，风湿骨痛，跌打损伤，外伤出血。

● **用　　量** 10～30 g。

● **临床应用**

1. 预防流行性乙型脑炎：牛筋草15 g，水煎服。

2. 肠炎，痢疾：牛筋草15 g，马齿苋15 g，水煎调红糖服。

3. 跌打损伤：牛筋草30 g，丝瓜络30 g，水煎兑黄酒服。

● **现代研究** 化学研究：全草含蛋白质、淀粉、脂肪、硝酸盐、亚硝酸盐。幼嫩的全草、花含微量氢氰酸，新鲜茎叶含黄酮化合物等。

串钱草

Nyaloicienz

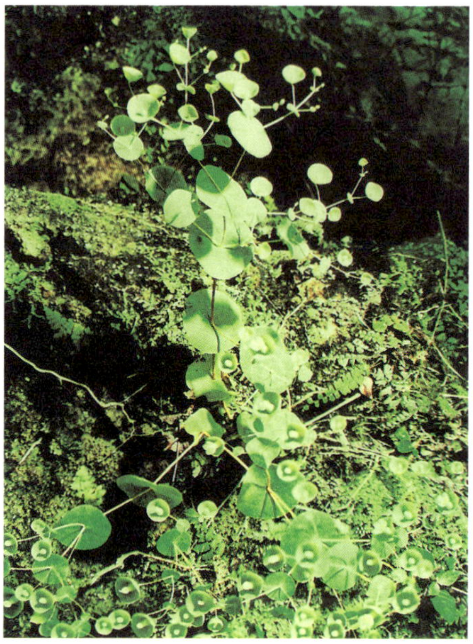

● **别　　名**　穿钱草、串心草、狮子草。

● **来　　源**　为龙胆科植物穿心草*Canscora lucidissima*（Levl. et Vant.）Hand. -Mazz. 的全草。

● **生境分布**　生于石灰岩山坡较阴湿的岩壁下或石缝中。分布于广西各地，广东、贵州等省亦有分布。

● **植物形态**　一年生草本，高可达30 cm。茎直立，近中部二歧分枝，分枝柔弱，光滑。基部的叶对生，卵形，具短柄；茎上部的叶呈圆形的贯穿叶，具网状脉，长达1～2 cm，下面灰绿白色。聚伞花序顶生或腋生，有叶状苞；花小，淡黄白色，具花梗；花萼钟状，膜质，顶端不等3～5裂，裂片短三角形；花冠钟状，5裂，裂片锯圆状匙形，稍短于筒部；雄蕊5枚，不完全发育，着生于花冠裂片弯缺下面；子房上位，椭圆形，花柱长，柱头头状，2裂，伸出。蒴果近球形；种子多数。

● **采集加工**　秋、冬季采收，除去杂质，鲜用或晒干备用。

● **性能主治**　微甘、微苦，平。清热解毒，止咳止痛。用于肺热咳嗽，肺结核，肝炎，胃痛，毒蛇咬伤。

● **用　　量**　6～15 g。

● **临床应用**

1. 发烧：串钱草6 g，夜关门9 g，碾末调鲫鱼胆汁1 g，开水送服。
2. 黄疸型肝炎：串钱草10 g，水煎服。
3. 肺结核：串钱草15 g，百部15 g，律草15 g，水煎服。

六月雪

Ndukmax

● **别　　名**　白马骨、满天星、白雪丹。

● **来　　源**　为茜草科植物六月雪*Serissa foetida* Comm. 的全株。

● **生境分布**　生于海拔100～2 000 m的高地山坡、丘陵、路边、溪旁或灌木丛中。在广西主要分布于大新、金秀、桂林等地，我国的东南部、中部等省亦有分布。

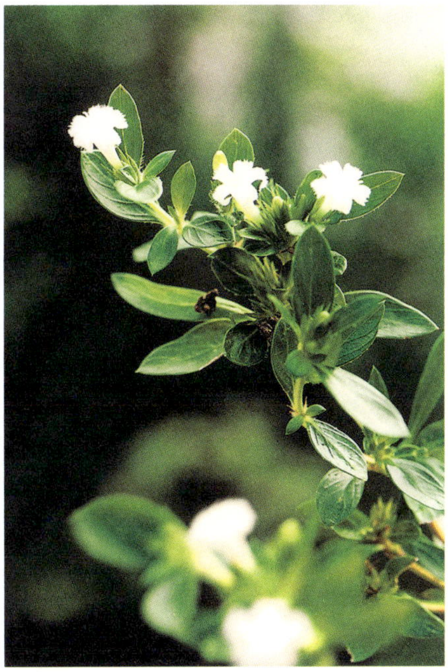

● **植物形态** 常绿小灌木，高可达1 m，多分枝。根细长，质坚，外皮黄色。枝粗壮，灰白色或青灰色，嫩枝有微毛，揉之有臭味。叶对生或丛生于短枝上，近革质，倒卵形，椭圆形或倒披针形，长1～4 cm，宽0.7～1.3 cm，先端短尖，基部渐窄而成一短柄，全缘，叶片下面被灰白色柔毛；托叶基部膜质而宽，顶端有锥尖状裂片数枚。花白色，无柄，簇生枝顶或叶腋；苞片斜方状椭圆形，膜质；萼5裂，裂片坚挺，披针状锥形，边缘具细齿，中脉隆起，宿存；花冠漏斗状，长约5 mm，与萼片近等长，5裂；雄蕊5枚，花丝白色，着生于管口，花药长圆形，2室，纵裂；雌蕊1枚，花柱白色，子房下位，2室。核果小，球形。花期4～6月，果期9～11月。

● **采集加工** 全年可采，洗净鲜用或切段晒干。

● **性能主治** 苦、辛，凉。祛风邪，解热毒，疏肝健脾，活血利湿。用于湿热水肿，急、慢性肝炎，闭经，白带多，风湿骨痛。

● **用　　量** 10～30 g。

● **临床应用**

1. 肝炎：六月雪30 g，仙鹤草15 g，水煎服。
2. 水肿：六月雪15 g，一点红15 g，土党参20 g，土当归15 g，水煎服。
3. 咽喉炎：六月雪15 g，金线风6 g，金果榄3 g，水煎服。

● **现代研究** 化学研究：全草含苷类和鞣质等。

上树虾

Govaraemxrongx

● **别　　名** 木虾公、虾公脊、鸡背石斛、金黄泽。

● **来　　源** 为兰科植物聚石斛*Dendrobium lindleyi* Stend. 的全草。

● **生境分布** 附生于密林乔木树干上或石面，常成群。在广西主要分布于玉林、博白、龙州、大新、那坡、百色、西林、天峨、桂林等地，湖南、广东、海南、云南、贵州等地亦有分布。

● **植物形态** 多年生附生草本。茎匍匐，节上有膜质鞘腐烂残存的纤维，并生灰色不定根，节间短。假鳞茎聚生，直立或斜生，不分枝，呈菱状纺锤形，鲜时绿色，干后金黄色，长3～5 cm，宽约1.5 cm，具有

4条明显的纵棱，背腹凸起形如鸡的胸脯，具3～4节，节间长约1.5 cm，表面被有灰白色膜质物，基部渐窄成柄状，顶端生1叶。叶片厚革质，长矩圆形，长5～8 cm，宽2～2.5 cm，先端稍向下反卷成钩状，形似微凹，上面暗绿色，下面淡绿色。夏季开花，总状花序顶生，总花梗从茎节旁生出，长5 cm以上，生花3朵以上，小苞片不明显，长2～3 mm；花黄色，萼片及花瓣均卵形，但花瓣较萼片为大；唇瓣肾形，宽过于长，中下部生放射状短柔毛，基部两侧具附属体，先端微凹；合蕊柱短，长约3 mm。

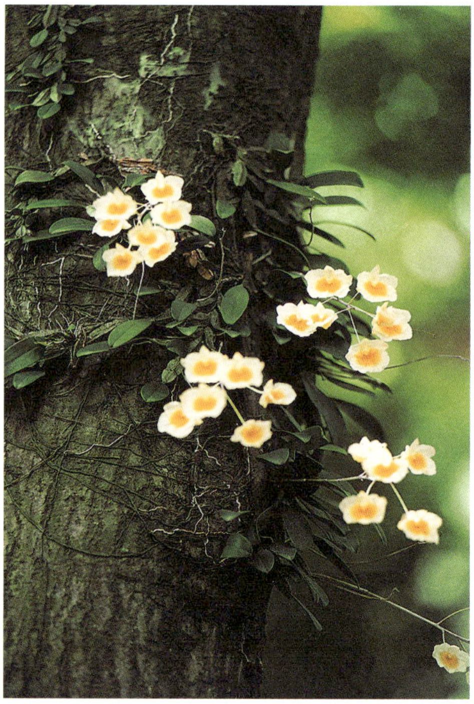

● **采集加工** 全年可采，以鲜用为佳。采后亦可将整枝插入湿沙内，随时备用。

● **性能主治** 甘、淡，凉。滋阴清热，润肺化痰，止咳平喘。用于肺热咳嗽，肺结核，支气管炎，哮喘，痢疾，胃热痛，口腔炎。

● **用　　量** 15～30 g。

● **临床应用**

1. 哮喘：鲜上树虾20 g，党参15 g，鸡肉50 g，水煎服。

2. 小儿疳积：鲜上树虾15 g，蒸瘦肉服。

水 牛 角

Gaeuvaiz

● **别　　名** 牛角。

● **来　　源** 为牛科动物水牛*Bubalus bubalis* Linnaeus的角。

● **生境分布** 分布于华南、华东地区。

● **药材性状** 全角弯曲如新月形，长40～50 cm，灰黑色，基部略呈扁柱形，中空，两侧不等，角基最宽处达11 cm，向上渐窄，角尖弯而钝圆，坚实；角面处顶端外，多平行的环节，节处稍隆起，节间凹陷。角渐多平滑，有光泽，长露出灰棕纵行角丝，质坚硬，气微腥。

● **采集加工** 在屠宰牛后收集，镑成片，或磨粉制片，或制成半浓缩粉供用。

● **性能主治** 苦，寒。清热解毒，凉血，定惊，通窍。用于温病高热，神昏谵语，惊风，癫狂，吐血，衄血，发斑发疹。

● **用　　量** 15～30 g，外用适量。

● **临床应用**

1. 精神分裂症：水牛角20 g，水煎服。
2. 过敏性紫癜：水牛角30 g（先煎），生地30 g，赤芍15 g，丹参15 g，水煎服。
3. 流行性乙型脑炎：水牛角30 g，水煎服。
4. 原发性血小板减少性紫癜：水牛角30 g，水煎服。
5. 黄疸（急性黄疸型肝炎）：水牛角30 g，茵陈30 g，田基黄20 g，水煎服。
6. 赤秃发落：水牛角、山羊角等份适量，煅灰调猪油涂患处。
7. 血上逆心，烦闷刺痛：水牛角20 g，煅灰调酒服。

● **现代研究**

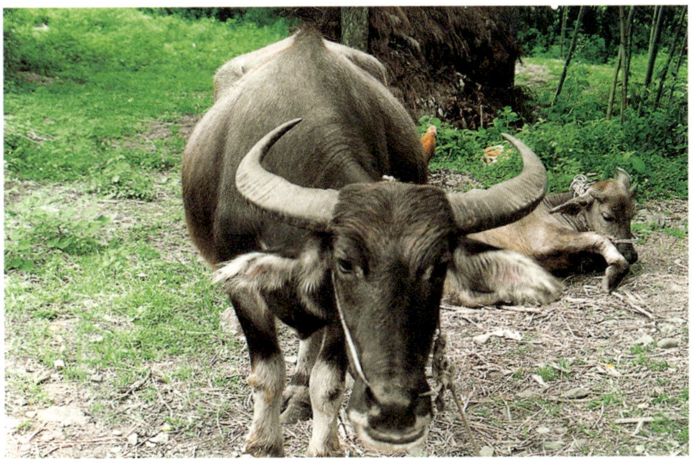

1. 化学研究：含有胆甾醇、强心苷、肽类及17种氨基酸，其中以甘氨酸、丙氨酸含量较高。另外含胍类衍生物。水牛角粉含钙、钠、镁、铋等。

2. 药理学研究：

（1）对心血管系统的作用：水牛角对离体蛙心有加强收缩力的作用。

（2）对血液系统的作用：以去钙羊血浆进行试验，犀角与水牛角除含钙外，未发现有促进凝血物质的存在。

（3）其他作用：水牛角与犀角一样，均对大鼠有明显的镇静作用，两者的乙醚或95%乙醇浸膏也有明显的镇静作用。

密蒙花

Goyukhen

● **别　　名**　黄饭花、蒙花。

● **来　　源**　为马钱科植物密蒙花*Buddleja officinalis* Maxim. 的花、花蕾。

● **生境分布**　生于山坡、丘陵、河边、村边的灌木丛或草丛中。在广西主要分布于宾阳、邕宁、武鸣、隆安、德保、那坡、田林、融安、柳江、贵港、藤县等地，福建、广东、湖南、安徽、湖北、四川、贵州、云南、陕西、甘肃等省亦有分布。

● **植物形态**　常绿灌木，高约3 m，最高可达6 m。茎有节，披散。小枝密被灰白色绒毛。单叶对生，长椭圆形或线状披针形，长4～13 cm，宽2～5 cm，全缘或有小锯齿，叶面被短柔毛，中脉凹起。春季花开，圆锥花序顶生，被灰白色绒毛；萼片4裂；花冠淡紫色，圆筒形，长0.8～1.2 cm，喉部黄色，芳香。蒴果卵圆形。花期2～3月，果期7～8月。

● **采集加工** 2～3月花未开放时采摘簇生的花蕾，鲜用或晒干备用。

● **性能主治** 甘，凉。祛风凉血，清肝明目，去翳。用于目赤肿痛，多泪，急性结膜炎，角膜云翳，青光眼。

● **用　　量** 6～15 g。

● **临床应用**

1. 角膜云翳：密蒙花、石决明（先煎）各12 g，木贼、菊花、蒺藜各9 g，水煎服。

2. 急性结膜炎，青光眼：密蒙花9 g，水煎服。

3. 目赤肿痛，多泪：密蒙花、羌活、菊花、蔓荆子、青葙子、木贼、石决明、白蒺藜、枸杞子各等份碾末，每次10 g，饭后开水送服。

4. 眼珠发痒：密蒙花9 g，防风6 g，赤芍6 g，蔓荆子6 g，荆芥5 g，菊花10 g，薄荷3 g，水煎服。

5. 白内障：密蒙花、木贼草、芡实、淡茯蓉、桑白皮、生淮山药各15 g，水煎服。

● **现代研究**

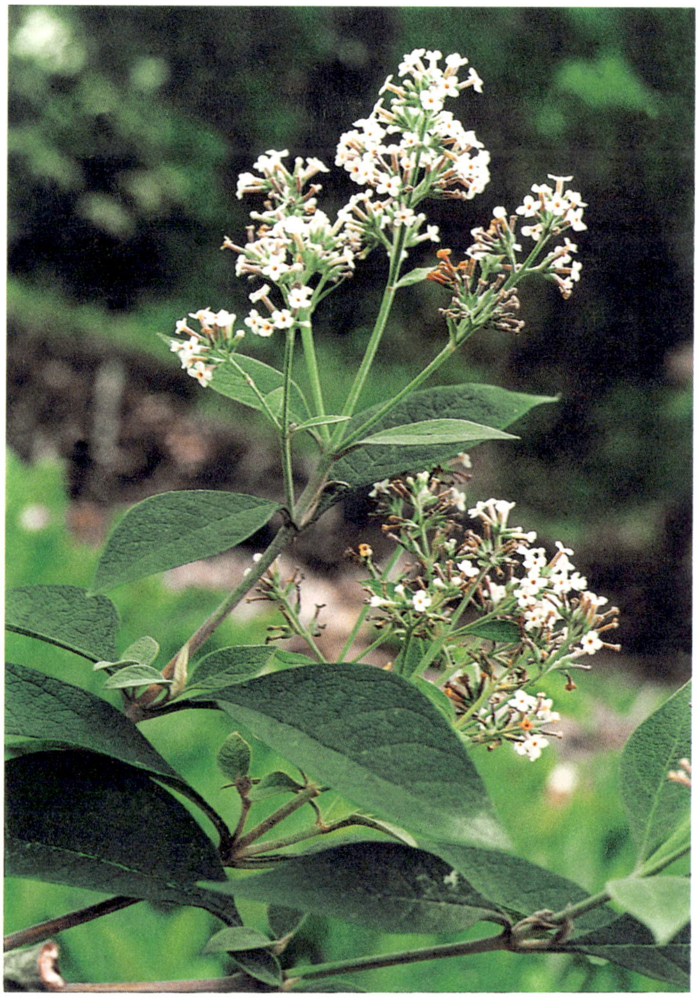

1. 化学研究：含刺槐苷、蒙花苷、芹菜素、木樨草素、密蒙花新苷等，并含有密蒙皂苷A、B和对甲氧基桂皮酰桃叶珊瑚苷等。花及叶中含有密蒙花苷，又称柳叶鱼苷，其有止痛、清热之活性。

2. 药理及毒理学研究：

（1）抗炎：给小鼠灌服刺槐素25～100 mg/kg，能减轻小鼠甲醛性足肿胀。50～100 mg/kg还能降低皮肤、腹腔毛细血管的通透性。本品的木樨草素等黄酮、环烯醚萜苷有抗炎活性。

（2）松弛平滑肌：刺槐素可对抗氯化钡、组胺、乙酰胆碱引起的大鼠离体小肠张力增加，具解痉作用，以刺槐素注入大鼠十二指肠（40 mg/kg）或给兔静注（10～25 mg/kg），均可使胆汁分泌有短暂轻度的增加并可松弛胆管平滑肌。

（3）利尿：兔静脉注射刺槐素25 mg/kg，25～30 分钟内，尿量略有增加。

（4）其他药理作用：①刺槐素可缩短环己巴比妥引起的四氯化碳性肝炎大鼠的睡眠时间，而对正常大鼠无影响。②抗菌：木樨草素1：350 000有抗菌及保护实验性感染作用。③毒性：刺槐素对小鼠的LD_{50}为933 mg/kg。

玫瑰茄

Lwggazbyaj

● **别　　名**　山茄、落神葵。

● **来　　源**　为锦葵科植物玫瑰茄*Hibiscus sabdariffa* L. 的花萼。

● **生境分布**　广西、福建、台湾、广东、海南、云南广为栽培。

● **植物形态**　一年生粗壮草本，高可达2 m。茎淡紫色；托叶线形，长1～2 cm；下部叶卵形，不分裂，上部叶3～5浅裂至深裂，裂片披针形至长圆状披针形，边缘有小锯齿，两面无毛，背面近基部的中脉上具腺体。花两性，单生于叶腋；花梗长不及5 mm；小苞片8～12枚，肉质，紫红色，披针形；萼杯状，紫红色，长约2 cm，裂片5，三角形，基部有一腺体；花冠浅黄色，中央深红色，直径6～7 cm。蒴果长卵形，直径约1.5 cm，具短喙，被黄色粗硬毛，果瓣5片，外为紫色的肉质宿萼和附萼包围。种子多数，肾形，具锈色小点。花期7～10月。

● **采集加工**　7～10月采收，鲜用或晒干备用。

● **性能主治**　酸，凉。清热解渴，敛肺止咳。用于高血压，中暑，咳嗽，酒醉。

● **用　　量**　9～15 g。

● **临床应用**

1. 暑热口渴：玫瑰茄15 g，葛根20 g，石斛15 g，麦冬15 g，水煎服。

2. 高血压：玫瑰茄15 g，夏枯草15 g，萝芙木10 g，钩藤10 g，地龙6 g，水煎服。

● **现代研究**

1. 化学研究：花含棉花色素、槲皮素、木槿苷、柠檬酸、苹果酸及生物碱。干果萼含柠檬酸、苹果酸、木槿酸、维生素C、果胶、花色苷、飞燕草素-3-接骨木二糖苷、矢车菊素-3-接骨木二糖苷。种子含脂肪油。叶含丙二酸、维生素C及β-谷甾醇-β-吡喃半乳糖苷。干燥的花萼和苞片含交让木碱。

2. 药理及毒理学研究：

（1）玫瑰茄花萼煎剂、浸剂、醇提取液能使清醒肾型高血压犬的血压下降。

（2）毒性：玫瑰茄花萼煎剂ig，对小鼠的LD_{50}为129 ± 11.18 g/kg。

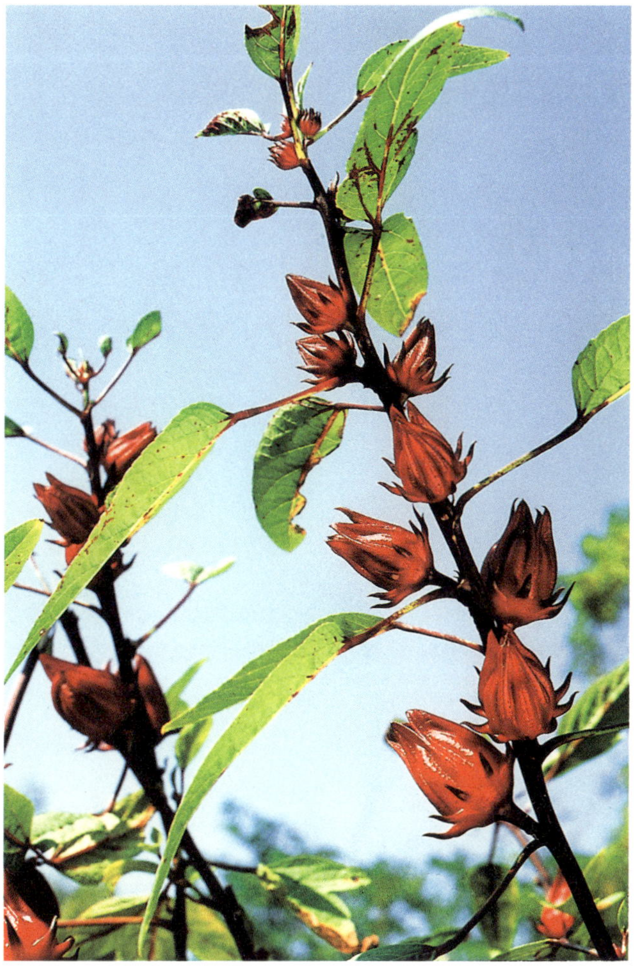

鱼腥草

Caekvaeh

● **别　　名**　蕺臭草。

● **来　　源**　为三白草科植物蕺菜*Houttuynia cordata* Thunb. 的带根全草。

● **生境分布**　生长于阴湿地或水边。在广西主要分布于龙州、武鸣、马山、田阳、田林、隆林、凌云、南丹等地，浙江、江苏、湖北、安徽、福建、四川、广东、湖南、贵州和陕西等地亦有分布。

● **植物形态**　多年生腥臭草本，高可达60 cm。茎下部伏地，节上轮生小根，上部直立，无毛或节上被毛。叶互生，薄纸质，有腺点；叶柄长1～4 cm；托叶膜质，条形，长约2.5 cm，下部与叶柄合生为叶鞘，基部扩大，略抱茎；叶片卵形或阔卵形，长4～10 cm，宽3～6 cm，先端短渐尖，基部心形，全缘，上面绿色，下面常呈紫红色，两面脉上被柔毛。穗状花序生于茎顶，长约2 cm，宽约5 mm，与叶对生；总苞片4枚，长圆形或倒卵形，长1～1.5 cm，为花药的3倍，下部与子房合生；雌蕊1枚，由3心皮组成，子房上位，花柱3枚，分离。蒴果卵圆形，长2～3 mm，顶端开裂，具宿存花柱。种子多数。花期5～6月，果期10～11月。

● **采集加工**　夏、秋季采收，将全草连根拔起，洗净晒干。

● **性能主治**　辛，寒。通调三道，清热解毒，利尿消肿。用于肺炎，肺脓疡，热痢，疟疾，水肿，淋病，白带增多，痈肿，痔疮，脱肛，湿疹，秃疮，疥癣。

● **用　　量**　10～30 g。

● **临床应用**

1. 肺热咳嗽：鱼腥草15 g，黄芩10 g，金银花10 g，板蓝根10 g，杏仁10 g，川贝10 g，青皮10 g，水煎服。

2. 肺病咳嗽盗汗：鱼腥草20 g，猪肚1个，将鱼腥草放入猪肚内炖服。

3. 痢疾：鱼腥草20 g，山楂炭6 g，水煎加蜜糖服。

● **现代研究**

1. 化学研究：地上部分含挥发油，内含抗菌有效成分癸酰乙醛、月桂醛、蒎稀和芳樟醇，前两者都有特异臭气，还含甲基正壬基甲酮、樟稀、月桂烯、柠檬烯、乙酸龙脑酯、丁香烯，另含阿福豆苷、金丝桃苷、芸香苷、绿原酸以及谷甾醇、硬脂酸、油酸、亚油酸。叶含槲皮苷，花和果穗含异槲皮苷。

2. 药理及毒理学研究：

（1）抗菌作用：鱼腥草鲜汁对金黄色葡萄球菌有显著的抑制作用，加热后作用降低。

（2）抗病毒作用：鱼腥草煎剂在体外对京科68-1株病毒有抑制作用，并能延缓孤儿病毒11株的致细胞病变作用。

（3）免疫增强作用：鱼腥草煎剂和鱼腥草素均能增强白细胞的吞噬功能。

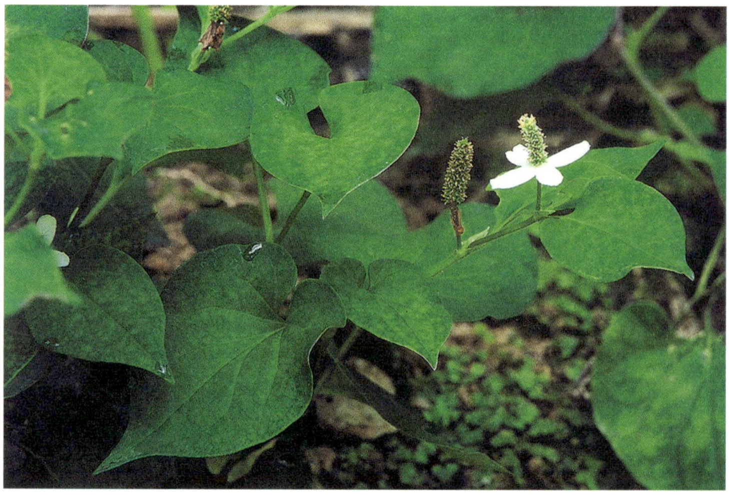

（4）利尿作用：实验证明本品有明显的利尿作用。这一作用除因含大量钾盐外，可能与所含的槲皮苷能扩张肾血管，提高肾血流量有关。
（5）体内过程：在组织中代谢消除较快，2小时后各组织已查不到药物存在。离体温孵也证明各种组织均能迅速使药物转化。尿中未能测出药物，表明药物主要在体内代谢消除。
（6）毒性：鱼腥草的毒性很小，未见中毒报告。

飞扬草

Gocehyuengz

● **别　　名**　乳汁草。

● **来　　源**　为大戟科植物飞扬草*Euphorbia hirta* L. 的全草。

● **生境分布**　分布于广西、江西、福建、台湾、广东、贵州、云南各地。

● **植物形态**　一年生草本，被粗毛，含白色乳汁，通常由茎基部分枝。枝常淡红色或淡紫色，匍匐状或扩展，长15～40 cm。叶对生；卵形至矩圆形，长1～4 cm，基部略狭而偏斜，边缘有小锯齿，中部通常有紫斑；托叶小，线形。杯状花序多数密集成腋生头状花序；总苞宽钟形，外被柔毛，顶端4裂；腺体4个，漏斗状，有短柄及花瓣状附属物；花单性，无花被；雌雄花同生于总苞内；雄花多数，雄蕊1枚；雌花单朵，生于花序中央，子房3室，花柱3枚。蒴果阔卵形，长约1.5 mm，被毛，三角形。花期全年。

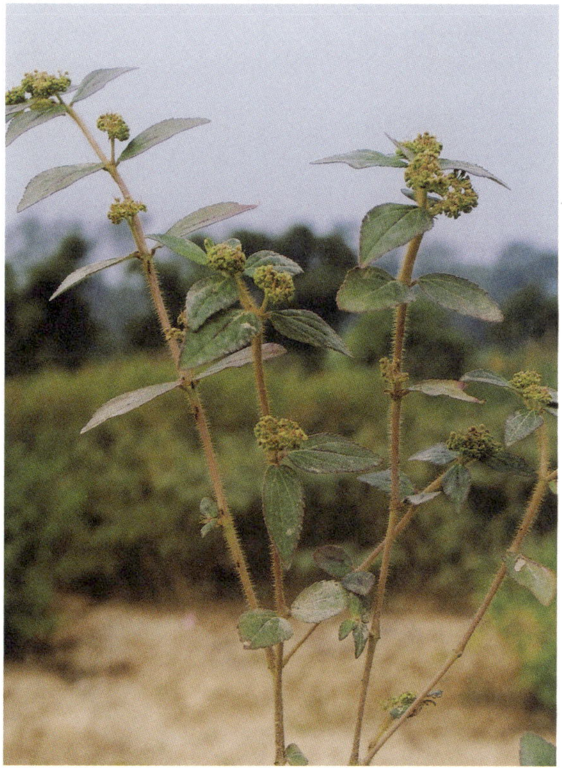

● **采集加工**　夏、秋间采收，洗净，鲜用或晒干。

● **性能主治**　酸、涩、苦，凉。清解热毒，化瘀消肿，利湿止痒。用于急性肠炎，菌痢，淋病，尿血，肺痈，乳痈，疔疮，湿疹，脚癣。

● **用　　量**　6～20 g，外用适量。

● **临床应用**

1. 急性肠炎，赤白痢疾：飞扬草15 g，赤痢加白糖，白痢加红糖，水煎服。
2. 淋病，尿血：飞扬草20 g，水煎服。
3. 乳痈，疔疮：鲜飞扬草叶20 g，捣烂绞汁，开水冲服；药渣敷患处。

● **现代研究**

1. 化学研究：全草含蒲公英赛醇、蒲公英赛酮、α-及

β-香树脂素、谷甾醇、菠菜甾醇、豆甾醇、蒲桃醇、蜂花酸、微量挥发油、微量生物碱、槲皮素、槲皮素-3-鼠李糖苷、β-香树脂醇、β-谷甾醇。茎含无羁萜、蜂花醇、三十一烷醇。鲜花含鞣花酸等。

2. 药理学研究：雌性豚鼠在性成熟期前给予飞扬草，可使乳腺加快发育及泌乳。

苦丁茶

Cazhaemz

● **来　　源**　为冬青科植物苦丁茶*Ilex kudingcha* C. J. Tseng的叶。

● **生境分布**　生于山坡杂木林中或谷地阔叶林中。分布于广西、湖南、湖北、广东等地。

● **植物形态**　常绿乔木，高6～20 m，小枝粗壮，光滑无毛，灰棕色，嫩枝具棱，二年生枝具不明显的棱。叶柄长1.7～2 cm，上面有较阔的沟槽，叶片互生，革质或厚革质，长圆状椭圆形或倒披针状椭圆形，长14～28 cm，宽6～8 cm，先端短渐尖或钝圆，基部渐狭，两面无毛，边缘具钝锯齿，锯齿端呈紫黑色，叶脉羽状，中脉明显，侧脉10～14条。花单性，雌雄异株，花冠直径约7 mm，花瓣倒卵形或长圆形，长3.5～4 mm；果序呈假总状，序轴长4～6 mm。浆果状核果圆球形，直径1～1.2 cm。花期4～5月，果期8～11月。

● **采集加工**　全年可采收叶，除去杂质，晒干。

● **性能主治**　苦、甘，凉。散风热，清头目，除烦渴。用于高血压，高血脂，头痛，牙痛，目赤，热病烦渴，痢疾。

● **用　　量**　3～10 g，外用适量。

● **临床应用**

1. 高血压，高血脂：苦丁茶3 g，山楂叶10 g，泡茶长期饮用。

2. 口腔炎：苦丁茶10 g，水煎含服。

3. 烧烫伤，乳腺炎初起：苦丁茶适量，水煎外洗，碾末调茶油外涂。

4. 伤暑高烧，急性胃肠炎，痢疾：苦丁茶5 g，水煎服。

● **现代研究**　化学研究：叶含羽扇豆醇、（3β）-羟基-羽扇-20（29）-烯-24-羧酸甲酯、β-谷甾醇、熊果酸、胡萝卜苷、甘露醇等。

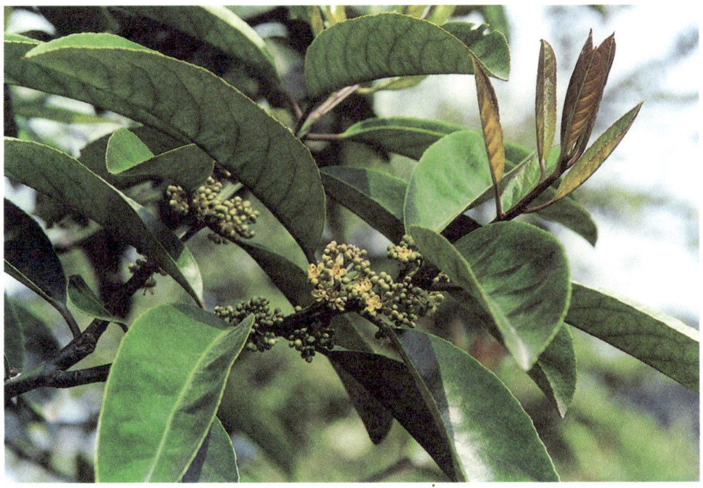

布渣叶

Govajlwij

● **别　　名**　破布叶。

● **来　　源**　为椴树科植物破布叶*Microcos paniculata* L. 的叶。

● **生境分布**　生于山谷、平地、斜坡的丛林中。在广西主要分布于凌云、天等、龙州、武鸣、防城港、北流、岑溪等地，云南、广东、海南等省亦有分布。

● **植物形态**　灌木或小乔木，高3～10 m。树皮灰黑色，叶互生，纸质，具短柄；叶片卵形或卵状矩圆形，长10～15 cm，宽4～8 cm；先端渐尖，基部浑圆，边缘有不明显锯齿，秃净或叶柄及主脉上被星状柔毛；托叶对生，线状披针形。圆锥花序顶生或生于上部叶腋内，被星状柔毛；花2～3朵聚生于苞片内；萼片5枚，矩圆形，长约5 mm，被星状柔毛；花瓣5枚，黄色，矩圆形，长为萼之1/3～1/2；雄蕊多数；子房3室，花柱锥形。核果近倒卵形，直径约7 mm，秃净，全缘；核有毛。花期7～9月，果期10～12月。

● **采集加工**　夏、秋季采收带幼枝的叶，晒干。

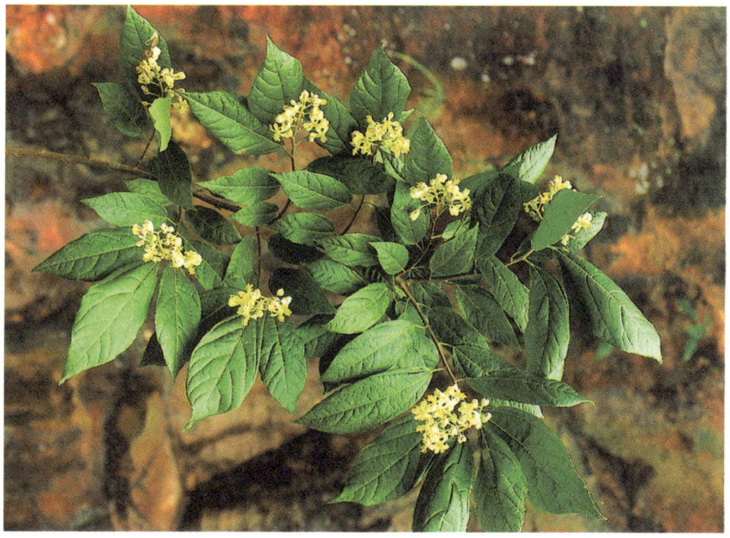

● **性能主治**　酸，平。清热解毒，去湿消积。用于感冒，黄疸型肝炎，消化不良，腹胀，蜈蚣咬伤。

● **用　　量**　15～30 g，外用适量。

● **临床应用**

1. 感冒，消化不良，腹胀：布渣叶20 g，水煎服。
2. 黄疸型肝炎：布渣叶30 g，猪血50 g，水煎服。
3. 蜈蚣咬伤：布渣叶20 g，水煎服。

小蜡树

Mbawbikningj

● **别　　名**　蚊子花、山指甲。

● **来　　源**　为木樨科植物小蜡树*Ligustrum sinense* Lour. 的根、叶。

● **生境分布** 生于山区的路边、林缘、溪边土壤较深厚处。我国长江以南各地区均有分布。

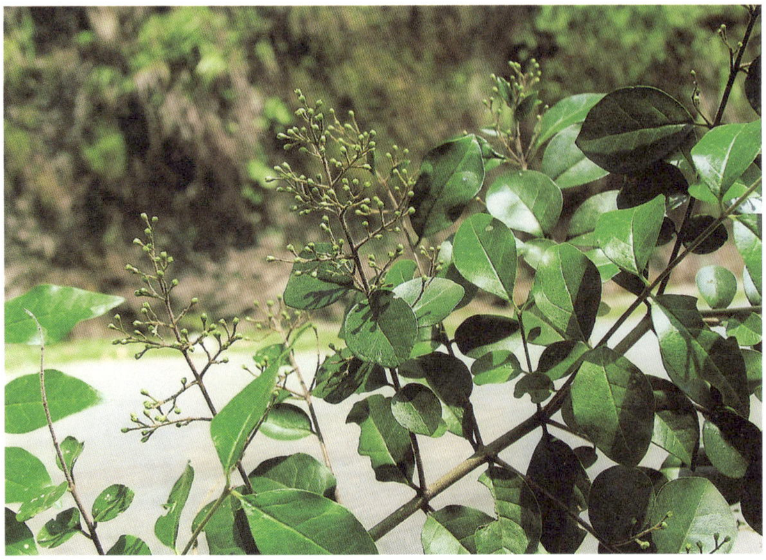

● **植物形态** 灌木，高2 m左右，有些可达7 m。枝条密生短柔毛。叶薄，革质；叶片椭圆形至椭圆状矩圆形，长3～7 cm，顶端锐尖或钝，基部圆形或宽楔形，下面特别沿中脉处有短柔毛。圆锥花序长4～10 cm，有短柔毛；花白色，具梗；花冠筒比花冠裂片短；雄蕊超出花冠裂片。核近球形，直径4～5 mm。

● **采集加工** 春、秋季可采树皮及叶，晒干备用。

● **性能主治** 苦，寒。清热解毒，消炎止咳，消肿止痛。用于肺热咳嗽，病毒性肝炎，痢疾，疮疡肿毒，跌打损伤，创伤感染，烧烫伤。

● **用　　量** 15～20 g，外用适量。

● **临床应用**

1. 风热感冒，咽痛咳嗽：小蜡树叶10 g，葫芦茶20 g，山芝麻15 g，大青叶15 g，鱼腥草15 g，水煎服。
2. 疮疡肿毒：小蜡树叶50 g，大黄20 g，苦参20 g，黄连10 g，千里光20 g，水煎外洗。

黄牛木

Gomozheng

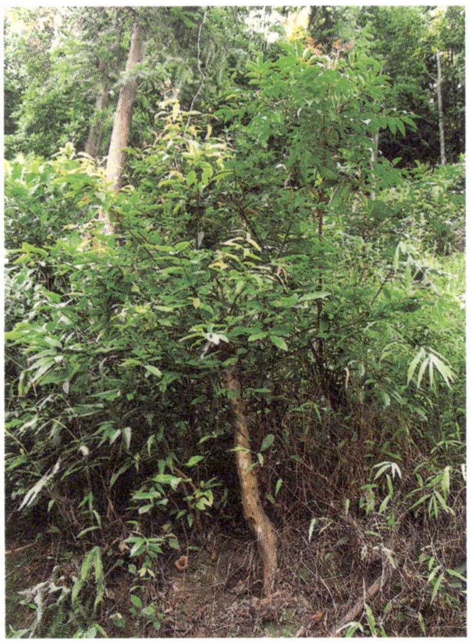

● **别　　名** 黄芽木、狗牙木、黄牛茶。

● **来　　源** 为金丝桃科植物黄牛木*Cratoxylum cochinchinense* (Lour.) Bl. 的茎叶、根和树皮。

● **生境分布** 生于海拔1 200 m以下的丘陵山地、干燥阳坡或灌木丛中。在广西主要分布于金秀、平南、桂平、北流、北海、龙州、武鸣、隆安和靖西等地，广东、云南等省亦有分布。

● **植物形态** 落叶灌木，高1.5～1.8 m，全体无毛。树干下部有簇生的长枝刺；枝条对生，淡红色。叶柄长2～3 mm，无毛；叶片椭圆形至披针形，长3～10.5 cm，宽1～4 cm。两面无毛，有透明腺点及黑点。聚伞花序腋生，腋外生及顶生，有花2～3朵；花梗长2～3 mm；萼片椭圆形，长5～7 mm，顶端圆，有黑色纵腺条，果时增大；花直径1～1.5 cm，花瓣粉红、深红至红黄色，倒卵形，长5～10 mm，有黑腺纹，无鳞片。种子倒卵形。花期4～5月，果期6月。

采集加工 全年可采，晒干备用。

性能主治 微苦，凉。清热解暑，化湿消滞，止血，消肿。用于感冒，肚痛腹泻，黄病（急性黄疸型肝炎），跌打损伤，痈疮肿毒。

用　　量 10～15 g。

临床应用

1. 感冒发热，肠炎腹泻，咳嗽声嘶：黄牛木干根或皮10～15 g，或叶10～15 g，水煎服。
2. 预防感冒，痢疾：黄牛木嫩叶10 g，水煎代茶饮。

抱石莲

Umhmaeq

别　　名 瓜子莲、抱树莲。

来　　源 为水龙骨科植物抱石莲*Lepidogrammitis drymoglossoides*（Bak.）Ching的全草。

生境分布 附生于山谷、河边阴湿的岩石上或树干上。在广西主要分布于龙胜、全州、临桂、桂林、钟山、昭平、武鸣等地，我国的长江流域及华南其他地方亦有分布。

植物形态 多年生草本。根状茎细长而横走，稍被淡棕色的鳞片。叶二型，营养叶卵圆形或倒卵形，长1～2 cm，近无柄，肉质而厚，叶脉网状；孢子叶狭长，舌形或匙形，长3～6 cm。孢子囊群黄褐色，圆形，排列于中脉两侧各一行。

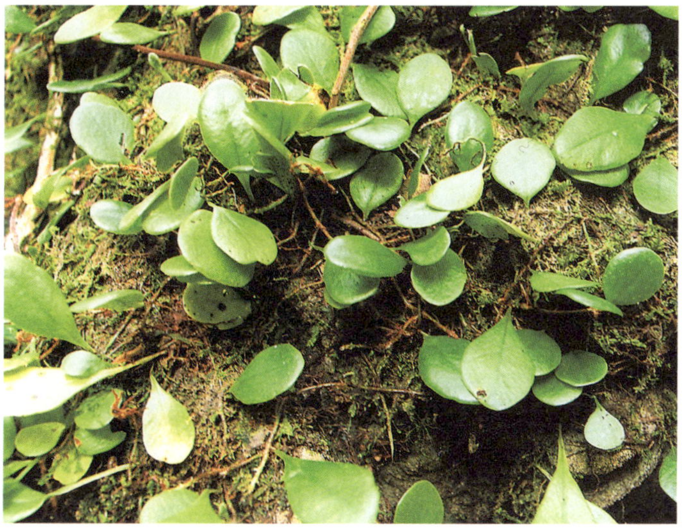

采集加工 全年可采，洗净，鲜用或晒干备用。

性能主治 苦、甘，平。清热利水，凉血解毒。用于小儿高热，石淋，风火牙痛，咽痛，虚痨咳嗽，吐血，痈肿，瘰疬。

用　　量 5～30 g，外用适量。

临床应用

1. 流行性出血热：鲜抱石莲、荔枝草、

乌桕、薯莨各30 g，鲜大青全株、鲜半边莲各60 g，海金沙、鲜锦鸡儿根、十大功劳、车前子、夏枯草各15 g，水煎服。出血严重时，加茅根30 g或白芨15 g；低血压期去夏枯草；多尿去车前子或海金沙；后期出现血压持续性增高加夏枯草。

2. 尿血，支气管炎：抱石莲15 g，连线草、枇杷叶各9 g，水煎服。

3. 胆囊炎：抱石莲30 g，豆腐50 g，炖服。

4. 疔疮，痈肿：抱石莲15 g，水煎服。

5. 跌打损伤：鲜抱石莲适量，捣烂外敷患处。

● **现代研究** 化学研究：含黄酮、生物碱、甾醇、氨基酸、糖等。

乌蔹莓

Caekgaeuqmouj

● **别　　名** 五爪龙、母猪藤。

● **来　　源** 为葡萄科植物乌蔹莓*Cayratia japonica*（Thunb.）Gagnep. 的全草。

● **生境分布** 生于路边、谷地或林下。在广西主要分布于乐业、那坡、德保、平果、隆安、马山、武鸣、凭祥、桂平，我国华东、中南、西南亦有分布。

● **植物形态** 草质藤本，无毛。卷须纤细分叉，与叶对生；茎有纵条纹，髓白色。叶具长柄，叶柄长3～5 cm；叶片为鸟足状复叶，小叶5，膜质，披针形至倒卵状长圆形，长2.5～7 cm，宽1.5～3.5 cm，顶端急尖或钝，基部楔形，小叶柄长2～3 cm，两侧4小叶较小，成对着生于同一小叶柄上。但又各具小柄，伞房花序腋生，具长3～12 cm的总花梗，广展成2～3分枝；花小，黄绿色，具短梗；萼杯状，膜质；花瓣4，有黏液，卵状三角形，顶端钝，无芒状小角；雄蕊4枚，与花瓣对生；花盘小，4裂，与子房相结合。浆果倒卵圆形，长约6 mm，成熟时黑色。种子2～4粒，卵状三角形，背面有沟2条。花期6月，果期8～9月。

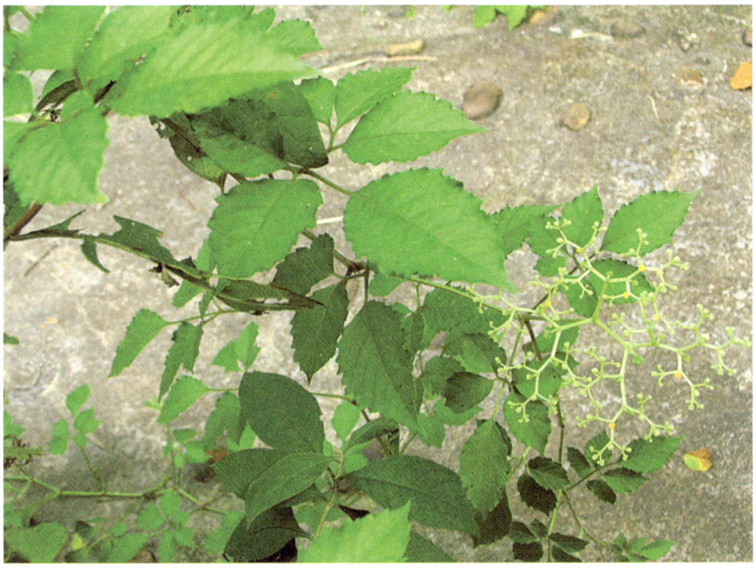

● **采集加工** 夏、秋季采收，除去杂质，晒干备用或鲜用。

● **性能主治** 苦、酸，寒。清热利湿，解毒消肿。用于痈肿，疔疮，痄腮，丹毒，风湿痛，黄病（急性黄疸型肝炎），痢疾，尿血，白浊。

用　　量　15～30 g，外用适量。

临床应用

1. 肿毒发背，乳痈，便毒，恶疮初起者：鲜乌蔹莓30 g，生姜3 g，捣烂绞汁，调米酒热服，药渣敷患处。
2. 项下热肿，无名肿毒：乌蔹莓适量，捣烂炒热，加醋涂抹敷患处。
3. 臁疮：乌蔹莓叶适量碾末，每次用药末30 g，同生猪脂90 g，捣成药膏，摊于纸上贴敷患处。
4. 喉痹：乌蔹莓、马兰菊、车前草各30 g，水煎含服。

现代研究

1. 化学研究：含洋芹素、木樨草素、木樨草素-7-O-葡萄糖苷、羽扇豆醇、β-谷甾醇和棕榈酸。尚含阿聚糖、黏液质、硝酸钾、氨基酸。根中含生物碱、鞣质、淀粉、黏液质、树胶。果皮中含乌蔹莓素、3-对羟基桂皮酰槐糖-5-葡萄糖苷等。

2. 药理及毒理学研究：

（1）抑菌作用：乌蔹莓注射液1%和10%浓度对金黄色葡萄球菌、白色葡萄球菌、溶血性链球菌、卡他球菌、肺炎双球菌及流感杆菌有抑菌作用；皮下注射乌蔹莓注射液1.2 ml/kg，对肺炎球菌或流感杆菌发热兔有解热作用。

（2）抗病毒作用：一定剂量的乌蔹莓注射液对流行感冒病毒A3等病毒有明显的抑制作用。

（3）抗炎免疫作用：一定剂量的乌蔹莓水煎醇沉液对小鼠二甲苯致耳炎有抑制作用，对大鼠蛋清、角叉菜胶质致足肿有抑制作用。同时还可增强小鼠腹腔巨噬细胞的吞噬功能。

（4）促血栓形成作用：一定剂量的乌蔹莓水煎醇沉液可明显促进大鼠体外血栓形成和血小板黏附。

（5）毒性：乌蔹莓水煎醇沉及醇提液ip，对小鼠的LD_{50}分别为51.12 g/kg及102.8 g/kg。

滨盐肤木

Maeqcwj

别　　名　五倍子树、盐肤木、泡木树、酸桶。

来　　源　为漆树科植物滨盐肤木*Rhus chinensis* Mill.var.roxburghii (DC.) Rehder的根、叶及果实。

生境分布　为我国中南和西南常见的野生阳性树。分布于东北及河北、山东、山西、河南、安徽、江苏、江西、湖北、湖南、四川、贵州、广东、广西、云南、陕西、甘肃等地。

植物形态　落叶灌木或小乔木，高可达8 m。树皮灰褐色，有无数皮孔和三角形的叶痕，冬芽有灰黄色的绒毛。单数羽状复叶，互生，具小叶7～13，总叶柄和叶轴有显著的翅；小叶无柄，卵形以至卵状椭圆形，长6～12 cm，宽4～6 cm，先端急尖，基部圆形以至楔形，边缘有粗而圆的锯齿，下面具棕褐色柔毛。花小，杂性，两性花的萼片5片，广卵形，先端钝，花瓣5片，乳白色，倒卵状长椭圆形，边缘内侧基部具柔毛；雄蕊5，花药黄色，“丁”字着生，花丝黄色；雌蕊较雄蕊短，子房上位，花柱3枚，柱头头状；雄花略小，中央有退化子房。核果近扁圆形，横径约5 mm，红色。花期8～9月，果熟期10月。

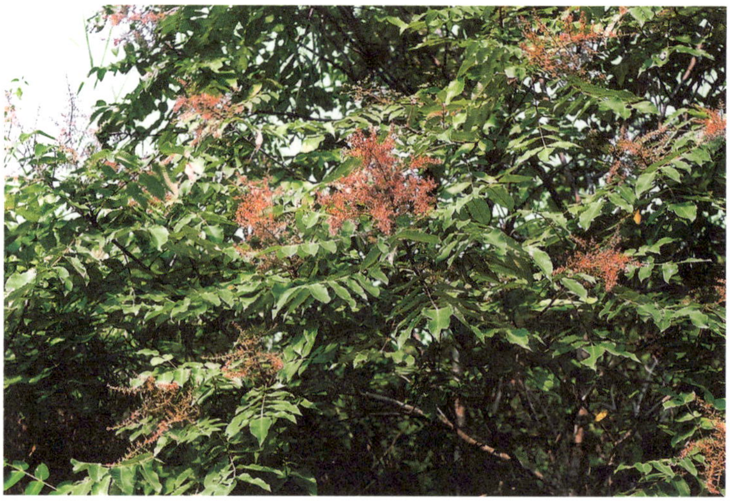

● **采集加工** 根，全年可采，洗净晒干；叶，夏、秋季采收，多为鲜用。

● **性能主治** 咸，凉。解毒清热，活血凉血，散瘀消肿。用于咳血，感冒发热，喉炎，食滞腹泻，毒蛇咬伤，痔疮，跌打肿痛，骨折，创伤出血，黄蜂蜇伤，湿疹，牛皮癣，稻田皮炎。

● **用　　量** 9～30 g，外用适量。

● **临床应用**

1. 肺虚久咳胸痛，咳血：滨盐肤木干果碾末，每次9 g，开水冲服。
2. 感冒发热，喉炎，食滞腹泻，毒蛇咬伤，痔疮：滨盐肤木根30 g，水煎服。
3. 跌打肿痛，骨折，创伤出血，黄蜂蜇伤：鲜滨盐肤木根皮或鲜叶适量，捣烂敷患处。
4. 湿疹，牛皮癣，稻田皮炎：滨盐肤木根或叶、干果适量，碾末撒患处。

● **现代研究** 化学研究：含鞣质50%～70%，也有高达80%的。尚有游离没食子酸及脂肪、树脂、淀粉。有机酸有苹果酸、酒石酸、柠檬酸等。

马利筋

Gombehnaemq

● **别　　名** 野辣椒、透云花、山桃花、水羊角。

● **来　　源** 为萝藦科植物马利筋*Asclepias curassavica* L. 的全草。

● **生境分布** 多栽于庭园，亦有野生。在广西主要分布于北海、灵山、上林、龙州、隆安、平果、天等、德保、靖西、那坡、凌云、河池、桂平、藤县、苍梧、岑溪，江苏、福建、广东、贵州等地亦有分布。

● **植物形态** 多年生草本。有乳汁，高0.5～1 m，节明显，幼枝被白色柔毛。叶对生，披针形至长椭圆状披针形，长7～12 cm，宽1～2 cm，先端渐尖，基部狭窄成柄，全缘，沿中脉被细柔毛。伞形花序腋生，有梗，苞片细小，线形；萼5深裂，长卵圆形或长椭圆形，紫红色；副花冠5枚，匙形，下部与雄蕊柱合生；雌蕊由2枚离生心皮组成，黄绿色，藏于雄蕊柱内，柱头连合。种子多数，棕黑色，扁平，顶有一束绒毛。

花期3月。

● **采集加工** 全年可采，晒干或鲜用。

● **性能主治** 苦，寒。清解热毒，活血止血。用于扁桃体炎，肺炎，支气管炎，尿路炎症，崩漏带下，创伤出血。

● **用　　量** 5～10 g，外用适量。

● **临床应用**

1. 扁桃体炎，尿路炎症：马利筋10 g，水煎服。
2. 刀枪伤：马利筋鲜品适量，捣烂外敷。
3. 跌打损伤：马利筋10 g，红泽牛、透骨消各15 g，水煎服。
4. 乳腺炎，疮疖：马利筋10 g，水煎服；外用鲜品适量，捣烂外敷患处。
5. 风湿性关节炎：马利筋适量，水煎外洗。

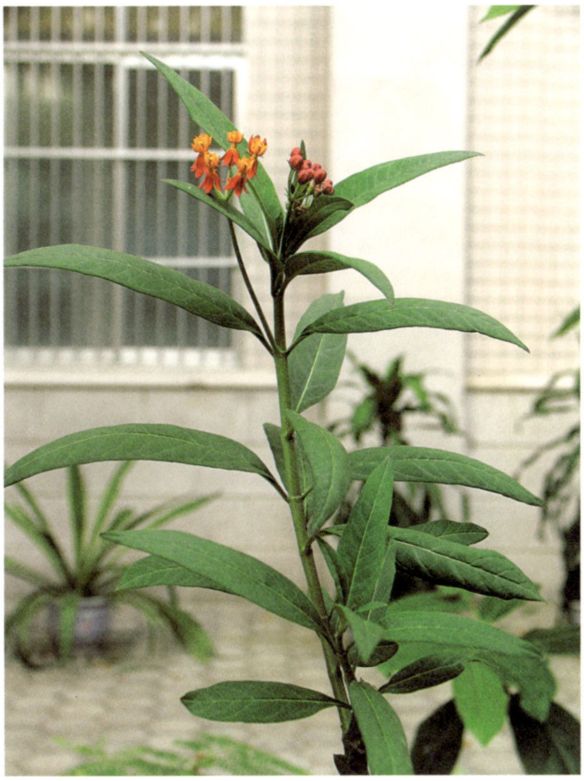

● **现代研究**

1. 化学研究：叶含细胞毒卡罗托苷，全草中提取出强心粗苷（马利筋苷）。

2. 药理及毒理学研究：

（1）强心作用：马利筋苷对冷血、温血动物心脏表现强心苷作用。卡罗托苷也有一定的强心作用。

（2）蓄积作用与生物活性：马利筋苷蓄积性小，其酊剂的生物活性比粗苷低273倍。

（3）细胞毒作用：卡罗托苷在体外能抑制人的鼻咽癌细胞，预示可能有抗肿瘤作用。

● **附　　注** 有毒。

黄花败酱

Bwzcenzdoq

● **别　　名** 臭艾、鸡肠风。

● **来　　源** 为败酱科植物黄花败酱*Patrinia scabiosaefolia* Fisch. ex Link 植物的带根全草。

● **生境分布** 生于山坡草地。在广西主要分布于邕宁、博白。

● **植物形态** 多年生草本。根茎横卧或斜坐，有特殊臭气。茎直立，根生叶卵状披针形，有长柄；茎生叶具短柄或无柄，叶片羽状全裂，上方的叶片较大，裂片5～11，披针形，先端渐尖，边缘具不整齐的大锯齿，两面无毛或被白色刚毛。花黄色。果椭圆形。花期7～9月。

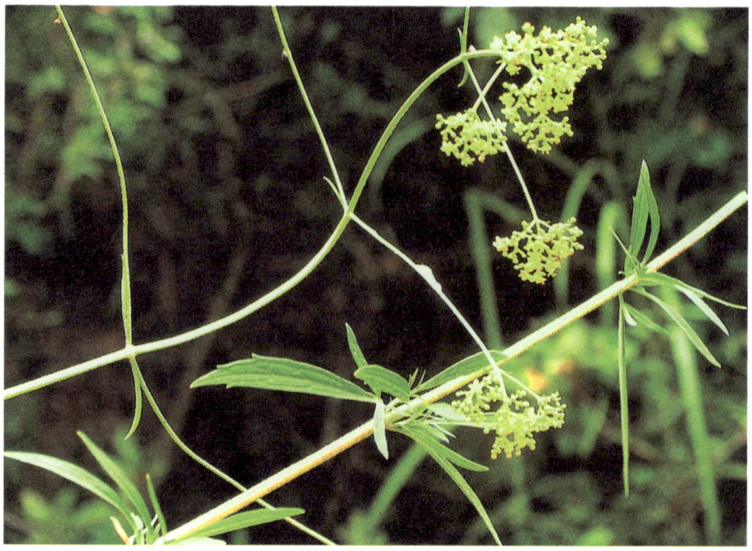

● **采集加工** 多在夏季采收，将全株拔起，除去泥沙后晒干。

● **性能主治** 苦，平。清热解毒，排脓破瘀。用于肠痢，赤白带下，黄疸型肝炎，产后瘀滞腹痛，目赤肿痛，痈肿，疥癣。

● **用　　量** 15～30 g，外用适量。

● **临床应用**

1. 赤白痢疾：黄花败酱15 g，冰糖15 g，开水炖服。

2. 阑尾炎，盆腔炎，多发性脓肿：黄花败酱20 g，金银花、蒲公英、紫花地丁各10 g，水煎服。

3. 黄疸型肝炎：黄花败酱30 g，姜黄10 g，密蒙花10 g，水煎服。

4. 产后腹痛：黄花败酱30 g，水煎服。

5. 肺脓疡：黄花败酱、鱼腥草、苇茎各20 g，水煎服。

● **现代研究** 化学研究：根含齐墩果酸、常春藤皂苷元、β-谷甾醇-β-D-葡萄糖苷，多种皂苷中已知结构的有败酱皂苷和黄花败酱皂苷，还含有挥发油、生物碱、鞣质、淀粉。

打破碗花花

Gobaidoq

● **别　　名** 野棉花。

● **来　　源** 为毛茛科植物打破碗花花*Anemone hupehensis* Lemoine.的根或全草。

● **生境分布** 生于山沟、荒地、路边及疏林中。在广西主要分布于靖西、那坡、西林、隆林等地，西藏、云南、四川、贵州等地亦有分布。

● **植物形态** 植株高30～120 cm。根状茎斜或垂直。基生叶3～5，有长柄，通常为三出复叶；中央小叶有长柄，小叶片卵形或宽卵形，顶端急尖或渐尖，基部圆形或心形，边缘有锯齿，两面有疏糙毛；侧生小叶较小；叶柄疏被柔毛，基部有短鞘。花直立，疏被柔毛；聚伞花序2～3回分枝；苞片3片，有柄，似基生叶；萼片紫红色或粉红色，倒卵形，外面有短绒毛；雄蕊长约为萼片长度的1/4；心皮生于球形的花托上，子房有长柄，有短绒毛，柱头长方形。聚合果球形；瘦果有细柄，密被绵毛。

● **采集加工** 夏季采全草，秋季挖根，鲜用或晒干备用。

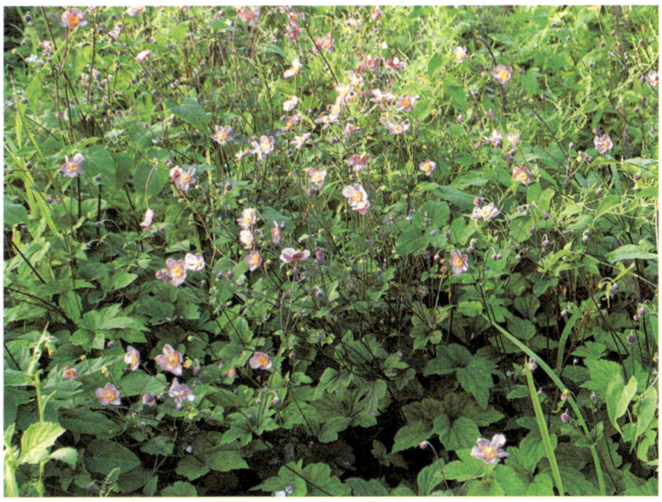

● **性能主治**　苦、辛，平。清热解毒，活血舒筋。用于喉蛾，风湿疼痛，跌打损伤，痄腮，瘰疬，结核，痈疽肿毒，痢疾，胃痛，秃疮。

● **用　　量**　5～10 g，外用适量。

● **临床应用**

1. 喉蛾：鲜打破碗花花根及叶适量，捣烂含咽。
2. 风湿痛：打破碗花花适量，水煎调酒服。
3. 跌打损伤：打破碗花花50 g，晒干碾末，每次3 g，米酒冲服。
4. 泻痢：打破碗花花6 g，红药20 g，火炭母根30 g，苏木10 g，水蛭6 g，甘草6 g，水煎服。
5. 无名肿毒：打破碗花花根适量，炕干碾末，调醋搽患处。
6. 秃疮：打破碗花花50 g（碾末），青胡桃皮200 g，共捣烂外敷患处。
7. 沙虫脚：打破碗花花100 g，水煎浸泡患足。

● **现代研究**

1. 化学研究：全草中含虎掌草内酯和虎掌草皂苷。
2. 药理学研究：小鼠灌服虎掌草内酯有明显止咳作用，虎掌草皂苷祛痰作用非常显著。

● **附　　注**　有毒。

红背山麻杆

Dagndengz

● **别　　名**　红背叶、红背娘、红帽顶。

● **来　　源**　为大戟科植物红背山麻杆*Alchornea trewioides*（Benth.）Muell.-Arg. 的根、叶。

● **生境分布**　生于山谷或灌木丛中。见于坡、山谷和山脚，以石灰岩山脚为普遍。在广西主要分布于梧州、桂平、防城港、邕宁、宾阳、武鸣、平果、凌云、东兰等地，山西、陕西、甘肃、河南、安徽、江苏、福建和云南等地亦有分布。

● **植物形态**　灌木，高1～2 m。枝条有毛。叶心形或卵圆形，长7～14 cm，宽5～9 cm，边缘有小锯齿，叶背有毛，常为红绿色，基部有2～4个红色腺体和2枚线状附属物；叶柄和幼叶紫红色。果近球形，直径约1 cm，被灰白色毛，顶部有宿存柱头。

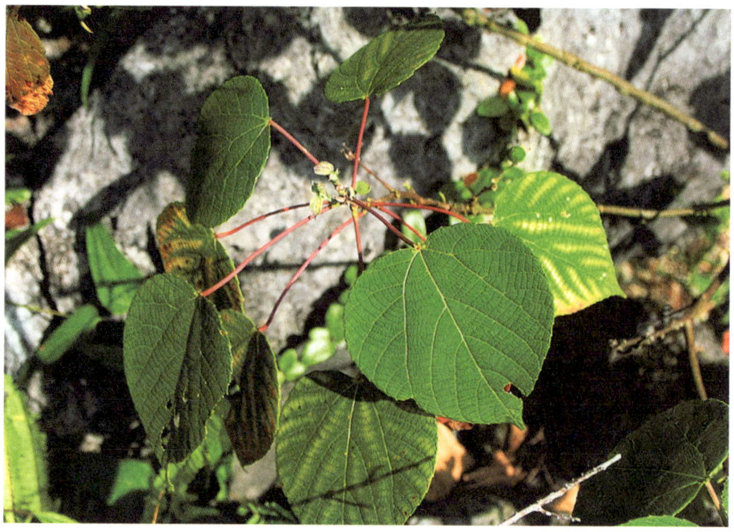

● **采集加工** 根、叶全年可采，鲜用或晒干备用。

● **性能主治** 甘、涩，凉。清解热毒，通调谷道、水道，杀虫止痒。用于痢疾，尿路结石或炎症，黄疸型肝炎，血崩，白带多，湿疹，皮炎，风疹，疮疥，外伤出血。

● **用　　量** 10～30 g，外用适量。

● **临床应用**

1. 痢疾：红背山麻杆15 g，水煎服。
2. 尿路结石：红背山麻杆根30 g，车前草30 g，瞿麦20 g，甘草6 g，浮小麦10 g，水煎服。
3. 膀胱结石：红背山麻杆、金钱草、石兰各30 g，鸡肾皮10 g，水煎服。
4. 黄疸型肝炎：红背山麻杆根、黄荆、木贼、山栀子、生地、射干各10 g，甘草6 g，水煎服。
5. 湿疹，皮炎：红背山麻杆适量，水煎外洗。
6. 外伤出血，蛇咬伤：鲜红背山麻杆适量，捣烂外敷患处。
7. 疯狗咬伤：红背山麻杆叶6 g，水煎服，服后有呕吐反应。

● **现代研究**

1. 化学研究：根中含大量生物碱和酚性物质。叶含黄酮苷、酚类、氨基酸、有机酸和糖类。
2. 药理学研究：

（1）止咳、祛痰作用：小鼠口服根煎剂有明显的止咳作用，祛痰作用也很显著。

（2）对平滑肌的作用：对于离体家兔回肠试验表现有明显的抗乙酰胆碱作用。

（3）抗菌作用：体外试验对金黄色葡萄球菌有轻度的抑制作用。

竹节蓼

Nyacijrip

● **别　　名** 百足草、蜈蚣竹、观音竹、飞天蜈蚣。

● **来　　源** 为蓼科植物竹节蓼*Homalocladium platycladum*（F. Muell. ex Hook.）Bailey 的全草。

● **生境分布** 多栽于庭园。在广西主要分布于忻城、蒙山、苍梧、岑溪、藤县、平南、北流、玉林等地，福建、广东等地亦有分布。

● **植物形态** 多年生直立草本，高0.6～2 m。茎基部圆柱形，木质化，上部枝扁平，呈带状，宽7～

12 mm，深绿色，具光泽，有显著的细线条，节处略收缩，托叶鞘退化呈线状，分枝基部较窄，先端锐尖。叶多生于新枝上，互生，菱状卵形，长4～20 mm，宽2～10 mm，先端渐尖，基部楔形，全缘或在近基部有一对锯齿，羽状网脉，无柄。花小，两性，具纤细柄；苞片膜质，淡黄棕色；花被4～5深裂，裂片具圆形，长约1 mm，淡绿色，后变红色；雄蕊6～7枚，雌蕊1枚，子房上位，花柱短，3枚，柱头分叉。瘦果三角形，包于红色内质的花被内。花期9～10月，果期10～11月。

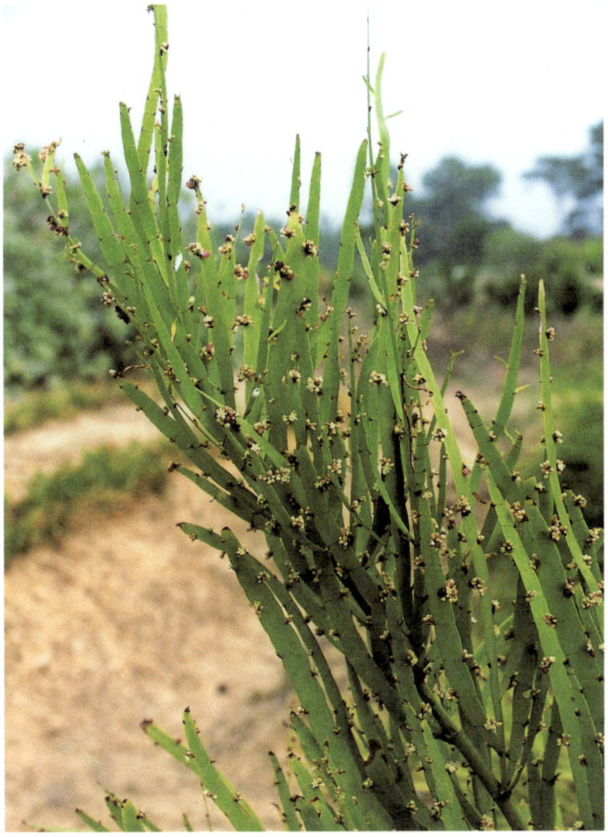

● **采集加工**　全年可采，晒干或鲜用。

● **性能主治**　甘、酸，微寒。清解热毒，活血止血。用于扁桃体炎，支气管炎，尿路炎症，崩漏带下，痈疽肿毒，跌打损伤，蛇虫咬伤。

● **用　　量**　10～15 g，外用适量。

● **临床应用**

1. 跌打损伤：竹节蓼10 g，以酒代水炖服，药渣外敷患处。

2. 毒蛇咬伤：鲜竹节蓼、红乌柏木、咸苏木、假紫苏各100 g，千斤拔50 g，以上五味捣烂，以1/3榨汁冲米酒100 ml，每次服20 ml，2/3浸醋外涂伤口周围。

3. 蜈蚣咬伤：竹节蓼适量，捣烂擦伤口周围。

粗叶耳草

Nyagohleih

● **别　　名**　节节花、锅老根、杀虫草、莺哥利、光天化戟。

● **来　　源**　为茜草科植物粗叶耳草*Hedyotis hispida* Retz. 的全草。

● **生境分布**　生于山坡阴湿地。在广西主要分布于龙州、大新、武鸣、东兰、罗城、金秀、岑溪，我国南部其他地方亦有分布。

● **植物形态**　一年生披散草本。枝粗糙或被粗毛。叶无柄，近膜质或纸质，披针形至卵状椭圆形，长2.5～6.5 cm，宽6～20 mm，先端渐尖，基部楔形，粗糙或被粗毛，边缘背卷；托叶有少许长睫毛，长4～

5 mm。团聚花序，腋生，有花2～6朵；花白色，有香气，无柄；萼长约3 mm，被粗毛；花冠约4.5 mm，顶端有簇毛。蒴果卵形，长2.5 mm，宽1.5～2 mm，被粗毛。花期秋季。

● **采集加工** 秋季采全草，鲜用或晒干备用。

● **性能主治** 甘，平。清解热毒，消肿止痛。用于小儿麻痹症，胃炎，感冒发热，毒蛇咬伤。

● **用　　量** 10～30 g，外用适量。

● **临床应用**

1. 小儿麻痹症：粗叶耳草10 g，葫芦茶10 g，水煎服。
2. 胃炎：粗叶耳草15 g，水煎服。
3. 感冒发热：粗叶耳草30 g，水煎服。
4. 毒蛇咬伤：鲜粗叶耳草50 g，水煎服，药渣捣烂外敷伤口。

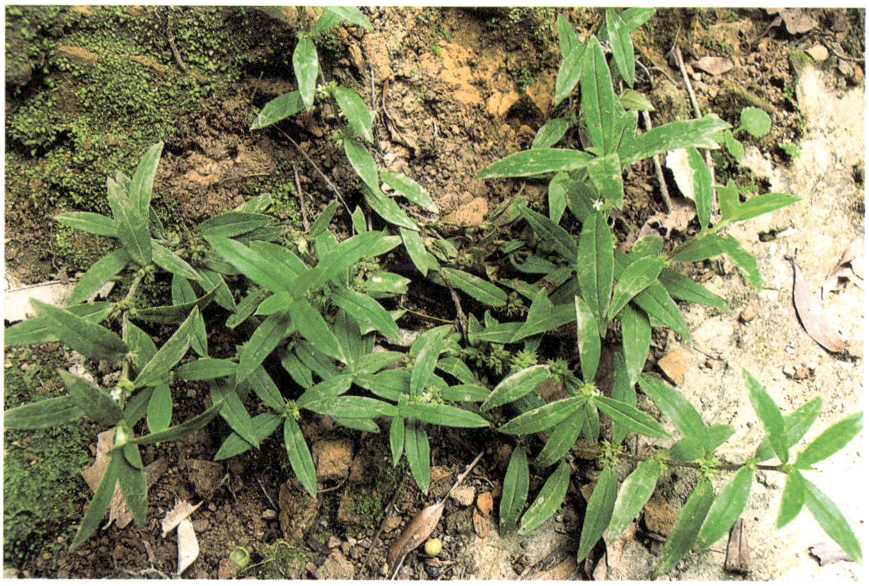

量天尺

Goyoeknuemz

● **别　　名** 霸王花、七星剑花、霸王鞭、三棱羊古埃。

● **来　　源** 为仙人掌科植物量天尺*Hylocereus undatus*（Haw.）Britt. et Rose的茎、花。

● **生境分布** 生于村边、疏林和较干燥的地方，借气根攀缘上升。广西各地有栽培。

● **植物形态** 攀缘肉质植物，有气根。茎深绿色，有3棱，棱边缘波状，较老时呈硬角质，棱上有小窝。

小窝相距约3.5 cm，窝内有1～3枚小刺。5～7月开花，花长约20 cm，花萼管状，宽约3 cm，带绿色，有时淡紫色；花瓣宽阔，白色，雄蕊与花柱等长或较短。浆果秋季成熟，长圆形，果皮红色，近平滑，果肉白色可食。

采集加工 花：夏、秋季采，晒干备用。茎：全年可采，多为鲜用。

性能主治 甘、淡，微凉。花：润肺止咳；茎：舒筋活路，解毒。用于肺燥咳血，颈淋巴结结核，肺炎，支气管炎，醉酒，骨折，腮腺炎，疮肿。

用　　量 15～30 g，外用适量。

临床应用

1. 肺燥咳血，颈淋巴结核：量天尺、夏枯草各15 g，咳嗽草20 g，仙鹤草20 g，百合10 g，水煎服。
2. 慢性支气管炎：量天尺花30 g，猪肺100 g，炖服。
3. 肺炎，热痰咳嗽：量天尺花30 g，鱼腥草、枇杷叶各15 g，水煎调冰糖服。
4. 骨折，腮腺炎，疮肿：量天尺鲜茎适量，去皮刺，捣烂外敷患处。

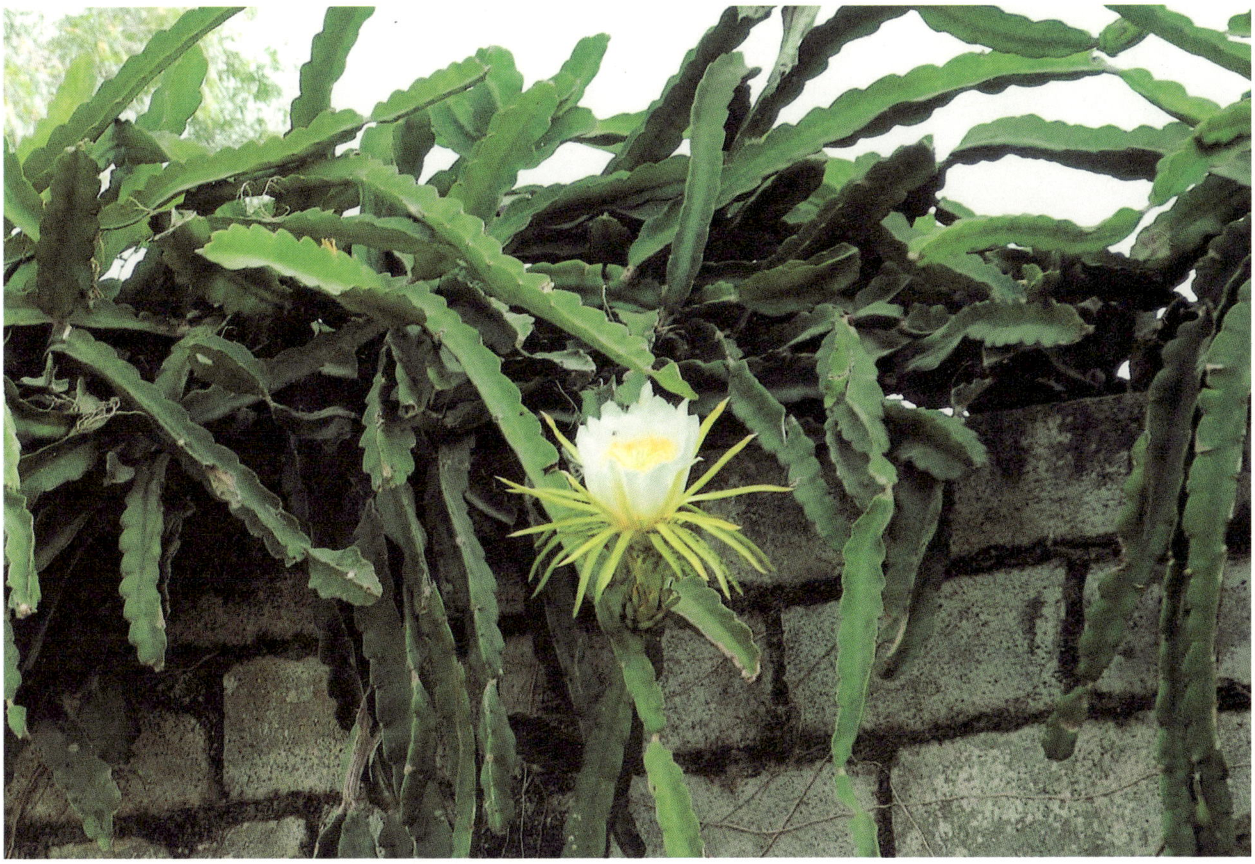

第五节 解寒毒药

刀 豆

Duhbya

● **别　　名** 刀豆子、关刀豆、刀鞘豆、刀巴豆。

● **来　　源** 为豆科植物刀豆*Canavalia gladiata*（Jacq.）DC. 的种子。

● **生境分布** 栽培。分布于广西各地，河北、河南、山西、山东、江苏、安徽、浙江、江西、福建、台湾、湖南、湖北、广东、陕西、四川、贵州、云南等省亦有分布。

● **植物形态** 缠绕状草质藤本，茎枝光滑。小叶3，顶生小叶宽卵形，长8～20 cm，宽5～16 cm，先端渐尖，基部近圆形，两面无毛，侧生小叶偏斜。总状花序腋生；花疏，生于花序轮轴隆起的节上；萼二唇形，上唇大，长约1.5 cm，二裂，下唇3齿卵形，均无毛；花冠淡红色或淡紫色，长3～4 cm；子房有疏长硬毛。荚果条形，略弯曲，长可达30 cm，边缘有隆脊。种子肾形，红色或褐色，长约3.5 cm，种脐约为种子全长的3/4。

● **采集加工** 秋季种子成熟时，采收果实，晒干剥取种子。

● **性能主治** 甘，温。散寒祛邪，降气补肾，祛痰止咳，行气止痛。用于虚寒呃逆，呕吐，肚胀，肾虚腰痛，喘咳气逆，胁肋胀痛，痛经。

● **用　　量** 3～15 g。

● **临床应用**

1. 呃逆：刀豆9 g，生食，开水送服。
2. 肾虚腰痛：刀豆9 g，包于猪腰子内，蒸服。
3. 百日咳：刀豆15 g，甘草3 g，水煎冰糖调服。
4. 小儿疝气：刀豆碾末，每次3 g，开水冲服。

● **现代研究**

1. 化学研究：种子含刀豆球蛋白、刀豆氨酸、尿酸、尿素酶、血球凝集素、淀粉、蛋白质等。未成熟种子还含赤霉素A_{21}和A_{22}、刺槐素、芹菜素、异鼠李素、山柰酚、木樨草素、槲皮素等。
2. 药理学研究：L-刀豆氨酸可抑制乙型流感病毒Lee株的繁殖。

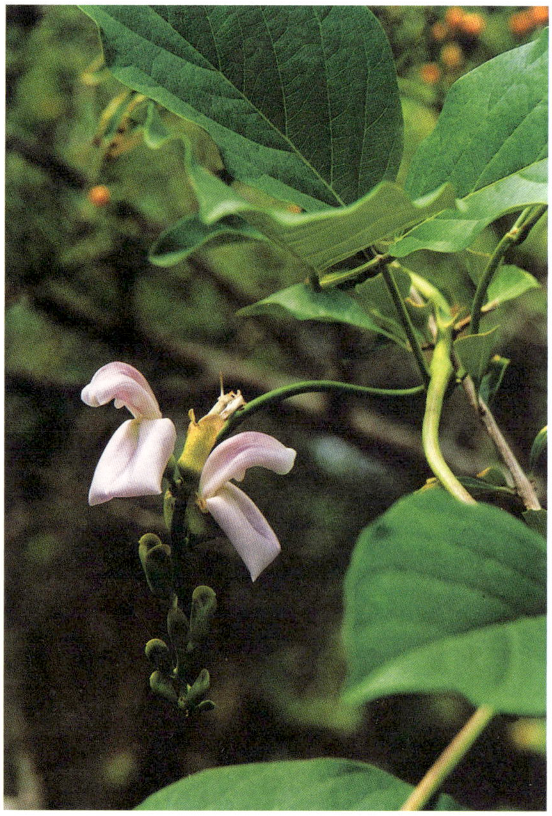

八 角

Makgak

● **别　　名**　大茴香、八角茴香。

● **来　　源**　为木兰科植物八角*Illicium verum* Hook f. 的成熟果实。

● **生境分布**　栽培。在广西主要分布于桂南、桂西南，云南、广东、福建等省亦有分布。

● **植物形态**　乔木，高10～15 m。叶在下部为不整齐互生，在顶端3～6片近轮生或松散地簇生，倒卵状椭圆形、倒披针形或椭圆形，长5～15 cm，宽2～5 cm，在阳光下可见透明小油点。花粉红至深红色；花被片7～12片；雄蕊11～20枚，常为12～14枚；心皮通常8片，有时7或9片，偶尔11片，聚合果多为八角形，有时偶见九、十、十一或五、六角形，直径3.5～4 cm，饱满平直，先端钝或钝尖。

● **采集加工**　春、秋季果实呈黄绿色时采，晒干或烘干备用。

● **性能主治**　辛，温。温中散寒，理气止痛。用于胃寒呕吐，疝气腹痛，腰痛。

● **用　　量**　3～6 g。

● **临床应用**

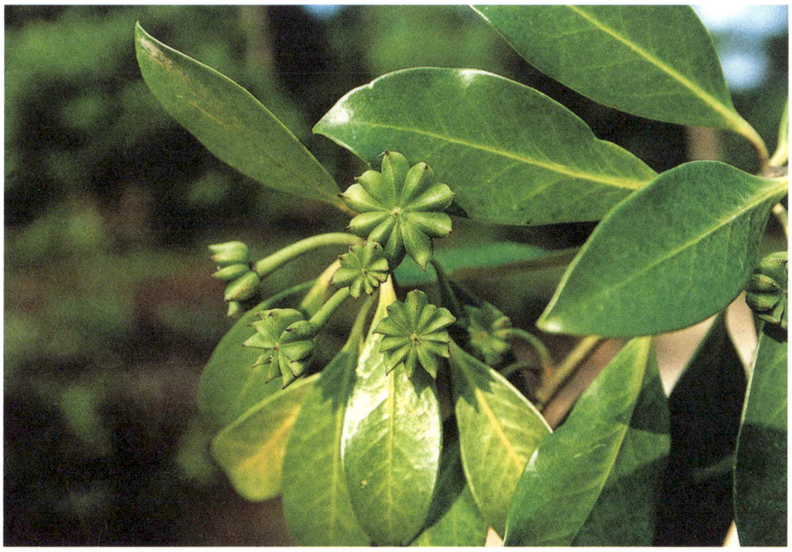

1. 胃寒呕吐：八角5 g，丁香、白豆蔻各5 g，水煎服。

2. 疝气腹痛：八角6 g，吴茱萸6 g，巴戟天6 g，水煎服。

3. 腰部冷痛：八角6 g，千年健10 g，牛膝15 g，狗脊20 g，水煎服。

● **现代研究**

1. 化学研究：果实主要含挥发油和脂肪油，枝条亦含挥发油。挥发油主要成分为茴香醚，还含甲基胡椒酚、茴香醛、茴香酸、茴香酮、蒎烯、水芹烯、柠檬烯、1,8-桉油精、黄樟醚素等。叶中亦含茴香脑、茴香醛等。

2. 药理及毒理学研究：

（1）抑菌作用：八角果实的醇提取物在体外对革兰氏阳性菌、革兰氏阴性菌有抑制作用。甲基胡椒酚有抗菌作用。

（2）甲基胡椒酚有解痉、镇静作用。

（3）性激素样作用：茴香醚有雌性激素样作用。

（4）升白作用：茴香醚和甲基胡椒酚都有升高白细胞的作用。

（5）毒性：本品水提取物小鼠灌胃25 g/kg，观察7天，无一死亡。茴香醚小鼠灌胃LD_{50}为400 mg/kg。

山肉桂

Gvuibizcah

● **别　　名**　阴香。

● **来　　源**　为樟科植物阴香*Cinnamomum burmannii*（C. G. et Th. Nees）Bl. 的树皮。

● **生境分布**　生于疏、密林中，或栽培。分布于广西各地，广东、江西、福建、浙江、湖北、贵州等省亦有分布。

● **植物形态**　乔木。树皮灰褐色至黑褐色，光滑，有肉桂香味。叶不规则对生或散生，革质，卵形至长椭圆形，长6～10 cm，宽2.5～4 cm，上面绿色，下面带绿苍白色，具离基三出脉，脉腋内无腺体；叶柄长6～12 mm。圆锥花序顶生或腋生，长2～6 cm；花绿白色；花被片6片，近相等，长椭圆形，长5 mm，两面均被柔毛；能育雄蕊9枚，花药4室，第三轮雄蕊花药外向瓣裂。果实卵形，长约8 mm，直径约5 mm；果托具有一半残存的花被片。

● **采集加工**　全年可采，洗净，鲜用或晒干备用。

● **性能主治**　辛，温。散寒祛风，除湿解毒，活血消肿。用于食少，肚胀，拉肚子，心下冷痛，风湿痹痛，疗疮肿毒，跌打损伤。

● **用　　量**　3～12 g，外用适量。

● **临床应用**

1. 胃部冷痛，寒湿拉肚子：山肉桂10 g，酒炒黄加水煎服。
2. 风湿痹痛：山肉桂9 g，肿节风10 g，桑枝10 g，水煎服。
3. 疔疮肿毒：山肉桂10 g，水煎服。外用适量，米酒调敷。
4. 跌打损伤：鲜山肉桂适量，捣烂调黄酒外敷患处。

● **现代研究**　化学研究：树皮主要含挥发油（0.4%～0.6%），油中主要成分为桂皮醛、丁香酚和黄樟油脑。叶含挥发油（0.2%～0.3%），油中主要成分为丁香酚和芳樟醇等。

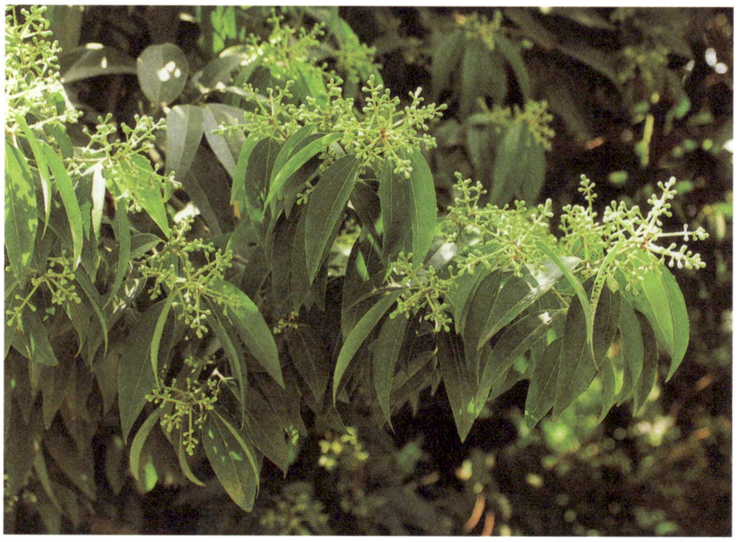

樟　树

Gaucah

● **别　　名**　香樟、吹风散。

● **来　　源**　为樟科植物樟树*Cinnamomum camphora*（L.）Presl的根、茎、树皮、叶、果实。

● **生境分布**　栽培或野生于河旁，或生于较为湿润的平地。分布于广西各地，广东、云南、贵州、江苏、浙江、安徽、福建、台湾、江西、湖北、湖南、四川等省亦有分布。

● **植物形态**　乔木，高可达30 m。枝和叶都有樟脑味。叶互生，薄革质，卵形，长6～12 cm，宽3～6 cm，下面灰绿色，两面无毛，有离基三出脉，脉腋有明显的腺体。圆锥花序腋生，长5～8 cm；花小，淡黄绿色；花被片6，椭圆形，长约2 mm，内面密生短柔毛；能育雄蕊9，花药4室，第三轮雄蕊花药外向瓣裂；子房球形，无毛。果实球形，直径6～8 mm，紫黑色，果托杯状。

● **采集加工**　根、木材及树皮全年可采，洗净，阴干密闭保存备用；叶随时可采；秋、冬季采集成熟的果实，洗净，晒干备用。

● **性能主治**　辛，温。通调谷道、水道，祛风散寒，行气止痛。用于胃寒痛，风湿骨痛，呃逆，胃肠炎，痛经，疝气疼痛，小便不通。

● **用　　量**　9～15 g，外用适量。

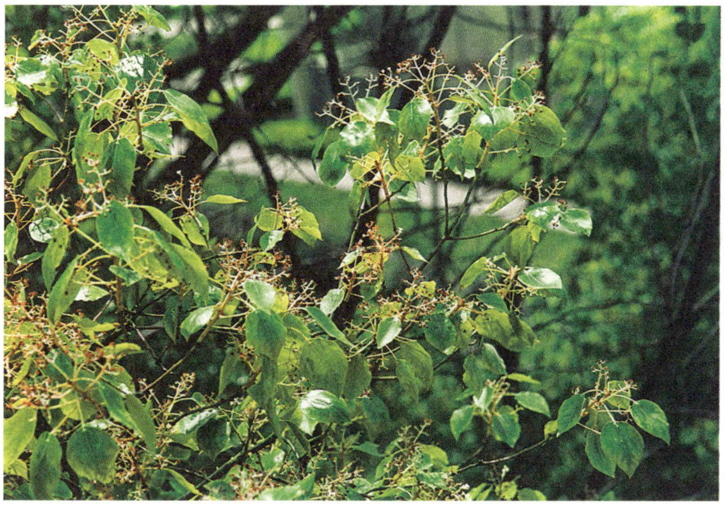

● **临床应用**

1. 胃寒痛：樟树茎或果实15 g，水煎服。
2. 风寒湿痹：樟树叶适量，水煎洗。
3. 风湿关节痛：樟树根、草鞋根各15 g，水煎服。
4. 胃肠炎：樟树根15 g，老茶叶10 g，水煎服。
5. 跌打损伤：樟树叶适量，捣烂醋炒敷患处。

● **现代研究**

1. 化学研究：樟树主要含挥发油。油中的主要成分是樟脑，可高达30%～50%，还含桉叶素、黄樟醚、蒎烯、莰烯、水芹烯、丁香酚、樟脑醇、樟脑酮等。根含新木姜碱和牛心果碱。木材含$C_{16\sim25}$正烷烃、烷醇、β－谷甾醇等。
2. 药理学研究：叶的水提取物对金黄色葡萄球菌、绿脓杆菌有抑制作用，树皮的水提取物对金黄色葡萄球菌、伤寒杆菌有抑制作用。

肉　桂

Naengjgvei（gvamhgvij）

● **别　　名**　玉桂、木桂、桂皮。

● **来　　源**　为樟科植物肉桂*Cinnamomum cassia* Presl的全株各部位。

● **生境分布**　栽培。在广西主要分布于隆安、天等、大新、龙州、防城、博白、玉林、北流、容县、平南、岑溪、灌阳、金秀等地，云南、广东、福建等省亦有分布。

● **植物形态**　乔木。树皮灰褐色，老树树皮厚约1.3 cm；幼枝多有四棱，被褐色茸毛。叶互生或近对生，革质，矩圆形至近披针形，长8～20 cm，宽4～6 cm，上面绿色，无毛，中脉及侧脉明显凹下，下面有疏柔毛，具离基三出脉；叶柄长1.5～2 cm。圆锥花序腋生或近顶生，长8～16 cm；花小，白色；花被片6片，花被倒锥形，长约2 mm；能育雄蕊9枚，花药4室，第三轮雄蕊花药外向瓣裂。果实椭圆形，长约1 cm，直径约9 mm，黑紫色；花被片脱落，边缘截形或略齿裂；果托浅杯状。

● **采集加工**　8～10月间剥取栽培5～6年的幼树干皮和粗枝皮，晒1～2天后，卷成圆筒状，阴干即为“官桂”；剥取10余年生的干皮，两端削平，夹在木制的凸凹板内，晒干即为“企边桂”；“板桂”则是剥取老年桂树的干皮，在离地30 cm处作环状割口，将皮剥离，夹在桂夹内晒至九成干时取出，纵横堆叠，加压，约1个月后即完全干燥。在桂皮加工过程中留下来的边条，去掉外皮即为“桂心”，而碎片即为“桂碎”。

● **性能主治**　辛、甘，大热。散寒止痛，补火助阳。用于寒凝龙路或火路所致头痛、腰痛、胃痛、胸痛、肋痛等各种痛症，肾虚作喘，阳虚头晕，阳痿遗精，月经不调，阴疽流注。

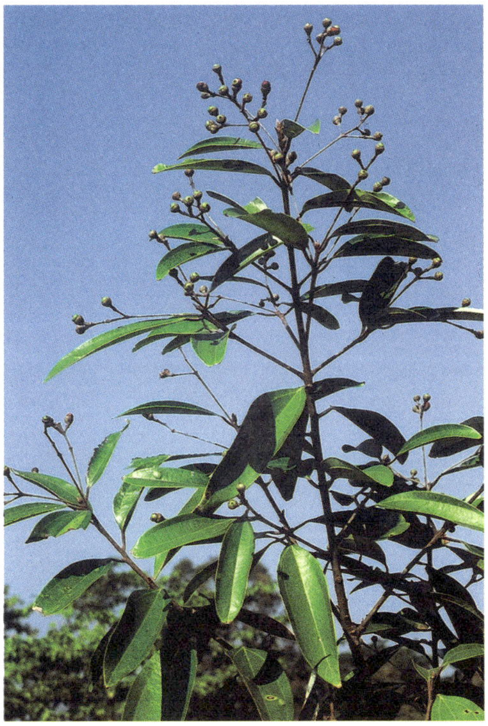

● **用　　量**　3～6 g，外用适量。

● **临床应用**

1. 肚痛久泻：肉桂、丁香各50 g，共研细末，每次1 g，开水冲服；外用少许贴于肚脐。

2. 闭经肚痛：肉桂、川芎各6 g，吴茱萸3 g，赤芍15 g，香附6 g，水煎服。

3. 体虚阳痿遗精，月经不调：肉桂5 g，熟地15 g，山萸肉10 g，枸杞子10 g，菟丝子10 g，杜仲10 g，藤当归10 g，水煎服。

4. 肾虚腰痛，畏寒肢冷，夜尿多：肉桂6 g，熟地12 g，山萸肉10 g，益智仁10 g，水煎服。

● **现代研究**

1. 化学研究：肉桂含挥发油，油中的主要成分为桂皮醛，占52.92%～61.20%，最高可达90%，还含桂皮酸、桂皮醇、香豆精等。

2. 药理及毒理学研究：

（1）助阳作用：肉桂水提取物能明显抑制地塞米松阳虚小鼠胸腺萎缩，有保护肾上腺皮质功能作用。

（2）抗溃疡作用：肉桂水提取物明显抑制小鼠水浸应激性溃疡、吲哚美辛加乙醇溃疡、幽门结扎和盐酸大鼠胃溃疡等。能显著抑制桂皮和桂子水提取物对大鼠应激性、5-HT胃溃疡和半胱氨酸诱发的十二指肠溃疡的发生。肉桂及桂皮煎剂有止泻作用。

（3）镇痛解热作用：经热板法、醋酸扭体反应证实肉桂水煎剂或桂皮醛有一定的镇痛作用，桂皮醛对伤寒混合疫苗所致小鼠发热有解热作用。

（4）降压、扩冠脉作用：肉桂煎剂可增加冠脉血流量，使血压下降。

（5）毒性：桂皮醛灌胃给药LD_{50}2 225 mg/kg。

一块瓦

Gogepngvaq

● **别　　名**　摘耳根、土细辛。

● **来　　源**　为马兜铃科植物大块瓦*Asarum geophilum* Hemsl.的根。

● **生境分布**　生于山坡林下和溪边阴湿处。在广西主要分布于宁明、龙州、大新、那坡、百色、凤山、东兰、南丹、宜州、都安、忻城等地，广东、江西、湖南、湖北和四川等地亦有分布。

● **植物形态**　多年生草本。根状茎匍匐状，须根多数，纤细，暗褐色。叶圆形或心形，长5～8 cm，宽4～7 cm，顶端钝圆或短尖，基部心形，两侧裂片圆形，上面深绿色，或有时沿叶脉有浅绿色斑纹，平坦或因叶脉凹入而叶肉呈泡状凸起，疏生伏毛或毛被于网脉间较密；叶柄长5～7 cm，粗壮，有褐色短柔毛。花单生于叶脉；花梗长1～2 cm；花被钟形，有短管，管内有毛，喉部缢缩并有一圆环，檐部直径2～2.5 cm，3裂；裂片扩展，卵形，顶端钝，紫绿色，有许多白斑点；花柱连合几达顶端成一碟状体。蒴果近球形，直径约12 cm，有短柔毛。

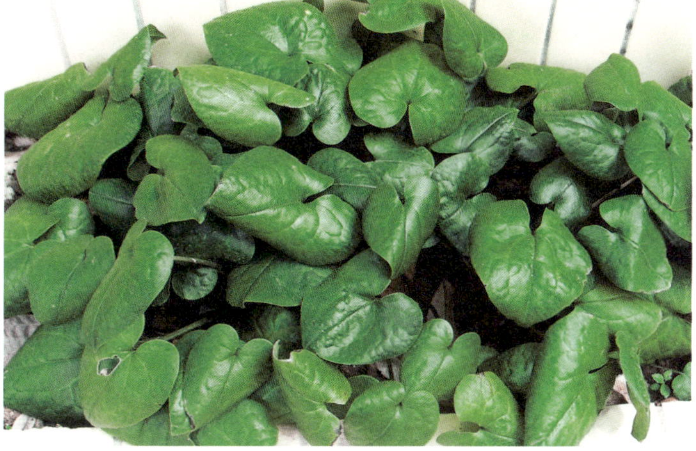

● **采集加工**　全年可采，鲜用或晒干备用。

● **性能主治**　辛，温。疏散风寒，宣肺止咳。用于风寒感冒，咳嗽，哮喘，蛇咬伤。

● **用　　量**　1～3 g，外用适量。

● **临床应用**

1. 外感痧，头痛发热：一块瓦2 g，山芝麻

10 g，水煎服。

2. 中暑发烧：一块瓦3 g，研末冲开水服。

3. 哮喘：一块瓦3 g，苏子6 g，莱菔子6 g，不出林5 g，水煎服。

4. 毒蛇咬伤：一块瓦2 g，碾末开水冲服；外用鲜品适量，捣烂敷患处。

金耳环

Sizsinjdoq

● **别　　名**　细辛。

● **来　　源**　为马兜铃科植物长茎金耳环*Asarum longerhizomatosum* C. F. Liang et C. S. Yang. 的全草。

● **生境分布**　生于林间空地向阳处，或岩石旁阴湿处。在广西主要分布于防城、武鸣、马山、上林等地。

● **植物形态**　根状茎横走，粗约2 mm，节间长6～12 cm，有多数纤细根，肉质根深生于地下。通常有叶一张，叶片心形或长方卵形，长8～14 cm，宽5～8 cm，顶端渐尖，基部近耳形或近戟形，弯缺的底部通常楔形，表面散生短毛，背面无毛；叶柄长10～18 cm，无毛。花单生，每一茎分枝通常一花，花梗长约1.5 cm，无毛；花被管筒状，喉部收缩，膜环宽约2 mm，裂片宽卵形，顶部和两侧靠边部分淡紫色，弧形的基部部分紫色，近喉部有乳突皱褶区；药隔伸出成舌状，花丝极短；子房近上位，花柱离生，顶端二裂。花期7月。

● **采集加工**　夏季或初秋采挖，除去泥沙，阴干备用或鲜用。

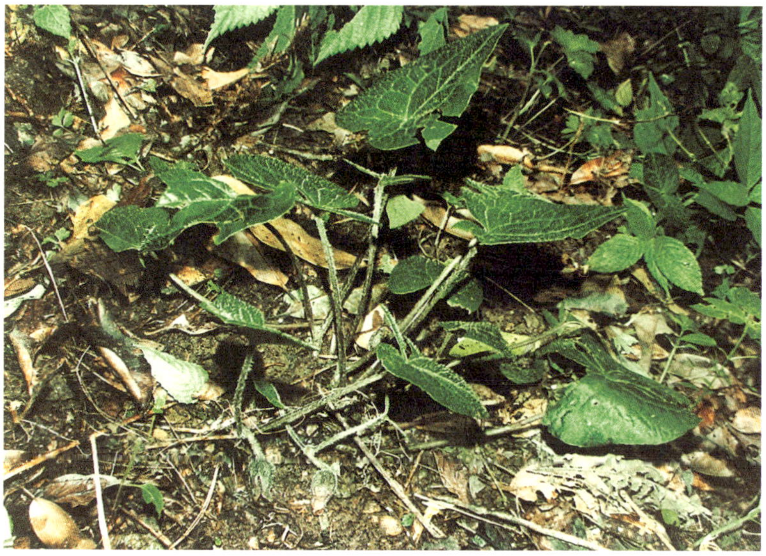

● **性能主治**　辛，温，有小毒。祛风散寒，消肿止痛，祛痰。用于风寒感冒，咳嗽痰多，胃痛，乳腺炎，牙痛，跌打，蛇咬伤。

● **用　　量**　1～2 g，外用适量。

● **临床应用**

1. 风寒感冒：金耳环1 g，水煎服。

2. 乳腺炎：鲜金耳环适量，捣烂外敷。

3. 胃寒痛：金耳环1 g，两面针10 g，吴茱萸1 g，水煎服。

四块瓦

Seihgepngvaq

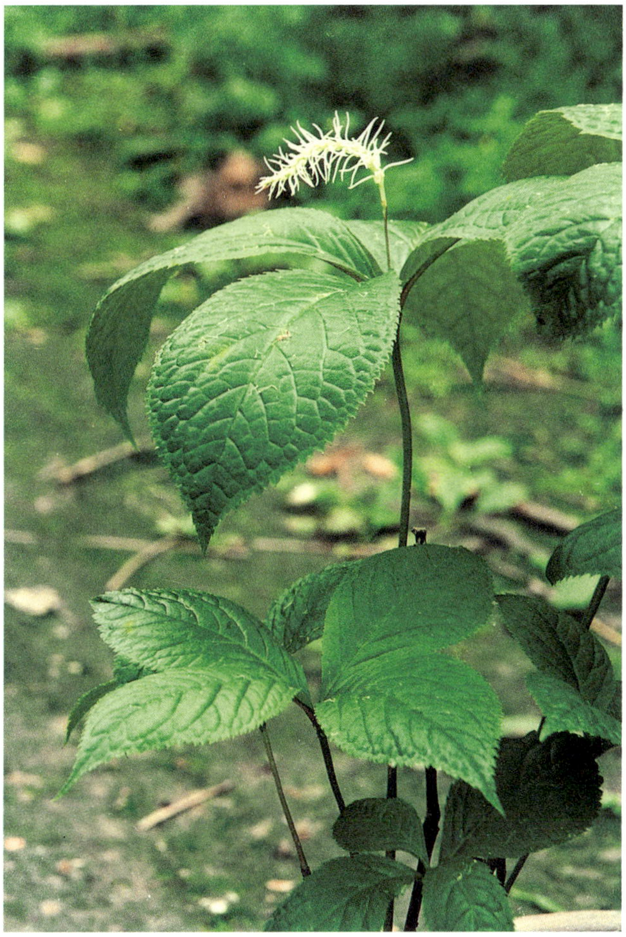

● **别　　名**　水晶花、土细辛。

● **来　　源**　为金粟兰科植物丝穗金粟兰*Chloranthus fortunei*（A. Gray）Solms-Laub.的根、全草。

● **生境分布**　生于山坡或低山林下阴湿而带腐殖的草丛中。在广西主要分布于防城、武鸣、上林、柳江、融安、桂林等地，山东、安徽、江苏、浙江、台湾、江西、湖北、湖南、四川、广东等省亦有分布。

● **植物形态**　多年生草本，高15～50 cm。叶对生，通常4片，生于茎上部，近纸质，宽椭圆形至倒卵状椭圆形，长3～12 cm，宽2～7 cm，边缘有圆齿，齿尖有一腺体；叶柄长0.5～1.5 cm；托叶微小。穗状花序单个，顶生，连总花梗长3～5 cm；苞片2～3裂；花两性，无花被；雄蕊3枚，丝状，药隔基部合生，长约1 cm，直立或斜立；中间药隔有一个2室的花药，两侧药隔各具一个1室的花药，花后雄蕊脱落；子房倒卵形。

● **采集加工**　夏季采根及全草，鲜用或晒干备用。

● **性能主治**　辛，温，有毒。通龙路，散瘀血，祛风邪，除湿毒，杀疥虫，解疮毒。用于风湿骨痛，跌打损伤，妇女血漏，疥疮，疮疖痈肿，头疮，头癣，皮肤瘙痒，白秃，虫蛇咬伤。

● **用　　量**　3～6 g，外用适量。

● **临床应用**

1. 风湿骨痛：四块瓦6 g，水煎服。
2. 跌打损伤，无名肿毒：四块瓦根适量，捣烂外敷患处。
3. 妇女血漏：四块瓦6 g，水煎，用黄酒、红糖调服。
4. 胃痛，内伤疼痛：四块瓦3 g，炒研细末吞服。
5. 头疮，头癣，皮肤瘙痒，白秃：四块瓦适量，水煎外洗。
6. 痈疮，虫蛇咬伤：鲜四块瓦叶适量，捣烂外敷（蛇咬伤勿敷伤口）。

● **附　　注**　本品毒性很大，孕妇慎服。

茶 辣

Cazlat

● **别　　名**　吴茱萸、鸡臭木。

● **来　　源**　为芸香科植物吴茱萸*Evodia rutaecarpa*（Juss.）Benth.的果实。

● **生境分布**　生于疏林及林缘旷地。在广西主要分布于田林、凌云、乐业、天峨、都安、融水、龙胜、全州、灵川、阳朔、南宁等地，陕西、浙江、江西、福建、湖北、湖南、广东、四川、贵州、云南等省亦有分布。

● **植物形态**　灌木或小乔木，高3～10 m。小枝紫褐色；幼枝、叶轴及花序轴均被锈色长柔毛，裸芽密被褐紫色长茸毛。单数羽状复叶，对生，长16～32 cm；小叶5～9，对生，椭圆形至卵形，长6～15 cm，宽3～7 cm，全缘或有不明显的钝锯齿，下面密被长柔毛，有粗大腺点。聚伞状圆锥花序顶生，花雌雄异株，白色，5数；雌花的花瓣比雄花的大，内面被长柔毛，退化雄蕊鳞片状。蓇葖果紫红色，有粗大腺点，种子1粒。花期6～8月，果期9～10月。

● **采集加工**　9～10月间，剪下绿色或黄绿色未开裂的连枝果序，晒干，揉擦，使果粒脱落，筛选幼果，充分晒干，再簸去杂质。

● **性能主治**　辛，温。疏风散寒，行气止痛，健胃消食。用于胃寒痛，跌打损伤，腹泻，痢疾，鹅口疮，河豚中毒，毒蛇咬伤。

● **用　　量**　2～10 g，外用适量。

● **临床应用**

1. 胃寒痛：茶辣9 g，干姜6 g，黄皮根10 g，水煎服。
2. 鹅口疮：茶辣、附子各10 g，碾末，用米醋调成糊状敷涌泉穴。
3. 脾肾虚寒久泻不止或五更泻：茶辣6 g，补骨脂10 g，白豆蔻6 g，五味子5 g，水煎服。
4. 河豚中毒：茶辣、食盐适量，炒热布包熨脐下；或茶辣30 g，碾末和盐调涂两手心和两足心。

● **现代研究**

1. 化学研究：果实含吴茱萸碱、吴茱萸次碱、吴茱萸卡品碱等生物碱，还含4,5,7-三羟基-6（或8）-3-甲基丁烯基双氢黄酮、吴茱萸内酯酮、柠檬苦素、柠檬苦素地奥酚等。叶含对-香豆酸、对-羟基苯酸、间苯三酚等。

2. 药理及毒理学研究：

（1）镇痛作用：吴茱萸水煎剂能明显减少小鼠扭体反应次数和延长痛觉反应时间。

（2）吴茱萸水煎剂还有利尿、降压作用，吴茱萸对离体兔肠活动有双向调节作用。

（3）毒性：吴茱萸安全性较高，以水煎剂小鼠灌胃168 g/kg，未见异常。

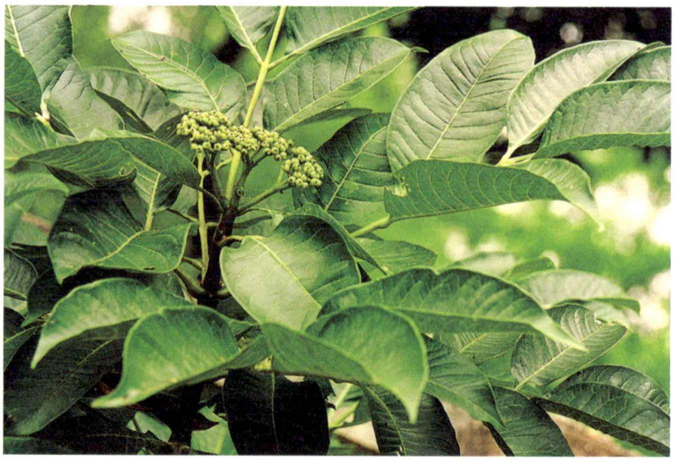

花　椒

Ciujmwnzcah

别　　名　川椒、点椒。

来　　源　为芸香科植物花椒 *Zanthoxylum bungeanum* Maxim. 的果实。

生境分布　野生于路旁、山坡的灌木丛中或栽培。在广西主要分布于乐业县，河北、河南、陕西、甘肃、山东、江西、湖北、湖南、广东、四川、贵州、云南、西藏等省区亦有分布。

植物形态　落叶灌木或小乔木，高3～7 m，具香气，茎干通常有增大的皮刺。单数羽状复叶，互生，叶柄两侧常有一对扁平基部特宽的皮刺；小叶5～11片，对生，近于无柄，纸质，卵形或卵状矩圆形，长1.5～7 cm，宽1～3 cm，边缘有细钝锯齿，齿缝处有粗大透明的腺点，下面中脉基部两侧常被一簇锈褐色长柔毛。聚伞状圆锥花序顶生；花单性，花被片4～8片，一轮，子房无柄。蓇葖果球形，红色至紫红色，密生疣状突起的腺体。花期3～5月，果期7～10月。

采集加工　秋季果实成熟时采摘，晾晒至干。

性能主治　辛，温。温中散寒，止痛杀虫。用于积食停饮，心腹冷痛，呕吐，咳嗽气逆，风寒湿痹，泄泻，痢疾，疝气，牙痛，蛔虫病，蛲虫病。

用　　量　3～10 g，外用适量。

临床应用

1. 肚痛，腹中寒，呕不能食：花椒3 g，干姜6 g，土人参10 g，水煎服。
2. 夏伤湿冷，泄泻不止：炒花椒3 g，肉豆蔻6 g，水煎服。
3. 牙痛：花椒适量，醋煎含漱。
4. 头上白秃：花椒末适量，猪油调敷。

现代研究

1. 化学研究：果实含挥发油，主要成分为柠檬烯、枯醇、香草醇，还含植物甾醇、不饱和有机酸等。果皮含柠檬烯、1,8-桉叶素、β-水芹素、茵芋碱、青椒碱、白鲜碱、香柑内酯、脱肠草素等。根含花椒碱、11-甲氧基白屈菜红碱、去甲基白屈菜红碱、阿罗天兰明碱、菌芋碱、乙酰艾诺兰碱、β-谷甾醇等。

2. 药理学研究：

（1）对中枢神经系统的作用：花椒有较强的麻醉作用和镇痛作用。

（2）抗菌作用：花椒挥发油对11种皮肤癣有一定的治疗作用，花椒煎剂和挥发油对炭疽杆菌、金黄色葡萄球菌、枯草杆菌、大肠杆菌、绿脓杆菌、伤寒杆菌等有抑制作用。

（3）抗血栓作用：花椒水提物、醚提物均对血小板聚集有明显的抑制作用，能延长实验性血栓形成。

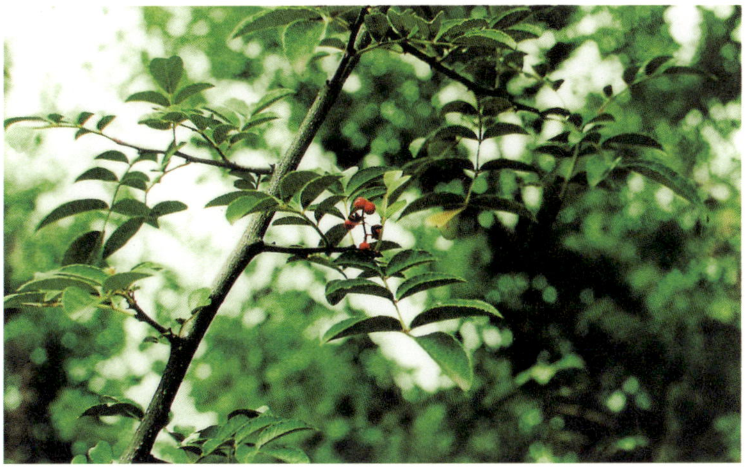

香　菜

Caekhomj（homsaej）

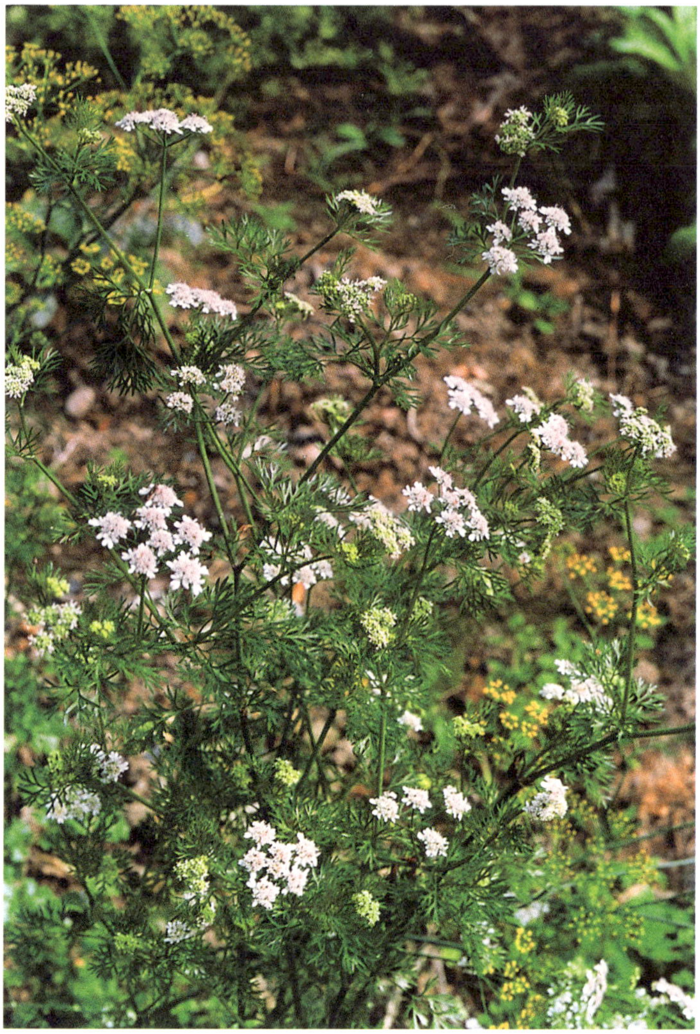

● **别　　名**　胡荽、小茴萝。

● **来　　源**　为伞形科植物芫荽*Coriandrum sativum* L.的全草。

● **生境分布**　栽培。分布于广西各地，全国其他地方亦有分布。

● **植物形态**　一年生草本，高30～100 cm。全体无毛，具强烈香气。基生叶一至二回羽状全裂，裂片宽卵形或楔形，长1～2 cm，边缘深裂或具缺刻；叶柄长3～15 cm；茎生叶二至三回羽状深裂，最终裂片狭条形，长2～15 mm，宽0.5～1.5 mm，全缘。复伞形花序顶生；总花梗长2～8 mm；无总苞；伞幅2～8枝；小总苞片条形；花梗4～10条；花小，白色或淡紫色。双悬果近球形，直径约1.5 mm，光滑，果棱稍凸起。

● **采集加工**　春、夏季可采，切段晒干。

● **性能主治**　辛，温。祛寒健胃，解肌透疹。用于麻疹不透，胃寒痛，食积不消，牙痛，脱肛。

● **用　　量**　3～9 g。

● **临床应用**

1. 麻疹不透：香菜、蝉蜕各6 g，薄荷3 g，水煎服。

2. 胃寒痛：香菜、生姜、桂皮各适量，咀嚼服。

3. 食积不消：香菜9 g，砂仁6 g，木香6 g，水煎服。

4. 牙痛：香菜、花椒各少许，捣烂含服。

● **现代研究**　化学研究：果实含挥发油，油中的主要成分为d-芳樟醇、牻牛四醇、二戊烯、对-伞花烃、乙酸芳樟酯、乙酸乙脑酯、蒎烯等，还含D-甘露醇、脂肪油、蛋白质、黄酮苷类等。全草和未成熟的果实含葵醛等。

小茴香

Byaekhomj

● **别　　名**　小香。

● **来　　源**　为伞形科植物茴香*Foeniculum vulgare* Mill.的果实。

● **生境分布**　栽培。全国各地均有分布。

● **植物形态**　多年生草本，高0.6～2 m。全体无毛，有粉霜，具强烈香气。茎直立，上部有分枝。基生叶圆卵形至宽三角形，长约30 cm，宽约40 cm，三至四回羽状细裂，最终裂片丝状，长4～40 mm，宽约0.5 mm；下部叶柄长7～15 cm，上部的叶柄一个或全部成鞘。复伞形花序大，直径达15 cm；总花梗长4～25 cm；无总苞和小总苞；伞幅8～30枝，长2～8 cm，不等长，开展伸长；花梗5～30条，开展；花小，金黄色。双悬果矩圆形，长3.5～5 mm，宽1.5～2 mm，果棱尖锐。

● **采集加工**　秋季果实初熟时采割植株，晒干，打下果实，除去杂质。

● **性能主治**　辛，温。通龙路、火路，祛寒止痛，理气和胃。用于寒性腰痛，胃寒胀痛，小腹冷痛，疝气痛，睾丸肿痛。

● **用　　量**　3～6 g。

● **临床应用**

1. 寒性腰痛：小茴香5 g，碾末，猪腰1个。将小茴香纳入猪腰中，用湿纸包裹，煨熟，饭前以盐汤、米酒送服。

2. 胃寒胀痛：小茴香5 g，良姜10 g，乌药10 g，炒香附10 g，水煎服。

3. 小腹冷痛：小茴香5 g，荔枝核15 g，胡椒5 g，水煎服。

4. 疝气痛，睾丸肿痛：小茴香4 g，荔枝核9 g，橘核9 g，青皮9 g，陈皮6 g，水煎服。

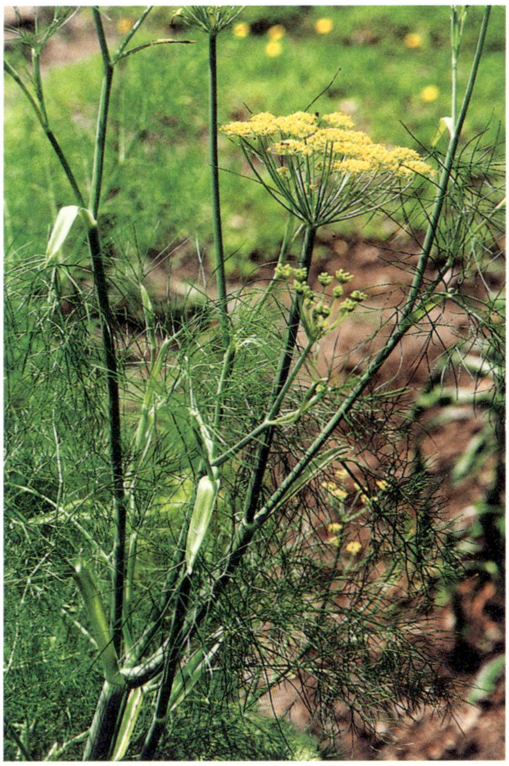

● **现代研究**

1. 化学研究：果实含挥发油（2%～6%）、甾醇、三萜、香豆素和氨基酸等多种化合物。挥发油中的主要成分为反式茴香醚、柠檬烯、小茴香酮、爱草脑、γ-松油烯和α-蒎烯等。香豆素的主要成分为花椒毒素、欧前胡素、佛手柑内酯、印度枸橘素和伞形花内酯。

2. 药理学研究：

（1）兴奋及调节胃肠活动：茴香煎剂能兴奋离体兔肠收缩和促进在体兔肠蠕动。

（2）茴香丙酮提取物有性激素样作用。

（3）茴香煎剂还有镇痛作用，对兔血小板有抑制及抗纤溶作用。茴香油有祛痰平喘、抗菌抗癌作用。

天胡荽

Nya'ndauhndeih

● **别　　名**　满天星、天星草、花边灯盏。

● **来　　源**　为伞形科植物天胡荽*Hydrocotyle sibthorpioides* Lam.的全草。

● **生境分布**　生于湿润的路旁、草地、田边、河沟边、湖滩、溪谷及山地。分布于广西各地，华南其他地方及华东、华中、西南各地区亦有分布。

● **植物形态**　多年生草本。茎细长而匍匐，节上生根。单叶互生，膜质至草质，圆形或肾圆形，长5～15 mm，宽8～25 mm，基部心形，两耳有时相接，不分裂或5～7裂，裂片阔倒卵形，边缘有钝齿，上面光滑，下面脉上疏被粗伏毛，有时两面光滑或密被柔毛；叶柄长0.7～9 cm，无毛或顶端有毛；托叶略呈半圆形，薄膜质，边缘全缘或稍有浅裂。伞形花序与叶对生，单生于节上；花序梗纤细，长5～35 mm；小总苞片卵形至卵状披针形，长1～1.5 mm，膜质，有黄色透明腺点，背部有一条不明显的脉；小伞形花序有花5～18朵，花小，无柄或有极短的柄，花瓣卵形，长约1.2 mm，绿白色，有腺点；花丝与花瓣同长或稍超出，花药卵形，花柱长0.6～1 mm。果实略呈心形，长1～1.4 mm，宽1.2～2 mm，两侧扁压，中棱在果成熟时极为隆起，幼时表面草黄色，成熟时有紫色斑点。

● **采集加工**　全年可采，除去杂质，鲜用或晒干备用。

● **性能主治**　苦、辛，寒。清热解毒，利湿退黄，止咳，消肿散结。用于黄病（急性黄疸型肝炎），咳嗽，百日咳，咽喉肿痛，疮疡肿毒，跌打瘀肿。

● **用　　量**　10～20 g，外用适量。

● **临床应用**

1. 黄病（急性黄疸型肝炎）：天胡荽15 g，茵陈蒿15 g，酢浆草20 g，加食盐少许，水煎服。
2. 百日咳：鲜天胡荽20 g，捣烂取汁蜜糖开水冲服。
3. 小儿疳积：天胡荽10 g，蒸鸡肝或猪肝服。
4. 咽喉肿痛：天胡荽20 g，捣汁加食盐少许含漱。
5. 跌打瘀肿：鲜天胡荽50 g，捣烂，酒炒热，敷患处。

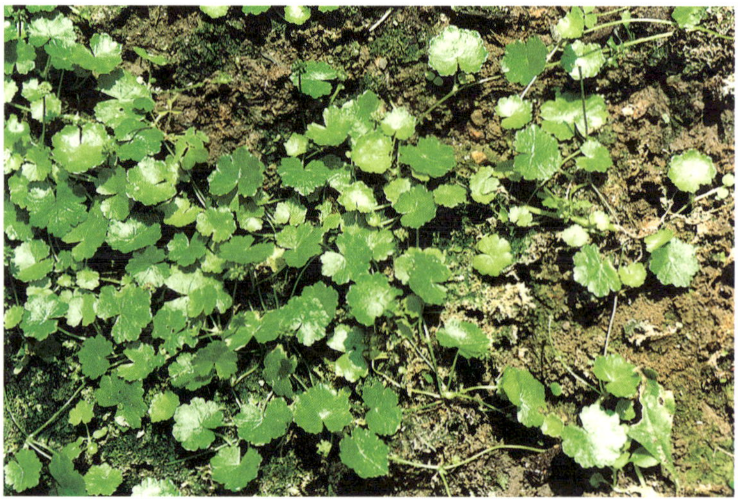

● **现代研究**

1. 化学研究：全草含黄酮苷、酚类、氨基酸、挥发油、香豆素、豆甾醇和l-芝麻素等。黄酮成分为槲皮素、金丝桃苷、异鼠李素等。

2. 药理学研究：

（1）抗菌作用：本品对金黄色葡萄球菌有较强的抑制作用，对白喉杆菌、变形杆菌、福氏痢疾杆菌、伤寒杆菌有不同程度的抑制作用。

（2）天胡荽中香豆素成分对正常和糖尿大鼠有降血糖作用。

苍　耳

Cijndouxbox

● **别　　名**　痴头婆。

● **来　　源**　为菊科植物苍耳*Xanthium sibiricum* Patr. ex Widd. 的全草。

● **生境分布**　生于平原、丘陵、低山、荒野路边、田边。分布于广西各地，全国其他地区亦有分布。

● **植物形态**　一年生草本，高20～90 cm。茎直立，不分枝或小有分枝，下部圆柱形，直径4～10 mm，上部有纵沟，被灰白色伏毛。单叶互生，三角状卵形或心形，长4～9 cm，宽5～10 cm，基出三脉，两面被贴生的糙伏毛；叶柄长3～11 cm。雄头状花序球形，密生柔毛；雌头状花序椭圆形，内层总苞片结成囊状。成熟的具瘦果的总苞变坚硬，绿色、淡黄色或红褐色，外面疏生具钩的总苞刺，苞刺长1～1.5 mm，喙长1.5～2.5 mm。瘦果2个，倒卵形。

● **采集加工**　夏、秋季茎叶茂盛、花未开时采割，晒干备用。

● **性能主治**　苦、辛，寒。祛风散寒，解毒杀虫。用于头风，头晕，湿痹，拘挛，目赤，目翳，热毒疮疡，皮肤瘙痒。

● **用　　量**　6～15 g，外用适量。

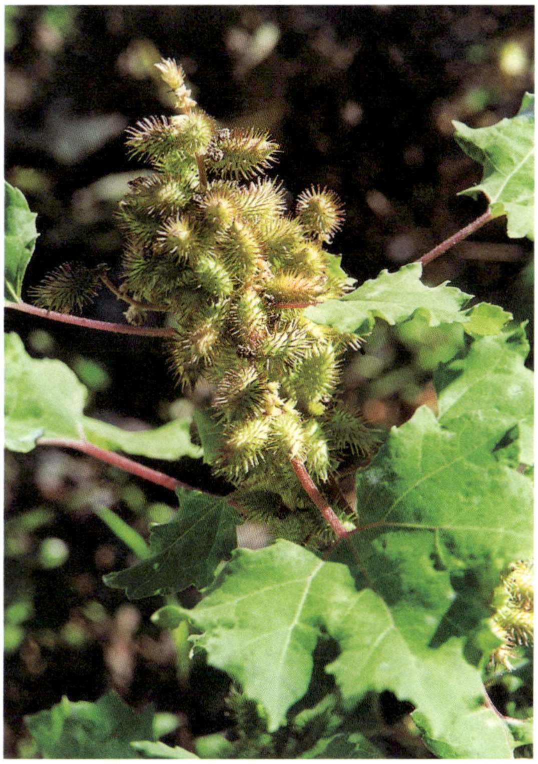

● **临床应用**

1. 水肿：苍耳根15 g，九节风15 g，海金沙15 g，鬼针草20 g，六月雪15 g，水煎服。
2. 黄水疮：苍耳、桉树叶各60 g，九里明50 g，火炭母30 g，水煎外洗。
3. 抽筋：苍耳、望江南、算盘花、大叶紫珠、土牛膝各30 g，水煎外洗。
4. 外感风寒，头风头痛：苍耳10 g，防风6 g，白芷10 g，蒿本10 g，水煎服。
5. 风湿痹痛：苍耳10 g，威灵仙12 g，五加皮15 g，肉桂5 g，水煎服。

● **现代研究**

1. 化学研究：带果全草含二萜羧酸苍术苷、油菜甾醇、挥发油、倍半萜、谷甾醇、豆甾醇等。
2. 药理学研究：

（1）叶浸剂能增加离体兔肠的运动，扩张离体兔耳血管，抑制蛙心的兴奋传导，能引起蛙后肢血管的先扩张后收缩。苍耳叶酊剂对猫静脉注射，可引起暂时性血压下降，并兴奋脊髓。

（2）茎、叶和幼苗含对神经及肌肉有毒性的物质，其水溶性部分所含的苷类物质（AA_2）是有毒成分，主要作用之一是在短时间内使血糖降低，惊厥后死亡，并能使血压稍下降，使白细胞总数下降很多。

（3）毒性：腹腔注射苍耳子的LD_{50}，小鼠为10～16 mg/kg，大鼠为46 mg/kg。

薰衣草

Nyahomj

● **别　　名**　香草。

● **来　　源**　为报春花科植物灵香草*Lysimachia foenum graecum* Hance的地上部分。

● **生境分布**　生于林下及山谷阴湿地带。在广西主要分布于龙胜、富川、金秀、德保、那坡、凌云等地，广东、云南、湖南等省亦有分布。

● **植物形态**　多年生草本。全株光滑无毛，干后有浓郁的香气。茎柔弱，直立或匍匐生长，具棱或狭翅，长40～60 cm。单叶互生，椭圆形或卵形，长4～9 cm，宽1.5～4.5 cm，顶端锐尖，基部渐狭下延，边缘全缘或有时呈皱波状；叶柄具狭翅，长5～12 mm。花单生于茎上部叶腋；花梗柔弱，长2～3 cm；花萼5深裂达基部，裂片卵状披针形，长8～10 mm；花冠黄色，5深裂，裂片椭圆形，长12～16 mm，宽约9 mm；雄蕊5枚，长约7 mm，花丝极短。蒴果球形，灰白色。

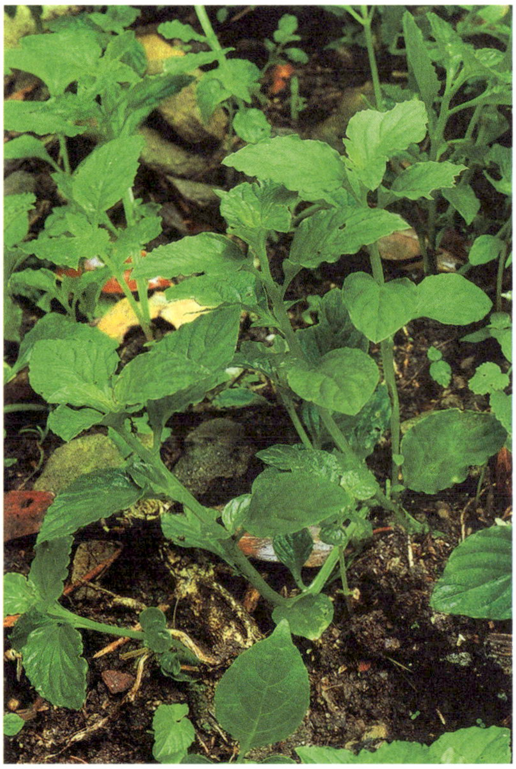

● **采集加工**　夏、秋季茎叶茂盛时采割，除去杂质，阴干备用。

● **性能主治**　辛、甘，温。祛风寒，辟秽浊。用于鼻塞，伤风，感冒头痛，下痢，遗精，牙痛，胸腹胀满。

● **用　　量**　6～9 g。

● **临床应用**

1. 感冒头痛：薰衣草9 g，山芝麻9 g，七叶一枝花6 g，水煎服。

2. 热痢：薰衣草9 g，白头翁9 g，黄连6 g，藤当归9 g，水煎服。

3. 牙痛：薰衣草、荜拨各等份，烘干碾末，涂痛处。

4. 胸腹胀满，恶心，厌食：薰衣草、藿香、莎草根各等份，碾末，每次6 g，开水送服。

● **现代研究**

1. 化学研究：全草含挥发油，共鉴定出十六酸等59种成分，其中以十六酸、十七酸、六氢金合欢烯酰丙酮等的含量较多。

2. 药理学研究：本品药液对流感病毒不同毒株间均有抑制或灭活效果。在体外及鸡胚内，本品煎液（75%浓度）对流感病毒赣防71-5株、京科68-1株均有抑制作用。

毛 麝 香

Yeyangjdoq

● **别　　名**　地松草、千捶草、土夏枯草、假薄荷、香草。

● **来　　源**　为玄参科植物毛麝香*Adenosma glutinosum* (L.) Druce 的全草。

● **生境分布**　生于海拔200～600 m的山坡、溪边。在广西主要分布于田东、南宁、防城港、博白、玉林、北流、贵港、藤县、贺州、恭城、灵川、鹿寨，云南、广东等省亦有分布。

● **植物形态**　一年生草本，全株密被长毛。茎四方形。叶对生或近对生，卵圆形或椭圆状卵形，长2～6 cm，宽2～4 cm，茎上部的较小，两面均被毛，背面有橙色或褐色腺点，边缘有钝齿，搓烂有香气。花腋生或顶生，疏散，有叶的总状花序；夏季开花，唇形，紫蓝色。蒴果小，包藏于宿存的花萼内。

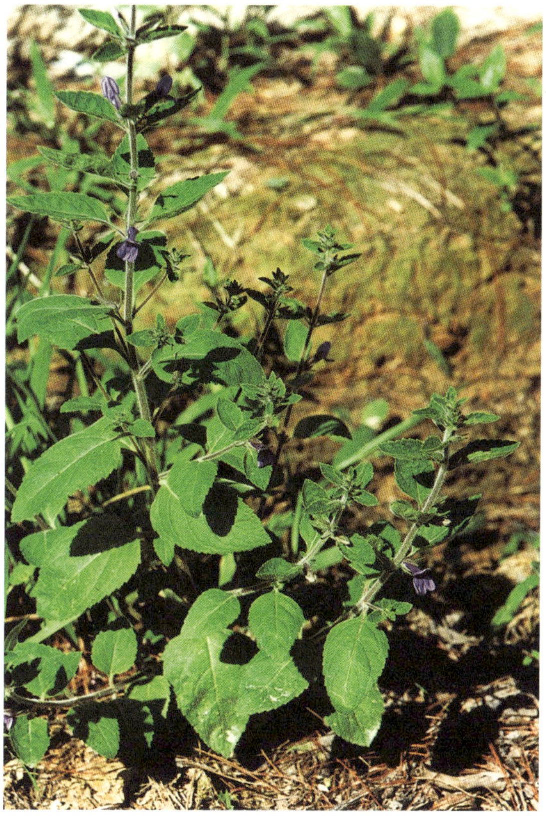

● **采集加工**　开花时采收，洗净，晒干备用。

● **性能主治**　辛、微苦，微温。疏风散寒，化湿消滞。用于风寒感冒，咳嗽，头痛，消化不良，腹胀泄泻，蛇咬伤。

● **用　　量**　15～30 g。

● **临床应用**

1. 风湿感冒，咳嗽：毛麝香15 g，山芝麻15 g，枇杷叶10 g，水煎服。

2. 消化不良，腹胀泄泻：毛麝香15 g，陈皮6 g，山楂10 g，水煎服。

3. 蛇咬伤：毛麝香50 g，捣烂，敷患处。

● **现代研究**　化学研究：全草含挥发油，油中的主要成分为α-蒎烯、β-蒎烯、柠檬烯、对伞花烃、桉油精、芳樟醇、小茴香酮、邻甲基茴香醚、δ-愈疮木烯、萜品醇-4、广藿香醇等。毛麝香还含有机酸、糖类、黄酮苷、酚类、氨基酸等。

荆　芥

Goginghgai

● **来　　源**　为唇形科植物裂叶荆芥*Schizonepeta tenuifolia*（Benth.）Briq. 的全草。

● **生境分布**　生于山坡路边、山谷、林缘或栽培。在广西主要分布于全州等地，辽宁、吉林、黑龙江、内蒙古、河北、河南、山东、山西、陕西、甘肃、安徽、江苏、浙江、福建、台湾、江西、湖南、湖北、云南、四川、贵州等省区亦有分布。

● **植物形态**　一年生直立草本，高30～100 cm。被灰白色疏短柔毛。叶指状3裂，偶有多裂，长1～3.5 cm，宽1.5～2.5 cm，裂片宽1.5～4 mm，两面被短柔毛，下面有腺点；叶柄短。轮伞花序多花，组成顶生长2～13 cm间断的假穗状花序；苞片叶状，小苞片条形，极小；花萼狭钟状，长约3 mm，15脉，5齿，三角状披针形，后齿较长；花冠青紫色，长约4.5 mm，筒内面无毛，下唇中裂片顶端微凹，基部爪状变狭；雄蕊4枚，二强。小坚果矩圆状三棱形，长约1.5 mm，有小点。

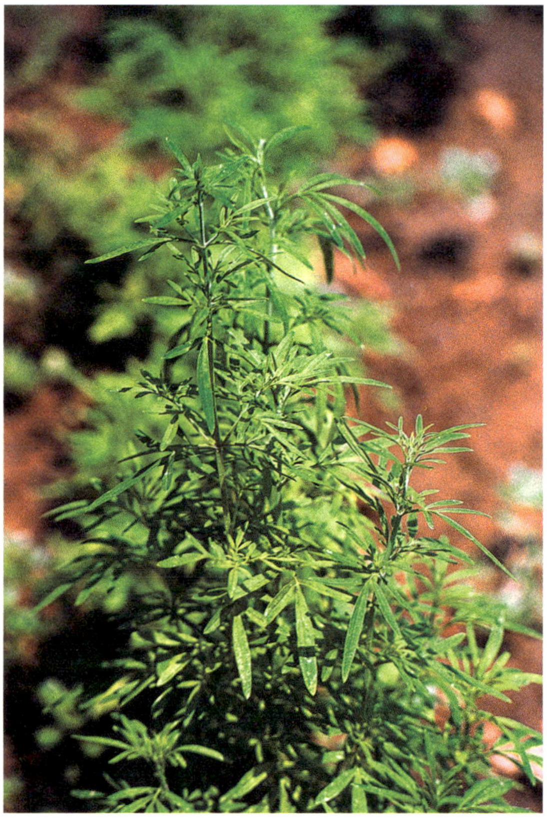

● **采集加工**　秋季花开穗绿时割取地上部分，晒干。

● **性能主治**　辛，温。疏风散寒，透疹。用于感冒，头痛，麻疹不透，疥疮。

● **用　　量**　5～9 g。

● **临床应用**

1. 感冒头痛：荆芥9 g，山芝麻15 g，羌活10 g，水煎服。

2. 麻疹不透：荆芥9 g，薄荷（后下）5 g，蝉蜕3 g，牛蒡子6 g，葛根10 g，水煎服。

3. 疥疮初起：荆芥9 g，防风10 g，银花10 g，连翘10 g，水煎服。

● **现代研究**

1. 化学研究：含挥发油，油中的主要成分为胡薄荷酮、薄荷酮、异薄荷酮、异胡薄荷酮。穗状花序含荆芥苷A、B、C、D、E和荆芥醇、荆芥二醇、香草木素、橙皮素、橙皮苷、木犀草素、迷迭香酸、迷迭香酸甲酯、咖咔酸、荆芥素A等。

2. 药理及毒理学研究：

（1）镇静镇痛：荆芥油对小鼠有镇静作用，本品煎剂有镇痛作用。

（2）抗炎、抗菌作用：小鼠腹腔注射荆芥煎剂有较强的抗炎作用，荆芥水煎剂体外能抑制金黄色葡萄球菌、白喉杆菌。

（3）毒性：小鼠腹腔注射水煎剂LD_{50}为30.8（±1.2）g/kg。

紫　苏

Seihsoj

别　　名　白苏。

来　　源　为唇形科植物紫苏*Perilla frutescens*（L.）Britt. 的枝叶。

生境分布　栽培。多分布于广西各地，全国其他地区亦有分布。

植物形态　一年生草本，高30～200 cm，被长柔毛。叶片宽卵形或圆卵形，长7～13 cm，上面被疏柔毛，下面脉上被贴生柔毛；叶柄长3～5 cm，密被长柔毛。轮伞花序2花，组成顶生和腋生、偏向一侧、密被长柔毛的假总状花序，每花有1片苞片；花萼钟状，下部被长柔毛，有黄色腺点，果时增大，基部一边肿胀，上唇宽大，3齿，下唇2齿，披针形，内面喉部具疏柔毛；花冠紫红色或粉红色至白色，长3～4 mm，上唇微缺，下唇3裂。小坚果近球形。

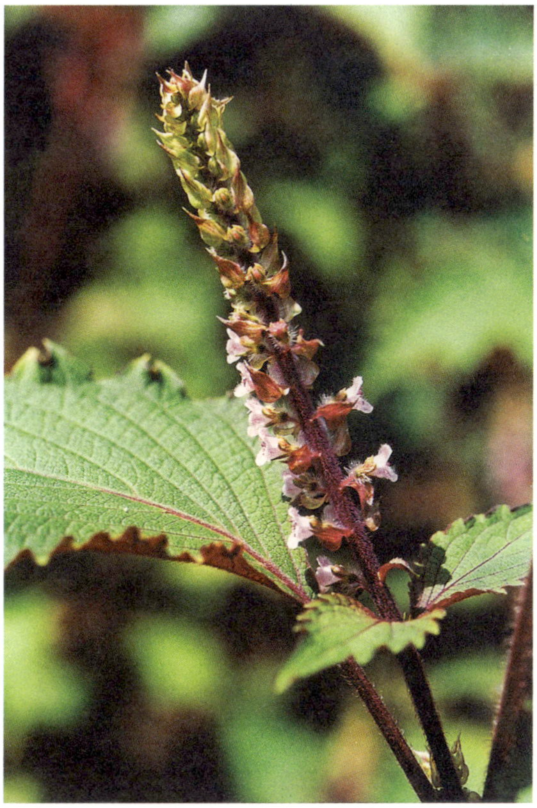

采集加工　在9月上旬（白露前后）枝叶茂盛花序刚长出时采收，置通风处阴干，然后将枝叶采下。

性能主治　辛，温。疏风散寒，理气消食。用于风寒感冒，咳嗽，气喘，食积。

用　　量　6～10 g。

临床应用

1. 风寒感冒，咳嗽：紫苏10 g，生姜10 g，葱白10 g，枇杷叶10 g，水煎服。

2. 气喘：紫苏10 g，莱菔子10 g，白芥子10 g，水煎服。

3. 消化不良：紫苏9 g，藿香6 g，生姜10 g，水煎服。

现代研究　化学研究：全草主要含挥发油，油中的主要成分是l-紫苏醛、白苏烯酮、松茸醇和l-芳樟醇。种子含脂肪油，油中的主要成分是亚麻脂和甘油三棕榈酸酯。

高良姜

Ginghndoengz

● **别　　名**　小良姜、良姜。

● **来　　源**　为姜科植物高良姜*Alpinia officinarum* Hance的根状茎。

● **生境分布**　生于路旁、山坡草地、灌木丛中，多为栽培。在广西主要分布于陆川、博白等地，广东、海南、云南、台湾等省亦有分布。

● **植物形态**　多年生草本，高30～60 cm。根状茎圆柱形，直径1～1.5 cm，具节，节处具环形膜质鳞片，节上生根，芳香。叶无柄或近无柄，叶线状披针形，长15～30 cm，宽1.5～2 cm，先端渐尖或近尾状；叶鞘开放，抱茎，边缘膜质；叶舌披针形，长2～3 cm，有时达5 cm。花总状花序顶生，长6～10 cm，花序轴被绒毛；小苞片长不逾1 mm，花梗长1～2 mm；花萼长8～10 mm，被小短绒毛；花冠裂片3片，长圆形；唇瓣卵形；雄蕊长约1.6 cm。蒴果球形，直径约1 cm，红色。

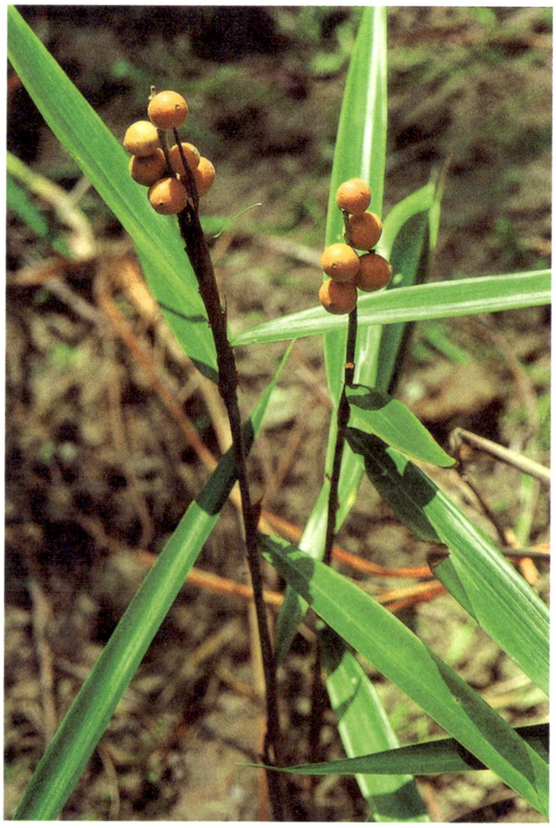

● **采集加工**　栽培品多在夏秋间挖取4～6年的根茎，洗净，除去地上茎及须根，剥去残留鳞片，横切，晒干备用。

● **性能主治**　辛，热。祛风散寒，温胃行气，止痛。用于肚腹冷痛，胃寒呕吐。

● **用　　量**　3～6 g。

● **临床应用**

1. 肚腹冷痛：高良姜6 g，干姜6 g，水煎服。

2. 胃寒呕吐：高良姜6 g，生姜10 g，半夏6 g，水煎服。

● **现代研究**

1. 化学研究：根茎含高良姜素、高良姜素-3-甲醚、山柰酚、山柰素、槲皮素、槲皮素-3-甲醚、异鼠李素及挥发油，挥发油中的主要成分为桉油精、桂皮酸甲酯、α-蒎烯、丁香油酚。

2. 药理及毒理学研究：

（1）高良姜水煎剂对豚鼠离体肠管为低浓度兴奋、高浓度抑制。

（2）抗菌作用：体外实验证明高良姜煎液对炭疽杆菌、α 及 β –溶血性链球菌、白喉杆菌、假白喉杆菌、人型结核菌、肺炎双球菌、柠檬色葡萄球菌、白色葡萄球菌、枯草杆菌的革兰氏阳性嗜氧菌均有抗菌作用。

（3）镇痛作用：高良姜煎剂或醚提取物可减少醋酸、酒石酸锑钾所致扭体反应次数，延长热刺激反应潜伏期。

（4）毒性：高良姜小鼠灌胃LD_{50}：醚提取物为4.2（±0.4）mg/kg，水提物为120 g/kg。

沙　姜

Hinggaeq

● **别　　名**　山柰、三柰。

● **来　　源**　为姜科植物山柰*Kaempferia galanga* L. 的根状茎。

● **生境分布**　生于山坡、林下、草丛中，多为栽培。分布于广西各地，广东、云南、福建、台湾等省亦有分布。

● **植物形态**　多年生草本。根茎块状，单个或数个相连，绿白色，芳香。叶2～4片，贴地生长，近无柄；叶片近圆形或宽卵形，长7～20 cm，宽4～12 cm，先端急尖或近钝形，基部宽楔形或圆形，上面绿色，有时叶缘及先端紫色，幼时被短柔毛，后变无毛或于下面被疏长柔毛，干叶在上面可见红色小点；叶基具苞状退化叶，膜质，长圆形，长1～5 cm。穗状花序自叶鞘中抽出，具5～12朵花，每花晨开午谢；小苞片披针形，长约2.5 cm，绿色；萼管长2.5 cm；花冠裂片窄披针形，白色，长1.2～1.5 cm；侧生的退化雄蕊花瓣状，倒卵状楔形，白色，长约1.2 cm；能育雄蕊1枚，无花丝，药隔附属体正方形，2裂；子房下位，3室，花柱细长，基部具2细长棒状物，柱头盘状，具缘毛。蒴果。

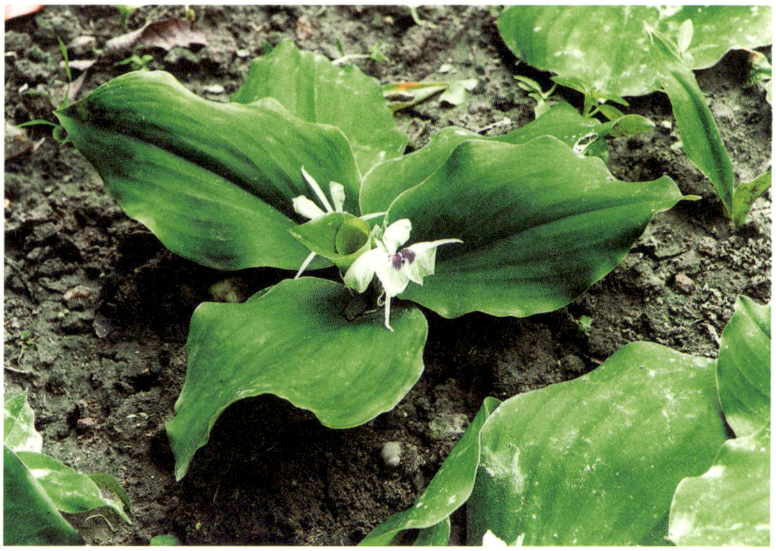

● **采集加工**　12月至次年3月间，地上茎叶枯萎时，挖取1～3年生的根状茎，洗去泥土，除去须根，横切成片，用硫黄熏一天后，铺在竹席上晒干（切忌火烘）。

● **性能主治**　辛，温。散寒消滞，祛风止痛，祛瘀消肿，辟秽行气。用于寒凝腹痛，谷道不畅，牙痛，风寒湿痹，跌打损伤，无名肿毒，上吐下泻，瘴毒。

● **用　　量**　3～6 g，外用适量。

临床应用

1. 寒凝腹痛：沙姜、丁香、当归、甘草各等份为末，醋调为丸如梧桐子大，每次1丸，米酒送服。

2. 牙痛：沙姜3份，麝香1份，碾末，置少许于口中含漱。

3. 骨卡喉：沙姜、赤芍、威灵仙各5 g，水煎服。

4. 胃寒呕吐：沙姜10 g，白胡椒5 g，碾末，每次1 g，调粥服。

现代研究

1. 化学研究：沙姜含挥发油、黄酮、香豆素、蛋白质、淀粉、黏液质等。挥发油中的主要成分为桂皮酸乙酯、对甲氧基桂皮酸、香豆酸乙酯、对甲基香豆酸乙酯、龙脑、桉油素、十五烷、桂皮醛、莰烯。黄酮类中有山柰酚、山柰素等。

2. 药理学研究：

（1）抗菌作用：本品根状茎煎剂体外对许兰氏癣菌及其蒙古变种、共心性毛癣菌、堇色毛癣菌等10种常见致病菌均有抑制作用。山柰酚对动物有消炎作用。

（2）抗组胺作用：95%山柰乙醇提取物对豚鼠离体气管有抗组胺作用。

韭　菜

Caekgeb

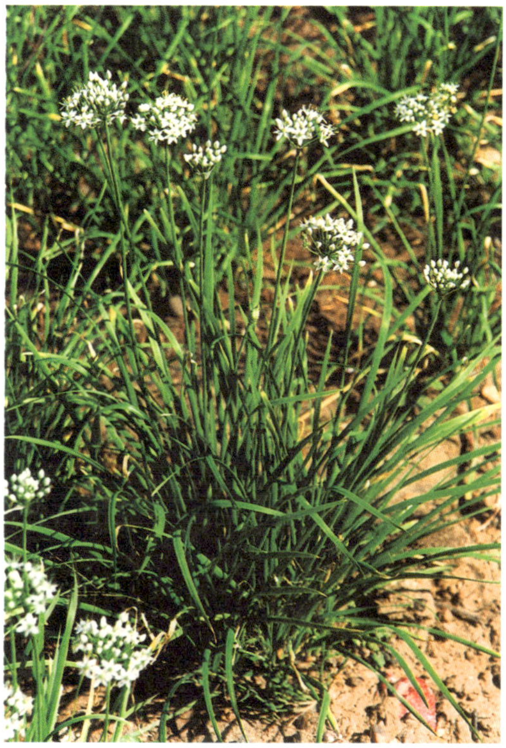

别　　名　扁菜。

来　　源　为石蒜科植物韭菜*Allium tuberosum* Rottl. ex Spreng. 的叶、根、种子。

生境分布　栽培。全国大部分地区广泛栽培。

植物形态　草本，具根状茎。鳞茎狭圆锥形，簇生；鳞茎外皮黄褐色，网状纤维质。花葶圆柱形，高25～60 cm。叶基生，条形，扁平，长15～30 cm，宽1.5～7 mm。总苞2裂，比花序短，宿存；伞形花序簇生状或球状，多花；花梗为花被的2～4倍长，具苞片；花白色或微带红色；花被片6片，狭卵形至矩圆状披针形，长4.5～7 mm；花丝基部合生并与花被贴生，长约为花被片的4/5，狭三角状锥形；子房外壁具疣状突起。蒴果具倒心形的果瓣。

采集加工　种子：秋季果熟时采收，将果实摘下，晒干，搓出种子，筛净果皮及杂质。根、叶：全年可采，洗净鲜用或晒干备用。

● **性能主治** 辛、甘，温。解毒散瘀，消积止汗，壮阳固精。用于胸痞，食积腹胀，虚汗盗汗，阳痿遗精，白带过多，跌打损伤，瘀血肿痛，外伤出血。

● **用　　量** 3～20 g，外用适量。

● **临床应用**

1. 倒经：鲜韭菜20 g，捣烂取汁米酒冲服。

2. 跌打内伤：鲜韭菜20 g，捣烂取汁米酒冲服。

3. 跌打外伤：韭菜、香附、鸡心七各适量，捣烂加酒炒热敷患处。

● **现代研究**

1. 化学研究：叶和根含硫化物、苷类和苦味质。鳞茎含蒜氨酸和甲基蒜氨酸。种子含生物碱和皂苷等。

2. 药理学研究：小鼠静脉注射韭菜叶汁可产生休克样症状半小时后死亡。家兔静脉注射韭菜叶汁，有轻度降压作用。韭菜原汁对离体蛙心，先抑制后兴奋，大量可使心跳停于扩张期；对蛙下肢及兔耳血管有轻度扩张作用，而1%稀释液能兴奋离体子宫。

水 半 夏

Bon'yanaem

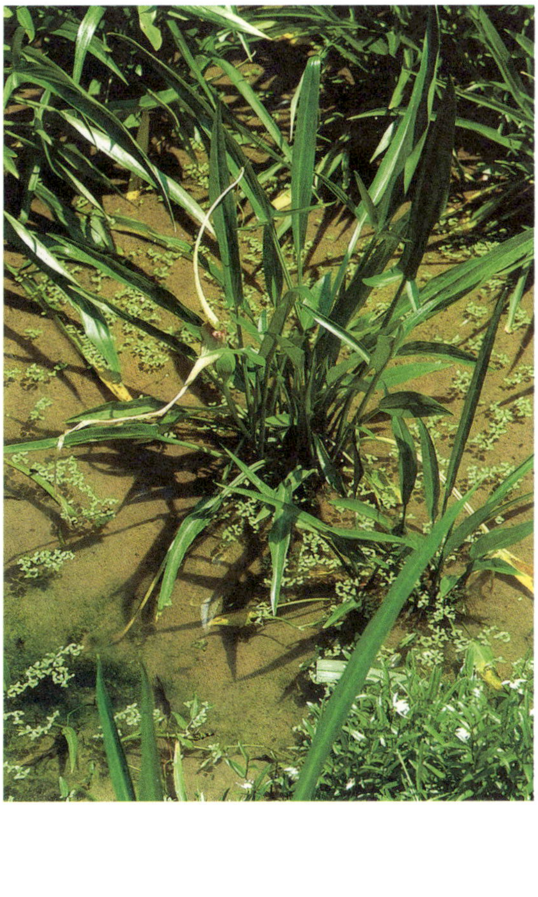

● **别　　名** 戟叶半夏。

● **来　　源** 为天南星科植物鞭檐犁头尖*Typhonium flagelliforme*（Lodd.）Blume的块茎。

● **生境分布** 生于山溪浅水中、水田或田边以及其他湿地。分布于广西、广东、云南等省区。

● **植物形态** 多年生草本。块茎近圆形、圆锥形或倒卵形，直径1～2 cm，上部周围密生长2～4 cm的肉质根。叶和花序同时抽出。叶3～4，叶柄长15～30 cm，中部以下宽鞘，基部鞘宽达1.5～2 cm，叶片戟状长圆形，基部心形或下延；前裂片长5～14 cm，宽2～4 cm，长圆形或长圆状披针形；侧裂片向外水平伸展下倾，长三角形，长4～5 cm，宽3～5 mm；侧脉4～5对，其中一对基出，均上举，表面略隆起，背面不明显，2级侧脉和网脉纤细，集合脉2条，外圈靠近边缘，内圈与边缘相距3～5 mm。花序柄细，长5～10 cm；佛焰苞管部绿色，卵圆形或长圆形，长1.5～2.5 cm，直径1.2～2 cm；檐部绿色或绿白色，披针形，常伸长卷曲为长鞭状或较短而渐尖，长7.5～25 cm，下部展平，宽5～8 cm。肉穗花序比佛焰苞短或长，有时极长，可达20 cm，雌花序长5～6 mm，黄色；附属器淡黄绿色，具长约2.5 mm的柄，下部为长圆锥形，向上为细长的线形，共长16～17 cm，基部粗约5 mm；雄雌2枚，药室近圆球形。雌花：子房倒卵形或近球形，花柱不存在，柱头小。中性花：中部以下的棒状，长达4 mm，上弯，黄色，先端紫色；上部锥形，长2～3 mm，淡黄色，下倾并有时内弯。浆果卵圆形，绿色。花期4～5月。

● **采集加工** 秋冬挖出后，去外皮，晒干备用。

● **性能主治** 辛，温，有毒。祛寒燥湿，止咳化痰。用于咳嗽痰多，支气管炎，胃痛。

● **用　　量** 6～15 g。

● **临床应用**

1. 支气管炎：制水半夏6 g，葫芦茶15 g，龙脷叶6 g，桑寄生15 g，百部15 g，水煎服。

2. 胃痛：水半夏6 g，元胡15 g，古羊藤12 g，佛手10 g，两面针10 g，茯苓15 g，神曲10 g，水煎服。

● **现代研究** 药理及毒理学研究：水半夏与半夏相似，其生品混悬液能使家鸽呕吐；经新法（8%矾水浸剂）、老法（矾水浸煮）炮制后，同样剂量时，家鸽均未见呕吐。与生品混悬液比较，两者均有非常显著的黏膜刺激，而炮制后则明显降低；水半夏的毒性较半夏更低（10 g/kg，连续给药5天后对小鼠的实质性器官均未发现病理改变；剂量增至45 g/kg时，10只小鼠中灌服生半夏者有5只死亡，而服生水半夏者无一死亡）。

鹅不食草

Nyagajgoep

● **别　　名** 山胡椒、石胡荽、球子草、地茼蒿。

● **来　　源** 为菊科植物石胡荽*Centipeda minima*（L.）A. Br. et Aschers. 的全草。

● **生境分布** 生于海拔100～1 200 m的路旁荒野及阴湿地。在广西主要分布于陆川、龙州，浙江、湖北、江苏、广东、河南、江西、福建、安徽等省亦有分布。

● **植物形态** 一年生小草本。茎多分枝，匍匐，高5～20 cm。叶互生，无柄；叶片楔状倒披针形，长7～20 mm，宽3～5 mm，顶端钝，边缘有少数锯齿，无毛或背面被蛛丝状毛。头状花序扁球形，直径约3 mm，单生叶腋，无花序梗或极短，总苞半球形，总苞片2层，椭圆状披针形，绿色，边缘膜质，外层的较大；缘花细管状，雌性，长约0.2 mm，淡绿黄色，顶端2～3浅裂或全缘；中央花管状，两性，长约0.5 mm，顶端4深裂，淡紫红色。瘦果椭圆形，长约1 mm，具4棱，棱上有长毛，无冠状冠毛。花果期4～10月。

● **采集加工** 夏季花开放时采收全草，晒干备用或鲜用。

● **性能主治** 辛，温。祛风散寒，胜湿通窍。用于风寒感冒，急性气管炎，喉痹，各种鼻炎，痧气腹痛，阿米巴痢疾，疟疾，蛇伤。

用　　量　10～15 g，外用适量。

临床应用

1. 风寒感冒，急性气管炎：鹅不食草、紫苏叶、胡颓子各10 g，生姜3片，水煎服。
2. 单双喉蛾：鹅不食草15 g，糯米30 g，将鲜鹅不食草捣烂，取汁浸糯米磨浆，徐徐含咽。
3. 头痛：鹅不食草10 g，川芎10 g，菊花10 g，水煎服。
4. 咽喉炎：鹅不食草10 g，酸咪咪10 g，红花5 g，肿节风15 g，射干10 g，水煎服。
5. 萎缩性鼻炎：鹅不食草粉5 g，石蜡油100 ml，搅匀滴鼻。
6. 慢性鼻窦炎：鹅不食草15 g，辛夷、甘草各5 g，白芷、苍耳子、薄荷各10 g，水煎服。
7. 阿米巴痢疾，疟疾，疳积腹泻：鹅不食草10 g，水煎服。
8. 蛇咬伤：鲜鹅不食草适量，捣烂外敷伤口周围。

现代研究　化学研究：全草含挥发油、有机酸、鞣质、树脂、香豆素、内酯、棕榈酸蒲公英甾醇酯、乙酸蒲公英甾醇酯、蒲公英甾醇、豆甾醇-β-谷甾醇、山金车二醇。

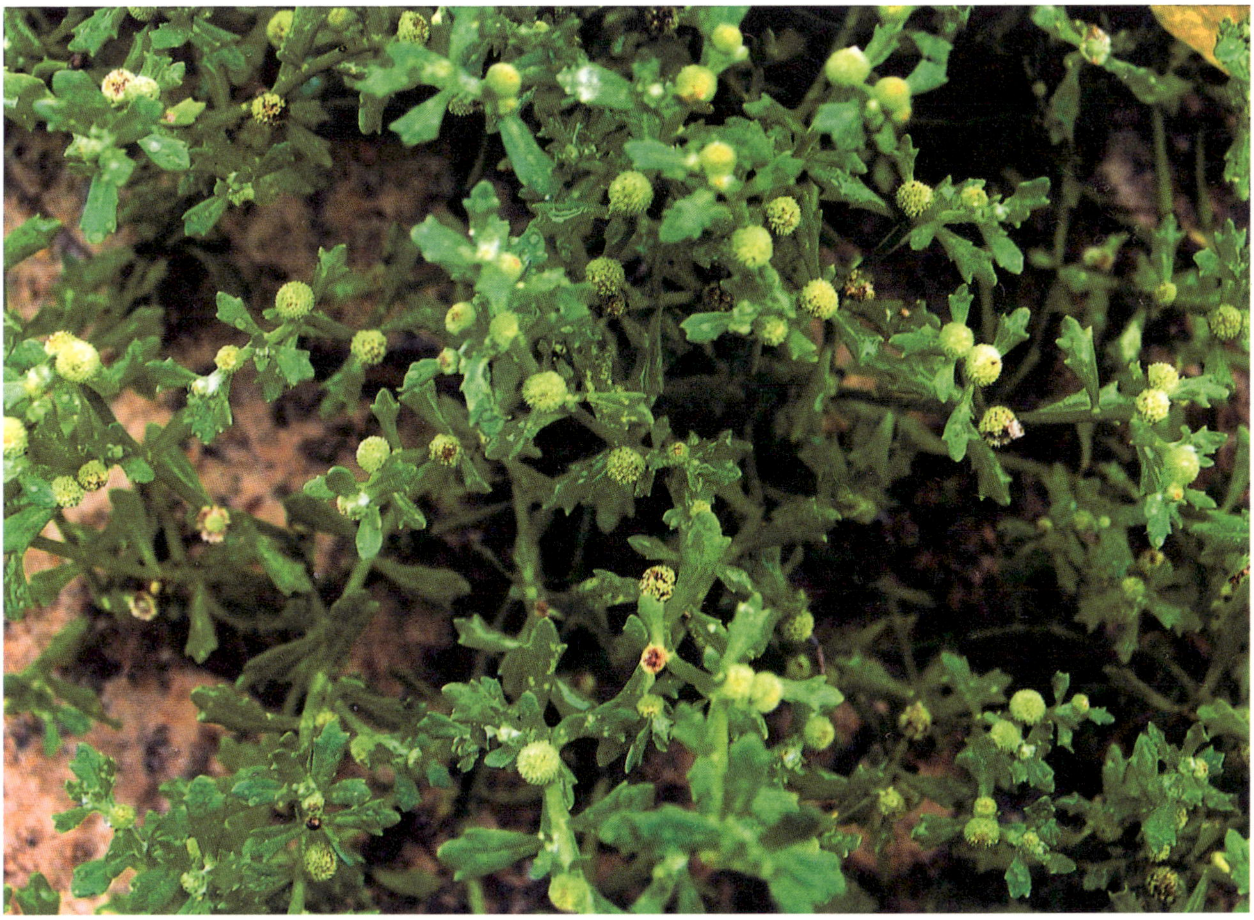

第六节　解湿毒药

叶下红

Gailanzgya

● **别　　名**　一点红、羊蹄草、野芥蓝、假芥蓝、乳汁草。

● **来　　源**　为菊科植物叶下红 *Emilia sonchifolia*（L.）DC. 的全草。

● **生境分布**　生于山坡、山脚溪边、田野杂草丛中。分布于广西、广东、贵州、福建、浙江、江西、湖南等省区。

● **植物形态**　一年生草本，高10～45 cm。茎直立，分枝多少不等，折断后流出白色乳浆。叶互生，下部叶长5～10 cm，大头琴状分裂，叶缘具钝齿，上部叶较小，常不分裂，基部抱茎，表面绿色，背面常带紫红色，两面疏生短毛。头状花序，长12～14 cm，常由2～5个头状花序形成伞房状；总苞筒状，一层苞片；花托无毛；全为管状花，紫红色；花冠5齿裂；雄蕊5枚；子房下位。瘦果狭矩圆形，有棱，长约3 mm，有多数白色柔软冠毛。花果期6～10月。

● **采集加工**　夏、秋季采全草，鲜用或晒干备用。

● **性能主治**　苦，凉，有小毒。清解湿毒，凉血利水。用于上呼吸道感染，痢疾，腹泻，淋巴结炎，中耳炎，乳腺炎，尿路感染，目赤，湿疹，疮疖痈肿。

● **用　　量**　15～30 g，外用适量。

● **临床应用**

1. 扁桃体炎，咽喉炎，肺炎，肝炎，痢疾：叶下红鲜全草30 g，水煎汁，频频含咽。
2. 咳嗽多痰，风寒感冒：叶下红15 g，加冰糖适量，水煎服。
3. 蚕豆病：叶下红30 g，车前草、凤尾草各20 g，茵陈15 g，水煎服。
4. 白带过多：叶下红、凤尾草、灯心草各15 g，牛膝9 g，水煎服。
5. 痈疮疖肿，漆过敏：叶下红15 g，水煎服；外用鲜品捣烂涂敷患处。
6. 肾盂肾炎：叶下红30 g，狗肝菜30 g，车前草15 g，水煎服。
7. 跌打肿痛：叶下红100 g，土牛膝50 g，捣烂外敷患处。

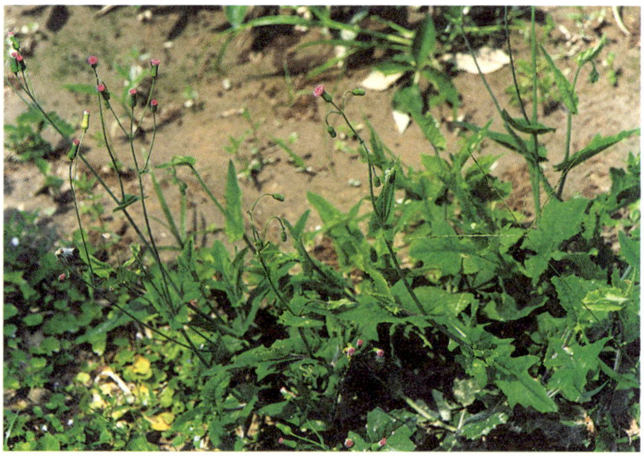

● **现代研究**　化学研究：含生物碱类成分，其主要为克氏千里光碱和杜罗尼碱。含黄酮类成分，其主要为三叶豆苷、槲皮苷、芦丁、槲皮素和金丝桃苷。此外尚含乌苏酸、正二十六烷醇、三十烷、硝酸钾和微量氢氰酸。

● **附　　注**　孕妇慎服。

土茯苓

Gaeungaeuzlig

● **别　　名**　硬饭头薯、光叶菝葜。

● **来　　源**　为菝葜科植物土茯苓*Smilax glabra* Roxb. 的根茎。

● **生境分布**　喜温暖气候，以土层深厚，排水良好的沙质壤土或黏质壤土为宜。野生者多长于山坡、荒山及林边的半阴地。分布于广西、安徽、江苏、浙江、福建、广东、江西、湖南、湖北、四川、贵州等省区。

● **植物形态**　攀缘状蔓生灌木。革质单叶互生，长6～20 cm，宽1.2～5 cm，先端渐尖，基部圆形。叶柄长1～2 cm，叶面绿色，叶背粉白色，叶鞘先端常变为2条卷须。腋生伞形花序，雌雄异株。5～6月开浅黄色小花，花柄纤细，花被6片，2轮，雄蕊6枚。浆果球形，直径6～8 mm，熟时红色。根茎呈不规则的结节状，肥厚，直径约5 cm，深入土中可超过1 m，表面暗褐色，断面淡红白色，粉质。

● **采集加工**　根茎全年可采，除去芦头和须根，洗净泥沙，用水浸漂，夏1日（春、秋2日，冬3日）换水一次。泡透为度，捞出切片晒干。

● **性能主治**　甘、淡、微涩，平。通调两路，解毒祛风，健脾除湿，杀虫。用于风湿骨痛，急、慢性肾炎，血淋，白浊，疔疮，痈肿，瘰疬。

● **用　　量**　15～50 g。

● **临床应用**

1. 风湿骨痛：土茯苓50 g，猪肉50 g，炖服。
2. 急、慢性肾炎：土茯苓50 g，葫芦茶30 g，茅根30 g，水煎服。
3. 钩端螺旋体病：土茯苓50 g，水煎服。
4. 梅毒：土茯苓30 g，水煎服。
5. 感染性疾病：土茯苓20 g，白鲜皮、金银花、蒲公英、马齿苋、忍冬藤各10 g，甘草5 g，水煎服。
6. 血淋：土茯苓、茶树根各15 g，水煎白糖调服。

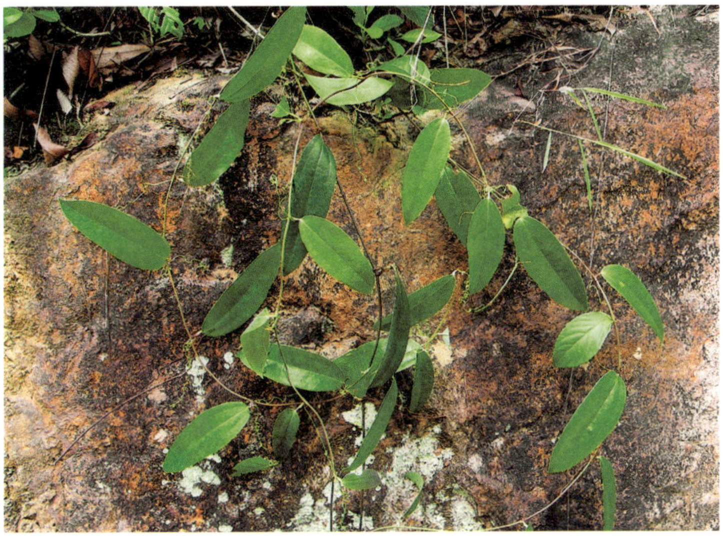

● **现代研究**

1. 化学研究：土茯苓含落新妇苷、黄杞苷、3-O-咖啡酰莽草酸、阿魏酸、莽草酸、β-谷甾醇等。
2. 药理学研究：本品有健脾祛湿、抗感染作用，曾被用于治疗乙型肝炎。

● **附　　注**　服时忌茶。肝肾阴亏者慎服。

马齿苋

Nyaheujma

● **别　　名**　瓜子菜、蚂蚱菜。

● **来　　源**　为马齿苋科植物马齿苋*Portulaca oleracea* L.的全草。

● **生境分布**　生于田野、荒芜地及路旁。我国大部分地区都有分布。

● **植物形态**　一年生肉质草本，全株光滑无毛，高20～30 cm。茎圆柱形，平卧或斜向上，由根基部分枝四散，向阳面常带淡褐红色或紫色。叶互生或对生，柄极短，叶片倒卵形，肉质肥厚，长1～3 cm，宽5～14 mm，先端钝圆，时有微缺。花两性，黄色，通常3～5朵，丛生于枝顶叶腋，总苞片4～5片，三角状卵形；萼片2片，对生，卵形基部与子房连合；花瓣5片，倒心形，先端微凹；雄蕊8～12枚，花药黄色；雌蕊1枚，花柱顶端4～6裂，呈线状柱头。种子数多，黑褐色。花期5～9月，果期6～10月。

● **采集加工**　夏、秋两季当茎叶茂盛时采收，洗净，鲜用或用沸水略烫后晒干。

● **性能主治**　酸、寒。清热解毒，除湿通淋，散血消肿。用于热痢脓血，热淋，血淋，疮疡，赤白带下，丹毒，瘰疬，痔疮。

● **用　　量**　9～50 g，外用适量。

● **临床应用**

1. 细菌性痢疾：马齿苋50 g，凤尾草15 g，水煎服。
2. 钩虫病：鲜马齿苋50 g，煎汁加食醋50 ml，白糖调服。
3. 急性阑尾炎：马齿苋、蒲公英各30 g，水煎服。
4. 结核病：马齿苋30 g，不出林15 g，百部15 g，甘草3 g，水煎服。
5. 疮疡：鲜马齿苋100 g，水煎洗患处。或鲜药捣烂敷患处。

● **现代研究**

1. 化学研究：全草含大量去甲基肾上腺素和钾盐，此外，尚含二羟基苯乙胺、二羟基苯丙氨酸、苹果酸、柠檬酸、谷氨酸、天冬氨酸、丙氨酸及蔗糖、葡萄糖、果糖等。还有各种营养素、微量元素和生物碱、香豆精类、黄酮类、强心苷和蒽醌苷等。

2. 药理学研究：

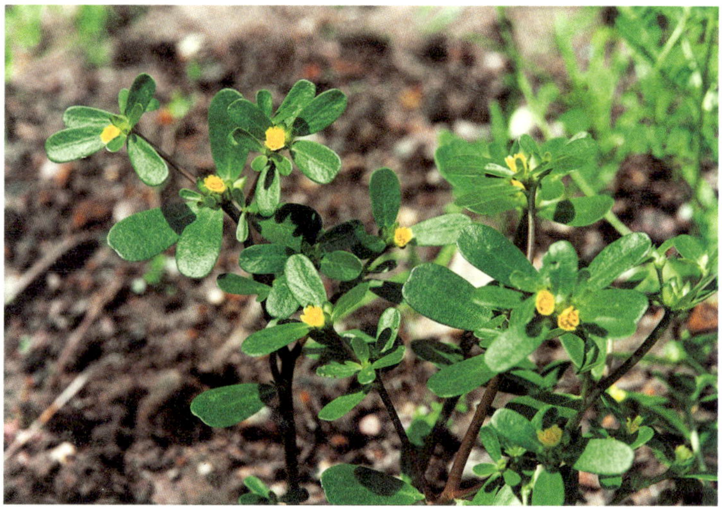

（1）抑菌作用：试管法1∶4浓度对痢疾杆菌有杀菌作用。18.75～37.5 mg/ml煎剂对志贺氏、宋内氏、斯氏及费氏痢疾杆菌有抑菌作用。

（2）提取液对豚鼠、大鼠、家兔离体子宫和家兔及犬的在位子宫都有明显的兴奋作用。产妇口服鲜马齿苋汁6～8 ml，可见子宫收缩增多，强度增加。对麻醉狗静注20%煎剂3 ml/只，血压无明显影响。水溶和脂溶提取物能延长某些四氧嘧啶糖尿病兔的生命，但不影响血糖水平，故可能是改善了动物脂质代谢的紊乱。

● **附　　注**　脾胃虚寒，滑肠作泄者勿用。煎饵方中不得与鳖甲同入。

三白草

Nyasam'bak

● **别　　名**　过塘莲、水牛草。

● **来　　源**　为三白草科植物三白草*Saururus chinensis*（Lour.）Baill. 的全草。

● **生境分布**　生长在低湿及近水的地方。分布于广西、河北、山东、安徽、江苏、浙江、广东、湖南、湖北、四川等省区。

● **植物形态**　多年生草本，高30～90 cm。地下茎有须状小根，茎直立或下部伏地，有纵肋，无毛。单叶互生；叶柄长2～3 cm，基部抱茎；叶片卵形或卵状披针形，长5～14 cm，宽3～7 cm，先端尖或渐尖，基部心形略成耳状，全缘或近全缘，绿色，两面无毛，基出五脉；茎端花序下的叶2～3片，常于夏初变为白色。总状花序生在茎上端，与叶对生，长可达14 cm；总花梗及花柄均有毛；花苞片倒披针形，长约2 mm，边生细毛；花两性，无花被，出自花苞基部；雄蕊6枚，花丝与花药等长；雌蕊1枚，由4心皮联合而成，子房圆形，柱头4裂，向外反曲。蒴果成熟后顶端开裂。种子圆形。花期5～8月，果期6～9月。

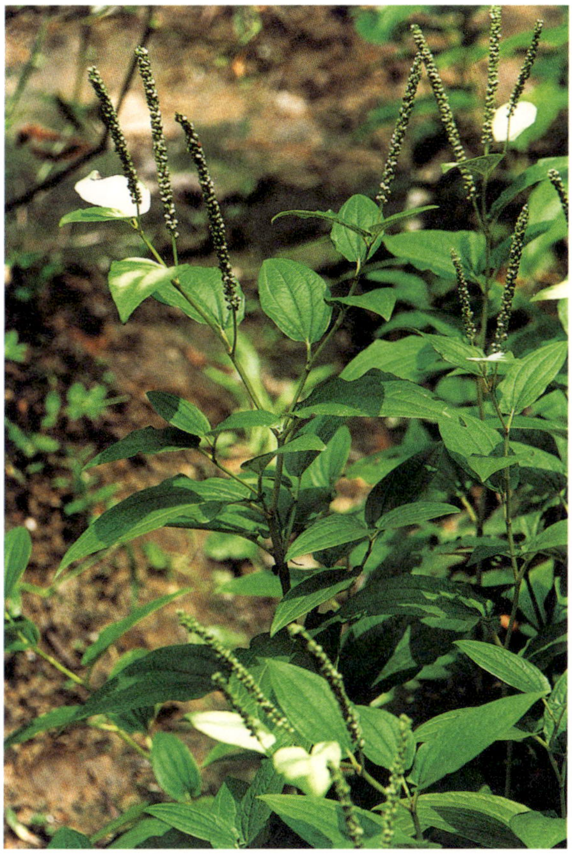

● **采集加工**　7～9月采收地上部分，鲜用或晒干备用。

● **性能主治**　苦、辛，寒，有小毒。清利湿热，解毒消肿，消痰破癖。用于水肿，脚气，黄病（急性黄疸型肝炎），淋浊，带下，痈疖等。

● **用　　量**　10～20 g，外用适量。

● **临床应用**

1. 水肿，溃疡病：三白草20 g，猪蹄50 g，炖服。
2. 尿路感染：三白草20 g，水煎服。
3. 急性淋巴管炎：三白草20 g，珍珠菜根30 g，水煎服。
4. 痈疖：鲜三白草适量，捣烂敷患处。

● **现代研究**

1. 化学研究：全草主要含挥发油，油中主要成分为甲基正壬酮；茎含可水解鞣质1.72%；叶含槲皮素、槲皮苷、异槲皮苷、萹蓄苷、金丝桃苷、芸香苷等。

2. 药理学研究：本品有利尿作用，具作用缓和毒性低的特点，治疗指数高；其降压作用时间短，易产生快速耐药性。

人字草

Nyadingjgvaej

● **别　　名**　苦地枕、铺地锦、丁贵草。

● **来　　源**　为蝶形花科植物丁癸草*Zornia diphylla*（L.）Pers. 的全草。

● **生境分布**　生长于山野地上。分布于广西、广东、福建、四川、云南、江西、浙江等省区。

● **植物形态**　多年生或一年生矮小、秃净草本。茎纤细、分枝、披散或直立，高15～40 cm。复叶，互生；小叶2枚，生于叶柄顶端，披针形，长8～15 mm，先端短尖；托叶卵状披针形，基部着生处延伸而成一距，有明显的脉数条。总状花序，长2～6 cm，纤弱，有小花2～10朵，花黄色，为一对卵形的苞片所包藏，苞片长约6 mm，基部着生处延伸而成一距；萼5裂，上面两裂片合生，侧面两片小，最下一片狭；花冠极突出，旗瓣圆形，翼瓣倒卵形或矩圆形中，龙骨瓣内弯，短尖；雄蕊1束，花药二型；花柱线形。荚果由2～6个荚节所成，荚节圆形，通常有小刺。花期4月。

● **采集加工**　夏季采收，全草洗净鲜用或晒干备用。

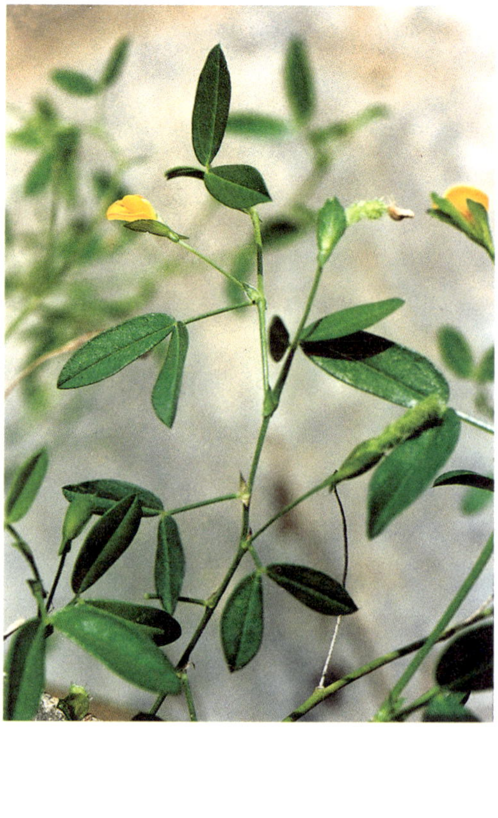

● **性能主治**　甘，凉。清解湿毒，凉血利尿，祛瘀消肿。用于感冒发热，黄病（急性黄疸型肝炎），痢疾，咽痛，目赤，乳腺炎，疔疮肿毒，小儿疳积。

● **用　　量**　9～30 g，外用适量。

● **临床应用**

1. 黄病（急性黄疸型肝炎）：人字草15 g，生鱼100 g，水煎服。

2. 中暑：鲜人字草30 g，水煎服。

3.小儿疳积：人字草9 g，瘦猪肉50 g，炖服。

4. 疮疡：鲜人字草适量，捣烂敷患处。

5. 痔疮：人字草、银花、苦楝皮各100 g，水煎乘热熏洗肛门。

● **现代研究**　化学研究：全草含黄酮苷、酚类、氨基酸等。

八角枫

Betgokvuengz

● **别　　名**　八角金盘、白金条、白筋条。

● **来　　源**　为八角枫科植物八角枫*Alangium chinense*（Lour.）Harms. 的根。

● **生境分布**　生于山野或林中，喜温暖向阳，宜深厚、肥沃、排水良好的夹沙土。分布于长江流域及南方各地。

● **植物形态**　落叶小乔木或灌木，高4～5 m，有时可达15 m。树皮平滑，灰褐色。单叶互生，形状不一，常卵形至圆形，长8～20 cm，宽5～12 cm，先端长尖，全缘或有2～3裂，裂片大小不一，基部偏斜，幼时两面均有毛。后来，仅脉腋处有丛毛和沿叶脉有短柔毛；主脉4～6条。聚伞形花序，腋生，具小花8～30朵，苞片1，线形；萼钟状，有纤毛，萼齿6～8；雌蕊1，子房下位，2室，花柱细圆筒形，有稀细毛，柱头3裂。核果黑色卵形，长5～7 mm。花期6～7月，果期9～10月。

● **采集加工**　全年可采，挖取支根或须根，洗净，晒干备用。

● **性能主治**　辛，温，有毒。通路祛风，散瘀镇痛。用于风湿疼痛，麻木瘫痪，心力衰竭，劳伤腰痛，跌打损伤。

● **用　　量**　3～10 g，外用适量。

● **临床应用**

1. 风湿麻木：八角枫10 g，米酒1 000 ml，浸泡10天，每次服15 ml。
2. 风湿瘫痪：八角枫6 g，红活麻9 g，岩白菜30 g，猪肉50 g，炖服。
3. 鹤膝风：八角枫10 g，松节、牛膝各9 g，米酒1 000 ml，浸泡10天，每次服15 ml。
4. 劳伤腰痛：八角枫6 g，牛膝（醋炒）30 g，生杜仲30 g，水煎调酒服。
5. 半身不遂：八角枫5 g，鸡肉50 g，蒸服。
6. 跌打损伤：八角枫10 g，算盘子根、刺五加各15 g，米酒1 000 ml，浸泡10天，每次服15 ml。

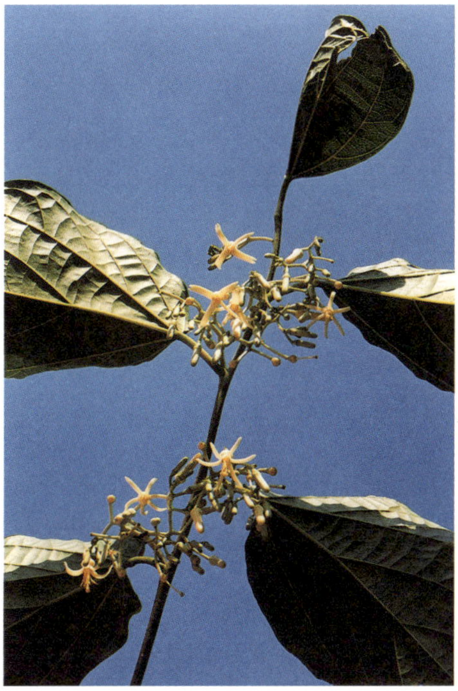

● **现代研究**

1. 化学研究：须根及根皮含生物碱、酚类、氨基酸、有机酸、树脂等。须根还含糖苷、强心苷等。

2. 药理学研究：

（1）肌肉松弛及镇痛作用：与琥珀酰胆碱相比，作用较慢，维持时间略长。其药用部位，以须根作用最强，较细根强3倍左右，较粗根强5倍左右。肌肉松弛作用之有效成分主要为生物碱。

（2）避孕作用：小鼠口服八角枫之乙醇提取液4～6天后，有明显的抗早孕、抗着床作用。

（3）八角枫总碱对兔的最小致死量与最小肌松量分别为

5.65 mg/kg及2.47 mg/kg，两者之比为2.28∶1，琥珀酰胆碱则为1.5∶1。本品肌松强度虽较后弱，但安全范围较广，可使麻醉兔、狗的呼吸短暂兴奋，加大剂量则呼吸停止。莱菔子、阿托品、尼可刹米、回苏灵、新斯的明均不能解救这种呼吸抑制，必须用人工呼吸解救之。兔子每天静注八角枫总碱1.9 mg/kg，或口服须根煎剂10 g/kg，共15天，对体重、心电图无明显影响，但对肾脏有轻度灶性炎症。

● **附　　注**　孕妇、小儿及年老体弱的病人均不宜服用。

九龙藤

Gaeuloeg'enq

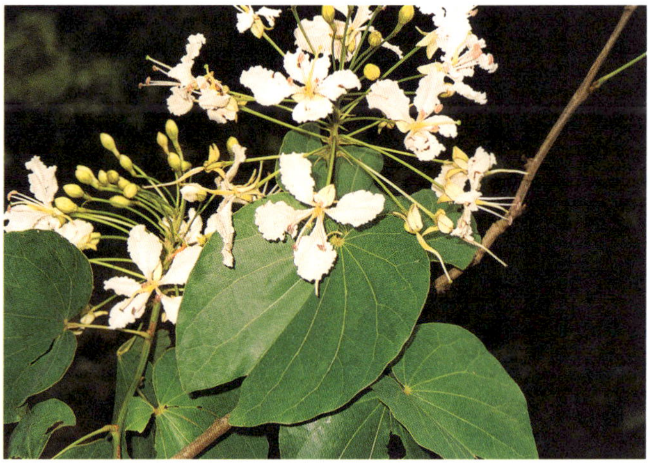

● **别　　名**　过岗龙、燕子尾、羊蹄叉、五花血藤、埔痕梅、棵狗烟。

● **来　　源**　为云实科植物龙须藤*Bauhinia championii*（Benth.）Benth. 的藤茎。

● **生境分布**　生于沟边、山谷、河边、疏林下及灌木林中。分布于广西各地，广东、福建、台湾、浙江、湖南、湖北、江西、贵州等地亦有分布。

● **植物形态**　常绿攀缘木质藤本，高2～7 m，幼枝浅黄色，密布锈黄色皮孔，嫩枝、花序、叶背均被短茸毛，卷须2个对生或1个。单叶互生，卵圆形、矩圆形或心形，长5～9 cm，宽2.5～5 cm，半革质，前端分裂，或凹头，全缘，基部圆形或微凹或耳郭形；叶柄长22～40 mm，两端膨大；托叶针状，早脱，秃净。总状花序，顶生或腋生；萼筒5裂，长三角状，表面具短茸毛；花瓣5片，白色，离生；雄蕊10枚，3枚较粗壮，花药2室，纵裂，"丁"字形；雌蕊1枚，被很短茸毛，花柱成喙状。荚果表面有细网状纹，熟时开裂。种子黑色，扁圆形。花期9～10月，果期翌年1～2月。

● **采集加工**　随时可采，采后切片，晒干备用。

● **性能主治**　苦、辛，平。祛风散瘀，利湿止痛。用于风湿骨痛，跌打接骨。

● **用　　量**　6～15 g。

● **临床应用**

1. 风湿关节痛：九龙藤、骨碎补、南天竹各15 g，水煎调酒服。

2. 痢疾：九龙藤15 g，山芝麻15 g，算盘子15 g，鸭蛋1个，水煎服。

3. 胃脘痛：九龙藤15 g，砂仁6 g，生姜6 g，水煎服。

4. 小儿疳积：九龙藤9 g，水煎当茶饮。

● **现代研究** 化学研究：含鞣质等。

羊耳菊

Nyafaedmox

● **别　　名** 大力王、白牛胆。

● **来　　源** 为菊科植物大力王 *Inula cappa* DC. 的全株。

● **生境分布** 生于向阳山坡和灌木丛中。分布于广西各地，云南、四川、贵州、广东、江西、福建、浙江亦有分布。

● **植物形态** 落叶亚灌木，高约1 m。根木质，铁黑色，味苦，气芳香。茎粗壮，密被白色短毛。叶互生，椭圆形或披针形，长7～11 cm，宽1.5～2.5 cm，两端狭，叶面绿色，有腺点，被粗毛。叶背密被白色绵毛，边缘稍有小锯齿。夏、秋季开黄色花，芳香，头状花序组成稠密的伞房花序，顶生或生于上部叶腋内。瘦果被白色毛，冠毛白色。

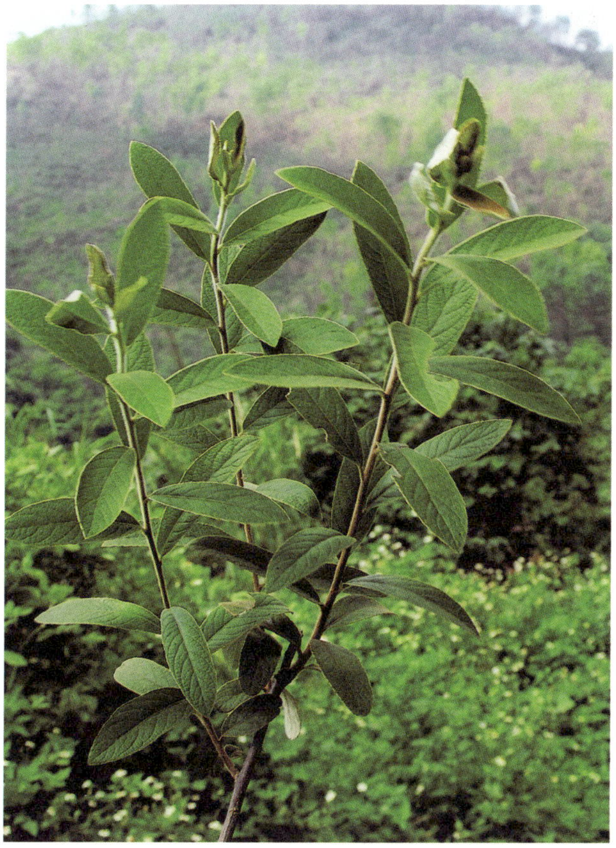

● **采集加工** 全株，夏、秋季可采，洗净，切段晒干备用。

● **性能主治** 微苦、辛、甘，温。行气止痛，祛风消肿。用于风湿骨痛，跌打损伤，感冒风寒。

● **用　　量** 15～30 g，外用适量。

● **临床应用**

1. 风湿骨痛，跌打损伤：用羊耳菊60 g，浸酒500 ml，每次服15 ml，并用药酒搽患处。

2. 感冒风寒，疟疾，慢性气管炎，慢性肝炎，慢性胃炎，月经不调，痛经：羊耳菊30 g，水煎服。

3. 下肢溃疡，毒蛇咬伤，溃烂：羊耳菊50 g，碾末撒患处，或水煎洗患处。

● **现代研究** 全草所含酚类对大肠杆菌、绿脓杆菌有抑制作用。

白　簕

Baeklaeg

● **别　　名**　三加皮、三叶五加、九季风、芙蓉箭。

● **来　　源**　为五加科植物三叶五加*Acanthopanax trifoliatus*（L.）Merr. 的根、叶。

● **生境分布**　多生于山坡、溪边、石山上灌木丛中。分布于广西各地区，华南其他地区及西南、华中地区亦有分布。

● **植物形态**　藤状灌木，枝有钩刺。掌状复叶，互生，有小叶3片，柄长，通常有刺；小叶椭圆形，长3～5 cm，宽1.5～3 cm，边缘有锯齿，先端有尖刺，两面无毛或脉上散生刺状毛。秋季开白色花，顶生伞形花序。浆果球形，冬季成熟，黑色。

● **采集加工**　根、叶全年可采，洗净，鲜用或切片晒干备用。

● **性能主治**　苦、辛，凉。祛风清热，消肿止痛。用于手足麻木，腰膝痿软，咳嗽，哮喘，白带多，月经失调，跌打损伤，疔疮。

● **用　　量**　15～60 g，外用适量。

● **临床应用**

1. 男女手足麻木，腰膝痿软，筋骨疼痛，四肢无力，痰火湿气：白簕、当归、陈皮、炒黑豆各50 g，米酒1 000 ml浸泡，每次饮20 ml。
2. 阳黄：鲜白簕根60 g，鲜白萝卜块根60 g，冰糖15 g，水炖服。
3. 劳伤吐血及心气痛：白簕、牛膝、朱砂莲、小血藤各9 g，米酒500 ml浸泡，每次饮20 ml。
4. 咳嗽，哮喘：白簕15 g，倒生根15 g，葵花秆心15 g，水煎服。
5. 咳嗽痰中带血：白簕、九重根、果上叶、阉鸡尾、白及各9 g，水煎服。
6. 白带多，月经失调：白簕9 g，红牛膝6 g，水煎服。
7. 跌打损伤：白簕根30 g，水煎或浸酒服。外用适量捣烂敷患处。
8. 疔疮：白簕根30 g，水煎服；另取叶60 g，调冬蜜捣烂外敷。

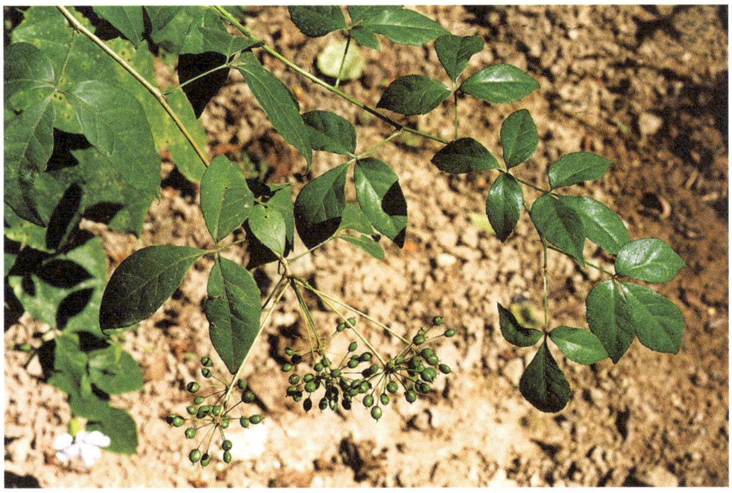

● **现代研究**　化学研究：叶含蒲公英赛醇及其乙酸脂、β-谷甾醇、三十一烷、三十醇、三十二醇等。茎含谷甾醇、豆甾醇及其苷；尚含正十五烷酸、十七烷酸、棕榈酸、花生酸、二十九烷、三十一烷和硝酸钾等。

● **附　　注**　孕妇忌用。

九节风

Galoemq

● **别　　名**　九节茶、接骨金粟兰、肿节风、接骨木。

● **来　　源**　为金粟兰科植物接骨金粟兰*Sarcandra glabra*（Thunb.）Nakai的枝叶。

● **生境分布**　生长于丛林阴湿处。分布于广西、四川、云南、贵州、江西、浙江、安徽、福建、湖南、湖北、广东等省区。

● **植物形态**　常绿亚灌木。茎高70～100 cm，绿色，无毛，节膨大，节间有纵行的脊和沟。叶对生，革质，卵状长圆形至披针状长圆形，长6～16 cm，宽3～7 cm，先端渐尖，基部尖或楔形，边缘除基部外有粗锯齿，齿端为硬骨质；叶柄长0.5～1.5 cm，无毛；托叶鞘状。花小，黄绿色，单性，雌雄同株；雌雄花合生，生于一极小的苞片的腋内，组成顶生短穗状花序；雄蕊1枚，药隔膨大成卵形，花药2室；子房1室，卵形，柱头无柄。核果球形，直径约3 mm，熟时红色。花期6月，果期8～9月。

● **采集加工**　夏季采收，鲜用或晒干备用。

● **性能主治**　辛，平。祛风除湿，活血止痛。用于肺炎，急性阑尾炎，急性胃肠炎，菌痢，风湿骨痛，跌打损伤。

● **用　　量**　6～15 g，外用适量。

● **临床应用**

1. 跌打损伤，骨折，风湿性关节炎：鲜九节风捣烂，酒炒敷患处。或用根15～30 g，浸酒服。
2. 劳伤腰痛：九节风、四块瓦、退血草各15 g，水煎调酒服。
3. 胃痛：九节风15 g，水煎服。
4. 外伤出血：鲜九节风叶适量，捣烂敷患处。
5. 伤口溃烂：九节风茎、叶适量，水煎外洗。
6. 火烫伤：九节风干叶适量碾末，调茶油涂抹患处。

● **现代研究**

1. 化学研究：叶含香豆酮、内酯、黄酮苷、氰苷、挥发油及鞣酸等。果实含蹄纹天竺素鼠李葡糖苷等。
2. 药理及毒理学研究：

（1）抗菌作用：叶抗菌作用最好，鲜品较干品作用强，体外试验表明能抑制金黄色葡萄球菌及痢疾杆菌、大肠杆菌、绿脓杆菌、伤寒和副伤寒杆菌。

（2）毒性研究：鞣质部分毒性较大，小鼠静脉注射半数致死量为7.78 g/kg；腹腔注射最大安全量为51.2 g/kg。对人体肝、肾功能、血压、脉搏等在治剂量时均无明显损害。

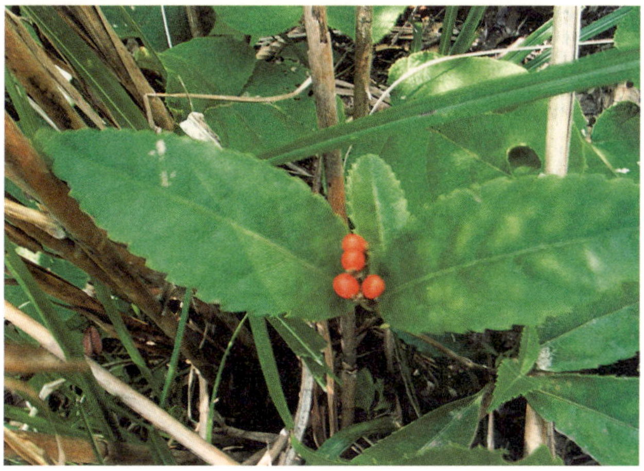

● **附　　注**　阴虚火旺及孕妇忌服。

山　蒌

Gaeubengqlaeu

● **别　　名**　酒饼藤、古蒟、爬岩香、石南藤。

● **来　　源**　为胡椒科植物山蒟*Piper hancei* Maxim.的茎叶。

● **生境分布**　生于林中，常攀缘于树上或石上。分布于我国南部。

● **植物形态**　木质藤本，长达数米。枝圆柱形，稍有棱，无毛，节上常生不定根。叶互生，纸质或近革质，椭圆形、长圆形或卵状披针形，长6～12 cm，宽2.5～4.5 cm，先端急尖或渐尖，基部渐狭或楔形，有时明显不对称，两面无毛或下面被极稀的短柔毛，叶脉5～7条；叶柄长5～8 mm，托叶痕超过叶柄中部。花单性，雌雄异株；穗状花序，与叶对生；苞片近圆形，无柄，盾状；花小，黄绿色；雄蕊花丝短；子房无柄，柱头4裂，稀有3裂。浆果球形，黄色，直径2.5～3 mm。花期4～7月。

● **采集加工**　秋季采收，切段，鲜用或晒干备用。

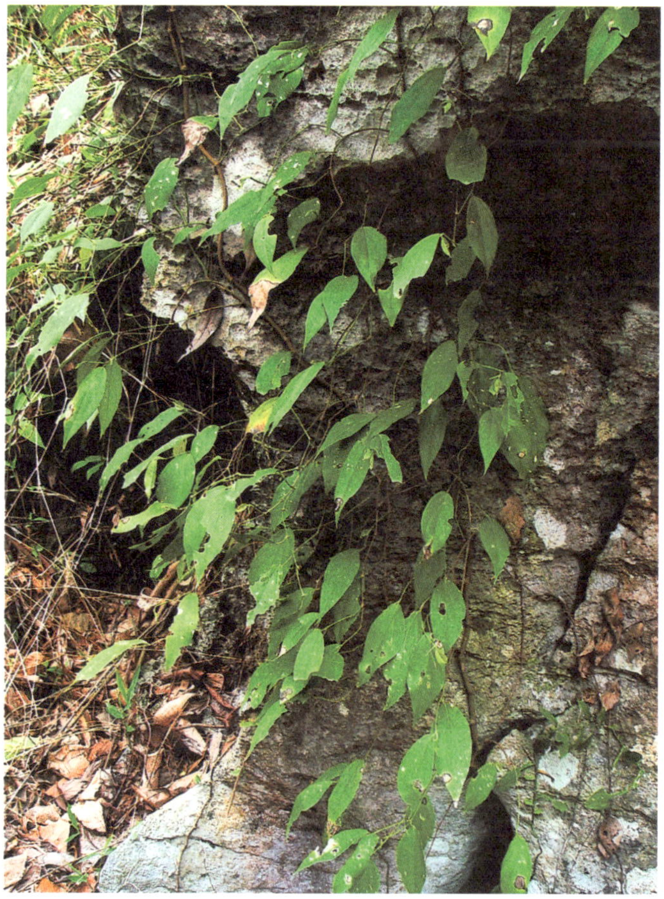

● **性能主治**　辛，温。祛风湿，强腰膝，补肾壮阳。用于风湿骨痛，腰膝无力，手足麻痹，咳嗽气喘，感冒风寒，跌打损伤。

● **用　　量**　6～15 g，外用适量。

● **临床应用**

1. 风湿性关节炎：山蒌15 g，水煎服。
2. 预防中暑：鲜山蒌15 g，煎汤代茶饮。
3. 肾虚腰痛，阳痿：山蒌15 g，水煎服或浸酒服。
4. 肾虚喘咳：山蒌10 g，水煎服。

● **现代研究**

1. 化学研究：山蒌主要成分为木脂素（海风藤酮、山蒟素、山蒟素B、山蒟素C与山蒟素D）和巴豆环氧素、β-谷甾醇等。
2. 药理学研究：山蒟素C能抑制由血小板活化因子（PAF）引起的血小板凝集，海风藤酮抑制作用最强。抑制血小板活化因子引起的兔血小板聚集，山蒟对去肾上腺大鼠的血小板活化因子炎症的作用机理较为相似。

马甲子

Baekfaenqma

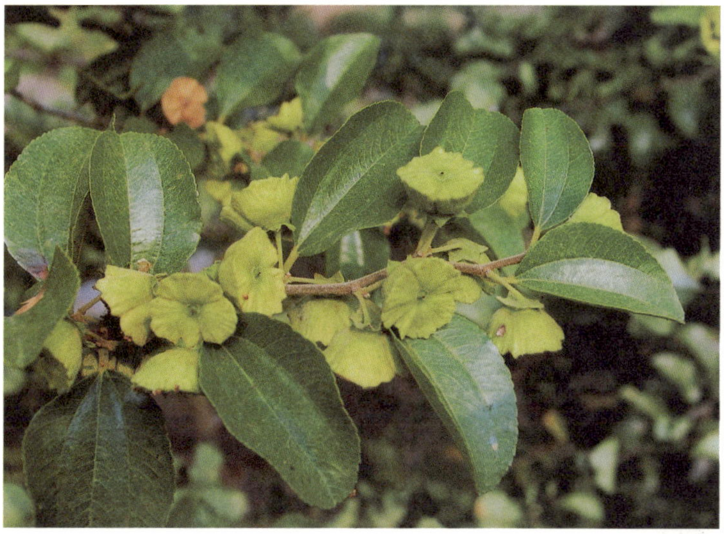

● **别　　名**　铁篱笆、笏仔、雄虎刺。

● **来　　源**　为鼠李科植物马甲子 *Paliurus ramosissimus*（Lour.）Poir. 的叶、根。

● **生境分布**　喜温暖气候，对土壤要求不严。常被栽种为绿篱。田边屋角隙地，均能生长。分布于广西、台湾、福建、浙江、江苏、江西、安徽、陕西、湖北、湖南、广东、贵州、云南、四川等省区。

● **植物形态**　落叶灌木，高可达3 m。幼枝及嫩叶多少被绒毛，后变无毛；小枝具直而尖利的刺，刺由托叶变成。单叶互生，具柄，卵形或卵状椭圆形，长3～5 cm，宽2.5～3 cm，基部圆形，先端圆钝，或微凹，上面深绿而具光泽，下面沿叶脉有细毛，边缘有细钝齿，叶脉三出。聚伞花序腋生；花细小，黄绿色；花萼5裂，被绒毛，裂片三角形；花瓣5片，匙形，短于萼；雄蕊5枚，与花瓣对生，花丝黄绿色；雌蕊花托连生，柱头3裂，子房2～3室。核果盘状，周围有栓质薄翅，直径12～18 mm；果梗长1～1.5 cm。花期7月，果期8月。

● **采集加工**　根：全年可采，洗净，晒干备用。叶：夏、秋季采，洗净鲜用。

● **性能主治**　苦，平。清热拔毒，祛风除湿，活血散瘀，消肿止痛。用于咽喉痛，肠风下血，心腹疼痛，风湿痛，跌打损伤。治眼热痛、痈疽溃脓。

● **用　　量**　6～30 g，外用适量。

● **临床应用**

1. 咽喉痛，头风痛，风湿痹痛，腹痛：马甲子15 g，水煎服。
2. 疮疖肿痛，无名肿毒：马甲子鲜叶适量，加红糖捣烂外敷。
3. 劳伤：马甲子、黄葛树须根、黑骨藤各15 g，泡酒500 ml，每次服20 ml。
4. 狂犬咬伤：马甲子、黑竹根、煤炭果各30 g，水煎调酒服。
5. 肠风下血：马甲子30 g，同猪肉煲服。

广西马兜铃

Gaemmaenzdaez

● **别　　名**　葫芦罐、蛇参果、大叶马兜铃、大总管、棵广木香、金银袋。

● **来　　源**　为马兜铃科植物马兜铃*Aristolochia kwangsiensis* Chun et How ex C. F. Liang的果实、根、茎。

● **生境分布**　生于山坡丛林中。分布于广西、江西、湖南、湖北、四川、贵州、河南、山东、安徽、江苏、浙江等省区。

● **植物形态**　多年生缠绕或匍匐状细弱草本。叶互生，叶柄较细，长1～1.5 cm；叶片三角状狭卵形，长3～8 cm，宽1.8～4.5 cm，中部以上渐狭，先端钝圆或微凹，基部心形，两侧圆耳形，老时质稍厚，基出脉5～7条，较明显。花较大，单生于叶腋间，花梗细，长1～1.5 cm；花被暗紫色，长3～5 cm，内被细柔毛，有5条纵脉直达花被顶端；雄蕊6；子房下位，长柱形，花柱6，肉质短厚，愈合成柱体，柱头短。蒴果近圆形或矩圆形，直径3～4 cm。花期7～8月，果期9月。

● **采集加工**　9～10月果实（马兜铃）由绿变黄时连柄摘下，晒干。根（青木香）、茎（天仙藤）秋后采，洗净，除去须根，将根切下，根、茎分别晒干备用。

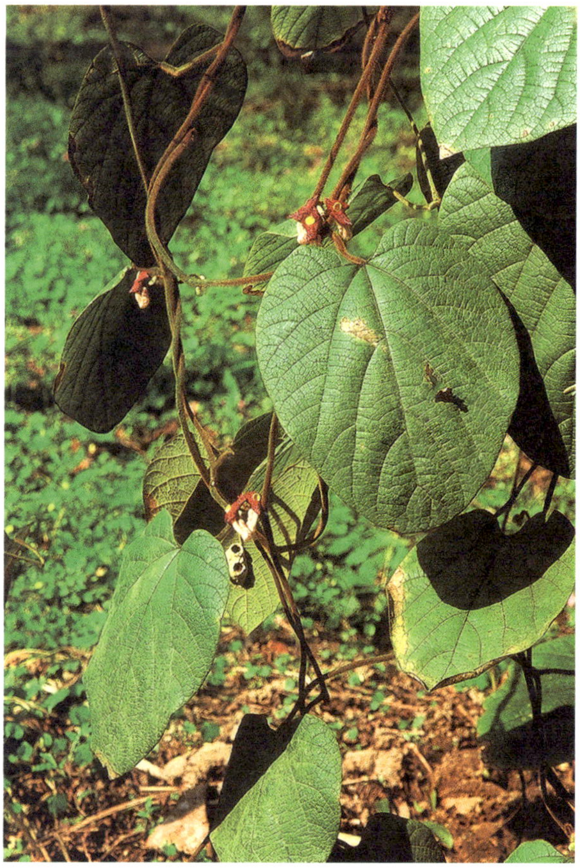

● **性能主治**　苦，寒，有小毒。清肺降气，化痰止咳。用于肺热咳喘，咯血，失音，水臌，胃痛，痔瘘肿痛。

● **用　　量**　3～9 g。

● **临床应用**

1. 肺热喘咳：广西马兜铃3 g，甘草3 g，水煎服。
2. 小儿肺虚，气粗喘促：广西马兜铃1 g（焙），阿胶2 g（麸炒），鼠粘子2 g（炒香），甘草5 g，杏仁4 g，水煎饭后服。
3. 水臌：广西马兜铃9 g，水煎服。
4. 胃痛：广西马兜铃6 g，水煎服。

● **现代研究**

1. 化学研究：马兜铃种子含马兜铃酸和一种季铵盐的生物碱。根中含有季铵盐生物碱木兰花碱等。

2. 药理及毒理学研究：

（1）动物实验证实，1%浸剂可舒张支气管，有一定的祛痰、舒张作用。体外试验马兜铃水浸剂（1∶4）能抑制皮肤真菌的生长。

（2）毒理研究：马兜铃酸会造成肾脏的损害。

眼镜蛇

Ngwzgiengjda

● **别　　名**　五毒蛇、扁头风、吹风蛇、饭铲头、饭匙头。

● **来　　源**　为眼镜蛇科动物眼镜蛇*Naja naja*（L.）除去内脏的全体。

● **生境分布**　栖于平原及丘陵地带，多见于村庄附近。每于夜间活动。捕食蛙、鱼、蜥蜴、蛇、鼠及鸟类等。分布于广西、浙江、福建、台湾、江西、湖南、广东、云南等省区。

● **动物形态**　全长约120 cm。头不甚大。颈部间的肋骨能运动，使颈部骤然膨大。吻鳞的宽比高大1～2倍。鼻间鳞与眼前鳞不相接。颊鳞缺如。上唇鳞7片，第3、4片入眼；下唇鳞8片。鼻鳞分为前后两片，鼻孔介于其间。眼前鳞1片，眼后鳞2～3片。体鳞光滑，斜行；颈部鳞列为24～27行，体中部为19～21行，肛前为13～15行。腹鳞164～178片，肛鳞二分，尾下鳞41～51对。全体颜色和花纹有很多变异。典型的在颈的背面有白色或淡黄色眼镜状斑纹；体背的颜色有棕褐、黑褐、灰黑以至深黑色等。背及尾部具有狭窄的白色或淡黄色环纹15～16个。腹面呈灰白色或灰黑色，其中或杂有微小的黑点。

● **采集加工**　立冬前后捕捉。捕得后，剖腹除去内脏及牙齿，拭净，烘干。

● **性能主治**　甘、咸，温，有毒。通三道两路，祛风湿解湿毒。用于风湿关节痛，脚气。

● **用　　量**　10～30 g。

● **临床应用**

1. 风湿关节痛：眼镜蛇250 g，浸酒1 000 ml，每次服20 ml。

2. 麻风病：眼镜蛇250 g，浸酒1 000 ml，每次服30 ml。

● **现代研究**

1. 化学研究：蛇毒主要为神经毒，并有溶血作用。神经毒部分经分离提纯后称眼镜蛇神经毒，是一小分子量蛋白质，分子量11 000，比较耐热。蛇毒中的溶血素，提纯后证明就是卵磷脂酶A。蛇毒中尚含细胞毒、心脏毒、引起局部组织坏死的成分、抗凝血因子、多种酶类、核苷酸、胆碱酯酶抑制物等。

2. 药理及毒理学研究：

（1）神经系统毒性：作用广泛而复杂，可常出现双向性作用，即由于剂量的不同，或因个体差异而表现兴奋或抑制作用。引起死亡的主要原因是呼吸机能的麻痹。呼吸麻痹的机理是直接作用于呼吸中枢，精制后的蛇毒可能为外周性作用。

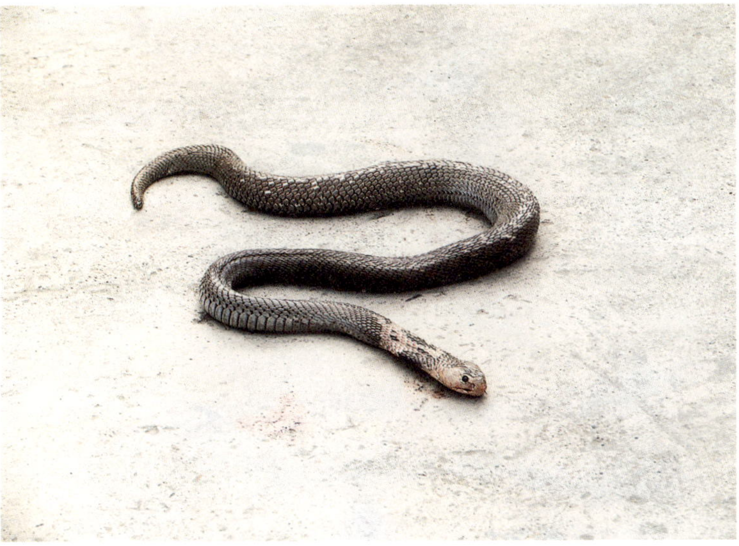

（2）循环系统毒性：对循环系统的毒性作用也是致死的主要原因，可出现心肌损害和心肌炎的心电图改变，中毒较严重的病人，甚至在呼吸遭受抑制以前，即可出现严重休克。因此，

对循环系统的毒害，也是中毒致死的重要因素。

（3）酶的作用：蛇毒本身含有很多酶，可对机体起严重的毒害作用。蛇毒对体内某些重要的酶系统的活性也有抑制作用。

（4）对血液的影响：眼镜蛇蛇毒能增加红细胞的脆性，无溶血现象；部分病例有嗜酸性白细胞增加现象。

（5）内分泌作用：眼镜蛇蛇毒能激活肾上腺皮质作用，也可能是小量蛇毒治疗某些疾病的药理机理之一。眼镜蛇蛇毒对甲状腺机能也有明显的抑制影响。

（6）其他作用：0.188 mg/kg剂量，大鼠的镇痛作用不产生耐受性和习惯性。因此，它对神经炎、恶性肿瘤、心血管疾患、神经痛等有一定的疗效。

凤尾草

Nyagagaeq

● **别　　名**　凤尾蕨、井口边草、山鸡尾、凤凰草。

● **来　　源**　为凤尾蕨科植物凤尾草*Pteris cretica* L. var. intermedia（Christ）C. Chr. 的全草或根。

● **生境分布**　生长于半阴湿的岩石及墙角石隙中。分布于广西、云南、四川、广东、湖南、江西、浙江、安徽、江苏、福建、台湾等省区。

● **植物形态**　多年生草本，高30～70 cm。地下茎粗壮，密被线状披针形的黑褐色鳞片。叶丛生，叶柄长5～23 cm，灰棕色或禾秆色，无毛；生孢子囊的孢子叶二回羽状分裂，上面绿色，下面淡绿色，中轴具宽翅，羽片3～7对，对生或近对生，上部的羽片无柄，不分裂，先端渐尖，长线形，全缘，顶端的羽片最长，下部的羽片有柄，羽状分裂或基部具1～2裂片，羽状分裂者，具小羽叶数枚，长线形，小羽片在叶轴上亦下延成翅，叶脉明显，细脉由中脉羽状分出，单一或二叉分枝，直达边缘；不生孢子囊的营养叶叶片较小，二回小羽片较宽，线形或卵圆形，边缘均有锯齿。孢子囊群线形，沿孢子叶羽片下面边缘着生，孢子囊群盖稍超出叶缘，膜质。

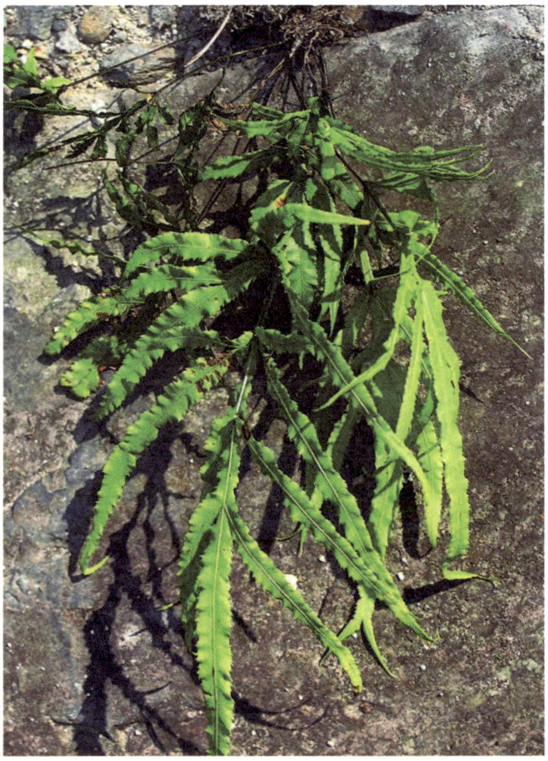

● **采集加工**　全年可采，鲜用或晒干备用。

● **性能主治**　淡、微苦，寒。清热利湿，凉血止血，消肿解毒。用于黄疸型肝炎，肠炎，菌痢，淋浊，带下，吐血，衄血，便血，尿血，扁桃体炎，腮腺炎，痈肿疮毒，湿疹。

● **用　　量**　9～15 g，外用适量。

● **临床应用**

1. 痢疾：凤尾草15 g，水煎服。
2. 急性肝炎：凤尾草15 g，马齿苋15 g，水煎服。
3. 热淋，血淋：凤尾草15 g，水煎服。
4. 白带多，白浊：凤尾草、萹蓄草、薏苡仁根、贯众各15 g，车前草、白鸡冠花各9 g，水煎服。
5. 咽喉肿痛，鼻衄：凤尾草15 g，海带30 g，水煎服。
6. 崩漏：凤尾草15 g，水煎调酒服。
7. 绒毛膜上皮癌，恶性葡萄胎：凤尾草、水杨梅各18 g，向日葵盘1个，水煎服。

● **现代研究**

1. 化学研究：全草含黄酮、甾醇、氨基酸、内酯或酯类、酚性成分等。
2. 药理学研究：体外试验煎剂浓度大于25%时有一定的抑菌作用，而浓度小于25%时对弗氏和舒氏痢疾杆菌均无抑菌作用。

大叶千斤拔

Saebndengx

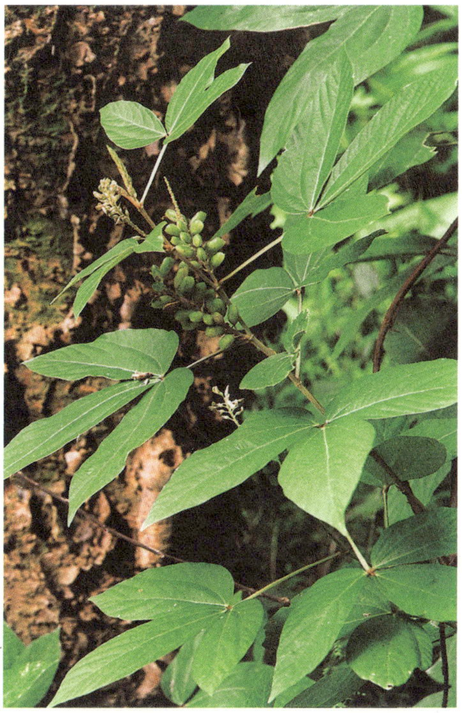

● **别　　名**　天根不倒、千斤红。

● **来　　源**　为蝶形花科植物大叶千斤拔*Flemingia macrophylla*（Willd.）prain的根或茎。

● **生境分布**　生于空旷草地或草丛中。分布于广西、云南、四川、广东、江西、福建等省区。

● **植物形态**　直立半灌木，高1～3 m。嫩枝密生黄色短柔毛。小叶3，顶生小叶宽披针形，长6～20 cm，宽2.5～9 cm，先端尖，具短尖，基部圆楔形，上面几无毛，下面沿叶脉有黄色柔毛，基出脉3条，侧生小叶较小，偏斜，基出脉2条；叶柄有狭翅，有短柔毛。总状花序腋生，花多而密，花序轴及花梗均密生淡黄色短柔毛；萼钟状，萼齿5裂，披针形，最下面一齿较长，外面有毛；花冠紫红色，长约1 cm；子房有丝毛。荚果椭圆形，长约1.5 cm，褐色，有短柔毛。种子1～2粒，球形，黑色。花期7～9月。

● **采集加工**　秋季采收，晒干备用。

● **性能主治** 甘，温。祛风湿，活血脉，强筋骨。用于风湿骨痛，腰肌劳损，偏瘫，阳痿。

● **用　　量** 30～60 g。

● **临床应用**

1. 风湿骨痛，腰肌劳损：大叶千斤拔根60 g，杜仲30 g，牛膝30 g，续断15 g，淫羊藿10 g，泡酒1 000 ml，每次服30 ml。

2. 气虚脚肿，慢性气管炎，阳痿，偏瘫：大叶千斤拔根60 g，水煎服，或炖猪骨服。

● **现代研究** 化学研究：茎皮含蛇麻脂醇、α-香树脂醇、谷甾醇及其葡萄糖苷、原矢车菊素等。茎含5,7,2′,4′-四羟基异黄酮等。叶及花含多种色原烯查耳酮、千斤拔色原烯查耳酮等。

金线草

Gosejraemx

● **别　　名** 重阳柳、蟹壳草、毛蓼。

● **来　　源** 为蓼科植物金线草*Antenoron filiforme*（Thunb.）Roberty et Vautier的全草。

● **生境分布** 生于山地林缘、路旁阴湿处。分布于广西、山东、河南、山西、陕西、湖北、四川、贵州、云南、广东、江西、浙江、江苏等省区。

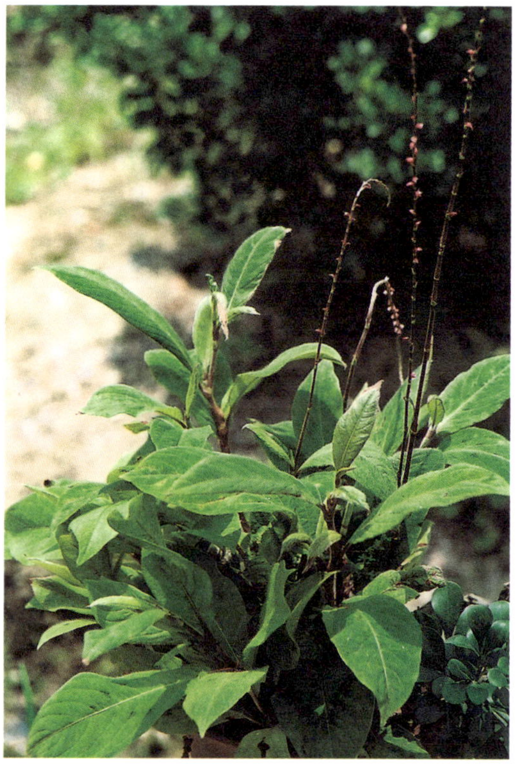

● **植物形态** 多年生草本，高50～100 cm。根茎横走，粗壮，常扭曲。茎直立，节膨大。叶互生，椭圆形或长矩圆形，长6～15 cm，宽3～6 cm，先端短渐尖或急尖，基部楔形，全缘，两面均有长糙伏毛，散布棕色斑点；托叶鞘筒状，抱茎，膜质，被毛。穗状花序腋生或顶生；花小，红色；苞片有睫毛；花被4裂，裂片广卵形；雄蕊5枚，柱头二歧，先端钩状。瘦果卵圆形，棕色，表面光滑。花期秋季，果期冬季。

● **采集加工** 夏、秋季采收，鲜用或晒干备用。

● **性能主治** 辛，温。祛风除湿，理气止痛，散瘀止血。用于风湿骨痛，胃痛，咳血，吐血，便血，血崩，经期腹痛，产后血瘀腹痛，跌打损伤。

● **用　　量** 9～30 g，外用适量。

● **临床应用**

1. 经期腹痛，产后血瘀腹痛：金线草30 g，甜酒30 g，加水同煮，红糖冲服。

2. 早期肺结核咳血：金线草30 g，水煎服。

3. 风湿骨痛：金线草、九里香各适量，水煎洗浴。

4. 皮肤化脓感染：金线草适量，水煎洗患处。

5. 胃痛：金线草15 g，水煎服。

● **现代研究** 化学研究：全草含藜芦酚、虎仗苷等。

● **附　　注** 孕妇忌服。

草　果

Caujgoj

● **别　　名** 草果仁、草果子、老蔻。

● **来　　源** 为姜科植物草果*Amomum tsao-ko* Crevost et Lem. 的果实。

● **生境分布** 栽培或野生于疏林下。分布于广西、云南、贵州等省区。

● **植物形态** 多年生草本，丛生，高达2.5 m。根茎横走，粗壮有节，直径约2.5 cm。茎圆柱状，直立或稍倾斜。叶两列，具短柄或无柄，叶片长椭圆形或狭长圆形，长约55 cm，宽约22 cm，先端渐尖，基部渐狭，全缘，边缘干膜质，叶两面均光滑无毛；叶鞘开放，包茎，叶舌长0.8～1.2 cm。穗状花序，从根茎生出，长约13 cm，直径约5 cm。蒴果密集，长圆形或卵状椭圆形，长2.5～4.5 cm，直径约2 cm，顶端具宿存的花柱，呈短圆状突起，熟时红色，外表面呈不规则的纵皱纹，小果梗长2～5 mm，基部具宿存苞片。花期5～6月，果期9～10月。

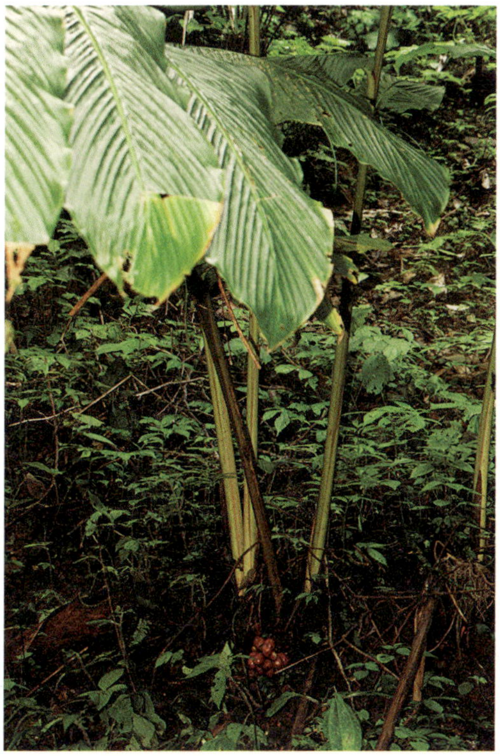

● **采集加工** 10～11月果实开始成熟，变为红褐色而未开裂时采收，晒干或微火烘干。

● **性能主治** 辛，温。燥湿除寒，祛痰截疟，消食化积。用于疟疾，痰饮痞满，脘腹冷痛，反胃，呕吐，泻痢，食积。

● **用　　量** 5～10 g。

● **临床应用**

1. 疟疾：草果、常山、知母、乌梅、槟榔各10 g，甲片、甘草各6 g，水煎服。

2. 脾痛胀满：草果10 g，水煎调酒服。

3. 肠胃湿热，赤白痢，泻泄，便血：草果、甘草、地榆、枳壳各等份，共碾末，每次3 g，开水冲服。

4. 瘴病初起，先寒后热，周身疼痛：草果5 g，槟榔6 g，厚朴3 g，知母3 g，芍药3 g，黄芩3 g，甘草1.5 g，水煎服。

● **现代研究** 化学研究：种子主要含挥发油，油中的主要成分有α和β–蒎烯、桉油精、对–伞花烃、壬醛、癸醛、芳樟醇、反–s–十一烯醛、α–松油醇、柠檬醛–b、橙花醛–a和b、牛儿苗醇、草果酮、橙花叔醇。此外，种子还含有油脂、淀粉等。全株含挥发油。

● **附　　注** 气虚或血亏，无寒湿实邪者忌服。

苦　参

Caemhgumh

● **别　　名** 苦骨、川参、牛参。

● **来　　源** 为蝶形花科植物苦参*Sophora flavescens* Ait. 的根。

● **生境分布** 生于山坡草地、平原、路旁、沙质地和红壤地的向阳处。我国各地均有分布。

● **植物形态** 亚灌木，高50～120 cm。根圆柱状，外皮黄色。茎枝草本状，绿色，具不规则的纵沟，幼时被黄色细毛。单数羽状复叶，互生；下具线形托叶；叶片长20～25 cm，叶轴上被细毛；小叶5～21枚，有短柄，卵状椭圆形至长椭圆披针形，先端圆形或钝尖，基部圆形或广楔形，全缘。总状花序顶生，长10～20 cm，被短毛；苞片线形；花淡黄白色；萼钟状，稍偏斜，先端5裂；花冠蝶形，旗瓣较其他的花瓣稍长，先端近圆形；雄蕊10枚，花丝离生，仅基部愈合；雌蕊1枚，子房上位，子房柄被细毛，花柱纤细，柱头圆形。荚果线形，先端具长喙，成熟时不开裂。种子通常3～7枚，种子稍扁，近球形，黑色。花期5～7月，果期7～9月。

● **采集加工** 春、秋季采收，以秋采者为佳。挖出根后，去掉根头、须根，洗净泥沙，晒干。

● **性能主治** 苦，寒。清热燥湿，杀虫止痒。用于热毒血痢，肠风下血，黄病（急性黄疸型肝炎），赤白带下，小儿肺炎，疳积，急性扁桃体炎，痔漏，脱肛，皮肤瘙痒，疥癣，恶疮，阴疮湿痒，瘰疬，烫伤。

● **用　　量** 5～15 g，外用适量。

● **临床应用**

1. 热毒血痢：苦参10 g，水煎服。

2. 痔漏出血：苦参（切片，酒浸湿，蒸晒9次，炒黄为末）500 g，地黄120 g（酒浸一宿，蒸熟，捣烂），加蜂蜜为丸，每次服6 g。

3. 赤白带下：苦参15 g，牡蛎15 g，水煎服。

4. 疮漏：苦参适量，水煎外洗。

5. 脱肛：苦参、五倍子、陈壁土各等份，煎汤洗之，以木贼末敷之。

6. 滴虫性阴道炎：苦参粉1 g，与等量葡萄糖、硼酸粉及枯矾粉混合，为一次量，行局部治疗。治疗时，先用1/5 000高锰酸钾溶液灌洗阴道，擦干后撒上药粉。

7. 瘰疬：苦参120 g（捣末），生牛膝100 g，和丸如梧桐子大，每次饭后服1丸。

8. 水火烫伤：苦参适量，碾末，用香油调搽。

9. 齿缝出血：苦参30 g，枯矾3 g，为末搽之。

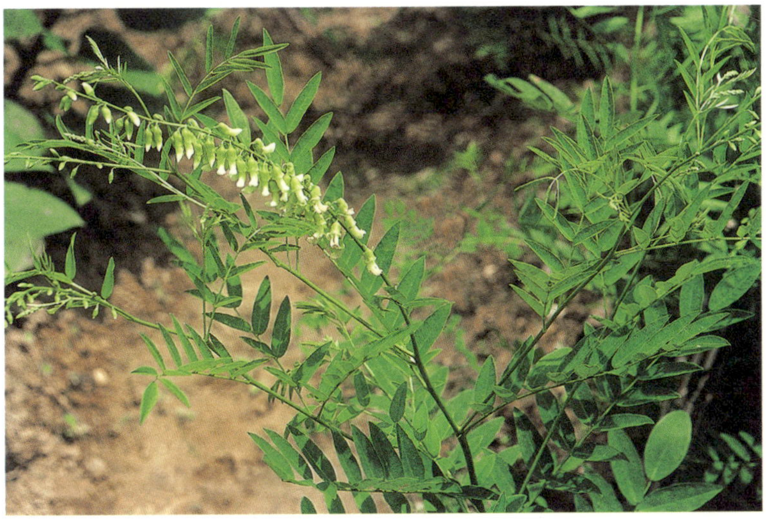

● **现代研究**

1. 化学研究：根含多种生物碱（d-苦参碱、d-氧化苦参碱、槐花醇、l-臭豆碱、l-甲基金雀花碱、槐果碱等），还含黄酮类（黄腐醇、异黄腐醇、3,4,5-三羟-7-甲氧-8-异戊烯基黄酮、8-异戊烯基山柰酚等。茎叶含木犀草素-7葡萄糖苷等）。

2. 药理及毒理学研究：

（1）利尿作用：苦参煎剂口服或苦参碱注射，使兔产生利尿作用。

（2）抗病原体作用：在试管内，高浓度煎剂对结核杆菌有抑制作用。8%煎剂、水浸剂在体外能抑制某些常见皮肤真菌的生长。醇浸膏在体外尚有抗滴虫作用。

（3）毒性研究：家兔的最小致死量为0.4 g/kg。

● **附　　注**　脾胃虚寒者忌服。

蛇床子

Byaekhomjgya

● **别　　名**　蛇米蛇床仁、蛇床实、双肾子。

● **来　　源**　为伞形花科植物蛇床*Cnidium monnieri*（L.）Cusson的果实。

● **生境分布**　生于山坡草丛中，或田间、路旁。我国大部分地区都有分布。

● **植物形态**　一年生草本，高30～80 cm。茎直立，圆柱形，有纵棱，疏生细柔毛。根生叶有柄，基部有短而宽的叶鞘；叶片卵形，二至三回羽状分裂，最终裂片线状披针形，先端尖锐；茎上部的叶和根生叶相似，但叶柄较短。复伞形花序顶生或侧生，伞梗10～25条，基部总苞片8～10片，线形，具缘毛；小总苞片

8～10片，线形；萼齿不明显，花瓣5片，白色，倒卵状，先端凹，而具狭窄内折的小舌；雄蕊5枚，与花瓣互生，花丝细长，花药椭圆形；子房下位，花柱2枚，花柱基部圆锥形。双圆果椭圆形，果棱成翅状，无毛。花期4～7月，果期6～8月。

● **采集加工** 果实成熟呈黄色时采收，割取全株，收取果实，晒干备用。

● **性能主治** 苦、辛，温。温肾助阳，祛风燥湿，杀虫止痒。用于阳痿，阴囊湿痒，带下阴痒，子宫寒冷不孕，风湿痹痛，疥癣湿疮。

● **用　　量** 3～10 g，外用适量。

● **临床应用**

1. 阳痿：蛇床子10 g，菟丝子15 g，五味子10 g，韭菜子10 g，水煎服。

2. 寒湿白带：蛇床子10 g，山茱萸肉10 g，南五味子6 g，车前子15 g，香附6 g，鹿胶10 g，山药15 g，水煎服。

3. 妇人阴痒：蛇床子30 g，枯矾6 g，苦参15 g，百部15 g，水煎外洗。

4. 湿疹，过敏性皮炎，手足癣：蛇床子、桉树叶、苦楝树皮、鸭脚木、苦参、地肤子各适量，水煎泡洗患处。

● **现代研究**

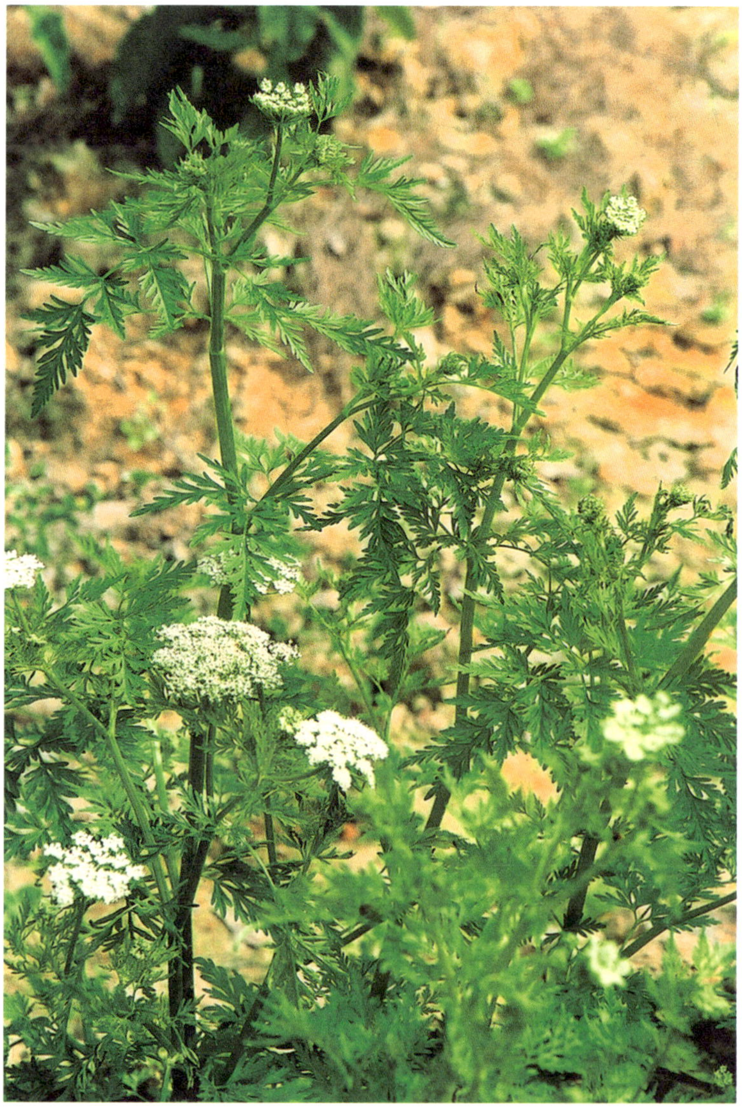

1. 化学研究：果实含挥发油1.3%，主要成分为蒎烯、莰烯、异戊酸龙脑酯、异龙脑。果实还含甲氧基欧芹酚、蛇床明素、异虎耳草素、佛手柑内酯、二氢山芹醇及其当归酸酯等。根含蛇床明素、异虎耳草素、别欧芹属素乙、花椒毒酚、欧芹属素乙等。

2. 药理学研究：

（1）抗滴虫作用：以肝浸膏作为培养基，10%及20%蛇床子煎剂对阴道滴虫无杀灭作用或极弱，甲氧基欧芹酚体外亦无杀灭阴道滴虫作用。

（2）性激素样作用：蛇床子提取物具有性激素样作用。蛇床子乙醇提取物皮下注射，可使小鼠动情期延长，卵巢、子宫重量增加，雄鼠前列腺、精囊、提肛肌重量增加。

满山香

Go'hom'bo

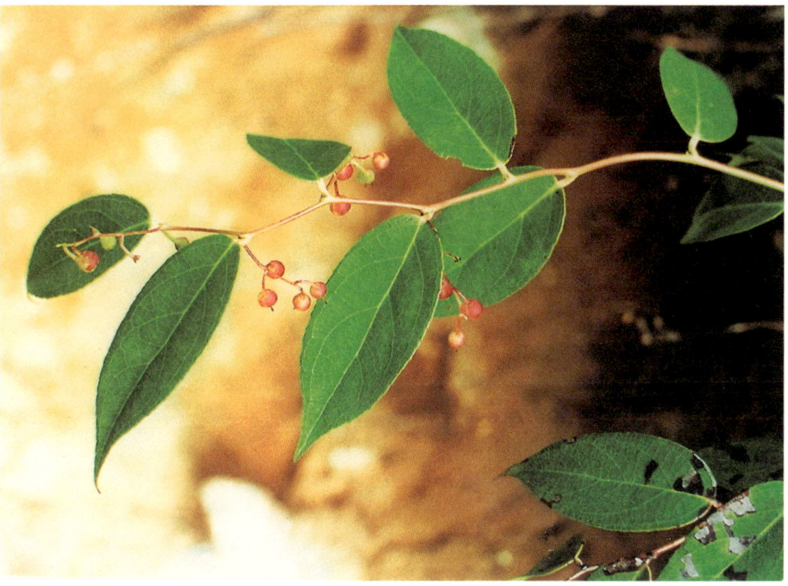

● **别　　名**　透骨香、透骨草、煤炭果。

● **来　　源**　为杜鹃花科植物云南白株树 *Gaultheria leucocarpa* Bl. Var. crenulata（Kurz）T. Z. Hsu 的全株。

● **生境分布**　生于山野草坡及丛林边。分布于广西、云南、四川、贵州等省区。

● **植物形态**　常绿灌木，高约3 m。全株有芳香气，枝细长，带红色或红绿色。单叶互生，革质，卵状矩圆形或阔卵形，长7～8 cm，宽2.5～3 cm，先端尖尾状，基部心形或圆形，叶缘具钝齿，略向外卷，上面深绿色，无毛，下面青白色，有细小柔毛。总状花序或圆锥花序腋生，长5～7 cm；花青白色，萼片5，边缘有纤毛；花冠壶形，裂片5；雄蕊10；子房上位，平滑无毛。蒴果球状，直径约6 mm，5瓣纵裂，上有宿存花柱，外面包有增大的肉质萼，成熟时紫红色，似浆果。种子淡黄色，细小。花期9月。

● **采集加工**　全年可采收，洗净，鲜用或晒干备用。

● **性能主治**　辛，温。祛风除湿，活血通路。用于风湿性关节疼痛，水臌，跌打损伤，牙痛，湿疹。

● **用　　量**　9～20 g，外用适量。

● **临床应用**

1. 风湿性关节炎，跌打肿痛：满山香根15 g，水煎服，并用满山香鲜叶捣烂酒炒外敷。
2. 湿疹：满山香适量，水煎洗患处。
3. 水臌：满山香15 g，车前草10 g，水煎服。

● **现代研究**

1. 化学研究：叶含挥发油0.5%～0.8%，其中主要成分为水杨酸甲酯。
2. 药理及毒理学研究：与水杨酸比较，解热、镇痛和抗风湿作用较为相似，但本品吸收慢而不规则，作用迟缓，使用时应用橄榄油稀释后外用，毒性为水杨酸钠的2/3。

● **附　　注**　孕妇忌服。

白狗肠

Daemazgauj

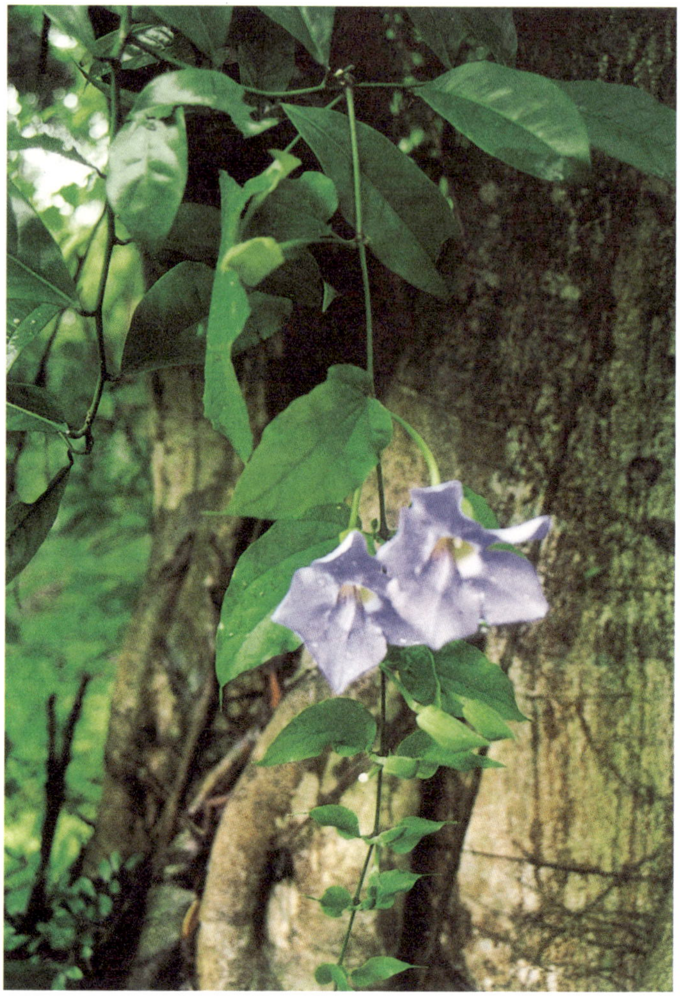

● **别　　名**　通骨消、鸭嘴参、大花老鸦嘴、大花山牵牛。

● **来　　源**　为爵床科植物大花老鸦嘴 *Thunbergia grandiflora* (Roxb. ex. Rottl.) Roxb. 的根、叶。

● **生境分布**　多栽培于庭院。分布于广西、广东、云南、福建等省区。

● **植物形态**　稍木质大藤本。幼茎密被粗糙的短毛，节明显，略膨大。叶对生，阔卵形，长12～18 cm，先端渐尖，基部心形，两面均粗糙和被毛，边有角和浅裂。花大腋生，具柄，单生或为长而下垂的总状花序；小苞片卵形，长约3 cm，包围着花芽，脱落；萼为一狭环；花冠长5～8 cm，浅蓝色或深蓝色，或外面近白色，管冠在子房以上扩大，5裂，裂片扩展，直径约7 cm；雄蕊4枚，着生于花冠管近基部；子房上位，2室，花柱长。很难结实。花期夏秋间。

● **采集加工**　多用根，全年可采，洗净，切段晒干备用。叶，夏季采，多为鲜用。

● **性能主治**　微辛，平。祛风除湿，舒筋活络，散瘀消肿。用于经期腹痛，腰肌劳损，风湿性关节疼痛，跌打接骨。

● **用　　量**　9～15 g，外用适量。

● **临床应用**

1. 经期腹痛，腰肌劳损，风湿性关节疼痛，小儿麻痹后遗症：白狗肠根15 g，水煎服。

2. 跌打肿痛，骨折，外伤出血：鲜白狗肠叶适量，捣烂外敷。

● **现代研究**　药理及毒理学研究：叶和茎的煎剂注射小鼠时毒性不大，对离体豚鼠回肠、大鼠子宫、蟾蜍腹直肌及大鼠后肢灌流试验，均无明显作用。

翻白草

Saedgajbaed

● **别　　名**　鸡腿儿、天藕儿、鸡脚草、鸡距草、鸭脚参。

● **来　　源**　为蔷薇科植物翻白草*Potentilla discolor* Bge. 的带根全草。

● **生境分布**　生长于丘陵山地、路旁和畦埂上。全国各地均有分布。

● **植物形态**　多年生草本，高15～30 cm。根多分枝，下端肥厚成纺锤状。茎上升向外倾斜，多分枝，表面具白色卷绒毛。基生叶丛生，单数羽状复叶，小叶5～9；茎生叶小，为三出复叶，顶端叶近无柄，小叶长椭圆形或狭长椭圆形，长2～6 cm，宽0.7～2 cm，先端锐尖，基部楔形，边缘具锯齿，上面稍有柔毛，下面密被白色绵毛；托叶披针形或卵形，亦被白色绵毛。花黄色，聚伞状排列；萼绿色，宿存，5裂，裂片卵状三角形，副萼线形，内面光滑，外面均被白色绵毛；花瓣5片，倒心形，凹头；雄蕊和雌蕊多数，子房卵形而扁，花柱侧生，乳白色，柱头小，淡紫色。瘦果卵形，淡黄色，光滑，脐部稍有薄翅突起。花期5～8月，果期8～10月。

● **采集加工**　夏、秋季采收。未开花前连根挖取，除净泥土，晒干备用或鲜用。

● **性能主治**　甘、苦，平。清热解毒，凉血止血，消肿。用于痢疾，疟疾，肺痈，咳血吐血，下血，崩漏，痈肿，疮癣，瘰疬。

● **用　　量**　10～30 g，外用适量。

● **临床应用**

1. 细菌性痢疾，阿米巴痢疾：翻白草30 g，水煎服。
2. 疟疾寒热及无名肿毒：翻白草根20 g，米酒煎服。
3. 肺痈：鲜翻白草根30 g，老鼠刺根、土瓜根各15 g，水煎服。
4. 痰喘，咳嗽：翻白草根30 g，冰糖10 g，煮猪肺服。
5. 崩中下血：翻白草根30 g，捣碎，米酒煎服。
6. 颈淋巴结核：鲜翻白草30 g，水煎米酒调服。全草捣烂调醋外敷患处。
7. 创伤出血：鲜翻白草叶适量，揉碎，敷患处。
8. 浑身疥癣：翻白草适量，水煎洗之。

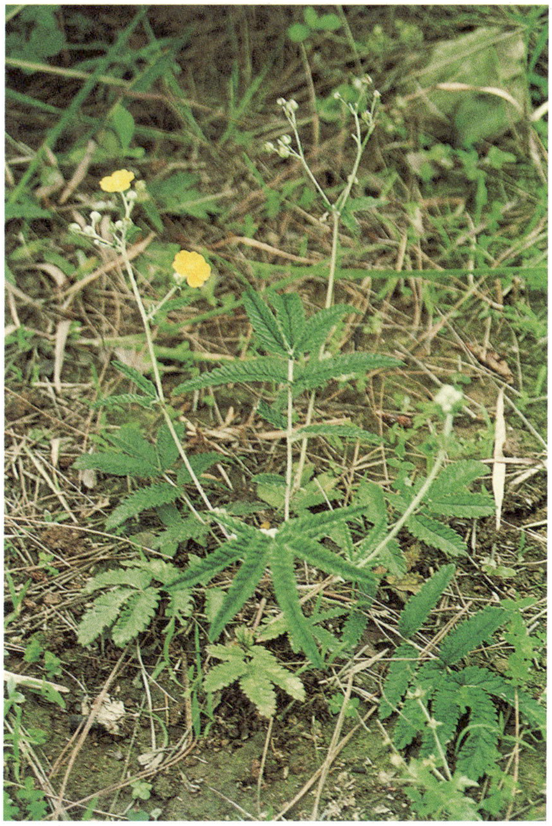

● **现代研究**

1. 化学研究：含富马酸、没食子酸、槲皮素、原儿茶酸、柚皮素、山柰酚和间苯二酸等。
2. 药理学研究：从翻白草中分离出的富马酸、没食子酸、槲皮素、原儿茶酸、柚皮素、山柰酚和间苯二酸对福氏和志贺氏痢疾杆菌均有不同程度的抑制作用。其中尤以没食子酸和槲皮素的抑菌活性最强，最低抑菌浓度分别为59 μg/ml和37 μg/ml。

铺地蜈蚣

Gaeulingz

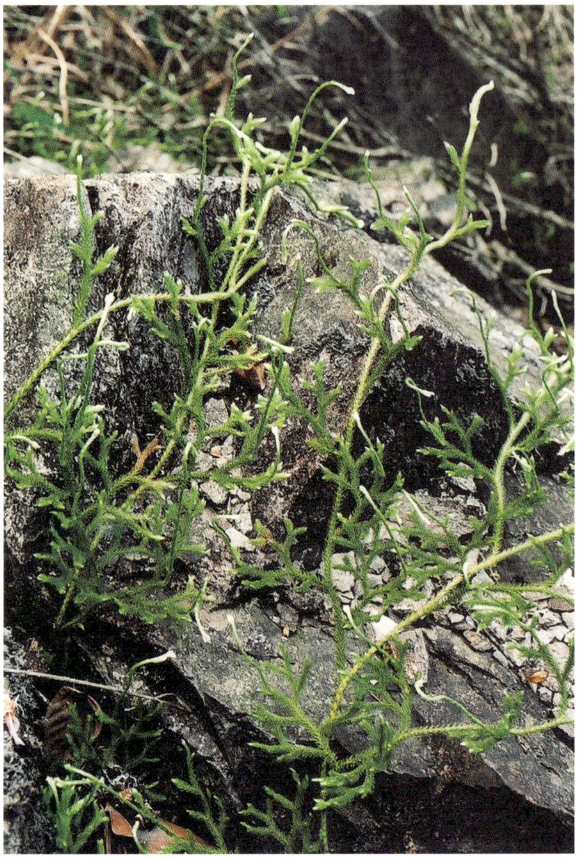

● **别　　名**　筋骨草、龙须草、舒筋草、蜈蚣草。

● **来　　源**　为石松科植物垂穗石松*Palhinhaea cernua*（L.）Franco et Vasc. 的全草。

● **生境分布**　生于山溪边或林下阴湿石上。分布于浙江、福建、台湾及华南其他地区、西南。

● **植物形态**　多年生草本。须根白色。主茎直立，基部有次生匍匐茎，长30～50 cm或更长。叶稀疏，螺旋状排列，通常向下弯曲，侧枝多回二叉，直立或下垂，分枝上的叶密生，线状钻形，长2～3 mm，全缘，通常向上弯曲。孢子囊穗单生于小枝顶端，矩圆形或圆柱形，长8～20 mm，带黄色，常下垂；孢子叶覆瓦状排列，阔卵圆形，先端渐尖，边缘有长睫毛；孢子囊圆形，有网纹。

● **采集加工**　7～9月采收，去净泥土杂质，晒干备用或鲜用。

● **性能主治**　甘，平。祛湿舒筋，活血，止血，清肝明目。用于风湿拘痛麻木，肝炎，痢疾，风疹，赤目，吐血，衄血，便血，跌打损伤，烧烫伤。

● **用　　量**　6～15 g，外用适量。

● **临床应用**

1. 跌打损伤：铺地蜈蚣茎叶15 g，水煎服。
2. 虚痨病，咳嗽，吐血，小便不利，遗精：铺地蜈蚣15 g，公猪小肚1个，炖服。
3. 黄疸型肝炎：鲜铺地蜈蚣15 g，水煎服。
4. 痢疾：鲜铺地蜈蚣15 g，红糖15 g，水煎服。
5. 蛇缠疮：铺地蜈蚣干碾末，加麻油、冰片调敷患处。
6. 夜盲，角膜云翳：铺地蜈蚣炭粉3 g，蒸猪肝或鸡肝吃。

● **现代研究**

1. 化学研究：全草含垂石松碱、烟碱等多种生物碱，还含垂石松黄酮苷、β-谷甾醇、豆甾醇、菜油甾醇，以及三萜类、山芝烯二醇、山芝烯三醇、21-表山芝烯三醇、芒柄花醇等。
2. 药理学研究：全植物试管内能抑制某些细菌。

铁线蕨

Gvutndaemz

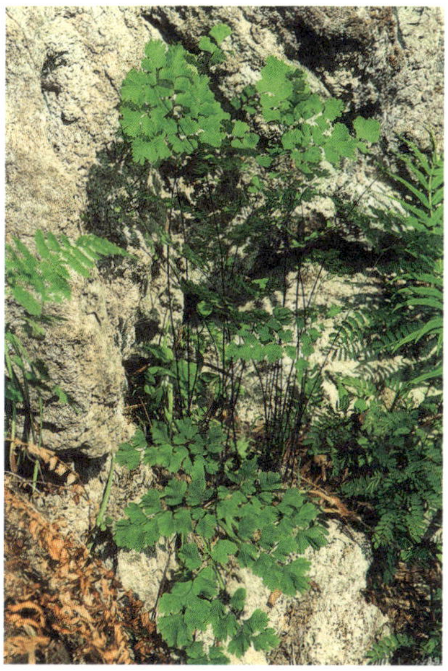

● **别　　名**　铜丝草、铁丝草、猪宗七、乌脚枪。

● **来　　源**　为铁线蕨科植物掌叶铁线蕨*Adiantum capillus-veneris* L. 的全株。

● **生境分布**　生于山地林下。分布于我国东北、华北、西南地区。

● **植物形态**　多年生草本，高30～70 cm。根茎短，横卧，被褐色膜质鳞片。叶簇生；叶柄黑紫色，光滑无毛，具光泽，先端分叉；叶片二叉分枝，呈掌状；羽片单生于主枝上侧，羽状分裂，中部的最大；小羽片斜长方形，基部楔形，上缘浅圆裂，无主脉。孢子囊群横长圆形，稍曲，着生于由叶缘反曲而成的膜质囊群盖下面；囊群盖肾形或矩圆形。

● **采集加工**　夏季采挖，阴干或鲜用。

● **性能主治**　甘、微涩、苦，平。利水，除湿，通淋，调经，止痛。用于小便不利，淋症，血尿，痢疾，风湿肿痛，月经不调，崩漏，白带多，牙痛。

● **用　　量**　9～30 g。

● **临床应用**

1. 淋症：铁线蕨6 g，木通3 g，人参叶1 g，水煎服。
2. 颈淋巴结核：铁线蕨30 g，猪肉50 g，炖服。
3. 跌打损伤：鲜铁线蕨适量，捣烂外敷。

● **现代研究**　叶含羊齿烯、7-羊齿烯、雁齿烯、雁齿烯醛、铁线蕨酮、异铁线蕨酮、掌叶铁线蕨醇等。

猫耳朵

Gorokmeuz

● **别　　名**　牛耳朵、岩白菜、石虎耳、岩青菜。

● **来　　源**　为苦苣苔科植物牛耳朵*Chirita eburnea* Hance的全草。

● **生境分布**　生于石灰岩山林中石上或沟边林下，海拔100～1 500 m。分布于广西北部，广东、湖南、四川、贵州亦有分布。

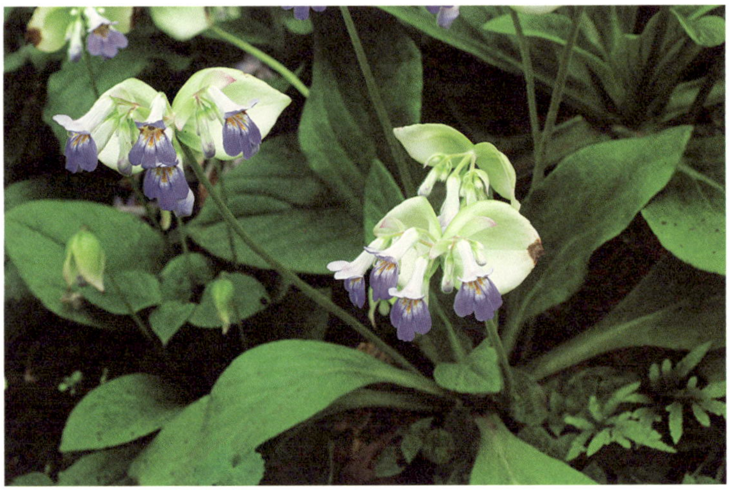

● **植物形态** 多年生草本，根状茎粗壮。叶均基生，肉质，叶片卵形或狭卵形，长3.5～17 cm，宽2～9.5 cm，顶端微尖或钝，基部渐狭或宽楔形，边缘全缘，两面均被贴伏的短柔毛，侧脉约4对；叶柄扁，长1～8 cm，宽可达1 cm，密被短柔毛。聚伞花序2～6条，不分枝或一回分枝，每花序有1～17朵花；花序梗长6～30 cm，被短柔毛；苞片2片，对生，卵形、宽卵形或圆卵形，长1～4.5 cm，宽0.8～2.8 cm，密被短柔毛；花梗长达2.3 cm，密被短柔毛及短腺毛；花萼长0.9～1 cm，5裂达基部，裂片狭披针形，宽2～2.5 mm，外面被短柔毛及腺毛，内面被疏柔毛；花冠紫色或淡紫色，有时白色，喉部黄色，长3～4.5 cm，两面疏被短柔毛；雄蕊的花丝着生于距花冠基部1.2～1.6 cm处；退化雄蕊2枚，着生于距基部1.1～1.5 mm处，长4～6 mm，有疏柔毛；雌蕊长2.2～3 cm，子房及花柱下部密被短柔毛，柱头二裂。蒴果长4～6 mm，宽约2 mm，被短柔毛。花期4～7月。

● **采集加工** 夏、秋季采，洗净，晒干备用。

● **性能主治** 甘，平。解毒除湿，清肺止咳，补虚止血。用于肺结核，咳喘，崩漏，带下。

● **用　　量** 5～10 g。

● **临床应用**

肺结核：猫耳朵10 g，不出林15 g，穿破石10 g，百部10 g，甘草3 g，水煎服。

大风艾

Godaizfungh

● **别　　名** 大艾、大毛香、冰片艾、梅片艾。

● **来　　源** 为菊科植物艾纳香*Blumea balsamifera*（L.）DC. 的全草。

● **生境分布** 生于村边、路旁、旷地、山坡草地或灌木丛中，有栽培。在广西主要分布于龙州、那坡、百色、田林、凌云、天峨等地，广东、贵州、云南、台湾等省亦有分布。

● **植物形态** 多年生草本或亚灌木，有时呈乔木状，高可达3 m。茎粗壮直立，多分枝，茎皮灰褐色，有纵条棱，木质部松软，中央有白色的髓，节尖明显。全株密被黄白色绒毛，具香气。单叶互生，叶片椭圆形或椭圆状披针形，长12～24 cm，宽4～10 cm，基部渐狭，具柄，柄两侧有1～5对狭线形或长圆形状叶附属物，顶端短尖，基部浑圆或广楔形，边缘具不整齐的锯齿，常于基部横展羽状全裂，上面密被黄褐色柔毛，下面被浅褐色或黄白色密绢状绵毛，中脉在下面凸起，侧脉8～16对。春、夏季开花，头状花序多数，排成顶生或叶生的大圆锥状；总苞片6层，条形，密被柔毛；花托蜂窝状，无毛；花黄色，两性花较小，花冠筒状；雄花多数，花冠细管状；雄蕊5枚；花药合生，雌蕊1枚；子房下位，瘦果圆柱形，密被柔毛，冠毛红褐色。

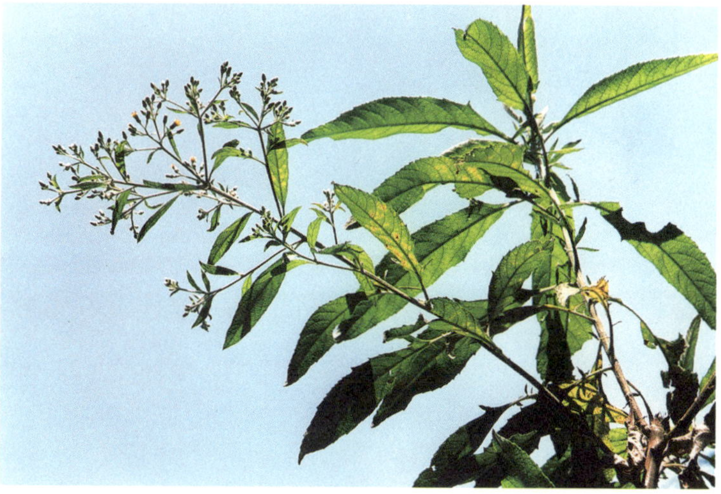

● **采集加工** 夏、秋季采收，鲜用或阴干备用。

● **性能主治** 辛、苦，温。除湿毒，祛风邪，消瘀肿，止疼痛，散瘀血。用于外感风寒，风湿骨痛，产后风痛，头风痛，跌打损伤，痛经，月经不调，湿疹，下肢溃疡。

● **用　　量** 10～20 g，外用适量。

● **临床应用**

1. 风湿骨痛，跌打损伤：大风艾20 g，党参20 g，鸡血藤25 g，络石藤20 g，水煎服；或浸酒内服外搽。

2. 头风痛：鲜大风艾20 g，鸡蛋2个，加酒、盐适量同煎服。

3. 痛经，月经不调：大风艾根12 g，香附9 g，水煎服。

4. 下肢溃疡，湿疹：大风艾500 g，水煎洗患处。

● **现代研究**

1. 化学研究：茎叶含挥发油，其主要成分为左旋龙脑，并含少量的桉油精、左旋樟脑、倍半萜醇、糖苷等。全草还含黄酮苷、香豆精、三萜化合物、氨基酸、有机酸等。叶中还含杉柳二醇，最近又分得3种具抗癌活性化合物布鲁迷内酯A（1）、B（2）、C（3）及抗组胺活性成分（迷迭香酸、紫云英苷、烟碱佛素、鲍尔烯醇、β-香树脂醇）。

2. 药理学研究：

（1）大风艾的提取液能扩张血管，降低血压，抑制交感神经系统，临床上常用于失眠症和高血压病。

（2）利尿作用：1%的大风艾浸剂有利尿作用，与咖啡因及茶叶浸剂相似，但后者为弱。

（3）抑菌作用：体外能抑制猪霍乱杆菌、大肠杆菌、金黄色葡萄球菌、霉菌的生长。

白花菜

Caekloekhauj

● **别　　名**　天茄子、天天茄、山海椒。

● **来　　源**　为茄科植物少花龙葵*Solanum photeinocarpum* Nakam. et Odash. 的全株。

● **生境分布**　生于田边、路旁、坡地阴湿肥沃处。在广西主要分布于贺州、钟山、昭平、金秀、融水、靖西、凌云、隆林等地，我国其他地区亦有分布。

● **植物形态**　一年生草本，高达1 m。根圆锥形，淡黄色，茎直立，多分枝，具棱线，沿棱线疏生细毛。叶互生，具柄；叶片卵形至卵状长圆形，长4～10 cm，宽3～6 cm，顶端渐尖或钝尖，基部宽楔形；全缘或有疏波状齿，无毛或被疏毛。夏季开花，花序近伞状，通常1～6朵花，花梗下垂；花冠白色，钟形，5裂；雄蕊5枚，花药顶孔开裂；子房2室，花柱长，基部有绒毛。浆果球形，垂生，熟时紫黑色，基部有宿萼。花期6～10月，果期7～11月。

● **采集加工**　夏、秋季采收，鲜用或晒干备用。

● **性能主治**　苦，寒。通路活血，清热解毒，利水消肿。用于感冒发热，牙痛，慢性支气管炎，痢疾，泌尿系感染，乳腺炎，疮疡肿痛，跌打损伤，急性肾炎，癌症。

● **用　　量**　15～50 g，外用适量。

● **临床应用**

1. 慢性支气管炎：白花菜50 g，桔梗9 g，甘草3 g，水煎服。
2. 急性乳腺炎：白花菜50 g，水煎服。
3. 癌症胸腹水：白花菜50 g，水煎服。
4. 毒蛇咬伤：白花菜、六月雪鲜叶各50 g，捣烂取汁内服，药渣外敷。
5. 急性肾炎，浮肿：白花菜、芫花各15 g，木通6 g，水煎服。
6. 食道癌：白花菜30 g，万毒虎30 g，白英30 g，白花蛇舌草30 g，山绿豆30 g，半枝莲15 g，无根藤15 g，黄药子15 g，乌梅9 g，田七9 g，水煎服。
7. 慢性白血病急变：白花菜30 g，生苡仁30 g，白花蛇舌草30 g，黄药子15 g，乌梅12 g，生甘草5 g，水煎服。
8. 跌打扭筋肿痛：鲜白花菜叶60 g，连须葱白7根，切碎加酒糟适量，捣烂敷伤处。

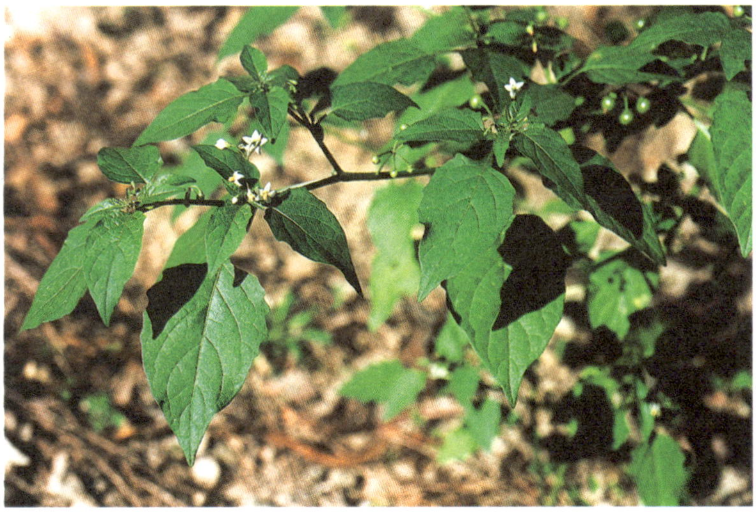

● **现代研究**

1. 化学研究：全草含甾类生物碱、澳洲茄碱、边缘茄碱以及游离的苷元澳茄胺、龙葵定碱等。此外，尚含皂苷，维生素A、C及树脂等。

2. 药理及毒理学研究：

（1）抗炎、抗休克、抗过敏作用：澳洲茄胺有可的松样作用，能降低血管通透性及透明质酸酶的活性；可抑制兔耳烫伤和大鼠实验性踝关节水肿的发展，对动物的过敏性、组胺性和烧伤性、胰岛素性休克有某些保护作用，还能增加小鼠胰岛素休克的存活率，并能促进抗体的形成。

（2）对血糖的影响：澳洲茄碱对大鼠腹腔注射时（50～100 mg/kg），可升高除四氧嘧啶性糖尿病外的大鼠血糖（苷元无作用）。龙葵碱对大鼠腹腔注射（5～30 mg/kg）也能升高血糖，明显降低对葡萄糖的耐量。

（3）抑菌作用：龙葵煎剂对金黄色葡萄球菌、痢疾杆菌、伤寒杆菌、变形杆菌、大肠杆菌、绿脓杆菌、猪霍乱杆菌均有一定的抑制作用。

（4）镇咳祛痰作用：小鼠静脉注射龙葵浸膏、氯仿或石油醚提取物及水溶部分有明显的祛痰作用。

（5）解热镇痛作用：澳洲茄胺皮下注射可使正常体温降低，对2，4-二硝基酚所致的发热有明显的解热作用；澳洲茄胺可降低实验动物对疼痛的敏感性。

（6）对心血管的作用：龙葵可扩张离体兔耳血管，使血压降低，心率减慢；龙葵碱能增加小鼠心脏收缩幅度而不影响心率；澳洲茄胺也有正性肌力作用。

（7）抗癌作用：龙葵对小鼠子宫颈癌14、肉瘤S-180、艾氏腹水艾转实体型有抑制作用，抑制率可达87.4%。

（8）抗蛇毒作用：龙葵全草300%水煎剂给小鼠腹腔注射对眼镜蛇蛇毒的保护作用为10%，添加蜂斗菜、野木瓜后保护率提高。

（9）龙葵全草煎剂毒性轻微，LD_{50}小鼠灌胃（ig）为144.2（±0.02）g/kg；腹腔注射（ip）为56.8（±0.02）g/kg。小鼠ig 100 g/kg未见死亡。

麻骨风

Gaeugoq

● **别　　名**　小叶买麻藤、驳骨藤、乌骨风、黑藤。

● **来　　源**　为买麻藤科植物小叶买麻藤 *Gnetum parvifolium*（Warb.）C. Y. Cheng ex Chun的全株。

● **生境分布**　生于海拔较低的干地或湿润谷地的森林中，缠绕在大树上。在广西主要分布于上思、邕宁、那坡、罗城、阳朔等地，福建、江西、河南、广东等省亦有分布。

● **植物形态**　木质藤本。茎节膨大，老茎外皮黑褐色，横断面呈蜘蛛网状花纹，有5层黑色圆圈，嫩茎易脱节。单叶对生，椭圆形，长4～10 cm，宽2.5～4 cm，边缘全缘，无毛。雌雄异株；球花排成穗状花序，常腋生；雄球花序具5～10轮总苞，每轮总苞内有雄花40～70朵；花被管呈四棱盾形；雄蕊2枚，花丝合生；雌球花序多生于老枝上，每轮总苞内有雌花5～8朵。种子核果状，包于红色假种皮中，长椭圆形，长1.5～2 cm，直径约1 cm，近无柄。

● **采集加工**　全年可采，洗净，切段，鲜用或晒干备用。

● **性能主治** 苦，微温。祛风邪，除湿毒，散瘀血，通龙路。用于风湿骨痛，跌打损伤，骨折，溃疡病出血，慢性气管炎。

● **用　　量** 15～30 g，外用适量。

● **临床应用**

1. 风湿骨痛：麻骨风30 g，木瓜20 g，铺地蜈蚣30 g，水煎外洗。

2. 骨折：鲜麻骨风适量，捣烂酒炒，复位后热敷包扎固定。

3. 筋骨酸软：麻骨风、五加皮各10 g，千斤拔30 g，水煎服。

4. 慢性气管炎：麻骨风、鬼针草各30 g，五指牛奶15 g，胡颓子15 g，水煎服。

5. 风湿性腰腿痛：麻骨风10 g，红杜仲15 g，刺桐皮30 g，水煎服。

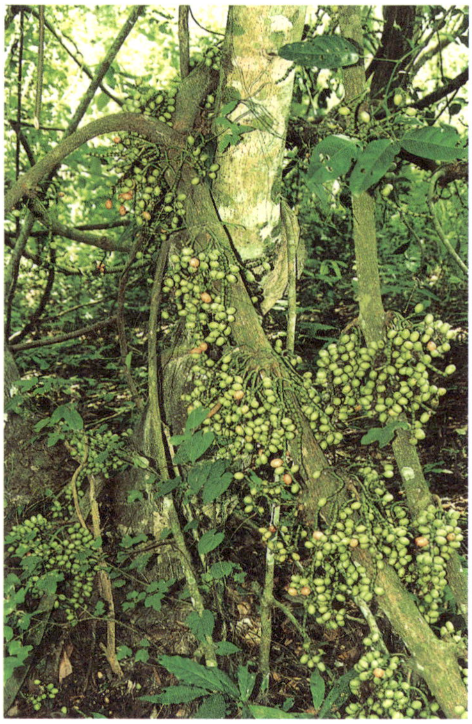

● **现代研究**

1. 化学研究：含一种平喘有效成分消旋去甲乌药碱盐酸盐。

2. 药理学研究：在试管内买麻藤（品种未鉴定）100%煎剂体外对甲型链球菌、卡他奈氏菌、溶血性嗜血杆菌、流感杆菌、金黄色葡萄球菌、大肠杆菌、伤寒杆菌及福氏痢疾杆菌都有不同程度的抑制作用。

● **附　　注** 孕妇忌服。

过江龙

Gaeulumx

● **别　　名** 榼藤子、过山龙、过岗龙、眼镜豆。

● **来　　源** 为含羞草科植物榼藤*Entada phaseoloides*（L.）Merr. 的茎。

● **生境分布** 生于混交林中，常攀于大乔木上。在广西主要分布于东兰、隆安、龙州、上思、桂平、金秀等地，华南其他地区及云南、台湾亦有分布。

● **植物形态** 木质大藤本。嫩枝无毛；老藤螺旋状扭曲，切断面内皮赭褐色，木质部呈"勿"字形淡黄色斑纹。二回双数羽状复叶互生；羽片通常2对，顶生一对常变成卷须；小叶长椭圆形，两侧不等，先端圆。花5数，淡黄色；雄蕊10，分离。荚果长可达1 m，宽8～10 cm，每节有种子1粒。种子直径4～6 cm。

● **采集加工** 藤茎全年可采，切片蒸过晒干备用。

● **性能主治** 苦、涩，平；种子有毒。祛风湿，通道路，行气止痛。用于风湿骨痛，跌打损伤，胃痛，疝气痛，血崩，瘰疬。

● **用　　量**　15～30 g，外用适量。

● **临床应用**

1. 风湿骨痛：过江龙、走马风根各15 g，五指毛桃根30 g，半枫荷10 g，同猪骨煲服。

2. 风湿性关节炎：过江龙、杜仲、伸筋草、扁藤各30 g，浸酒过药面，浸30天，每次服15 ml。

3. 跌打挫伤：过江龙、黑老虎、救必应各等量，碾末，加入樟脑粉少许搅匀，用凡士林调成软膏外敷患处。

● **现代研究**　化学研究：茎皮含皂苷、氰氢酸。茎含氨基酸、黄酮类、酚类。叶含榼藤子酰胺A、榼藤子酰胺C。根皮含氰氢酸。种子含榼藤子皂苷、微量生物碱、脂肪油、甾醇、氨基酸等。

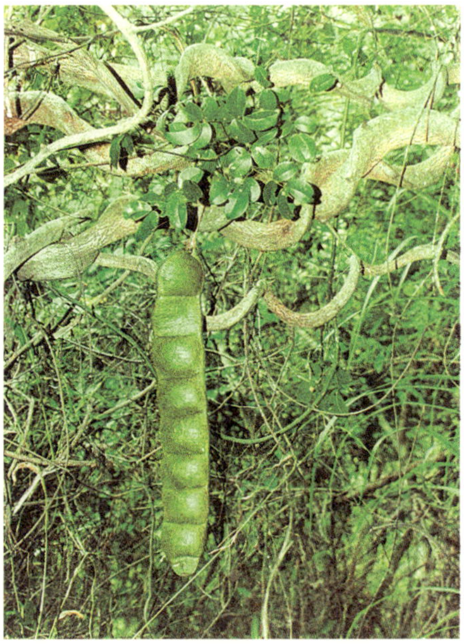

白纸扇

Gaeuliengzcaz

● **别　　名**　凉茶藤、土甘草、白蝴蝶。

● **来　　源**　为茜草科植物玉叶金花*Mussaenda pubescens* Ait. f. 的茎叶。

● **生境分布**　生于山坡、丘陵、沟谷、村旁的疏林或灌木丛中。在广西分布于桂平、贵港、北流、北海、龙州、南宁、马山、乐业、罗城、博白等地，长江以南各省亦有分布。

● **植物形态**　藤状小灌木。小枝被柔毛。叶膜质或薄纸质，对生，有时3枚轮生，卵状长圆形或卵状披针形，长5～8 cm，宽2～3.5 mm；顶端渐尖，基部楔形，全缘，上面无毛或被疏毛，下面被柔毛；叶柄长3～8 mm；托叶三角形，顶端2深裂。花黄色，5数，组成顶生聚伞花序；一些花的萼片扩大成叶状，白色，长2.5～4 cm。果实近椭圆形，成熟时紫黑色，长约10 mm。

● **采集加工**　药用茎叶，全年可采，晒干备用。

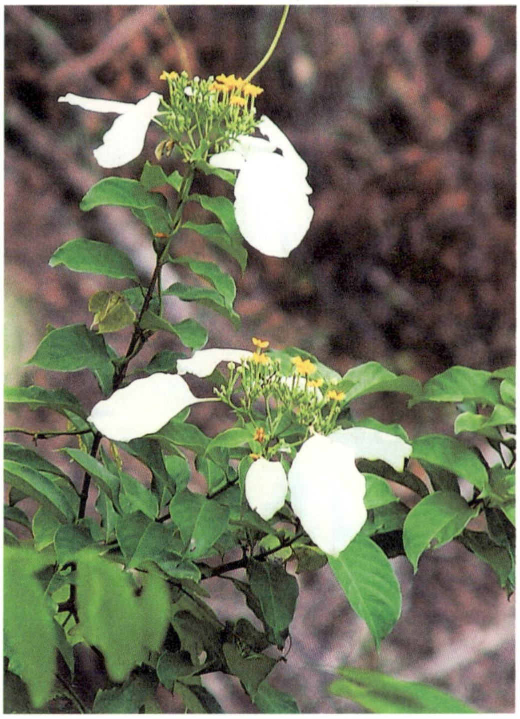

● **性能主治** 甘、微苦，凉。清热利湿，解毒消肿。用于感冒，中暑，肠炎，肾炎水肿，咽喉肿痛，支气管炎，白带多。

● **用　　量** 15～30 g。

● **临床应用**

1. 感冒，中暑：白纸扇、牡荆叶各等量制茶，加薄荷少许，泡开水饮。

2. 湿热小便不利：白纸扇、金银花藤、车前草各30 g，水煎服。

3. 湿热腹泻：白纸扇30 g，大叶桉叶10 g，水煎服。

4. 白带多：白纸扇、白背叶各30 g，煲瘦猪肉食。

5. 预防中暑：白纸扇30 g，水煎代茶饮。

● **现代研究**

1. 化学研究：叶含酚类、氨基酸、有机酸、糖类、豆甾醇、β-谷甾醇及高级脂肪醇等。茎含豆甾醇、β-谷甾醇和阿江榄仁酸等。全草还含有熊果酸、咖啡酸、对香豆酸、阿魏酸、山栀苷甲酯与β-谷甾醇-D-葡萄糖苷等。

2. 药理学研究：玉叶金花中含的咖啡酸、阿魏酸为抗小白鼠早孕作用的活性成分。发现玉叶金花的水煎液和81%乙醇沉淀物为其抗早孕活性有效部位。小鼠灌胃注射玉叶金花中的阿魏酸，有很强的抗生育作用。

岩黄连

Ngumxlienz

● **别　　名** 菊花黄连、鸡爪莲、土黄连。

● **来　　源** 为紫堇科植物石生黄堇*Corydalis saxicola* Bunting的全草。

● **生境分布** 生于石灰岩山地石缝中。在广西主要分布于百色、河池等地，贵州、云南、四川、西藏、湖北、甘肃等地亦有分布。

● **植物形态** 多年生草本，全株无毛。主根圆柱状，黄色。茎萎软或近匍匐，高10～40 cm。叶三角状卵圆形，长10～30 cm，下面灰白色，有长柄，二回羽状分裂，一回裂片通常5枚，奇数对生，末回裂片菱形或卵形，长2～5 cm，宽1～3 cm，先端有粗圆齿。花淡黄色；总状花序顶生或与叶对生，长7～14 cm；苞片椭圆形或披针形，不分裂，与花梗等长或长于花梗；萼片2片，鳞片状，小，早落；花瓣4片，长1.6～2.5 cm，基部有短距，微向下弯曲；雄蕊6枚，合生成2束；柱头2裂。蒴果长3～4 cm，圆柱状。种子圆形，多数，有附属体。

● **采集加工** 秋后采，晒干备用。

● **性能主治** 苦，凉。清热利湿，散瘀消肿。用于急性黄疸型肝炎，肝硬化，肝癌，疔疮肿毒，急性肠胃炎。

● **用　　量**　3～15 g。

● **临床应用**

1. 急性肠胃炎：岩黄连、圆叶马兜铃、藤苦参各等量，共碾末，每次10 g，开水冲服。

2. 急性黄疸型肝炎：岩黄连15 g，地耳草30 g，甘草5 g，水煎服。

3. 疔疮肿毒，风热眼痛：岩黄连、谷精草各15 g，水煎服。

4. 口腔糜烂：岩黄连10 g，功劳木15 g，水煎含服。

● **现代研究**

1. 化学研究：岩黄连含多种生物碱，有卡维丁、岩黄连碱、d-白蓬草碱、延胡索乙素等。

2. 药理及毒理学研究：

（1）对中枢神经的作用：岩黄连总生物碱成分对动物中枢神经有抑制作用。用岩黄连碱8～16 mg/kg 进行肌肉注射，可抑制小鼠自发活动，并延长戊巴比妥钠睡眠时间；用32 mg/kg 进行肌肉注射，以小鼠醋酸扭体法试验表明有镇痛作用。

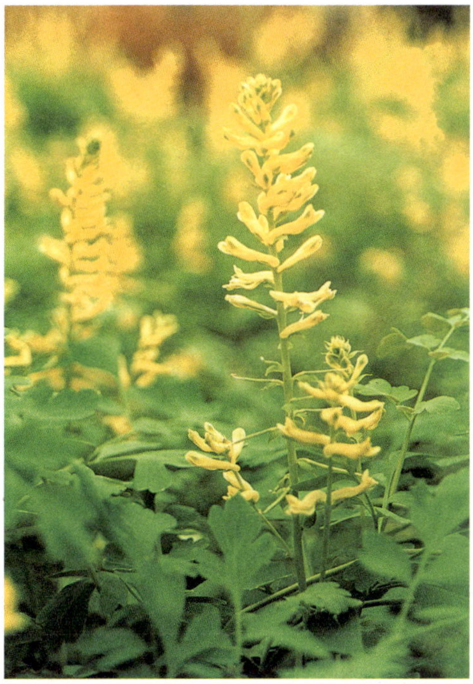

（2）抗感染作用：用岩黄连碱12～24 mg/kg 进行腹腔注射，对腹腔感染乙型溶血性链球菌的小鼠有保护作用，可降低小鼠死亡率。

（3）其他作用：用岩黄连碱16 mg/kg 进行肌肉注射，可增加小鼠肝糖原生成。

（4）毒性：肌肉注射岩黄连碱，对小鼠的LD_{50}为71.6（±2.92）mg/kg。

翠 云 草

Fongxngumx

● **别　　名**　翠羽草、蓝地柏、岩萍。

● **来　　源**　为卷柏科植物翠云草*Selaginella uncinata*（Desv.）Spring的全草。

● **生境分布**　生于林下阴湿的沟谷、溪边岩石上。在广西主要分布于南丹、柳江、龙州、凤山、金秀、藤县、钟山等地，华东、华中、华南其他地区及西南各地亦有分布。

● **植物形态**　多年生草本。茎伏地蔓延，侧枝多回分叉。叶斜卵形，边缘全缘，长3～5 mm，宽约2.5 mm，主茎上的叶疏生，侧枝上的叶密生，嫩时上面碧绿色。孢子囊穗单生枝顶，孢子叶卵状三角形，4列，复瓦状排列。孢子囊卵形。

● **采集加工**　全草全年可采，晒干备用或鲜用。

● **性能主治** 甘、淡，凉。清热利湿，解毒消瘀，止血止咳。用于黄病（急性黄疸型肝炎），痢疾，水肿，风湿痹痛，咳嗽吐血，喉痛，痔漏，烧烫伤，外伤出血。

● **用　　量** 15～30 g，外用适量。

● **临床应用**

1. 黄病：翠云草30 g，大半边莲10 g，水煎服。
2. 急、慢性肾炎：翠云草30 g，煎服。
3. 烧烫伤：翠云草适量，晒干碾末，加油桐花（或叶），捣烂敷患处。
4. 湿热淋病：翠云草30 g，水煎服。
5. 风湿丹毒，蔓延如带：鲜翠云草适量，捣汁涂患处。

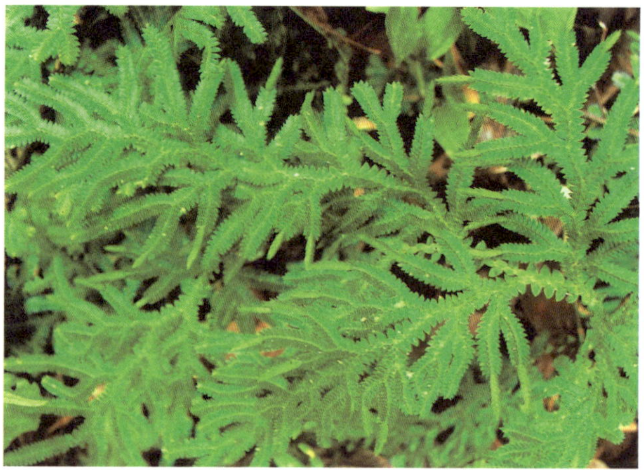

三姐妹

Nyadanghmoz

● **别　　名** 牛尾草、伤寒头、兽犬药、牛尾草蒿。

● **来　　源** 为唇形科植物牛尾草*Rabdosia ternifolia*（D.Don）Hara的全草。

● **生境分布** 生于海拔1 900～3 000 m的山坡灌木丛或路边。在广西主要分布于河池、百色、南宁、玉林、梧州等地，四川西南部及云南西北部亦有分布。

● **植物形态** 多年生草本或半灌木。茎高0.5～2 m，有时达7 m，密被绒毛状长柔毛。叶对生或3～4枚轮生，叶片狭披针形至狭椭圆形，长2～12 cm，宽0.7～5 cm，叶面具皱纹，背面网脉隆起，密被灰白色或污黄色绒毛。由聚伞花序组成的穗状圆锥花序极密集，顶生或腋生，在分枝及主茎端又组成顶生的复合圆锥花序；苞片叶状至极小；花萼钟形，长约2.3 mm，萼齿5裂，三角形，等大，长约0.5 mm；花冠白色至浅紫色，上唇有紫斑，冠筒基部浅囊状，冠檐二唇形，上唇4圆裂，上面反曲，下唇圆卵形，内凹；雄蕊4枚，与下唇近等长。小坚果卵圆

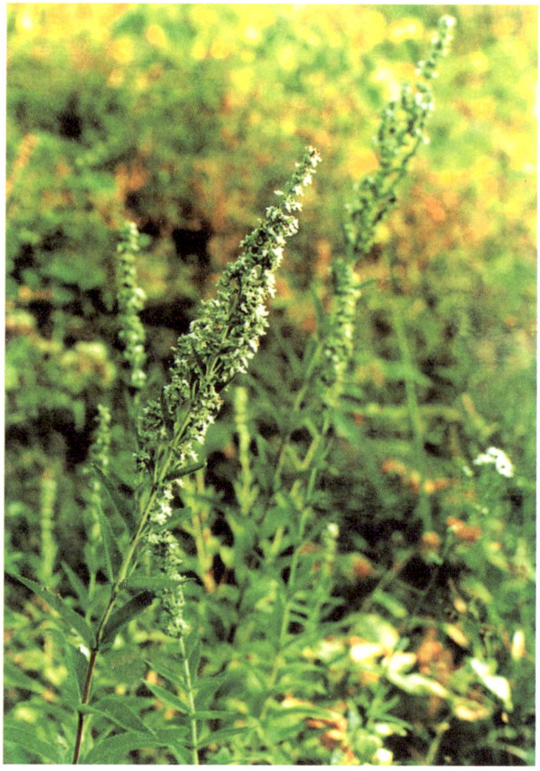

形，长约1.8 mm，宽约1 mm，腹面具棱，无毛。花期9月至翌年2月，果期12月至翌年4～5月。

● **采集加工** 夏、秋季采收，除去杂质，阴干或鲜用。

● **性能主治** 苦、微辛，温。清热解毒，化痰止咳。用于黄疸型肝炎，扁桃体炎，牙痛，尿道感染，膀胱炎，急性肾炎，流感，支气管炎，蛇咬伤，蜂蜇伤。

● **用　　量** 15～30 g。

● **临床应用**

1. 流感，扁桃体炎：三姐妹30 g，紫苏叶30 g，水煎服。

2. 肾炎：三姐妹30 g，刺五加皮、生姜皮、茯苓皮各25 g，水煎服。

3. 尿道感染，膀胱炎：三姐妹30 g，大蒜头10 g，茯苓15 g，水煎服。

4. 黄疸型肝炎：三姐妹30 g，金钱草、淮山、茯苓、泽泻各20 g，水煎服。

● **现代研究** 全草含两个二萜类化合物：细叶香茶菜甲素和细叶香茶菜乙素。全草还分出豆甾醇、齐墩果酸、熊果酸和β-谷甾醇。叶中含多个二萜类化合物：如牛尾草甲、乙、丙、丁素均有抗菌消炎和抑制肿瘤的活性。叶中还含有齐墩果酸和硬脂酸。茎中含有三个二萜化合物：疏展香茶菜宁B、疏展香茶菜宁E和长梣利素A。

金刚刺

Gaeugimjgangh

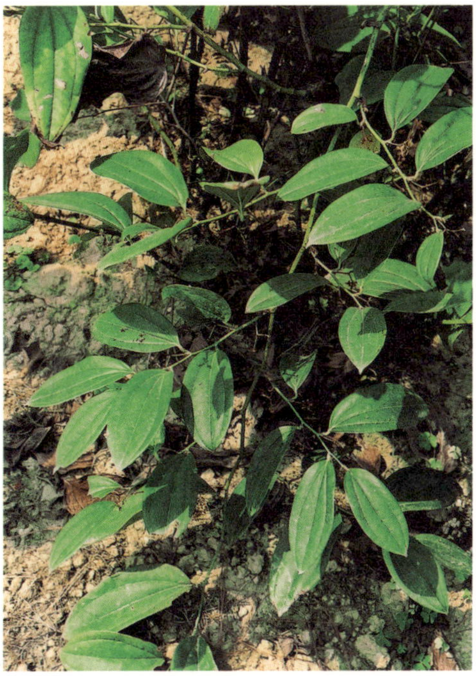

● **别　　名** 金刚根、金刚藤、白茯苓。

● **来　　源** 为菝葜科植物菝葜*Smilax China* L.的根状茎。

● **生境分布** 生于海拔2 000 m以下的荒坡、林缘、路旁灌木丛中。分布于华东、中南、西南各省区。

● **植物形态** 攀缘藤木。根状茎块状，坚硬，外表灰白或带淡黄色，断面淡红褐色。茎有刺。单叶互生，卵圆形；叶柄基部有2条卷须。伞形花序腋生；花6数，黄绿色；单性异株。浆果球形，直径约1 cm，熟时红色。

● **采集加工** 全年可采，切片鲜用，或切片用盐水浸泡数小时，蒸熟晒干。

● **性能主治** 甘、微涩，凉。清热解毒，祛风湿抗癌。用于风湿关节痛，跌打损伤，扁桃体炎，肠炎，痢疾，糖尿病，乳糜尿，白带多，淋浊，癌症。

● **用　　量** 30～60 g。

● 临床应用

1. 风湿性关节炎：金刚刺、瓜子金各30 g，酒水各半煎服。

2. 跌打损伤：金刚刺50 g，酒水各半煎服。

3. 扁桃体炎：金刚刺60 g，水煎当茶饮。

4. 血尿：金刚刺60 g，算盘子根30 g，水煎服。

5. 白带多：鲜金刚刺50 g，鸡蛋2个，水煎服。

6. 乳糜尿：金刚刺、楤木根50 g，水煎服。

● 现代研究

1. 化学研究：根茎含薯蓣皂苷元和多种由薯蓣皂苷元构成的皂苷，还含生物碱、酚类、氨基酸、有机酸、糖类。种子油含粗脂肪11.2%，其脂肪酸中含油酸48.4%，亚油酸39.1%。

2. 药理学研究：

（1）抗锥虫作用：25%与50%的煎剂，不论灌胃或腹腔注射，均能暂时抑制马疫锥虫的繁殖，延缓小白鼠的死亡时间，但不能清除血中锥虫使小白鼠得以治愈。不论灌胃或注射均使小白鼠出现鼓肠。

（2）抗菌作用：对炭疽杆菌有抑菌作用。

白　英

Gaeubwnhgauh

● **别　　名**　胡毛藤、排风藤、毛风藤、毛秀才。

● **来　　源**　为茄科植物白英*Solanum lyratum* Thunb. 的全草。

● **生境分布**　生于路边、山野草丛中、竹林或灌木丛下。在广西主要分布于全州、灌阳、岑溪、宁明、大新、田林、凌云、贺州等地，陕西、甘肃、山东、河南及长江以南各省区亦有分布。

● **植物形态**　草质藤本，长可达1 m。茎及嫩枝均被具节长柔毛。单叶互生，多为琴形，长35～55 mm，宽25～48 mm，基部常3～5深裂，裂片全缘，侧裂片近基的较小，中裂片较大，通常卵形，两面均被白色柔毛；叶柄长1～3 cm，被长柔毛。聚伞花序顶生或腋外侧生；花梗无毛；萼齿5裂；花冠蓝紫色或白色，直径约1 cm，5深裂；雄蕊5枚，花药顶孔开裂。浆果球形，成熟时红黑色，直径约8 mm。种子扁圆形，直径约1.5 mm。花期夏季，果期秋季。

● **采集加工**　夏、秋季采收全草，割取地上部分，洗净，晒干备用。

● **性能主治**　甘、苦，寒；有小毒。清热利湿，解毒消肿。用于黄病（急性黄疸型肝炎），疟疾，胆囊炎，风湿关节痛，白带过多，子宫糜烂，水肿，淋病，丹毒，疔疮，癌瘤。

● **用　　量**　7～50 g。

● 临床应用

1. 风湿关节痛：白英、忍冬藤、五加皮各30 g，米酒500 ml，浸泡10天，每次服20 ml。
2. 小儿病毒性肝炎：白英、金钱草、土茯苓各7 g，茵陈12 g，陈皮5 g，水煎服。
3. 肝脓疡：白英50 g，香茶菜根30 g，水煎服。
4. 妇女赤白带：白英、白马骨根各30 g，鱼腥草15 g，水煎服。
5. 子宫颈糜烂：白英、一枝黄花、白花蛇舌草各30 g，贯众15 g，水煎服。

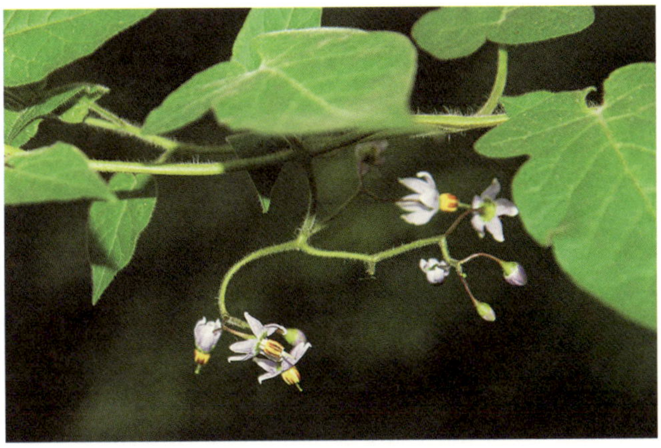

● 现代研究

1. 化学研究：全草含有25种化合物，分为生物碱类、苷类及皂苷类化合物。生物碱类有番茄烯胺、澳洲茄胺、蜀羊泉次碱、α-，β-和γ-苦茄碱等。其中β-苦茄碱有抗小白鼠肉瘤S-180作用。苷类化合物包括蜂蛛抱蛋苷、β-石蒜三糖苷、β-石蒜四糖苷等。皂苷类化合物主要为甾体皂苷：替告皂苷元及亚莫皂苷元，两者均有抗真菌的作用。

2. 药理及毒理学研究：

（1）抗肿瘤作用：β-苦茄碱和澳洲茄碱制剂均有抗肉瘤S-180的活性。澳洲茄碱在体外试验中既能阻止癌细胞增殖，也能抑制正常细胞。

（2）抗真菌作用：蜀羊泉次碱、青牛胆苦素、亚莫皂苷元均有抗真菌的作用。β-番茄碱也有抗菌作用。

（3）其他作用：澳洲茄碱能升高血糖，对心脏有兴奋作用，能降低血液凝固性，有溶血作用；小量能增强大鼠、兔中枢神经的兴奋过程，大量则增强抑制过程。

（4）毒性：大剂量引起喉头烧灼及恶心、呕吐、眩晕、瞳孔散大、出现惊厥性肌肉运动的同时表现全身性衰弱。

● 附　　注　体虚无湿热者忌用。

蓝花柴胡

Bozojbyaj

● 别　　名　大叶蛇总管、山薄荷、铁菱角。

● 来　　源　为唇形科植物显脉香茶菜*Rabdosia nervosa*（Hemsl.）C. Y. Wu et H. W. Li的地上部分。

● 生境分布　生于海拔60～1 000 m的山谷、草丛或林下阴处。在广西主要分布于那坡、灵山、岑溪、贺州、钟山、富川等地，黑龙江、吉林、辽宁、山西、河南、陕西、甘肃、四川、贵州、广东、湖南、江西、安徽、浙江、江苏、台湾等地亦有分布。

● **植物形态** 多年生草本。根茎肥大粗壮，有时呈疙瘩状。茎钝四棱形，具4浅槽。节明显，紫绿色，基部近无毛，向上密被微柔毛。单叶对生，草质，卵圆形、卵状披针形或基部楔形，边缘有粗大内弯锯齿，两面仅脉上被微柔毛，余部无毛，散布白色腺点，侧脉每边4～5条。花紫色；聚伞圆锥花序顶生；苞片在下部者叶状，向上渐变小，披针形；花萼钟状，具相等的5齿，外面被灰白色微柔毛，萼齿与萼筒等长；花冠唇形，长达6 mm，外面被短柔毛，冠筒长约3 mm，上唇外反，先端具相等4圆裂，下唇内凹；雄蕊4枚，二强，伸出花冠外；花柱丝状，伸出花冠外。小坚果阔卵圆形，长约1.5 mm，具腺点，顶端有白色髯毛。花果期8～10月。

● **采集加工** 夏、秋季采割，除去杂质，鲜用或晒干备用。

● **性能主治** 苦，寒。清解热毒，除湿消肿。用于急、慢性肝炎，肝肿大，阑尾炎，胆囊炎，跌打肿痛，刀伤出血，毒蛇咬伤，口腔溃疡，脓疱疮，湿疹，皮肤瘙痒。

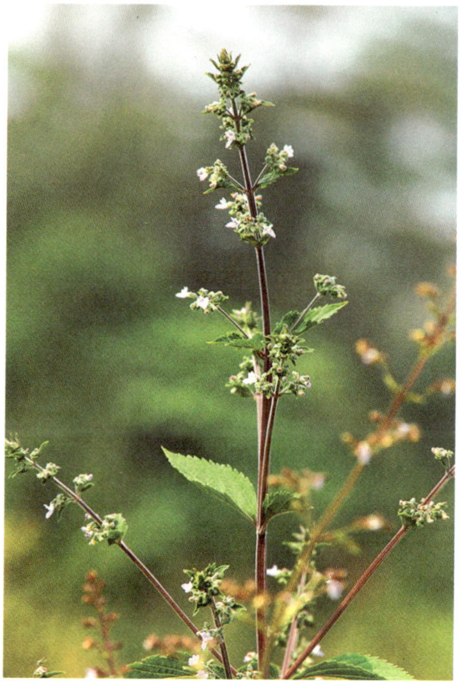

● **用　　量** 15～30 g，外用适量。

● **临床应用**

1. 急性传染性肝炎：蓝花柴胡30 g，水煎服。
2. 脓疱疮，湿疹，皮肤瘙痒：鲜蓝花柴胡适量，水煎洗患处。
3. 烧烫伤：鲜蓝花柴胡适量，捣烂外敷。
4. 毒蛇咬伤：鲜蓝花柴胡叶适量，捣烂敷伤口周围。

● **现代研究**

1.化学研究：茎叶含溪黄草甲素、萼西香茶菜甲素、溪黄草乙素、β-谷甾醇、乌苏酸、β-谷甾醇-D-葡萄糖苷、2α-羟基乌苏酸等。

2. 药理及毒理学研究：

（1）抗癌活性：溪黄草甲素、萼西香茶菜甲素具有抗癌活性，对体外培养的海拉细胞具有显著的抑制作用，当浓度为4 μg/ml时它的抑制率为87.6%。

（2）抗蛇毒的作用。

田 基 黄

Nyavetrwz

● **别　　名** 地耳草、雀舌草、小叶对口莲、肝炎草、耳挖草。

● **来　　源** 为金丝桃科植物地耳草*Hypericum japonicum* Thunb. ex Murray的全草。

● **生境分布** 生于海拔2 800 m以下的草地、沟边、田边或撂荒地上。广西主要分布于全州、兴安、平南、南宁、马山等地，江西、福建、湖南、广东、四川等省亦有分布。

● **植物形态** 一年生草本。茎四棱形。单叶对生，卵形，无柄而抱茎，边全缘，下面有无数黑色小斑点。花黄色，组成顶生聚伞花序；萼片5片；花瓣5片；雄蕊多数，花丝基部连合。蒴果长圆形，为宿存萼片所包围。种子多数。

● **采集加工** 春、夏季开花时采挖，除去杂质和泥，鲜用或晒干备用。

● **性能主治** 苦、辛，平。清热利湿，消肿解毒。用于急、慢性肝炎，急性结膜炎，痢疾，疮疖痈肿，湿疹，蛇咬伤。

● **用　　量** 10～60 g，外用适量。

● **临床应用**

1. 急性黄疸型肝炎：田基黄、鸡骨草、金钱草各30 g，水煎服。

2. 痢疾：田基黄15 g，水煎，红痢加白糖，白痢加红糖调服。

3. 急性结膜炎：田基黄30 g，水煎熏洗患眼。

4. 疮疖肿毒，湿疹：田基黄适量，水煎洗患处。

5. 毒蛇咬伤：鲜田基黄60 g，捣烂取汁加醋10 ml调服；药渣敷伤口周围。

● **现代研究**

1. 化学研究：全草含间苯三酚类化合物，田基黄绵马素A、B、C，田基黄灵素，田基黄棱素A、B及田基黄灵素 G，这些化合物均具抗菌作用；还含地耳草素A、B、C、D等。

2. 药理及毒理学研究：

（1）抗菌作用：本品流浸膏酸化后的沉淀（田基黄乙素）试管内对牛型结核杆菌（无毒株）、肺炎球菌、金黄色葡萄球菌、痢疾杆菌有一定的抑菌和杀菌作用。煎剂对金黄色葡萄球菌、链球菌及伤寒杆菌有抑制作用。醚提取物分离出的田基黄棱素A和B对金黄色葡萄球菌、蜡样芽孢菌、诺卡氏菌有显著的抑制作用。

（2）保肝作用：田基黄注射剂5 g/kg、8 g/kg、15 g/kg给小鼠腹腔注射10天，可抑制四氯化碳所致ALT（谷草转氨酶）、LT G（肝三酰甘油）、MDA（肝丙二醛）升高和明显保护肝超微结构。

（3）其他药理作用：

①增强免疫：田基黄注射剂2 g/kg 5次、3 g/kg 2次，隔日给大鼠皮下注射共7次，可提高外周血脂酶染色阳性率（ANAE）和脾特异玫瑰花形成细胞数。

②抗癌：注射剂25 mg、50 mg、100 mg、150 mg可抑制人喉癌Hep-2细胞及宫颈癌Hela细胞，其中48小时100 mg 和48小时150 mg 可分别抑制海拉细胞、Hep-2细胞达100%。

③流浸膏使离体兔肠收缩增强乃至痉挛收缩，对蟾蜍

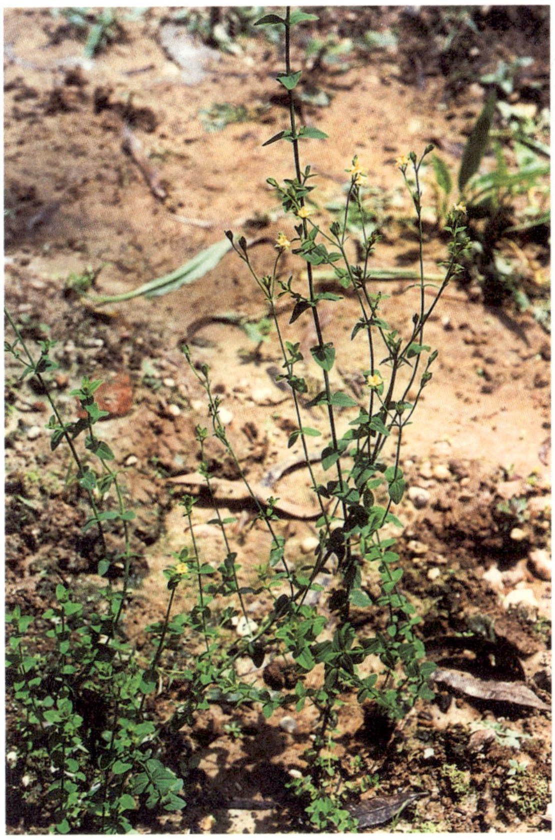

在体、离体心脏先兴奋后抑制。

（4）毒性：小鼠灌服流浸膏100 g/kg 16天，未见明显毒性反应。

● **附　　注**　地耳草的伪品，主要有两种：小二仙草*Haloragis micrantha* R. Br.（小二仙草科）、直立婆婆纳*Veronica avrensis* L.（玄参科）。

肾　茶

Nyamunghmeuz

● **别　　名**　猫须公、牙努秒、圆锥直管草。

● **来　　源**　为唇形科植物肾茶*Clerodendranthus spicatus*（Thunb.）C. Y. Wu ex H. W. Li的全草。

● **生境分布**　生于海拔高达1 050 m的林下阴湿处，有时也见于无阴平地上，更多为栽培。分布于广西、福建、台湾、广东、海南、云南等省区。

● **植物形态**　多年生草本，高达1.5 m。茎方形，有毛。单叶对生，卵形或卵状披针形，边缘中部以上有锯齿，下面有腺点。轮伞花序；萼5裂，结果时增大；花冠唇形，浅紫色或白色；雄蕊4枚，伸出花冠外，长达5 cm。小坚果卵形。

● **采集加工**　全年可采，晒干备用。

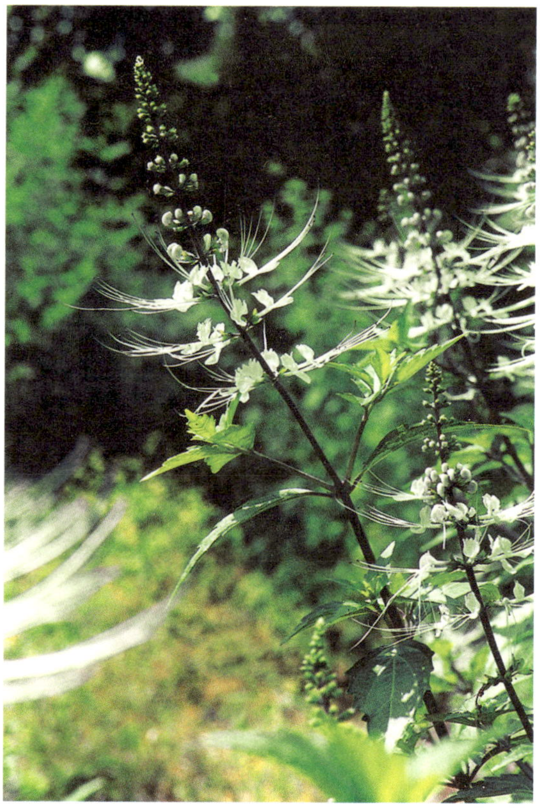

● **性能主治**　微苦，凉。清热祛湿，通调水道，排石利尿。用于急、慢性肾炎，膀胱炎，尿路结石，风湿性关节炎，胆结石。

● **用　　量**　30～60 g。

● **临床应用**

1. 肾炎水肿：肾茶、车前草、白花蛇舌草各30 g，水煎服。

2. 尿路感染，尿频，尿急：肾茶、鸭跖草、叶下珠各30 g，水煎服。

3. 尿路结石：肾茶、广金钱草各60 g，水煎服。

4. 膀胱炎：肾茶60 g，水煎服。

5. 慢性肾炎水肿：肾茶30 g，何首乌20 g，地桃花根15 g，瘦肉60 g，水煎服。

● **现代研究**　化学研究：肾茶含硫酸钙、挥发油、皂苷、戊糖、己糖、葡萄糖醛酸等。叶含内消旋肌醇。地上部分含泽兰素、3′–羟基–5,6,7,4′–四甲氧基黄酮、α–

香树脂醇、β-谷甾醇、熊果酸、胡萝卜苷、异橙黄酮、4′-甲醚-黄芩素。肾茶精油含柠檬烯、龙脑、麝香草酚等。

卷 柏

Nyavanzvwnz

● **别　　名**　长生不死草、还魂草、风水还阳草、山拳柏。

● **来　　源**　为卷柏科植物卷柏*Selaginella tamariscina*（Beauv.）Spring. 的全草。

● **生境分布**　生于海拔200～1 000 m的山地干旱石上缝隙中或石壁上。在广西主要分布于北流、贺州、富川、资源等地，全国大部分地区亦有分布。

● **植物形态**　多年生直立小草本，高5～15 cm。主茎不呈“之”字形，顶端丛生小枝。全枝呈莲座状，干后内卷如拳，雨季又展开，二至三回羽状分枝。营养叶二型，背腹各两列，交互着生；侧叶披针状钻形，外侧边缘有微锯齿，内侧边缘全缘；中叶2行，卵状披针形，偏斜，边缘有微锯齿。孢子囊穗生于枝顶，四棱形；孢子叶卵状三角形，边缘有微齿；孢子囊圆肾形。

● **采集加工**　全草春秋均可采收，但以春季采色绿质嫩者为佳。阴干备用。

● **性能主治**　辛，平。通龙路，散瘀血，止脉漏，通气道，止咳化痰。用于闭经，脉漏，血崩，各种癌症，跌打损伤。

● **用　　量**　10～50 g。

● **临床应用**

1. 闭经，脉漏，血崩：卷柏20 g，当归、白术、牡丹皮各10 g，白芍药5 g，熟地10 g，川芎3 g，水煎调酒服。

2. 吐血，尿血：卷柏（炒焦）、仙鹤草各30 g，瘦猪肉60 g，炖服。

3. 便血：卷柏、侧柏、棕榈各等份，烧存性为末，每次服9 g，米酒送服。

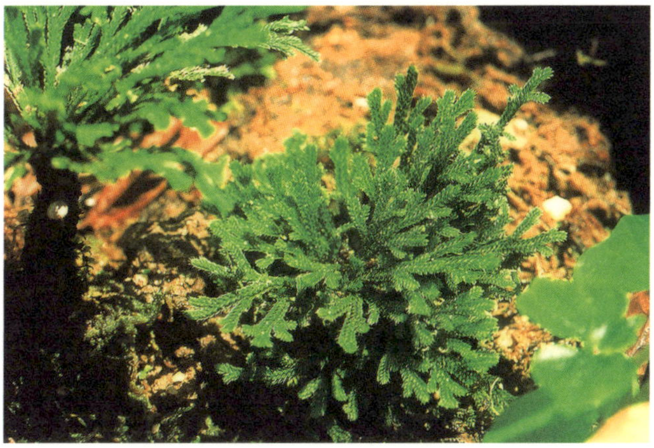

4. 鼻咽癌：干卷柏30 g，瘦猪肉100 g，水煎服。

5. 肝癌：卷柏、岗棯根、穿破石各30 g，穿山甲、茯苓、白花蛇舌草各9 g，海蛆3 g，水煎服。

6. 肺癌：卷柏50 g，白花蛇舌草30 g，水煎服。

7. 恶性网状细胞瘤：卷柏20 g，马鞭草、板蓝根、岩黄连各15 g，农吉利3 g，羊蹄、徐长卿、土黄柏各10 g，木香5 g，七叶一枝花30 g，水煎服。

● **现代研究**

1. 化学研究：卷柏含苏铁双黄酮、穗花杉双黄酮、扁柏双黄酮、异柳杉素及芹菜素、海藻糖等。此外，还含卫矛醇、胡萝卜苷、三十二烷酸、二十八烷酸等。

2. 药理学研究：

（1）抗菌作用：100%卷柏煎剂在体外对金黄色葡萄球菌有抑制作用。

（2）对消化系统的作用：卷柏注射液对离体兔小肠收缩有明显的抑制作用，使张力明显降低，并可拮抗氯化钡和乙酰胆碱对离体小肠的兴奋作用。

（3）抗肿瘤作用：卷柏全草的热水提取物，对小鼠肉瘤S-180的抑制率为61.2%，乙醇提取物的抑制率为18.6%。体内实验对小鼠艾氏腹水癌有一定的抑制作用，并能延长移植肿瘤动物的寿命。

十大功劳

Vangzdienhciuj

● **别　　名**　土黄柏、刺黄连、老鼠刺、竹叶黄连、土黄连、木黄连。

● **来　　源**　为小檗科植物阔叶十大功劳*Mahonia bealei*（Fort.）Carr.的茎、叶。

● **生境分布**　生于石灰岩向阳山坡灌木丛中。在广西主要分布于昭平、平乐、阳朔、全州、融水、宾阳，河南、陕西、安徽、浙江、江西、福建、湖北、湖南、四川等省亦有分布。

● **植物形态**　常绿灌木，高1～4 m。茎表面粗糙，土黄色或褐色，断面黄色。单数羽状复叶，长25～40 cm，叶基部扩大抱茎；小叶7～15片，厚革质；侧生小叶无柄，阔卵形，长4～12 cm，宽2.5～4.5 cm；顶生小叶较大，有柄，先端渐尖，边缘反卷，每边有2～8枚刺状锯齿，小叶上面深绿色，有光泽，下面黄绿色。总状花序直立，生于茎顶，长5～10 cm，6～9个簇生；小苞片1片，萼片9片，排成3轮；花瓣6片，长圆形，先端2浅裂，基部有2蜜腺；雄蕊6枚，雌蕊1枚。浆果卵圆形，成熟时蓝黑色，被白粉。花期8～10月，果期10月至次年1月。

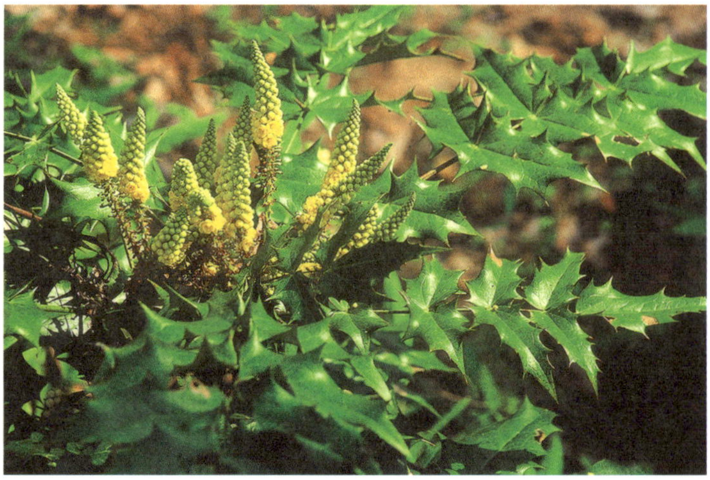

● **采集加工**　全年均可采收，茎切成块片，干燥，但不宜在强烈的阳光下暴晒。

● **性能主治**　苦，寒。清热燥湿，泻火解毒。用于湿热泻痢，目赤肿痛，胃火牙痛，疮疖，痈肿，黄疸型肝炎。

● 用　　量　9～30 g，外用适量。

● 临床应用

1. 感冒发热：十大功劳、芦根各15 g，山芝麻、薄荷各10 g，水煎服。
2. 肺结核潮热：十大功劳10 g，沙参15 g，水煎服。
3. 黄疸型肝炎：十大功劳、茵陈、三棵针各15 g，栀子6 g，水煎服。
4. 眼红痛：十大功劳30 g，水煎洗眼。
5. 百日咳：十大功劳10 g，一箭球30 g，水煎冲糖服。
6. 肠炎，痢疾：十大功劳15 g，陈茶叶6 g，水煎服。
7. 风火牙痛：十大功劳叶15 g，水煎服。

● 现代研究

1. 化学研究：主要含小檗胺、小檗碱、药根碱、巴马汀等生物碱。
2. 药理学研究：阔叶十大功劳根25%水煎剂在体外（打洞法）对金黄色葡萄球菌、大肠杆菌和绿脓杆菌有轻度的抑制作用。

● 附　　注　与本药效用相同的尚有细叶十大功劳［*Mahonia fortunei*（Lindl.）Fedde］。

三角风

Gukbinciengz

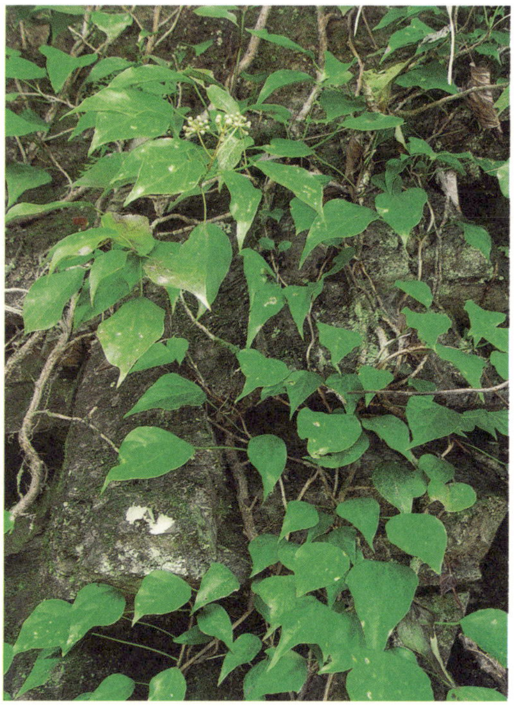

● 别　　名　风藤草、钻天风。

● 来　　源　为五加科植物常春藤*Hedera nepalensis* K. Koch var. sinensis（Tobler）Rehd. 的全株。

● 生境分布　常攀缘于树木、岩石和房屋墙壁上，庭园中常有栽培。在广西主要分布于乐业、南丹、宾阳、金秀、阳朔、全州、资源、龙胜等地，华中、华南其他地区、西南、陕西、甘肃亦有分布。

● 植物形态　常绿攀缘藤本。嫩枝有锈色鳞片。单叶互生，不育枝上的叶三角状卵形或戟形，边全缘。花黄白色，为伞形花序，5数。果球形，直径约1 cm，熟时红色或黄色。

● 采集加工　全年可采，鲜用或晒干备用。

● 性能主治　苦，凉。祛风利湿，平肝解毒。用于风湿性关节炎，肝炎，闭经，肾炎水肿，鼻衄，痈疮疔毒，皮肤瘙痒，跌打损伤。

● **用　　量**　10～15 g，外用适量。

● **临床应用**

1. 风湿性关节炎：三角风15 g，酒水各半煎服；药渣洗患处。

2. 鼻衄：三角风、扁柏叶、茅根各15 g，水煎服。

3. 黄疸型肝炎：三角风、茵陈各15 g，水煎饭后服。

4. 痈疮疔毒：鲜三角风、野菊花各15 g，捣烂取汁冲蜜糖服；药渣加葱白3根捣烂敷患处。

● **现代研究**　茎含鞣质（12.01%）、树脂等。叶含常春藤苷、肌醇、胡萝卜素、糖类，还含鞣质29.4%。

野荞麦

Mieg'vahgya

● **别　　名**　金荞麦、天荞麦根、荞麦三七、荞当归。

● **来　　源**　为蓼科植物天荞麦*Polygonum cymosum* Trev. 的根或根茎。

● **生境分布**　生于山区草坡及林边土层疏松的阴湿处。分布于中南、西南、华东各省区及陕西、甘肃。

● **植物形态**　草本，外形似荞麦。地下有结节状块根。单叶互生，三角形或卵状三角形，宽4～10 cm，基部心形，叶耳三角形，具尖头；托叶鞘膜质。花白色；花被5～4裂；雄蕊8枚。果卵形，表面平滑，具3锐棱，略长于花被。

● **采集加工**　秋季采收，切片，晒干备用。

● **性能主治**　涩、微辛，凉。清热解毒，清肺排脓，健脾祛湿。用于肺脓疡，扁桃体炎，消化不良，痢疾，咽喉炎，蛇咬伤，鼻咽癌，红斑狼疮，无名肿毒，乳腺炎。

● **用　　量**　15～30 g。

● **临床应用**

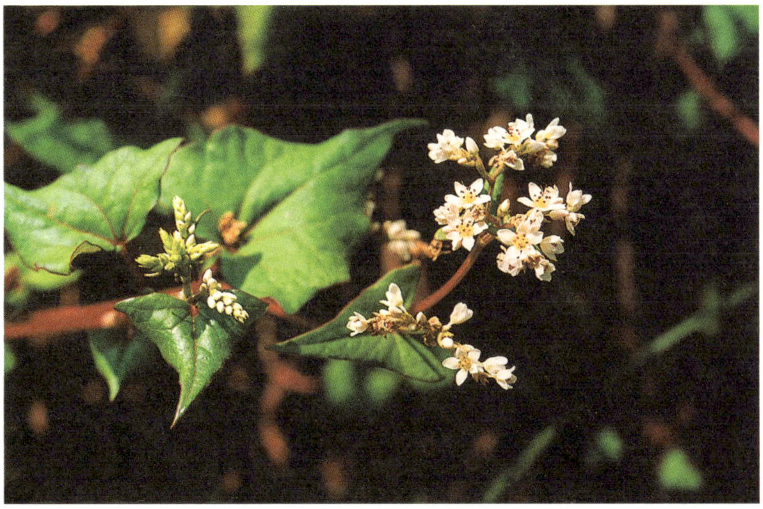

1. 肺脓疡：野荞麦根、鱼腥草各30 g，水煎服。

2. 咽喉炎，扁桃体炎：野荞麦根、毛冬青根各30 g，水煎代茶饮。

3. 头顶痛，后脑痛：野荞麦根30 g，葛根30 g，藁本20 g，水煎服。

4. 鼻咽癌：野荞麦根30 g，蒲葵子20 g，鸡蛋2个，水煎服。

● **现代研究**

1. 化学研究：根茎含对-香豆酸、阿

魏酸、咖啡酸、绿原酸和赤地利苷，还含缩合鞣质原花色素的混合物，另含海柯皂苷元和β-谷甾醇。全草含氯化钾及黄酮类成分，5，7，3′，4′-四羟基黄烷-3-醇的C_4-C_8双聚物为主要有效成分。
2. 药理学研究：本品所含的对-香豆酸体外试验有某些抑菌作用，阿魏酸能抑制血小板的聚集和释放反应。槲皮素则有降低血压、增强毛细血管抵抗力、减少毛细血管脆性、降血脂、扩张冠状动脉等作用。

横经席

Makmanxbyaj

● **别　　名**　蓖子王、梳蓖王、跌打将军。

● **来　　源**　为山竹子科植物薄叶胡桐*Calophyllum membranaceum* Gardn. et Champ. 的全株。

● **生境分布**　生于海拔600～1 000 m的山地疏林或密林中。在广西主要分布于东兴、浦北、陆川、博白、昭平、德保等地，广东、海南、云南等省亦有分布。

● **植物形态**　灌木或小乔木。嫩枝四棱形，有狭翅，无毛。单叶对生，长圆形或披针形，长6～12 cm，宽1.5～3.5 cm，光滑无毛，边全缘，中脉上面凸起，侧脉纤细，极多数，与中脉垂直，两面均凸起，干时暗黄色。花4数，白色略带微红；聚伞花序有花1～5朵；雄蕊多数，花丝基部合生成4束。核果卵状长圆形，宽1～1.2 cm，熟时黄色。种子1颗。

● **采集加工**　根全年可采，洗净，切片晒干。叶随时可采，鲜用或晒干。果晒干备用。

● **性能主治**　微苦，平。祛风止痛，补肾壮腰。用于风湿骨痛，腰腿痛，跌打损伤，肾虚腰痛，妇女血虚，小儿惊风，月经不调，痛经，黄疸型肝炎。

● **用　　量**　15～30 g，外用适量。

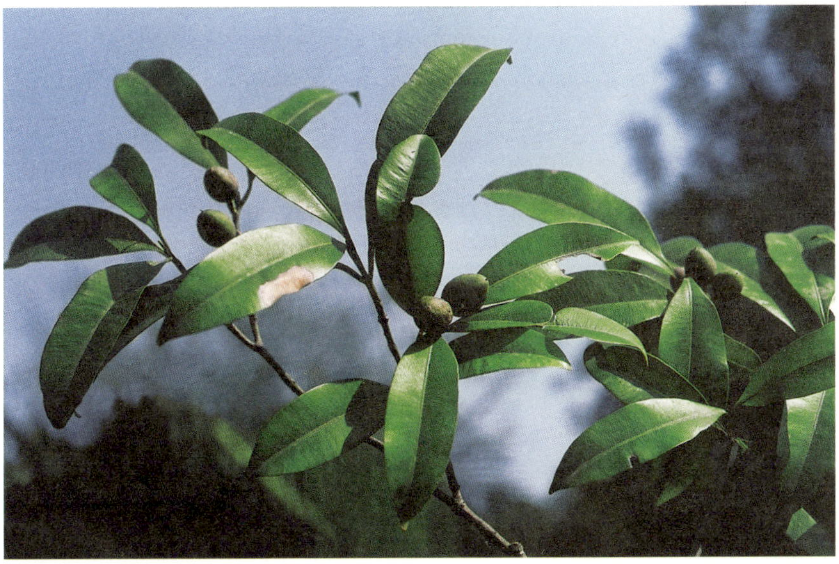

● **临床应用**

1. 风湿骨痛：横经席、海风藤、当归藤、红杜仲各15 g，水煎服。
2. 产后腹痛，贫血：横经席、鸡血藤、当归藤、变叶榕根、扶芳藤各15 g，同瘦肉煲服。
3. 小儿惊风：横经席果1～2个，晒干碾末，冲竹沥水适量服。
4. 跌打肿痛：鲜横经席、徐长

卿、朱砂根、两面针各30 g，共碾末，米酒调匀成糊状敷患处。

5. 黄疸型肝炎：横经席、栀子、茵陈、金钱草各30 g，水煎服。

蛇　藤

Gonamhga

● **别　　名**　臭屎藤、加力酸藤、南蛇簕藤。

● **来　　源**　为含羞草科植物蛇藤*Acacia pennnata*（L.）Willd.的地上部分。

● **生境分境**　生于山坡疏林中或水旁。在广西主要分布于那坡、田林、凌云、融水、金秀等地，福建、广东、海南、云南等省亦有分布。

● **植物形态**　攀缘多刺藤。小枝和叶轴都有锈色短柔毛。叶柄基部及叶轴上羽片各有一个腺体；二回羽状复叶，羽叶8～22对；小叶极小，革质，线形，长2～9 mm，宽0.5～1.5 mm，先端钝，基部截形，有缘毛，中脉靠近上边缘。头状花序单生或2～4个组成腋生或顶生的圆锥花序，直径约1 cm，总花梗有暗褐色长柔毛，长1～2 cm；花白色；花萼钟状，长约1.5 mm；5齿裂，花冠长约2 mm；子房有毛。荚果直，扁平，条形，无毛，长15～20 cm，宽1.8～3 cm，有明显的果柄，边缘稍增厚，呈微波状；种子8～12，长椭圆形而扁。花期3～10月，果期7月至翌年4月。

● **采集加工**　全年可采，洗净，晒干备用。

● **性能主治**　苦，平。消炎利湿。用于急性过敏性渗出性皮炎，慢性溃疡，阴囊湿疹，下肢溃疡，难产。

● **用　　量**　10～15 g。

● **临床应用**

疱疹：蛇藤12 g，三角泡15 g，小拦路15 g，飞扬草6 g，大耳棱10 g，火炭母15 g，樟木6 g，水煎外洗。

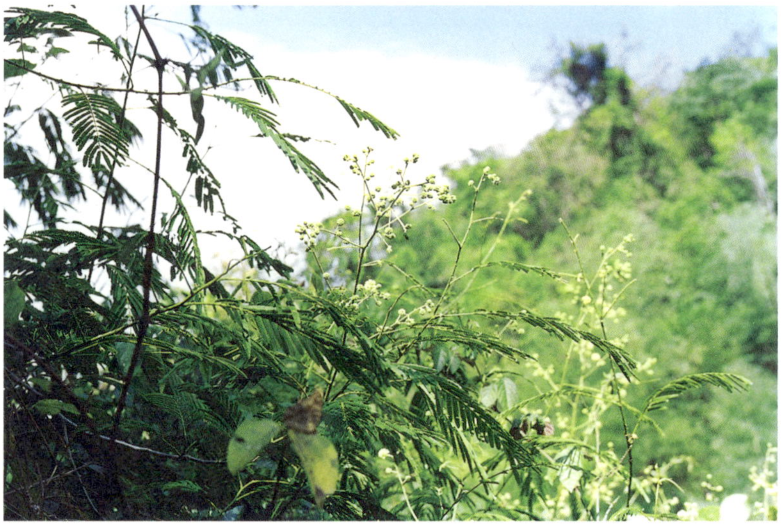

● **现代研究**

1. 化学研究：蛇藤含水溶性生物碱、酚性、黄酮苷等。

2. 药理学研究：蛇藤的水煎剂（40 g/kg）对小鼠有抗生育、抗着床作用。

路路通

Maklaeuj

● **别　　名**　枫树、三角枫、黑饭叶。

● **来　　源**　为金缕梅科植物枫香*Liquidambar formosana* Hance的果实、根、叶。

● **生境分布**　生于湿润及土壤肥沃的地方。分布于广西、陕西、河南、湖北、安徽、江苏、浙江、福建、台湾、广东、江西、湖南、四川、云南、贵州、青海、西藏等省区。

● **植物形态**　落叶乔木，高20～40 m。树皮幼时灰白、平滑，老时褐色、粗糙。叶互生；叶柄长3～7 cm；托叶线形，早落；叶片心形，常3裂，叶多为掌状，裂片卵状三角形或卵形，先端长尖，基部心形或截形，边缘有细锯齿。花单性，雌雄同株，无花被；雄花淡黄绿色，成总状花序，有锈色细长毛，雄蕊多数，密生成球形；雌花成圆球形的头状花序，被毛，有少数退化雄蕊，子房半下位，多数愈合，四周有许多钻形小苞片围绕。复果圆球下垂，表面有刺，蒴果多数，密集复果之内，长椭圆形，成熟时顶孔开裂。种子多数，细小，扁平，棱上有时略有翅。花期3～4月，果期9～10月。

● **采集加工**　冬季果实成熟后采摘，除去杂质，洗净，晒干备用。根、叶多鲜用。

● **性能主治**　苦，平。祛风通路，利水除湿。用于肢体痹痛，手足拘挛，胃痛，水肿，胀满，闭经，乳少，痈疽，痔漏，疥癣，湿疹。

● **用　　量**　10～50 g。

● **临床应用**

1. 风湿肢体痹痛：路路通、秦艽、桑枝、海风藤、橘络各10 g，薏苡仁20 g，水煎服。
2. 风湿性关节炎：路路通鲜根50 g，水煎米酒调服。
3. 乳汁不通，闭经，痛经：路路通果20 g，水煎服。
4. 急性胃肠炎，消化不良：路路通鲜叶50 g，水煎服。

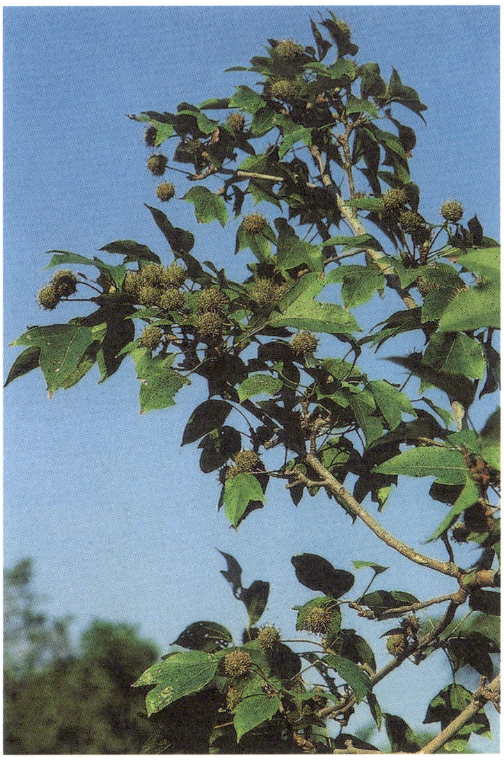

● **现代研究**

1. 化学研究：果序含挥发油约0.08%，含萜类、甾醇类、黄酮类、酚酸类等成分。挥发油中含多种化学成分，其中有松油烯、蒎烯、柠檬烯、桃金娘醛等。其他尚含有苏合酰环氧物和异苏合酰环氧物。

2. 药理学研究：

（1）路路通酒精溶剂（60%）外用，能防止钩蚴侵入小鼠皮肤，其防护效力与溶剂浓度成正比。

（2）对大鼠甲醛性关节炎、蛋清性关节炎有促进消退作用。

● **附　　注**　孕妇忌服。

海 蛇

Ngwzhai

● **别　　名**　平颏海蛇、平颏蛇。

● **来　　源**　为海蛇科动物平颏海蛇*Lapemis hardwickii*（Gray）的干燥体。

● **生境分布**　生活在近海中，特别是河口的地方。在广西主要分布于北海、钦州、防城等沿海地区，广东、海南、福建、台湾、浙江、山东等沿海各地亦有分布。

● **动物形态**　全长76～90 cm，头大而短，尾侧扁，背面黄色、黄绿色或绿色，有暗灰色横带斑纹25～50条。各横带斑纹由背中线分向两侧成三角形，达于腹部。腹面白色。体鳞25～41行，各鳞六角形，中央有起棱，最外侧的3～4行有大而长的棘状突起。腹鳞114～230片，各鳞有1～2个突起。肛鳞4片。尾下鳞35片。上唇鳞7～8片，其中第3、第4鳞入眼窝。下唇鳞3片。吻鳞的高与宽略等。鼻鳞长而大。额鳞和颅顶鳞均甚大。眼前鳞1片。眼后鳞1～3片。颞颥鳞2～4片。

● **采集加工**　夏、秋季捕捉，剖开蛇腹，除去内脏，晒干或烘干备用。

● **性能主治**　咸，温。通调火路，祛风除湿，舒筋活血。用于风寒湿痹，肢体麻木，腰膝酸痛，产后风。

● **用　　量**　10～30 g。

● **临床应用**

1. 病后、产后或小儿营养不良：海蛇30 g，与鸡或猪脚同炖食。

2. 风湿痹痛，筋脉拘急，腰腿疼痛：海蛇干30 g，单用或配当归、独活、威灵仙等同用，水煎服；或浸酒服用，每次服20 ml；或将海蛇干碾末，每次3 g，开水调酒服。

● **现代研究**　化学研究：含氨基酸、甾醇类等。

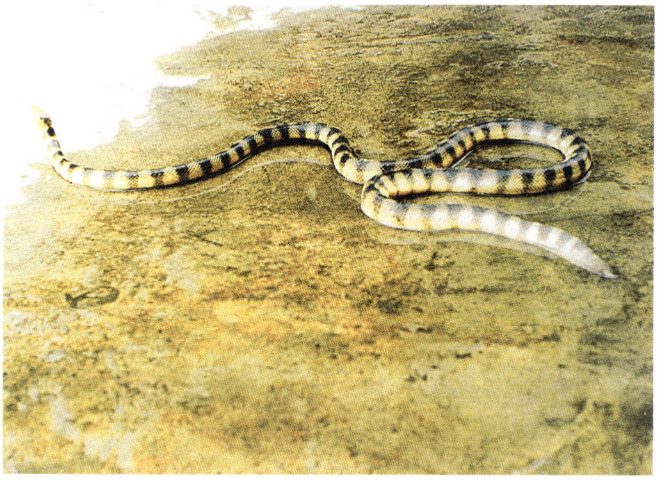

黑 心 姜

Gangminzndaemz

● **别　　名**　蓝姜、绿姜、黑姜、乌姜。

● **来　　源**　为姜科植物黑心姜*Curcuma caesia* Roxb. 的根状茎。

● **生境分布** 生于沟谷溪旁或栽培，分布于广西、云南等省区。

● **植物形态** 多年生大草本，高约1 m。根状茎粗大，有环纹，断面呈黑绿色，故有黑心姜、蓝姜之称。叶二列，叶柄延伸成叶鞘而抱茎；叶片椭圆状矩圆形，长40～50 cm，宽约10 cm，叶上面中部有紫斑，下面被细毛。花未见。

● **采集加工** 夏季采，洗净，鲜用或切片晒干备用。

● **性能主治** 苦、辛，温。祛风除湿，消肿止痛。用于风湿痛，头风痛，胸胁痛；外用治跌打损伤，瘀血肿痛。

● **用　　量** 9～15 g，外用适量。

● **临床应用**

1. 跌打损伤：黑心姜15 g，田七10 g，水煎服。
2. 痛风：鲜黑心姜切片，酒蒸敷患处。

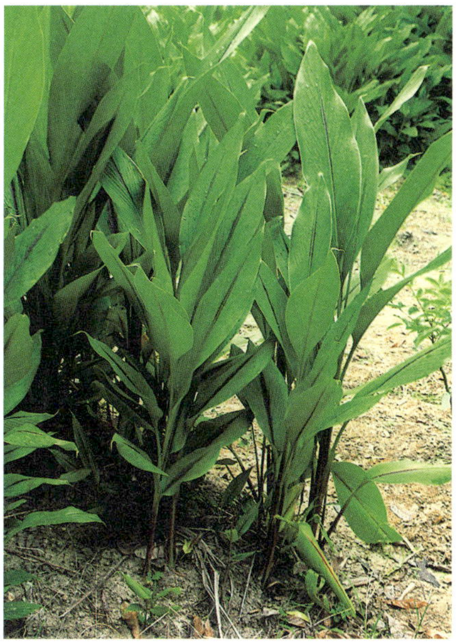

大风子

Gomakhou

● **别　　名** 米糠加、青蓝木。

● **来　　源** 为大风子科植物大风子*Hydnocarpus hainanensis*（Merr.）Sleum. 的成熟种子。

● **生境分布** 广西有栽培，云南、台湾亦有分布。

● **植物形态** 常绿乔木。单叶互生；革质；叶柄长1.2～1.5 cm；叶片线状披针形，长10～30 cm，宽3～7 cm，先端尖，基部钝圆形，全缘，上面暗绿色，侧脉8～10对。花杂性或单性，一至数朵簇生；花梗被短柔毛；雄花萼片5片，卵形，基部稍联合，两面被长柔毛；花瓣5，卵形，红色或粉红色；退化雄蕊鳞片状，线形，着生于瓣，内部边缘被柔毛；雄蕊5枚，花药外向，长圆形，花丝基部粗厚；退化子房圆柱状，被长硬毛，雌花的花萼、花瓣均与雄花相同；退化雄蕊成一纺锤状体；子房卵形，被长硬毛，1室，具5侧膜胎座，胚珠多数，花柱粗短，被柔毛，柱头5裂，反卷。浆果球形，直径6～8 cm，果皮坚硬。种子30～40粒，略呈多角体，外种

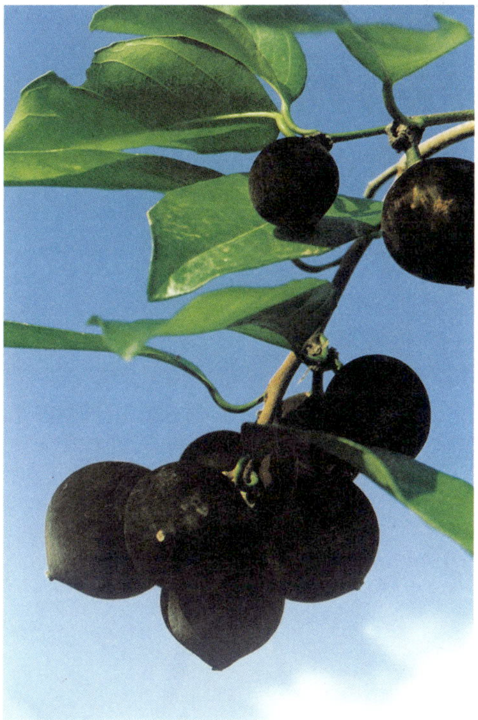

皮角质；胚乳丰富。花期1～3月。

● **采集加工** 4～6月采集果实，除去果皮，取出种子，晒干备用。

● **性能主治** 辛，温，有毒。祛风燥湿，攻毒杀虫。用于麻风，疥癣，杨梅疮。

● **用　　量** 1.5～3 g，外用适量。

● **临床应用**

1. 荨麻疹：大风子30 g，大蒜15 g，捣烂热敷患处。

2. 酒渣鼻：大风子肉、胡桃肉、水银、茶叶各3 g。先将茶叶与水银研和，大风子肉与胡桃肉研碎，然后将四药混合研细，用麻油调搽患处。

3. 麻风：在专科医师的指导下，入复方使用。

● **现代研究** 化学研究：种子含多种脂肪酸，主要有大风子油酸、次大风子油酸、一次大风子油酸、二次大风子甘油酯等。此外，还含有少量饱和脂肪酸、不饱和脂肪酸和环戊烯甘氨酸等。

肖菝葜

Maenxdaezma

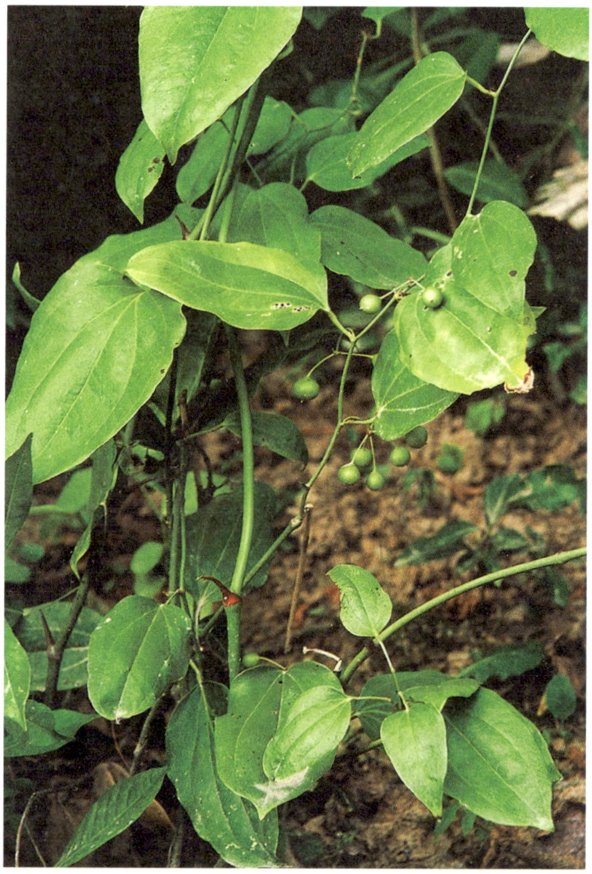

● **别　　名** 为必夕、土太、千斤力。

● **来　　源** 为菝葜科植物合丝肖菝葜*Heterosmilax japoica* Kunth var. gaudichaudiana（Kunth）Wang et Tang的根状茎。

● **生境分布** 生于路旁、山谷、山坡向阳处或丛林下。分布于广西、广东、海南、福建等省区。

● **植物形态** 攀缘灌木，无毛。小枝有钝棱。叶纸质，卵形、卵状披针形或近心形，长6～20 cm，宽2.5～12 cm，先端渐尖或短渐尖，有短尖头，基部近心形，主脉5～7条，边缘两条到顶端与叶缘汇合，支脉网状；叶柄长1～3 cm，在下部1/3～1/4处有卷须和狭鞘。伞形花序有20～50朵花，生于叶腋或生于褐色的苞片内；总花梗扁，长1～3 cm；花序托球形，直径2～4 mm；花梗纤细，长2～7 mm。浆果球形而稍扁，长5～10 mm，宽6～10 mm，熟时黑色。花期6～8月，果期7～11月。

● **采集加工** 全年可采，洗净，鲜用或晒干备用。

● **性能主治** 微甘，平。清热利湿。用于风湿痹痛，淋证。

● **用　　量** 15～30 g，外用适量。

● **临床应用**

1. 角膜云翳，吐血，哮喘，肺结核，慢性气管炎，黄疸型肝炎，肾盂肾炎，遗精：肖菝葜30 g，水煎服。

2. 跌打损伤：鲜肖菝葜适量，捣烂敷患处。

薜　荔

Makbup

● **别　　名** 王不留行、爬山虎、凉粉果。

● **来　　源** 为桑科植物薜荔*Ficus pumila* Thunb.的茎叶。

● **生境分布** 生于丘陵地区。分布于广西各地，华东、华南其他地区、西南部亦有分布。

● **植物形态** 攀缘或匍匐灌木，幼时以不定根攀缘于墙壁或树上。叶二型，在不生花序托的枝上者小而薄，心状卵形，长约2.5 cm或更短，基部斜；在生花序托的枝上者较大而近革质，卵状椭圆形，长4～10 cm，先端钝，全缘，上面无毛，下面有短柔毛，网脉凸起成蜂窝状；叶柄短粗。花序托具短梗，单生于叶腋，梨形或倒卵形，长约5 cm；基生苞片3片；雄花生于另一花序托中；雄花有雄蕊2枚。

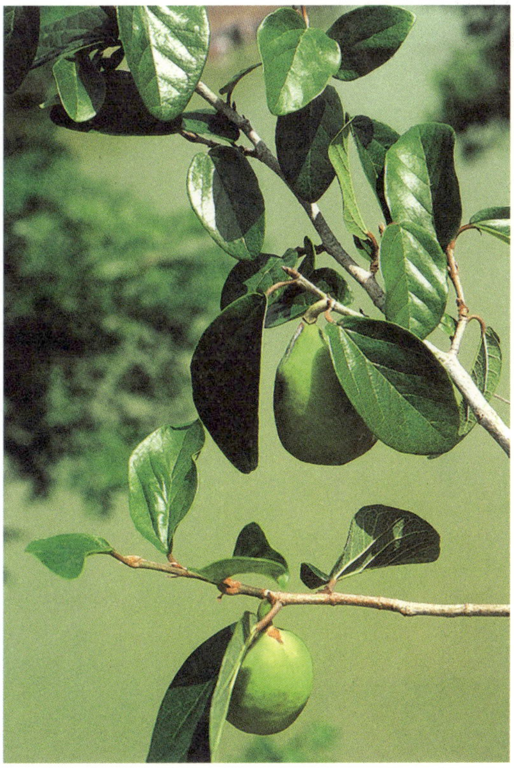

● **采集加工** 4～6月间采取带叶的茎枝，除去气根，鲜用或晒干备用。

● **性能主治** 酸，平。祛风利湿，活血解毒。用于风湿痹痛，泻痢，淋病，跌打损伤，痈肿疮疖。

● **用　　量** 10～30 g，外用适量。

● **临床应用**

1.风湿痛，手脚关节不利：薜荔藤15 g，水煎服。

2.痈肿疮疖：薜荔30 g，水煎服。另用薜荔鲜叶捣烂敷患处。

● **现代研究** 化学研究：茎枝含内消旋肌醇、芸香苷、β－谷甾醇、蒲公英赛醇乙酸酯、β－香树脂醇乙酸酯等。叶含佛手柑内酯、多糖、无色矢车菊素等。

一匹绸

Gaeumok

● **别　　名**　白鹤藤、白面水鸡、白背丝绸、白底丝绸、棵干蒿。

● **来　　源**　为旋花科植物白鹤藤*Argyreia acuta* Lour.的茎、叶。

● **生境分布**　生于疏林路边灌木丛中或河边。在广西主要分布于苍梧、北流、贵港、防城、上思、武鸣等地，广东省亦有分布。

● **植物形态**　为攀缘灌木。小枝通常圆柱形，被银白色绢毛，老枝黄褐色，无毛。叶柄长1.5～6 cm，被银白色绢毛；叶片椭圆形或卵形，长5～11 cm，宽3～8 cm，先端锐尖或钝，基部圆形或微心形，叶面无毛，背面密被银色绢毛，全缘，侧脉多至8对。聚伞花序腋生或顶生，总花梗长3.7～7 cm，被银色绢毛，有棱角或侧扁，次级和三级总梗长5～8 mm，具棱，被银色绢毛，花梗长约5 mm，被银色绢毛；苞片椭圆形或卵圆形，钝，外面被银色绢毛，长8～12 mm，宽4～8 mm；萼片卵形，钝，外萼片长9～10 mm，宽6～7 mm；内萼片长6～7 mm，宽4～5 mm，外面被银色绢毛；花冠漏斗状，长约28 mm，白色，外面被银色绢毛，冠檐深裂，裂片长圆形，长达15 mm，先端渐尖，花冠管长6～7 mm，雄蕊着生于基部6～7 mm处，花丝长约15 mm，具乳突，向基部扩大，花药长圆形，长约4 mm，子房无毛，近球形，2室，每室有2胚珠，花柱长约2 cm，柱头头状，2裂。果球形，直径约8 mm，红色，为增大的萼片所包围，萼片凸起，内面红色。种子2～4粒，卵状三角形，长约5 mm，褐色，种脐基生，心形。花期6～9月。

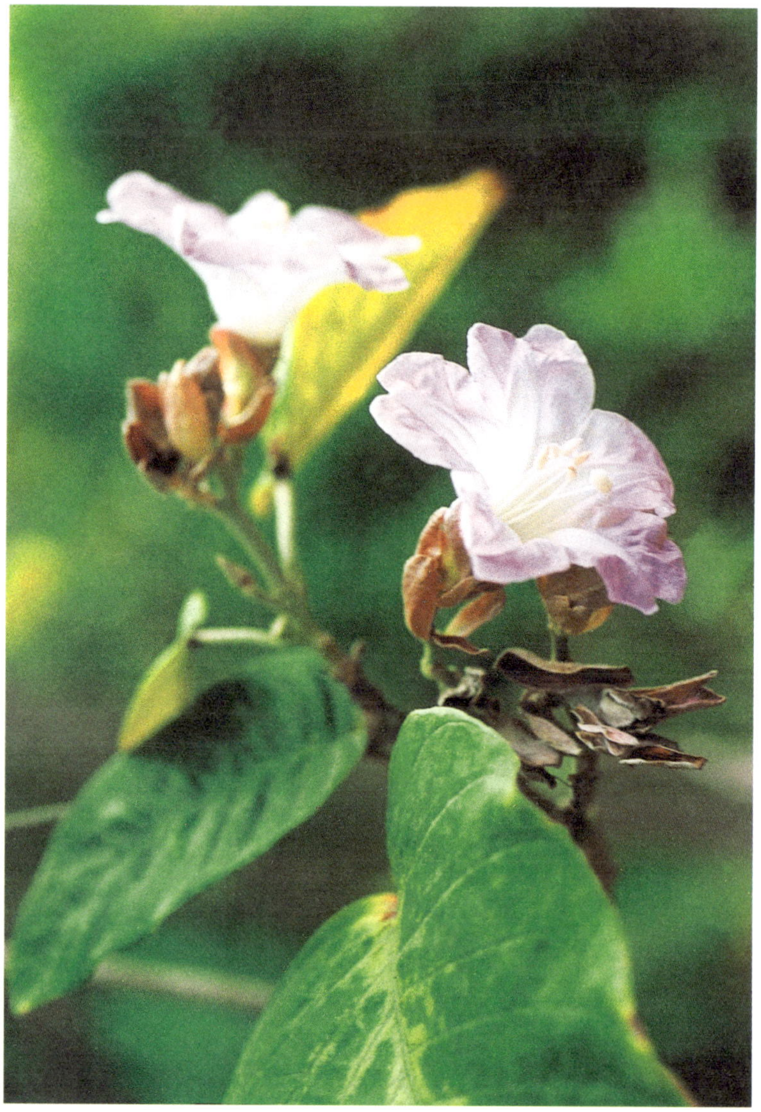

● **采集加工**　秋季采收，除去杂质，晒干备用。

● **性能主治**　微酸、微苦，凉。祛风利湿，化痰止咳，止血消肿。用于热咳，痰喘，风湿痹痛，肾炎水肿，肝硬化腹水，吐血，血崩，白带多，跌打损伤，乳痈，疮毒，湿疹，烧烫伤，梅毒。

● **用　　量**　9～30 g，外用适量。

● **临床应用**

1. 内伤出血，吐血：一匹绸、虎杖、旱莲草、龙芽草各30 g，水煎服。
2. 崩漏：一匹绸叶、走马胎叶、龙芽草各30 g，水煎服。
3. 白带多：一匹绸、鸡冠花各30 g，水榕树须15 g，水煎服。
4. 急、慢性支气管炎：一匹绸15 g，水煎服。
5. 跌打损伤，内有瘀血：一匹绸30 g，水榕树须15 g，水煎服。
6. 疮疖，湿疹，脚癣感染：一匹绸15 g，水煎外洗。

鬼画符

Go'ndied

● **别　　名**　黑面神、夜兰茶、青凡木、四眼草。

● **来　　源**　为大戟科植物黑面叶*Breynia fruticosa*（L.）Hook. f. 的根、嫩枝、叶。

● **生境分布**　生于山坡、荒野及近水灌木丛中。分布于广西、广东、浙江、福建、贵州、云南等省区。

● **植物形态**　直立灌木，高2～3 m。树皮灰棕色，枝圆柱状，多叉状弯曲，表面有白色细小皮孔。单叶互生，有短柄，卵形或卵状披针形，长3～5 cm，宽1.5～2.5 cm，先端钝形或短尖，基部楔形，全缘，叶脉细小，下面隆起，叶革质，上面暗绿色，下面灰绿色，干后变黑色。花极小，2～4朵腋生，单性，同株；无花瓣和花盘；雄花花萼呈陀螺形或半圆形，截头状，边缘甚厚，有时分裂；雄蕊3，花丝合生成一柱；退化子房缺；雌花花萼稍大，基部呈陀螺形，上部扩张，结果时扩大成盘状或杯状；退化雄蕊缺；子房球形，花柱3枚，2裂。核果球形，直径约6 mm，位于宿存萼上。花期4～9月。

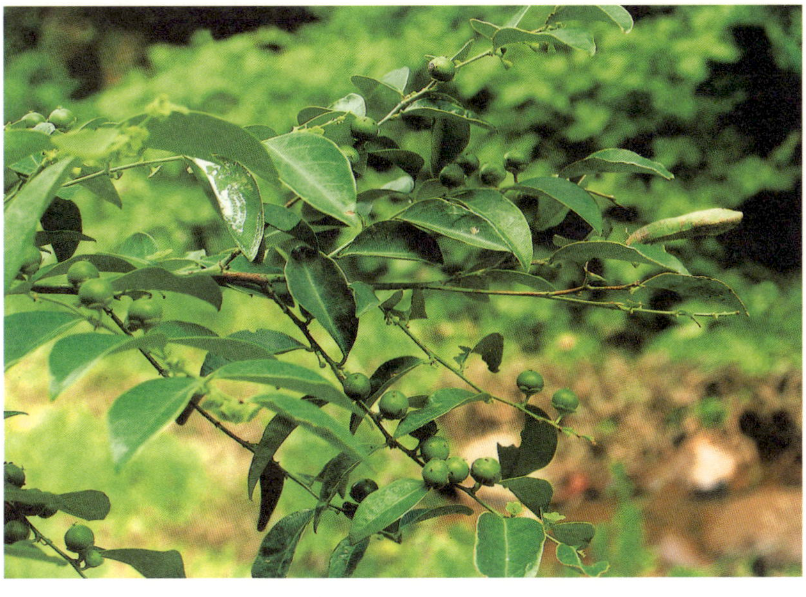

● **采集加工**　全年可采摘嫩枝、叶和挖根，洗净，鲜用或晒干。

● **性能主治**　苦、寒，有毒。清湿热毒，化瘀消肿。用于腹痛吐泻，扁桃体炎，疔毒，疮疖，湿疹，皮炎，漆疮，鹤膝风，跌打肿痛。

● **用　　量**　15～30 g，外用适量。

● **临床应用**

1. 慢性气管炎：鬼画符30 g，橘红15 g，杧果叶15 g，红糖9 g，水煎服。
2. 疔疮：鲜鬼画符适量，捣烂敷患处。
3. 乳管不通而乳少：鲜鬼画符30 g，捣烂取汁，调甜酒、蜜糖服。
4. 湿疹，过敏性皮炎，皮肤瘙痒：鬼画符30 g，水煎洗或鲜叶捣汁涂患处。
5. 疮疖，疔毒：鲜鬼画符叶30 g，鲜半边莲15 g，鲜黑墨草6 g，捣烂敷患处。
6. 蜘蛛咬伤，刀伤出血：鲜鬼画符叶适量，捣烂敷患处。
7. 扁桃体炎，咽喉炎：鬼画符根30 g，水煎服。
8. 白浊：鬼画符根30 g，水煎冲蜜糖服。
9. 鹤膝风：鬼画符根120 g，松节30 g，浸酒1 000 ml，每次服15 ml。同时用药酒搽患处。

● **现代研究**

1. 化学研究：枝、叶和茎皮均含鞣质，茎皮中含量为12.02%。叶含酚类与三萜等。种子含脂肪油。

2. 药理及毒理学研究：

（1）抗菌作用：1∶1 200鬼画符流浸膏稀释液在试管内对金黄色葡萄球菌、绿脓杆菌、大肠杆菌、福氏痢疾杆菌、甲型链球菌均有很强的抑菌作用，可能与其中所含鞣质有关。

（2）鬼画符提取物能抑制鼠的逆转录酶和人DNA聚合酶α，其半数抑制浓度IC_{50}（μg/ml）分别为2和5。

（3）毒理学研究：小鼠腹腔注射5%鬼画符注射液（去鞣质）0.4 ml/只，观察2周无死亡。家兔静脉注射上述制剂40 ml，以后每日注射4次，每次20 ml，连续10天，一般情况及肝肾功能未见明显变化，15天后解剖做病理检查，各脏器未见任何改变。

白鱼眼

Maezmakdengh

● **别　　名**　白饭树、鱼木眼。

● **来　　源**　为大戟科植物白饭树*Flueggea virosa*（Roxb. ex Will.）Baill. 的全株。

● **生境分布**　生于河边、路边、坡地、灌木丛中或疏林下。分布于广西各地，福建、台湾、广东、贵州、云南等地亦有分布。

● **植物形态**　灌木，高2～4 m。全株无毛；茎皮红褐色；小枝具条纹。叶互生，椭圆形或长圆状倒卵圆形，长1～5 cm，宽1～4 cm，先端钝圆而有凸尖，基部楔形，边全缘。花小，单性，雌雄异株；雄花多数簇生，花柄纤细，萼片5片，淡黄色，花瓣状，雄蕊3～5枚；雌花单生或数朵簇生，萼片与雄花相似，花盘环状，花柱3枚。蒴果浆果状，白色，球形，直径3～5 mm，具种子3～6颗。种子三棱形，褐色。花期6～

7月，果期10～11月。

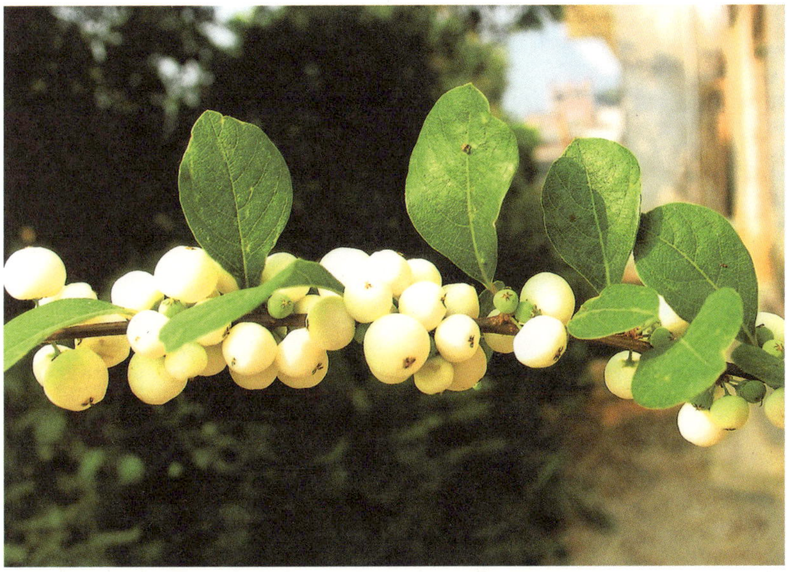

● **采集加工** 全年可采，鲜用或晒干备用。

● **性能主治** 苦、微涩，凉，有小毒。全株：祛风除湿，杀虫止痒，拔脓敛疮。用于风湿疼痛，湿疹，脓疱疮，痈疮肿毒，白带多，小儿水痘。

● **用　　量** 6～10 g，外用适量。

● **临床应用**

1. 湿疹，脓疱疮，疮疖溃烂痒痛：鲜白鱼眼适量，水煎外洗。
2. 痈疮肿毒：白鱼眼叶适量，捣烂拌米泔水外敷疮口周围。
3. 小儿水痘，痱子：鲜白鱼眼叶、鲜柚子叶各适量，水煎外洗。

● **现代研究**

1. 化学研究：根皮、茎皮含生物碱、鞣质。叶含二氢去甲一叶秋碱等。
2. 药理学研究：树皮有抗菌作用。

● **附　　注** 全株有小毒，内服宜慎。

霜坡虎

Lagdemj

● **别　　名** 地瓜、地枇杷。

● **来　　源** 为桑科植物地瓜*Ficus tikoua* Bur.的茎叶。

● **生境分布** 生于低山区的疏林、山坡或田边、路旁。广西各地均有分布，湖南、湖北、贵州、四川、云南等地亦有分布。

● **植物形态** 多年生落叶藤本，全体具乳液。气根须状，攀附于树上或石上。茎圆柱形或略扁，棕褐色，分枝多，节略膨大。单叶互生，叶柄锥形，先端尖，全缘；叶片卵形、卵状长椭圆形或长椭圆形，边缘具波状锯齿，基部圆形或心形，上面绿色，具刚毛，下面较淡，叶脉有毛。隐头花序，花单性，多数，雌雄花均着生于囊状肉质花序托内；花序托扁球形，红褐色，生于葡枝上面半没于土中。果瘦小。花期4～5月。

● **采集加工** 9～10月采收，晒干备用或鲜用。

● **性能主治** 苦，寒。清热利湿，活血解毒。用于风热咳嗽，痢疾，水肿，黄疸，风湿疼痛，痔疮出血，闭经，带下，消化不良，跌打损伤，无名肿毒。

● **用　　量** 10～25 g，外用适量。

● **临床应用**

1. 咳嗽吐血，阴虚发热：霜坡虎20 g，水煎服。

2. 痢疾：霜坡虎20 g（炒焦），黄糖（炙），水煎服。

3. 消化不良：霜坡虎20 g，番石榴叶10 g，甘草6 g，水煎服。

4. 跌打损伤，骨折：霜坡虎鲜叶适量，捣烂外敷患处。

5. 无名肿毒，烧烫伤：鲜霜坡虎适量，捣烂麻油调搽患处。

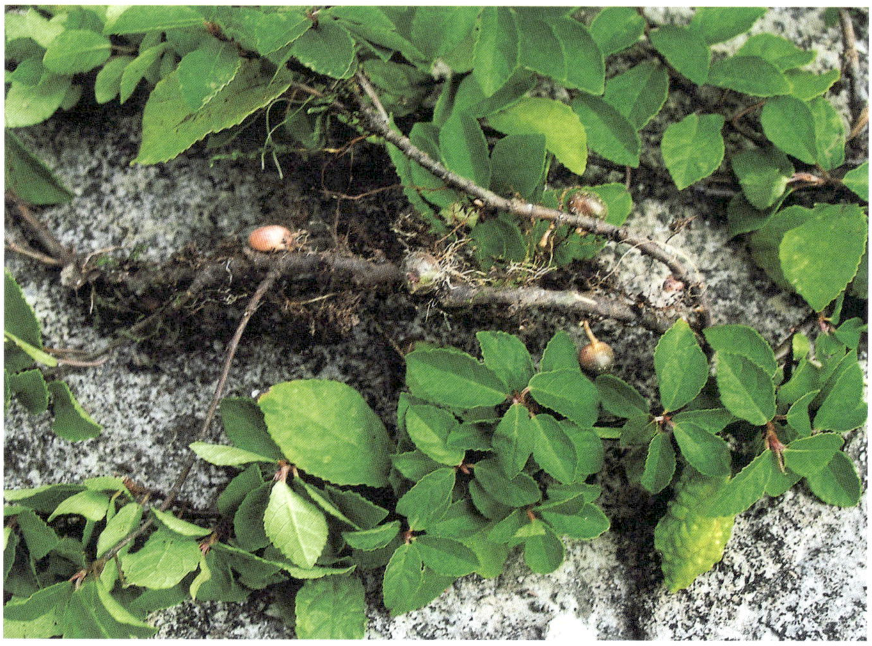

九节木

Cazromboh

● **别　　名** 大罗伞、刀斧伤。

● **来　　源** 为茜草科植物九节*Psychotria rubra*（Lour.）Poir. 的根、嫩枝、叶。

● **生境分布** 生于山谷溪边、平地、丘陵、山坡、灌木丛或林中。在广西主要分布于钦州、南宁、河池、柳州、玉林、梧州等地，浙江、福建、台湾、湖南、广东、海南、贵州、云南等地亦有分布。

● **植物形态** 灌木或小乔木，高0.5～5 m。叶纸质或革质，对生，椭圆状长圆形或倒披针状长圆形，长5～23.5 cm，宽2～9 cm，顶端渐尖或短尖，基部楔形，全缘，仅下面脉腋内有簇毛，其余无毛，侧脉5～15对；叶柄长0.7～5 cm；托叶阔，短鞘状，膜质，脱落。聚伞花序常顶生，长2～10 cm，宽3～15 cm，三歧分枝，短于上部之叶；花浅绿色或白色；花梗长1～2.5 mm，顶端折截平或5裂，裂片短三角形；冠管阔，长2～3 mm，喉部被白色长柔毛，花冠裂片5片，折三角形，长约2 mm，外反；雄蕊通常5枚，着生于花冠喉部，子房下位，2室，胚珠每室1颗。核果折球形，长5～8 mm，直径4～7 mm，有纵棱，红色；小坚果有棱4～5条。花果期全年。

● **采集加工** 全年可采，鲜用或晒干备用。

● **性能主治** 根：苦、涩，微寒。祛风除湿，解毒消肿。用于感冒发热，咽喉肿痛，风湿痛，胃痛，疟疾，痔疮，跌打损伤，疮疡肿毒。嫩枝、叶：苦，凉。清热解毒，祛风除湿，接骨生肌。用于感冒发热，扁桃体炎，咽喉肿痛，白喉，风湿痛，腰肌劳损，疟疾，跌打损伤，骨折，毒蛇咬伤，多发性疖肿，慢性溃疡。

● **用　　量** 10～60 g，外用适量。

● **临床应用**

1. 感冒发热，咽喉肿痛：九节木50 g，水煎服。
2. 扁桃体炎，白喉：九节木嫩心或嫩叶30 g，水煎服。
3. 肠伤寒：九节木根、叶晒干碾末，每次10 g，开水冲服。
4. 风火牙痛：九节木根30 g，捣烂冲温开水取汁含漱。
5. 跌打损伤，骨折：鲜九节木叶适量，捣烂，酒醋调敷患处。

● **现代研究** 化学研究：（1）根和叶经预试验表明，含酚类、鞣质、甾体（或三萜）、内酯和有机酸。（2）茎中分离出一种新的萘酮——九节木萘酮及堆心菊内酯。

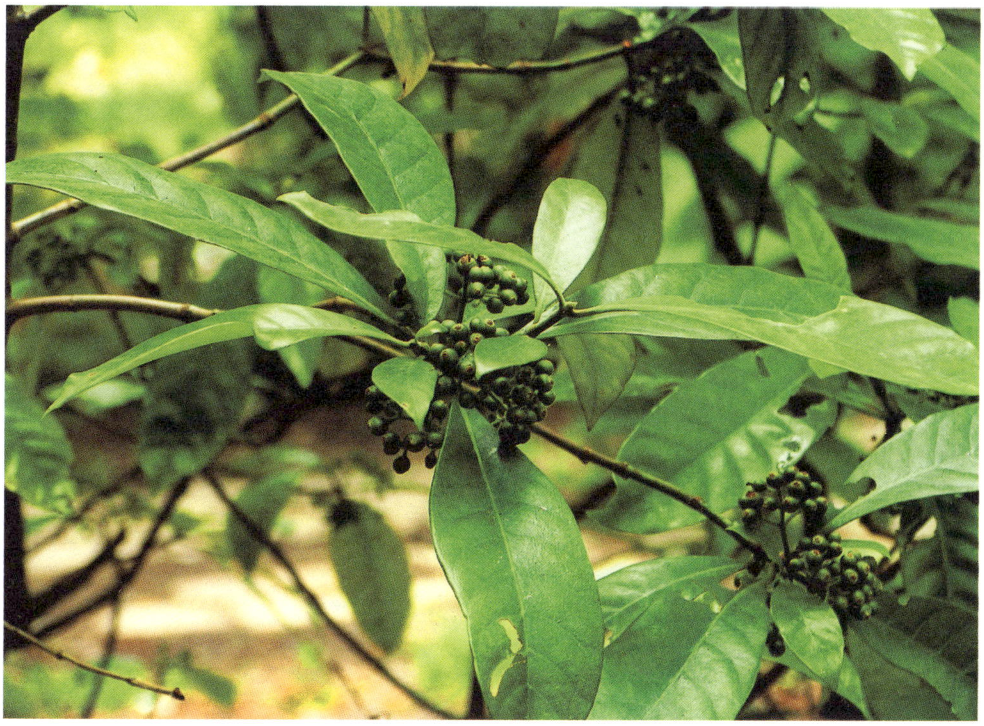

龙船花

Yoeklungzcenz

● **别　　名**　百日红、罗伞木。

● **来　　源**　为茜草科植物龙船花*Ixora chinensis* Lam. 的花。

● **生境分布**　野生或栽培。在广西主要分布于南宁、防城港、合浦、博白、岑溪等地，广东、台湾、福建亦有分布。

● **植物形态**　常绿灌木，高0.5～2 m。小枝深棕色。叶对生，薄革质，椭圆形或倒卵形，先端急尖，基部楔形，全缘，主脉两面突出；叶柄短，托叶生于两叶柄间，绿色，抱茎，先端具软刺状突起。聚伞花序顶生，密聚成伞房状，花序柄深红色，苞片极小，红色；齿状；萼宿存，深红色，光滑无毛；花冠高脚盆状，略带肉质，红色，近圆形，先端浑圆，花柱细长。浆果近圆形，成熟时黑红色。花期全年。

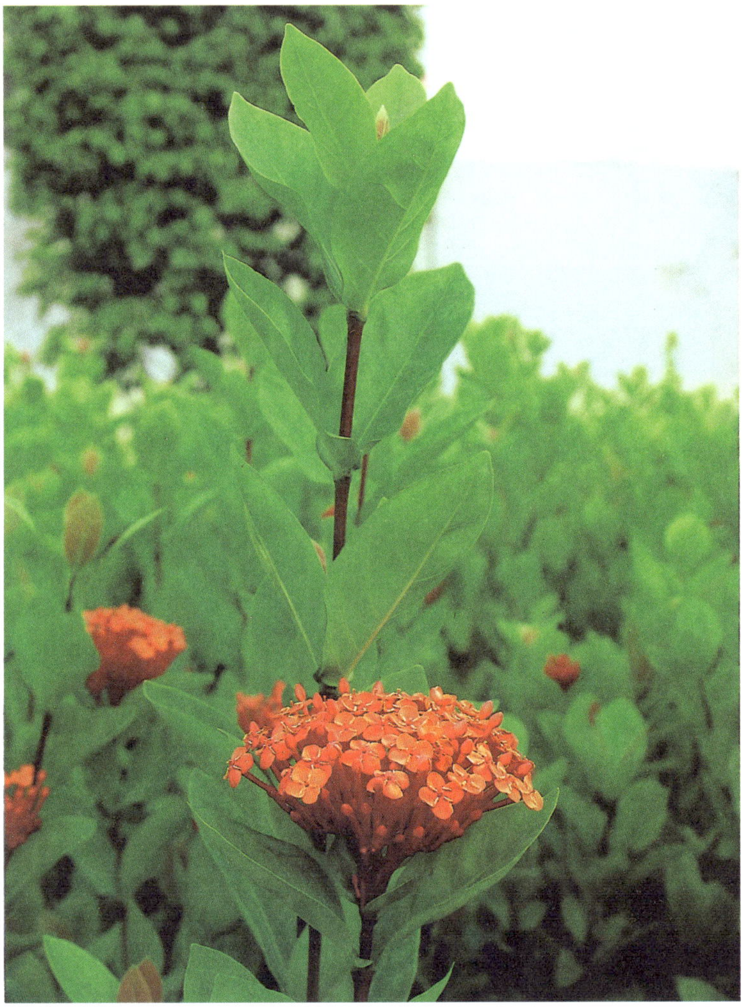

● **采集加工**　全年可采，晒干备用。

● **性能主治**　甘、辛，凉。清热祛湿，活血止痛。用于高血压，月经不调，筋骨折伤，疮疡。

● **用　　量**　9～15 g。

● **临床应用**

1. 高血压：龙船花15 g，水煎服。
2. 月经不调，闭经：龙船花15 g，茜草10 g，益母草15 g，水煎服。
3. 风湿骨痛，腰肌劳损：龙船花15 g，水煎服。
4. 肺结核咯血：龙船花15 g，仙鹤草15 g，茅根15 g，水煎服。

第七节　解其他毒药

土银花叶

Gimjngaenxdoq

● **别　　名**　山金银花、假金银花、土忍冬、土银花。

● **来　　源**　为忍冬科植物山银花*Lonicera confusa* DC.的叶。

● **生境分布**　生于溪边、旷野疏林下或灌木丛中。在广西主要分布于防城、上思、邕宁、横县等地，广东、四川、贵州、云南等省亦有分布。

● **植物形态**　木质藤本，长2～4 m。树皮黄褐色渐次变为白色，嫩时有短柔毛，嫩茎的节有环纹。单叶对生；卵圆形至椭圆形，长4～8 cm，宽3.5～4.8 cm，先端钝或短尖，全缘，基部浑圆或稍平截，上面绿色，主脉上有短疏毛，下面带灰白色，密生白色短柔毛；叶柄长2～5 mm，有短柔毛。花两性，近无柄，成对腋生，有6～8朵合成头状花序或短的聚伞花序，有短柔毛，芳香；苞片叶状，长4～8 mm；小苞片极小，线状披针形；萼5裂，密被白色细柔毛；花冠管状，长1.6～2 cm，稍被柔毛，初时白色后变黄色；雄蕊5枚，着生于管口内，花药黄白色；雌蕊1枚，花柱线状，秃净，柱头圆形，子房下位，2室，圆形，被毛。浆果，圆形，黑色。种子1～2粒。花期6～9月，果期10～11月。

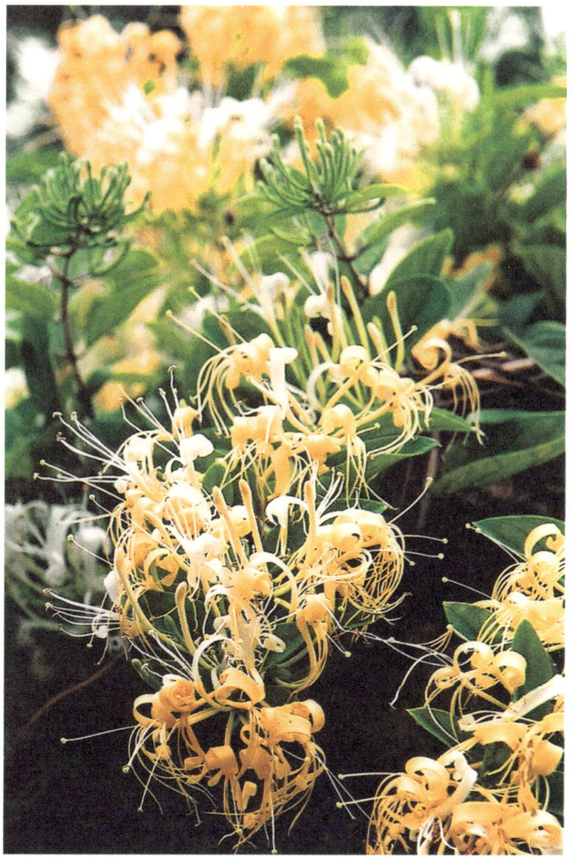

● **采集加工**　全年可采，洗净，晒干备用。

● **性能主治**　甘，寒。清热解毒。用于曼陀罗、飞扬草、相思豆、苦参、白雪花、大茶药中毒，痈疮，疔毒，麻疹，痘疹。

● **用　　量**　30～100 g，外用适量。

● **临床应用**

1. 曼陀罗、大茶药等中毒：土银花叶100 g，水煎服或取汁顿服。

2. 有机磷农药中毒：土银花叶50 g，明矾6 g，大黄10 g，甘草10 g，水煎服。

3. 漆树中毒红肿痒痛：土银花叶150 g，水煎外洗。

● **现代研究**　化学研究：藤含黄酮苷、氨基酸、有机酸及糖类等，其中黄酮苷为具有抗菌作用的主要成分。

小叶金花草

Gonitndaemx

● **别　　名**　石孔雀尾、仙鸡尾、金粉蕨、小野鸡尾草。

● **来　　源**　为中国蕨科植物野鸡尾草*Onychium japonicum*（Thunb.）Kunze. 的全草。

● **生境分布**　多生于阴湿林下，河边、灌木丛阴处，老屋旁、路边、沟边阴湿石上。在广西主要分布于罗城、陆川等地，广东、山西、台湾等省亦有分布。

● **植物形态**　多年生草本，高0.2～1 m。根状茎横走，疏生棕色披针形鳞片；须根细长，密被灰褐色长柔毛。叶柄长10～60 cm，稻秆色或基部褐棕色，无毛；叶草质至亚革质，无毛，绿色；叶片卵圆状披针形或三角状披针形，长10～30 cm，宽6～15 cm，三至五回羽状深裂，末回裂片条形或披针形，先端短尖。孢子囊群短，线形，生于末回裂片的背面；囊群盖膜质。

● **采集加工**　全年可采，洗净，鲜用或晒干备用。

● **性能主治**　苦，寒。解毒消肿，清热利湿，活血，止血，生肌。用于风热感冒，肺热咳嗽，急性胃肠炎，痢疾，黄病（急性黄疸型肝炎），吐血，便血，尿血，农药中毒，野山薯、木薯、砷中毒，烧烫伤，外伤出血。

● **用　　量**　15～50 g，外用适量。

● **临床应用**

1. 野山薯、木薯、雷公藤、樟油、砒霜、有机磷农药等中毒：鲜小叶金花草50 g，捣汁冲开水服。

2. 烧烫伤：小叶金花草适量，碾末调洗米水外涂，或捣烂外敷。

3. 急性胃肠炎，痢疾，钩端螺旋体病：小叶金花草30 g，水煎服。

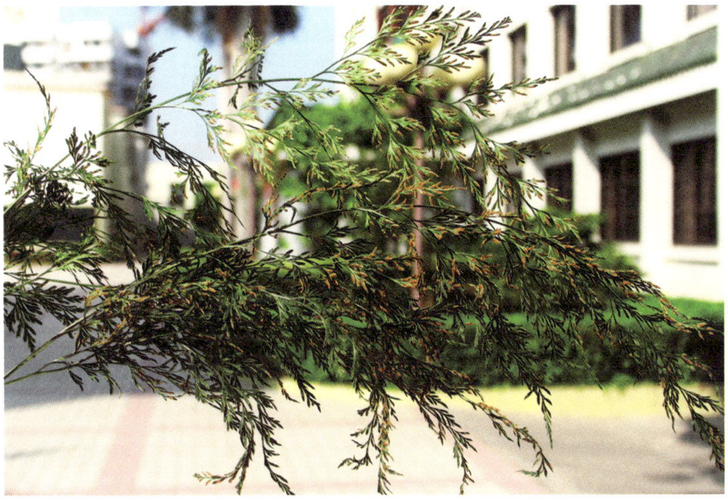

4. 狂犬咬伤：小叶金花草根30 g，水煎服，忌食酸辣。

5. 沙门氏菌食物中毒，野蕈中毒：鲜小叶金花草50 g，捣烂，水冲服。

● **现代研究**

1. 化学研究：全草含蕨素、蕨苷、山柰酚双鼠李糖苷、菊苣酸、多粉蕨醇等。

2. 药理学研究：全草有抗钩端螺旋体的作用。

● **附　　注**　虚寒症忌用。用于烧烫伤时忌食猪油。

甘　蔗

Oij

● **别　　名**　薯蔗、干蔗、接肠草、竿蔗。

● **来　　源**　为禾本科植物甘蔗*Saccharum sinensis* Roxb. 的茎秆。

● **生境分布**　广植于温带及热带地区，为田间栽培。分布于广西、广东、福建、四川等省区。

● **植物形态**　多年生草本。秆直立，粗壮，坚实，高2～4 m，直径2～5 cm，绿色、淡黄或淡紫色，表面常被白粉。叶片阔而长，长0.5～1 m，宽2.5～5 cm，两面粗糙无毛，边缘粗糙或具小锐齿，中脉白色，鞘口有毛。圆锥花序大，长40～80 cm，主轴具白色丝状毛，生于秆顶，花序下具白色丝状毛；分枝纤细，长10～30 cm，节间无毛；小穗长3～4 mm，小穗柄无毛，披针形；基盘微小，被白色丝状长毛，毛长为小穗的2～3倍；颖上部膜质，边缘有小纤毛；第一颖先端稍钝，具二脊，有四脉；第二颖舟形，具三脉，先端锐尖；不孕小花中性；结实小花的外稃甚狭或缺；内稃小，披针形。春季抽穗。花果期夏、秋季。

● **采集加工**　秋季采收，去根，砍取地以上部分，削去上部梢叶，洗净鲜用，或捆扎置阴暗不通风处，保持水分。

● **性能主治**　甘，寒。清解热毒，解酒提神，润燥除烦，生津止渴，润肺止咳，和中止呕。用于饮酒过度，反胃，心胸烦热，热病阴伤，气道不畅，肺热燥咳，谷道不通，胃热呕逆，暑痢。

● **用　　量**　50～100 g。

● **临床应用**

1. 饮酒过度：甘蔗汁50 ml，鲜萝卜汁30 ml，兑服。

2. 反胃：甘蔗汁50 ml，生姜汁2 ml，兑服。

3. 肺热燥咳：甘蔗、粟米各100 g，煮粥服。

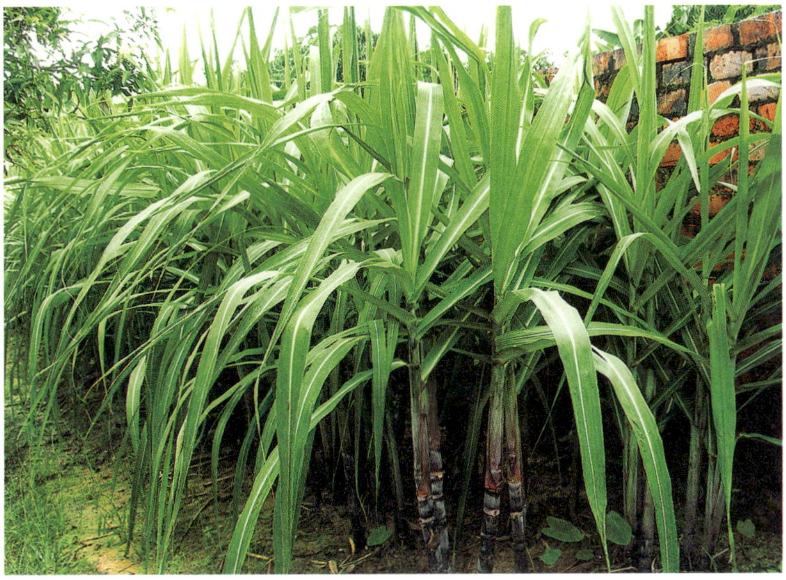

● **现代研究**

1. 化学研究：蔗汁中含天门冬素、天门冬氨酸、谷氨酸等多种氨基酸，还含甲基延胡索酸、延胡索酸、琥珀酸等有机酸等。此外，甘蔗茎含多种维生素B，还含维生素C。蔗渣中含对小鼠艾氏癌和肉瘤S-180有抑制作用的多糖类。

2. 药理学研究：本品中的多糖部分，对长期口服高糖饮食、血浆中脂过氧化物浓度升高的大鼠，有降低脂过氧化物的作用。特别是按1 g/kg的剂量服用，作用更明显。

● **附　　注**　脾胃虚寒者慎服。

杨 桃

Makfwz

● **别　　名**　五敛子、山敛、羊桃。

● **来　　源**　为酢浆草科植物杨桃*Averrhoa carambola* L. 的果实。

● **生境分布**　多栽培于园林或村旁，或生于山野溪边和山脚等处。分布于广西、广东、福建、云南等省区。

● **植物形态**　灌木或小乔木，高可达8 m。单数羽状复叶互生，长10～15 cm，叶柄及总轴被柔毛；小叶5～9枚，卵形至椭圆形，长3～6 cm，宽2～3.5 cm，先端渐尖，基部偏斜，全缘，下面近无毛或薄被柔毛，具短柄。总状花序小，腋生，长约3 cm；花长5～6 mm，近钟形；萼片5片，红紫色，长约为花瓣之半；花瓣白色至淡紫色；雄蕊10枚，子房5裂，5室，每室有胚珠多颗，花柱5。浆果卵形或矩圆形，长5～8 cm，绿色或绿黄色，表面光滑，具5翅状棱角。花期春末至秋。

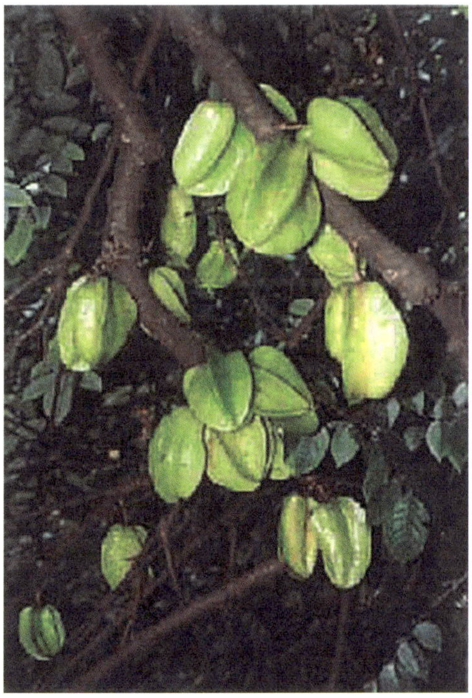

● **采集加工**　秋季果熟时采摘，鲜用或晒干备用。

● **性能主治**　甘、酸，寒。清热解毒，生津止渴，通调水道。用于风热咳嗽，饮酒过度，肉食中毒，积滞，烦渴，淋病，蛇咬伤。

● **用　　量**　30～50 g。

● **临床应用**

1. 饮酒过度或肉食中毒：杨桃30 g，水煎服。
2. 咽喉痛：杨桃30 g，水煎服。
3. 脾脏肿大：杨桃50 g，水煎服。

● **现代研究**　化学研究：杨桃含有机酸、糖类、维生素C、类胡萝卜素、氨基酸及41种挥发性成分等。

鸭 血

Lwedbit

● **来　　源**　为鸭科动物家鸭*Anas domestica* L. 的血。

● **生境分布**　为家养，全国各地均有。

● **动物形态** 家禽。嘴长而扁平。颈长。体扁。翅小，覆翼羽大。腹面如舟底。尾短，公鸭尾有卷羽4枚。羽毛甚密，色有全白、栗色、黑褐等不同。公鸭的颈部多黑色而有金绿色光泽。尾端皆有分泌脂肪的尾脂腺，常以嘴取脂遍涂于羽上，故入水不漏。脚矮，前3趾有蹼，后1趾略小。

● **采集加工** 杀鸭取血，鲜用。

● **性能主治** 咸，寒。清热解毒，止痉，养血补血。用于经来潮热，食欲不振，砒霜、盐卤、野葛等中毒，鱼虫百毒，痢疾，蛇咬伤，血热脉漏，脑充血。

● **用　　量** 20～50 ml，外用适量。

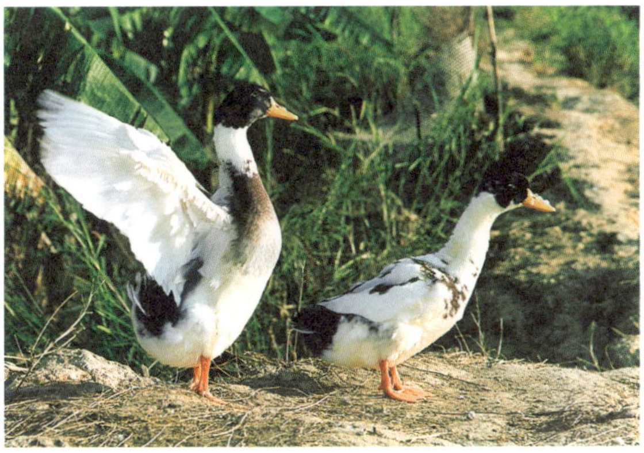

● **临床应用**

1. 经来潮热，食欲不振：鸭血30 ml，米酒调服。
2. 脑充血，中风：鸭血50 ml，早晚饭前一小时饮用。
3. 小儿白痢：鸭血20 ml，米酒调服。
4. 食道狭窄梗阻，噎嗝反胃：鸭血50 ml，热饮。
5. 毒虫、蛇咬伤：鸭血适量热敷。

脆　蛇

Cezngaenx

● **别　　名** 金蛇、蝎蛇、银蛇、蛇蜥。

● **来　　源** 为蛇蜥科动物脆蛇蜥*Ophisaurus harti* Boulenger的全体。

● **生境分布** 生活在海拔800～1 000 m较潮湿的竹林和草丛中，或生活于岩隙中，多穴居，冬眠时间用干草苔藓在洞中筑巢。以蚯蚓、蚯蚓和鳞翅目幼虫等为主食。分布于广西、广东、四川、福建、台湾、浙江、江西等省区。

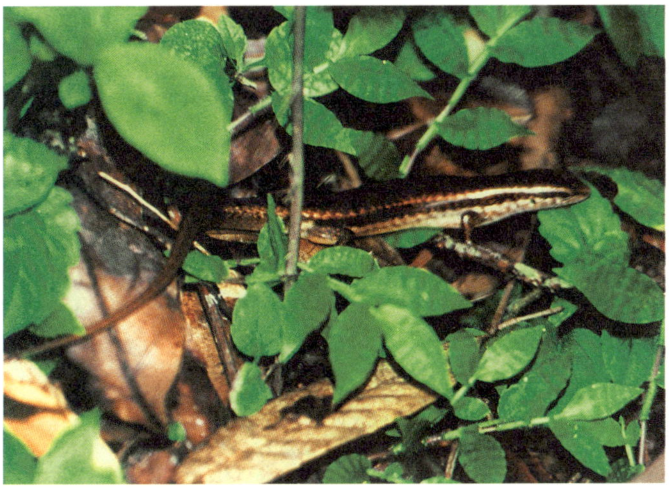

● **动物形态** 外形似蛇，体呈圆筒状，全长约40 cm，长者可达60 cm以上。全身被覆瓦状鳞片；体两侧自颈部至肛门间各有纵走沟槽1条。无四肢，体内仅有肢带残迹。头部背面覆有大鳞片，颊上鳞大小相似；吻端钝，吻鳞与单片的前额鳞之间有鳞片2枚，眼上鳞5枚，顶间鳞较顶鳞宽。眼小，形长，具活动的眼睑。耳孔较鼻孔小。背鳞14～16行，中央的8～10行具棱相连成明显的纵直棱延至尾部；蝮鳞10行，光滑。尾极长，约为体长的

2倍（亦有尾部较短的）；尾易断，断后能再生。尾部腹面的鳞具棱。雌性背面正中10余行一般为棕色，头部色深，体尾两侧为紫色，愈向外色愈浅，直达尾端；腹面色浅。雄性及幼体或有黑色斑点，或有蓝色横斑。8～9月产卵。

● **采集加工** 春、秋季捕捉，捕得后用酒醉死，或置锅内用微火烘死，以竹签插住，再用微火烘干备用。

● **性能主治** 咸，平。通龙路、火路，疏风除湿，舒筋活络，解毒疗疮，止痢疾。用于金石中毒，痈疽疮毒，跌打损伤，痹证，久痢，脱肛。

● **用　　量** 1～6 g。

● **临床应用**

1. 金石中毒：脆蛇6 g，炙黄，水煎服。

2. 久痢：脆蛇15 g，白矾、铅丹各1. 5 g，捣碎为散，每次服1 g，于饭前用米汤送服。

3. 风湿骨痛：脆蛇15 g，舒筋草、丢了棒各30 g，米酒500 ml，浸泡7天，每次服20 ml。

● **现代研究** 化学研究：含蛋白质、肽类、氨基酸、脂肪等。血清中含前清蛋白、免疫球蛋白，可溶性低分子量的免疫复合体。肾含琥珀酸脱氢酶、钠，钾-腺苷三磷酸酶。

● **附　　注** 风湿瘀血凝滞者及孕妇忌用。

鸡矢果

Makhaexgaeq

● **别　　名** 秋果、喇叭番石榴、番鬼子、百子树。

● **来　　源** 为桃金娘科植物番石榴*Psidium guajava* L. 的果实。

● **生境分布** 生于山坡上、山脚、沟谷或旷野，亦可栽种于果园。广西主要分布于南部和西部，广东、福建、四川、云南等省亦有分布。

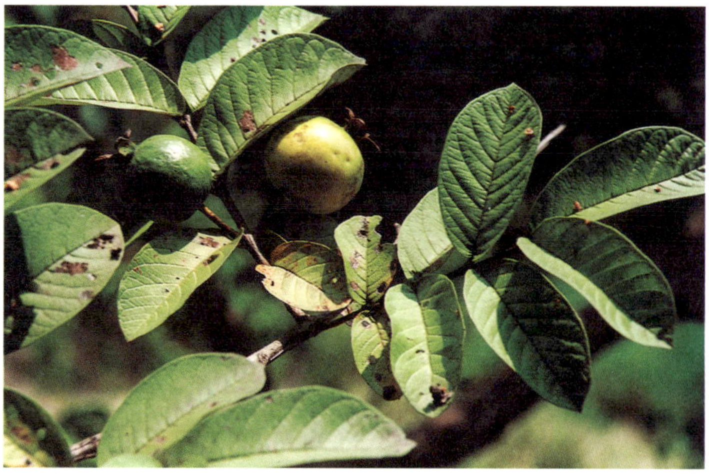

● **植物形态** 常绿灌木或小乔木，高2～10 m。主干和枝条常弯拱。树皮红褐色，鳞片状脱落。小枝四棱形，有毛。单叶对生，革质，长椭圆形或椭圆状卵形，长7～14 cm，宽4～7 cm，边缘全缘，叶背有柔毛，叶脉10～15对，上面凹入，背面凸起，小脉网状，下面明显。花单生或2～3朵同生于长1～3 cm的总花梗上，夏季开放，白色，芳香，直径2.5～3.5 cm；花萼裂片4～5片，厚，外面被短柔毛；花瓣

4～5片，较萼片长；雄蕊多数，花丝分离；子房下位，3室，每室有胚珠多颗。浆果球形或卵形，直径通常4～5 cm，熟时外皮淡黄色，内面黄白色或粉红色，顶端有宿存萼片，种子多数。

● **采集加工** 夏、秋季采收，晒干备用或鲜用。

● **性能主治** 酸、涩，温。解毒，涩肠止泻。用于巴豆中毒，糖尿病，急性胃肠炎，屙痢，跌打扭伤。

● **用　　量** 30～60 g，外用适量。

● **临床应用**

1. 巴豆中毒：鸡矢果50 g，水煎服。
2. 糖尿病：鲜鸡矢果50 g，榨果汁饮用。
3. 急性胃肠炎：鸡矢果30 g，水煎服。
4. 跌打扭伤，外伤出血：鲜鸡矢果适量，捣烂外敷患处。

● **现代研究** 化学研究：果实含番石榴苷、槲皮素、没食子酸、并没食子酸、无色矢车菊素、β-谷甾醇、维生素C，并检出鼠李糖、木糖、核糖等糖类，还含缬氨酸、丙氨酸等多种氨基酸。

酸藤子

Meizsoemj

● **别　　名** 白背酸藤、通天霸、炮子藤、酸醋木。

● **来　　源** 为紫金牛科植物酸藤子*Embelia laeta*（L.）Mez的根、枝叶及果实。

● **生境分布** 多生于海拔100～1 850 m的山谷林下、山坡、荒地、村落附近的灌木丛中阳光充足处。在广西主要分布于梧州、藤县、金秀、马山、邕宁、南宁、宁明、那坡等地，福建、广东等省亦有分布。

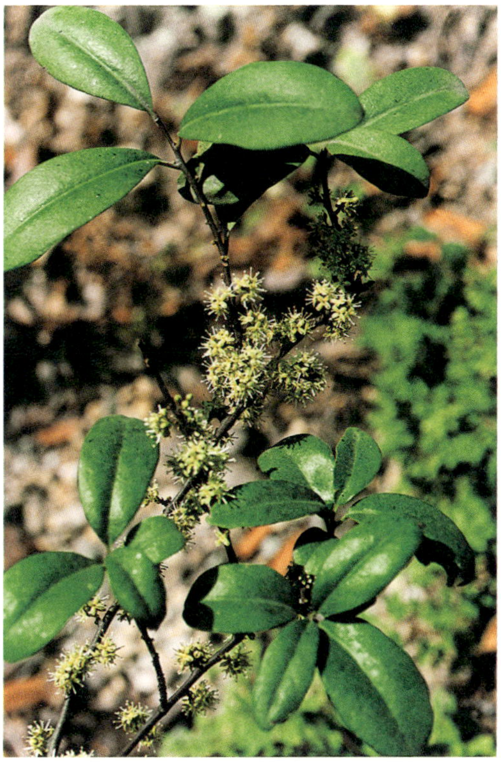

● **植物形态** 常绿藤状灌木，常伏地蔓生。茎灰色或红褐色，有纵棱和皮孔，无毛。单叶互生；纸质；味酸，嫩时稍肉质；叶片椭圆形或倒卵形，长3～6 cm，宽1～2 cm，先端钝或浑圆，基部楔尖，全缘，叶面绿色，叶背灰绿色，有黑色腺点，中脉凸起；叶柄长约5 mm。花单性异株，为腋生或侧生总状花序；花序长5～10 cm，有花3～8朵；花柄长约2 mm；萼片4裂，卵形，秃净；花瓣4，白色，卵形或矩圆形；雄蕊4枚，花药卵形或肾形，背无腺点；子房在雄花中退化，在雌花中球形或卵形；花柱圆柱形，柱头头状。浆果球形，夏季成熟时紫红色，味酸甜。花期春季。

● **采集加工** 全年可采，根洗净切片晒干备用，叶晒干备用或鲜用；夏季采果，蒸熟晒干备用。

● **性能主治** 酸、涩，凉。清热解毒，活血散瘀，收敛止血，止疼痛。用于咽喉肿痛，齿龈出血，脾虚泄泻，妇科诸症，跌打损伤，大茶药、木薯、巴豆中毒。

● **用　　量** 15～50 g，外用适量。

● **临床应用**

1. 口腔炎，咽喉炎，肠炎腹泻，痢疾：酸藤子根30 g，水煎服。

2. 痛经，闭经，子宫脱垂：酸藤子根30 g，鸡肉50 g，炖服。

3. 跌打肿痛：酸藤子鲜叶捣烂，调酒炒热外敷患处。

4. 大茶药、木薯、巴豆中毒：酸藤子根50 g，水煎服。

● **现代研究** 化学研究：根含黄酮苷、酚类、鞣质、氨基酸、有机酸、糖类等。

● **附　　注** 孕妇慎服。

蕹　菜

Caekmbongqmbouq

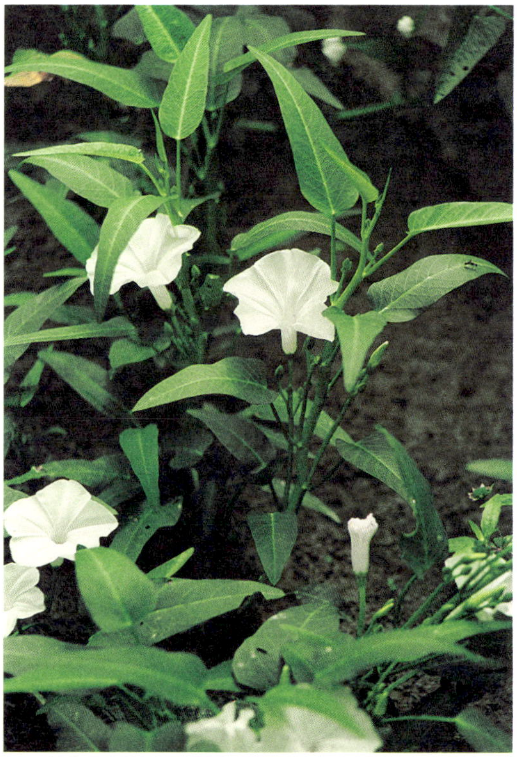

● **别　　名** 空心菜、空筒菜、藤藤菜、水蕹菜。

● **来　　源** 为旋花科植物蕹菜*Ipomoea aquatica* Forsk. 的根、茎叶。

● **生境分布** 生于气候温暖湿润、土壤肥沃潮湿的地方，不耐寒，遇霜冻茎叶即枯死。分布于广西各地，广东、福建、云南、湖南等省亦有分布。

● **植物形态** 一年蔓状草本，全体无毛。茎圆柱形，中空，匍匐，节上生不定根。单叶互生，具长柄，叶片矩圆状卵形或椭圆状矩圆形，长6～15 cm，先端短尖或钝，基部截头形、心形或戟形，边缘全缘或波状。聚伞花序腋生，直立，长3～6 cm，有花一至数朵；萼绿色，卵形，先端钝；花冠白色或淡红色，阔钟状，长约5 cm，5浅裂；雄蕊5枚，不等长；雌蕊1枚，较长，柱头浅裂而呈头状。蒴果卵球形至球形，长约1 cm，无毛。种子2～4颗，密被短柔毛或有时无毛。花期7～9月。

● **采集加工** 夏、秋季采集，鲜用或晒干备用。

● **性能主治** 甘、淡，寒。清热解毒，利尿，凉血止血。用于食物中毒，野葛、断肠草中毒，蛇虫咬伤，血热脉漏，淋浊，鼻衄，湿疹，便秘。

● **用　　量** 50～100 g，外用适量。

● **临床应用**

1.狗肉中毒：蕹菜100 g，煮食。

2. 鼻血不止：蕹菜根50 g，白糖15 g，水煎服。

3. 蛇虫咬伤：鲜蕹菜适量，食盐少许，搓烂搽患处。

4. 痔疮：蕹菜100 g，白糖15 g，水煎服。

● **现代研究** 化学研究：曾有报告紫色蕹菜中含胰岛素样成分，可用于治疗糖尿病。

七叶一枝花

Caekdungxvaj

● **别　　名** 蚤休、九重楼、多叶重楼、铁灯台。

● **来　　源** 为延龄草科植物七叶一枝花*Paris polyphylla* Smith的根状茎及块根。

● **生境分布** 生于山坡林下及山谷溪边、灌木丛阴湿处，亦有栽培。分布于广西各地，湖南、湖北等省亦有分布。

● **植物形态** 多年生草本，高30～100 cm。根茎肥厚，直径1～3 cm，黄褐色，结节明显。茎直立，圆柱形，常带紫红色或青紫色，基部有1～3片膜质叶包茎，叶轮生茎顶，通常7片；叶柄长5～18 mm；叶片长圆状披针形、倒卵状披针形或倒披针形，先端急尖或渐尖，基部楔形，全缘，膜质或薄纸质。花柄出自轮生叶中，通常比叶长，顶生一花；花两性，外轮花被片4～6片，叶状，绿色，长卵形至卵状披针形，长3～7 cm，内轮花被片细线形，与外轮花被片同数，黄色或黄绿色，通常在中部以上变宽，宽1～1.5 μm；子房近球形，具棱，花柱短，具4～5向外反卷的分枝。蒴果紫色，球形，直径1.5～2.5 cm。种子多数，具鲜红色多浆汁的外种皮。花期4～7月，果期8～11月。

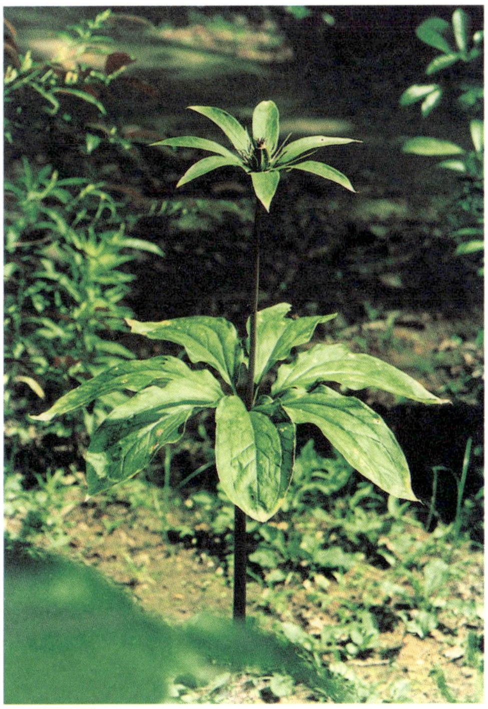

● **采集加工** 全年可采，鲜用或晒干备用。

● **性能主治** 苦、微辛，凉，有小毒。清热解毒，消肿止痛，凉肝定惊。用于痈肿疮毒，咽肿喉痹，乳痈，蛇虫咬伤，跌打伤痛，肝热抽搐。

● **用　　量**　10～30 g，外用适量。

● **临床应用**

1. 痛肿：鲜七叶一枝花30 g，鱼腥草30 g，捣烂敷患处。

2. 毒蛇咬伤：鲜七叶一枝花30 g，鲜半边莲、紫花地丁各15 g，捣烂敷患处。

3. 宫颈糜烂：鲜七叶一枝花适量，碾末调甘油搽患处。

● **现代研究**

1. 化学研究：根茎含总皂苷10%，含薯蓣皂苷1.35%，还含重楼皂苷C等。

2. 药理学研究：七叶一枝花煎剂对金黄色葡萄球菌、溶血性链球菌、脑膜炎双球菌、痢疾杆菌、伤寒杆菌、副伤寒杆菌、大肠杆菌和绿脓杆菌有不同程度的抑菌作用。

● **附　　注**　虚寒症阴证外疡及孕妇禁服。

七 星 剑

Cigluengj

● **别　　名**　野香薷、小叶不红、假荠蓝、独行千里。

● **来　　源**　为唇形科植物小花荠苧*Mosla chinensis* Maxim. 的全草。

● **生境分布**　生于疏林下、山坡草地上。分布于广西、浙江、四川、海南、福建、广东等省区。

● **植物形态**　一年生草本。茎高25～100 cm，具分枝，被具节长柔毛及混生的微柔毛。叶片卵形或卵状披针形，长2～2.5 cm，宽1～2.5 mm，顶端急尖，基部圆形至宽楔形，边缘具细锯齿，近基部全缘。总状花序，头状，长1～3 cm；苞片极小，卵状披针形，与花梗近等长或超出花梗，与序轴被具节小疏柔毛；花萼长约1.2 mm，外面被疏柔毛，略二唇形，果时花萼增大；花冠唇形，紫色或粉红色，长约2.5 mm，外被短柔毛；雄蕊4枚，后对雄蕊能育，不超过上唇，前对雄蕊退化至极小；花柱先端2裂，微伸出花冠。小坚果灰褐色，球形，直径1.5 mm，具疏网纹，无毛。花期9～11月，果期10～12月。

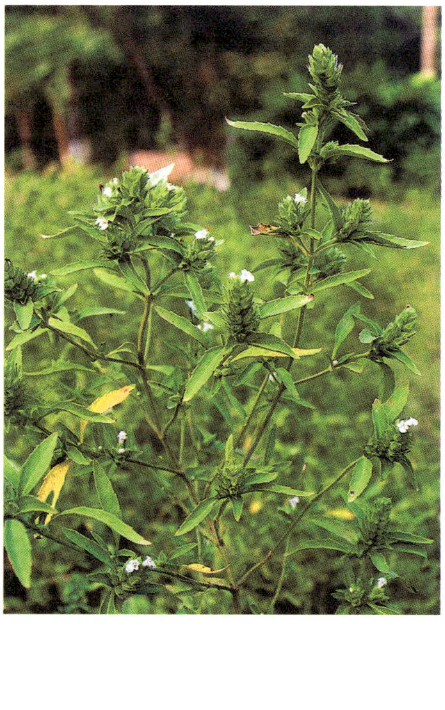

● **采集加工**　夏、秋季采收，鲜用或晒干备用。

● **性能主治**　辛，温。祛风解毒，利湿，散瘀消肿，止血止痛。用于感冒兼湿，胃腹痛，泄泻，水肿，跌打损伤，湿疹，疮疖肿毒，毒蛇咬伤。

● **用　　量**　10～15 g，外用适量。

● **临床应用**

1. 跌打红肿疼痛：鲜七星剑适量，捶烂酒炒热敷患处。

2. 胃腹痛：七星剑10 g，路边菊30 g，水煎服。

3. 疮疡红肿：鲜七星剑适量，捣烂，用米泔水调敷患处。

● **现代研究**

1. 化学研究：全草主要含挥发油。

2. 药理学研究：本品所含的挥发油具有广谱抗菌作用，对流感病毒具有一定的灭活能力；内服本品所含的挥发油对大脑皮质及延髓有兴奋作用，并能促进发汗。

卜　芥

Vaedveuq

● **别　　名**　狼毒、老虎芋、尖尾芋、蛇芋、防谷、锋亮、娃优。

● **来　　源**　为天南星科植物假海芋*Alocasia cucullata*（Lour.）Schott的根茎。

● **生境分布**　生于村旁、沟边肥湿地方，亦有栽培。在广西主要分布于隆林、龙州、南宁、桂林等地，浙江、福建、广东等省亦有分布。

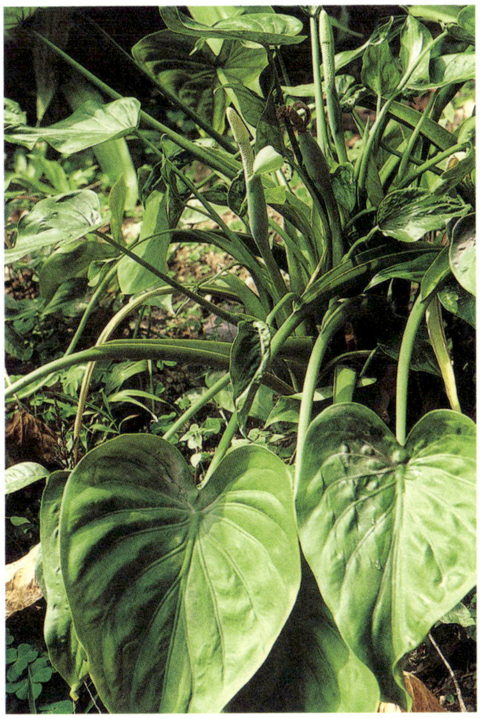

● **植物形态**　多年生粗壮草本，高可达1 m。根茎粗壮，肉质，直立或横卧，长30～60 cm，有明显的叶痕和黑色膜质的丝状物，老植株常在根茎顶部分枝。叶互生，盾状，阔卵状心形，长15～25 cm，宽9～15 cm，先端长渐尖，基部心形或平截，全缘，叶脉两面凸起，上面暗绿色，下面亮绿色；叶柄肉质，浓绿色，长30～90 cm，柄下部两侧扩展成鞘状。春、夏季开花，肉穗花序单生；花小形，黄白色，单性同株；佛焰苞肉质，长15～30 cm，肉穗花序短于佛焰苞，附属体短；雄花在上部，雄蕊连合成六角形的单体；中性花在中部；雌花在下部，子房1室。浆果肉质，朱红色。花期5～7月，果期8月。

● **采集加工**　全年可采，刮净外表的毛和黑皮，切成丝条。每100 kg加食盐12～15 g拌炒，炒至灰青色、水汽干、折断面中间无白心时，去净盐屑即可（可降低毒性）。

● **性能主治**　辛、温，有毒。解毒退热，消肿散结。用于高热不退，钩端螺旋体病，毒蛇咬伤，瘰疬，肿毒初起。

● **用　　量**　3～10 g，外用适量。

● **临床应用**

1. 痧气：卜芥10 g，大米20 g，炒黄水煎服。

2. 疮疡红肿：卜芥适量，捣烂，加米泔水调匀，外敷痛肿处。

3. 高热不退：生卜芥适量，切片炒黄，淋水湿透，布包外擦前后身。

● **现代研究**　化学研究：全株含生物碱、还原糖、草酸钙、皂毒苷、多种氨基酸、有机酸，还含β-谷甾醇。

● **附　　注**

1. 全株有毒，中毒症状和解救方法与野芋头同。

2. 鲜品须炮制，久煎2小时以上，以免中毒。

溪黄草

Goloedcaemj

● **别　　名**　蓝花柴胡、土茵陈。

● **来　　源**　为唇形科植物溪黄草*Rabdosia serra*（Maxim.）Hara的全草。

● **生境分布**　生于海拔120～1 250 m的山坡、路旁、田边、溪旁、河岸、草丛、灌木丛、林下沙壤土上。分布于广西、东北、河南、山西、陕西、甘肃、江苏、安徽、浙江、江西、福建、台湾、湖南、广东、四川、贵州等省区。

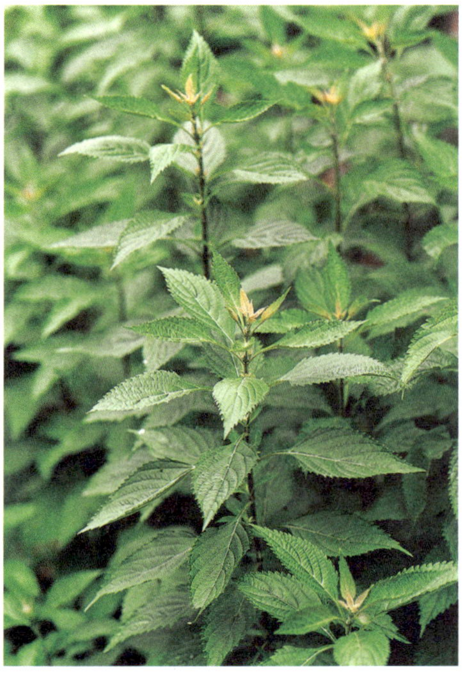

● **植物形态**　多年生草本，茎可达1.5 m，密被倒向微柔毛。叶片卵形或卵状披针形，长3.5～12 cm；叶柄长0.5～1.5 cm。聚伞花序具梗，多花，组成顶生，疏松的圆锥花序，密被灰白色微柔毛；苞片及小苞片狭卵形至条形，密被微柔毛，花萼钟状，长约1.5 mm，外密被灰白色微柔毛夹有腺点，齿5裂，长三角形，近等大，与萼筒等长，果时萼增大，长可达3 mm，呈宽钟状；花冠紫色，长约5.5 cm，花冠筒近基部上面浅囊状，上唇四等裂，下唇舟形。雄蕊及花柱不伸出。成熟小坚果阔卵圆形，长约1.5 mm，顶端圆，具腺点及白色髯毛。花果期8～9月。

● **采集加工**　夏、秋两季，割取地上部分，除去杂质，晒干。

● **性能主治**　苦、寒。清热解毒，利湿退黄，散瘀消肿。用于湿热黄疸，胆囊炎，泄泻痢疾，疮肿，跌打伤痛。

● **用　　量**　15～30 g，外用适量。

● **临床应用**

1. 黄疸型肝炎：溪黄草15 g，马蹄金30 g，田基黄30 g，人字草30 g，水煎服。

2. 皮肤痒：溪黄草100 g，水煎外洗患处。

3. 疮疡：溪黄草30 g，草鞋根30 g，捣烂外敷患处。

● **现代研究**　化学研究：叶和茎中含二萜类化合物：溪黄草素、溪黄草素B、溪黄草素D，以及尾叶香茶菜素A、2α-羟基熊果酸、熊果酸、β-谷甾醇和β-谷甾醇葡萄糖苷。

大蛇药

Govahdangjlaux

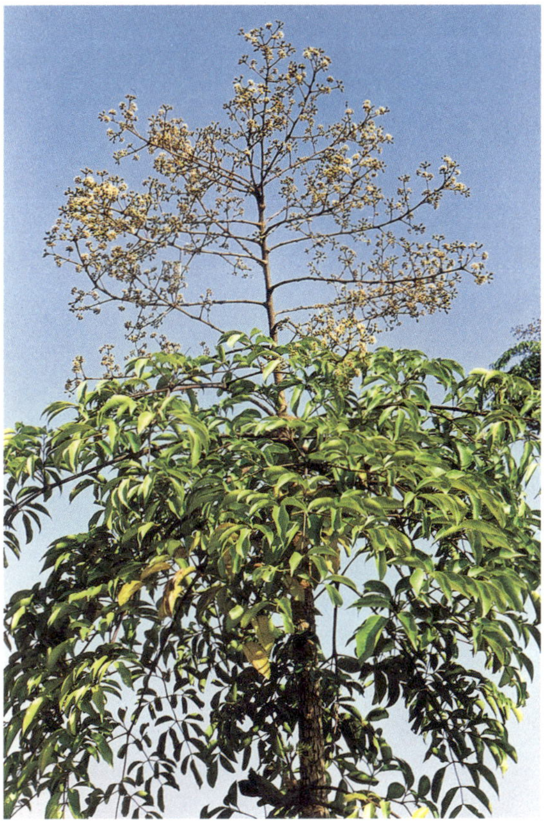

● **别　　名**　阿婆伞、火蕾、凉伞木。

● **来　　源**　为五加科植物幌伞枫*Heteropanax fragrans*（Roxb.）Seem. 的根、树皮。

● **生境分布**　生于向阳的山谷、山坡疏林中。分布于广西、广东等地。

● **植物形态**　常绿乔木，高可达7 m。根皮肥厚多汁，浅褐色。树干单一，直立，分枝少，树皮粗糙，灰褐色，有纵裂和横纹。多回奇数羽状复叶，叶大，无毛，聚生于干顶，呈伞形；小叶纸质，椭圆形，全缘。秋季开黄花，花数朵排成小伞形花序，复组成大圆锥花序而下垂，全部密被褐色星状柔毛；萼有毡毛，几全缘或有不明显的5齿；花瓣5片；雄蕊5枚；子房2室，花柱2枚，离生。浆果状核果，扁圆形。花期秋季。

● **采集加工**　全年可采，洗净，晒干备用。

● **性能主治**　微苦，凉。凉血解毒，消肿止痛。用于跌打肿痛，疮疡肿痛，毒虫伤痛。

● **用　　量**　15～30 g，外用适量。

● **临床应用**

1. 跌打肿痛：大蛇药30 g，捣烂，加酒调敷患处。

2. 疮疡肿痛：大蛇药30 g，捣烂，加米泔水调匀外敷。

3. 马蜂蜇伤：大蛇药30 g，水煎外搽。

● **现代研究** 化学研究：根含齐墩果酸、胡萝卜苷、3β,23-二羟基-20（29）-羽扇烯-27,28-二羧酸、白千层酸等。

蓝 靛

Golomj

● **别　　名** 大靛根、大蓝青根、大蓝根。

● **来　　源** 为蝶形花科植物木蓝*Indigofera tinctoria* L. 的根。

● **生境分布** 野生或栽培。分布于广西各地，广东、湖北、山东等省亦有分布。

● **植物形态** 直立灌木，高40～60 cm。小枝被银白色短毛。单数羽状复叶，互生，长3～5 cm；小叶通常9～13片，对生，卵状矩圆形或长椭圆形，长1.5～1.8 cm，全缘，披有“丁”字形毛，叶干时带蓝黑色。总状花序，疏松，近无梗，长1.6～3.5 cm；萼小，斜形，银白色，上部5齿裂，齿牙与萼筒等长；花冠蝶形，红黄色，旗瓣圆形至矩形，翼瓣卵圆形，微与龙骨瓣相连，龙骨瓣匙形；雄蕊10枚，2束；子房无柄，花柱短，内弯，柱头头状。荚果长约2.5 cm，无毛。种子8～12粒。

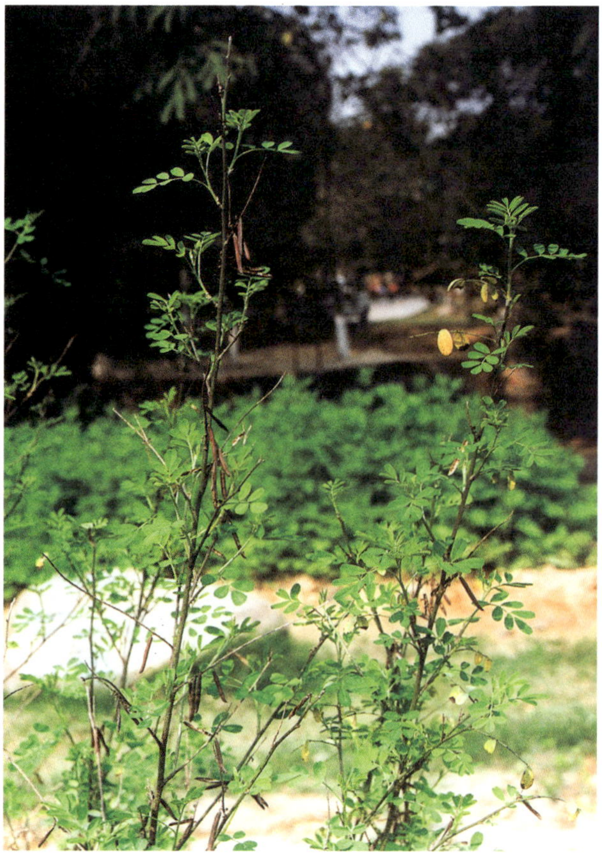

● **采集加工** 夏、秋季采收，洗净，鲜用或晒干备用。

● **性能主治** 苦，寒。清热解毒，去瘀止血。用于感冒发烧，虫毒，丹毒，跌打刀伤，腮腺炎。

● **用　　量** 15～30 g，外用适量。

● **临床应用**

1. 感冒发烧：蓝靛30 g，土防风10 g，水煎服。

2. 缠腰丹毒：蓝靛30 g，青黛10 g，冰片3 g，捶烂外敷患处。

3. 跌打刀伤：鲜蓝靛根适量，捶烂外敷伤口。

4. 腮腺炎：蓝靛适量，外涂患处。

● **现代研究** 化学研究：根含木蓝醇，其提取物具抗癌作用。

苦荬菜

Gumaekcoih

● **别　　名**　秋苦荬菜、盘儿草、七托莲、小苦麦菜。

● **来　　源**　为菊科植物山苦荬*Ixeris polycephala* Cass. 的全草。

● **生境分布**　生于路边、田野。在广西主要分布于南宁、苍梧、富川等地。

● **植物形态**　多年生草本，高30～80 cm，无毛。茎直立，多分枝，紫红色。基生叶花期枯萎，卵形、矩圆形或披针形，长5～10 cm，宽2～4 cm，顶端急尖，基部渐窄成柄，边缘波状齿裂或羽状分裂，裂片具细锯齿；茎生叶舌状卵形，长3～9 cm，宽1.5～4 cm，顶端急尖，无柄，基部微抱茎，耳状，边缘具不规则锯齿。头状花序排成伞房状，具细梗；总苞长7～8 mm；外层总苞片小，长约1 mm，内层总苞片8片，条状披针形；舌状花黄色，长7～9 mm，顶端5齿裂。瘦果黑褐色，纺锤形，长1～2 mm，喙长约0.8 mm；冠毛白色。

● **采集加工**　早春采收，晒干备用或鲜用。

● **性能主治**　苦，寒。清热解毒，凉血消肿。用于无名肿毒，肺炎，尿结石，阴囊湿疹，跌打损伤，骨折。

● **用　　量**　30～50 g，外用适量。

● **临床应用**

1. 跌打肿痛：鲜苦荬菜适量，捶烂，外敷患处。
2. 痈疮：鲜苦荬菜适量，捶烂，加米泔水调敷患处。
3. 风湿关节疼痛：苦荬菜50 g，米酒500 ml，浸泡7天，每次服20 ml。

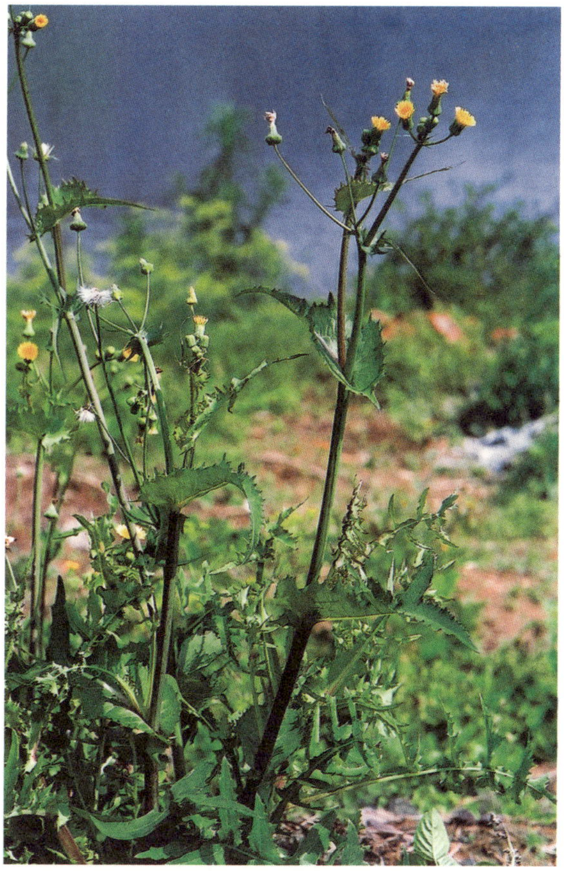

● **现代研究**

1. 化学研究：苦荬菜含鲍尔烯醇乙酸酯、木犀草素、与木犀草素-7-O-葡萄糖苷；还有棕榈酸十八碳烷烯酯、硬脂酸十八碳烷烯酯、二十三碳醇、二十五碳醇与羽扇烯乙酸酯等。
2. 药理学研究：本品100%水煎剂可使在体兔心收缩力减弱，频率减少。对在体和离体蟾蜍心脏，略有增强现象，但有舒张不全现象。滴在蟾蜍肠系膜上，能使小动脉扩张，先用肾上腺素使之收缩时亦如此。能使麻醉兔和犬的血压下降，降压作用可能与迷走神经有关。

乌云盖雪

Baetmaenzsaeq

● **别　　名**　铁包金。

● **来　　源**　为锦葵科植物粗叶梵天花*Urena procumbens* L.的根。

● **生境分布**　生于丘陵、旷野、路旁或疏灌木丛中。分布于广西、浙江、江西、福建、湖南、广东、海南等省区。

● **植物形态**　直立亚灌木，高50～120 cm。侧枝常平展，密被星状短柔毛。单叶互生；叶柄长4～18 mm；叶片纸质，叶型多样，下部的卵圆形，长2～7 cm，宽1～6 cm，通常3～5深裂，中央裂片倒卵形或近菱形，顶端钝，上部的叶片仅中部浅裂呈葫芦形，菱状卵形或卵形，有时分枝上的叶片不分裂，边缘有钝锯齿，表面被极疏的星状毛，背面淡灰绿色，疏被短而硬的星状毛；基出脉3～5条，通常中央1～3条具腺体。花单生或簇生叶腋，花梗长2～4 mm；小苞片5片，基部合生，疏被星状毛；花萼比小苞片稍长或近等长，5裂；花瓣5片，淡红色，侧卵形，长1.5～2 cm；雄蕊柱无毛；子房5室，花柱分枝10。蒴果扁球形，直径约1 cm；分果5瓣，有钩状刺和短星状毛，成熟时不开裂，但与中轴分离。种子光滑。花期夏、秋季。

● **采集加工**　夏、秋季采收，除去杂质，晒干备用。

● **性能主治**　淡、微甘，凉。解毒定惊，清热凉血，消肿止痛。用于风毒流注，肺热咳嗽，痢疾，胃出血，风湿性关节炎，疮疡，毒蛇咬伤。

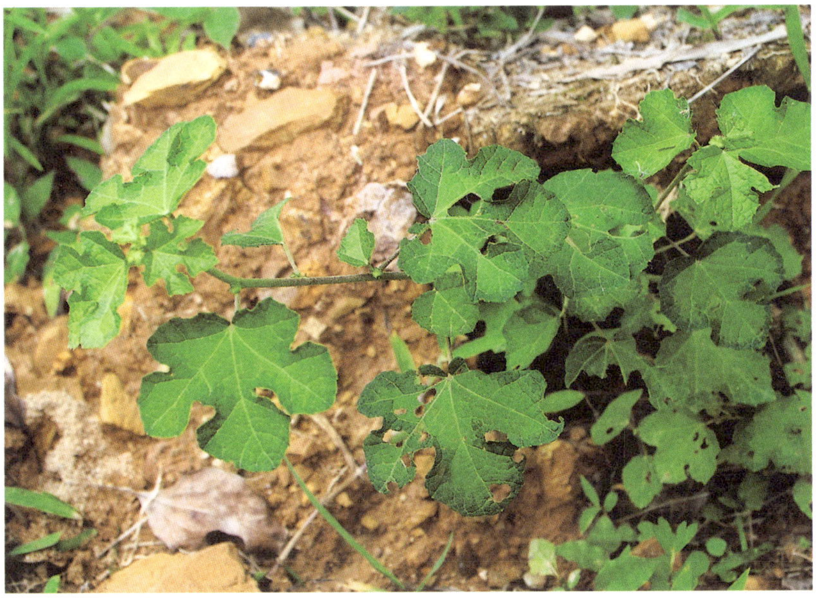

● **用　　量**　15～30 g，外用适量。

● **临床应用**

1. 伤风感冒：乌云盖雪30 g，金银花15 g，甘草3 g，水煎服。
2. 细菌性痢疾，腹泻：乌云盖雪30 g，水煎服。
3. 胃及十二指肠出血：乌云盖雪30 g，白及15 g，水煎服。
4. 疮疡，毒蛇咬伤：乌云盖雪适量，捣烂外敷患处。

● **现代研究**　化学研究：地上部分含杧果苷、槲皮素等。

地 桃 花

Faetmaenq

● **别　　名**　假桃花、野梅花、粘油子、虱麻头。

● **来　　源**　为锦葵科植物地桃花*Urena lobata* Linn.的全草。

● **生境分布**　常生于村旁、旷野、荒坡和路边。在广西主要分布于百色、南宁、玉林、梧州等地，广东、湖南、湖北、云南、安徽、浙江、江西等省亦有分布。

● **植物形态**　多年生亚灌木状草本，高可达1 m，多分枝，全株被柔毛及星状毛。根粗壮，淡黄白色。单叶互生，卵状披针形、三角形、卵形至圆形，长3～8 cm，宽2～6 cm，先端钝，基部心形，有时宽楔形或钝圆，3～5浅裂，有角或波浪状，边缘有不整齐的细锯齿，两面有毛，背面灰白色，掌状网脉，基出脉3～7条，中脉近基部有一腺体；叶柄密被星状毛，长2～6 cm；托叶钻状，早落。花单生叶腋或稍丛生，直径约1.5 cm，淡红色，有花梗；总苞5片；萼片5片；花瓣5片，倒卵状椭圆形，长约1 cm，先端钝圆；雄蕊多数，合成单体，雄蕊管约与花冠等长；子房上位，5室，每室1胚珠，柱头头状。蒴果扁球形，有钩状刺和细毛。花期5～12月，果期6月至次年1月。

● **采集加工**　全年可采，洗净，鲜用或晒干备用。

● **性能主治**　甘、辛，平。清热解毒，祛风除湿。用于感冒发烧，风湿痹痛，痢疾，水肿，淋病，白带多，吐血，痈肿，外伤出血。

● **用　　量**　15～30 g。

● **临床应用**

1. 红白痢疾：地桃花根30 g，水煎服。
2. 脱肛：地桃花30 g，放入猪大肠内炖食。
3. 上消化道出血：地桃花、地榆、刺苋菜各30 g，水煎服。

● **现代研究**　化学研究：地上部分含杧果素等。全草含酚性成分、氨基酸、甾醇等。茎皮含戊聚糖21.22%、木质素6.87%。根含生物碱、黄酮苷、强心苷（无香豆精）等。种子含脂肪油13%～14%。

● **附　　注**　虚寒者忌服。

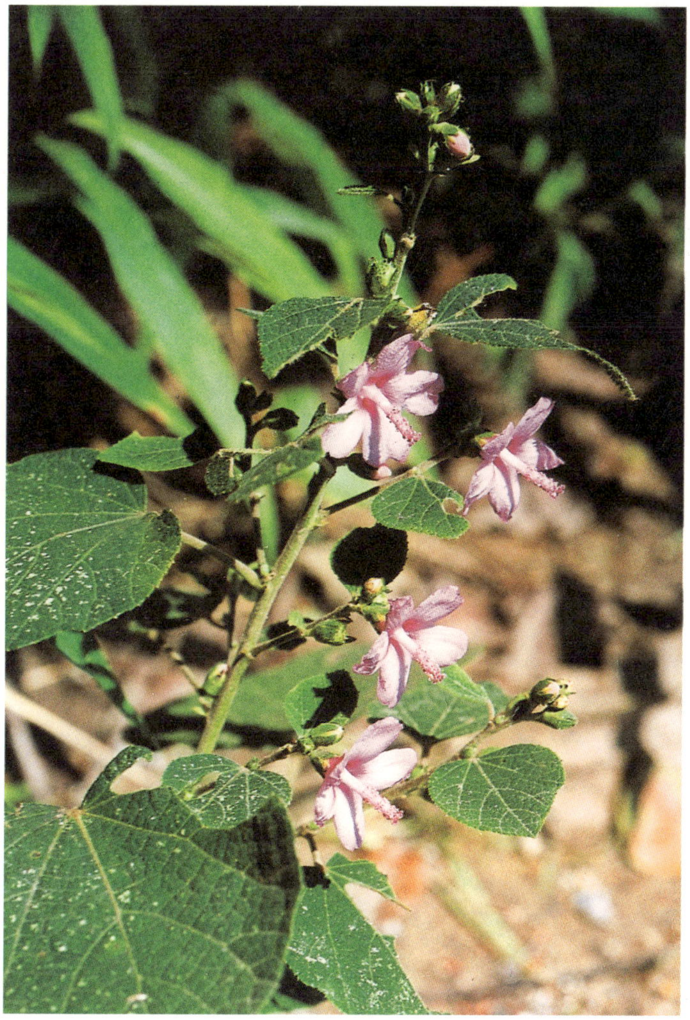

蛇头蓼

Liuxngoux

● **别　　名**　盘脚莲、蛇头草、蝴蝶草。

● **来　　源**　为蓼科植物赤胫散*Polygonum runcinatum* Buch. -Ham. ex D. Don. 的全草。

● **生境分布**　生于水旁、路边、疏林湿润肥沃土中。在广西主要分布于凤山、东兰、南丹、环江、龙胜、灵川等地，云南、四川、湖南、湖北等省亦有分布。

● **植物形态**　一年生或多年生丛生草本，高20～40 cm，全株有毛。根茎横走，间断膨大成连珠状小薯，红褐色；根茎上长须根，黑棕色，能生出新苗。茎纤细，直立或上斜，紫红色。单叶互生，卵形或三角状卵形，长4.5～9 cm，宽2.5～5 cm，先端长渐尖，叶面深绿色，有三角形暗紫色斑纹，甚鲜艳，叶背紫红色；叶柄短，基部常深裂成耳状；托叶鞘状抱茎，膜质，长可达1 cm，有缘毛。头状花序，小形，通常数个生于枝条顶端；总花梗有腺毛；花被白色或粉红色，5深裂，裂片卵形，先端钝圆；雄蕊8，雌蕊1，子房上位，卵圆形，花柱细弱，由中部分为3裂，柱头圆球形。瘦果卵圆形，具3棱，基部圆形，长2～2.5 mm，黑色有细点。花期7～8月。

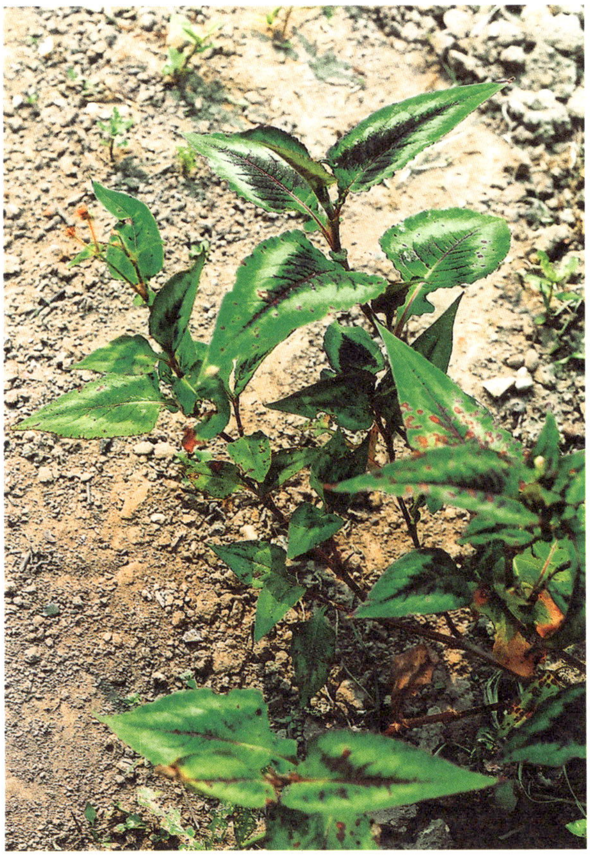

● **采集加工**　夏、秋季采收，鲜用或晒干备用。

● **性能主治**　酸、涩、微苦，寒。清热止泻，消肿解毒。用于痢疾，白带多，血热头痛，崩漏，闭经，乳痈疮疖，跌打损伤。

● **用　　量**　6～15 g，外用适量。

● **临床应用**

1. 乳痈疮疖：鲜蛇头蓼适量，捣烂外敷。

2. 痢疾：鲜蛇头蓼嫩叶6 g，马齿苋15 g，刺苋菜15 g，土茯苓15 g，水煎服。

● **现代研究**　化学研究：根含鞣质等。全草有抗钩端螺旋体的作用。

岗 松

Nyasaujbaet

● **别　　名**　扫把枝、扫卡木、松毛枝、蛇虫草。

● **来　　源**　为桃金娘科植物岗松*Baeckea frutescens* L. 的全草。

● **生境分布**　生于丘陵地、山涧、沼泽地带。在广西主要分布于南部，浙江、江西等省亦有分布。

● **植物形态**　矮小、多分枝秃净灌木，高30～60 cm，全株有香气。树皮褐色，片状剥落，小枝纤细，线形。单叶，对生，直立或扩展；叶片线状锥形，长5～10 mm，有透明腺点。夏、秋季开花，花小，白色，有短柄，单生于叶腋内，基部有小苞2片；花梗长1～1.5 mm；萼管钟形，5裂，长约1 mm，膜质，宿存；花瓣5片，圆形；雄蕊10枚，子房3室，每室有数胚珠。蒴果小，顶端开裂。种子有角。花期7～8月。

● **采集加工**　全年可采，阴干或鲜用，或蒸油备用。

● **性能主治**　苦、涩，气香，凉。清热利水，解毒止痒。用于风湿骨痛，跌打损伤，蜈蚣、蝎子、黄蜂蜇伤，脚癣，皮肤瘙痒，疮癞，热淋等。

● **用　　量**　15～30 g，外用适量。

● **临床应用**

1. 风湿骨痛：岗松油适量，外搽患部。
2. 跌打损伤：鲜岗松适量，捣烂敷伤处。
3. 烫伤：岗松油外搽伤处。
4. 脚癣，皮肤瘙痒：岗松油适量外搽。
5. 蛇咬伤：岗松油外涂伤口。
6. 滴虫性阴道炎：岗松200 g，水煎浓熏洗患处。

● **现代研究**

1. 化学研究：全株含挥发油，主要为小茴香醇、蒎烯、芳樟醇、桉叶醇。叶含挥发油0.9%～1.8%，其中α-蒎烯（α-Pinene）和β-蒎烯（β-Pinene）占58%，对聚伞花素占2.7%，1,8-桉叶素占7.4%，柠檬烯和戊二烯共占3.1%，倍半萜烯醇占3%，酚类占2.4%，结晶的酚醚占5.5%。此外还含岗松醇。
2. 药理学研究：对金黄色葡萄球菌有抑制作用。

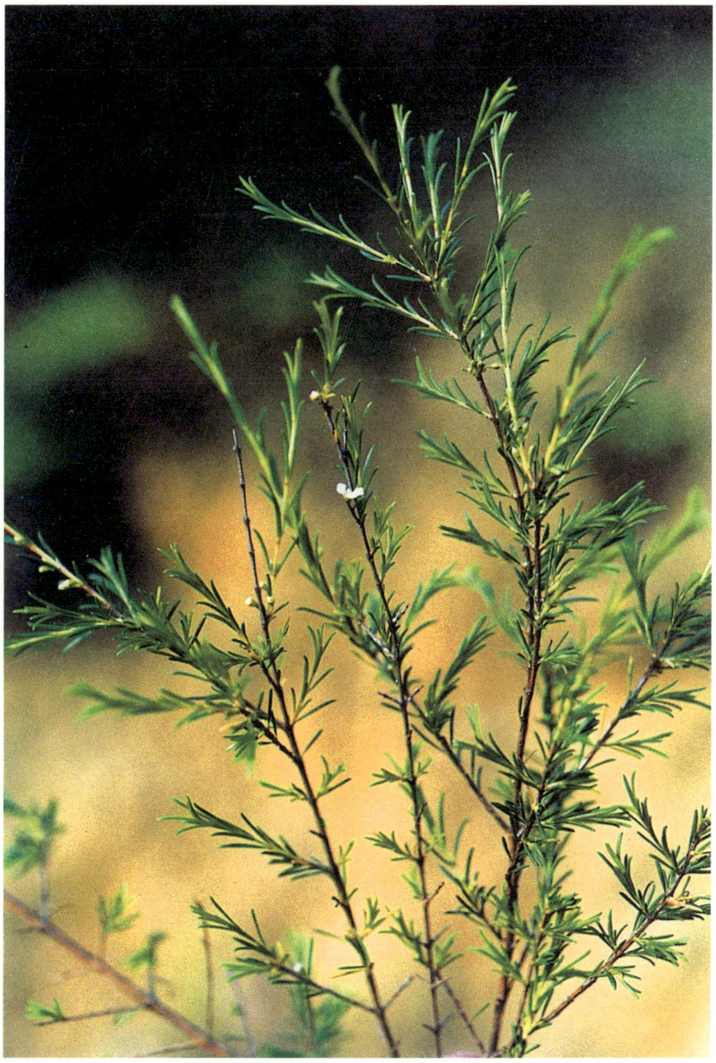

齿叶泥花草

Caekngazgawh

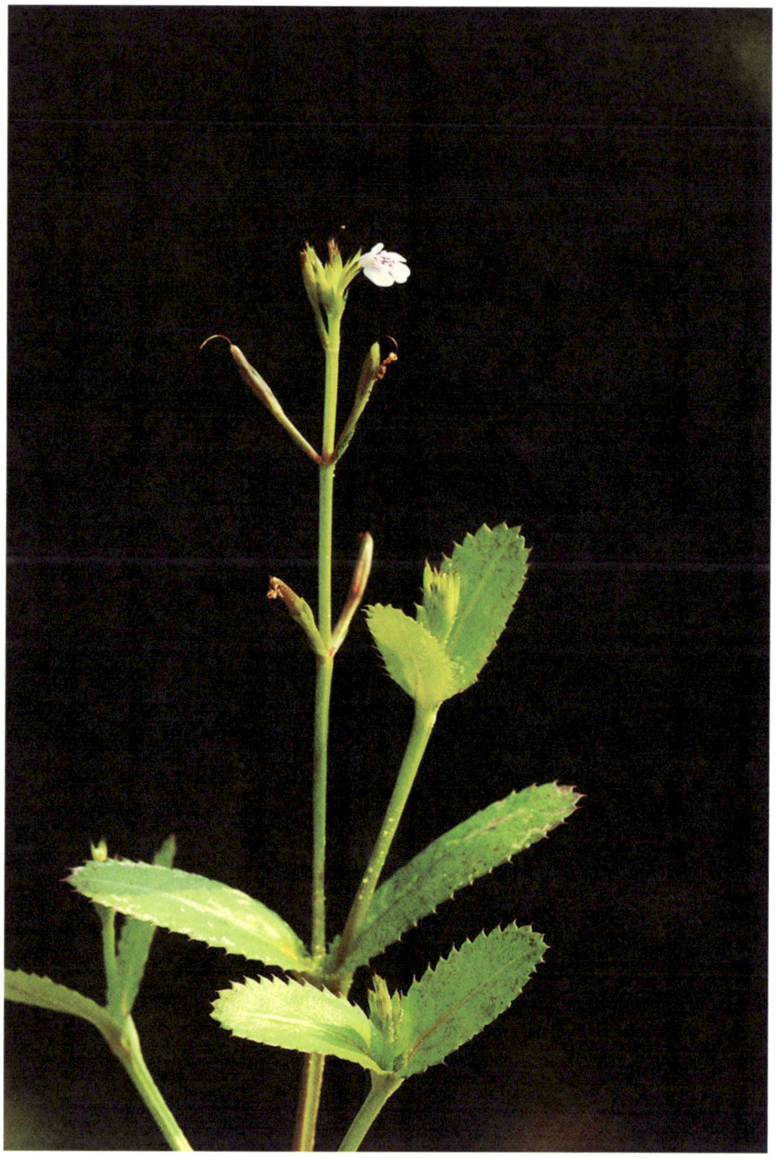

● **别　　名**　锯齿草、五月莲、刺齿泥花草。

● **来　　源**　为玄参科植物齿叶泥花草*Lindernia ciliata*（Colsm.）Pennell的全草。

● **生境分布**　生于水沟边、稻田、路旁阴湿处。在广西主要分布于忻城、来宾、贵港、玉林、南宁、龙州等地，广东、福建、海南、西藏、云南等省区亦有分布。

● **植物形态**　一年生披散草本，高10～20 cm。茎分枝，主茎直立，分枝基部匍匐上升，不具匍匐枝，下部常伏地，有细条纹。单叶对生，矩圆形至矩圆状椭圆形，长1.5～3.5 cm，宽0.5～1 cm，先端钝或短尖，边缘有密而锐利的锯齿，两面绿色无毛；无柄。花白色或紫红色；总状花序顶生，长3～6 cm；萼片5片；花冠唇形，长约5.5 mm，喉部无毛；发育雄蕊2枚。蒴果小，线状圆柱形，长约1 cm，直径不超过1 mm。花期夏、秋季。

● **采集加工**　夏、秋季采收，洗净，鲜用或晒干备用。

● **性能主治**　淡，平。清热解毒，逐瘀破血，消肿止痛。用于毒蛇咬伤，跌打肿痛，疮疖肿毒，产后瘀血腹痛，坐骨神经痛，急性关节炎。

● **用　　量**　15～30 g，外用适量。

● **临床应用**

1. 蛇头疮：鲜齿叶泥花草30 g，捣烂，加米泔水调敷。

2. 产后瘀血腹痛：齿叶泥花草30 g，香附12 g，蒲黄10 g，九脂灵10 g，水煎服。

3. 毒蛇咬伤：鲜齿叶泥花草30 g，蛇伤草30 g，捣烂，外敷伤口周围。

虎尾兰

Gamjcwj

● **别　　名**　老虎尾、弓弦麻、花蛇草、万哦来。

● **来　　源**　为龙舌兰科植物虎尾兰*Sansevieria trifasciata* Hort. ex Prain的叶。

● **生境分布**　野生或栽培。分布于广西、广东等地。

● **植物形态**　常绿多年生草本。根茎匍匐状。叶硬革质，通常2～6片簇生，条状披针形或狭披针形，长30～120 cm，宽2.5～8 cm，直立，先端短尖而有一绿色的硬尖头，中部或中部以下渐狭而成长叶柄，两面有浓绿色和绿白色相间的横带状斑纹，稍被薄粉，边缘绿色。花茎高30～80 cm，基部有淡褐色、膜质的鞘；花束有花3～8朵，单生或2～3束成散生的群；花淡绿色或绿白色；花柄长6～8 mm，近中部有节；花被管长6～12 mm，裂片6片，线形，长1.4～1.8 cm；雄蕊6枚；子房上位，3室，柱头头状。浆果球形。花期冬季。

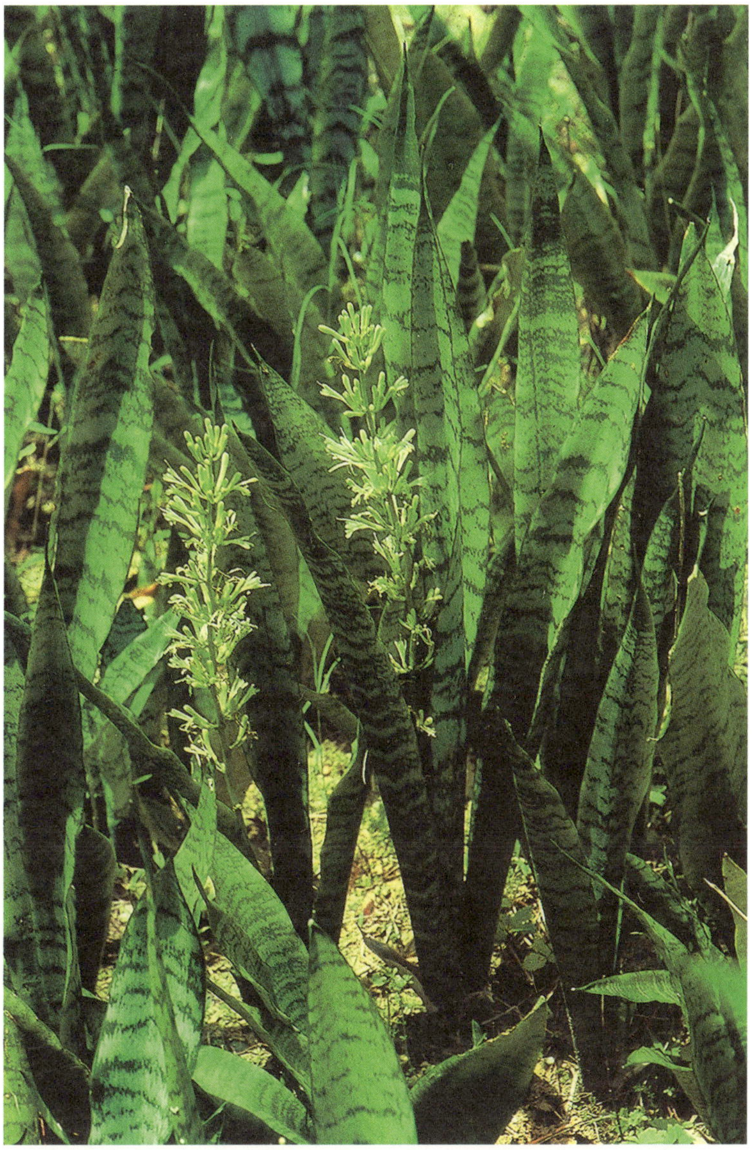

● **采集加工**　全年可采，鲜用或放入沸水中烫1～2分钟取出，晒干切碎备用。

● **性能主治**　微酸，凉。清热解毒，去腐生肌。用于感冒，支气管炎，跌打损伤，疮疡。

● **用　　量**　15～30 g，外用适量。

● **临床应用**

1. 感冒咳嗽：虎尾兰15 g，三叉苦10 g，鱼腥草15 g，山芝麻10 g，桑寄生10 g，甘草3 g，水煎服。

2. 跌打损伤，疮痈肿毒：鲜虎尾兰适量，捣烂外敷。

● **现代研究**　化学研究：本品含阿巴马皂苷元，叶含罗斯考皂苷元、新罗斯考皂苷元、25（S）–罗斯考皂苷元、虎尾兰皂苷元、β–谷甾醇及磷酸酯、磷酸转移酶等。

肾 蕨

Maklamzlae

● **别　　名**　凤凰蛋、凤凰草、天鹅抱蛋。

● **来　　源**　为骨碎补科植物肾蕨*Nephrolepis auriculata*（L.）Trimen的叶或全草。

● **生境分布**　生于石山、石窝、林下或溪边等阴湿处。分布于广西各地。

● **植物形态**　附生或土生植物。根状茎短而直立，有细长匍匐茎，其上着生肉质的半透明的球形块茎。根茎、匍匐茎和块茎上均被淡棕色鳞片。叶簇生，草质，光滑无毛；叶片披针形，长30～70 cm，宽3～5 cm，一回羽状分裂，中部裂片长2～2.5 cm，披针形，边缘有疏钝齿，两面无毛。孢子囊群沿中脉两侧各生一行；囊群盖肾形，棕褐色，无毛。

● **采集加工**　全年可采，鲜用或晒干备用。

● **性能主治**　甘、淡，凉。解虫蛇毒，清热利湿，润肺止咳，通水道。用于黄病（急性黄疸型肝炎），淋浊，小便痛，痢疾，疝气，乳痈，瘰疬，烧烫伤，蛇虫咬伤。

● **用　　量**　10～30 g，外用适量。

● **临床应用**

1. 小便涩痛：肾蕨30 g，海金沙12 g，水煎服。

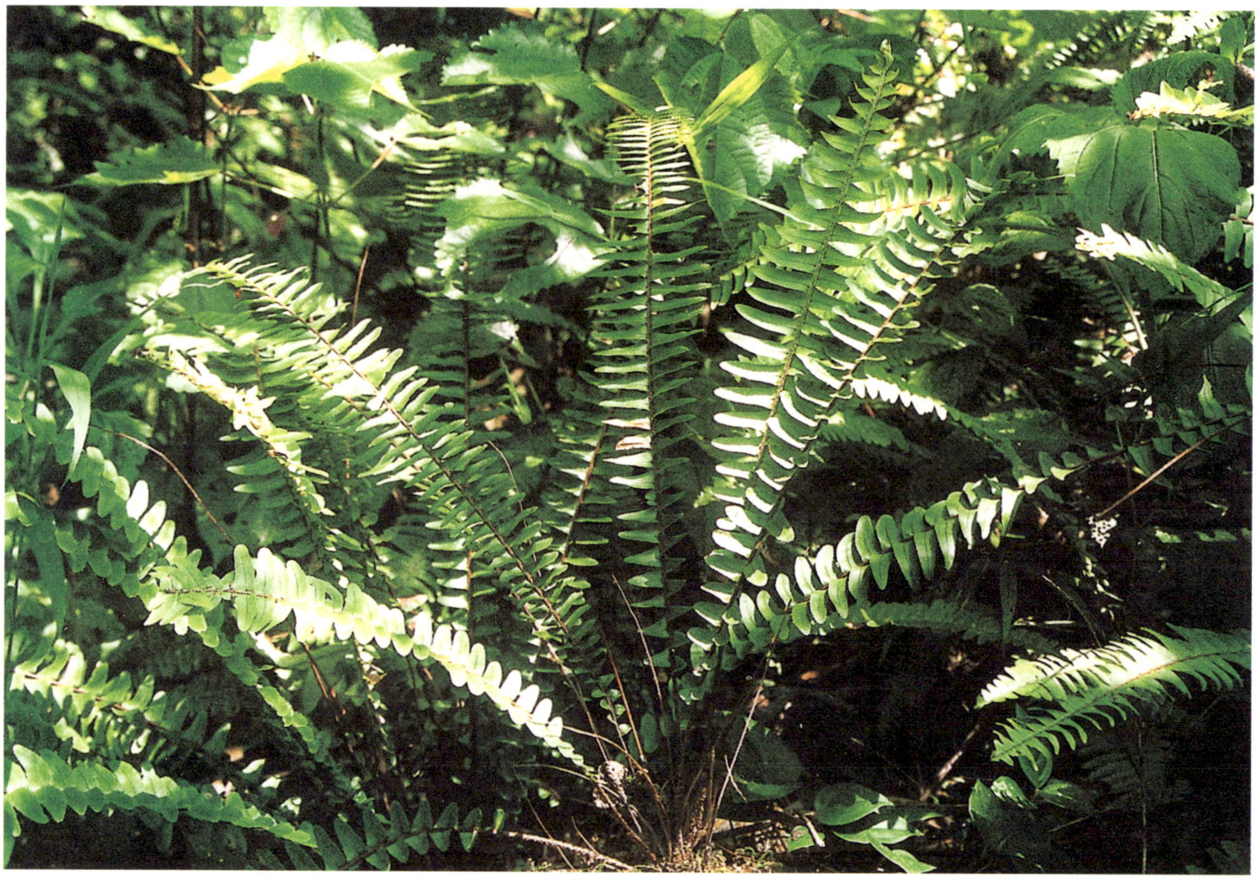

2. 红白痢疾：肾蕨30 g，地桃花根30 g，水煎服。

3. 烧烫伤：肾蕨30 g，大黄30 g，水煎服。

4. 瘰疬：鲜肾蕨适量，捣烂外敷。

● **现代研究** 化学研究：地上部分含红杉醇及甾醇等。块茎含蛋白质、脂肪、还原糖及戊聚糖等。

芸 香 草

Nya'ngaihceuj

● **别　　名** 臭草、小香草、臭艾、荆芥七。

● **来　　源** 为芸香科植物芸香*Ruta graveolens* L. 的全草。

● **生境分布** 栽培，或野生于沟谷、溪边、路旁草丛中。分布于广西各地，全国其他地区亦有分布。

● **植物形态** 多年生草本，高可达1 m，有刺激气味。基部木质化，全株呈粉绿色，无毛，有腺点。茎直立，多分枝。二至三回羽状复叶互生，小裂片倒卵状长圆形、倒卵形或匙形，长1～2 cm，宽3～6 mm，先端钝圆微凹，密布油点，叶柄腹面有槽。初夏开黄色花，顶生或腋生聚伞花序；花直径1～2 cm；萼片4～5片，细小，宿存；花瓣4～5片，边缘细撕裂状；心皮4～5，靠合；雄蕊8～10枚，花盘有腺点。蒴果顶部4～5裂，基部有宿存萼，表面灰褐色。种子肾形，黑色，有瘤状体。

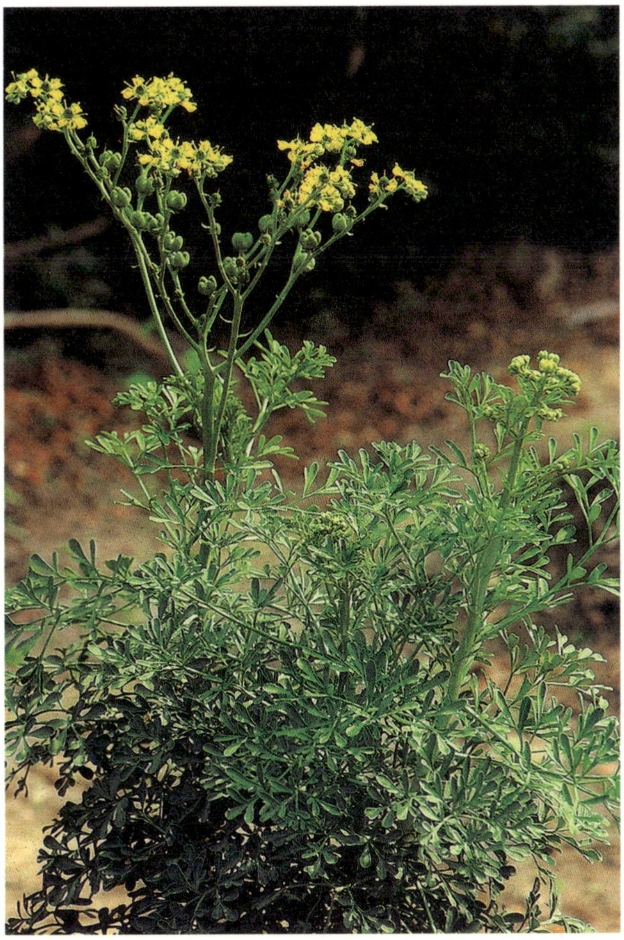

● **采集加工** 6～7月采收，阴干。多为鲜用。

● **性能主治** 辛，微苦，凉。解蛇虫毒，祛风清热，凉血解毒，通水道，通龙路。用于蛇、蝎、蜈蚣咬伤，热毒疮痈，热痹，痧症，小儿惊风，癃闭，水肿，闭经，衄血，便血，跌打损伤，疝气，湿疹。

● **用　　量** 3～15 g，外用适量。

● **临床应用**

1. 小儿惊风：鲜芸香草10 g，水煎服。

2. 热毒疮痈：芸香草15 g，金银花15 g，紫花地丁10 g，水煎服。

3. 小儿发热：鲜芸香草适量，搓背。

4. 泄泻及小便不通：芸香草10 g，水煎服。

5. 小儿湿疹：鲜芸香草10 g，绿豆10 g，水煎服。

现代研究

1. 化学研究：全草含挥发油，内含壬酮-2等的乙酸酯、桉叶素、α-和β-蒎烯等；还含芸香碱、香草木宁碱、茵芋碱等生物碱；又含佛手柑内酯、补骨脂素、花椒毒素等黄酮类及伞形花内酯、东莨菪素、异虎耳草素等香豆精类。根含生物碱，有芸香吖啶酮二醇及其甲醚、芸香吖啶酮氯、芸香吖啶酮醇氯，还含香豆精类，有芸香酚内酯及其甲醚、二甲烯丙基脱肠草素，还含大黄酸等。

2. 药理及毒理学研究：

（1）解痉作用：全草中所含的总碱有解除氯化铅引起离体兔回肠的痉挛作用，效力与罂粟碱相当。

（2）对子宫的作用：对催产素所引起的大鼠子宫的收缩，全草所含的茵芋碱可增强之；而白鲜碱、崖椒碱则削弱之，对自发性子宫收缩则不降低。东莨菪素对药物或激素引起的离体或在位的大鼠子宫的收缩有解痉作用。茵芋碱、白鲜碱、崖椒碱的混合物能降低肾上腺素对豚鼠精囊的作用。

（3）对皮肤的作用：全草所含呋喃香豆精类均可引起光过敏。

（4）抗微生物作用：呋喃香豆精类对细菌也有光敏作用。全草对金黄色葡萄球菌、绿脓杆菌有抑制作用。

（5）全草所含呋喃香豆精、山小橘碱尚有抗炎及抗组胺作用。异虎耳草素对大鼠的实验性溃疡有中度的保护作用。茵芋碱对肌肉有麻痹作用，累及心肌可引起哺乳动物的血压进行性下降。

（6）毒性：臭草所含的挥发油，有难闻的气味和刺激性，用于皮肤可引起烧灼感、发红和起泡，内服则引起剧烈胃痛、呕吐、衰竭、意识模糊、抽搐等。对低等动物可引起肝变性和实质性肾炎。长期用药（1～2 mg/kg，共5个月）可引起幼豚鼠的肝坏死而不影响其生长。大量给蟾蜍、大鼠注射，可引起强直性阵发性惊厥，死于呼吸停止；慢性试验中，中毒的动物有胃肠刺激、肾上腺及脾脏出血、肝硬化等。

附　　注　孕妇忌服。

一 枝 箭

Nyamauzdun

别　　名　一枝枪、独叶一枝枪、单枪一支箭。

来　　源　为瓶尔小草科植物瓶尔小草*Ophioglossum vulgatum* L. 的全草。

生境分布　生于林下、山地或阴湿草丛中。在广西主要分布于陆川、灵山、南宁、凤山、都安、融安等地。

● **植物形态** 多年生直立草本，高可达20 cm。地下根状茎短而直立，圆柱形，有一簇黄色肉质粗根。叶通常单生，总柄长9～22 cm，深埋土中，营养叶1枚，着生于总柄基部以上6～9 cm处，无柄，微肉质到草质，长4～6 cm，宽1.5～2.4 cm，狭卵形或椭圆形，先端圆钝或锐尖，基部狭楔形而下延，全缘，叶脉网状。孢子囊群穗状，由营养叶基部抽出，有6～17 cm的长柄，远高出于营养叶，穗长2.5～3.5 cm，狭条形，顶端有小突尖；孢子囊圆球形，对生，排列成两行。

● **采集加工** 夏、秋季采收，洗净，鲜用或晒干备用。

● **性能主治** 微甘、酸，凉。清热解毒，凉血，止血，止痛。用于毒蛇咬伤，疔疮肿毒，血热脉漏。

● **用　　量** 9～15 g，外用适量。

● **临床应用**

1. 毒蛇咬伤：一枝箭10 g，水煎服，药渣外敷伤处。

2. 心气痛：一枝箭15 g，水煎服。

3. 妇女血崩：一枝箭15 g，地榆30 g，水煎服。

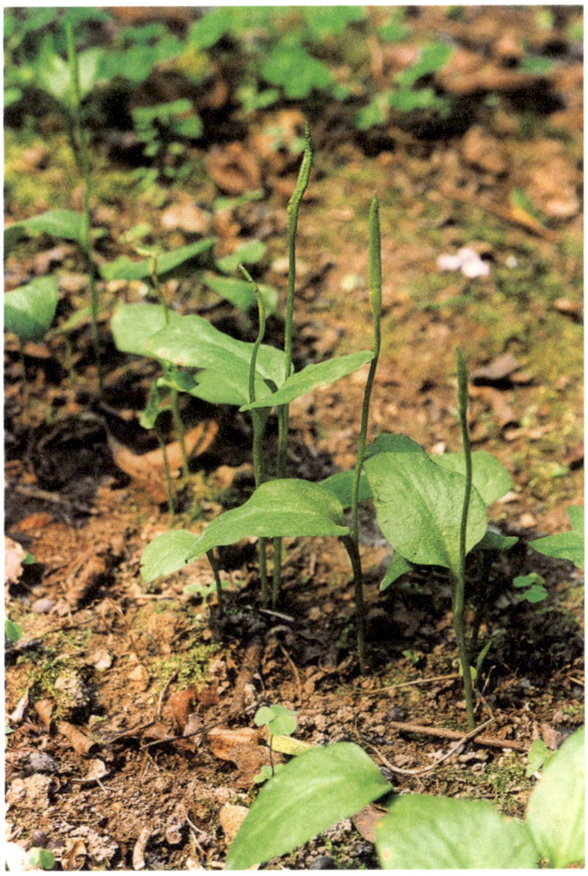

曼陀罗

Makdozloz

● **别　　名** 无刺曼陀罗、紫花曼陀罗。

● **来　　源** 为茄科植物曼陀罗*Datura stramonium* L. 的叶。

● **生境分布** 生于村边、路旁、草地或栽培。在广西主要分布于桂林、南宁、上林、龙州、百色、金秀等地。

● **植物形态** 一年生草本。嫩枝被短毛或近无毛。单叶互生，广卵形，长8～17 cm，宽4～12 cm，顶端渐尖，基部楔形，不对称，边缘有不规则的波状浅裂，裂片顶端急尖；叶柄长3～5 cm。花白色或淡紫色，下半部常带绿色，单生于枝杈间或叶腋，直立，有短梗；花萼筒状，长4～5 cm，有5棱角，顶端5浅裂，裂片三角形；花冠漏斗状，长6～10 cm，檐部5浅裂，直径3～5 cm，裂片有短尖头；雄蕊5枚，不伸出花冠外。蒴果直立，卵形，长3～4.5 cm，直径2～4 cm，表面有坚硬的针刺或有时无刺而近平滑，成熟后淡黄色，规则4瓣裂。种子卵圆形，稍扁，长约4 mm，黑色。花期6～10月，果期7～11月。

● **采集加工** 7～8月间采摘，洗净，鲜用或晒干、烘干。

● **性能主治** 苦、辛，有大毒。解毒定惊，调气平喘，止咳镇痛，麻醉。用于哮喘，风湿痹痛，脚气，脱肛。

● **用 量** 0.5～1 g，外用适量。

● **临床应用**

1. 哮喘：曼陀罗干叶1 g，放进卷烟内抽吸，每次吸3口。

2. 风湿性关节炎：曼陀罗叶适量，捣烂外敷患处。

3. 痈疮：鲜曼陀罗叶适量，捣烂外敷患处。

● **现代研究**

1. 化学研究：曼陀罗花含总碱0.14%～0.33%，其中东莨菪碱占0.03%～0.09%，莨菪碱占0.08%～0.28%。叶主要含东莨菪碱、莨菪碱，其次有阿托品、阿朴阿托品、降阿托品、曼陀罗素等。

2. 药理及毒理学研究：

（1）曼陀罗提取物对大脑以抑制作用为主，随着剂量加大，脊髓的兴奋作用更为明显。

（2）曼陀罗对人或犬均有强烈的呼吸兴奋作用。

（3）曼陀罗能使犬心率显著加快，但对血压影响不大。当剂量加大至能使动物出现强烈惊厥时，血压才呈现短时下降。其他可出现一系列胆碱能神经效应表现。

● **附 注** 本品有大毒，如误服本品过量，则发生中毒。

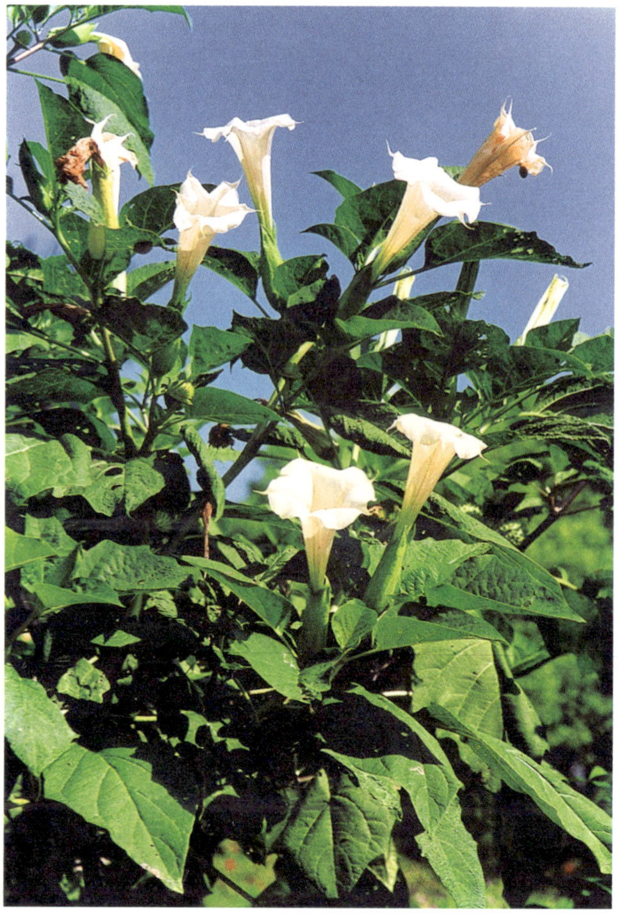

蝴蝶草

Nyagaujfei

● **别 名** 蝙蝠草、双飞蝴蝶、鹞子草、蝴蝶风。

● **来 源** 为蝶形花科植物蝙蝠草*Christia vespertilionis*（Linn.f.）Bahn. f. 的全草。

● **生境分布** 生于向阳的山坡、草地、灌木丛中或沙粒较多的路旁。在广西主要分布于田东、平果、隆安、武鸣、南宁、邕宁、容县等地。

● **植物形态** 多年生直立或披散草本，从基部开始分枝，高40～60 cm。根黑褐色。茎枝纤细，上部被细毛。小叶通常1片，间有3片；顶生小叶菱形或长菱形，宽为长的4～6倍，长1.5 cm，宽5～7 cm，两面均被细毛；侧生小叶倒心形，两侧不对称。总状花序顶生，长10～20 cm，被毛；花成对着生，3～4月开放，花冠白色。荚果小，无毛，有3～4个荚节；节卷曲重叠，为增大、宿存、膜质、有明显网纹的花萼所包藏。

● **采集加工** 夏、秋季采收，晒干备用。

● **性能主治** 辛、甘，平。清热凉血，解蛇毒，消瘀肿，祛风毒，接骨，疏通龙路、火路。用于毒蛇咬伤，风湿骨痛，痈疮肿毒，跌打损伤，月经不调。

● **用　　量** 3～10 g，外用适量。

● **临床应用**

1. 毒蛇咬伤：蝴蝶草10 g，水煎服；药渣外敷伤处。
2. 月经不调：蝴蝶草10 g，香附15 g，水煎服。

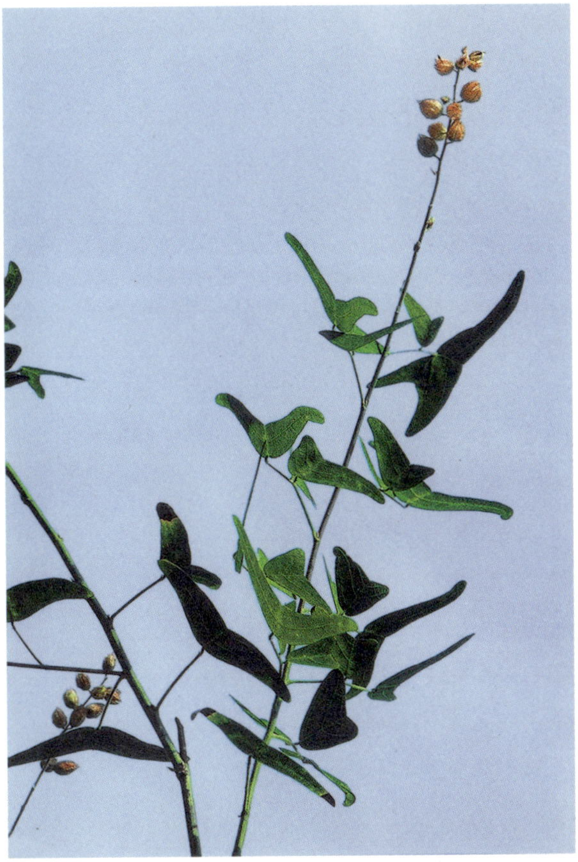

乌　柏

Maezgou

● **别　　名** 乌桕木。

● **来　　源** 为大戟科植物乌桕*Sapium sebiferum*（L.）Roxb. 的根皮。

● **生境分布** 生于山坡杂木林中或河滩沟谷地带。在广西主要分布于隆林、乐业、田林、凌云、靖西、玉林、灌阳，山东、江苏、安徽、浙江、江西、福建、台湾、湖南、广东、四川、贵州、云南等省亦有分布。

● **植物形态** 落叶乔木，高约15 m，有乳汁。树皮灰色，幼枝浅灰黄色，无毛。单叶互生，具长柄，叶柄长2.5～6 cm，顶端有两腺体；叶片菱形至宽菱状卵形，长和宽为3～9 cm，先端长渐尖或呈尾状，基部宽楔形，上面淡绿色，下面初时粉白，后渐变黄绿色，两面无毛。花单性，雌雄同株，无花瓣及花盘，穗状花序顶生，长6～12 cm，最初全为雄花，随后有1～4朵雌花生于花序基部；雄花小，萼杯状，3浅裂，雄蕊2枚，稀3枚，花丝分离；雌花具梗长2～4 mm，着生处两侧各有近肾形腺体，花萼3深裂；子房光滑，3室。蒴果球形或椭圆形，直径1～1.5 cm，成熟时黑褐色，室背开裂为3瓣。种子近圆形，黑色，外被白色蜡质层。花期6月，果期11月。

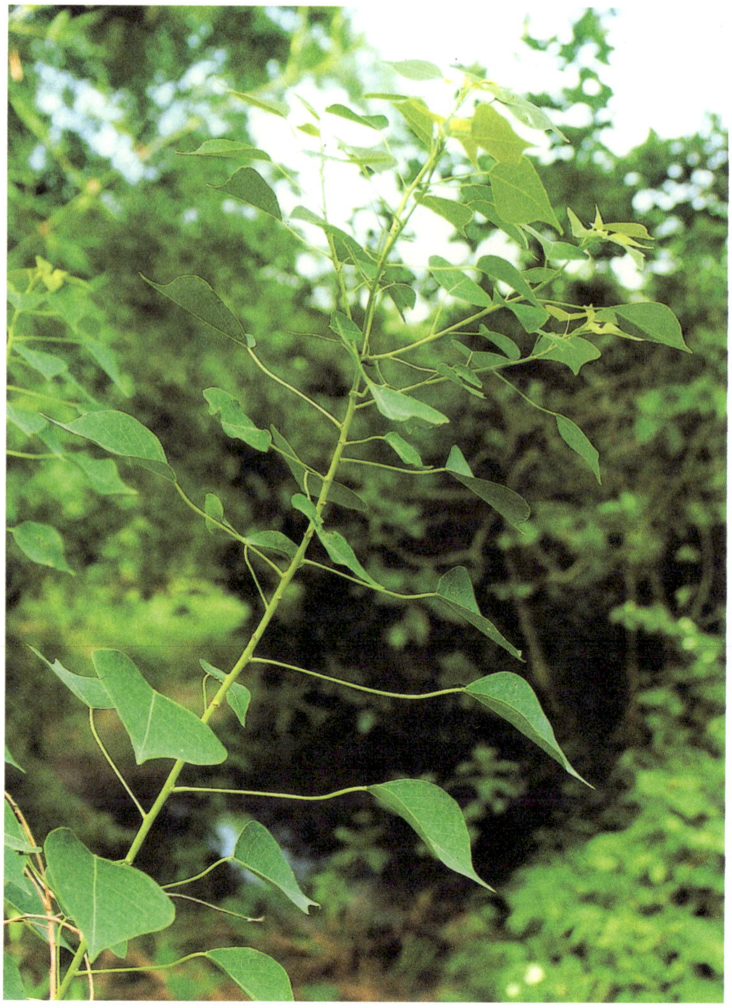

● **采集加工**　全年可采，将根皮剥下，除去栓皮，晒干。也可用茎皮。

● **性能主治**　苦，微温，有毒。通调水道，利水消肿。用于癥瘕积聚，鼓胀，二便不通，水肿，湿疮，疥癣，疔毒。

● **用　　量**　10～30 g，外用适量。

● **临床应用**

1. 鼓胀：乌桕树根二层皮30 g，白米15 g，炒黄加北芪9 g同煎服，或连米擂糊加糖煮服。

2. 黄肿症：取乌桕树根二层皮20 g，白米10 g，炒黄加红糖10 g，水煎服。

3. 毒蛇咬伤：乌桕树二层皮30 g，捣烂加米酒适量取汁服；药渣敷伤口周围。

● **现代研究**　化学成分：根皮含花椒油素。树皮中含三萜，成分为莫雷亭酮等。尚有3, 3′-甲基鞣花酸、3，4-二-O-甲基鞣花酸和乌桕萜酸。

● **附　　注**　体虚者忌用。

第二章　补虚药

第一节　补气药

荷包山桂花

Govaded

● **别　　名**　黄花远志。

● **来　　源**　为远志科植物黄花远志*Polygala arillata* Buch.–Ham. ex D. Don.的树皮。

● **生境分布**　野生于向阳山坡的灌木丛中。在广西主要分布于百色、河池、玉林。

● **植物形态**　多年生灌木或小乔木，高1～4 m。树皮灰绿色。单叶互生，多集于小枝先端，近革质，针形或倒披针形，长5～10 cm，宽1.5～2.5 cm，上面绿色或带紫色，下面白绿色，全缘。总状花序单生于小枝近顶端的叶腋里，2～5个成簇，花黄色。蒴果椭圆状倒卵形，长10～14 mm。种子2粒，有淡棕色长柔毛。

● **采集加工**　全年可采，剥取树皮，晒干备用。

● **性能主治**　甘、微苦，温。通龙路、火路，益气补虚。用于身体虚弱，风湿痹痛。

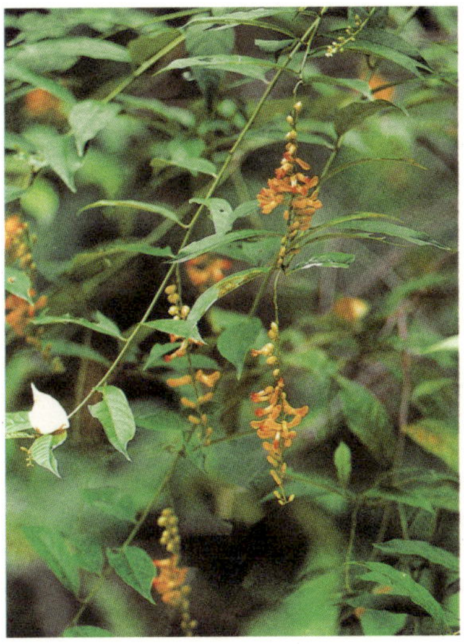

● **用　　量**　10～20 g。

● **临床应用**

1. 肾虚腰痛，失眠：荷包山桂花15 g，当归10 g，狗脊10 g，枸杞子10 g，熟地10 g，水煎服。
2. 风湿骨痛，跌打肿痛：荷包山桂花20 g，水煎服。

黄花倒水莲

Swnjgyaeujhen

● **别　　名**　黄花吊水莲、吊吊黄、黄花参、观音串。

● **来　　源**　为远志科植物黄花倒水莲*Polygala fallax* Hemsl.的根或全株。

● **生境分布** 野生于山坡疏林下、沟谷、溪边或路边的丛林中。分布于广西各地，广东、湖南、江西等省亦有分布。

● **植物形态** 落叶灌木，高1～3 m，全株有甜味。根粗壮，淡黄色，肉质。茎灰色，有浅褐色皮孔。叶互生，膜质，披针形或倒卵状披针形，先端渐尖，两面疏生短柔毛。夏季开鲜黄色花，略似蝶形，为顶生的总状花序，成串下垂。果阔肾形，成熟时两侧裂开。种子密被短柔毛，一端平截，一端突起，似初生的小鸡。

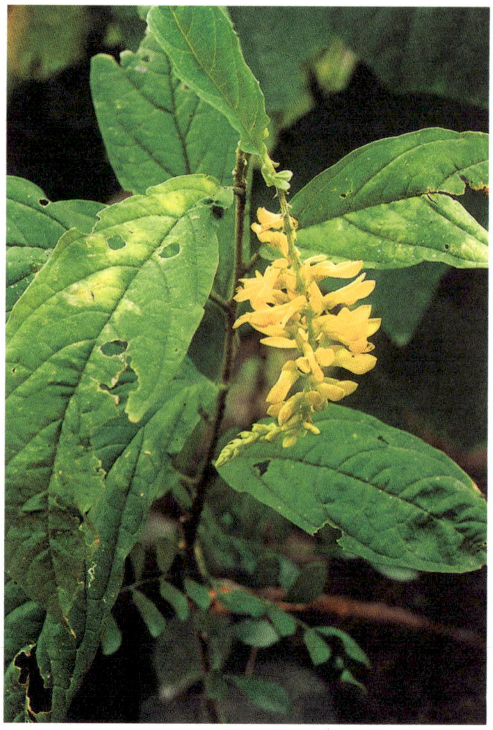

● **采集加工** 全年可采，鲜用或洗净切片晒干备用。

● **性能主治** 甘，平。补气血，壮筋骨，祛湿解毒，活血，止血。用于月经不调，产后血虚，痛经，子宫脱垂，病后虚弱，脾虚水肿，肾虚腰痛，风湿关节酸痛，跌打损伤。

● **用　　量** 15～30 g，外用适量。

● **临床应用**

1. 产后体虚，病后体弱：黄花倒水莲20 g，山鸡肉200 g，炖服。
2. 风湿骨痛：黄花倒水莲30 g，十大功劳30 g，骨碎补30 g，浸酒500 ml，每次服20 ml。
3. 营养不良性水肿：黄花倒水莲30 g，旋覆花根20 g，何首乌15 g，黄精20 g，土党参15 g，水煎服。
4. 贫血：黄花倒水莲30 g，土党参30 g，鸡血藤30 g，水煎服。
5. 急、慢性肝炎：黄花倒水莲20 g，鸡骨草20 g，水煎服。

● **现代研究** 化学研究：茎和根含1,2,3-三氧化酮、1,3,4-三氧化酮、美元志酸、原儿茶酸。

土人参

Gocaenghnaengh

● **别　　名** 假人参、土参、红芍药。

● **来　　源** 为马齿苋科植物土人参*Talinum paniculatum*（Jacq.）Gaertn.的根、叶。

● **生境分布** 常栽于村庄附近的阴湿地方。在广西主要分布于武鸣、田阳、马山、南丹、灵川、灌阳、贺州、博白等地，广东、江苏、浙江、河南、四川、安徽、福建、云南、贵州等省亦有分布。

● **植物形态** 一年生草本，高可达60 cm。肉质，全体无毛。主根粗壮有分枝，外表棕褐色。茎圆柱形，下部有分枝，基部稍木质化。叶互生，倒卵形或倒卵状长椭圆形，长5～7 cm，宽2.5～3.5 cm，先端尖或钝圆，全缘，基部渐狭窄而成短柄。两面绿色而光滑。总花柄呈紫绿色，花小多数，淡紫红色，直径为6 mm。花柄纤长，萼片2片，卵圆形，花瓣5片，倒卵形或椭圆形，雄蕊10余枚。花丝细柔。蒴果，熟时灰褐色，直径约3 mm。种子细小，黑色，扁圆形。花期6～7月，果期9～10月。

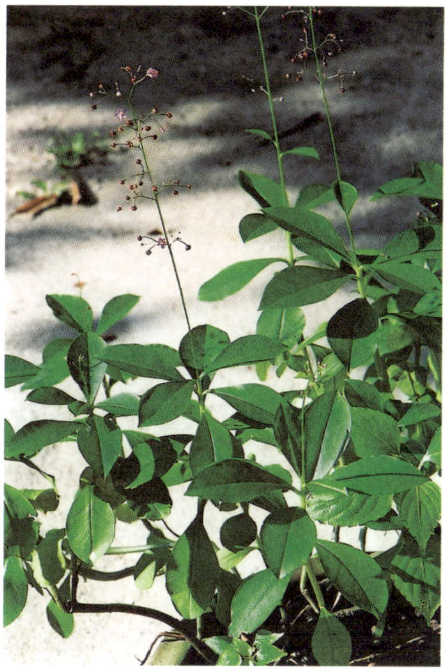

● **采集加工** 8～9月采，除去细根须，刮净表皮，蒸熟晒干备用。叶可鲜用。

● **性能主治** 甘，平。补中益气，润肺止咳，清热敛汗，调经止带。用于肺痨，燥热咳嗽，脾虚劳倦，潮热盗汗，头晕目眩，月经不调，白带多，拉肚子。

● **用　　量** 20～50 g，外用适量。

● **临床应用**

1. 病后体虚，小儿遗尿：土人参20 g，水煎服。
2. 盗汗，自汗：土人参50 g，猪肚100 g，炖服。
3. 肺燥咳嗽：土人参30 g，冰糖50 g，水煎服。
4. 脾虚泄泻：土人参50 g，红枣20 g，水煎服。
5. 劳倦乏力：土人参50 g，墨鱼100 g，炖服。
6. 乳汁稀少：土人参鲜叶加盐油炒熟当菜吃。
7. 痈疔：土人参鲜叶和红糖一起捣烂外敷。

风车藤

Gaeulumzceh

● **别　　名** 红龙、黄牛叶、狗角藤。

● **来　　源** 为金虎尾科植物风车藤*Hiptage benghaiensis*（L.）Kurz的老茎。

● **生境分布** 野生或栽培，生于林中、山谷、路旁灌木丛中。在广西主要分布于那坡、隆林、武鸣、西林、乐业、上林、凌云等地，我国的西南部、东南部亦有分布。

● **植物形态** 木质大藤本，高可达30 m。茎枝和花序被短柔毛。茎圆柱形，有黄白色小皮孔。叶革

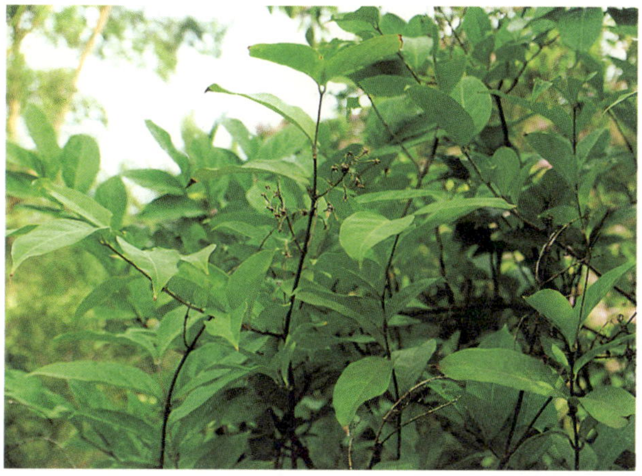

质，对生，椭圆状长形至卵状披针形，长7～15 cm，宽3～7.5 cm，先端渐尖。基部阔楔形或圆，上面有光泽。总状花序顶生或腋生，长3～10 cm，花白色至粉红色，芳香。萼5裂，裂片钝，基部有大腺体，被毛，花瓣5片。子房3浅裂。果有3翅，中间有一翅较长较大，长圆形。春季开花。

● **采集加工** 全年可采，切成厚片或切段晒干备用或鲜用。

● **性能主治** 微苦、涩，温。补虚，温肾益气。用于遗精，早泄，阳痿，尿频，风湿痹痛，小儿盗汗。

● **用　　量** 10～30 g，外用适量。

● **临床应用**

1. 肾虚阳痿，早泄：风车藤20 g，淫羊藿10 g，当归8 g，杜仲5 g，枸杞子10 g，水煎服。

2. 风湿痹痛：风车藤20 g，水煎服。另用鲜品100 g水煎外洗。

红　枣

Makhongzcauj

● **别　　名** 枣、大枣、枣子、鸡心枣子。

● **来　　源** 为鼠李科植物枣*Ziziphus jujuba* Mill.的成熟果实。

● **生境分布** 多为栽培。广西桂北地区各县多产，全国各地均有栽培。

● **植物形态** 落叶灌木或小乔木，高可达10 m。小枝具细长的刺，刺直立或钩状。叶长3～7 cm，宽2～3.5 cm。先端稍钝，基部歪斜，边缘具细锯齿。3条主脉自基部发出，侧脉明显。4～5月开花，花小，形成短聚伞花序，丛生于叶腋，黄绿色。核果卵形至长圆形，长1.5～5 cm，熟时深红色，果肉味甜。

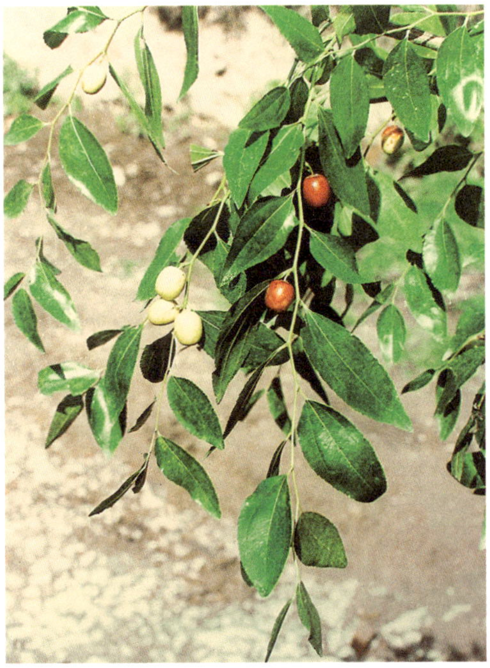

● **采集加工** 大枣因加工方法的不同，而有红枣、黑枣、蜜枣之分，入药一般以红枣为主。

● **性能主治** 甘，温。补脾和胃，益气生津，养心安神，解药毒。用于脾虚泄泻，气虚心悸，失眠盗汗，血小板减少性紫癜。

● **用　　量** 10～30 g。

● **临床应用**

1. 血小板减少性紫癜：红枣30 g，蒸热服。

2. 预防输血反应：红枣20 g，地肤子、荆芥各10 g，水煎，输血前30分钟服。

3. 降低血清谷丙转氨酶：红枣30 g，花生50 g，冰糖50 g，水煎服。
4. 失眠盗汗：红枣20 g，乌梅10 g，桑叶15 g，浮小麦15 g，水煎服。
5. 气虚心悸：红枣20 g，熟地15 g，当归、枸杞子、龙眼肉各10 g，水煎服。
6. 妇女血虚脏燥：红枣15 g，浮小麦15 g，酸枣仁10 g，甘草6 g，水煎服。

● 现代研究

1. 化学研究：果实含蛋白质，糖类，有机酸，黏液质，维生素A、B、C，微量钙、磷、铁。
2. 药理学研究：大枣煎剂有增加小鼠体重的作用，另有增强肌力和保护肝脏作用。

荔 枝

Makcij

● 别　　名　勒枝、丹荔。

● 来　　源　为无患子科植物荔枝*Litchi chinensis* Sonn. 的根、叶、外果皮（荔枝壳）、假种皮（果肉）及种子（荔枝核）。

● 生境分布　多栽培于果园。广西盛产荔枝的有桂平、灵山、隆安、横县、武鸣等地，广东、福建、台湾、云南、四川等省亦有栽种。

● 植物形态　常绿乔木，高可达10 m。树冠广阔，枝多扭曲。羽状复叶，互生，小叶2～4对，革质而亮绿，矩圆形或矩圆状披针形，长6～12 cm，宽2.5～4 cm，先端渐尖，基部楔形而稍斜，全缘，新叶橙红色。春季开绿白色或淡黄色小花，圆锥花序，花杂性。核果球形或卵形，果皮暗红色，有小瘤状突起。种子外皮白色，肉质多汁。假种皮易与核分离。种子矩圆形，褐色至黑红色，有光泽。

● 采集加工　6～7月果实成熟时采，晒成荔枝干备用。广西壮族民间将荔枝肉晒干，蒸熟，再晒干后加入其他补气血药浸酒服用。

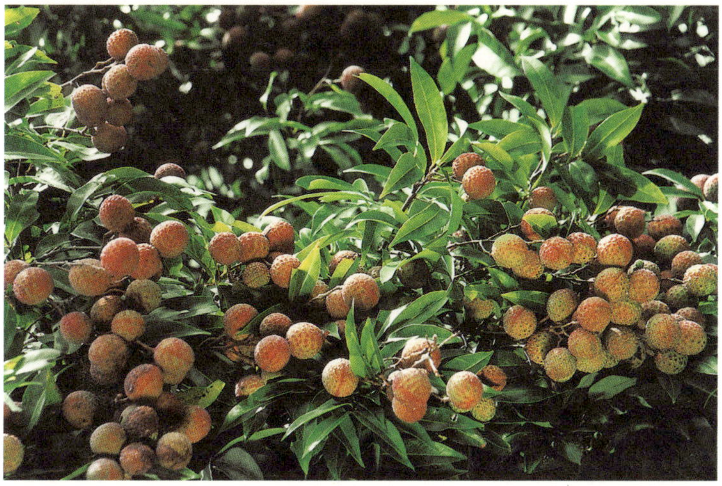

● 性能主治　甘，平、温。益气补血，理气生津，止痛。用于病后体弱，脾虚久泻，疝气痛，睾丸肿痛，胃痛，痛经。

● 用　　量　10～30 g，外用适量。

● 临床应用

1. 脾虚久泻：荔枝30 g，大枣10 g，水煎服。
2. 哮喘：荔枝30 g，猪肺100 g，炖服。
3. 呃逆不止：荔枝20 g，连皮核烧存性，碾末，开水送服。

4. 老人五更泻：荔枝20 g，山药、莲子各10 g，舂米50 g，煮粥食。

5. 外伤出血，瘰疬，疮口感染：荔枝干碾末撒患处。

6. 风火牙痛：剥开荔枝，填盐满壳，煅过后碾末搽于患处。

● **现代研究** 化学研究：荔枝果肉成分测定，果肉中含葡萄糖66%，蔗糖5%，蛋白质1.5%，脂肪1.4%，维生素A、B、C，叶酸以及柠檬酸、苹果酸等有机酸，尚含多量游离的精氨酸和色氨酸。干燥外果皮含多酚氧化酶。

● **附　　注** 阴虚火旺者慎服。

隔山香

Baegcidoq

● **别　　名** 香白芷、假当归、土白芷、天木香。

● **来　　源** 为伞形科植物隔山香*Ostericum citriodorum*（Hance）Shan et Yuan的根。

● **生境分布** 野生于山坡向阳灌木丛或草丛中。在广西主要分布于平南、桂平、荔浦、金秀、田东、田阳、乐业、凌云、宁明、大新等地，我国长江上游至南部其他地区亦有分布。

● **植物形态** 多年生宿根草本，高40～130 cm。全株有香气，冬季枯苗。根数条，肥大，纺锤形，黄白色，有当归味。茎直立，有纵横纹，无毛。奇数羽状复叶，有小叶3～5片，总柄长，茎部抱基，小叶狭椭圆形或披针形，长2～5 cm，宽0.5～1.5 cm，先端短尖，全缘，背脉凸出。夏、秋季开白花，顶生复伞形花序。双悬果，分果扁平，冬季成熟。

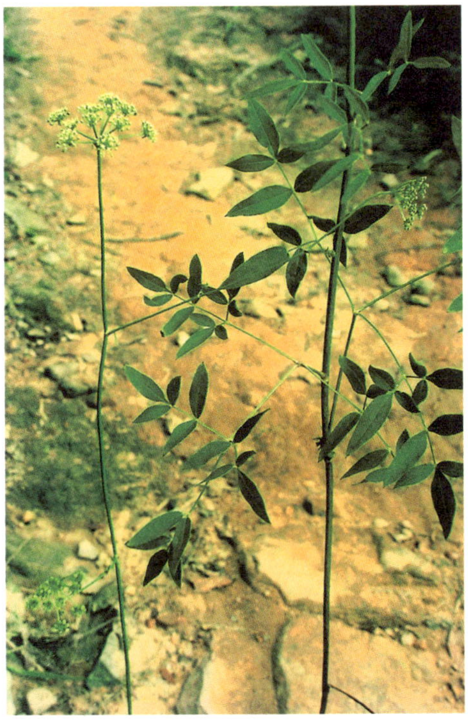

● **采集加工** 全年可采，但以秋季采者质量为佳，洗净，鲜用或晒干、风干切薄片备用。

● **性能主治** 辛、苦，微温，气香。滋补强壮，疏风清热，活血散瘀，行气止痛。用于风热咳嗽，胃痛，心绞痛，头痛，屙痢，闭经，支气管炎，肝硬化腹水，疝气痛，风湿骨痛。

● **用　　量** 10～50 g。

● **临床应用**

1. 慢性气管炎：隔山香、紫金牛、百部、虎刺各10 g，水田七3 g，水煎加冰糖调服。

2. 感冒：隔山香10 g，紫苏叶6 g，生姜3 g，水煎服。

3. 咳血：隔山香10 g，接骨金粟兰6 g，雪见草10 g，六月雪6 g，水煎加红糖、米酒调服。

4. 肝硬化腹水：隔山香50 g，水煎服。

5. 流行性腮腺炎：隔山香20 g，水煎服。

6. 风湿骨痛：隔山香15 g，藤杜仲10 g，牛膝10 g，鸡血藤20 g，水煎服。

7. 阿米巴痢疾：隔山香50 g，鲜木瓜根100 g，水煎服。

8. 体弱乏力：隔山香20 g，牛大力20 g，黄花倒水莲20 g，土人参10 g，猪骨500 g，炖服。

● **现代研究** 化学研究：全草含香豆精等。根含淀粉及挥发油，又含黄酮苷、氨基酸、有机酸及糖类等。

乌饭树

Makdajgaej

● **别　　名** 黑饭草、鸡眼果、米碎果。

● **来　　源** 为越橘科植物乌饭树 *Vaccinium bracteatum* Thunb. 的根和果实。

● **生境分布** 多生于山坡阔叶林边和杉林、竹林、荒山草地灌木丛中。分布于广西各地，江苏、浙江、江西、湖南、广东、台湾、湖北等省亦有分布。

● **植物形态** 常绿灌木，高1～3 m，多分枝。小枝红紫色。单叶互生，革质，卵形或椭圆形，长3～8 cm，宽2～3 cm，边缘有锯齿，叶面光滑无毛，叶背稍被柔毛，叶脉明显。夏季开白花，为腋生总状花序，花萼钟状，表面有毛，顶端5浅裂。浆果球形，秋末冬初成熟，紫黑色。

● **采集加工** 根：全年可采，洗净鲜用。果：8～9月间果实成熟后采摘，晒干，置干燥处备用。

● **性能主治** 甘、酸，温。根：调气补虚，散瘀消肿，止痛。果：益肾固精，强筋明目。用于体虚气弱，久泄梦遗，赤白带下。

● **用　　量** 6～15 g，外用适量。

● **临床应用**

1. 跌打损伤肿痛：乌饭树鲜根适量，捣烂水煎外洗。

2. 牙痛：乌饭树鲜根15 g，捣烂炖鸡蛋服。

3. 筋骨痿软乏力，滑精：乌饭树果15 g，水煎服。

4. 体虚气弱：乌饭树果15 g，黄花倒水莲20 g，四叶参15 g，牛大力15 g，当归藤10 g，鸡肉50 g，炖服。

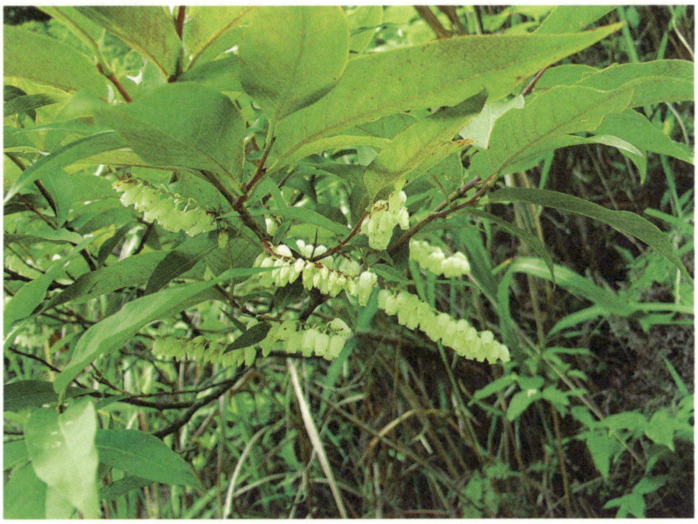

● 现代研究

1. 化学研究：干燥果实含糖分20%、游离酸7.02%（以苹果酸为主，柠檬酸、酒石酸少量）等。树皮含鞣质，花含乌索酸、荭草素、异荭草素、山楂酸、乌饭树苷等。

2. 药理学研究：全株提取物在体外能使艾氏腹水癌细胞变性。

四叶参

Nyandoumbe

● 别　　名　羊乳、奶参、山海螺、通乳草。

● 来　　源　为桔梗科植物羊乳*Codonopsis lanceolata*（Sieb. et Zucc.）Trautv.的根。

● 生境分布　生于山坡、林边及河谷两侧较潮湿处。在广西主要分布于灵川、桂林、全州、灌阳、富川、贺州、岑溪、苍梧等地，江苏、福建、浙江、黑龙江、吉林、山西、山东、河南、江西等省亦有分布。

● 植物形态　多年生蔓性草本，有白色乳汁。根粗壮，肉质，纺锤形，表面淡黄色，断面白色。茎淡紫色，细长，光滑。叶通常2～4片对生或轮生，椭圆形或卵状披针形，全缘，两面无毛。秋季开黄绿色或暗紫色花，顶生或腋生，有柄，大型，钟状，萼片5裂，裂片披针形，长可达2 cm，外面密被柔毛。果圆锥形，顶端多裂。种子多数。

● 采集加工　8～9月挖根，洗净，鲜用或切片晒干备用。

● 性能主治　甘，平。滋补强壮，补虚通乳，润肺止咳，排脓解毒。用于病后虚弱，乳汁不足，乳腺炎，肺脓疡，无名肿毒。

● 用　　量　15～100 g，外用适量。

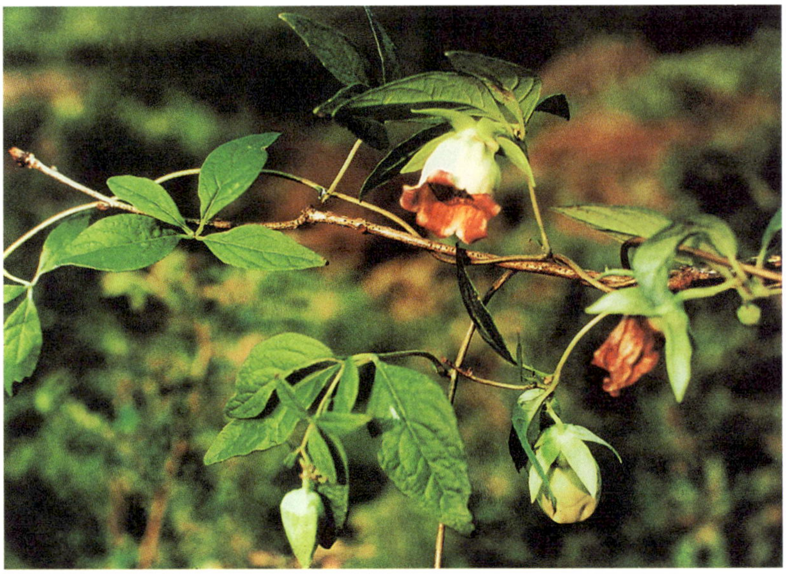

● 临床应用

1. 肺脓疡：四叶参50 g，忍冬叶50 g，水煎服。

2. 病后虚弱，产后缺乳：四叶参100 g，水煎服或炖猪脚服。

3. 咳嗽多痰：四叶参50 g，桔梗10 g，桑白皮15 g，茅根15 g，水煎服。

4. 急性乳腺炎，疮痈：四叶参50 g，蒲公英15 g，水煎服；四叶参鲜根适量捣烂外敷。
5. 阴虚头痛，妇人白带多：四叶参50 g，瘦猪肉100 g，炖服。
6. 毒蛇咬伤：鲜四叶参100 g，水煎服；另用龙胆草根捣烂外敷。
7. 体虚腰痛，四肢酸麻，多梦夜尿症：四叶参50 g，黄精20 g，金毛狗脊15 g，藤杜仲15 g，牛大力15 g，鸡血藤20 g，龙眼肉20 g，首乌15 g，黑豆（炒过）30 g，桃金娘果（晒干蒸过，再晒干）50 g，浸米酒2 500 ml，每次服20 ml。

● **现代研究**

1. 化学研究：根含皂苷等。
2. 药理及毒理学研究：
（1）四叶参煎剂可延长小白鼠游泳时间。麻醉兔静脉注射或灌服煎剂，可使血压下降，呼吸兴奋，并能消除肾上腺素的升压作用。家兔灌服煎剂与党参作用相似，有明显升高血糖的作用。对于实验性小鼠咳嗽有镇咳作用。对肺炎球菌有较强的抑制作用，对甲型链球菌、流感杆菌亦有抑制作用。
（2）毒性：四叶参煎剂、提取物对小鼠无明显毒性。

广山药

Maenzcienz

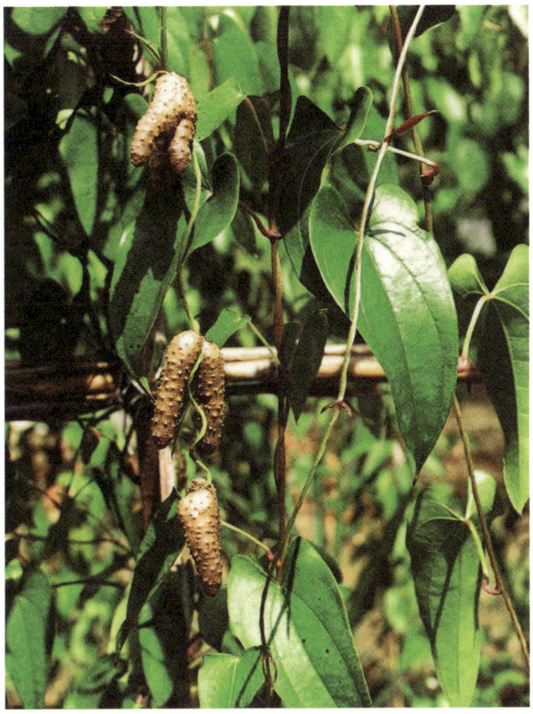

● **别　　名**　山薯。

● **来　　源**　为薯蓣科植物褐苞薯蓣 *Dioscorea persimilis* Prain et Burkill的块茎。

● **生境分布**　生于海拔100～1 950 m的山坡、路旁、山谷杂木林中或灌木丛中。分布于广西的桂南、桂西、桂北、桂东北、桂中，湖南、广东、贵州南部、云南南部亦有分布。

● **植物形态**　缠绕草质藤本。块茎长圆柱形，外皮棕黄色。茎右旋，常有棱4～8条。单叶，在茎下部的互生，中部以上的对生；叶片纸质，卵形、三角形至长椭圆状卵形，长4～15 cm，宽2～13 cm，顶端渐尖、尾尖或凸尖，基部宽心形、深心形、箭形或戟形，全缘。叶腋内有珠芽。雌雄异株。雄花序为穗状花序，2～4个簇生或单生于花序轴上；花序轴明显呈“之”字状曲折；苞片有紫褐色斑纹；雄花外轮花被片宽卵形，背部凸出，有褐色斑纹，内轮倒卵形；雄蕊6。雌花序为穗状花序，1～2个着生于叶腋；雌花外轮花被片卵形，较内轮大；退化雄蕊小。蒴果三棱状扁圆形；种子着生于每室中轴中部，四周有膜质翅。花期7月至翌年1月，果期9月至翌年1月。

● **采集加工** 秋末采挖，除去须根，刮去外皮，鲜用或晒干或烘干。

● **性能主治** 甘，平。补肺益肾，健脾止泻。用于脾虚久泻，慢性肠炎，肺虚咳嗽，慢性肾炎，糖尿病，遗精，遗尿，白带过多，盗汗等。

● **用　　量** 10～50 g，外用适量。

● **临床应用**

1. 脾虚久泻：山药15 g，四叶参15 g，茯苓10 g，白术10 g，六曲6 g，水煎服。
2. 小儿拉肚：山药10 g，白术10 g，滑石粉3 g，车前子3 g，土甘草1.5 g，水煎服。
3. 糖尿病：山药15 g，瓜蒌根15 g，土沙参15 g，毛知母10 g，五味子10 g，水煎服。
4. 痰多且气喘急：鲜山药50 g，捣烂加入甘蔗汁热服。
5. 遗精：山药20 g，金樱子20 g，土人参15 g，水煎服。

● **现代研究** 化学研究：块茎含淀粉、黏液质、皂苷、精氨酸、胆碱、糖蛋白和游离氨基酸，并含一种糖化力很强的淀粉酶。

蛤　蚧

Aek'ex

● **别　　名** 仙蟾、大壁虎、蚧蛇、握儿。

● **来　　源** 为壁虎科动物蛤蚧 *Gekko gecko* Linnaeus 除去内脏的干燥品。

● **生境分布** 栖于山岩、坡壁、石洞裂缝或树洞中，或居于墙壁上，昼伏夜出。在广西主要分布于大新、龙州、天等、宁明、那坡、德保、巴马等地，广东、云南、贵州等省亦有分布。

● **动物形态** 形如大壁虎，体长10～14 cm，尾圆，头呈三角形，口内有细齿。4足除第一趾外均具爪，指、趾间具蹼，指、趾底面有吸盘。雄性有20余枚股孔，左右相连。背面灰黑色，并有砖红色和蓝色斑点，腹部灰白色散有粉红色斑点，尾部有砖红色环纹。体表密被多角形或类圆形细鳞，背、腹鳞近等大。

● **采集加工** 全年均可捕捉，除去内脏，将血液抹干，用竹片撑开，并用白纱纸将尾固定于竹片上，防止尾部脱落，然后用微火焙干备用。

● **性能主治** 咸，平。调气补虚，定咳喘，助肾阳，益精血。用于虚劳喘咳，肺虚咳嗽，肾虚作喘，肾虚阳痿，遗精，糖尿病，神经衰弱。

● **用　　量** 10～20 g。

● **临床应用**

1. 虚劳咳嗽：蛤蚧1对，贝母、紫菀、杏仁、皂荚仁、桑白皮各30 g，鳖甲60 g，研成细粉，炼蜜成丸，每丸重6 g，每次2丸，红枣汤送服。

2. 急、慢性气管炎：蛤蚧1对，墨鱼骨250 g，白糖100 g，共碾末混匀，分成24份，每次服1份。

3. 肾阳虚，精血亏虚阳痿：蛤蚧1对，人参15 g，羊藿叶20 g，鹿茸10 g，枸杞子15 g，巴戟天10 g，黄芪15 g，仙茅10 g，炙草10 g，冰糖20 g，米酒1 000 ml，浸泡7天，每次服20 ml。

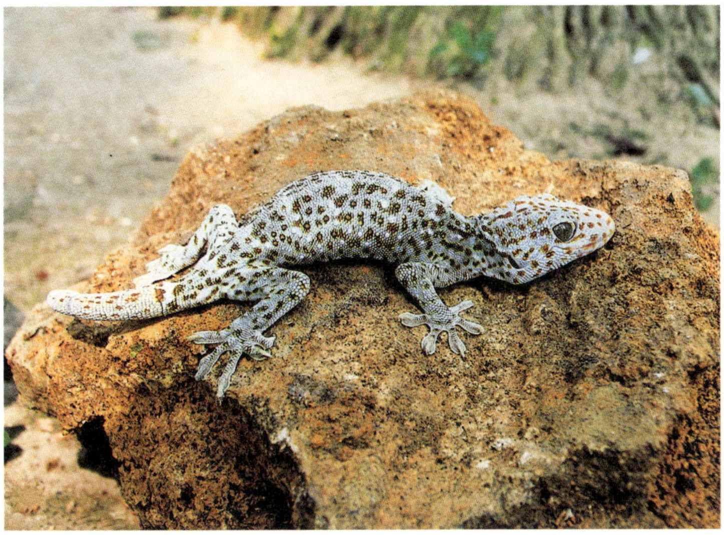

● **现代研究**

1. 化学研究：蛤蚧含胆固醇及胆固醇酯、甘油酯、糖脂、磷脂和21种脂肪酸。脂肪酸以亚油酸、棕榈酸、油酸和亚麻酸为主。此外还含甘氨酸、脯氨酸、谷氨酸等16种氨基酸及钙、镁、磷、锶、钡、铜等元素。

2. 药理及毒理学研究：

（1）平喘作用：蛤蚧醇提取物对正常或去肾上腺大鼠均有明显平喘作用。

（2）雄性激素样作用：蛤蚧的提取物明显增加去势雄性大白鼠的前列腺、精囊、提肛肌的重量。

（3）雌性激素样作用：蛤蚧的乙醇浸出物可延长正常雌性小白鼠的动情期，并使正常小白鼠子宫卵巢的重量增加，使去势小白鼠出现动情期。

（4）毒性：蛤蚧醇提取物小白鼠灌胃的最大耐受量是135 g/kg。

● **附　　注**　风寒及实热喘咳者不宜用。

山　鸡

Gaejbyah

● **别　　名**　野鸡。

● **来　　源**　为雉科动物原鸡 *Gallus gallus jbuillei* Delacour et Kinnear 的肉。

● **生境分布**　栖于热带和亚热带的密林中。分布于广西南部各地，云南、贵州、海南、广东等省亦有分布。

● **动物形态**　为家鸡的远祖，形似家鸡而较小，体长约60 cm。肉冠、肉垂以及裸出的脸和喉均赤红色，虹膜红褐色或橙黄色。雄者头和颈前部的羽毛为深红色，后部的为金黄色，大覆羽有蓝紫色光辉，飞羽黑褐色，尾羽很长，斜垂，尾羽和尾上复羽均黑色，有金属绿色反光；下体纯乌黑，脚粗短而健，蓝灰色，有距。雌者形小尾短，上体大都暗褐色，头和颈项黑褐缀红，颈羽形特长，中央黑褐而具金黄色羽缘，胸红褐色；下体余部均褐色沾黄色，尾下覆羽乌黑色，脚无距。

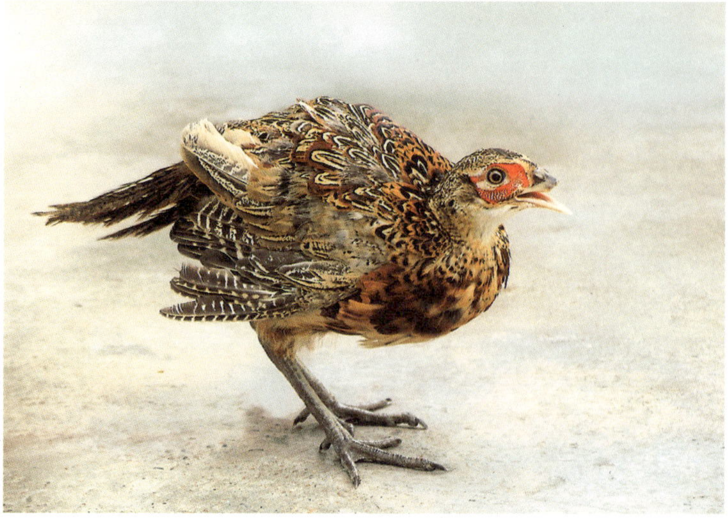

● **采集加工** 捕捉并宰杀后，除去毛及内脏，鲜用或晾干备用。

● **性能主治** 甘，温。温补肝肾，补血止血，强筋骨。用于肝肾两虚诸症，血崩带下，产后体虚。

● **用　　量** 50～100 g。

● **临床应用**

1. 头晕耳鸣，腰膝酸软：山鸡肉100 g，枸杞子20 g，黄花倒水莲30 g，何首乌10 g，炖服。

2. 产后体虚：山鸡肉50 g，当归10 g，龙眼肉15 g，红枣10 g，田七6 g，炖服。

鹧　鸪

Loeglaeu

● **别　　名** 越鸡、越鸟。

● **来　　源** 为雉科动物鹧鸪*Francolinus pintadeanus*（Scopoli）的肉、脂肪、脚。

● **生境分布** 常栖于山地灌木丛和草丛中。分布于广西各地，我国南部其他地区亦有分布。

● **动物形态** 体长约30 cm。嘴短，雄者黑色，雌者上嘴青灰色，下嘴肉黄色。额和头侧几至颈项均棕色，眉纹黑色。上背黑，满布眼状白斑。飞羽暗褐色，具白色横斑，尾下覆羽棕色。脚短，橙黄色至红褐色。雌鸟体色与雄鸟相似。

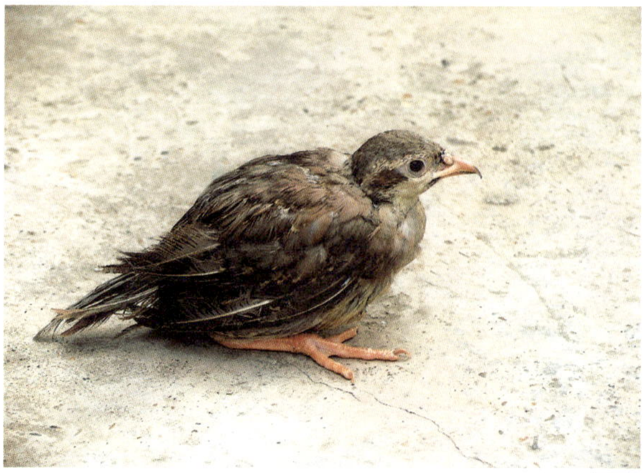

● **采集加工** 全年可捕捉，去除毛及内脏，鲜用或晾干备用。

● **性能主治** 甘，温。补气安神，健脾化痰。用于气虚不宁，惊慌气短，湿热尿血，皮肤干裂，中耳炎。

● **用　　量**　10～50 g，外用适量。

● **临床应用**

1. 体虚失眠，心悸气短：鹧鸪肉50 g，党参15 g，麦冬15 g，五味子5 g，蒸服。

2. 皮肤干裂：鹧鸪油适量涂患处。

3. 耳痛，脓耳：鹧鸪脚适量，煅末吹入耳内。

灵　芝

Gyopmei

● **别　　名**　灵芝芪、木灵芝、菌灵芝。

● **来　　源**　为多孔菌科植物灵芝 *Ganoderma lucidum* (Leyss. ex. Fx.) 的子实体。

● **生境分布**　生于栎及其他阔叶树的根部或枯干上。在广西主要分布于百色、隆林、西林、田林、凌云、乐业、那坡、东兰、凤山、巴马、南丹、龙州、宁明、大新等地，河北、山东、山西、四川、江苏、江西、浙江、云南、贵州、福建、广东等省亦有分布。

● **植物形态**　腐生真菌，子实体伞形，菌盖坚硬木质，肾形或半圆形，由黄色渐变为红褐色。表面光滑如漆，有环状棱纹和辐射状皱纹，菌肉近白色，菌盖下面白色，后变为浅褐色。有细密管状孔洞，内生担子器及担孢子。菌柄侧生，紫褐色，坚硬，有漆状光泽。

● **采集加工**　全年可采，洗净，晒干备用。

● **性能主治**　甘，平。滋养强壮。用于头晕，失眠，神经衰弱，高血压，冠心病，血胆固醇过高症，风湿性关节炎，肝炎，哮喘，鼻炎。

● **用　　量**　5～15 g。

● **临床应用**

1. 冠心病，慢性气管炎：灵芝15 g，水煎服。

2. 神经衰弱，高血压，哮喘，风湿性关节炎：灵芝100 g，米酒500 ml，浸泡7天，每次服10 ml。

3. 肝炎：灵芝15 g，鸡骨草20 g，五味子6 g，紫苏15 g，黄花倒水莲20 g，红枣10 g，水煎加冰糖或白糖调服。

4. 白细胞减少症：灵芝15 g，沙参15 g，红枣10 g，水煎服。

5. 虚弱：灵芝50 g，黄芪20 g，党参15 g，何首乌20 g，熟地黄20 g，沙参15 g，红枣10 g，枸杞子20 g，炙甘草10 g，米酒3 000 ml，浸泡10天，每次服10 ml。

6. 清心火，保肝，降压：灵芝5 g，枸杞子5 g，龙眼肉3 g，莲子心1.5 g，甘草3 g，泡茶饮。

● **现代研究**

1. 化学研究：灵芝含麦角甾醇、有机酸、氨基葡萄糖、麦糖类、树脂、甘露醇、生物碱、香豆精、水溶性蛋白质和多种酶类等。

2. 药理及毒理学研究：

（1）对中枢神经系统的作用：灵芝酊水浸物，对小白鼠有镇静、镇痛的作用；对于戊四氯、士的宁以及因电击引起小白鼠的惊厥有对抗作用；有引起小白鼠、大白鼠及豚鼠的肌肉松弛作用。

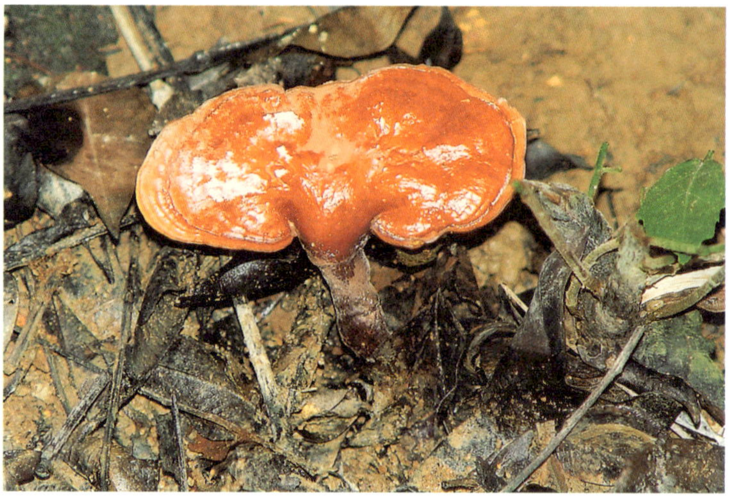

（2）灵芝能使小白鼠耐寒及耐缺氧能力提高，并推迟其死亡时间。

（3）对心、血管的作用：灵芝可使家兔血压缓慢、持久下降。对家兔在体心脏有暂时的抑制作用；正常人口服灵芝20 g能降低心率。

（4）灵芝可降低谷丙转氨酶活性，有保护肝脏的作用。

（5）灵芝有降低动物血糖的作用。

（6）灵芝对豚鼠的实验性喘息有平喘作用，对小白鼠实验性咳嗽有镇咳作用。

（7）抑菌试验：灵芝对肝炎球菌、甲型链球菌、白色葡萄球菌、流感杆菌均有抑制作用。

（8）毒性：灵芝无明显毒性。

白蚁巢

Rongzmoedhauj

● **来　源**　为白蚁科动物土垅大白蚁*Macrotermes annandalei*（Silvestri）的菌圃。

● **生境分布**　在广西主要分布于巴马、南宁、大新、武鸣、扶绥、龙州、钦州、百色等地，云南等省亦有分布。

● **形　态**　蚁巢一部分筑于地面下，一部分隆于地面上，高者可高出地面1m以上，直径2 m左右如坟墓状。主要由植物碎片、白蚁粪便及分泌的唾液、泥土经白蚁巧妙加工而成，它与鸡纵菌（Termitomyces）共生。其表面呈蜂窝状馒头形、扁圆形或不规则团块，大小不等。土黄色至棕黄色，表面粗糙，颗粒状，密布类圆形孔，孔径3～8 mm，多数孔通透呈圆筒状。质轻，稍硬，易折断。断面粉性，凹凸不平，呈半圆形槽状或类圆形孔状。气微，味微酸涩。

● **采集加工**　全年可采，除去杂质及泥土，捣碎，晒干备用。

● **性能主治**　甘、辛，微温。补肺温肾，止咳平喘。用于虚咳，慢性气管炎，哮喘。

● 用　　量　10～30 g。

● 临床应用

1. 虚寒性支气管哮喘：白蚁巢30 g，水煎服。

2. 小儿疳积：白蚁巢10 g，瘦猪肉50 g，蒸服。

● 现代研究

1. 化学研究：本品含酚性成分、皂苷、植物甾醇或三萜类、糖类、18种氨基酸成分及铁等元素。

2. 药理及毒理学研究：

（1）白蚁巢具有较好的镇咳、平喘、祛痰及提高免疫功能的作用。

（2）白蚁巢水提取液大剂量对艾氏癌有一定的抑瘤作用。

（3）毒性：白蚁巢水提取液（60 g/kg）给小鼠灌胃给药，一周内无一死亡，亦无异常反应。

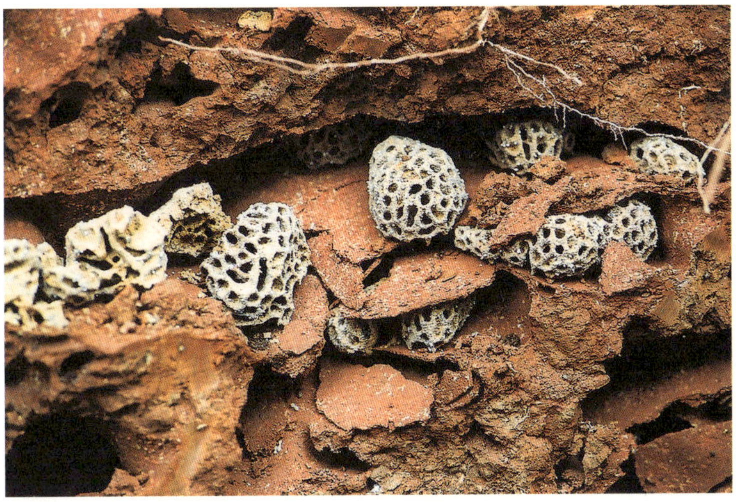

黑蚂蚁

Moedndaemx

● 别　　名　蚂蚁、双齿多刺蚁、被胎蚁，古名玄驹。

● 来　　源　为蚁科动物拟黑多刺蚁*Polyrhaachis ricina* Roger 的干燥体。

● 生境分布　常在避风向阳、湿润肥沃、含有机质的土壤里或树上筑巢。分布于广西各地。

● 动物形态　工蚁体较小，体长4～5 mm，黑色，密布古铜色匍匐毛，头部的毛较胸腹部的稍稀。头部短阔，复眼圆形不发达，触角12节。胸部圆而凸起，前胸刺向前外方下弯，后胸刺无钩。足细长，胫节内方有1根短刺。腹柄节高，前面扁截，后面凸出，左右侧角各具1根刺，两刺间中央具钝齿突3个，一前二后形成鼎状排列。雌蚁体长7～9 mm，有翅，但平常多脱落；雄蚁体长6～7 mm，有翅，触角细长，呈屈膝状；兵蚁是工蚁的变形，头部发达，上颚坚硬，无翅。

● 采集加工　全年可采，闷死后除去杂质，晒干备用。

● 性能主治　咸，平。益气强身，活血通络，消肿解毒。用于风湿性关节炎，支气管炎，神经官能症，肝炎，失眠，胃痛，阳痿，疔毒肿痛。

● 用　　量　10～15 g。

临床应用

1. 风湿性关节炎：黑蚂蚁15 g，麻骨风、鸡血藤、海风藤、忍冬藤、夜交藤、四方木各10 g，四块瓦、白芍、杜仲各6 g，米酒1 000 ml，浸泡10天，临睡前服20 ml。

2. 神经衰弱，失眠：黑蚂蚁粉10 g，开水送服。

现代研究

化学研究：拟黑多刺蚁含有磷酸丝氨、牛黄酸、天冬氨酸、苏氨酸等27种氨基酸。另据报道，蚂蚁中多含有乙-己烯醛、香茅醇。

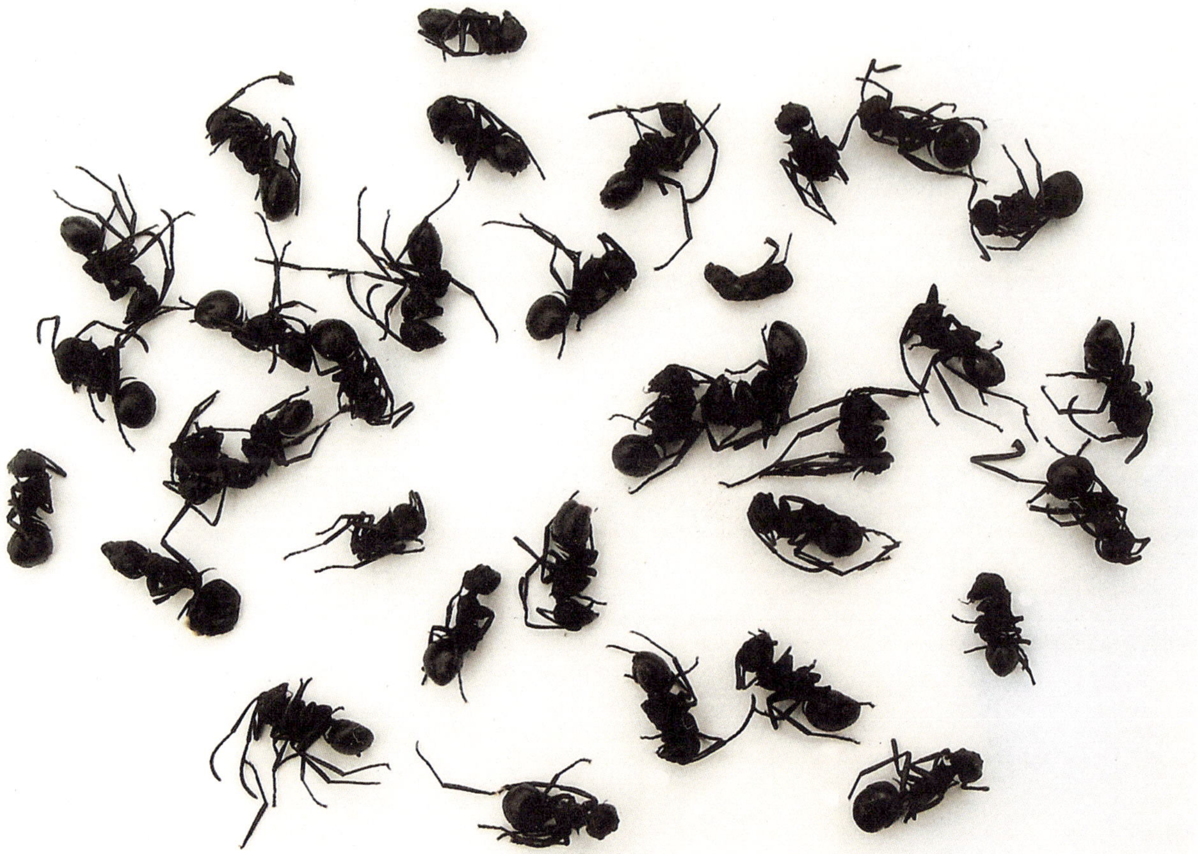

第二节　补血药

首　乌

Maenzgya

● **别　　名**　何首乌、赤首乌、地精。

● **来　　源**　为蓼科植物首乌*Polygonum multiflorum* Thunb.的块根。

● **生境分布**　生于溪边、村旁、山谷灌木丛中，以石山的石缝中生长较多，或栽培。在广西主要分布于百色地区，全国各地均有分布。

● **植物形态**　多年生落叶缠绕藤本，长可达3 m。块根薯状，表面黑褐色，断面棕褐色，颗粒状，显“云锦花纹”。茎中空。单叶互生，纸质心形，两面无毛，叶柄细，托叶有膜质鞘而抱茎。花两性，腋生或顶生的圆锥花序，秋季开放，花柄有节，基部有卵形苞片，花被5片，白色，雄蕊8枚。瘦果三角形，冬季成熟，黑色，平滑光亮，外披有三翅的苞片。

● **采集加工**　全年可采，洗净切片，鲜用或晒干备用。

● **性能主治**　苦、甘、涩，微温。通龙路、火路，补虚益肝肾，益精血，养心安神。用于血虚头晕，白发，神经衰弱，贫血，失眠，虚汗，心肌梗死，腰腿酸痛，遗精，血胆固醇过高，慢性肝炎，白带多，疖肿。

● **用　　量**　10～30 g，外用适量。

● **临床应用**

1. 血虚头晕，白发：首乌15 g，熟地15 g，水煎服。
2. 神经衰弱，多汗：首乌20 g，薯蓣15 g，土人参15 g，甲鱼100 g，炖服。
3. 心肌梗死：首乌15 g，沙参15 g，麦冬、玉竹、五味子各10 g，水煎服。
4. 心绞痛：首乌12 g，黄精12 g，柏子仁10 g，菖蒲6 g，郁金6 g，元胡3 g，水煎服。
5. 腰腿酸痛，遗精：首乌15 g，牛膝、菟丝子、补骨脂、枸杞子各10 g，水煎服。
6. 血胆固醇过高：首乌30 g，水煎服。
7. 慢性肝炎：首乌15 g，黄花倒水莲20 g，鸡骨草15 g，水煎服。
8. 疖肿，皮肤瘙痒：鲜首乌适量，煎浓汁外搽患处，或首乌藤250 g，水煎外洗。

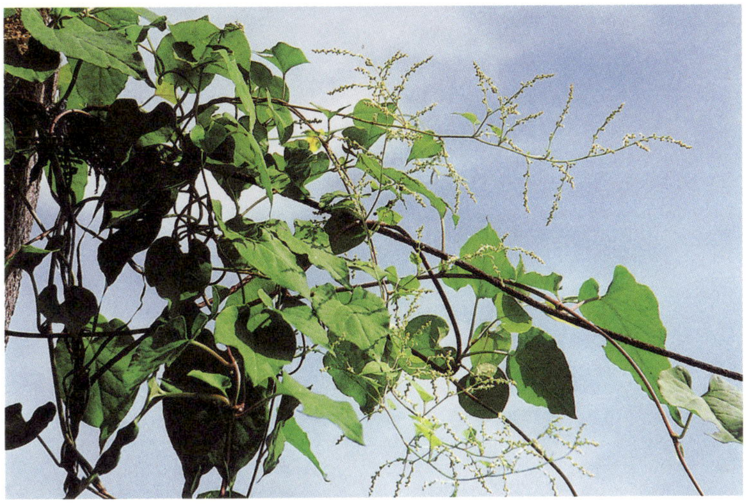

● **现代研究**

1. 化学研究：首乌含约1.1%的蒽醌衍生物，主要为大黄酚、大黄素、大黄素甲醚、大黄酸、大黄苷等。此外，首乌尚含有大量卵磷脂、淀粉、粗脂肪等。

2. 药理及毒理学研究：

（1）降血脂和抗动脉粥样硬化：首乌能降低实验性动脉粥样硬化的血清胆固醇，减轻动脉粥样病变。

（2）对心脏的作用：首乌注射液能减慢离体蛙心的心率，并对抗异丙肾上腺素加快心率的作用。能轻度增加离体兔心的冠脉流量，对垂体后叶素引起的家兔心肌缺血有一定的保护作用。

（3）抗菌：试管试验证明，首乌对人型结核杆菌及福化痢疾杆菌有抑制作用。

（4）其他：首乌浸膏及其所含的蒽醌类衍生物能促进肠蠕动，发生泻下作用。给小鼠连续灌服首乌浸膏，能增加其抗寒能力。首乌还有一定的类似肾上腺皮质激素样作用。

（5）毒性：首乌毒性很低。给家兔注射70～100 ml首乌注射液，观察7天，家兔存活良好，无溶血现象，亦未发现中毒反应。

● **附　　注**　大便溏泄、有湿痰者不宜用。

白花油麻藤

Gaeundeixbyaj

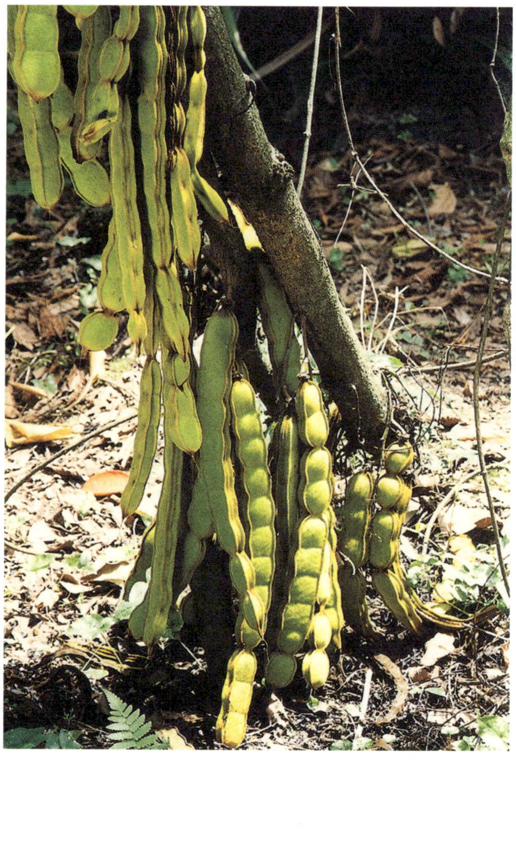

● **别　　名**　鸡血藤、鲤鱼藤、大蓝布麻。

● **来　　源**　为豆科植物白花油麻藤*Mucuna birdwoo-diana* Tutcher.的藤茎。

● **生境分布**　生于山间林下、沟溪旁丛林中。分布于广西各地，广东亦有分布。

● **植物形态**　常绿高大藤本。老茎外皮灰棕色，脱落后红棕色，断面淡红棕色，有3～4圈偏心的同心圆圈，每圈均有血状汁液流出。三出复叶，有长柄，顶生小叶椭圆形或卵椭圆形，长8～13 cm，宽4～6 cm，先端短尾状渐尖，基部圆形，全缘，两侧小叶片呈斜卵形，近轴一侧常明显较窄。夏、秋季开淡白色花，总状花序腋生，长有30 cm以上。荚果木质，长条状，长可达40 cm，宽约3 cm，沿背腹缝有窄翅，节荚间有缢缩。种子肾形，黑色，一侧为种脐所包围，被棕色短毛。

● **采集加工**　全年可采，洗净，切片，晒干备用。

● **性能主治**　苦、涩，平。补血，通调两路，祛湿强筋。

用于贫血，月经不调，白细胞减少症，腰腿痛，风湿瘫痪。

● 用　　量 10～50 g。

● 临床应用

1. 白细胞减少症：白花油麻藤50 g，水煎服。

2. 月经不调：白花油麻藤20 g，益母草10 g，当归藤15 g，水煎服。

3. 四肢麻木，腰骨酸痛：白花油麻藤30 g，藤杜仲15 g，黄花倒水莲15 g，麻骨风10 g，首乌10 g，水煎服。

龙　眼

Lwgnganq

● 别　　名 龙眼肉、桂圆、元肉。

● 来　　源 为无患子科植物龙眼*Dimocarpus longan* Lour. 的假种皮。

● 生境分布 栽培于堤岸和园圃。在广西主要分布于灵山、大新、贵港、博白、邕宁等地，广东、云南、四川、福建等省亦有栽培。

● 植物形态 常绿乔木。树皮暗灰褐色，粗糙，成小薄片脱落。偶数羽状复叶，小叶互生或近对生，长椭圆形，长3～15 cm，宽2～4 cm，先端渐尖或钝，全缘，叶面光滑亮，叶背粉绿色，中脉上面稍凸起。春季开花，圆锥花序顶生和腋生，黄白色。核果球形，熟时外果皮黄褐色，略有细瘤状突起，内有白色半透明的假种皮。种子黑褐色，光亮。

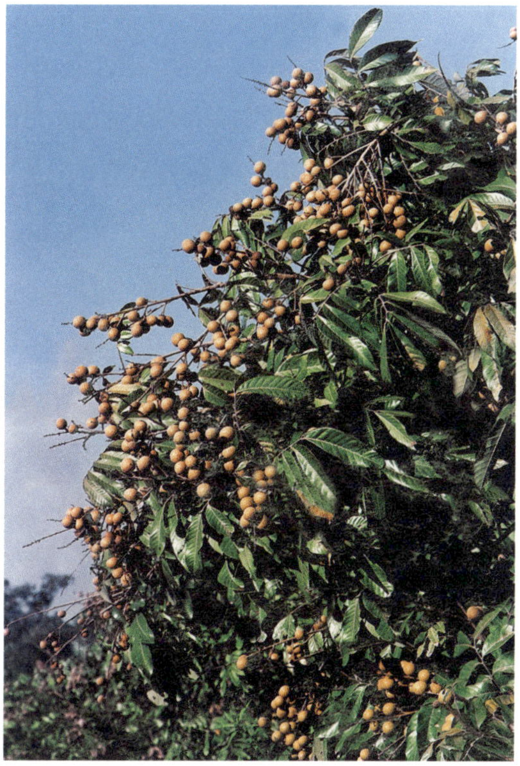

● 采集加工 7～10月果实成熟时采摘，剥掉果皮，取其假种皮，或将果实入水煮沸10分钟，捞出摊开，使水分散失，再烤一昼夜，然后剥取假种皮，晒干备用。

● 性能主治 甘，温。补益心脾，养血安神。用于心悸，健忘，水肿，虚劳，失眠，血崩，经行眩晕，拉肚子。

● 用　　量 10～20 g。

● 临床应用

1. 眩晕：龙眼肉10 g，五味子6 g，白芍药10 g，当归10 g，水煎服。

2. 慢性出血，月经过多：龙眼肉12 g，党参15 g，黄芪15 g，鸡血藤15 g，旱莲草10 g，水煎服。

3. 心悸，失眠，健忘：龙眼肉10 g，酸枣仁10 g，茯神

10 g，远志9 g，水煎服。

4. 补气血，温脾胃：龙眼肉200 g，米酒1 000 ml，浸10天，每次服10 ml。

● **现代研究**

1. 化学研究：果肉含维生素A、维生素B、葡萄糖、蔗糖、酒石酸等。

2. 药理学研究：果肉对痢疾杆菌有抑制作用。叶子对金黄色葡萄球菌、大肠杆菌、绿脓杆菌有抑制作用。

藤当归

Gaeuiengjgaej

● **别　　名**　小花酸藤子、大力王、筛其。

● **来　　源**　为紫金牛科植物小花酸藤子*Embelia parviflora* Wall.的根和老藤。

● **生境分布**　多生于深山沟谷、河旁疏林或灌木丛中。在广西主要分布于龙州、大新、天等、百色、河池等地，广东、贵州、云南亦有分布。

● **植物形态**　常绿木质藤本，长可达10 m。根较长，侧根少，外皮灰褐色，内面红褐色，横断面有菊花纹。茎分枝，灰褐色，上有白色皮孔，小枝平展，密被锈色柔毛。单叶互生，卵形，长1.5～2 cm，宽0.5～1.5 cm，全缘，叶面绿色无毛，中脉凸起，被短柔毛。夏季开绿白色小花，腋生伞形或总状花序。果球形，冬季成熟，鲜红色。

● **采集加工**　根、老藤，全年可采，洗净，鲜用或切片晒干备用。

● **性能主治**　苦、涩，平。通络祛湿，补血调经，益精壮阳。用于月经不调，贫血，闭经，风湿痹痛。

● **用　　量**　10～30 g，外用适量。

● **临床应用**

1. 月经不调，闭经，白带多：藤当归根30 g，水煎服。

2. 胃痛，慢性肠炎，胸肋痛：藤当归老藤15 g，水煎服。

3. 腰腿痛：藤当归15 g，麻骨风15 g，黑吹风10 g，水煎服。

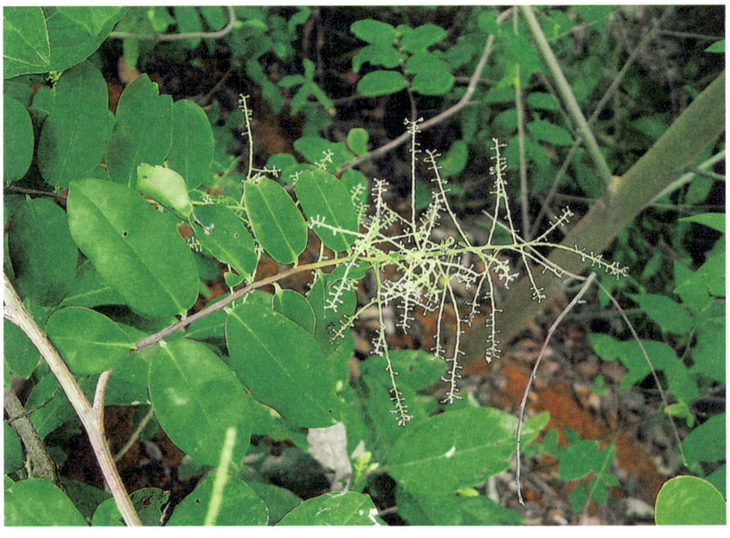

帘 子 藤

Gaeulienz

● **别　　名**　花拐藤、腰鼓藤。

● **来　　源**　为夹竹桃科植物帘子藤*Pottsia laxiflora*（Bl.）O.Ktze.的藤茎。

● **生境分布**　多生于低山区或丘陵地的灌木丛林中或小树林中。分布于广西、云南、贵州、陕西等省区。

● **植物形态**　常绿攀缘藤本。枝柔弱，平滑，圆柱形，幼枝被短茸毛。叶对生，软纸质，卵形或卵状长方形，长6.5～9 cm，宽3～4.5 cm。先端短渐尖，尖头稍钝，基部近心形，两面无毛。叶柄长约1.5 cm。聚伞花序开展，顶生及腋生，下垂，长可达15 cm。蓇葖果柔弱。种子扁平，种毛白色，约与种子等长。

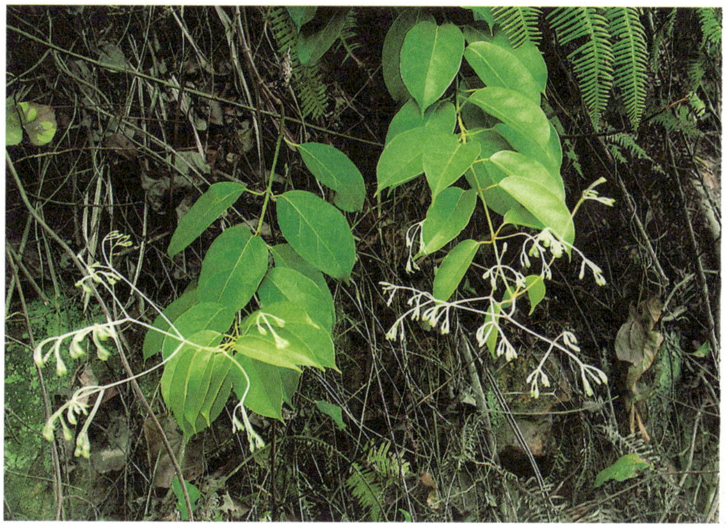

● **采集加工**　全年可采，洗净，切段，晒干备用。

● **性能主治**　苦、辛，温。除湿祛风，活血通络。用于关节风痛，贫血，闭经。

● **用　　量**　10～20 g。

● **临床应用**

1. 腰骨酸痛：帘子藤20 g，石楠藤15 g，白花油麻藤15 g，水煎服。
2. 贫血：帘子藤20 g，炖乌骨鸡服。

地　黄

Maenzsiengjdeih

● **别　　名**　生地、生地黄、熟地。

● **来　　源**　为玄参科植物地黄*Rehmannia glutinosa*（Gaertn.）Libosch. ex Fisch. Et Mey. 的块根。

● **生境分布**　主要为栽培，我国大部分地区均有产。

● **植物形态**　多年生直立草本，高25～40 cm。全株被灰白色柔毛。根茎肥大肉质，圆柱形或纺锤形。根生叶丛生，长椭圆形，边缘有不规则锯钝齿；茎生叶较小。4～5月开花，花少，紫红色，分散排列成总状花序。5～6月结蒴果，卵形。

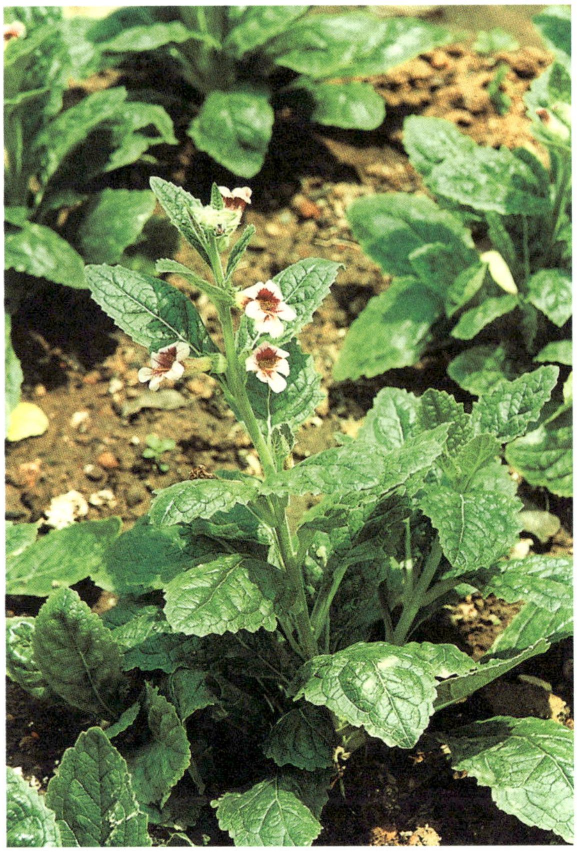

● **采集加工** 秋季采块根，去掉茎叶须根。将鲜地黄洗净，烘干，称为干地黄（生地）。将干地黄置容器加热蒸至黑为度，取出晒至八成干，切片再晒干，称为熟地黄（熟地）。

● **性能主治** 生地黄：甘、苦，寒。清热生津，润燥，凉血，止血。用于阴虚发热，津伤口渴，咽喉肿痛，血热吐血，尿血，便血，鼻子出血，便秘，斑疹。熟地黄：甘，微温。滋阴补肾，补血调经。用于肾虚头晕，耳鸣，腰膝酸软，心悸，盗汗，失眠，潮热，遗精，月经不调，血虚萎黄。

● **用　　量** 10～50 g。

● **临床应用**

1. 血热所致的出血：生地黄30 g，茅根30 g，小蓟15 g，仙鹤草15 g，水煎服。

2. 荨麻疹，湿疹，皮癣：生地黄15 g，白鲜皮10 g，防风10 g，蒺藜10 g，车前草10 g，甘草6 g，水煎服。

3. 红斑性狼疮：生地黄15 g，玄参12 g，麦冬12 g，牡丹皮10 g，黄柏10 g，白芍10 g，女贞子10 g，旱莲草10 g，茯苓10 g，水煎服。

4. 风湿性、类风湿性关节炎：每日用生地黄50 g，水煎服。

5. 白喉，急性扁桃体炎：生地黄20 g，麦冬15 g，玄参10 g，连翘10 g，金银花10 g，水煎服。

6. 心绞痛：生地黄、玄参、川芎各15 g，黄芩、苦丁茶、红花、郁金各10 g，泡水当茶饮。

7. 肾虚头晕耳鸣，腰膝酸软，遗精：熟地黄12 g，山药、山萸肉、茯苓各10 g，泽泻、牡丹皮各7 g，水煎服。

8. 月经不调：熟地黄15 g，川芎10 g，当归10 g，白芍10 g，香附子6 g，益母草10 g，水煎服。

9. 贫血：熟地黄15 g，当归10 g，龙眼肉10 g，红枣10 g，水煎服。

10. 增强身体免疫力，消除疲劳：熟地黄20 g，首乌、枸杞子、黄精、女贞子、山萸肉、巴戟、人参、龙眼肉各15 g，蛤蚧1对，米酒2 000 ml，浸泡10天，每次服10 ml。

● **现代研究**

1. 化学研究：地黄含多种糖，其中以水苏糖含量最高，并含氨基酸，以精甘酸含量最高。还含多种环烯醚萜类化合物：地黄苷，地黄素甲、乙、丙、丁，紫罗酮类及葡萄糖苷类化合物，地黄罗酮苷甲（2）、乙、丙等。

2. 药理学研究：

（1）降血糖作用：地黄能抑制实验性高血糖，也能使正常家兔血糖下降。

（2）强心利尿作用：地黄有增加衰弱心脏的收缩能力。地黄浸膏静注后有利尿作用，利尿原因与强心作用及扩张肾血管有关。

（3）止血作用：地黄的醇提取物有促进凝血作用，生药能缩短出血时间。

（4）抗炎及抗真菌作用：地黄制剂能消退大鼠实验性、甲醛性关节炎所致的肿胀。对须疮癣菌、石膏样小芽孢癣菌、羊毛状小芽孢癣菌等有抑制作用。

（5）保护肝脏作用：地黄有保肝作用和抗放射性损伤作用。

红　药

Yazndiengx

● **别　　名**　红接骨草、矮脚甘松。

● **来　　源**　为苦苣苔科植物弄岗唇柱苣苔*Chirita longgangensis* W.T.Wang的根茎。

● **生境分布**　生于石灰岩石山上。分布于广西天等、大新、龙州等县。

● **植物形态**　多年生草本，具长根状茎。叶均基生，近无柄；叶片长圆状披针形，长6.5～10 cm，宽0.9～2.4 cm，常镰状弯曲，两端渐狭，边缘全缘，两面密被短伏毛，中脉宽，侧脉每侧3~4条；叶柄扁。花序2~3条，三至四回分枝，每花序有多数花；苞片对生，狭椭圆形，被柔毛。花萼宽钟状，外面被极短柔毛，5裂至中部；裂片正三角形，顶端尖锐。花冠紫色，近高脚杯状，外面被短柔毛。雄蕊分生，花丝着生于花冠筒中部，狭披针状线性，在基部之上稍膝状弯曲，基部有疏柔毛，花药无毛；退化雄蕊2枚，丝形。花盘杯状。子房及花柱被短柔毛，柱头二裂。蒴果长2～3 cm，宽2 mm，密被短柔毛。花期9～10月。

● **采集加工**　全年可采，洗净，切碎，晒干备用。

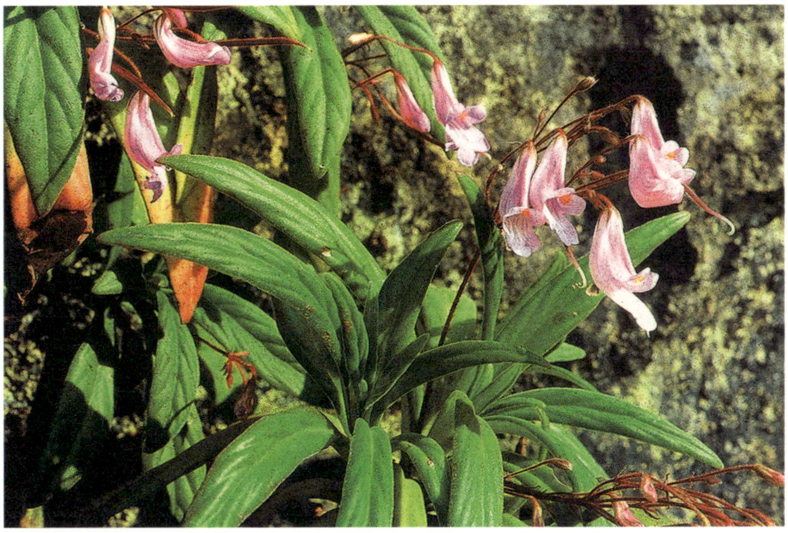

● **性能主治**　苦、涩，凉。凉血散瘀，消肿止痛。用于劳伤咳嗽，跌打损伤，骨折，血虚头昏。

● **用　　量**　10～30 g，外用适量。

● **临床应用**

1. 劳伤咳嗽：红药30 g，水煎服。
2. 跌打损伤，骨折：红药适量，捣烂酒炒敷患处。
3. 痈疮疖肿：红药适量，捣烂调红糖外敷患处。
4. 血虚头昏：红药、川芎、土人参、熟地各10 g，水煎服。

鸡血藤

Gaeulwedgaej

● **别　　名**　三叶鸡血藤、血藤。

● **来　　源**　为豆科植物密花豆*Spatholobus suberectus* Dunn的藤茎。

● **生境分布**　生于深山沟林中。分布于广西各地，云南、贵州、四川亦有分布。

● **植物形态**　常绿木质大藤本。长达数十米。老茎扁圆柱形，表皮灰黑色。根断面淡红色，有数圈扁心环，鸡血状液汁从圈内渗出。小叶3片，纸质，阔椭圆形，长10～20 cm，宽7～12 cm，无毛，侧脉5～6对，两面明显。大圆锥花序，花多朵。夏末秋初开花，白色，蝶形。荚果刀状，被毛。

● **采集加工**　全年可采，切片，晒干备用。

● **性能主治**　苦、甘、涩，平。通调龙路，活血补血，祛风除湿。用于贫血，风湿痹痛，四肢麻木，关节疼痛。

● **用　　量**　20～100 g。

● **临床应用**

1. 白细胞减少症，特别是放射性治疗引起的白细胞减少症：鸡血藤50 g，水煎服。

2. 再生障碍性贫血：鸡血藤50 g，水煎服。

3. 风湿痹痛，手足麻木，肢体瘫痪：鸡血藤20 g，川芎、独活、桑寄生、杜仲各10 g，甘草3 g，水煎服。

4. 血虚乏力，月经不调：鸡血藤20 g，川芎、白芍、当归、熟地、益母草各10 g，延胡索、香附子各5 g，水煎服。

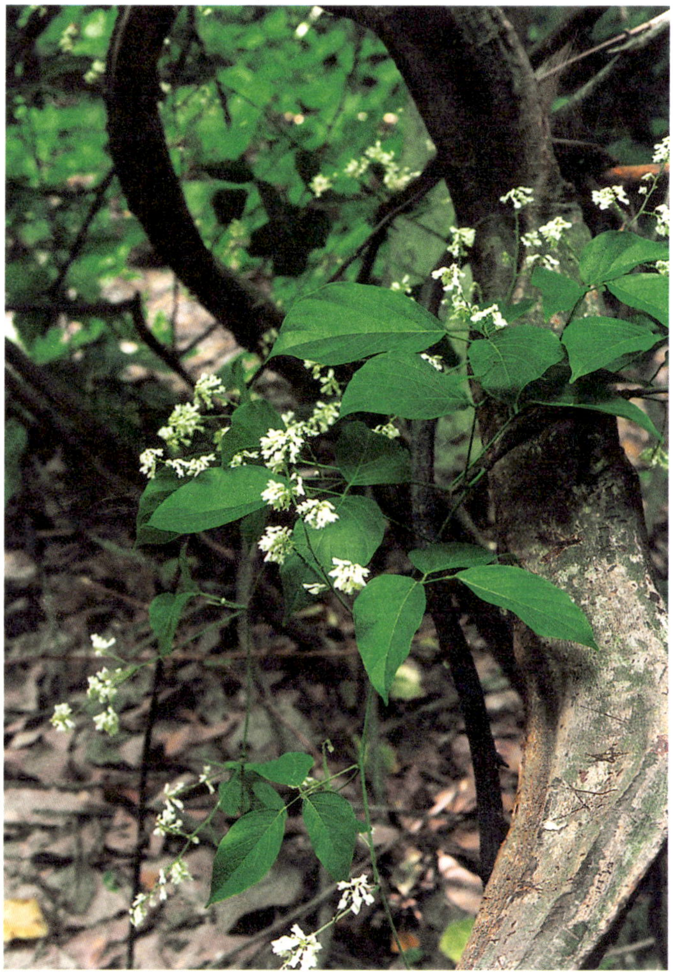

● **现代研究**

1. 化学研究：含鸡血藤醇等。

2. 药理学研究：

（1）补血作用：鸡血藤煎剂对实验性家兔贫血有补血作用，能增加血细胞，使血红蛋白升高。

（2）50%鸡血藤煎剂对蟾蜍离体和在体心脏微呈抑制作用。

（3）兴奋子宫作用：鸡血藤煎剂能增强子宫节律性收缩。

（4）抑菌作用：对金黄色葡萄球菌有抑制作用。

第三节　补阴药

乌　龟

Bajbyaj

别　　名　草龟。

来　　源　为龟科动物乌龟*Chinemys reevesii*（Gray）的肉、壳。

生境分布　多群居，常栖息在川泽湖池中。分布于广西各地，长江以南各省区亦有分布。

动物形态　体呈扁圆形。腹背均有坚硬的甲，甲长约12 cm，宽约5.5 cm，高约5.5 cm。头形略方，头部光滑，鼓膜明显，吻端尖圆，颌无齿而形成角质喙，颈能伸缩。尾短而尖，四肢较扁平，指、趾间具蹼，后肢第五趾无爪，余皆有爪。

采集加工　全年均有捕捉，但以秋、冬季为多。杀死后，剔除内脏，取肉，洗净。壳晒干。

性能主治　甘、咸，平。补阴降火，益阴补血。用于肺痨吐血，久咳咯血，血痢，痔疮出血，筋骨疼痛。

用　　量　50～100 g。

临床应用

1. 肺痨吐血：乌龟肉50 g，沙参10 g，虫草3 g，炖服。

2. 虚劳咯血，寒热咳嗽，热气湿痹：乌龟肉100 g，加调料炖服。

现代研究　化学研究：含胶质、脂肪及钙盐。游离氨基酸总含量为364.68 mg/100 g，水解总氨基酸含量为21 120 mg/100 g。水浸出物7%，乙醇浸出物2.98%，总氮量4.23%，总灰分53.38%（μg/g），还含铬、锰、铜、磷、镁、钙、铝、砷、硒、镉、铅等元素。

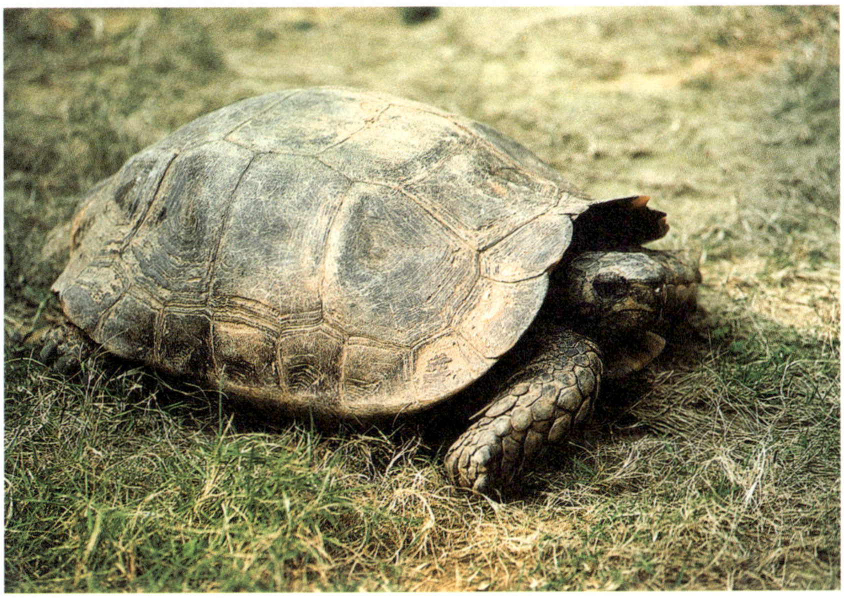

甲　鱼

Bajnaemq

● **别　　名**　团鱼甲、鳖甲。

● **来　　源**　为鳖科动物鳖*Amyda sinensis*（Wicgmarn）的肉和背甲。

● **生境分布**　多生活于湖泊、小河及池塘旁的沙泥里。全国各地均有分布。

● **动物形态**　体呈椭圆形，背面中央凸起，边缘凹入。腹背均有甲，头尖，颈粗长，吻突出。背腹甲均无角质板而被有革质软皮。背面橄榄绿色或黑棕色，上有表皮形成的小疣，呈纵行排列，边缘柔软。腹面黄白色。有淡绿色斑。前肢5指，仅内侧3指有爪，后肢趾亦同。雄性体较扁，尾较长，末端露出于甲边。雌性相反。

● **采集加工**　3～9月捕捉，宰杀后甲鱼肉炖汤入药，背甲晒干即为鳖甲入药。

● **性能主治**　甘，平。补阴益气，滋阴凉血。用于劳热骨蒸，阴虚风动，闭经崩漏，小儿惊痫。

● **用　　量**　10～50 g。

● **临床应用**

1. 身体虚弱，阴虚多汗：甲鱼肉50 g，党参、沙参、玉竹、川芎、白芷各10 g，炖服。

2. 热病伤阴，虚风内动：鳖甲常与牡蛎、生地、阿胶等配伍用。

3. 阴虚发热：鳖甲常与青蒿、生地、牡丹皮、知母等配伍用。

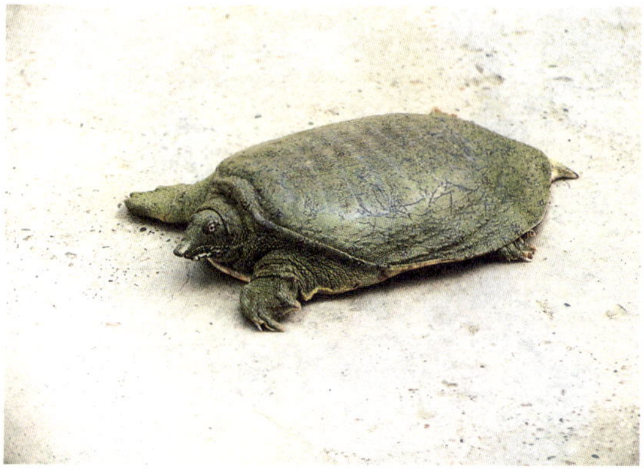

● **附　　注**　脾胃虚寒者、孕妇忌服。

黄　精

Ginghswj

● **别　　名**　野仙姜、老虎姜。

● **来　　源**　为百合科植物多花黄精*Polygonatum cyrtonema* Hua的根茎。

● **生境分布**　栽培或野生于山坡林下或灌木丛中。在广西主要分布于百色地区，全国其他地区亦有分布。

● **植物形态**　根状茎肥厚，通常连珠状或结节成块，直径1～2 cm。茎高50～100 cm，具10～15枚叶。叶互生，椭圆形、卵状披针形至矩圆状披针形，长10～18 cm，宽2～7 cm，先端尖或渐尖。花序具2～7（有的达14）朵花，伞形；苞片微小，位于花梗中部以下；花被黄绿色；花丝两侧扁或稍扁，具乳头状突起，具短绵毛，顶端稍膨大乃至具囊状突起。浆果黑色，直径约1 cm，具3～9颗种子。花期5～6月，果期8～10月。

采集加工 根茎，全年可采，洗净除去外皮，煮6小时后捞出，残渣过滤浓缩成胶状，盆贮备用。捞出的黄精晒至半干，淋上浓缩的胶状残液搅拌，反复蒸晒至内外皆呈黑色而柔软即成。

性能主治 甘，平。滋阴润肺，补脾益气，强筋骨。用于肺痨咳血，病后体虚，虚损寒热，风湿骨痛，糖尿病，高血压。

用　　量 10～30 g。

临床应用

1. 肺结核，病后体虚：黄精20 g，瘦猪肉100 g，炖服。
2. 肺虚咳嗽：黄精15 g，沙参10 g，知母10 g，贝母6 g，枇杷叶10 g，冬花6 g，甘草6 g，水煎服。
3. 脾胃虚弱，体倦无力：黄精20 g，党参20 g，山药30 g，乌骨鸡100 g，炖服。
4. 胃热口渴：黄精20 g，熟地15 g，山药15 g，天花粉10 g，麦冬10 g，水煎服。
5. 小儿下肢痿软：黄精20 g，冬蜜糖30 g，炖服。
6. 肾虚精亏所致的头晕、腰酸、乏力、虚汗：黄精20 g，枸杞子15 g，肉苁蓉15 g，巴戟天15 g，熟地10 g，杜仲10 g，甘草10 g，水煎服。
7. 糖尿病：黄精20 g，黄芪15 g，麦冬15 g，生地15 g，天花粉15 g，山萸肉10 g，白术10 g，甘草10 g，水煎服。
8. 冠心病心绞痛：黄精15 g，昆布15 g，柏子仁10 g，菖蒲10 g，郁金10 g，元胡6 g，山楂25 g，水煎服。

现代研究

1. 化学研究：根茎含烟酸、醌类成分、黏液质、淀粉和糖类等。
2. 药理学研究：

（1）抗菌作用：黄精对抗酸菌及疱疹病毒有抑制作用，其煎剂对结核杆菌有显著的抑菌效果。黄精醇水提取溶液（浓度为2%以上）可对多种真菌（如堇色毛癣菌、红色表皮癣菌等）有抑制作用。

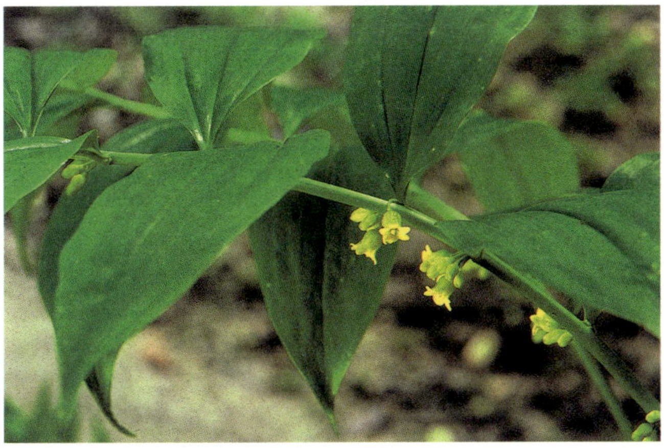

（2）降压作用：黄精水提及醇提取液均有降低麻醉动物血压的作用。

（3）降血糖作用：黄精浸膏给家兔口服，血糖含量出现起始正常，然后升高，最后降低的现象，并能对抗由于肾上腺素引起的血糖过高的症状。

（4）黄精具有防止动脉粥样硬化的作用。

旱莲草

Caekleknaz

● **别　　名**　墨旱莲、莲子草、白花蟛蜞草、墨斗草、黑墨草、墨汁草。

● **来　　源**　为菊科植物鳢肠*Eclipta prostrata*（L.）L.的全草。

● **生境分布**　生于沟边草丛、水田埂等较阴湿处。分布于广西各地，辽宁、河北、陕西，以及华东、中南、西南等地亦有分布。

● **植物形态**　一年生草本，高10～60 cm。全株被白色粗毛。主根细长，微弯曲。茎基部常匍匐着地生根，上部直立，圆柱形，绿色或带紫红色。叶对生，无柄或短柄，叶片披针形、椭圆状披针形或条状披针形，长3～10 cm，宽0.5～2.5 cm，先端渐尖，基部渐窄，全缘或具细锯齿，两面均密被白色粗毛。茎叶折断后，数分钟后断口处即变蓝黑色。夏、秋季开花，头状花序顶生或腋生，有长梗或近乎无梗；总苞钟状，苞片5～6枚，绿色。瘦果长椭圆形而扁，无冠毛。

● **采集加工**　夏、秋季枝叶茂盛时割取全草，除去杂质。洗净，鲜用或晒干备用。

● **性能主治**　甘、酸，凉。滋补肝肾，清热解毒，凉血止血。用于吐血，衄血，尿血，便血，血崩，慢性肝炎，肠炎，痢疾，小儿疳积，肾虚耳鸣，发白，神经衰弱，湿疹，疮疡，创伤出血。

● **用　　量**　20～50 g，外用适量。

● **临床应用**

1. 吐血，衄血，咳血：旱莲草30 g，荷叶15 g，干侧柏叶6 g，水煎服。

2. 胃、十二指肠溃疡出血：旱莲草30 g，灯心草5 g，水煎服。

3. 功能性子宫出血：鲜旱莲草、鲜仙鹤草各50 g，血余炭、槟榔炭各3 g（碾末），将前两味药水煎，加药粉冲服。

4. 水田皮炎：鲜旱莲草适量，捣烂外搽手脚，搽至皮肤稍发黑色，稍等干后即可下水劳动。

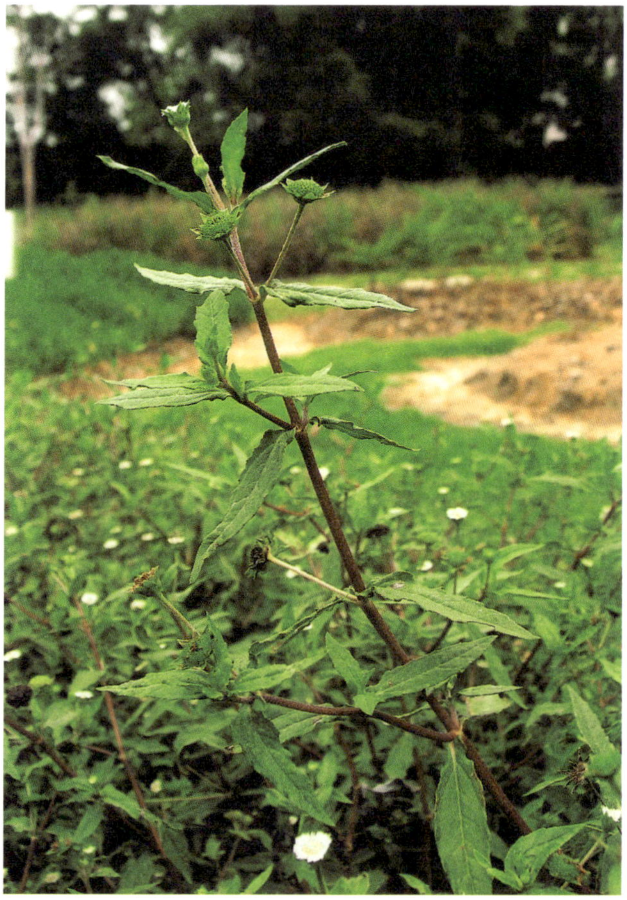

● **现代研究**

1. 化学研究：全草含多种噻酚类化合物，有α-三联噻吩、α-三联噻吩基甲醇及其乙酸酯等，另含豆甾醇、蟛蜞菊内酯、烟碱、蛋白质、黄酮类、鞣质、皂苷、鳢肠素。

2. 药理学研究：止血试验时，将狗的股动脉半切断，用旱莲草叶粉敷出血处，并稍加压迫，有良好的止血效果。

绶　草

Hazcinh

● **别　　名**　盘龙参、猪辽参、胜杖草、一叶一枝花、双瑚草、镰刀草、大叶青。

● **来　　源**　为兰科植物绶草*Spiranthes sinensis*（Pers.）Ames的全草。

● **生境分布**　生于山坡林下、田畔或草地。分布于广西各地，我国其他地区亦有分布。

● **植物形态**　多年生草本。根茎短，有簇生、粗厚的纤维根。茎高15～45 cm。叶数枚生于茎的基部，线形至线状披针形，长度和宽度变化大，最长可达15 cm，先端钝尖，全缘，基部微抱茎，上部的叶退化为鞘状苞片。穗状花序旋扭状，长5～10 cm，总轴秃净，花序密生腺毛；苞片卵状矩圆形，比子房略长，渐尖；花白而带粉红，生于总轴的一侧；花被线状披针形，长3～4 mm；唇瓣矩圆形，有皱纹；花短柱，下部拱形，斜生于子房顶，有一卵形的柱头在前面和一直立的花药在背面；花粉粉状；子房下位，1室。蒴果椭圆形，有细毛。花期夏季。

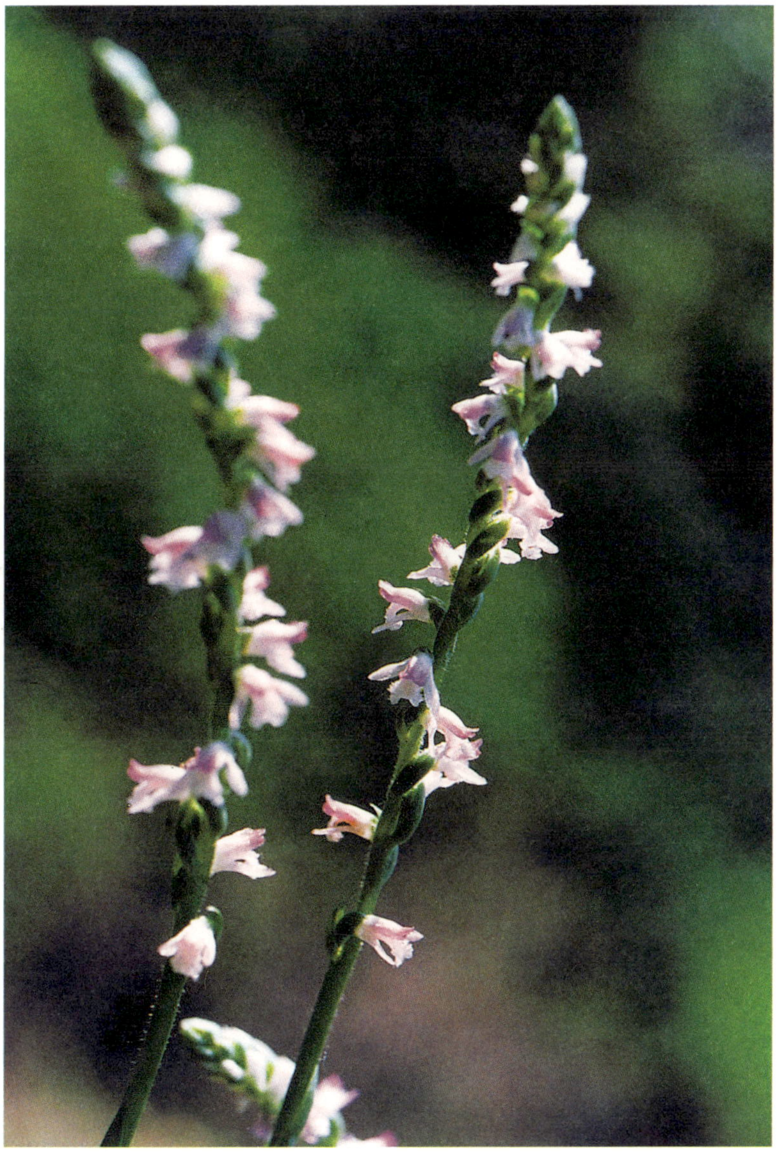

● **采收加工**　夏、秋季采集，晒干备用。偶有鲜用。

● **性能主治**　苦、甘，平。补阴清热，润肺止咳，消肿散结。用于病后虚弱，阴虚内热，咳嗽吐血，肺结核，疳积，神经衰弱，咽喉炎，毒蛇咬伤，疮疡。

● **用　　量**　15～30 g，外用适量。

● **临床应用**

1. 病后虚弱，肺结核，扁桃体炎，咽喉肿痛，神经衰弱：绶草20 g，水煎服。

2. 毒蛇咬伤：绶草30 g，水煎服；另用绶草鲜根适量，捣烂调酒敷伤口周围。

第四节　补阳药

破故纸

Faenzcepraemx

● **别　　名**　婆固脂、怀故子、川故子、黑故纸。

● **来　　源**　为豆科植物补骨脂*Psoralea corylifolia* L. 的果实及种子。

● **生境分布**　生长于河谷、山坡、田边或溪旁。分布于广西、四川、云南，其他各地亦有栽培。

● **植物形态**　一年生直立草本，高0.6～1.5 m。植株被白柔毛，具黑色腺点。茎具棱。叶互生，叶柄长0.2～0.3 cm；托叶对生，三角状披针形，长约1 cm，宽约0.3 cm；叶片宽卵形或近菱状卵形，长0.4～11 cm，宽3～8 cm，先端圆钝，基部近心形或平截，边缘具粗齿，两面均有黑色腺点，叶脉及叶缘均被毛。花多数，密集呈穗状的总状花序腋生，总花序轴通常短于叶；花小，长仅0.3～0.5 cm，花梗短；花萼淡黄色，与花冠近等长，散布棕褐色腺点，基部连合；萼齿5裂，具中肋，中间的一枚萼齿较长；花冠淡紫色或黄色；单体雄蕊10枚，短于花冠；子房长倒卵形。荚果卵圆形，长约0.5 cm，不开裂，成熟时黑色，花萼宿存。种子1粒，具香气。花期7～8月，果期9～10月。

● **采集加工**　秋季果实成熟时采收果穗，晒干，打下果实，除去杂质。

● **性能主治**　辛，温。补肾助阳。用于肾虚冷泻，遗尿，滑精，小便频数，阳痿，腰膝冷痛，虚寒喘嗽。

● **用　　量**　5～10 g，外用适量。

● **临床应用**

1. 赤白痢及水泻：破故纸（炒香熟）10 g，水煎服。
2. 阳痿滑精，尿频，黎明泄泻，虚寒咳嗽：破故纸10 g，水煎服。
3. 小便频数，腰膝寒冷酸痛：破故纸10 g，水煎服。
4. 外阴白斑：破故纸浸膏均匀涂患处。

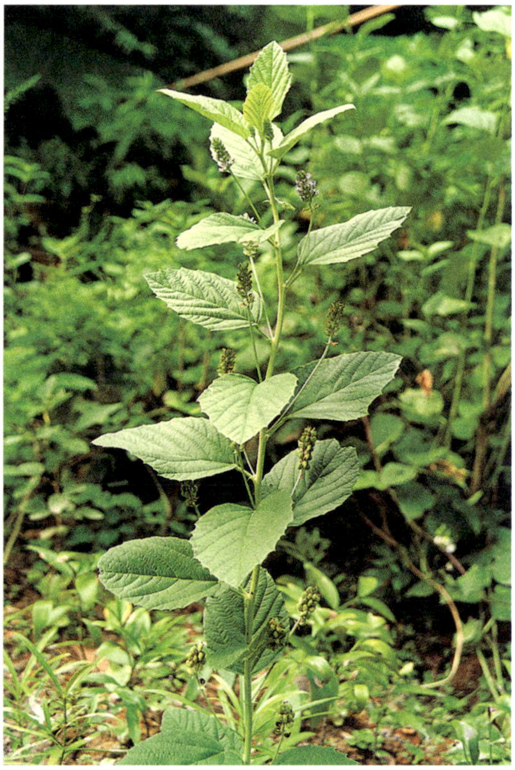

● **现代研究**

1. 化学研究：含挥发油（约20%）、有机酸、甲基糖苷、碱溶性树脂、不挥发性萜类油、皂苷等。

2. 药理学研究：

（1）抗肿瘤作用：破故纸提取物（含补骨脂素及异补骨脂素）能增强氨基甲酸乙酯诱变肺腺癌模型小鼠吞噬细胞功能及促进玫瑰花环形成作用。

（2）对平滑肌的作用：破故纸注射液能对抗组胺引起的离体豚鼠完整气管支气管收缩作用。破故纸种子提取液对离体及在体肠管具有兴奋作用，对离体豚鼠子宫则有松弛作用。

（3）雌激素样作用：破故纸种子干粉促进雌性大鼠阴道角化而影响生育力，对雄鼠则无影响。

（4）抗菌作用：破故纸种子提取液对耐青霉素葡萄球菌有抑制作用。

杜　仲

Gobingjhag

● **别　　名**　丝连皮、扯丝皮。

● **来　　源**　为杜仲科植物杜仲*Eucommia ulmoides* Oliv. 的树皮及枝、叶。

● **生境分布**　生于海拔300～500 m的低山谷地、低坡。主要分布于广西、陕西、甘肃、江苏、浙江、河南、四川、贵州、云南。现我国各地广泛栽培。

● **植物形态**　落叶乔木，高8～20 m，胸径可达50 cm。树皮粗糙，灰褐色，皮、枝及叶均含胶质，折断可拉出多数白色细丝。单叶互生，叶柄长1～2 cm；叶片薄革质，椭圆形或近卵形，长7～15 cm，宽3.5～6.5 cm，基部圆形或阔楔形，边缘有锯齿，顶端渐尖或尾尖，上面暗绿色，幼叶有褪色柔毛，老叶仅下面叶脉处被疏毛，叶面略有皱纹；侧脉6～9对。

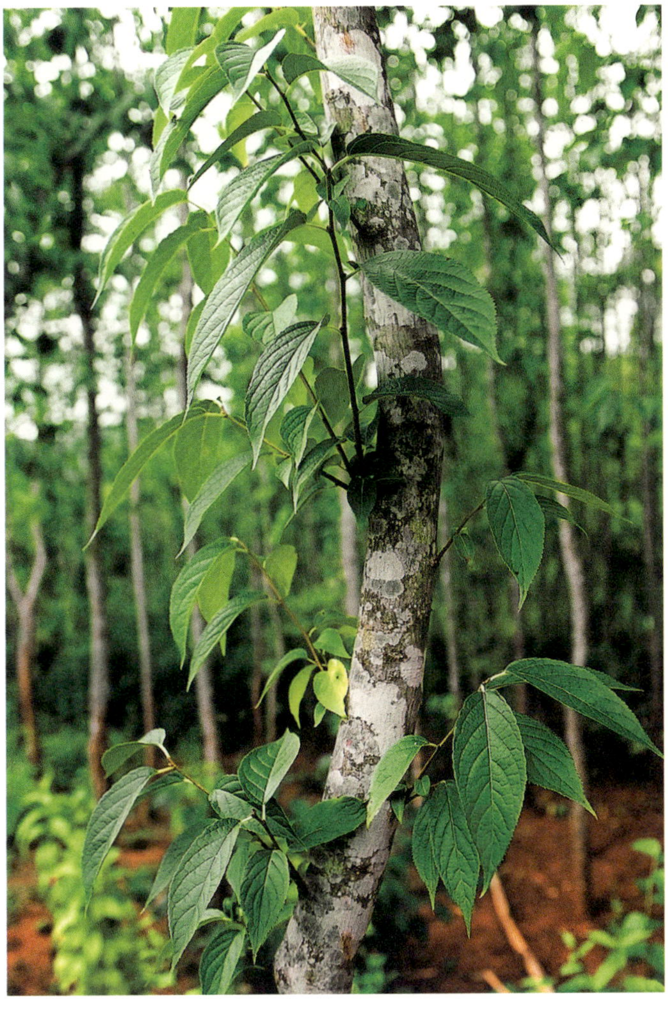

● **采集加工**　一般采用局部剥皮法。在清明至夏至间，选取生长15～20年以上的植株，剥取树皮，刨去粗皮，晒干备用。

● **性能主治**　甘、微辛，温。补肝肾，强筋骨，安胎。用于腰脊酸疼，足膝痿弱，小便余沥，阴下湿痒，胎漏欲坠，高血压。

● **用　　量**　10～15 g。

● **临床应用**

1. 肝肾不足，阳痿：杜仲10 g，续断10 g，熟地15 g，山茱萸10 g，菟丝子15 g，淫羊藿10 g，金樱子15 g，水煎服。

2. 腰脊酸疼：杜仲15 g，木香12 g，千斤拔15 g，独活10 g，水煎服。

3. 习惯性流产：杜仲15 g，续断15 g，白术10 g，水煎服。

4. 高血压，头目眩晕：杜仲15 g，石决明20 g，夏枯草10 g，菊花10 g，水煎服。

● 现代研究

1. 化学研究：树皮中含有2,6–双（羟基苯基）–3,7–二氧二环［3,3,0］辛烷糖苷［2,6–Bis–3,7］［3,3,0］、杜仲素A（1）、松脂醇苷等20多种木脂素类成分，还含杜仲苷（3）、杜仲醇（4）、杜仲醇苷I等环烯醚萜类化合物、甾醇及白桦脂醇等萜类成分，此外尚含多种游离氨基酸、2种多糖类成分［杜仲多糖A（拟）和杜仲多糖B（拟）］以及杜仲烯醇、赤式和苏式愈创木基甘油、香草酸、二十九烷、正三十烷醇等。

2. 药理学研究：

（1）对心血管的作用：低浓度杜仲可扩张正常兔冠状动脉及肾血管，浓度过高则收缩。杜仲乙醇提取物对离体大鼠和兔心脏均有明显的加强作用。杜仲乙醇、水提取液能立即降低血压，但有快速耐受现象。杜仲醇浸出液能降低大鼠血清总胆固醇。

（2）免疫调节作用：杜仲煎液水提醇沉后激活小鼠单核巨噬细胞系统的吞噬活性；剂量提高后可激活腹腔巨噬细胞的吞噬功能，并能对抗氢化可的松的巨噬细胞系统的免疫抑制作用。

巴戟天

Gosaeqgaeh

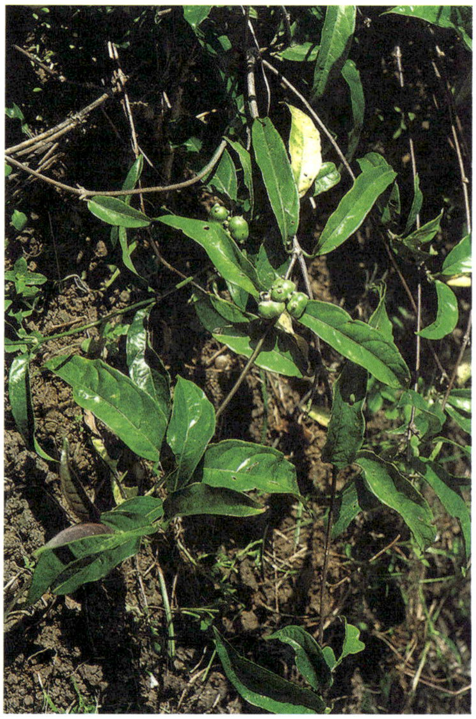

● 别　　名　巴戟、图肠子、黑藤钻、鸡肠风。

● 来　　源　为茜草科植物巴戟天*Morinda officinalis* How.的根。

● 生境分布　生于山谷、溪边或山林下，野生或栽培。分布于广西、福建、广东、海南等地。

● 植物形态　缠绕或攀缘藤本。根肉质肥厚，光滑，紫色，圆柱形，支根呈念珠状，鲜时外皮白色，干时暗褐色，有蜿蜒状条纹，断面呈紫红色。茎圆柱状，有纵条纹，小枝幼时有褐色粗毛，老时毛脱落后表面粗糙。叶纸质，对生，长圆形或长圆状披针形，长3～14 cm，宽1.5～6 cm；叶柄长4～8 mm，有褐色粗毛；托叶鞘状，长2.5～4 mm。花2～10朵组成头状花序，花序直径5～9 mm，生于小枝顶端，稀为腋生；萼管倒圆锥形，长2～4 mm，花冠裂片通常4裂，长圆形；雄蕊4枚，花丝极短；子房下位，花柱2深裂。聚合果近球形，直径5～11 mm，成熟后红色，顶端有宿存的管状萼管。种子4粒，大，近卵形，有白色绒毛。花期4～6月，果期7～11月。

● **采集加工** 野生巴戟天全年均可采收，以秋、冬季采收较好；栽培巴戟天一般生长5～7年后采收。挖取根部，除去细根，晒至六七成干，轻轻捶扁，将粗条者切成6～10 cm长的段，晒干。

● **性能主治** 辛、甘，微温。补肾阳，壮筋骨，祛风湿。用于阳痿，少腹冷痛，小便不禁，子宫虚冷，风寒湿痹，腰膝酸痛。

● **用　　量** 10～30 g。

● **临床应用**

1. 阳痿，少腹冷痛：巴戟天、椒红、山药各30 g，川楝子、熟附子、茴香各10 g，水煎服。
2. 妇人水湿停滞不孕，腹胀脚肿：巴戟天、白术各30 g，茯苓、菟丝子、炒芡实各15 g，人参9 g，车前子6 g，肉桂3 g，水煎服。
3. 妇人脾肾虚寒不孕：巴戟天、覆盆子各30 g，白术、炒山药各15 g，人参9 g，炒神曲3 g，水煎服。
4. 腰膝疼痛，行履艰难：巴戟天30 g，附子、五加皮各15 g，牛膝、石斛、萆薢、白茯苓、防风各10 g，炙甘草、生姜各3 g，水煎服。

● **现代研究**

1. 化学研究：本品含大黄素甲醚等蒽醌类化合物、水晶兰苷等糖苷类化合物，还含维生素C、棕榈酸、十九烷、黄酮、甾体三萜、β-谷甾醇、强心苷等。根皮中含大量锰元素。
2. 药理及毒理学研究：本品有类激素样作用和降血压作用。本品乙醇浸出液在试管内对枯草杆菌有抑制作用。

南方菟丝子

Faenzsenjfa

● **别　　名** 吐丝子、无根藤、黄丝线。

● **来　　源** 为旋花科植物南方菟丝子*Cuscuta australis* R. Br.的成熟种子。

● **生境分布** 生于海拔200～3 000 m的田边、山坡阳处、路边灌木丛或海边沙丘，通常寄生于蝶形花科、菊科、蒺藜科等多种植物上。分布于广西、山东、河北、山西、陕西、江西、辽宁、黑龙江、吉林、内蒙古等地。

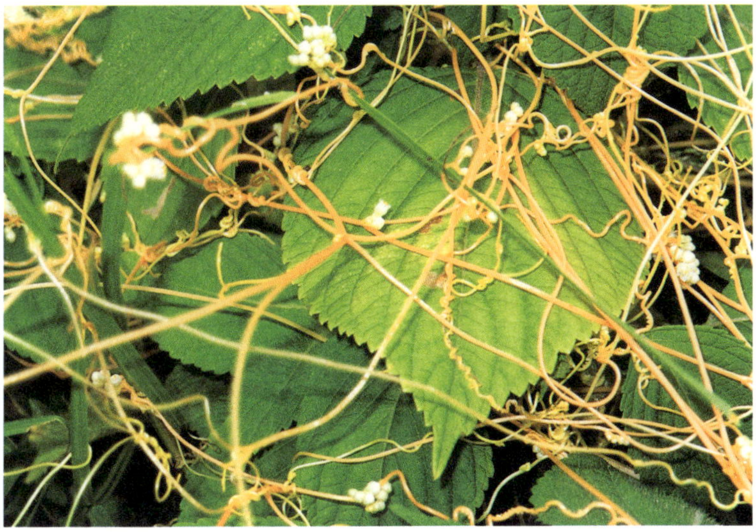

● **植物形态**　一年生寄生草本。茎缠绕，黄色，纤细，直径约为1 mm，无叶。花序侧生，花簇生成小伞形或小团伞花序，近于无总花梗；苞片及小苞片，鳞片状；花梗稍粗壮，长约1 mm；花萼杯状，中部以下连合，裂片三角状，长约1.5 mm，顶端圆；花冠白色，杯状，长约3 mm，裂片卵形或长圆形，顶端圆，直立，宿存；雄蕊着生于花冠裂片弯缺处；鳞片长圆形，边缘短流苏状；子房扁球形，花柱2枚，等长或不等长，柱头球形。蒴果扁球形，直径约3 mm，下半部为宿存花冠所包围，成熟时不规则开裂。种子通常4颗，淡褐色，卵形，长约1 mm，表面粗糙。花期7～9月，果期8～10月。

● **采集加工**　秋季种子成熟时割下全株，打下种子，洗净，晒干备用。

● **性能主治**　甘、辛，平。滋补肝肾，固精缩尿，安胎，明目，止泻。用于遗精，尿赤余沥，腰膝疼痛，消渴，目暗。

● **用　　量**　6～15 g。

● **临床应用**

1. 肾虚腰痛，遗精：南方菟丝子15 g，狗脊15 g，杜仲12 g，水煎服。
2. 精少血燥，小便赤浊：南方菟丝子15 g，门冬12 g，车前子15 g，水煎服。
3. 肝肾不足，两目昏暗：南方菟丝子、熟地、车前子各15 g，水煎服。
4. 腰膝冷痛，顽麻无力：南方菟丝子、牛膝、狗脊各15 g，水煎服。

● **现代研究**　药理学研究：

（1）对免疫功能的影响：南方菟丝子浸膏可增强烧伤小鼠腹腔巨噬细胞吞噬作用，增加血清溶血素抗体并增强脾淋巴细胞对刀豆蛋白A的增殖反应。

（2）补肾壮阳：南方菟丝子水煎剂有提高果蝇性生理活力的作用。

益　智

Goyizci

● **别　　名**　益智子、摘丁子。

● **来　　源**　为姜科植物益智*Alpinia oxyphylla* Miq. 的果实。

● **生境分布**　生于林下阴湿处或栽培，分布于广西、海南、广东等地。

● **植物形态**　植株高1～3 m。茎丛生。根茎短，长3～5 cm。叶片披针形，长25～35 cm，宽3～6 cm，顶端渐狭，具尾尖，基部近圆形，边缘具脱落性小刚毛；叶柄短；叶舌膜质，2裂，裂片长1～2 cm，稀被淡棕色疏柔毛。总状花序在花蕾时全部包藏于一帽状总苞片中，花时整个脱落，花序轴被极短的柔毛；大苞片极短，膜质，棕色；花萼筒状，长约1.2 cm，一侧开裂至中部，先端具3齿裂，外被短柔毛。花冠裂片长圆形，后方的一枚稍大，白色，外被疏柔毛；子房密被绒毛。蒴果球形，干时纺锤形，被短柔毛，果皮上有隆起的维管束线条，顶端有花萼管残迹。种子不规则扁圆形，被淡黄色假种皮。花期3～5月，果期4～

9月。

● **采集加工** 5～6月当果实黄绿色时采摘果实，铺于水泥地或竹帘上晒干，或微火烘干。

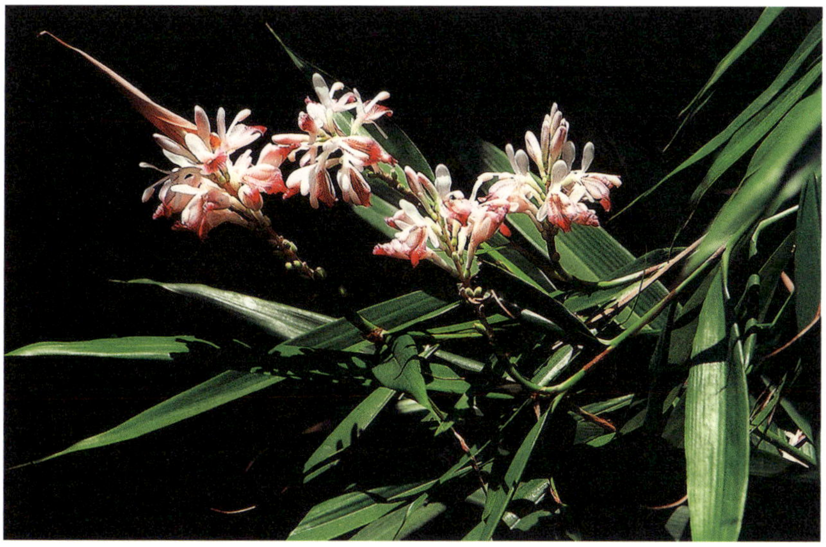

● **性能主治** 辛，温。温脾暖肾，固气涩精。用于腹冷痛，中寒吐泻，多唾，遗精，小便余沥。

● **用　　量** 3～10 g。

● **临床应用**

1. 腹泻：益智10 g，水煎服。
2. 妇人崩中：益智10 g，益母草15 g，旱莲草15 g，海螵蛸10 g，水煎服。
3. 水肿：益智60 g，碾末，每次3 g，米酒送服。

● **现代研究**

1. 化学研究：含有二芳基庚酮类化合物和倍半萜类化合物。二芳基庚酮类化合物有益智仁酮甲和益智仁酮乙，是该植物的辛辣成分，具有前列腺素合成抑制作用；倍半萜类化合物有努特卡醇和努特卡酮，前者是一种新的Ca^{2+}拮抗物质，后者具有抗溃疡作用。
2. 药理学研究：益智仁酮具有抑制多聚半乳糖醛酸酶的生物合成作用。

狗　肉

Nohma

● **别　　名** 犬、黄耳、地羊、家犬。

● **来　　源** 为犬科犬属动物狗*Canis familialis* L. 的肉。

● **生境分布** 狗为肉食性动物，性凶猛，但由于长期驯化，已变为杂食性动物。我国各地均有饲养。

● **动物形态** 狗体形大小及毛色随品种而异。一般的狗体格匀称，颜面部向前突出成口吻，吻长尖。口裂深，齿常外露，齿锐利，犬齿特别发达。眼呈卵圆形。两耳或坚或垂。四肢矫健，前肢5趾，后肢4趾，有爪，但爪不能伸缩。尾呈环形或镰刀形，有丛毛或只具短毛。

● **采集加工** 家养土狗宰杀后洗净，取肉。

● **性能主治** 咸，温。补中益气，温肾助阳。用于脾肾气虚，胸腹胀满，鼓胀，浮肿，腰膝软弱，寒疟，败疮久不收敛。

● **用　　量**　100～200 g。

● **临床应用**

1. 虚寒疟疾：狗肉200 g，炖服。

2. 脾胃冷弱，鼓胀浮肿：狗肉100 g，煮粥食。

3. 消化性溃疡：狗肉100 g，干姜10 g，炖服。

● **现代研究**　化学研究：狗肉含嘌呤类0.0027%、肌肽0.109%。新鲜狗肉含肌酸0.266%～0.472%，又含固形物25.2%、水分74.8%、钾0.325%、钠0.049%、氯0.028%。

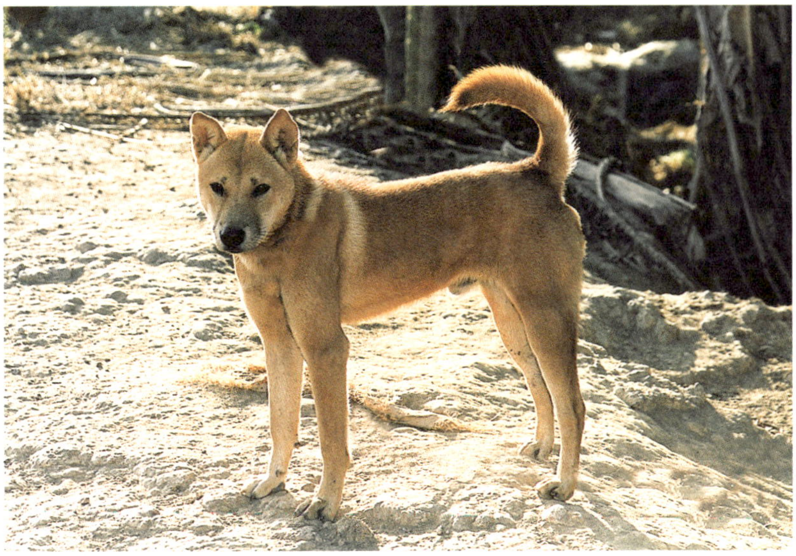

山羊肉

Nohmbe'byaj

● **来　　源**　为牛科动物山羊*Capra hircus* L. 的肉。

● **生境分布**　山羊的生活力显著比绵羊强，喜欢爬坡、登高，行动轻巧灵活。我国各地均有分布。

● **动物形态**　体长1～1.2 m，头长，颈短，耳大，吻狭长。雌雄额部皆有一对角，雄性的角特别长；角基部略呈三角形，尖端略向后弯，角质中空，表面有环纹或前面呈瘤状。雄者颚下有总状长须。四肢细。尾短，不甚下垂。全体被粗直短毛，毛色有白、黑、灰或黑白相杂等多种。为饲养家畜之一，品种颇多。性活泼，喜登高。多秋、冬季交配，孕期140～156天，每胎产1～4头。

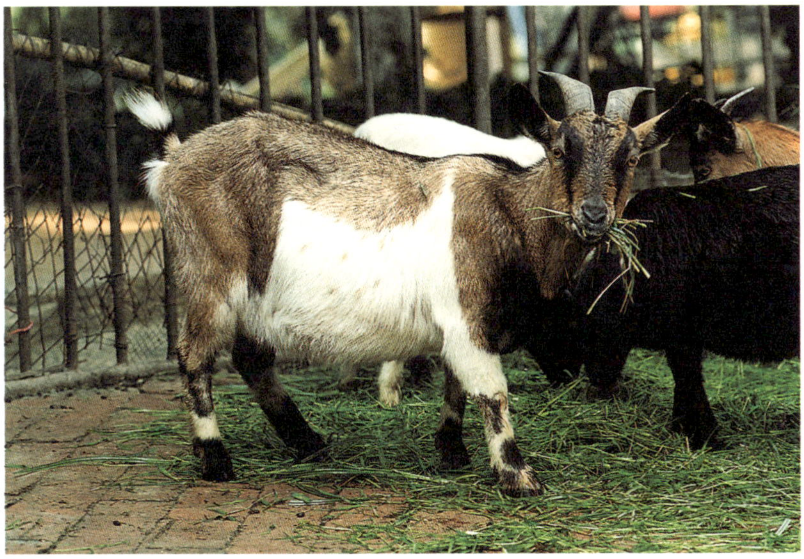

● **采集加工** 家养山羊宰杀后洗净，取肉。

● **性能主治** 甘，温。补虚益气，温中暖下。用于虚劳羸瘦，腰膝酸软，产后虚冷，腹疼，寒疝，中虚反胃。

● **用　　量** 100～200 g。

● **临床应用**

1. 产后虚弱，乳汁少，月经漏下：山羊肉100 g，黑豆50 g，当归15 g，生姜10 g，炖服。
2. 脾胃虚弱：山羊肉100 g，砂仁10 g，黄芪15 g，土人参15 g，炖服。
3. 病后体虚，腿足较弱无力：山羊肉100 g，当归、土牛膝、生姜各10 g，炖服。

● **现代研究** 化学研究：山羊肉含蛋白质、脂肪、糖、钙、磷、铁、钾、维生素P、硫胺素、核黄素、尼克酸、胆甾醇、多种氨基酸及各种脂肪酸等。

● **附　　注** 凡外感时邪或有宿热者忌服。

核　桃

Haekdouz

● **别　　名** 胡桃肉、核桃仁。

● **来　　源** 为胡桃科植物胡桃 *Juglans regia* L.的种仁。

● **生境分布** 生于较温润肥沃的土壤中，多栽培于平地或丘陵地带。在广西主要分布于隆林、田林、乐业、凌云、那坡、柳州、临桂等地，辽宁、山东、山西、浙江、江苏、湖南等省亦有分布。

● **植物形态** 落叶乔木，高可达30 m。树皮灰色，幼时平滑，老时浅纵裂，小枝幼时被短腺毛。叶互生，奇数羽状复叶，长15～28 cm；叶柄长4～10 cm，密被腺毛；小叶5～9，具短柄或无柄，卵圆形、椭圆形或长椭圆形，长6～15 cm，宽4～8 cm，先端尖或钝，基部圆形，全缘或具疏锯齿，侧脉12～19对，背面脉腋有短簇柔毛。花单性，雌雄同株；雄花柔荑花序下垂，总花梗密被腺毛，花密生，苞片1，长圆形，小苞片2，长卵形，花被片通常3，形似小苞片，被白色茸毛，雄蕊15～30枚；雌花序生于幼枝顶端，有花1～3朵，无花梗，苞片3片，长卵形，花被片4片，子房下位，花柱短，柱头2裂。核果近球形，直径3～5 cm。外果皮绿色，肉质，有棕色斑点；内果皮坚硬，有浅皱褶，黄褐色。花期4～5月，果期9～10月。

● **采集加工** 9～10月果实成熟后采收，除去果皮，取出核桃仁晒干。

● **性能主治** 甘，温。补肾益脑，润肺定喘。用于虚寒咳喘，腰膝酸软，遗精阳痿，小便频数，石淋，大便燥结。

● **用　　量** 9～15 g。

● **临床应用**

1. 肾虚耳鸣、遗精：核桃仁15 g，五味子3 g，蜂蜜适量，于睡前嚼服。
2. 失眠，记忆力下降：核桃仁15 g，益智仁10 g，柏子仁10 g，五味子6 g，补骨脂6 g，水煎服。

● **现代研究**

1. 化学研究：核桃含脂肪油58%～74%，脂肪油的主要成分为亚油酸、油酸、亚麻油的甘油酯，还含蛋白质，糖类，微量元素钙、磷、铁，胡萝卜素，核黄素等。

2. 药理学研究：

（1）强壮作用：含核桃油混合饲料可使实验犬体重和血清白蛋白增加，血清胆固醇升高缓慢，可能影响了脂质代谢过程。

（2）抗癌作用：未成熟果皮提取物及核桃多糖等对（实体型）艾氏腹水癌和肉瘤S-180均有抑制作用。

● **附　　注**　痰火积热或阴虚火旺者忌服。

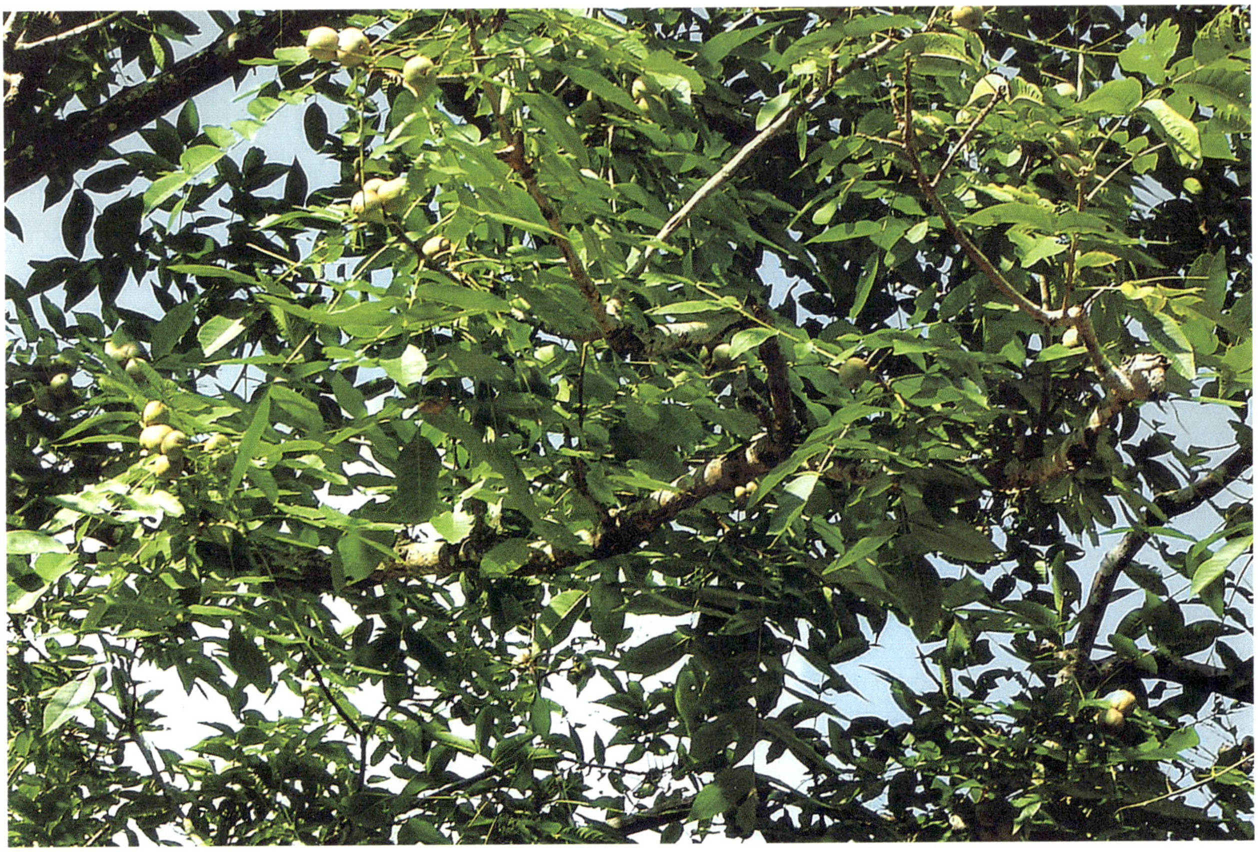

海　龙

Haijlungz

● **别　　名**　水雁。

● **来　　源**　为海龙科动物刁海龙 *Solenognathus hardwickii*（Gray）的全体或除去皮膜及内脏的全体。

● **生境分布** 生活于藻类繁茂的浅海中。分布于我国南海近陆海域。

● **动物形态** 体狭长侧扁，一般体长37～50 cm，体高远大于体宽，躯干五棱形，尾部前方六棱形，后方逐渐变细，呈四棱形，尾端卷曲。头长，与体轴在同一水平线上，或与体轴形成大钝角，吻延长，侧扁，约为眶后头长的2倍。眼大而圆，眼眶突出。鼻孔每侧2个，很小。口小，前位，口闭时，口裂几乎呈垂直状。两颌短小。鳃盖突出，具明显的放射状线纹，鳃孔小，近头侧背缘。眼眶四周、吻管背腹部及顶部的后端均被有大小不等粗糙颗粒状棘；颈部背方呈棱脊状，具颈棘2个；腹部中央棱较突出。肛门位于1/2后方腹面。体无鳞，包于骨质环中，体部骨环25～26，尾部骨环56～57。背鳍较长，41～42条，始于尾环第1节，止于第10或第11节。臀鳍4，极短小。胸鳍23，短宽。无尾鳍。体淡黄色，于躯干部上侧棱骨环相接处有一列黑褐色斑点，各鳍色浅。雄体于尾部前方腹面有育儿囊。

● **采集加工** 全年均可捕捉，一般在夏、秋季捕捉，捕后，除去外面皮膜和内脏，洗净，晒干备用。

● **性能主治** 甘、咸，温。补肾壮阳，散结消肿。用于阳痿，遗精，不育，肾虚作喘，癥瘕积聚，瘰疬瘿瘤，跌打损伤，痈肿疔疮。

● **用　　量** 10～30 g。

● **临床应用**

1. 阳痿，遗精：海龙、杜仲、桑寄生、菟丝子、续断各10 g，水煎服。

2. 肾虚作喘，瘰疬瘿瘤：海龙、海马各30 g，蛤蚧1对，枸杞、大枣各20 g，浸泡在2 000 ml米酒中，每次服20 ml。

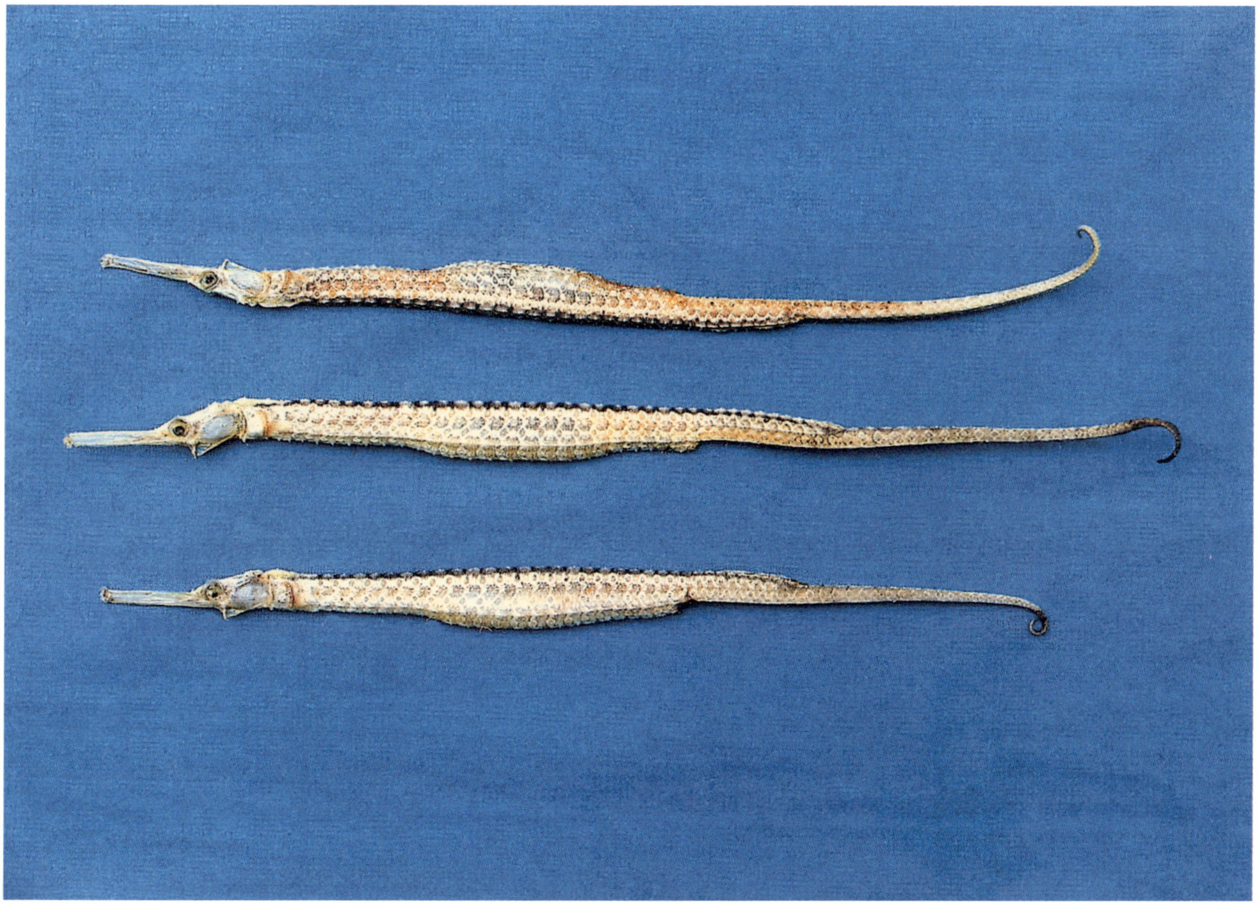

● **现代研究**

1. 化学研究：海龙含胆甾醇、胆甾烯-4-酮-3、N-苯基-β-苯胺等。脂溶性部分含有大量的游离脂肪酸，主要为肉豆蔻酸、棕榈酸和硬脂酸。

2. 药理及毒理学研究：有性激素样作用和增强免疫功能等。

● **附　　注**　孕妇及阴虚火旺、有外感者均应禁服。

海　马

Mazhai

● **别　　名**　龙落子。

● **来　　源**　为海龙科动物线纹海马*Hippocampus kelloggi* Jordan et Snyder的全体。

● **生境分布**　栖息分布于近海藻类繁茂处，常以尾端缠附于海藻茎枝上，以小型浮游甲壳动物为食。分布于我国东海和南海。

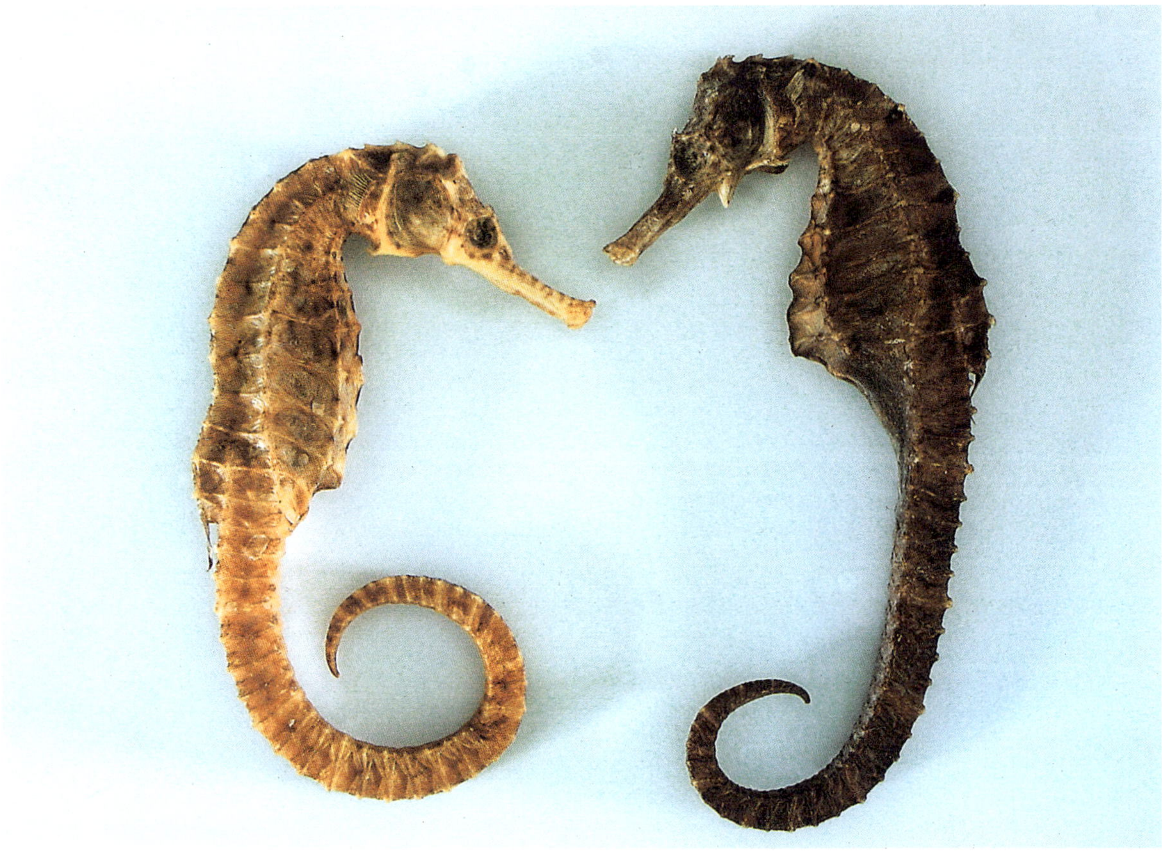

● **动物形态**　体长305～325 mm，体形较长。腹部很凸出。躯干部七棱形，尾部四棱形，尾部卷曲。头及腹侧棱棘较发达，体上各棱棘短锐，呈瘤状突起。吻细长，呈管状。眼较小，侧位高。口小，端位。鳃孔小。体无鳞，为骨质环所包。体环39～40。背鳍长，鳍条18～19。臀鳍短小，鳍条4。胸鳍短宽，略呈扇形。无腹鳍及尾鳍。雄性腹部有育儿囊，体侧具不甚规则的白色线状淡黄体状斑点。

● **采集加工**　夏、秋季捕捞，洗净，晒干备用，或除去皮膜及内脏，晒干备用。

● **性能主治**　甘，温。温肾壮阳，散结消肿。用于阳痿，遗尿，肾虚作喘，癥瘕积聚，跌打损伤，痈肿疔疮。

● **用　　量**　3～10 g。

● **临床应用**

1. 慢性支气管炎：海马20 g，蛤蚧2对，共碾末，每次服3 g。

2. 哮喘：海马10 g，冬虫夏草10 g，共碾末，每次服1 g。

3. 阳痿：海马9 g，杜仲10 g，肉苁蓉20 g，川断10 g，菟丝子10 g，桑寄生10 g，水煎服或泡酒服。

● **现代研究**

1. 化学研究：海马含多种氨基酸、蛋白质及脂肪，还含硬脂酸、胆甾醇、神经生长因子等成分。

2. 药理学研究：

（1）性激素样作用：注射海马乙醇提取物，可延长正常雌性小鼠的动情期，可使去势鼠出现动情期，并使子宫及卵巢（正常鼠）重量增加，有雄性激素样作用。

（2）延缓衰老作用：海马能显著增强小鼠耐缺氧能力；对小鼠体内B型单胺氧化酶（MAO-B）有明显抑制作用，并且能使过氧化脂质（LPO）含量显著减少。显著增强小鼠体内超氧化物歧化酶（SOD）的活性，显著延长小鼠游泳时间。

（3）抗血栓形成：海马甲醇提取物能显著抑制大鼠颈总动脉—颈外静脉血流旁路实验性血栓和脑血栓形成。

● **附　　注**　孕妇及阴虚阳亢者禁服。

第三章　调气机药

九里香

Go’ ndukmax

● **别　　名**　千里香、满山香。

● **来　　源**　为芸香科植物九里香*Murraya paniculata*（L.）Jack.的枝叶、花。

● **生境分布**　生长于山野，亦有栽培。在广西主要分布于宁明、那坡、隆林、凌云、乐业、南丹、都安、鹿寨、阳朔、灵川等地。

● **植物形态**　常绿灌木。小枝浑圆，光滑无毛。单数羽状复叶，互生，叶轴不具翼；小叶3～5片，稀7片，具短柄或几无柄，倒卵形或倒披针形，长2～8 cm，宽1～3 cm，最宽处常在中部以下，顶端渐尖或短尖，基部宽楔形或近圆形，上面深绿色，具光泽，中脉下凹，被疏柔毛，侧脉不明显，下面青绿色，中脉凸出，无毛，全缘，纸质或厚纸质。腋生或顶生聚伞花序，花轴无毛或几无毛，花大，直径可达4 cm，极芳香，花梗纤细；萼片5片，三角形，长约2 mm，被疏柔毛，宿存；花瓣5片，白色，倒披针形或狭长圆形，长2～2.5 cm，宽7～9 mm，通常在外面的上部被微柔毛，有透明腺点；雄蕊10枚，长短相同，无毛，长1～1.2 cm；花柱棒状，长4～6 mm，柱头增大，较子房宽；子房长筒形，2室。浆果卵形或椭圆形，朱红色，长1.2～2.0 cm，厚5～10 mm。种子1～2粒，种皮有绵质毛。花期4～6月，果期9～10月。

● **采集加工**　全年可采，除去杂质，鲜用或晒干备用。

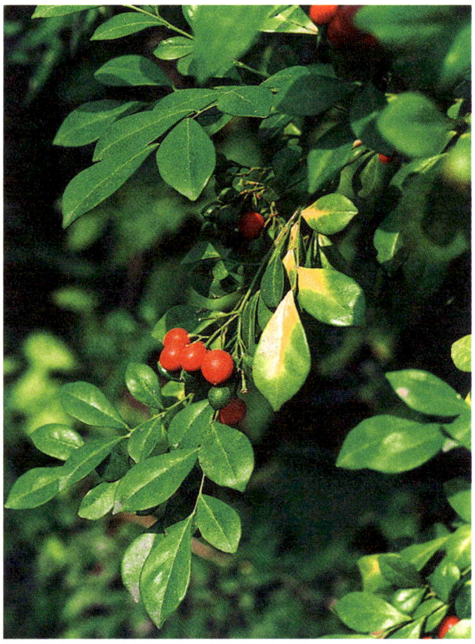

● **性能主治**　辛、苦，温。通调龙路，行气止痛，祛风邪，除湿毒，软坚散结。用于腹部胀气痛，风寒湿痹，跌打损伤，皮肤瘙痒，疥疮，癌痛。

● **用　　量**　9～15 g，外用适量。

● **临床应用**

1. 腹痛：九里香花10 g，鸡肉50 g，炖服。
2. 风湿痹痛：九里香10 g，四方藤、半枫荷、红花青藤、麻骨风、肿节风各15 g，甘草6 g，水煎服。
3. 跌打肿痛，风湿骨痛：九里香鲜叶200 g，捣烂用米酒浸5小时后外搽。
4. 疥疮，湿疹：九里香鲜枝叶适量，水煎擦洗患处。

● **现代研究**

1. 化学研究：九里香含黄酮化合物，有3′,4′,5,5′,7,8–六甲氧基黄酮、3,3′,4′,5,5′,7,8–七甲氧基黄酮、3′,4′,5,5′,7–五甲氧基黄酮等，还含九里香内酯、九里香甲素、九里香乙素等多种香豆素成分，尚含多种游离氨基酸：半胱氨、丙氨酸、脯氨酸等。叶含挥发油，挥发油中主要含1–荜澄茄烯（β–Caryophyllene）、邻氨基苯甲酸甲酯、甜没药烯等。

2. 药理学研究：以石油醚提取所得的一种不含氮的结晶性成分可松弛大鼠离体小肠平滑肌，对麻醉犬血压和呼吸无显著影响。丁香酚（Eugenol）对多种细菌及致病性真菌有抑制作用。九里香的乳剂可显著增加胃黏液分泌，抑制中枢及较强的抗组胺作用。牛儿醇（Getaniol）有抗菌和驱虫作用。香茅醇（Citronelol）和石竹烯（Caryophyllene）分别有抑菌和平喘作用。

● **附　　注**　阴虚火亢者忌用。

山　橙

Makdongbyaj

● **别　　名**　屈头鸡、山大哥、马骤藤、铜锣锤。

● **来　　源**　为夹竹桃科植物山橙*Melodinus suaveolens* Champ. ex Benth. 的果实。

● **生境分布**　生于丘陵地。在广西主要分布于防城、上思等地，广东、贵州等省亦有分布。

● **植物形态**　攀缘木质藤本，长可达10 m，具乳汁。除花序被稀疏的柔毛外，其余无毛，小枝褐色。叶近革质，椭圆形或卵圆形，长5～5.9 cm，宽1.8～4.5 cm，顶端短渐尖，基部渐尖或圆形，叶面深绿色而有光泽，叶柄长约8 mm。聚伞花序顶生和腋生，花白色，花萼长约3 mm，被微毛，裂片卵圆形，顶端圆形或钝，边缘膜质，花冠筒长1～1.4 cm，外被微毛，裂片约为花冠筒的1/2或与之等长，基部稍狭，上部向一边扩大成镰刀状或成斧形，具双齿，副花冠钟状或筒状，顶端成5裂片，伸出花冠喉外，雄蕊着生在花冠筒中部。浆果球形，顶端具钝头，直径5～8 cm，成熟时橙黄色或橙红色。种子多数，犬齿状或两侧扁平，长约8 mm，干时棕褐色。花期5～11月，果期8月至翌年1月。

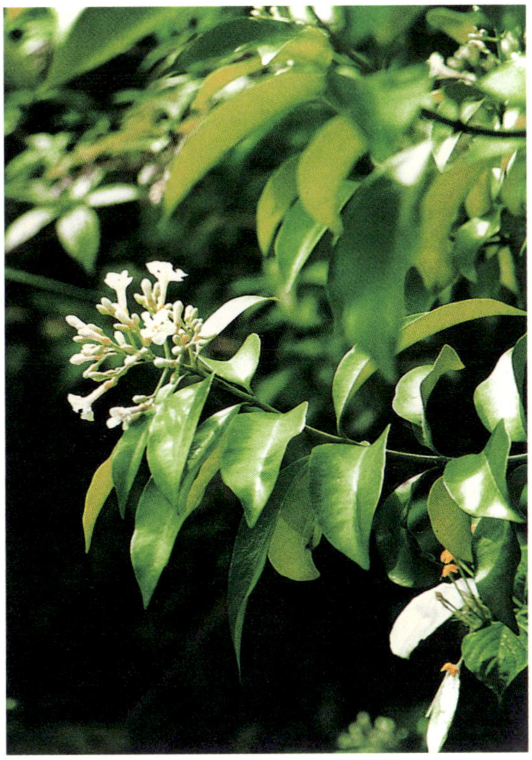

● **采集加工**　秋季果实成熟时采收，洗净，晒干备用。

● **性能主治**　苦、甘，平。调气机，除湿毒，止痛，杀疥虫。用于腹部气痛，打嗝，疝气，消化不良，咳嗽痰多，小儿疳积，睾丸炎，湿癣，疥疮。

● **用　　量**　6～9 g，外用适量。

● **临床应用**

1. 小肠疝气：山橙9 g，瘦猪肉50 g，水煎服。
2. 腹部气痛：山橙6 g，陈皮6 g，水煎服。
3. 湿癣，疥疮：山橙12 g，一点红20 g，蒲公英20 g，七叶一枝花15 g，水煎外洗或捣烂调松油外敷。

石葫芦

Makgaemginj

● **别　　名**　石柑子、石蒲藤、巴岩香、青蒲芦茶。

● **来　　源**　为天南星科植物藤橘*Pothos chinensis*（Raf.）Merr.的根。

● **生境分布**　生在阴暗湿润的地方，其气根生长在石上或树上。分布于广西各地。

● **植物形态**　附生藤本，长0.4～6 m。茎略带木质，淡褐色，近圆柱形，具纵条纹，粗约2 cm，节间长1～4 cm，节上常束生长1～3 cm的气生根；分枝，枝下部常具鳞叶1枚，鳞叶线形，长4～8 cm，宽3～7 mm，锐尖，具多数平行纵脉。叶片纸质，椭圆形、披针状卵形至披针形，基部钝；侧脉4对，最下一对基出，弧形上升，细脉多数，近平行；叶柄侧卵状长圆形或楔形，长1～4 cm，宽0.5～1.2 cm，约为叶片大小的1/6。花序腋生，基部具苞片4～6枚；苞片卵形，长约5 mm，上部的渐大，纵脉多数；花序柄长0.8～2 cm；佛焰苞卵状，绿色，长约8 mm，宽10～15 mm，锐尖；肉穗花序短，椭圆形至近球形，淡绿色或淡黄色，长7～11 mm，粗5～10 mm；花序梗长3～8 mm。浆果黄绿色至红色，卵形或长圆形，长约1 cm。花果期四季。

● **采集加工**　3～4月或9～10月采收，鲜用或晒干备用。

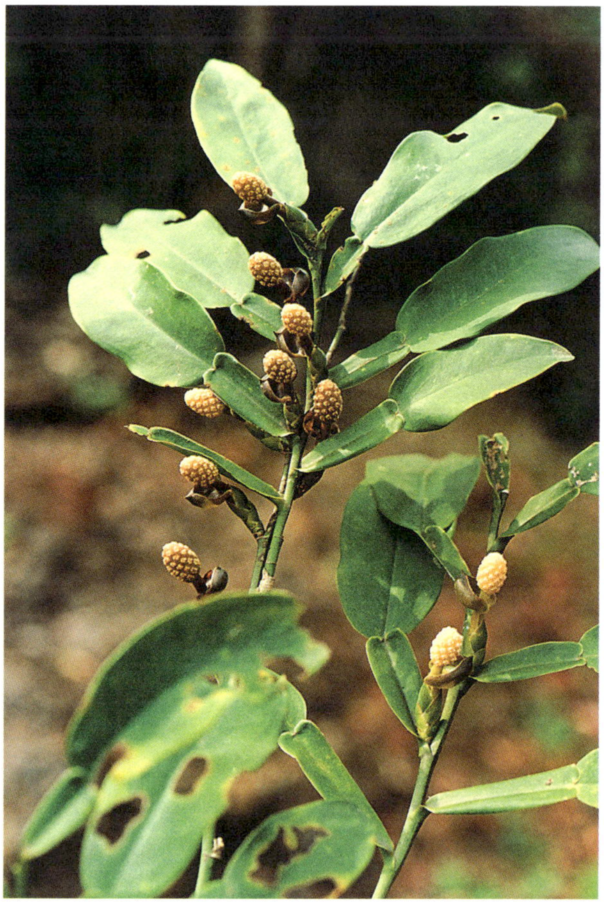

● **性能主治**　苦、辛，微温。理气止痛，畅通谷道，祛风邪，除湿毒，清热解毒。用于心口痛，疝气，脚气，小儿疳积，风湿骨痛，肢体麻木，耳疮。

● **用　　量**　5～20 g，外用适量。

● **临床应用**

1. 小儿疳积：石葫芦6 g，桐寄生10 g，大叶金不换10 g，猪肝或鸡肝50 g，蒸服。

2. 风湿骨痛：石葫芦10 g，桑枝15 g，桂枝6 g，羌活10 g，杜仲12 g，宽筋藤15 g，四方木12 g，九里香10 g，水煎服。

3. 跌打损伤，骨折：石葫芦20 g，水煎服；另用鲜药捣烂外敷。

4. 脚气：石葫芦、樟木、豆豉姜、黄柏、蒲公英、苦参各15 g，水煎外洗。

● **现代研究**　化学研究：含抗蛇毒成分琥珀酸和香草酸等。

仙人掌

Dujmamq

● **别　　名**　龙舌、观音掌、观音刺、神仙掌。

● **来　　源**　为仙人掌科植物仙人掌 *Echinopsis multiplex*（Pfeiff.）Zucc.的茎。

● **生境分布**　生于村边石上，海滨沙滩等处亦有栽培。分布于广西、广东、贵州、四川、云南等地。

● **植物形态**　灌木，高约3 m。茎下部稍木质，近圆柱形，上部肉质，扁平，绿色，具节；每节卵形或矩圆形，长15～20 cm，光亮，散生多数瘤体，每一小瘤体上密生黄褐色卷曲柔毛，并有利刺。叶肉质，细小，披针形，先端尖细，紫红色，基部绿色，生于每个瘤体的刺束之下，早落。花黄色，直径达7～8 cm，单生或数朵着生于扁化茎的顶部边缘；雄蕊多数，呈数轮。果肉质，卵圆形，长5～7 cm，紫红色，被细硬毛。种子多数。

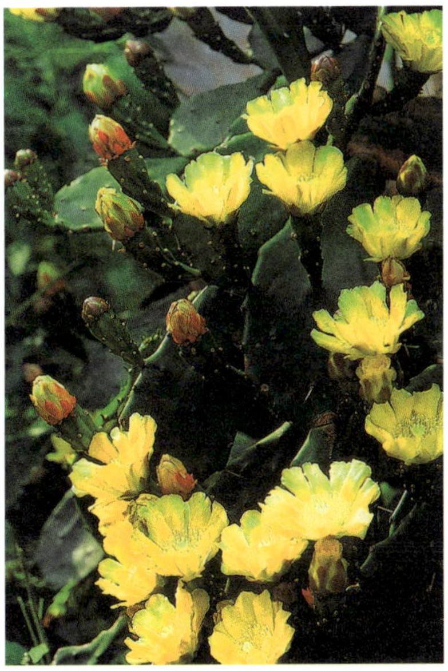

● **采集加工**　全年可采，鲜用或切片晒干备用。

● **性能主治**　苦，寒。调气解毒，排脓生肌，凉血止血。用于胸痛，心下痛，腹部痞块，咽喉痛，肺痈，乳痈，疮痈，虫蛇咬伤，水火烫伤，血热出血。

● **用　　量**　20～50 g，外用适量。

● **临床应用**

1. 心下痛：鲜仙人掌30 g，牛肉50 g，调味炒食。
2. 腹中痞块：鲜仙人掌50 g，青黛（布包）10 g，七叶一枝花15 g，炖肉服；另用仙人掌适量，捣烂，酒炒热敷患处。
3. 乳痈初起：仙人掌适量，捣烂焙热熨患处。
4. 虫蛇咬伤：仙人掌适量，捣烂取汁搽患处。

● **现代研究**　化学研究：本品含甜菜定、甜菜宁等生物碱，还含异鼠李素等黄酮类化合物、有机酸、糖类、三萜化合物、蛋白质及脂肪油。

三头水蜈蚣

Gosamremj

● **别　　名**　金钮子、护心草。

● **来　　源**　为莎草科植物三头水蜈蚣*Kyllinga triceps* Rottb. 的全草。

● **生境分布** 生于旷野潮湿处。在广西，主要分布于岑溪，广东亦有分布。

● **植物形态** 多年生草本，高8～25 cm。秆丛生，扁三棱形，细弱，基部呈鳞茎状膨大，外有棕色疏散的叶鞘。叶短于秆，宽2～3 mm，折合或平张，边缘疏生细刺。叶状苞片2～3枚，长于花序，开展，后期向下反折；穗状花序常3个，排列紧密，中间者较大，宽卵圆形，长5～6 mm，侧生者球形，均具多数小穗；小穗排列紧密，长2～2.5 mm；鳞片卵状椭圆形，长2～2.5 mm，具红褐色斑点，脉7条；雄蕊1～3枚；柱头2。小坚果长圆形，扁平凸状，长约为鳞片的2/3。花果期5～9月。

● **采集加工** 春、夏季采收，洗净，鲜用或晒干备用。

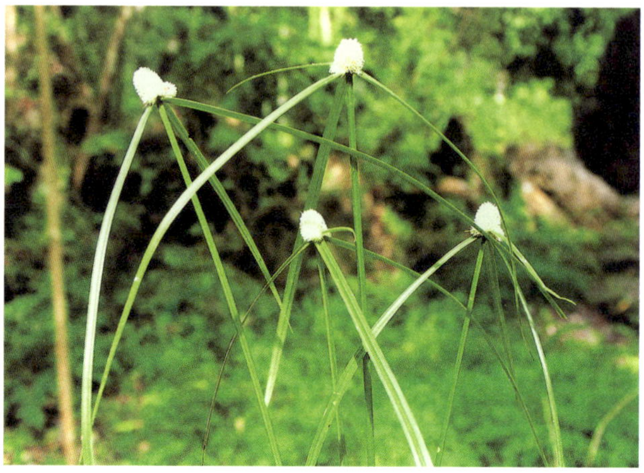

● **性能主治** 辛，微温。调气活血，祛风除湿，化瘀止血。用于肝气胁痛，不思饮食，痛经，闭经，风湿骨痛，刀伤。

● **用　　量** 30～60 g，外用适量。

● **临床应用**

1. 气滞肚痛：三头水蜈蚣30 g，十八症15 g，水煎服。
2. 痛经：三头水蜈蚣、水案板各30 g，水煎服。
3. 跌打伤痛：鲜三头水蜈蚣100 g，捣烂加酒200 ml拌匀，绞取汁100 ml服；药渣敷伤处。
4. 刀伤出血：三头水蜈蚣适量，捣烂敷伤处。
5. 风湿骨痛：三头水蜈蚣、透骨香、大叶南五味各适量，捣烂酒炒热敷患处。

金盏菊

Vajsamcimj

● **别　　名** 大金盏花、水涨菊、山金菊、金盏花。

● **来　　源** 为菊科植物金盏菊*Calendula officinalis* L. 的花、根。

● **生境分布** 生长于温暖向阳、土地肥沃疏松之处，多为栽培。分布于广西、广东、四川、贵州等省区。

● **植物形态** 一年生草本，高30～60 cm，茎直立，基部木质，上部可分枝，被腺状柔毛。叶无柄；下部叶叶片匙形；上部叶叶片长圆状披针形或长圆状倒卵形，长4～9 cm，宽1～2.5 cm，顶端钝或尖，基部多少抱茎。头状花序单生枝顶，直径2.5～5 cm；外缘花雌性，结实，舌状，舌片宽4～5 cm，顶端有3齿，淡黄色至橙黄色；中央花两性，不育，管状，檐部扩大，具5浅裂。瘦果淡黄色或淡褐色，全部内弯；外层的大，长可达5 mm，半内弯，背面常有数行皮刺，顶端是内向弧长喙；中层的舟状，较宽而小，背面具纵肋和皮刺，边缘具窄翅；内层的小，环状，无冠毛。花果期4～7月。

● **采集加工** 秋季或第二年春季采花及根，洗净，鲜用。

● **性能主治** 淡，平。行气止痛，凉血止痢。用于胃寒冷痛，肚痛，疝气，红白痢。

● **用　　量** 15～30 g。

● **临床应用**

1. 胃痛：金盏菊鲜根30 g，两面针10 g，水煎服。
2. 疝气：金盏菊鲜根30 g，水煎酒调服。
3. 红白痢：金盏菊鲜花10朵，酌加冰糖，水煎服。

● **现代研究**

1. 化学研究：花含金盏黄素、胡萝卜素、番茄烃、蝴蝶梅黄素、毛茛黄素、玉红黄质、挥发油、树脂、黏液质、有机酸、生物碱等。根含三萜烯苷类金盏花苷B等。
2. 药理学研究：金盏菊稀乙醇提取物局部用药，对巴豆油致小鼠耳炎有抗炎作用，每耳1 200 μg的剂量抑制率为20%。金盏菊超临界二氧化碳提取物的抗炎作用较强，每耳75 μg即有抗炎作用，每耳1 200 μg的抑制率达70.7%。

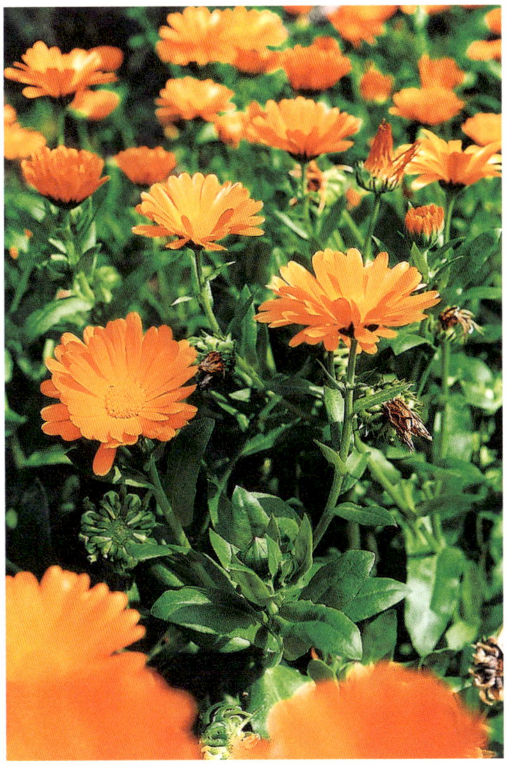

莎　草

Nyaheumouh

● **别　　名** 香头草、地沟草、土香草、三棱草。

● **来　　源** 为莎草科植物莎草*Cyperus rotundus* L.的茎叶。

● **生境分布** 生于田野，喜温和潮湿的疏松土壤和黏壤土。分布于广西各地，全国大部分地区亦有分布。

● **植物形态** 多年生草本，高15～60 cm。匍匐根状茎长，具椭圆形块茎。秆呈三棱形，基部呈块茎状。叶鞘棕色，常裂成纤维状，叶宽2～5 mm，平张。叶状苞片2～3枚，常长于花序；长侧枝聚伞花序简单或复出，具3～10个辐射枝，辐射枝最长达12 cm；穗状花序陀螺形，具3～10个小穗；小穗线形，长1～3 cm，小穗轴具较宽白色透明的翅；鳞片覆瓦状排列，长圆状卵形，长约3 mm，具5～7脉；雄蕊3枚，花药线形，暗血红色，药隔突出；柱头3裂，细长。小坚果长圆状倒卵形，有三棱，长为鳞片的1/3～2/5，具细点。花果期5～11月。

● **采集加工** 全年可采，鲜用或晒干备用。

● **性能主治** 苦，寒。行气止痛，解郁闷，祛风邪，止痛痒。用于胸痛，胁痛，心口痛，痛经，皮肤风痒。

● **用　　量**　15～30 g，外用适量。

● **临床应用**

1. 胁痛：莎草15 g，附子20 g，水煎服。

2. 痛经：莎草15 g，香附6 g，水煎服。

3. 痈疽肿毒：鲜莎草适量，捣烂敷患处。

4. 水肿，小便短少：鲜莎草适量，捣烂敷涌泉、关元穴。

5. 痈肿：莎草鲜茎叶适量，捣烂敷患处。

● **现代研究**　化学研究：含腺苷酸激酶和两种已知黄曲霉毒素等。

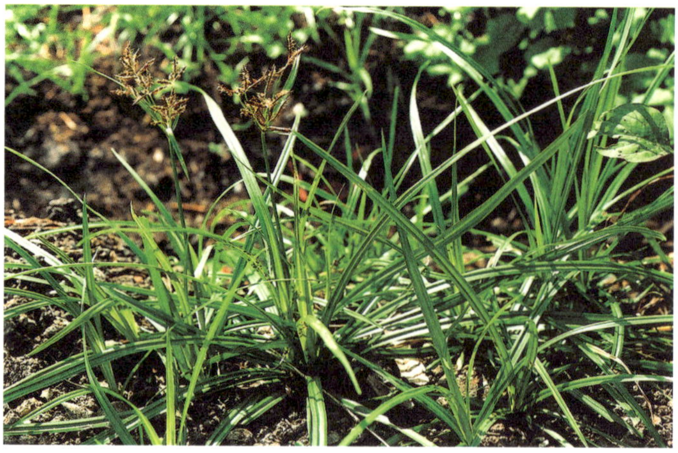

黄　皮

Makmaed

● **别　　名**　黄弹、黄檀。

● **来　　源**　为芸香科植物黄皮*Clausena lansium*（Lour.）Skeels的叶、果实、根。

● **生境分布**　多为栽培。分布于广西各地，广东、福建等省亦有分布。

● **植物形态**　小乔木，高可达12 m。幼枝、花轴、叶轴、叶柄及嫩叶片下面脉上均有集生成簇的丛短毛及长毛，有香味。单数羽状复叶；小叶5～13，互生，卵形或椭圆状披针形，长6～13 cm，宽2.5～6 cm，顶端锐尖或短渐尖，基部宽楔形，不对称，边浅波状或具浅钝齿。顶生聚伞状圆锥花序，花枝广展，多花；花白色，有芳香，直径约5 mm；萼片、花瓣各5片，分离；雄蕊8～10枚，着生于一伸长的花盘周围；子房密被毛。浆果球形、扁圆形，长1.2～3 cm，淡黄色至暗黄色，密被毛。

● **采集加工**　叶、根全年可采，洗净，鲜用或晒干备用。果实6月采摘。

● **性能主治**　叶：辛，凉。果实：甘、酸，温。通气道，祛风邪，清解热毒。用于气胀肚痛，黄肿，小便不利，瘴毒，疥疮，温病身热，咳嗽哮喘。根：辛、微苦，温。行气止痛，疏通谷道及气道，消肿利水。用于食滞谷道，气滞心下痛，胸膈满痛，痰饮咳喘，蛔虫上攻，黄病，瘴毒。

● **用　　量**　15～30 g，外用适量。

● **临床应用**

1. 胃痛：黄皮叶或根15 g，陈皮9 g，水煎服。

2. 预防伤风：黄皮叶20 g，水煎代茶饮。

3. 流感，感冒，疟疾：黄皮叶15 g，三叉苦15 g，桉树叶12 g，水煎服。

4. 痰咳哮喘：鲜黄皮果适量，用食盐腌，用时取15 g，开水冲服。

5. 食积胀满：腌黄皮果20 g，水煎服。

6. 胃痛：黄皮根30 g，水煎服。

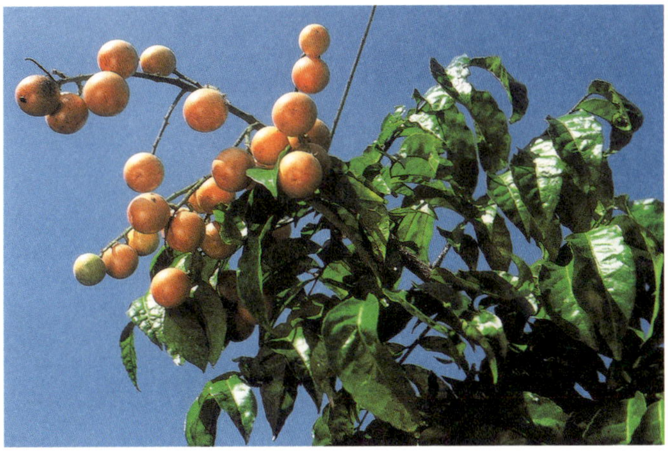

● **现代研究**

1. 化学研究：叶含新黄皮酰胺、环黄皮酰胺、黄皮酰妥、3,4二氢-3羟基-1甲基-3,5二苯基-2（IH）-吡啶酮、异新黄皮酰胺等。种子含黄皮叶酰胺A、黄皮叶酰胺B、黄皮叶酰胺C等。根含七叶黄皮碱、黄皮香豆精等。

2. 药理学研究：

（1）降血糖作用：黄皮中含黄皮香豆精成分，可使正常小鼠、甲氧嘧啶糖尿病小鼠血糖降低，并对抗肾上腺引起的小鼠血糖升高。

（2）抗脂质过氧化及清除自由基作用：黄皮酰胺可抑制铁-半胱氨酸体系引起的大鼠脑、心、肝和睾丸微粒体脂质过氧化，还可清除PMA（佛波醇豆蔻酸乙酯）刺激人体多形核白细胞所产生的氧自由基。

假蒟叶

Gobyaekbat

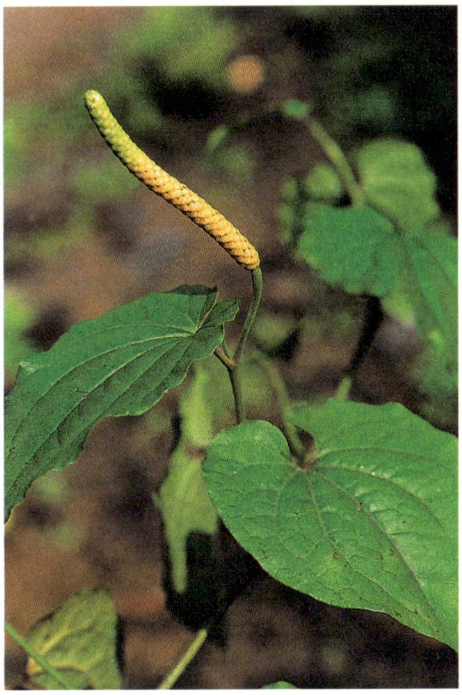

● **别　　名**　荜拨叶、哈蒟、大柄蒌、马蹄蒌。

● **来　　源**　为胡椒科植物假蒟*Piper sarmentosum* Roxb. 的叶。

● **生境分布**　生于村旁、山谷，常攀缘在树上或石上。在广西主要分布于防城港、凌云、岑溪、贵港、博白等地，广东、云南、贵州、江苏、湖南、浙江等省亦有分布。

● **植物形态**　亚灌木，近直立或上部攀缘状，通常高50～100 cm。叶薄，互生，宽卵形或近圆形，长宽各7～14 cm，基部截形或浅心形；叶柄长1～4.5 cm。花单性，雌雄异株，无花被，穗状花序；雄花序长约2 cm；总花梗与花序轴等长或略短，无毛；苞片中央着生于花序轴上，盾状，扁圆形；雄蕊2，花丝长约为花药的1倍；雌花序长6～8 mm，结果时长达1 cm；柱头3～5，顶生，有毛。浆果球形，直径约2 mm，嵌生于肉质花序轴中。

● **采集加工**　夏、秋季采集，洗净，鲜用或阴干备用。

性能主治 辛、苦，温。通调龙路、火路，散瘀血，止疼痛，除湿毒，通水道。用于肚痛，心下胀满，风湿腰痛，跌打损伤，外伤出血，产后浮肿。

用　　量 9～15 g，外用适量。

临床应用

1. 气滞腹痛：假蒟叶15 g，水煎服。
2. 风湿腰痛：假蒟叶15 g，鸡血藤20 g，刺果藤10 g，水煎服。
3. 产后脚肿：假蒟叶、土党参各15 g，水煎服；渣水煎洗脚。
4. 伤风咳嗽：假蒟叶15 g，猪血50 g，炖服。
5. 跌打损伤，外伤出血：鲜假蒟叶适量，捣烂敷患处。

乌　药

Fwnzcenzdongz

别　　名 旁其、台乌、铜钱柴、斑纹柴。

来　　源 为樟科植物乌药*Lindera aggregata*（Sims）kosterm. 的根。

生境分布 生于海拔100～1 000 m的向阳山坡、山谷疏林中或林缘。分布于广西、安徽、浙江、江西、福建、台湾、湖南、广东、海南、贵州等地。

植物形态 灌木或小乔木，高可达5 m。树皮灰褐色。幼枝绿色，密被锈色绢毛，后渐脱落。根纺锤形或结节状膨大，外面棕褐色，表面有细皱纹，具香味。叶柄长4～8 mm，被毛；叶片革质，卵形、近圆形或椭圆形，长2.5～7.5 cm，宽1.5～4.5 cm，先端长渐尖，基部圆形，上面绿色有光泽，下面灰白色，密被棕褐色柔毛，后渐脱落，基出脉3条。花单性，雌雄异株，伞形花序腋生，常6～8个花序集生长于1～2 mm的短枝上，花被片6片，黄绿色，外面被白色柔毛，内面无毛；能育雄蕊9枚，3轮，第3轮雄蕊花丝基部有一对宽肾形具柄腺体，花药2室，内向瓣裂，退化雌蕊坛状；雌花的退化雄蕊长条状，子房椭圆形，被褐色短柔毛。果实卵形或近圆形，直径4～7 mm，成熟时紫黑色，果梗长5～8 mm。花期3～4月，果期5～11月。

采集加工 冬、春季采挖，除去须根，洗净，晒干备用。

性能主治 辛，温。调气止痛，温肾散寒。用于气逆胸腹胀痛，宿食不消，反胃吐食，膀胱虚冷，寒疝，脚气，小便频数，痛经。

用　　量 3～20 g。

临床应用

1. 心腹气痛：乌药10 g，橘皮3 g，苏叶3 g，水煎服。
2. 气厥头痛，产后头痛：乌药10 g，川芎6 g，水煎服。
3. 产后腹痛：乌药10 g，当归10 g，元胡15 g，木香6 g，甘草3 g，水煎服。
4. 小肠疝气：乌药20 g，升麻15 g，水煎服。

5. 干湿脚气：乌药20 g，莳萝3 g，苦楝子10 g，水煎服。

6. 小儿慢惊：乌药3 g，磨水灌服。

7. 血痢：乌药、马齿苋、旱莲草各10 g，水煎服。

8. 痛经：乌药10 g，马鞭草12 g，水煎服。

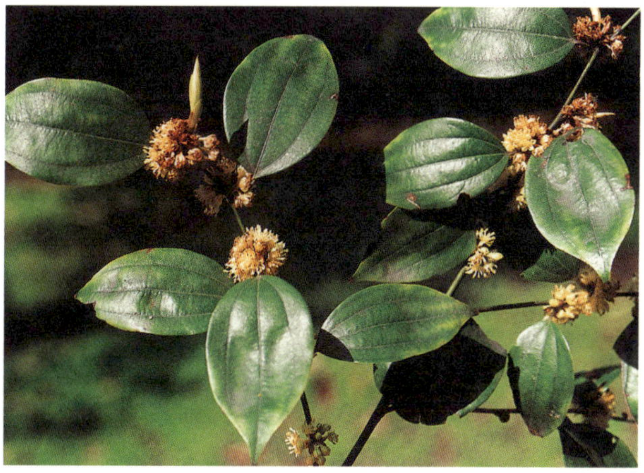

● **现代研究**

1. 化学研究：主要含挥发油，油中成分含十几种呋喃倍半萜类化合物，如乌药烯、乌药烯醇、乌药根烯、乌药内酯、异乌药内酯、乌药醚内酯、氧化乌药烯等。

2. 药理学研究：用乌药长期喂大鼠，可使其体重快速增加。根茎中含母菊，有抗炎、抗真菌活性的作用。

三叶木通

Gaeudongjbyah

● **别　　名**　小木通、山木通、川木通。

● **来　　源**　为毛茛科植物小木通*Clematis armandii* Franch.的茎、根。

● **生境分布**　生于山坡、山谷、路边灌木丛中或水沟旁。分布于广西、陕西、甘肃、福建、湖北、湖南、广东等地。

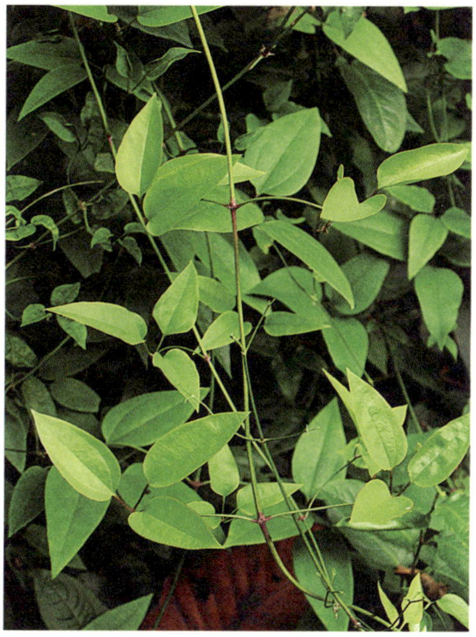

● **植物形态**　木质藤本，高可达6 m。茎圆柱形，有纵条纹，小枝有棱。三出复叶，叶片革质，卵状披针形，顶端渐尖，基部圆形、心形或宽楔形，全缘。聚伞花序或圆锥状聚伞花序；腋生花序基部有多数宿存三角状卵形的芽鳞；花序下部苞片近长圆形，常3浅裂，萼片4～5片，开展，白色，偶带淡红色，大小变异较大；雄蕊无毛。瘦果扁，卵形至椭圆形，长4～7 mm，疏生柔毛，宿存花柱长可达5 cm，有白色长柔毛。花期3～4月，果期4～7月。

● **采集加工**　秋季采收，截成长段，刮去外皮，鲜用或晒干备用。

● **性能主治**　淡、苦，寒。理气清热，通调水道，利尿，通经下乳。用于尿路感染，水肿，淋病，小便不利，肾炎水肿，关节痹痛，闭经，乳少。

● **用　　量**　3～6 g，外用适量。

● **临床应用**

1. 急性肾炎，尿路感染，水肿：三叶木通6 g，水煎服。

2. 水肿：三叶木通6 g，车前草20 g，茅根20 g，金钱草20 g，海金沙15 g，半边莲15 g，牛膝10 g，金银花10 g，水煎服。

3. 急性关节炎，跌打损伤：三叶木通根6 g，水煎服，或用三叶木通鲜根适量，捣烂敷患处。

4. 乳汁不通，闭经，睾丸炎：三叶木通6 g，水煎服。

土沉香

Cinzyangjdoq

● **别　　名**　白木香、牙香树、六麻树。

● **来　　源**　为瑞香科植物土沉香*Aquilaria sinensis*（Lour.）Gilg. 的心木。

● **生境分布**　生于热带、亚热带山地常绿林中和季雨林中。分布于广西、福建、广东等省区。

● **植物形态**　常绿乔木，高达30 m。幼枝被绢状毛。叶互生，稍带革质，椭圆状披针形、披针形或倒披针形，长5.5～9 mm，先端渐尖，全缘，下面叶脉有时被绢状毛；具短柄，长约3 mm。伞形花序，无梗钟形，5裂，裂片卵形，长0.7～1 cm，喉部具密被白色绒毛的鳞片10枚，外被绢状毛，内密被长柔毛；子房上位，长卵形，密被柔毛；花柱极短，柱头大，扁球形。蒴果卵形，木质，扁压状，长4.6～5.2 cm，密被灰白色绒毛，基部有略为木质的宿存花被。种子通常1枚，卵圆形，基部具角状附属物，长为种子的2倍。花期3～4月，果期5～6月。

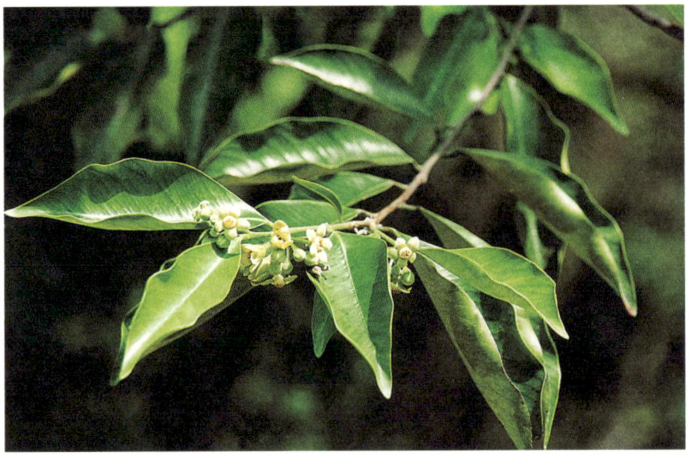

● **采集加工**　全年可采，取心木，去皮，晒干备用。

● **性能主治**　辛，温。降气温中，暖胃纳气。用于气逆喘息，呕吐呃逆，脘腹胀痛，腰膝虚冷，大肠虚秘，小便气淋，男子精冷。

● **用　　量**　2～5 g。

● **临床应用**

1. 胸膈痞塞，心腹胀满，喘促气短：土沉香5 g，香附12 g，缩砂仁6 g，甘草3 g，水煎服。

2. 肾脏风毒流注，腰腿疼痛，腹胁滞闷：土沉香5 g，鹿茸5 g，炮附子、牛膝各10 g，水煎服。

● **现代研究**

1. 化学研究：本品含挥发油及树脂等。

2. 药理学研究：沉香水煮液（1∶1）和水提醇沉液（1∶1）均可抑制鼠离体肠的自主收缩（终浓度分别为2 mg/ml、4 mg/ml、6 mg/ml），对抗组胺、乙酰胆碱引起的痉挛性收缩；对整体动物能使新斯的明引起的小鼠肠推进运动减慢（2.0 g/kg，ip），呈现肠平滑肌解痉作用；使麻醉猫注射乙酰胆碱后肠管收缩幅度降低，蠕动减慢（1.8 g/kg，iv）。

姜　黄

Gogwngj （gingjhen）

● **别　　名**　宝鼎香、黄姜、毛姜黄。

● **来　　源**　为姜科植物姜黄*Curcuma longa* L. 的根茎。

● **生境分布**　多种植于向阳、土壤肥厚质松的田园中，偶有半野生的。分布于广西、福建、台湾、广东、四川、云南等省区。

● **植物形态**　多年生草本，高80～120 cm。须根粗壮，末端膨大成纺锤状的块根。根茎肥厚，多汁，主根茎卵形呈陀螺状，侧生根茎指状，断面橙黄色。有叶片4～7，二列，叶柄与叶片等长或较短；叶片窄椭圆形，长20～50 cm，宽5～15 cm，先端渐尖，基部楔形，下延至叶柄，上面黄绿色，下面浅绿色，无毛。圆柱形穗状花序于叶鞘中央抽出，长12～20 cm，缨部苞片粉红色或淡红紫色，腋内无花，中下部苞片卵形，先端圆或钝尖，嫩绿色，腋内有花数朵，有小苞片数枚，透明白色，具3钝齿；花冠管漏斗状，喉部密生柔毛，裂片3片，上方一片较大，先端卷曲略为兜状，两侧裂片长椭圆形；侧生退化雄蕊花瓣状，黄色。花期8～11月。

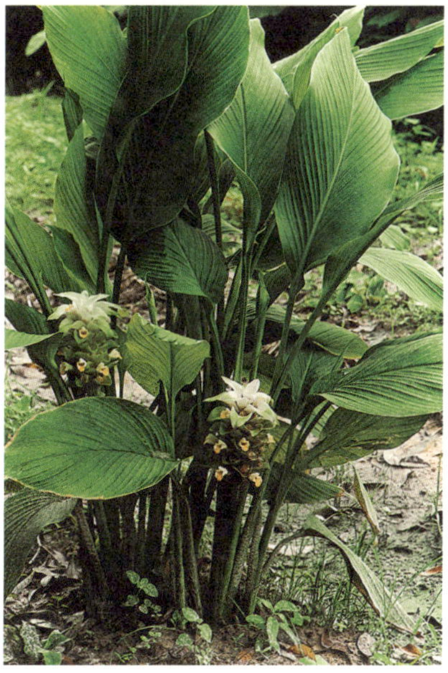

● **采集加工**　秋、冬季采挖根茎，煮或蒸至透心，除去外皮，晒干备用。

● **性能主治**　辛、苦，温。破血行气，通经止痛。用于心腹痞满胀痛，臂痛，癥瘕，妇女血瘀闭经，产后瘀停腹痛，跌打损伤，痈肿。

● **用　　量**　3～9 g，外用适量。

● **临床应用**

1. 心绞痛：姜黄、当归各30 g，木香、乌药各15 g，碾末，每次3 g，茱萸醋汤调服。

2. 月经不调：姜黄、丁香、当归、芍药各15 g，碾末，每次2 g，温酒调服。

3. 手臂疼痛：姜黄、甘草、羌活各10 g，白术15 g，水煎服。腰痛加海桐皮、当归、芍药。

4. 跌打损伤，骨折痛肿：姜黄6 g，田七3 g，水煎服。

5. 疮癣痛痒：姜黄、辣椒适量，捣烂敷患处。

6. 肝脾肿大，肝炎腹胀：姜黄6 g，大腹皮10 g，排钱草根10 g，水煎服。

● **现代研究**

1. 化学研究：本品含精油4.2%～14.0%、脂肪油4.4%～12.7%和水分10%～12%。挥发油中主要含姜黄酮（24.07%）、芳姜酮（18.38%）、姜黄烯（12.17%）。

2. 药理学研究：

（1）对血液系统作用：姜黄素对二磷酸腺苷诱导的大鼠和猴血小板聚集有抑制作用。延长雄性小鼠血浆复钙时间。

（2）抗炎作用：姜黄挥发油对弗氏佐剂造成的大鼠关节炎有抗炎作用，其抗炎机理是通过垂体-肾上系统发挥作用的。

（3）抗菌作用：姜黄提取物及姜黄素对八叠球菌、加夫基氏球菌、棒状杆菌、梭状芽孢杆菌、葡萄球菌、链球菌、芽孢杆菌等有抑制作用。姜黄素可能作为一种光敏药物应用于牛皮癣、癌症、细菌和病毒性疾病的光疗。

砂　仁

Cahyinzcaenh

● **别　　名**　缩砂仁、缩砂密、阳春砂仁、绿壳砂。

● **来　　源**　为姜科植物砂仁*Amomum villosum* Lour. 的成熟果实或种子。

● **生境分布**　栽培或野生于山地阴湿处。在广西主要分布于东兴、龙津、宁明、龙州等地，福建、广东、云南等省亦有分布。

● **植物形态**　株高1.5～3 m。茎散生，根茎匍匐地面。节上被褐色膜质鳞片。中部叶片长披针形，长约37 cm，宽约7 cm，上部叶片线形，长约25 cm，宽约3 cm，顶端尾尖，基部近圆形，两面光滑无毛，无柄；叶舌半圆形，长3～5 mm；叶鞘上有略凹陷的方格状网纹。穗状花序椭圆形，被褐色短绒毛；鳞片膜质，椭圆形，褐色或绿色；苞片披针形，膜质；小苞片管状，一侧有一斜口，膜质，无毛，顶端具三浅齿，白色，基部被疏生柔毛；花冠管长约1.8 cm；裂片倒卵状长圆柱形，白色；唇瓣圆匙形，白色，顶端具二裂而反卷，有黄色小尖头，中脉凸起，黄色带紫红色，基部具两个紫色的痂状斑，具瓣柄；子房被白色柔毛。蒴果椭圆形，成熟时紫红色，干后褐色，表面被不分裂或分裂的柔刺。种子多角形，有浓郁的香气，味苦凉。花期5～6月，果期8～9月。

● **采集加工**　在果将熟时剪下果穗，置竹帘或草席上用微火烘至半干，趁热喷冷水一次，使其骤然收缩，从而果皮和种子团紧密结合，或于果实快干时上覆樟树叶，继续用微火（多用砻糠或木炭）烘干，使香气更为浓郁。

● **性能主治**　辛，温。调理谷道，行气宽中，健胃消食，醒脾化湿。用于胃腹胀痛，食欲不振，恶心呕吐，肠炎，痢疾，胎动不安。

● **用　　量**　3～10 g。

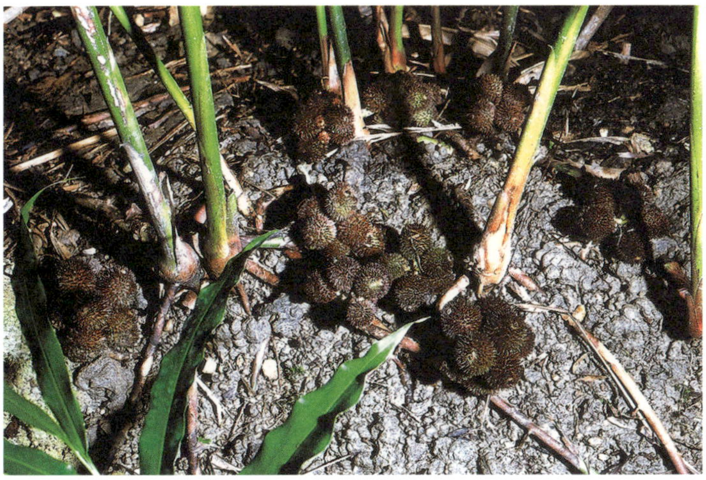

● **临床应用**

1. 胃痛：砂仁10 g，炖猪肚服。
2. 胃寒呕吐，妊娠呕吐：砂仁5 g，生姜3 g，水煎服。
3. 痰气膈胀：砂仁6 g，捣碎，以萝卜汁浸透，焙干碾末，开水冲服。
4. 呕吐，腹中虚痛：砂仁5 g，粳米50 g，煮粥加糖温热服。
5. 小儿久泻脱肛：砂仁3 g，碾末，猪肾1个，蒸服。
6. 一切食毒：砂仁6 g，碾末，开水冲服。
7. 牙齿疼痛：砂仁适量，经常嚼食。

● **现代研究**

1. 化学研究：砂仁含芳香醇、橙花叔醇和乙酸龙脑酯。精油含α–侧柏烯、β–蒎烯、月桂烯、α–水芹烯、罗勒烯等。

2. 药理及毒理学研究：可使豚鼠及大鼠肠管平滑肌兴奋，使小鼠的肠道推进运动加快。砂仁的种子提取物对豚鼠离体回肠管节律性的收缩幅度和频率有增加作用，随着浓度的增大，作用增强。对由二磷酸腺苷诱发的家兔血小板聚集有明显的抑制作用，随剂量增加，作用时间相对延长，明显保护了由花生四烯酸及胶原与肾上腺素混合剂诱发的急性死亡。

广西莪术

Ginghgvun

● **别　　名**　毛莪术、桂莪术。

● **来　　源**　为姜科植物莪术*Curcuma kwangsiensis* S. G. Lee et C. F. Liang的根状茎。

● **生境分布**　生于山坡、村旁或林下半阴湿肥沃土壤上。野生或栽培。在广西主要分布于南宁、上思、贵港、灵山、百色等地，广东、四川、云南、福建、台湾等地亦有分布。

● **植物形态**　多年生宿根草本，高可达1 m。主根茎有环纹，浅褐色，断面白色或淡黄色，卵圆形至卵形，较小，侧根茎指状。叶鞘很长，约10 cm，被短柔毛。叶具柄，柄长为叶片的1/4，叶片两面密被粗柔毛，有的类型沿中脉两侧有紫晕。穗状花序圆柱状，先叶或与叶同时从根茎抽出，或从叶鞘中央抽出，冠苞片长椭圆形至卵状披针形，顶端粉红色至淡紫色，腋内无花；中下部孕苞片卵形，淡绿色，腋内有花。蒴果卵状三角形，光滑。种子长圆形，具假种皮。花期4～9月。

● **采集加工** 冬季茎叶枯萎后采挖，除去地上部分和鳞叶等，洗净，水煮或蒸至透心，晒干后除去须根。

● **性能主治** 苦、辛，温。通调两路，行气止痛，破血消积，抗肿瘤。用于血瘀所致的慢性气管炎，闭经腹痛，食积胀痛，早期宫颈癌，跌打损伤。

● **用　　量** 5～10 g。

● **临床应用**

1. 慢性气管炎：广西莪术、木防己各5 g，马鞭草15 g，水煎服。
2. 泌尿系结石：广西莪术10 g，三棱10 g，皂刺9 g，牛膝12 g，薏苡仁15 g，青皮、枳壳各9 g，水煎服。
3. 中期引产蜕膜残留：广西莪术、三棱各9 g，肉桂3 g，五灵脂9 g，生大黄6 g，共碾末，每次3 g，开水冲服。
4. 癌肿：广西莪术10 g，半枝莲10 g，三棱10 g，七叶一枝花6 g，水煎服。

● **现代研究**

1. 化学研究：根茎含挥发油1%～2.5%，挥发油的主要成分为龙脑（11.3%）、莪术呋喃酮（9.92%）、吉马酮（7%）、莪术醇（4.15%）及多种倍半萜衍生物和桉油精、异龙脑、松油醇、丁香酚等，尚含有表莪术酮、莪术烯等。此外还有姜黄素及两种似黄色素成分、三萜酸、淀粉、黏液、树脂、β-谷甾醇、棕榈酸、桂莪术内酯、胡萝卜素等。

2. 药理及毒理学研究：

（1）抗肿瘤作用：广西莪术对艾氏腹水癌细胞有直接破坏作用；口服和腹腔注射对小鼠肉瘤S-180有抑制作用；从广西莪术挥发油中提取出的结晶莪术醇对小鼠肉瘤也有抑制作用。广西莪术油制剂在体外对小鼠艾氏腹水癌细胞、615纯细小鼠的白血病（网织细胞型）及腹水肝癌的细胞有明显的抑制作用。

（2）抗腹泻作用：莪术油葡萄糖注射剂可治疗婴幼儿秋季腹泻。

（3）抗病毒、抗菌作用：莪术挥发油于试管内对金黄色葡萄球菌、β-溶血性链球菌、大肠杆菌、伤寒杆菌、霍乱弧菌有抑制作用。莪术注射液对呼吸道合胞病毒（RSV）有直接灭活作用。

（4）对血液流变血及血栓形成的影响：莪术饮片制成水提醇沉制剂能对抗二磷酸腺苷和肾上腺素诱导的血小板聚集，可抗血栓形成、改善血液流变性，起到活血化瘀的效果。

（5）抗炎作用：莪术挥发油对小鼠急性、亚急性炎症有抑制作用。

（6）抗早孕作用：莪术挥发油对小鼠、大鼠及犬有抗早孕作用，有效成分为单萜和倍半萜类，对动物子宫有兴奋作用。

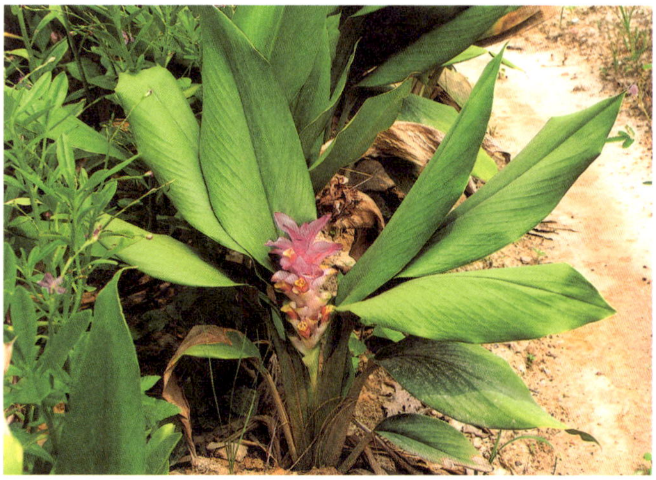

（7）抗着床作用：莪术油溶液可停止小白鼠怀孕作用，对家兔进行试验同样有类似结果。

（8）莪术能直接兴奋胃肠道，偶有用于气胀绞痛。

（9）抗溃疡作用：莪术油灌胃，对大鼠慢性实验性胃溃疡、大鼠幽门结扎性胃溃疡、水浸应急性胃溃疡均呈现有非常明显的治疗作用。

（10）对微循环障碍的影响：莪术水提液局部

滴注可促进胃动脉血液恢复，完全阻止胃动脉收缩，明显促进局部微循环恢复。

（11）莪术注射液对家兔急性肾功能损伤具有保护作用。

（12）毒性：临床试用的莪术油注射液（内含莪术油1%，吐温-80 10%）小鼠腹腔及肌肉注射的LD_{50}分别为819.8 mg/kg、789.1 mg/kg。

草豆蔻

Makga

● **别　　名**　大草蔻、飞雷子。

● **来　　源**　为姜科植物草豆蔻*Alpinia katsumadai* Hayata的果实。

● **生境分布**　生于林缘、灌木丛边缘的草丛中或山坡高草丛中。分布于广西、广东等省区。

● **植物形态**　多年生草本，高1～2 m。根状茎粗壮，棕红色。叶2列，具短柄；叶片狭椭圆形或披针形，长30～55 cm，宽2～9 cm，先端渐尖，基部楔形，全缘，两面被疏毛或光滑；叶鞘膜质，抱茎，叶舌广卵形，长3～6 mm，密被绒毛。总状花序顶生，总花梗长约30 cm，密被黄白色长硬毛；花疏生，小苞片宽大，长2.5～3.5 cm，外被粗毛，花后脱落；萼筒状，长约2 cm，外被疏柔毛，一边开裂，顶端3裂；花冠白色，花冠管长约1.2 cm，上部3裂，中间裂片长圆形，两侧裂片椭圆形，唇瓣阔卵形，先端有3个浅圆裂片，边缘具缺刻，白色，内面具淡紫红色斑点；子房下位，卵圆形，密被淡黄色绢毛，花柱细长。蒴果圆球形，外被粗毛，萼宿存，熟时黄色。花期4～6月，果期5～8月。

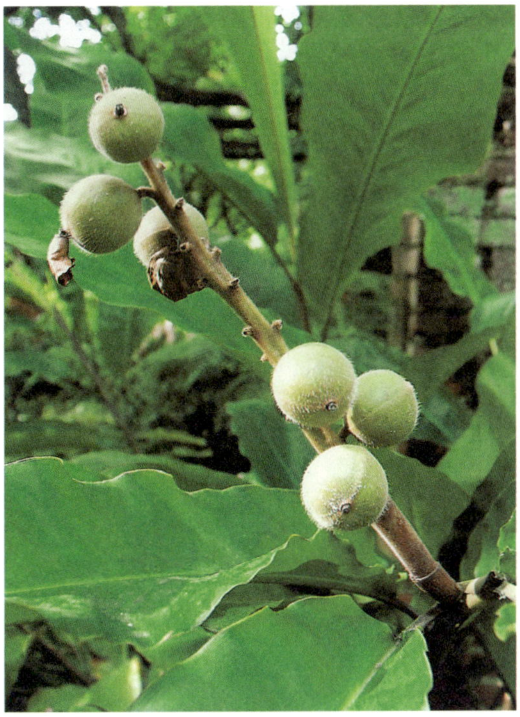

● **采集加工**　秋季果实略变黄色时采收，采得后晒至八九成干，剥去果皮，再晒至足干；或将果实用沸水略烫后晒至半干，去其果皮，再晒至足干，移至阴凉干燥处。

● **性能主治**　辛，温。温中祛寒，行气燥湿。治心、腹冷痛，痞满食滞，噎膈反胃，寒湿吐泻，痰饮积聚。

● **用　　量**　10～30 g。

● **临床应用**

1. 脾胃虚弱：草豆蔻肉15 g，生姜3 g，甘草3 g，水煎服。
2. 呕逆：草豆蔻子15 g，生姜5 g，党参15 g，炙甘草6 g，水煎服。
3. 冷痰呕逆，胸膈不利：草豆蔻15 g，半夏10 g，陈皮6 g，生姜3 g，水煎服。

● **现代研究**　化学研究：种子含山姜素、小豆蔻明等。

● **附　　注**　阴虚血少、津液不足、无寒湿者忌服。

第四章　通三道药

第一节　通谷道药

马　棘

Dujgiujbyaj

● **别　　名**　豆瓣木、野槐树、岩豆柴、山皂角。

● **来　　源**　为豆科植物马棘*Indigofera pseudotinctoria* Matsumura的全草。

● **生境分布**　生长于山坡竹林下，有栽培。在广西主要分布于隆林、田林、乐业、天峨、南丹、都安、桂林等地，广东、云南、四川、湖南、湖北等省亦有分布。

● **植物形态**　小灌木，高60～90 cm。植株被丁字毛。羽状复叶长3.5～5.5 cm；小叶7～11 cm，椭圆形或微凹，具短尖，基部圆楔形，全缘，两面及叶柄被白色丁字毛，小托叶锥状。总状花序腋生，较叶子长，长3～10 cm；花密集，长0.4～0.5 cm，萼齿花冠淡红色或紫红色；旗瓣倒卵形，外面被白色短柔毛；子房无柄，被丁字毛。荚果圆柱形，长1.5～3 cm，宽约0.3 cm，嫩时密被丁字毛。种子肾形。花期5月，果期8月。

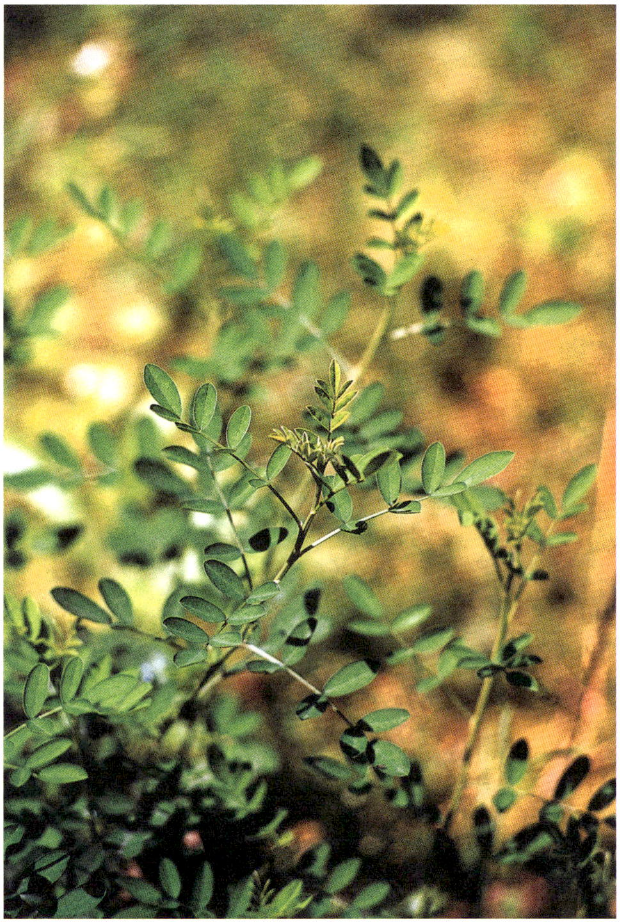

● **采集加工**　9～10月采收，洗净，鲜用或晒干备用。

● **性能主治**　苦、涩，温。通调谷道、气道，温肺止咳，解毒疗疮，通利水道。用于食滞谷道，肺寒咳嗽，痔疮，烂脚，水肿。

● **用　　量**　9～30 g，外用适量。

● **临床应用**

1. 小儿食滞谷道：马棘10 g，饿蚂蟥10 g，山楂10 g，水煎服。

2. 烂脚：马棘适量，烧灰，用麻油调敷患处。

● **现代研究**　化学研究：种子含半乳甘露聚糖等。

山芭蕉子

Go'gyoixbyaj

● **别　　名**　野蕉、大蕉。

● **来　　源**　为芭蕉科植物野蕉*Musa balbisiana* Colla 的种子。

● **生境分布**　生于山谷、溪边、低丘陵。分布于广西、广东、福建、台湾等省区。

● **植物形态**　假茎丛生，黄绿色，有大块黑斑，具匍匐茎。叶片卵状长圆形，长约2.9 m，宽约90 cm，基部耳侧不对称，叶面绿色，微被蜡粉；叶柄长约75 cm，叶翼张开约2 cm，但幼时常闭合。花序长2.5 m，雌花的苞片脱落；中性花及雄花的苞片宿存，苞片卵形至披针形，外面暗紫红色，被白粉，内面紫红色，开放后反卷；合生花被套片具条纹，外面淡紫白色，内面淡紫色；离生花被片乳白色，透明，倒卵形，基部圆形，先端内凹，在凹陷处有小尖头。果丛共8段，每段有果2列，为15～16个浆果倒卵形，长约13 cm，直径约4 cm，灰绿色，棱角明显，先端收缩成一具棱角，长约2 cm的柱状体，基部渐狭成长约2.5 cm的柄，果内具多数种子。种子扁球形，褐色，具疣。

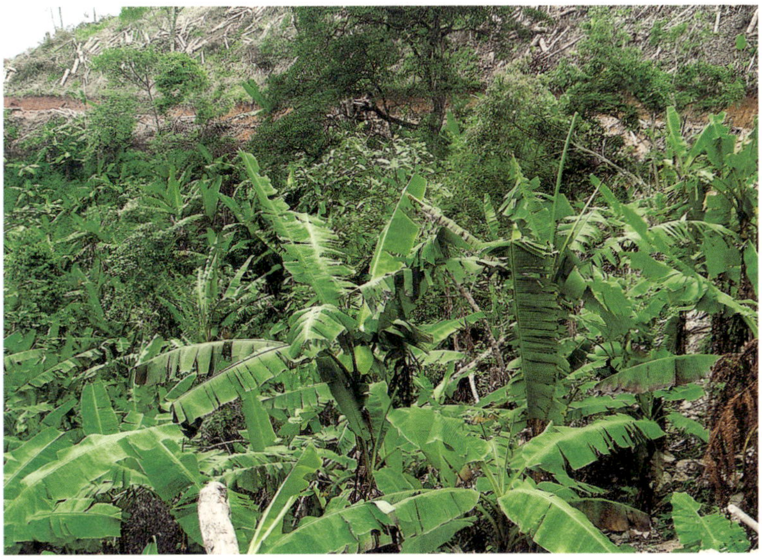

● **采集加工**　7～12月果实成熟时采收，晒干备用。

● **性能主治**　苦、辛，凉，通调谷道。用于便秘，癥瘕积聚。

● **用　　量**　45～60 g。

● **临床应用**　大便不通：山芭蕉子60 g，水煎服。

山 扁 豆

Bendouzbyaj

● **别　　名**　黄瓜香、梦草、砂子草。

● **来　　源**　为芸实科植物山扁豆*Cassia mimosoides* L. 的果实。

● **生境分布**　生于林旁、田野、路边。在广西主要分布于南宁、玉林、梧州、桂林等地，广东、云南、贵州及华北等地亦有分布。

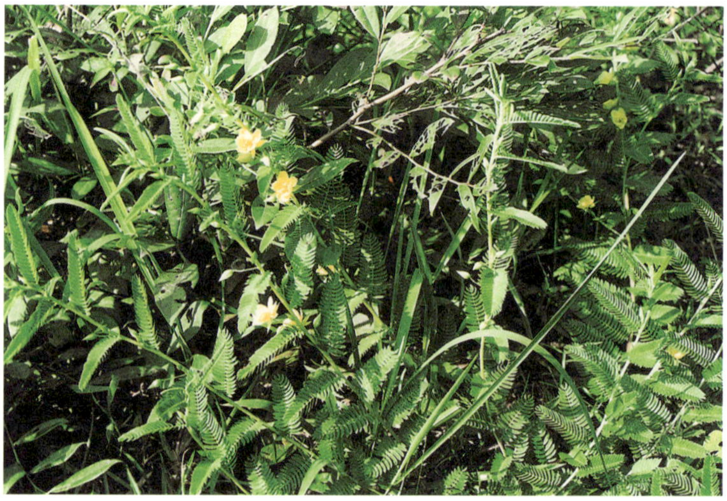

● **植物形态** 一年生或多年生亚灌木状草本，高30～60 cm，多分枝。枝条纤细，被微柔毛。叶长4～8 cm，最下面的一对小叶有圆盘状腺体；小叶20～50对，线状镰形，长3～4 cm，宽约1 cm，先端短急尖，两侧不对称；中脉靠近叶的上缘，干时红褐色；托叶线状锥形，长4～7 cm，有明显肋条。花序腋生，花一至数朵聚生，总花梗顶端具小苞片2片，长约3 cm，萼长6～8 cm，先端急尖，外面被疏柔毛；花瓣黄色，不等大，略长于萼片；雄蕊10枚，五长五短相间而生。荚果镰形，扁平，长2.5～5 cm，宽约4 cm，果柄长1.5～2 cm。种子10～16。花果期8～10月。

● **采集加工** 夏、秋季采收，洗净，晒干或焙干备用。

● **性能主治** 甘，平。除瘀血，通龙路，通调谷道、水道，消积，清热利湿。用于小儿疳积，劳伤积瘀，暑热吐泻，淋病，水肿。

● **用　　量** 5～15 g，外用适量。

● **临床应用**

1. 小儿疳积：山扁豆10 g（打碎），鸡内金5 g（焙干碾末），山药20 g，瘦猪肉50 g，蒸服。

2. 肾炎水肿：山扁豆15 g，金钱草15 g，水煎服。

3. 毒蛇咬伤：山扁豆15 g，金牛远志15 g，卵叶娃儿藤根15 g，无患子15 g，六棱菊10 g，乌桕根15 g，以上均为干品，切碎，用米酒500 ml浸泡20天。成人每次服10 ml，儿童酌减。

● **现代研究** 化学研究：根含芦荟大黄素，可做泻剂。叶含少量鞣质。

杧　果

Makgai

● **别　　名** 庵罗果、香盖、蜜望、望果。

● **来　　源** 为漆树科植物杧果*Mangifera indica* L.的果实、叶、核。

● **生境分布** 栽培于庭园或做行道树。广西、广东、云南、福建、台湾等省区均有栽培。

● **植物形态** 常绿大乔木，高10～20 m。树皮灰褐色。叶薄革质，常集生枝顶，叶形和大小变化较大，通

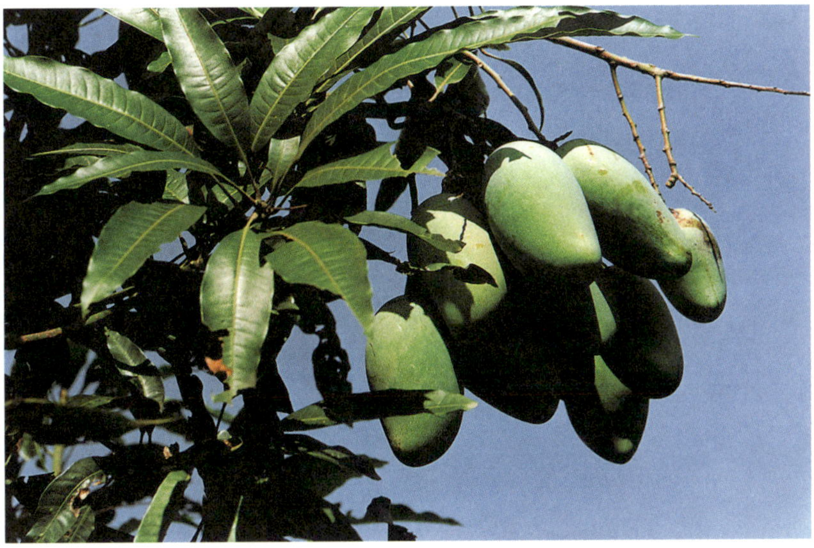

常为长圆形或长圆状披针形，长12～30 cm，宽3.5～6.5 cm，先端渐尖、长渐尖或急尖，基部楔形或近圆形，边缘皱波状。圆锥花序，长20～35 cm，多花密集，被灰黄色微柔毛；花小，杂性，黄色或淡黄色；花梗长1.5～3 cm，具节，萼片卵状披针形，长2.5～3.5 cm，宽约1.5 mm；花瓣长圆状披针形，里面具3～5条棕褐色突起的脉纹；花盘膨大，肉质，5浅裂；雄蕊仅一枚发育。核果肾形（栽培品种其形状和大小变化很大），较扁，长5～10 cm，宽3～4.5 cm，熟时黄色，内果皮坚硬，并覆被粗纤维。花期春季，果期5月。

● **采集加工** 夏季采收果实，随时可采叶，晒干备用。

● **性能主治** 甘、酸，凉。行气疏滞，生津止呕，畅通谷道，通利水道。用于食滞谷道呕吐，热滞肚痛，支气管炎，疝气痛，小儿疳积，疔疮。

● **用　　量** 15～30 g，外用适量。

● **临床应用**

1. 食滞谷道呕吐：杧果20 g，用适量醋浸泡服。
2. 支气管炎：杧果叶30 g，桔梗10 g，杏仁6 g，甘草3 g，水煎服。
3. 小儿疳积：杧果叶15 g，瘦肉50 g，蒸服。
4. 气喘咳嗽：杧果20 g，太子参10 g，麦冬10 g，陈皮10 g，姜半夏10 g，炒苏子15 g，枇杷叶15 g，鱼腥草15 g，甘草5 g，水煎服。
5. 睾丸炎，疝气：杧果核20 g，龙眼核20 g，核桃肉20 g，丹参15 g，桃仁10 g，淫羊藿8 g，水煎服。

● **现代研究**

1. 化学研究：果实中含杧果酮酸、异杧果醇酸、阿波酮酸等。
2. 药理学研究：

（1）抗病毒作用：杧果苷及异杧果苷能明显抑制单纯疱疹病毒。

（2）中枢抑制作用：可使大鼠、小鼠自主运动能力降低，镇静及眼睑下垂。

（3）抗炎作用：杧果苷对角叉菜胶诱发的大鼠足垫肿胀、棉球肉芽组织增生均有明显的抗炎作用。

鸢 尾

Riengzloegguet

● **别　　名**　乌园、乌鸢、扁竹、蓝蝴蝶。

● **来　　源**　为鸢尾科植物鸢尾 *Iris tectorum* Maxim. 的根状茎。

● **生境分布**　常成片野生于灌木林边缘、山脚及溪边的潮湿地，或栽培。在广西主要分布于南丹、金秀，我国大部分省区亦有分布。

● **植物形态**　多年生草本，植株基部围有老叶残留的膜质叶鞘及纤维。根状茎粗壮，二歧分枝，直径约1 cm，斜伸，须根较细而短。叶基生，黄绿色，稍弯曲，中部略宽，宽剑形，长15～50 cm，宽1.5～3.5 cm，顶端渐尖，基侧枝，中、下部有一至多枚茎生叶。苞片2～3枚，草质，边缘膜质，披针部膨大成喇叭形。外花被裂片圆形，顶端微凹，爪部狭楔形；雄蕊花药鲜黄色。

● **采集加工**　全年可采，挖出根状茎，除去茎叶及须根，洗净，鲜用或晒干，切段备用。

● **性能主治**　辛、苦，寒，有毒。通调谷道、水道，清解热毒，平肝止眩。用于食滞谷道，鼓胀，跌打损伤，小便不通，头晕眼花，狂犬病，痔疮。

● **用　　量**　1～3 g，外用适量。

● **临床应用**

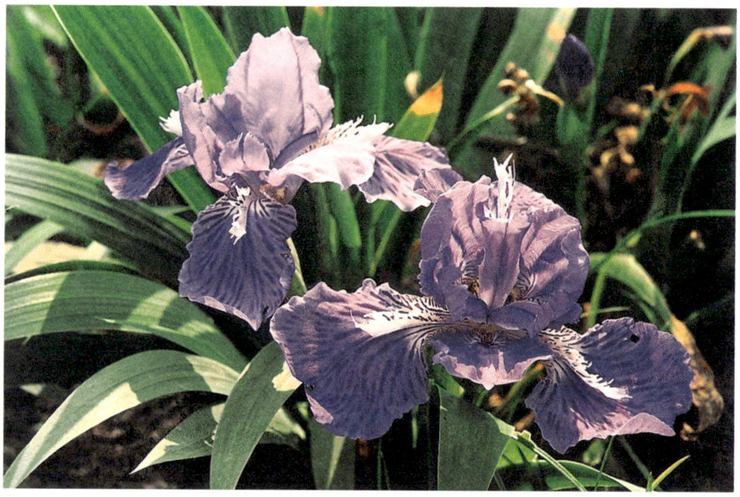

1. 食滞谷道鼓胀：鸢尾3 g，碾末，开水或米酒调服。

2. 食滞谷道，喉症，血积：鸢尾3 g，水煎服。

3. 小便不通：鲜鸢尾3 g，水煎服。

4. 跌打损伤：鸢尾3 g，碾末或鲜品磨汁，开水送服。

● **现代研究**

药理学研究：

（1）抗炎作用：鸢尾乙醇提取物对组胺所致小鼠皮肤血管通透性增高及醋酸所致小鼠腹腔毛细血管通透性增高，以及抑制巴豆油所致的小鼠耳炎，对大鼠透明质酸酶活性、甲醛性足跖肿胀以及棉球肉芽肿均有抑制作用。

（2）解热作用：鸢尾乙醇提取物对啤酒酵母液所致大鼠发热有解热作用。

酒饼木

Meizbengqlaeu

● **别　　名**　野沙柑、山小橘、饭汤木、山油甘。

● **来　　源**　为芸香科植物山小橘 *Glycosmis parviflora*（Sims）Little的根及叶。

● **生境分布**　生于低丘陵的灌木丛或疏林中。分布于广西、广东、云南、福建等省区。

● **植物形态**　灌木或小乔木，高约3 m。嫩枝及芽被短绒毛，后渐脱落，小枝常呈压扁状，灰白色或暗灰色，干后棕灰色。叶通常为3片复叶，稀具1或5片小叶；小叶片长圆形，长6～18 cm，宽2.5～5 cm，先端渐尖或短尖，基部楔形，全缘或呈不规则浅波状，两面无毛，具小腺点，干后无光泽，纸质，上面绿色，下面较淡；小叶柄长1～4 cm，基部常增大。聚伞圆锥花序，腋生或顶生，通常长2～5 cm，最长达10 cm，花轴初被褐色短绒毛；苞片及小苞片卵形，顶端小，外面被毛；花细小，白色或黄色；萼基部合生成浅杯状，5裂，萼片广卵圆形，顶端小，外面被毛；花瓣5片，长圆形，稀卵形，长3～4 mm；雄蕊10枚，等长，花药广椭圆形；子房扁圆形，花柱与子房等长或较短，平滑而无明显凸起的腺点。浆果近球形，有时略扁，直径约1 cm，淡红色或朱红色，半透明，味微甜。种子卵形，种皮薄膜质。花期6～9月。

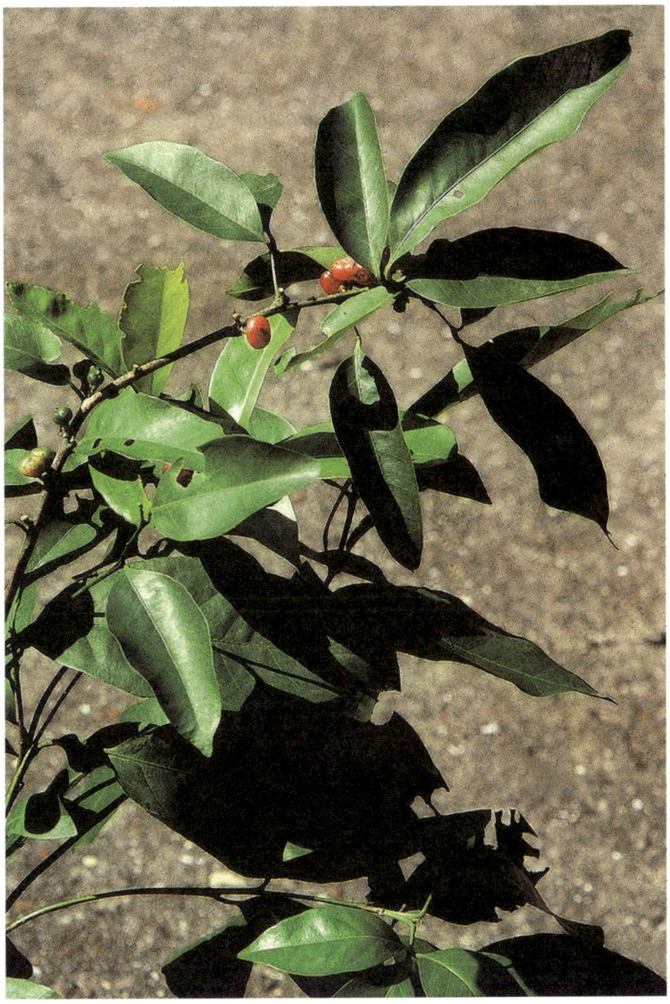

● **采集加工**　全年可采，洗净，鲜用或晒干备用。

● **性能主治**　微辛、微甘、苦，温。行气消积，疏风散寒，活血止痛。用于食滞谷道，肚痛，黄病，伤寒，鼻衄，跌打瘀肿。

● **用　　量**　10～20 g，外用适量。

● **临床应用**

1. 食滞谷道，肚痛：酒饼木叶10 g，陈皮6 g，水煎服。
2. 黄病：酒饼木根10 g，田基黄20 g，水煎服。

● **现代研究**　化学研究：根预试显示含黄酮苷、氨基酸等。

橘 红

Makdongj

● **别　　名**　橘珠、橘胎、化州橘红。

● **来　　源**　为芸香科植物福橘*Citrus grandis*（L.）Osbeck var tomentosa Hort. 的未成熟果实。

● **生境分布**　多为栽培。主要分布于广西各地。

● **植物形态**　常绿小乔木，一般高3～3.5 m。枝干直立强劲，枝条粗壮，嫩枝被浓密柔毛，具小针刺。叶互生，单生复叶，叶片长椭圆形，长8～9 cm，宽3.3～5 cm，叶质肥厚柔软，先端钝尖，基部圆钝，上面深绿色，下面绿黄色，两面主脉均被柔毛；叶柄长1.2～2.5 cm，翼叶心形，宽1.2～1.9 cm，两面主脉亦被柔毛。花两性，单生或为总状花序生于叶腋，花序梗、花梗密被白色柔毛；花白色，极芳香；萼片黄绿色，被柔毛，5裂，分裂不整齐；花瓣大，椭圆形，长2～2.5 cm，宽2～2.1 cm；子房密被柔毛。果实梨形或圆形，成熟果实柠檬黄色；果面油胞凸出或平生，大而明显，未熟果绿色，被浓密的白色柔毛，成熟后，柔毛渐渐脱落，幼果花柱常残留顶，故有“凤尾橘红”之称；萼片嵌入，5裂，上被柔毛；果皮与果肉不易剥离，皮厚约1.9 cm，白皮层约为黄皮层的4/5，瓤囊14～16瓣，亦有17瓣的，味极酸，不堪食用，中心柱充实。每果种子约80粒，半数不充实，顶端有网状棱肋，基部扁平，单胚；子叶白色。花期3月中下旬，5月下旬开始采摘幼果加工。

● **采集加工**　春季采收落下的幼果，晒干备用。

● **性能主治**　酸、苦，温。健脾消食，清胃止渴，活血祛瘀。用于食滞谷道不化，肚胀，拉肚子，月经不调，痛经。

● **用　　量**　5～10 g。

● **临床应用**

1. 食滞谷道，肚痛：橘红9 g，陈皮6 g，神曲10 g，水煎服。

2. 伤食拉肚子：橘红9 g，扁豆花15 g，厚朴花15 g，水煎服。

● **现代研究**　化学研究：果实含挥发油，成分有柠檬烯、松油烯、蒎烯等19种，还含橙皮苷及维生素C。种子含柠檬苦素类（主要有柠檬苦素、去乙酰闹米林次酸、黄柏酮等），另含叶黄素环氧化物、新黄质、堇菜黄质、α-松油醇-8-β-D-葡萄糖苷、9-羟基芳樟醇、9-β葡萄糖苷、黄蒿醇6-β-D-葡萄糖苷等。

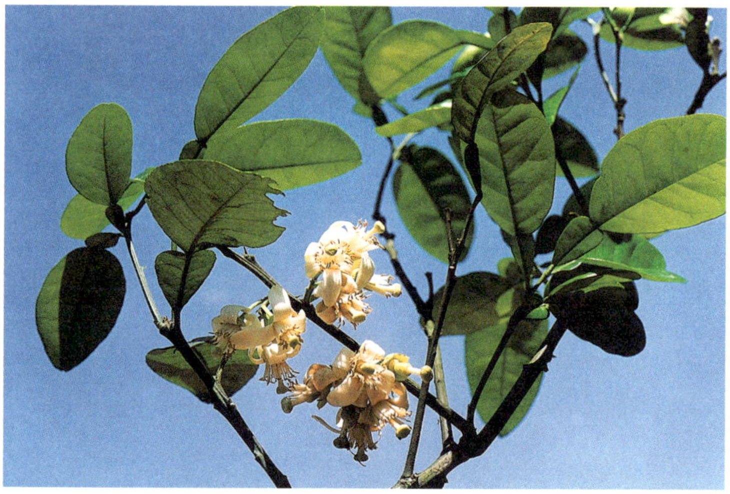

马鬃蛇

Dujfabbienj

● **别　　名**　树蜥蜴、篱筒马、午时逢、雷公蛇。

● **来　　源**　为蜥科动物马鬃蛇*Calates versicolor*（Daudin）的全体。

● **生境分布**　多栖于矮小的树枝上或草丛中。分布于广西、广东、海南、云南等省区。

● **动物形态**　雄性体长大多在90 mm之内，偶尔有90～100 mm，或以上者。雌性体长很少超过90 mm，一般都在80 mm之内。尾很长，略近圆柱形，尾长约为体长的3倍，通常为2.5～2.8倍，偶尔超过3倍，但不超过3.3倍。体近三角柱形。头四角锥形，吻钝圆，吻棱棱角明显，鼓膜裸露，比眼径略小。鼓膜上方有二棘状鳞。头部鳞大小不等，头顶上方有一小白点。自头至尾基部正脊有鬣鳞，越向后鬣鳞越小，至尾基部之后消失。四肢很长，后肢长度为前肢的1.5～1.7倍，后肢前伸可达颞部。雄性颈部最长的鬣鳞为眼径的1.4～1.6倍，雌性不及。易变色，一般为浅棕或灰棕色，背部有深色斑，尾部有深浅相间的环纹。生殖季节雄性头部和肩部多为猩红色。

● **采集加工**　夏季捕捉，除去内脏，拭净，烘干或晒干备用。

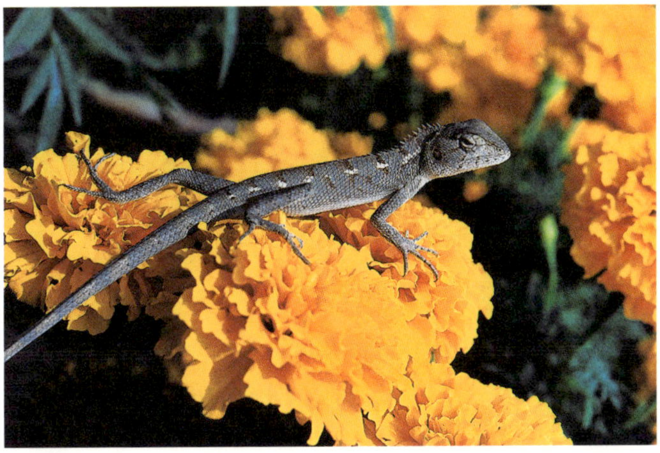

● **性能主治**　甘，温。通谷道，祛风湿。用于小儿疳积，风湿骨病。

● **用　　量**　5～10 g。

● **临床应用**

1. 小儿疳积：马鬃蛇10 g，瘦猪肉50 g，蒸服。

2. 风湿骨痛：马鬃蛇1条，米酒1 000 ml，浸泡20天，每晚睡前饮20 ml。

番木瓜

Golaux

● **别　　名**　广西木瓜、木瓜、木冬瓜、番瓜。

● **来　　源**　为番木瓜科植物番木瓜*Carica papaya* L.的果实。

● **生境分布**　生于旷野、山地或栽种于庭园、路旁等。分布于广西、广东等省区。

● **植物形态** 软木质常绿小乔木，高2～8 m。干不分枝或于损伤处产生分枝，有粗大的叶痕。叶近圆形，直径45～65 cm，有时达85 cm，掌状5～9深裂，裂片羽状分裂；叶柄中空，长50～90 cm。花乳黄色，单性异株或为杂性，雄花序为下垂锥状花序，雌花序及杂性花序为聚伞花序，或雄花单生；雄花长2.5～4.5 cm，子房退化；雌花及两性花较大，长3.5～5 cm，子房1室。浆果长圆形或近球形，熟时黄色或橙黄色，长可达30 cm，果肉厚，味香甜。种子近球形，黑色，有皱纹。

● **采集加工** 夏、秋季果实成熟时采集，除去杂质，鲜用或晒干备用。

● **性能主治** 甘，平。消食止痛，行水利湿，发奶。用于消化不良，胃痛，湿热脚气，泄泻，乳汁不下。

● **用　　量** 30～50 g，外用适量。

● **临床应用**

1. 食滞谷道：番木瓜30 g，浸醋服。

2. 远年烂脚：鲜番木瓜50 g，薏苡仁30 g，猪蹄500 g，炖服。

● **现代研究**

1. 化学研究：含多量木瓜蛋白酶、果胶。果实含蔗糖、软化糖等糖类，尚含包括酒石酸、苹果酸在内的有机酸，维生素B_1、B_2、C，多种胡萝卜素类化合物。果实乳汁及种子还含微量番木瓜碱。叶含番木瓜碱、伪番木瓜苷及微量生物碱：烟碱、可亭宁、米喔斯明。

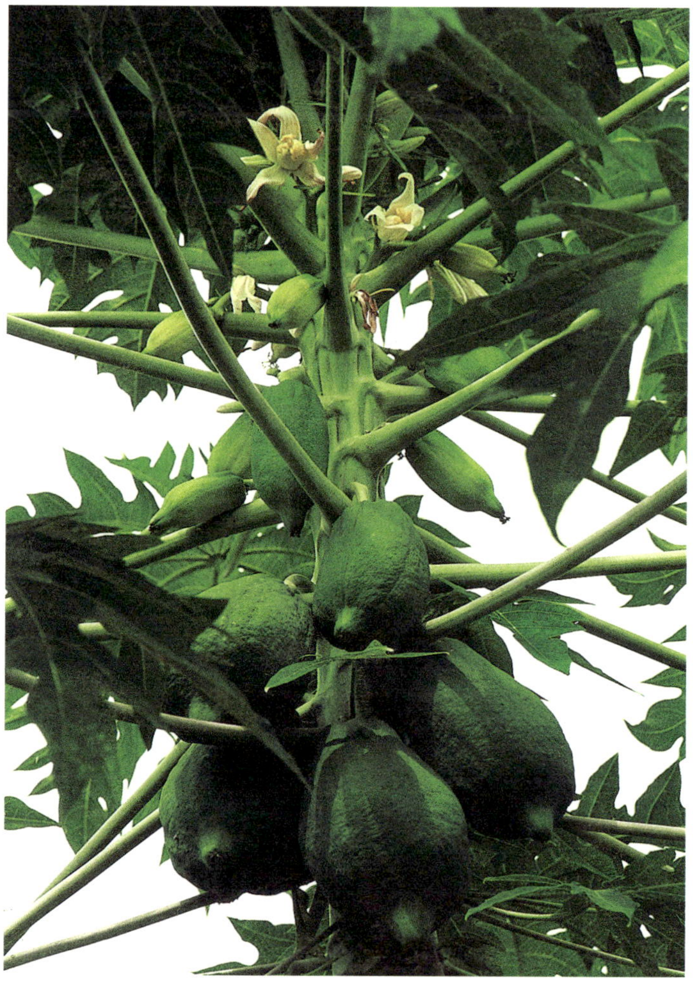

2. 药理学研究：

（1）抗菌作用：番木瓜对酵母菌、20种真菌及数十种其他菌株均有抗菌作用。

（2）抗肿瘤作用：番木瓜碱对淋巴样白血病有显著抗癌活性。

（3）抗生育作用：番木瓜果肉的石油醚提取物可使雄性大鼠附睾尾精活动力和精子数量降低。

（4）其他作用：番木瓜碱可引起家兔血压下降，使蛙后肢血管收缩，使兔耳壳、肾脏、小肠及冠状血管舒张。番木瓜碱还能抑制猫、兔及豚鼠的肠管和豚鼠气管的平滑肌，有麻痹骨骼肌的作用。

● **附　　注** 寒湿精滑者慎用。

鸡屎藤

Gaeudaekmaj

● **别　　名**　臭藤、鸡矢藤、狗屁藤。

● **来　　源**　为茜草科植物鸡屎藤*Paederia scandens*（Lour.）Merr.的全株。

● **生境分布**　生于低海拔至中海拔的山谷溪边、村边、旷野、山坡灌木丛中，常缠绕于灌木上。分布于长江流域及其以南各地。

● **植物形态**　藤本。茎长3～5 m，无毛或近无毛。叶对生，近革质，形状变化大，基部圆、截平或楔形，有时浅心形，两面无毛或近无毛，有时背面脉有毛。圆锥花序式的聚伞花序腋生或顶生，扩展，分枝对生，末次分枝上着生的花常呈蝎尾状排列；小苞片披针形，长约2 mm，无毛；花浅紫色，无花梗或具短花梗；萼管陀螺形，长1～1.2 mm，萼檐5裂，裂片三角形，花冠5裂，长1～2 mm，顶端急尖而直。小坚果无翅，浅黑色。花期5～8月，果期9～10月。

● **采集加工**　夏季采收，洗净，晒干备用或鲜用。

● **性能主治**　甘、酸，平。消食导滞，除湿消肿，祛风活血，止痛解毒。用于肝脾肿大，肚腹疼痛，气虚浮肿，腹泻痢疾，风湿疼痛，跌打损伤，瘰疬，疮痈肿毒。

● **用　　量**　10～20 g，外用适量。

● **临床应用**

1. 肝炎：鸡屎藤15 g，鸡血藤15 g，金钱草20 g，板蓝根15 g，金丝草15 g，黄芪15 g，刺蒺藜10 g，黄花倒水莲10 g，叶下珠6 g，水煎服。

2. 风湿，跌打损伤：鸡屎藤10 g，宽筋藤15 g，扁担藤15 g，麻骨风15 g，飞天蜈蚣3 g，芸香草2 g，肿节风15 g，骨碎补15 g，矮砣砣10 g，水煎服。

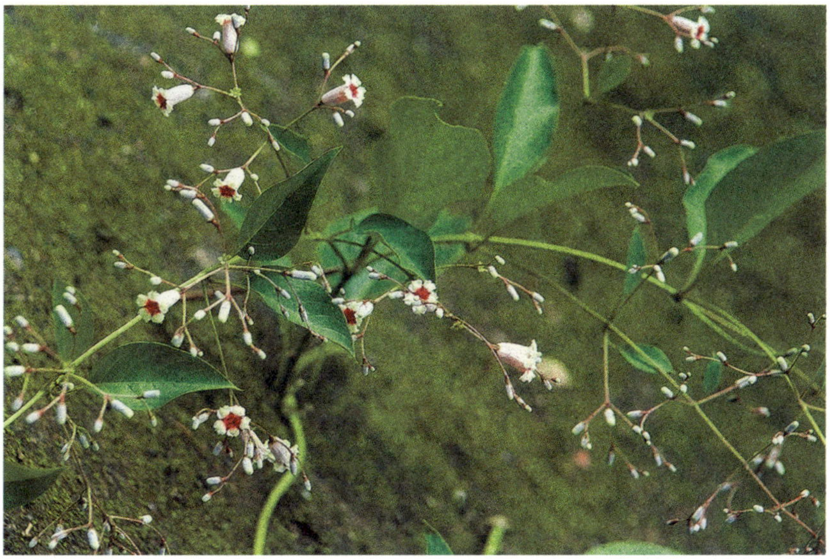

3. 小儿疳积：鸡屎藤10 g，紫背金牛6 g，鸡内金5 g，淮山10 g，陈皮3 g，水煎服。

4. 疮痈肿毒：鲜鸡屎藤、蚤休、蒲公英、地丁、犁头草适量，捣烂敷患处。

● **现代研究**　化学研究：含鸡屎藤苷、鸡屎藤次苷、车叶草苷、γ-谷甾醇等。

螺旋藻

Naetraemx

● **来　　源**　为颤藻科植物钝顶螺旋藻*Spirulina platensis*（Nordst）Geitl. 的干燥体。

● **生境分布**　生于江河湖海、沟渠塘堰等各种水体中或潮湿的土表、墙壁、树干、树叶、岩石上，或人工培养。全国各地均有分布。

● **植物形态**　植物体为多细胞单列丝状体，肉眼看不清。藻丝细小，由多细胞组成，蓝绿色，宽6～8 μm，末端钝或略尖细，横壁略收缢，疏松地螺旋弯曲，螺旋宽26～36 μm，旋间距离43～57 μm。细胞近方形，长小于宽，长2～6 μm，横壁处无颗粒，末端细胞宽圆形。

● **采集加工**　捞取，干燥，除去杂质。

● **性能主治**　微咸，平。健脾益气，理湿化痰。用于脾气虚弱，头晕目眩，神疲倦怠，食欲不振，大便溏薄及缺铁性贫血，高脂血症。

● **用　　量**　2～5 g。

● **临床应用**

1. 脾胃虚弱：螺旋藻5 g，淮山15 g，白术10 g，砂仁5 g，甘草3 g，水煎服。

2. 高脂血症：螺旋藻5 g，草决明10 g，山楂叶15 g，水煎服。

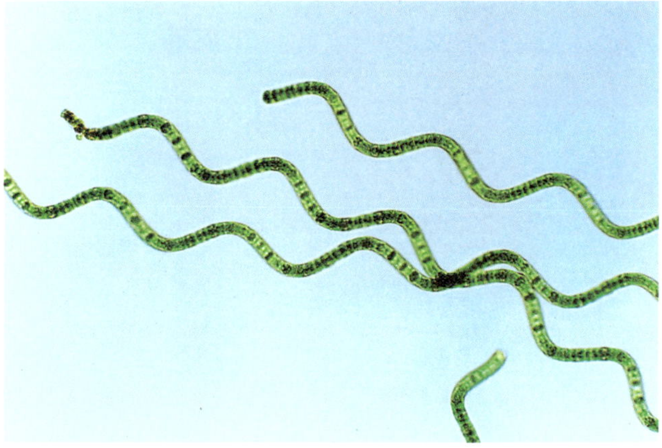

● **现代研究**　化学研究：本品含叶黄素、叶绿素、胡萝卜素、多种维生素B、泛酸、叶酸、烟酸、生育酸、肌醇、胆固醇、谷甾醇、核糖核酸、脱氧核糖核酸、脂肪酸、月桂酸、棕榈酸、棕榈亚油酸等，还含非皂化脂、固醇、三萜乙醇、3-4苯丙芘、葡糖胺与胞壁酸、蛋白质及多种氨基酸等。

巴　豆

Goulungzciemj

● **别　　名**　老阳子、江孜、双眼龙、猛子仁。

● **来　　源**　为大戟科植物巴豆*Croton tiglium* L.的种仁。

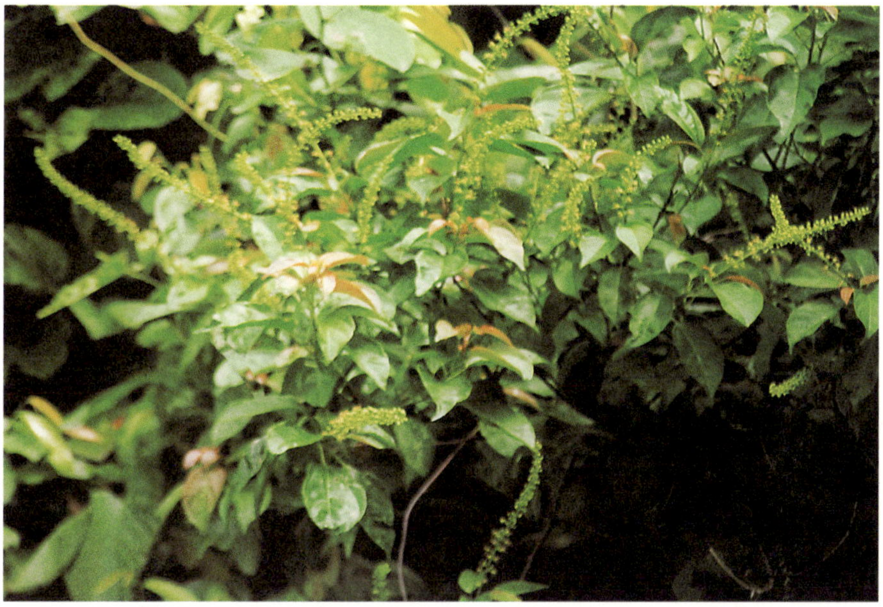

● **生境分布** 生于山谷、溪边杂木林内，通常为栽培。分布于广西的桂平、玉林、上思、武鸣、邕宁、龙州、靖西、天等、龙胜等地，福建、台湾、湖北、湖南、广东等地亦有分布。

● **植物形态** 常绿灌木，高2～7 m。树皮深灰色，平滑。幼枝绿色，被稀疏的星状毛。单叶互生，叶柄长2～6 cm；叶片卵形至长圆卵形，先端渐尖，基部近圆形，长5～13 cm，宽2.5～6 cm，掌状三出脉，两面被稀疏的星状毛，基部近叶柄处具2枚无柄的腺体。花雌雄同株，顶生总状花序，长8～14 cm，雌花在下，雄花在上，花细小；萼片5片；雄花无退化子房；雄蕊多数，花盘腺体与萼片对生；雌花无花瓣，子房3室，密被星状毛，每室1胚珠。蒴果长圆形，长约2 cm，宽1～1.5 cm。种子长圆形。花期3～6月，果期6～9月。

● **采集加工** 8～9月果实成熟时才收，堆置2～3天，摊开晒干。

● **性能主治** 辛，热，有大毒。用于恶疮疥癣，疣痣。

● **用　　量** 1～5 g，外用适量。

● **临床应用**

1. 海绵状血管瘤：巴豆2 g，冰片5 g，制草乌10 g，生大黄15 g，清木香15 g，土鳖虫15 g，威灵仙30 g，红花15 g，川芎10 g，共碾末，每次取适量用米醋、酒调敷患处。

2. 脓疮未溃：巴豆、蓖麻子、乳香、没药各等份，捣烂敷患处。

3. 疥疮：巴豆30 g碾末，与香油5 g，米醋10 ml调成糊状，每次取药3 g搽涂患处至发热为度。

● **现代研究**

1. 化学研究：含巴豆油53%～57%、蛋白质约18%，其中还有巴豆毒朊素，它是一种类似蓖麻子毒的蛋白质，另含巴豆苷、氨基酸和酶等。巴豆油为黄色或棕黄色，有臭气和强刺激气味，具毒性。

2. 药理及毒理学研究：

（1）对消化道有明显的兴奋作用。

（2）抗菌、抗病毒及抗滤过性病毒作用：巴豆煎剂对金黄色葡萄球菌、白喉杆菌、绿脓杆菌有一定的抗菌作用，对流行性乙脑病毒也有一定的预防作用。

（3）毒性：巴豆毒素LD_{50}为50～80 mg/kg（家兔），人服巴豆油20滴可致死。

● **附　　注** 孕妇禁用，不宜与牵牛子共用。

火把果

Makfaez

● **别　　名**　火棘、救兵粮、赤果、纯阳子、红子、水沙子。

● **来　　源**　为蔷薇科植物火棘*Pyracantha fortuneana*（Maxim.）Li的果实。

● **生境分布**　生于山坡向阳处。在广西主要分布于凭祥、靖西、那坡、隆林、凌云、乐业、天峨、南丹、河池、桂林，云南、贵州、四川、湖北、湖南、江西、安徽、江苏、浙江、河南、陕西等省亦有分布。

● **植物形态**　常绿小灌木，高1～3 m。枝通常有棘刺，小枝幼时有锈色细毛。单叶互生，有时簇生；叶柄短；叶片椭圆形或倒卵形或倒卵状矩圆形，长1.5～6 cm，宽0.8～1.4 cm，先端圆或钝，或有小突尖，基部渐狭，边缘具圆锯齿，上面暗绿色，下面淡绿色；托叶小，早落。复伞房花序；花白色，直径约1 cm；萼片5～6，长约1 mm，与子房联合；花瓣与萼片同属互生，倒卵形，长约3 mm，先端圆或微凹，基部短爪状；雄蕊20枚，花丝丝状，花药黄色，基部周围有白色绒毛；心皮5片，腹面分离，背面有1/2与萼管相连，柱头头状。梨果近球形，直径约7 mm，深红色，先端具宿萼，内有小坚果5枚。花期5～7月，果期10月。

● **采集加工**　秋季果实成熟时采摘，晒干备用。

● **功能主治**　甘、酸，平。通调谷道，健脾消积，活血止血。用于痞块，食积，泄泻，痢疾，崩漏，产后血瘀。

● **用　　量**　20～50 g。

● **临床应用**

1. 消化不良，腹泻：火把果20 g，乌梅10 g，焦三仙10 g，车前子10 g，水煎服。
2. 妇人崩漏：火把果30 g，茜草12 g，藕节30 g，田七粉3 g，益母草20 g，水煎服。

● **现代研究**　化学研究：叶含没食子酸等。

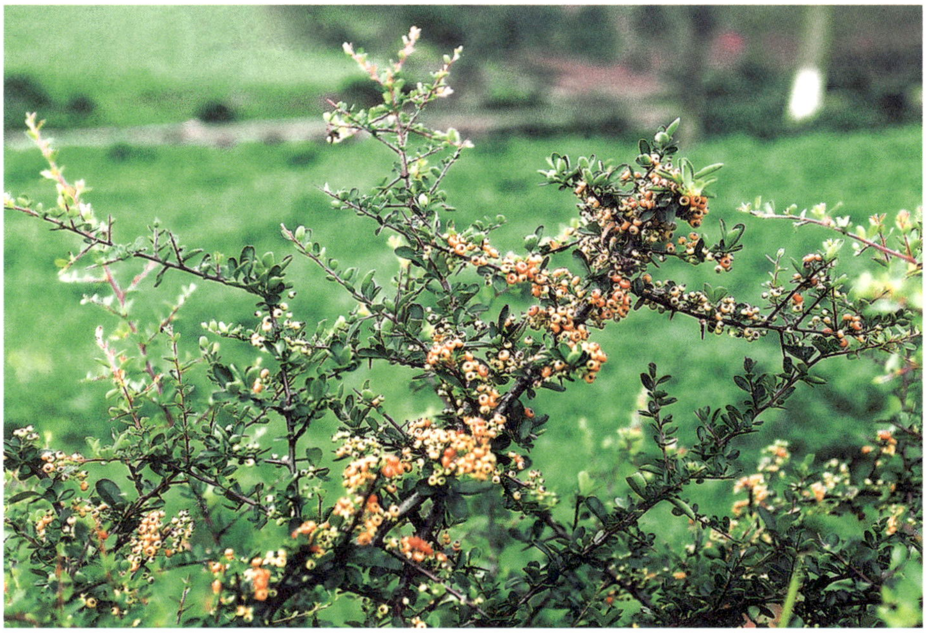

第二节　通水道药

小石韦

Gocensaeq（cehlin' iq）

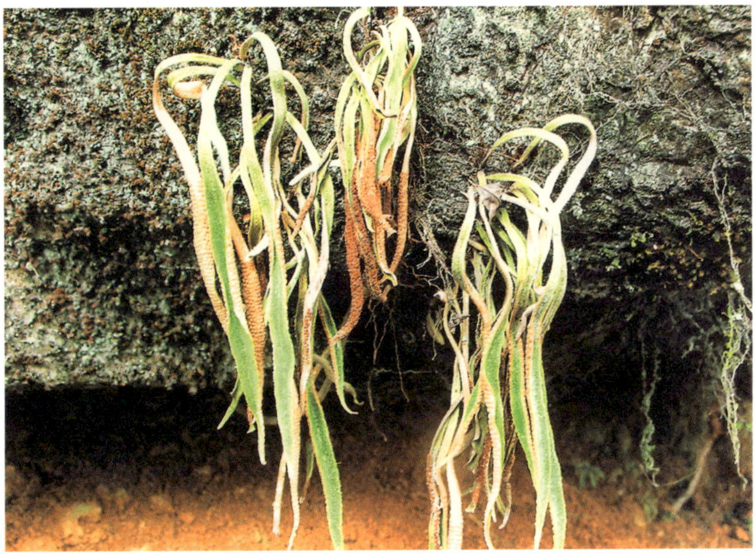

● **别　　名**　反食草、飞惊草、人头发、山蚂蟥。

● **来　　源**　为水龙骨科植物相似石韦*Pyrrosia assimilis*（Bak.）Ching的全草。

● **生境分布**　生于海拔270～1 200 m的林下石上或树干上。分布于我国西南及广西、浙江、江西、福建、河南、湖北、湖南等地。

● **植物形态**　多年生草本。根状茎匍匐，密被针状鳞毛，黄褐色，节间距离5～8 mm。单叶直立，披针形，长6～8 cm，宽5～8 mm，先端渐尖，有时前部膨大而成倒披针形，全缘，基部楔形，半革质而厚，上面绿色，嫩时密生星状毛，老则渐次脱落，并有许多黄色腺点，干后腺点成凹点，侧脉不显，下面浅绿带浅黄色，密被星状毛，主脉粗而隆起；叶柄有节，节下密生鳞片毛，节很短。孢子囊群圆形，在主脉两侧各2～4行，黄褐色。

● **采集加工**　全年可采，洗净，晒干备用。

● **性能主治**　苦、涩，凉。通调水道，镇痉，利尿，止血。用于小儿惊风，外伤出血。

● **用　　量**　5～15 g，外用适量。

● **临床应用**

1. 刀伤出血：刮取小石韦叶背面的黄粉敷伤处。
2. 小儿惊风：小石韦15 g，水煎服。
3. 尿路结石：小石韦15 g，海金沙15 g，穿破石10 g，鸡内金6 g，车前子10 g，甘草3 g，水煎服。

五爪金龙

Valahbah

● **别　　名**　五叶藤、牵牛藤、五爪龙。

● **来　　源**　为旋花科植物五爪金龙*Ipomoea cairica*（L.）Sweet.的茎、叶。

● **生境分布**　生于海拔90～160 m的向阳平地或山地路边灌木丛中。分布于广西、广东、云南等地。

● **植物形态**　多年生柔弱缠绕藤本。茎灰绿色，常有小瘤状突起。叶互生，指状5深裂几达基部，直径5～9 cm，裂片椭圆状披针形，顶端近钝但有小锐尖，两面均无毛，全缘或最下一对裂片有时再分裂；叶柄长2～4 cm，有瘤状突起。花序有花1～3朵，腋生，总花梗短；萼片5片，长6～8 mm，边缘薄膜质，外轮裂片较大，钝，具小尖凸；花冠漏斗状，淡紫红色，长5～7 cm，直径4.5～5 cm，顶端5浅裂；雄蕊5枚；子房3室，花柱长，柱头2裂，头状。蒴果，瓣裂；种子近光滑，褐色。

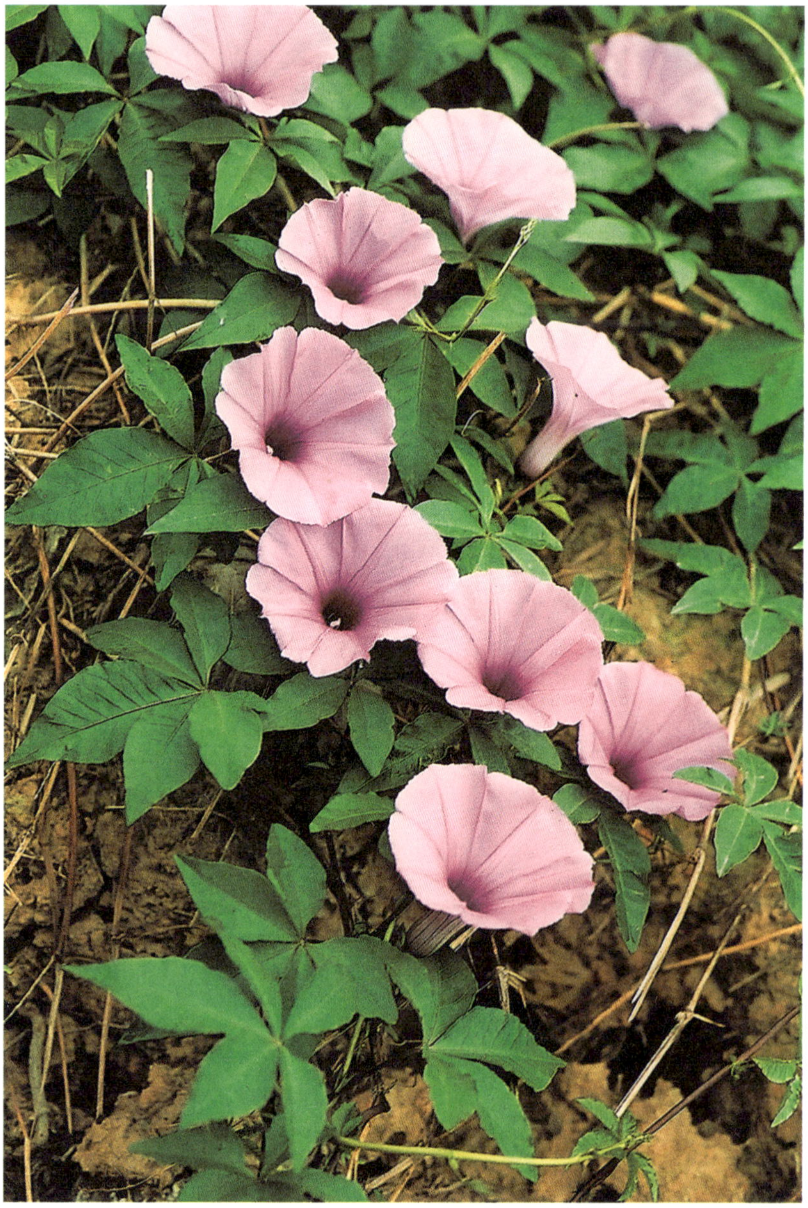

● **采集加工**　秋季采收，鲜用或切段晒干备用。

● **性能主治**　甘，寒。清热，利水，解毒。用于肺热咳嗽，小便不利，淋病，尿血，痈疽肿毒。

● **用　　量**　10～30 g，外用适量。

● **临床应用**

1. 肺热咳嗽，诸淋症：五爪金龙30 g，水煎冰糖调服。

2. 蜂窝组织炎：五爪金龙30 g，水煎服；鲜药适量，捣烂敷患处。

3. 尿血：五爪金龙15 g，海螵蛸15 g，旱莲草15 g，酢浆草15 g，水煎服。

海金沙

Gaeubingj

● **别　　名**　牛抄藤、驳筋藤、介指藤、缠藤。

● **来　　源**　为海金沙科植物海金沙*Lygodium japomicum*（Thunb.）Sw.的全草。

● **生境分布**　生于疏林中，分布于广西、广东、云南、贵州、湖南等地。

● **植物形态**　植株攀缘，长可达4 m。叶多数，对生于茎上的短枝两侧。叶二型，纸质，连同叶轴和羽轴有疏短毛；不育叶尖三角形，长宽各10～12 cm，二至三回羽状，小羽片掌状或三裂，边缘有不整齐的浅钝齿。能育叶卵状三角形，小羽片边缘生流苏状的孢子囊穗，穗长2～4 mm，宽1～1.5 mm，排列稀疏，暗褐色。

● **采集加工**　夏、秋季采收。全草，洗净，鲜用或晒干备用。

● **性能主治**　甘、微苦，寒。通水道，清热消肿，舒筋活血。治风湿麻木，尿路感染，泌尿系结石，肾炎水肿，跌打损伤，痢疾，霍乱抽筋。

● **用　　量**　9～15 g，外用适量。

● **临床应用**

1. 尿路结石：海金沙10 g，石兰10 g，金钱草30 g，瞿麦10 g，冬葵子10 g，车前子15 g，鸡内金10 g，水煎服。

2. 急性乳腺炎：海金沙根15 g，蒲公英20 g，水煎服。

3. 烧烫伤，蜂蜇伤：鲜海金沙叶50 g，捣烂敷伤处。

4. 痛经：海金沙15 g，水煎服。

5. 尿路感染，小便短赤：海金沙（孢子）15 g，用布袋包，水煎服。

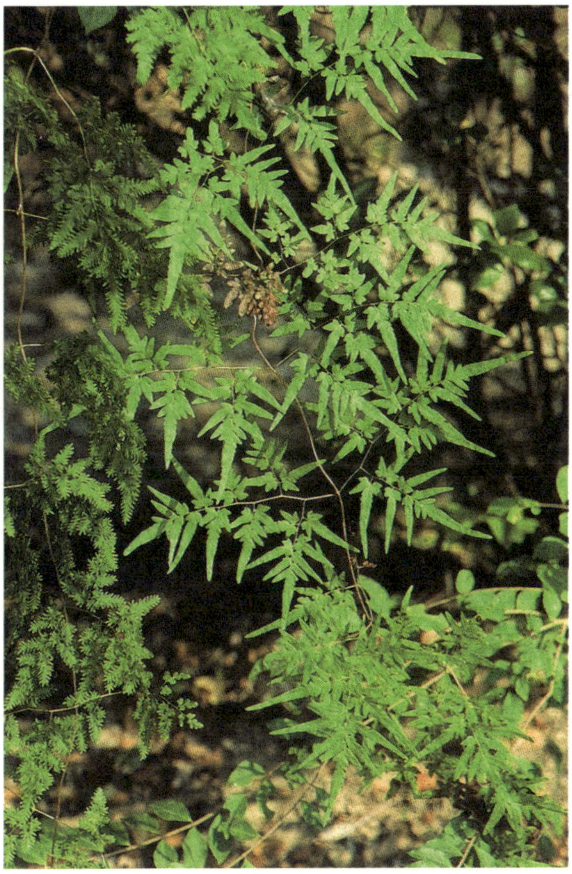

● **现代研究**

1. 化学研究：叶中含色氨酸、色胺、吲哚-3-乙酸、吲哚-3-丙酸、吲哚-3-丁酸、吲哚-3-乙腈。还含有柚木醌、山柰酚、山柰酚-3-B-O-葡萄糖苷、β-谷甾醇和豆甾醇等。

2. 药理学研究：对葡萄球菌、痢疾杆菌、伤寒杆菌、绿脓杆菌有抑制作用。

杠板归

Gangzngwd

● **别　　名**　贯叶蓼。

● **来　　源**　为蓼科植物杠板归*Polygonum perfoliatum* L.的全草。

● **生境分布**　生于荒芜的沟岸、河边。全国各地均有分布。

● **植物形态**　多年生蔓性草本。全体无毛。茎有棱，棱上有倒生钩刺，多分枝，绿色，有时带红色，长1～2 m。叶互生，近三角形，长与宽均为2～5 cm，淡绿色，下面叶脉疏生钩刺，有时叶缘亦散生钩刺；叶柄盾状着生，几乎与叶等长，有倒生钩刺；托叶鞘叶状，圆形或卵形，抱茎，直径2～3 cm。短穗状花序，顶生或生于上部叶腋，花小，多数，具苞，每苞含2～4朵花；花被5裂，白色或淡红紫色，裂片卵形，不甚展开，随果实而增大，变为肉质雄蕊8枚；雌蕊1枚，子房狭圆形，花柱3叉状。瘦果球形，直径约3 mm，暗褐色，有光泽，包在蓝色花被内。花期6～8月，果期9～10月。

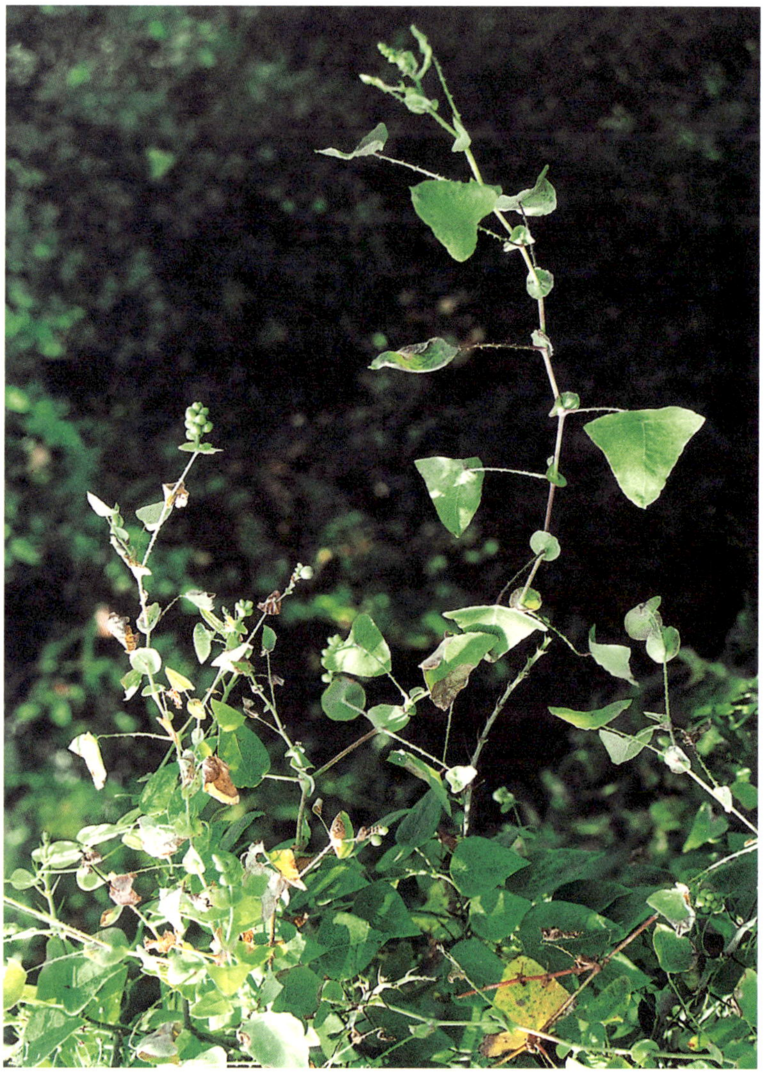

● **采集加工**　秋季采收，洗净，晒干备用或鲜用。

● **性能主治**　酸、苦，平。利水消肿，清热，活血，解毒。治百日咳，水肿，黄病，泄泻，痢疾，淋浊，丹毒，瘰疬，湿疹，疥癣。

● **用　　量**　10～30 g，外用适量。

● **临床应用**

1. 百日咳：杠板归30 g，用白酒微炒，水煎冰糖调服。

2. 湿疹：鲜杠板归100 g，水煎洗患处。

3. 痈肿：杠板归30 g，水煎米酒调服。

4. 带状疱疹：鲜杠板归50 g，捣烂调雄黄粉涂患处。

● **现代研究**　化学研究：全草含黄酮苷、蒽醌苷、强心苷、酚类、氨基酸、有机酸、鞣质和糖类等。种子含油3.3%。瘦果含油12.47%。

荠　菜

Byaekcwj

● **别　　名**　菱角菜、护生草、净肠草、香荠、地菜。

● **来　　源**　为十字花科植物荠菜*Capsella bursa-pastoris*（L.）Medic. 的带根全草。

● **生境分布**　生于村边、路旁和田间或栽培。全国各地均有分布。

● **植物形态**　一或二年生草本，无毛或有单毛及分叉毛。茎单一或从下部分枝，直立，高35～45 cm，基生叶莲座状，具长柄，多为大头羽状分裂，长5～15 cm，宽1～3 cm，顶部裂片大，长圆形或卵形，侧裂片3～8对，较小，狭长，顶端渐尖，浅裂成不规则锯齿至近全缘；茎生叶为窄叶披针形或披针形，长2～5 cm，宽5～15 mm，基部箭形，抱茎，边缘有缺刻或锯齿。总状花序顶生或腋生，开花时渐延伸，花小，白色，花梗细长，长3～8 mm；萼片4片，长圆形，长1.5～2 mm；花瓣4片，卵形，具爪，白色，长2～3 mm；雄蕊6枚，4枚强；雌蕊1枚。短角果倒三角形或倒心状三角形，长5～8 mm，宽4～7 mm，扁平，无毛，顶端微凹。种子浅褐色，长椭圆形，长约1 mm。花果期4～6月。

● **采集加工**　4～5月间花开后采收，洗净，鲜用或晒干备用。

● **性能主治**　甘，平。通利水道，和胃健脾，止血，活血，凉肝明目。用于水肿、淋病、心下痛、吐血、便血、血崩等脉漏之症，月经过多、目赤等。

● **用　　量**　10～30 g，外用适量。

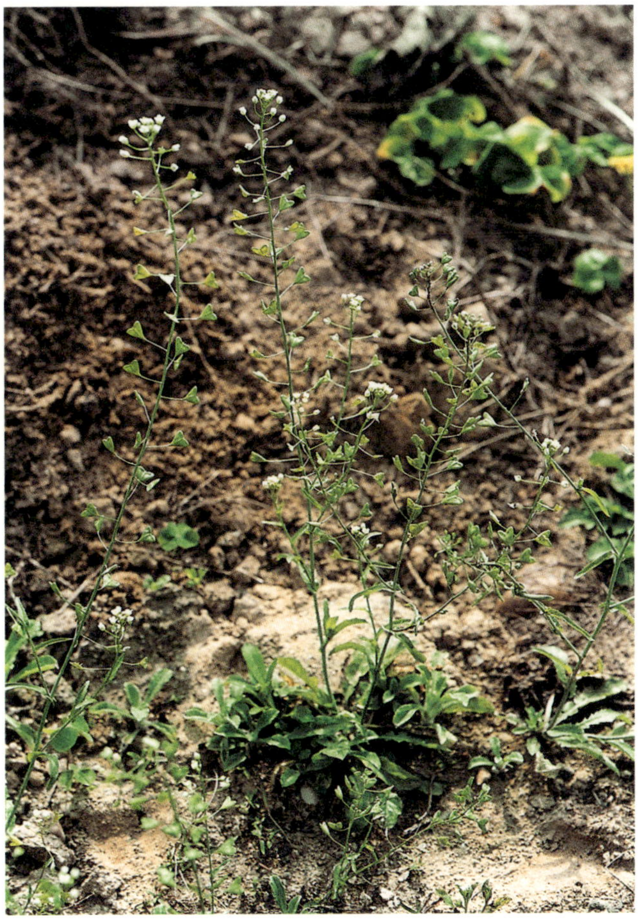

● **临床应用**

1. 水肿：荠菜根30 g，车前草30 g，水煎服。
2. 内伤出血：荠菜30 g，蜜枣30 g，水煎服。
3. 血崩，月经过多：荠菜30 g，仙鹤草30 g，水煎服。
4. 眼生翳膜：荠菜适量，焙干碾末，睡前将药粉点置两眼内眦。

● **现代研究**

1. 化学研究：全草含有机酸、氨基酸、糖类、黄酮类、生物碱、黑芥子苷、皂苷、葡萄糖胺及β-谷甾醇等，另含有重要的神经递质（乙酰胆碱及延胡索酸）。

2. 药理学研究：

（1）对子宫的作用：荠菜煎剂与流浸膏对大鼠离体子宫（未孕）、兔在体子宫（已孕及未孕）、猫在体子宫（未孕）都能加强其收缩。

（2）止血作用：荠菜提取物（含草酸）有明显的止血作用。

（3）对心、血管的作用：荠菜煎剂或流浸膏挥发液对麻醉犬有短暂降压作用，若先用阿托品可对抗血压的下降。

（4）抗肿瘤作用：荠菜中所含的延胡索酸成分，具有抑制小鼠移植性埃利希氏（Ehrlich）肿瘤、大鼠胃溃疡及硫乙酰胺诱发的大鼠肝癌的作用。

（5）其他作用：麻醉犬静脉注射荠菜煎剂或流浸膏挥发液，能兴奋呼吸，而干燥荠菜浸液却可使呼吸运动降低。

● **附　　注**　孕妇慎用。

假蓝根

Meizgyamx

● **别　　名**　把天行、三妹木、碎蓝木、沙牛木。

● **来　　源**　为豆科植物美丽胡枝子*Lespedeza formosa*（Vogel）Koehne的根、茎叶、花。

● **生境分布**　生于山坡林下或杂草丛中。分布于广西各地，华北、华东、西南及广东等地亦有分布。

● **植物形态**　直立灌木，高1～2 m。枝具棱，嫩枝被毛。三出羽状复叶，顶生小叶圆卵形或椭圆形，长1.5～9 cm，宽1～5 cm，先端尖、圆钝或微凹，有小尖，基部楔形，下面密被短柔毛。总状花序腋生，或复总状花序呈圆锥形，总状花序轴长6～15 cm，密被短柔毛；苞片卵形或卵状披针形，宿存；花萼钟状，长约0.4 cm，萼齿4裂，与萼筒近等长，密被短柔毛；花冠紫红色，长1～1.2 cm，盛开时旗瓣短于龙骨瓣。荚果卵形或长圆形，长0.5～1.2 cm，具短喙，被锈色短柔毛，表皮具网纹。种子1粒，长圆形，长约0.4 cm，宽约0.25 cm，成熟时黑色。花果期7～10月。

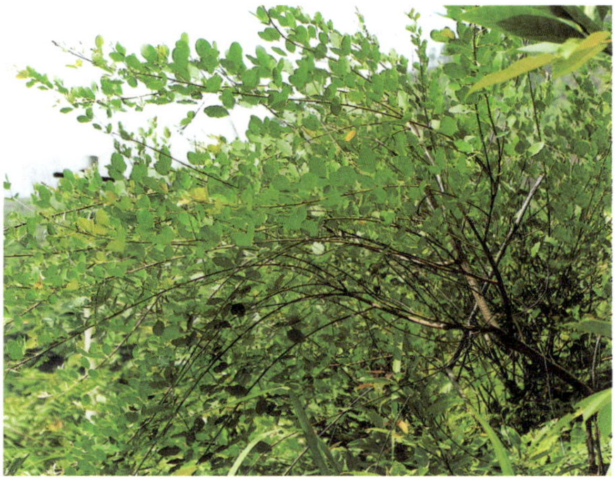

● **采集加工**　10月采收，洗净，鲜用或晾干备用。

● **性能主治**　苦，平。通利水道，活血化瘀。用于小便不利，水肿，风湿骨痛，跌打损伤，腰痛，肺痈，便血，刀伤出血。

● **用　　量**　10～20 g。

● **临床应用**

1. 小便不利，水肿：假蓝根20 g，金丝草20 g，水煎服。

2. 风湿骨痛，跌打肿痛：假蓝根20 g，水煎服。

3. 肺痈，肺热咳血，便血，尿血：假蓝根鲜花20 g，水煎服。

● **现代研究**　化学研究：根含生物碱、苷类、鞣质、淀粉等。

● **附　　注**　孕妇忌服。

假茼蒿

Gyadungzhauj

● **别　　名**　野茼蒿、冬风菜、满天飞。

● **来　　源**　为菊科植物革命菜*Gynura crepidiodes* Benth. 的全草。

● **生境分布**　生于海拔300～1 800 m的荒地、路旁、林下和水沟边。在广西主要分布于灵川、博白、灵山、南宁、罗城、乐业等地，江西、湖南、贵州、广东等省亦有分布。

● **植物形态**　直立草本，高20～120 cm。茎有纵条纹，光滑无毛。叶互生，叶柄长2～2.5 cm；叶片膜质，长圆状椭圆形，长7～12 cm，宽4～5 cm，顶端渐尖，基部楔形，边缘有重锯齿或有时基部羽状分裂，两面近无毛。头状花序直径约2 cm，在枝顶组成圆锥状；总苞圆柱形，总苞片2层，线状披针形，长约1 cm，边缘膜质，顶端有小束毛，基部有小苞片；花全为管状，两性，粉红色，花冠顶端5齿裂；花柱基部小球状，分枝顶端有线状被毛的尖头。瘦果狭圆柱形，赤红色，有条纹，被毛；冠毛丰富，白色，绢毛状。花果期7～12月。

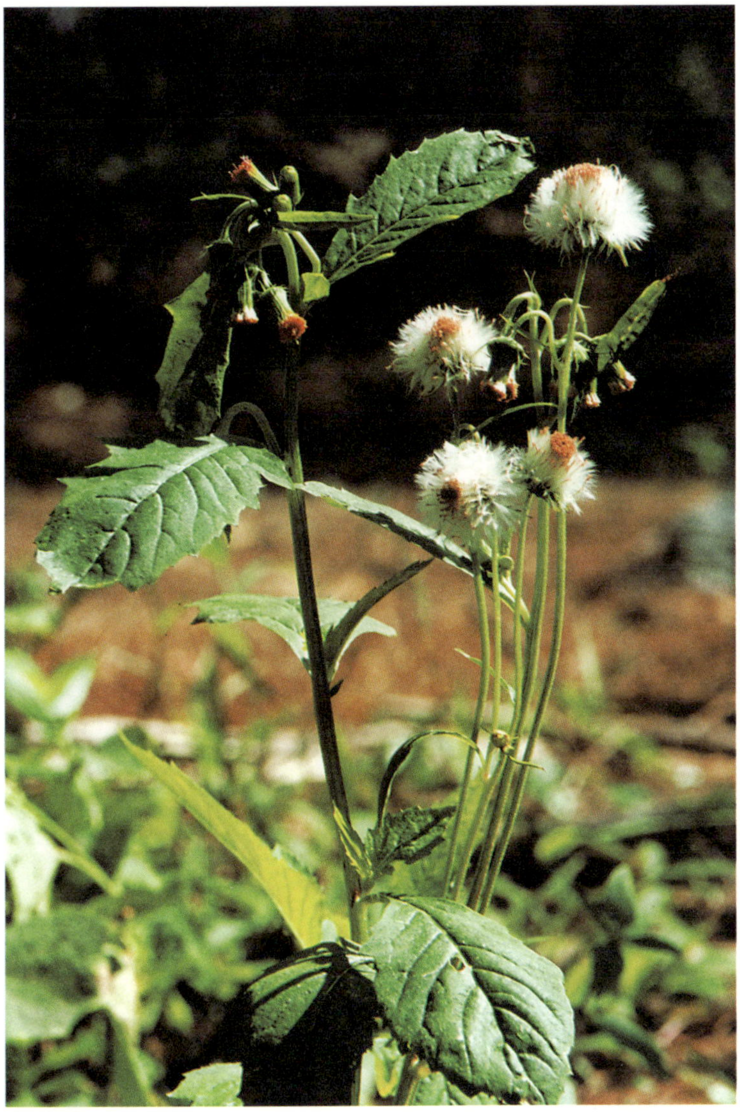

● **采集加工**　夏季采收，一般鲜用。

● **性能主治**　辛，平。通利水道，消肿，清热解毒，行气健脾。用于水肿，淋症，屙痢，伤风发热，咽喉疼痛，消化不良，脾虚浮肿，乳腺炎。

● **用　　量**　15～30 g，外用适量。

● **临床应用**

1. 水肿：鲜假茼蒿30 g，冬瓜皮20 g，赤小豆50 g，鲫鱼或鲤鱼100 g，炖服。
2. 疮疖肿毒，急性乳腺炎，毒蛇咬伤：鲜假茼蒿50 g，捣烂绞汁服，药渣敷患处。
3. 消化不良：鲜假茼蒿30 g，鸡蛋2个，煮服。
4. 跌打肿痛：鲜假茼蒿适量，捣烂敷患处。

葫芦茶

Cazbou

● **别　　名**　白劳舌、牛虫草、咸鱼草。

● **来　　源**　为豆科植物葫芦茶*Desmodium triquetrum*（L.）DC. 的全草。

● **生境分布**　生于海拔1 400 m以下，荒坡、山地、林缘或路边。在广西主要分布于贺州、昭平、南宁、凌云等地，福建、江西、广东、海南、贵州、云南等省亦有分布。

● **植物形态**　直立灌木或亚灌木，高1～2 m。嫩枝四棱形，被短硬毛，后脱落。托叶披针形，长1.3～2 cm，叶柄长1～3 cm，两侧具0.4～0.8 cm的宽翅；小叶纸质，狭披针形或卵状披针形，长5.8～13 cm，宽1.1～3.5 cm，先端急尖，基部圆或浅心形，上面无毛，下面中脉被疏柔毛，侧脉8～14 cm，下面网脉明显。总状花序顶生或腋生，长15～30 cm，被贴伏丝状钩毛；花2～3朵，簇生于节，苞片锥形或狭三角形，长0.5～1 cm；花梗长0.2～0.8 cm；花萼宽钟形，长约0.3 cm，萼筒长约0.15 cm，上部裂片三角形，近2裂；花冠淡紫色或蓝色，长0.5～0.6 cm，长于萼，旗瓣近圆形，先端微凹，翼瓣倒卵形，具耳，龙骨瓣镰状弯曲，瓣柄与瓣片近等长；雄蕊二体；子房被毛，胚珠5～8粒，花柱无毛。荚果长2～5 cm，宽约5 cm；密被黄白色糙毛；荚节5～8 cm，近方形。花果期6～10月。

● **采集加工**　夏、秋季割取地上部分，除去粗枝，晒干备用。

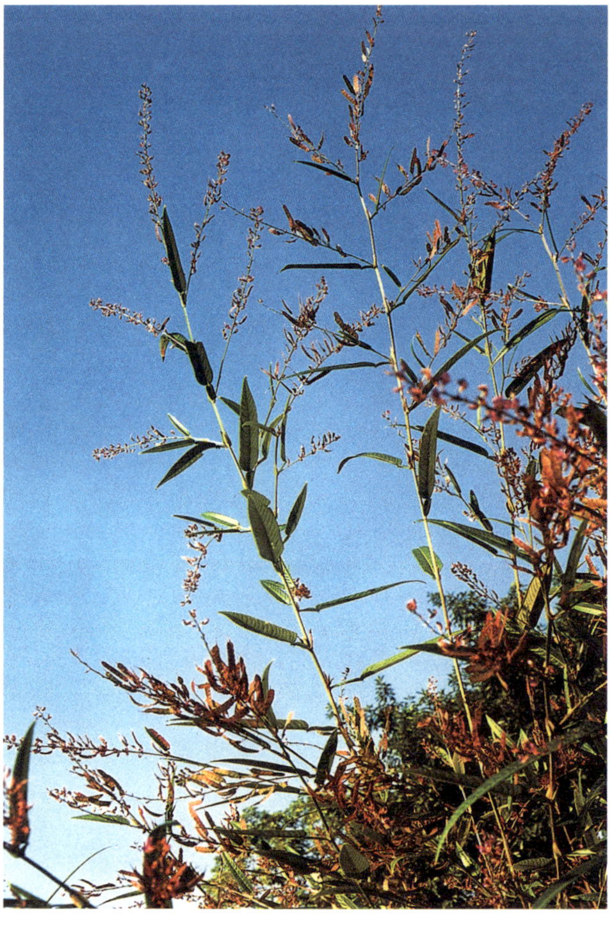

● **性能主治**　微苦，凉。通调水道，清热解毒，消滞利湿，杀虫防腐。用于感冒发热，咽喉肿痛，肠炎，痢疾，急性肾炎水肿，黄疸型肝炎，妊娠呕吐，小儿疳积，月经不调，滴虫性阴道炎，预防中暑。

● **用　　量**　10～40 g。

● **临床应用**

1. 流感：葫芦茶、山芝麻各15 g，南蛇簕、马兰花各10 g，水煎服。

2. 急性肾炎水肿：葫芦茶40 g，益母草30 g，水煎服。

3. 妊娠呕吐：葫芦茶30 g，水煎服。

4. 口腔炎：葫芦茶、金银花各30 g，穿心莲10 g，甘草3 g，水煎含服。

5. 小儿疳积：葫芦茶、小槐花、金钱草各10 g，水煎服。

● **现代研究**　化学研究：全草含无羁萜、表无羁萜醇和豆甾醇等。叶含鞣质、二氧化硅、氧化钾等。

车 前 草

Nyadaezma

● **别　　名**　咳麻草、猪肚草、钱串草。

● **来　　源**　为车前草科植物车前草*Plantago asiatica* L.的全草。

● **生境分布**　生于路边、沟边、田野。在广西主要分布于那坡、隆林、乐业、天峨、柳江等地，全国各地均有分布。

● **植物形态**　多年生草本，高20～60 cm，有须根。基生叶直立，卵形或宽卵形，长4～12 cm，宽4～9 cm，顶端圆钝，边缘近全缘、波状，或有疏钝齿，两面无毛或有短柔毛；叶柄长5～22 cm。花葶数个，直立，长20～45 cm，有短柔毛；穗状花序占上端1/3～1/2处，具绿白色疏生花；苞片宽三角形，较萼裂片短，两者均有绿色宽龙骨状突起；花萼有短柄，裂片倒卵状椭圆形至椭圆形，长2～2.5 mm；花冠裂片披针形，长约1 mm。蒴果椭圆形，长约3 mm，周裂；种子5～6粒，稀7～8粒，矩圆形，长约1.5 mm，黑棕色。花期6～9月，果期7～10月。

● **采集加工**　夏季采收，去净泥土，晒干备用。

● **性能主治**　甘，寒。通调水道，清热利尿，祛痰，凉血，解毒。用于尿路感染，暑湿泄泻，痰多咳嗽。

● **用　　量**　15～30 g。

● **临床应用**

1. 水道砂石症：车前草30 g，玉米须50 g，木通15 g，石兰15 g，肾茶30 g，水煎服。

2. 黄病：车前草20 g，田基黄30 g，虎杖15 g，无根藤15 g，十大功劳20 g，人字草15 g，板蓝根30 g，金银花15 g，水煎服。

3. 淋病：车前草20 g，荠菜10 g，水煎服。

● **现代研究**

1. 化学研究：全草含桃叶珊瑚苷、车前苷、熊果酸、三十一烷、β-谷甾醇、β-谷甾醇酯、棕榈酸、豆甾醇酯、维生素B_1、维生素C等。

2. 药理及毒理学研究：

（1）车前草可使狗、家兔和人的水分排出增多，并增加尿素、尿酸及氯化钠的排出。

（2）车前草煎剂有镇咳、平喘、祛痰的作用。

（3）车前草水浸剂在试管内对同心性毛癣菌、羊毛状小芽孢癣菌、星状奴卡菌有不同程度的抑制作用；醇提取物有杀灭钩端螺旋体的作用。

（4）毒性：车前草煎剂小鼠静脉给药的LD_{50}为7.9 g/kg。

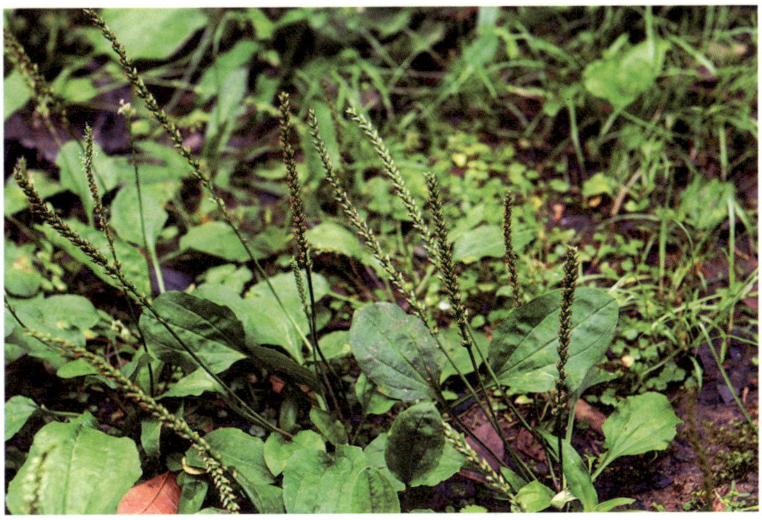

滑石

Linlouz

● **别　　名**　活石、液石。

● **来　　源**　为硅酸盐类滑石族矿物滑石。

● **矿物分布**　常产于变质的超基性岩和白云质石灰岩中。在广西主要分布于陆川、龙胜等地，江苏、浙江、陕西、山西、辽宁等省亦有分布。

● **矿物形态**　滑石为单斜晶系。偶见假六方形或菱形的片状单晶体。通常呈致密块状、叶片状、纤维状集合体产出。颜色一般为白色或灰色、淡绿色，有时染色很深。面上呈珍珠光泽。薄片质软，细腻，但不具弹性。手触之有滑腻感，用指甲即可刮下粉末，粉末为鳞片状。气无，口尝之有微凉感。

● **采集加工**　全年均可采挖，除去杂质，并用刀刮净，碾末生用，或以水飞过晒干用，或将滑石块刮净，用粉碎机粉碎，过细筛后即成滑石粉。

● **性能主治**　甘、淡，寒。清热解暑，渗湿利尿，收湿敛疮。用于暑热烦渴，水泻热痢，淋病，水肿，溃疡，湿疹，痱子。

● **用　　量**　10～30 g，外用适量。

● **临床应用**

1. 伏暑烦渴，心神恍惚：滑石30 g，甘草3 g，辰砂1 g，碾末，每次10 g，开水冲服。

2. 热病，热毒气壅，心腹胀满，小便不通：滑石、木防己、猪苓各30 g，葶苈子、木通各15 g，炙甘草6 g，碾末，每次10 g，开水冲服。

3. 膀胱热急，小便黄赤：滑石30 g，黄芩10 g，榆白皮10 g，甘草6 g，车前草30 g，冬葵子10 g，水煎服。

4. 香港脚，阴下湿汗：滑石50 g，煅石膏25 g，枯矾5 g，碾末，外敷患处。

5. 湿疹，痱子：滑石粉适量，外敷患处。

● **现代研究**

1. 化学研究：含水硅酸镁，其中含二氧化硅63.5%，氧化镁31.7%，水分4.8%，通常一部分氧化镁被氧化亚铁替换。此外，还常含有三氧化二铝等杂质。

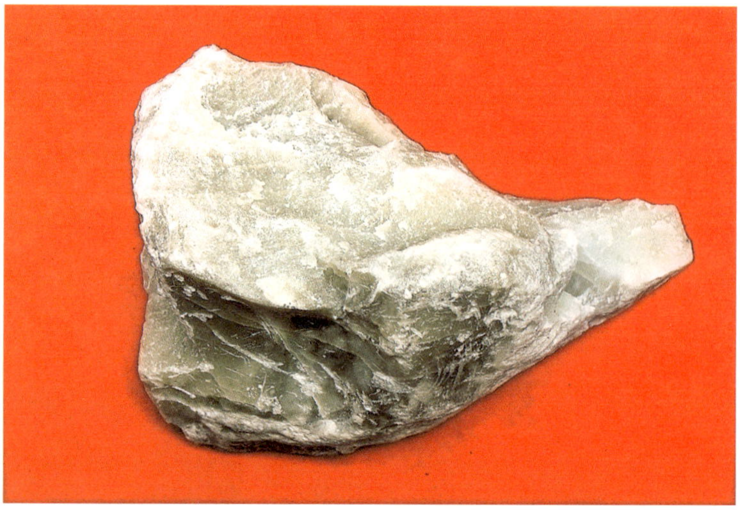

2. 药理学研究：滑石撒布于皮肤可使皮肤滑润干燥。外用于破损或发炎的皮肤可吸附化学刺激物或毒物，产生保护作用。但滑石在直肠、阴道或创面等处可引起肉芽肿，故不宜撒布于创面或内服。在体外，10%滑石粉对伤寒杆菌、甲型副伤寒杆菌有抑制作用。

● **附　　注**

1. 滑石原矿物有两种：滑石和高岭石。后者为含水硅酸铝，其中含三氧化二铝

39.56%，二氧化硅46.5%，水分13.94%，并含钙、镁、钠、钾等杂质，效用同滑石。

2. 阴虚而无湿热及脾虚泄泻、肾虚滑精者忌用，孕妇慎用。

海　藻

Fouzhaij

● **别　　名**　灯笼藻、鹿尾菜。

● **来　　源**　为马尾藻科植物海蒿子*Sargassum pallidum*（Turn.）C.Ag. 的全藻体。

● **生境分布**　生于低潮线下海水激荡处的岩石上。分布于广西、辽宁、山东等省区的沿海地区。

● **植物形态**　多年生褐藻，暗褐色，高30～100 cm。固着器扁平盘状或短圆锥形，直径可达2 cm。主轴圆柱形，幼时短，但逐年增长，两侧有呈钝角或直角的羽状分枝及腋生小枝，幼时其上均有许多短小的刺状突起。叶状突起的形状，大小差异很大，披针形、倒披针形、倒卵形和线形均有，长者可达25 cm，短者只有2 cm，宽者可达2.5 cm，有不明显的中脉状突起，并有明显的毛囊斑点，狭者只宽约1 mm，无中脉状突起，也无斑点，全缘或有锯齿。在线形叶状突起的腋部，长出多数具有丝状突起的小枝，生殖托或生殖枝即从丝状突起的腋间生出。气囊生于最终分枝上，有柄，成熟时球形或近球形，顶端圆或有细尖状凸起，表面有稀疏的毛囊斑点。生殖托单位或总状排列于生殖小枝上，圆柱形，长3～5 mm或更长，直径约1 mm。

● **采集加工**　夏、秋季由海中捞取或割取，去除杂质，用淡水洗净，晒干备用。

● **性能主治**　咸，寒。通调水道，利水消肿，消痰软坚。用于瘿瘤，瘰疬，脚气浮肿。

● **用　　量**　5～15 g。

● **临床应用**

1. 淋巴结肿大：海藻15 g，茯苓15 g，白术10 g，郁金10 g，鸡内金10 g，白芥子5 g，桔梗5 g，陈皮3 g，甘草3 g，水煎服。

2. 瘿瘤：海藻15 g，昆布15 g，黄药子、枳壳、丹参、川贝各5 g，水煎服。

3. 咽炎有痰：海藻15 g，金银花15 g，鱼腥草20 g，桔梗10 g，川贝5 g，黄芩10 g，水煎服。

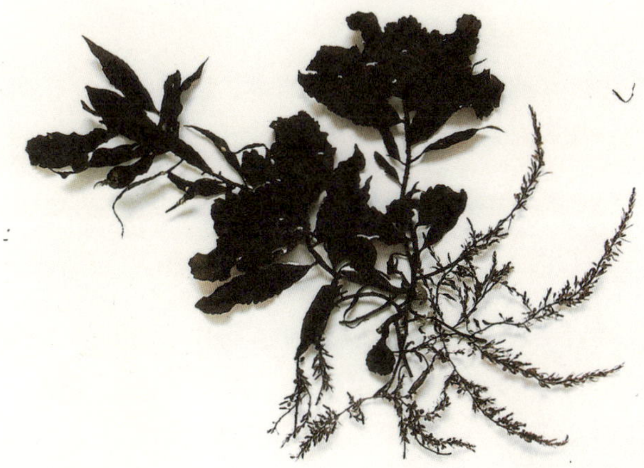

● **现代研究**

1. 化学研究：含藻胶酸19.0%，粗蛋白

9.69%，甘露醇9.07%，灰分30.65%，钾5.99%，碘0.017%。又含马尾藻多糖，其成分为D-半乳糖、D-甘露糖、D-木糖、L-岩藻糖、D-葡萄糖醛酸和多肽等。

2. 药理及毒理学研究：

（1）对心血管功能的影响：海藻水浸剂静脉注射，对麻醉兔和狗有降血压作用。

（2）抗肿瘤作用：海藻粗提取物对宫颈癌U_{14}、肉瘤S-180和淋巴瘤1号（L_1）有抗癌作用。

石　兰

Fouxdinh

● **别　　名**　石韦、石剑、山柴刀。

● **来　　源**　为水龙骨科植物石韦*Pyrrosia lingua*（Thunb.）Farw. 的叶。

● **生境分布**　生于山野的岩石上或树上。分布于广西、广东、安徽、江苏、福建、湖北、四川、贵州、云南等省区。

● **植物形态**　多年生草本，高13～30 cm。根茎细长，横走，密被深褐色披针形的鳞片；根须状，深褐色，密生鳞毛。叶疏生；叶柄长6～15 cm，略呈四棱形，基部有关节，被星状毛；叶片披针形，长7～20 cm，宽1.5～3 cm，先端渐尖，基部渐狭，略下延，全缘，革质，上面绿色，有细点，疏被星状毛或无毛，下面密被淡褐色退芒状毛，主脉明显，侧脉略可见，细脉不明显。孢子囊群椭圆形，散生在叶下面的全部或上部，在侧脉之间排成数行，每孢子囊群间隔有星状毛，孢子囊群隐没在星状毛中，淡褐色，无囊群盖，孢子囊有长柄。

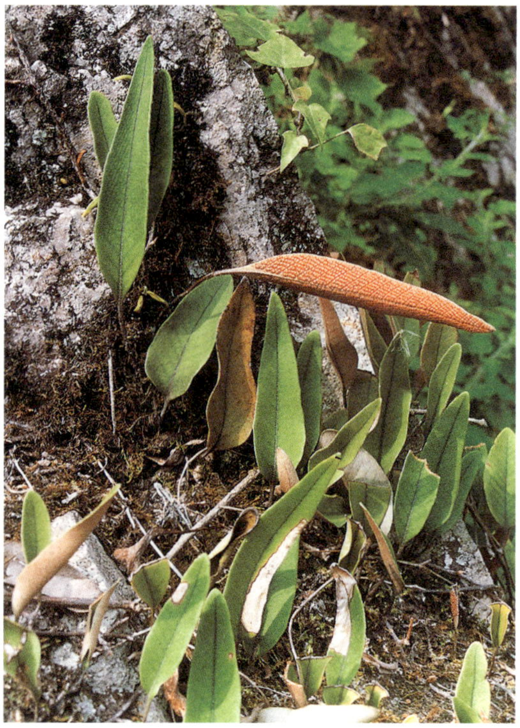

● **采集加工**　春、夏、秋季均可采收，除去根茎及须根，晒干。

● **性能主治**　苦、甘，凉。利水通淋，清肺泻热。治淋痛，尿血，尿路结石，肾炎，崩漏，痢疾，肺热咳嗽，慢性气管炎，疮痈。

● **用　　量**　5～9 g。

● **临床应用**

1. 急、慢性肾炎，肾盂肾炎：石兰9 g，葫芦茶20 g，石油菜15 g，茅根20 g，甘草3 g，水煎服。

2. 慢性气管炎：石兰9 g，桔梗10 g，白蚁巢10 g，桑白皮10 g，杏仁6 g，甘草3 g，水煎服。

3. 支气管哮喘：石兰9 g，麻黄6 g，杏仁10 g，甘草3 g，水煎服。

● **现代研究**

1. 化学研究：全草含黄酮类化合物，尚含皂苷、蒽醌类、鞣质、谷甾醇等。此外，还分离出结晶成分延胡索酸、咖啡酸和异杧果苷。

2. 药理学研究：

（1）镇咳、祛痰、平喘作用：小鼠口服石兰提取物后均有明显的镇咳作用。

（2）石兰提取液对二氧化硫刺激产生的大鼠慢性气管炎具有治疗作用。

海　带

Haijdai

● **别　　名**　昆布、江白菜。

● **来　　源**　为海带科植物海带*Laminaaria japonica* Aresch 的叶状体。

● **生境分布**　生于较冷的海洋中，多附生于大干潮线以下1～3 m深处的岩礁上。在广西主要分布于钦州、防城、北海等地，辽宁、山东、广东等省亦有分布。

● **植物形态**　多年生大型褐藻，植物体成熟时呈带状，长可达6 m以上。根状固着器粗纤维状，由数轮叉状分歧的假根组成，假根末端有吸盘。其上为圆柱状的短柄，长5～15 cm。柄的上部为叶状体，叶状体幼时呈长卵状，后渐伸长成带状，扁平，长2～6 m，宽20～50 cm，坚厚，革质状，中部稍厚，两边较薄，有波状皱褶。生殖期在叶状体两面产生孢子囊。

● **采集加工**　夏、秋季晴日采收，低潮时由海中捞出，晒干备用。

● **性能主治**　咸，寒。软坚散结，消肿利水。用于瘰疬，瘿瘤，噎膈，水肿，睾丸肿痛，带下。

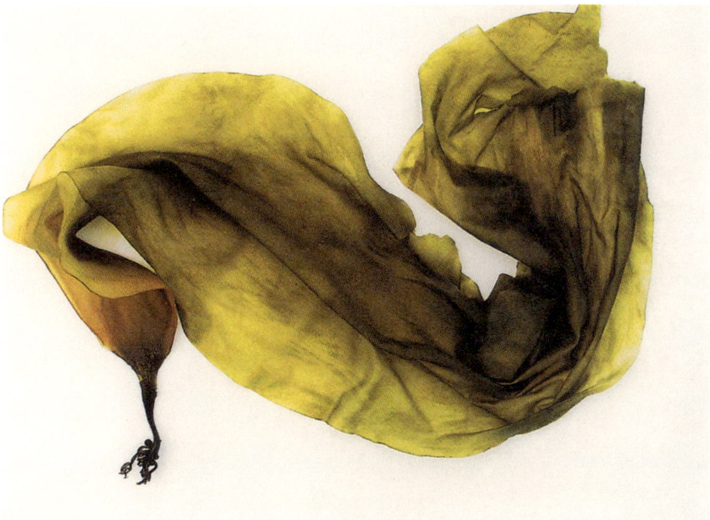

● **用　　量**　10～30 g。

● **临床应用**

1. 瘰疬，瘿瘤：海带30 g，碾末，每次3 g，以醋浸过含服。

2. 暑热烦渴：海带30 g，绿豆100 g，加白糖适量煎服。

● **现代研究**

1. 化学研究：本品富含多糖类成分，包括藻胶酸和昆布素、甘露醇、无机盐、胡萝卜素、核黄素、维生素、蛋白质、氨基酸等。

2. 药理学研究：

（1）对甲状腺的作用：其作用是由所含的碘、碘化物引起的。海带可用来纠正由缺碘而引起的甲状腺机能不足，同时也可以暂时抑制甲状腺机能亢进的新陈代谢率而减轻症状，但不能持久，可做手术前的准备。

（2）降血压作用：海带氨酸具有降压作用，对麻醉兔静脉注射海带氨酸单枸橼酸盐，可使血压短暂下降，此作用不被阿托品阻断，它不影响闭塞二侧颈总动脉或注射去甲肾上腺素引起的升压反应。

（3）平喘镇咳作用：海带根粗提取液对豚鼠（组织胺法）有平喘作用，对大鼠（0.59%二氧化硫法）、猫（电刺激喉上神经法）的咳嗽有一定的镇咳作用。给予中毒量可使动物运动减少、侧卧甚至昏迷而死，与可待因不同。

（4）降血脂作用：海带粉对实验性高脂蛋白症家兔有降低胆固醇、β-脂蛋白及甘油三酯的作用，并使全血比黏度、血浆比黏度和纤维蛋白原水平下降。海带多糖可降低实验性高脂血症三黄鸡的血胆固醇和甘油三酯水平，并减轻动脉粥样硬化的程度。

（5）抗肿瘤作用：海带多糖对小鼠肉瘤S-180有抑制作用。

（6）海带多糖小鼠腹腔给药LD_{50}为158 ± 67.0 mg/kg。

● **附　　注**　脾胃虚寒蕴湿者忌服。

泽　泻

Caekdinbaet

● **别　　名**　野慈姑、鸭舌菜。

● **来　　源**　为泽泻科植物泽泻*Alisma orientalis*（Sam.）Juzep.的根茎。

● **生境分布**　野生于浅沼泽地或水田中，人工栽培于积水畦地、富含腐殖质的黏土中。广西主要分布于那坡、隆林、乐业、南丹、桂平、贵港等地，东北及河北、新疆、山东、江苏、浙江、江西、福建、河南、四川、贵州、云南等地亦有分布。

● **植物形态**　多年生草本，高可达1 m。根茎球形。叶基生，广卵形至长椭圆形，长5～19 cm，宽3～4 cm，先端短尖，基部阔楔形或稍心形，全缘；叶柄长30～45 cm，下部鞘状。6～7月从叶中抽出花茎，聚伞花序，集成大圆锥花序；萼片3片，绿色，广卵形，宿存；花瓣3片，白色，倒卵形。瘦果多数，倒卵形。

● **采集加工**　冬季采根茎，晒干或烘干，再除去须根和粗皮，切片备用。

● **性能主治**　甘，寒。利小便，清湿热。用于小便不利，水肿胀满，泄泻尿少，痰饮眩晕，热淋涩痛，高脂血症。

● **用　　量**　6～15 g。

临床应用

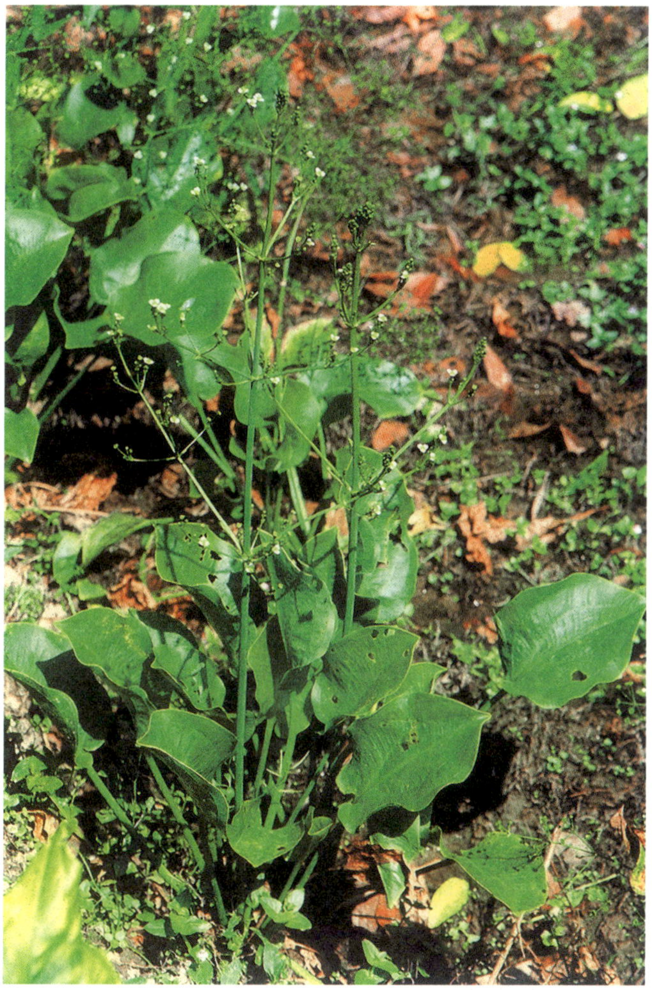

1. 膨胀水肿：泽泻、白术各15 g，碾末，每次10 g，茯苓汤调服。
2. 消渴不止，小便频热，四肢无力：泽泻15 g，麦门冬15 g，车前子15 g，黄连5 g，牡蛎15 g，桑螵蛸10 g，葛根15 g，甘草6 g，水煎服。
3. 妊娠浮肿：泽泻15 g，桑白皮15 g，木通5 g，枳壳10 g，赤茯苓15 g，槟榔10 g，水煎服。
4. 糖尿病：泽泻、玉竹、沙苑蒺藜各12 g，山药、桑白皮、枸杞子各15 g，玉米须10 g，水煎服。
5. 虚劳内伤，小便余沥：泽泻10 g，龙骨、桑螵蛸、狗脊、车前子各15 g，水煎温酒调服。
6. 湿热黄疸：泽泻、茵陈各15 g，滑石15 g，水煎服。
7. 眩晕：泽泻9 g，白术9 g，法半夏9 g，旱莲草10 g，女贞子15 g，甘草9 g，水煎服。
8. 脂肪肝：泽泻15 g，生首乌、草决明、丹参、黄精各20 g，生山楂30 g，虎杖12 g，大荷叶15 g，水煎服。

现代研究

1. 化学研究：含多种四环三萜酮醇衍生物，包括泽泻醇A、B、C，泽泻醇A乙酸酯，泽泻醇B乙酸酯，泽泻醇C乙酸酯，表泽泻醇A等，另含挥发油（内含糠醛）、少量生物碱、天门冬素、一种植物甾醇、一种植物甾醇苷、脂肪酸（棕榈酸、硬脂酸、油酸、亚油酸），还含树脂、蛋白质和多量淀粉，并含胆碱、卵磷脂、倍半萜类物质及其氧化物等。

2. 药理及毒理学研究：

（1）对脂质代谢的影响：泽泻对实验性高脂血症家兔有明显的降血脂作用和抗动脉粥样硬化作用。

（2）抗炎免疫作用：泽泻煎剂可减慢小鼠碳粒廓清速率，抑制二硝基氯苯所致小鼠接触性皮炎及二甲苯引起的耳廓肿胀，抑制大鼠棉球肉芽组织增生。

（3）利尿作用：泽泻煎剂对正常大鼠有明显的利尿作用；泽泻在临床常用剂量下对健康人及家兔也有明显的利尿效果。

（4）凝集素样作用：泽泻块茎提取物可凝集人及豚鼠红细胞，对小鼠脾淋巴细胞的凝集情况也相似。

（5）抑菌试验：泽泻对金黄色葡萄球菌、肺炎双球菌、结核杆菌均有抑制作用。

（6）泽泻甲醇提取物小鼠静脉注射和腹腔注射的LD_{50}分别为0.98 g/kg和1.27 g/kg；按1%比例拌于饲料中喂大鼠2个半月，未见明显毒性。

附　注

肾虚精滑者忌服。

茅　根

Laghaz

● **别　　名**　茹根、白花茅根、丝毛草根。

● **来　　源**　为禾本科植物白茅*Imperata cylindrica*（L.）Beauv.var. major（Nees）C.E.Hubb的全草。

● **生境分布**　多生长于路旁、山坡、草地上。分布全国。

● **植物形态**　多年生草本。根茎密生鳞片。秆丛生，直立，高30～90 cm，具节2～3节，节上有长4～10 mm的柔毛。叶多丛集基部；叶鞘无毛，或上部及边缘和鞘口具纤毛，老时基部或破碎呈纤维状；叶舌干膜质，钝头，长约1 mm；叶片线形或线状披针形，先端渐尖，基部渐狭，根生叶长，几乎与植株相等，茎生叶较短。圆锥花序柱状，长5～20 cm，宽1.5～3 cm，分枝短缩密集；小穗披针形或圆形，长3～4 mm，基部密生长10～15 mm的丝状柔毛，具长短不等的小穗柄；两颖相等或一颖稍短，除背面下部略呈草质外，其余均膜质，边缘具纤毛，背面疏生丝状柔毛，第一颖较狭，具3～4脉，第二颖较宽，具4～6脉；第一外稃卵状长圆形，长约1.5 mm，先端钝，内稃缺如；第二外稃披针形，长约1.2 mm，先端尖，两侧略呈细齿状，内稃长约1.2 mm，宽约1.5 mm，先端截平，具尖钝大小不同的数齿；雄蕊2枚，花药黄色，长约3 mm；柱头2枚，深紫色。颖果。花期夏、秋季。

● **采集加工**　春、秋季采挖，除去泥土，洗净，晒干后揉去须根及膜质叶鞘。

● **性能主治**　甘，寒。清热利尿，凉血止血。用于热病烦渴，肺热喘急，胃热哕逆，尿血，淋病，小便不利，水肿，黄疸。

● **用　　量**　10～30 g。

● **临床应用**

1. 急性肾炎：茅根15 g，葫芦茶15 g，大蓟6 g，小蓟6 g，生地10 g，水煎服。

2. 肺热喘咳：茅根30 g，金银花15 g，板蓝根15 g，芦根30 g，薏苡仁15 g，甘草6 g，水煎服。

3. 尿血：茅根30 g，丹皮10 g，生地15 g，甘草3 g，水煎服。

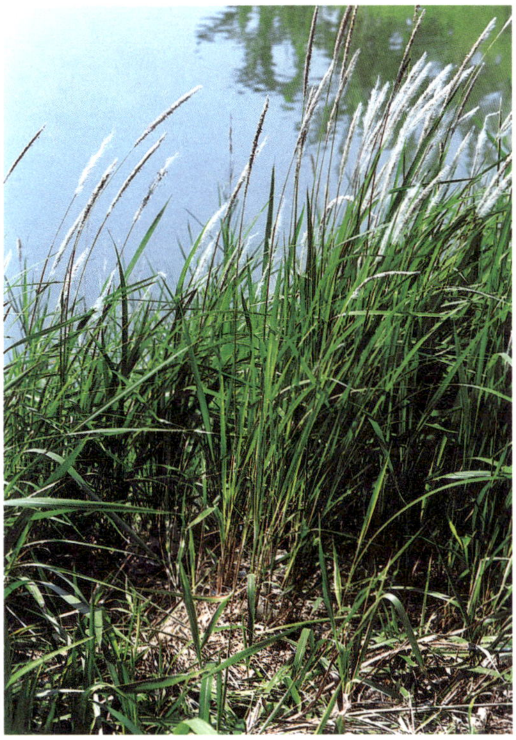

● **现代研究**

1. 化学研究：全草含多糖、蔗糖、葡萄糖，少量果糖、木糖及柠檬糖、草酸、苹果酸等。

2. 药理学研究：

（1）利尿作用：正常兔口服煎剂有利尿作用。其利尿作用可能与茅根中含丰富的钾盐有关。

（2）抗菌作用：煎剂在试管内对弗氏、宋内氏痢疾杆菌有明显的抑制作用，但对志贺氏及舒氏痢疾杆菌却无作用。

● **附　　注**　脾胃虚寒、溲多不渴者忌服。

山菠萝

Ragla

● **别　　名**　露兜簕、假菠萝、簕菠萝。

● **来　　源**　为露兜树科植物露兜簕*Pandanus trctorius*（L.）Parkins. 的根、叶、果实。

● **生境分布**　生于村旁、路边、山谷、溪边及滨海地区。在广西主要分布于龙州、南宁、容县、桂平等地，广东、云南等省亦有分布。

● **植物形态**　灌木或小乔木，直立，分枝多，具气生支根。叶聚集于枝顶，革质，线状披针形，长可达1.5 m，宽3～5 cm，先端长尾状渐尖，叶缘和叶背中肋有锐刺，刺端向前。雌雄异株；花白色，密集呈肉穗状花序，顶生；花无花被；雄花序稍倒垂，具浓郁香味，长约50 cm，佛焰苞片披针形，雄蕊多数，成点状簇生，花丝部分合生，很长，花药线形，顶端有芒；雌花心皮集生成群，子房2室，有胚珠1粒，近基生。聚合果椭圆形，长可达20 cm，由50～70颗或更多核果组合而成。核果长4～6 cm，成熟时黄红色，倒圆锥形稍有棱角。种子小，有肉质胚乳和微小的胚。花期8月，果期9～10月。

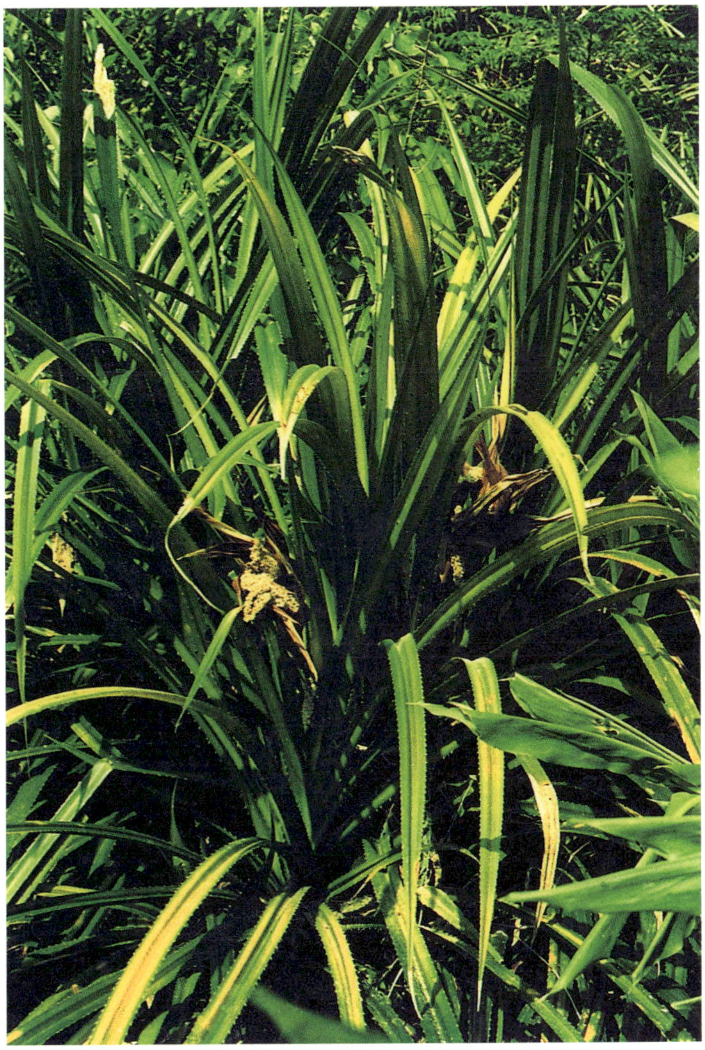

● **采集加工**　根、叶全年可采；秋季采摘成熟果实，将小核果分开，晒干。

● **性能主治**　甘，平。补脾利水消痰，解酒毒、热毒。用于肝硬化腹水，小便不利，中暑。

● **用　　量**　10～50 g。

● **临床应用**

1. 肝硬化腹水：山菠萝根50 g，猪骨头适量，炖服。
2. 目生翳障，视物不明：山菠萝果实浸白蜜内30天，每日连蜜啖1枚。
3. 解暑：山菠萝叶50 g，水煎作茶饮。
4. 痢疾：山菠萝果实30 g，水煎服。
5. 酒后发渴：山菠萝果实30 g，水煎服。

白木通

Gaeumuzdungh

● **别　　名**　八月炸、三叶木通、八月瓜藤。

● **来　　源**　为木通科植物白木通*Akebia trifoliata*（Thunb.）Koidz. var. australis（Diels）Rehd.的藤茎。

● **生境分布**　生于山坡、溪边、山谷灌木丛或疏林半阴湿处。在广西主要分布于德保、那坡、隆林、南丹、罗城、鹿寨、资源、全州、灵川等地，江苏、浙江、安徽、陕西等省亦有分布。

● **植物形态**　落叶或半常绿藤本，高6～10 m，全体无毛。三出复叶，小叶革质，卵状矩圆形，先端圆形，中央凹陷，基部圆形或稍呈心形至宽楔形，全缘或微波状，两面均淡绿色。花单性，雌雄同株，紫色微红或淡紫色，总状花序腋生，长约15 m；雄花着生于花序上部；雌花1～3朵，生于花序下部。浆果状蓇葖果，成熟时紫色。种子矩圆状三角形，暗红色。花期3～4月，果期10～11月。

● **采集加工**　9月采收，截取茎部，刮去外皮，阴干。

● **性能主治**　苦，平。通水道，除烦利尿，疏肝理气，活血止痛。用于小便不利，疝气，胸肋疼痛，肝胃气痛，痛经。

● **用　　量**　5～10 g。

● **临床应用**

1. 小便短赤，尿道刺痛，口舌生疮：白木通10 g，生地黄、甘草、淡竹叶各15 g，水煎饭后服。
2. 输尿管结石：白木通10 g，薏苡仁30 g，水煎服。
3. 淋巴结核：白木通、金樱子、海金沙根各10 g，天葵子20 g，水煎服。
4. 小儿破伤风：白木通、菖蒲、防风、木香、枳壳各5 g，炒僵蚕、甘草各3 g，制天南星、全蝎各2 g，水煎服。
5. 产后乳汁不下：白木通10 g，钟乳石30 g，栝楼根30 g，甘草10 g，漏芦（去芦头）6 g，水煎服。
6. 风湿，跌打损伤，腰腿痛：白木通、搜山虎、八爪龙、白龙须、见血飞、大小血藤、海金沙、地胡椒各30 g，米酒2 000 ml，浸泡10天，每次服20 ml。

● **现代研究**

1. 化学研究：果实含糖类等。茎、叶含木通皂苷，并含多量钾盐等。

2. 药理及毒理学研究：

（1）利尿作用：白木通甲醇提取物对大鼠经双侧颈静脉结扎所致的充血性水肿有明显抗水肿与利尿作用。

（2）抗菌作用：白木通醇浸液（1∶20）在体外对革兰氏阳性菌及阴性菌如痢疾杆菌、伤寒杆菌均有抑制作用，水浸剂（1∶5）对堇色毛癣菌也有抑制作用。

（3）其他作用：白木通皂苷元丁香素、常春

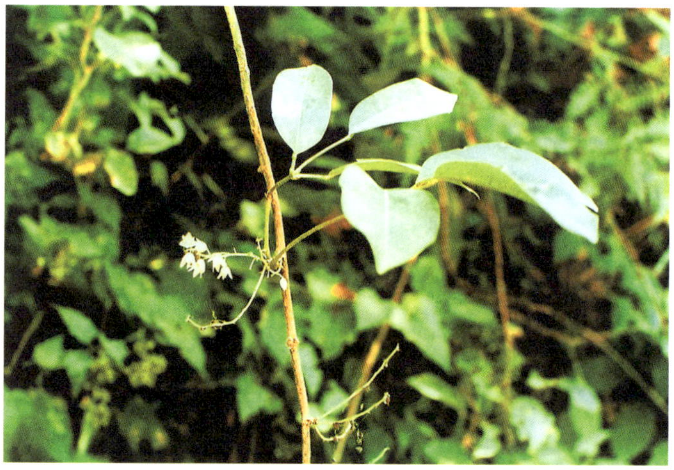

藤苷元或水浸出物降低毛细血管通透性，对大鼠用角叉菜胶所致足肿胀有抑制作用。

（4）毒性：木通皂苷毒性较小，其溶血指数为6.742，溶血作用较弱。

● **附　　注**　孕妇慎服。

海南海金沙

Gaeubingluengj

● **别　　名**　海金沙。

● **来　　源**　为海金沙科植物海南海金沙*Lygodium conforme* C.Chr.的全草。

● **生境分布**　生于林中或溪边灌木丛中。在广西主要分布于南丹、龙州和陆川等县，广东、贵州、云南等地亦有分布。

● **植物形态**　多年生攀缘草质藤本，植株高达5～6 cm。叶对生于叶轴的短枝上，向两侧平展，短枝端有一丛红棕色短柔毛。羽片多数，二型；不育羽片生于叶轴下部，叶柄长4～4.5 cm，叶厚纸质或近革质，掌状深裂几乎达基部，基部平截或阔楔形，裂片6片，披针形，先端渐尖，长17～22 cm，宽1.8～2.5 cm，全缘，有一软骨质狭边，干后常向下反卷；能育叶羽片常为二叉状深裂，裂片几乎达基部，每个掌状小羽片有长5～7 mm的柄；末回裂片通常3片，披针形，长20～30 cm，宽2～2.5 cm，先端常渐尖。孢子囊穗线形，褐色或绿褐色，排列较紧密，长2～5 mm。

● **采集加工**　全年可采，洗净，鲜用或晒干备用。

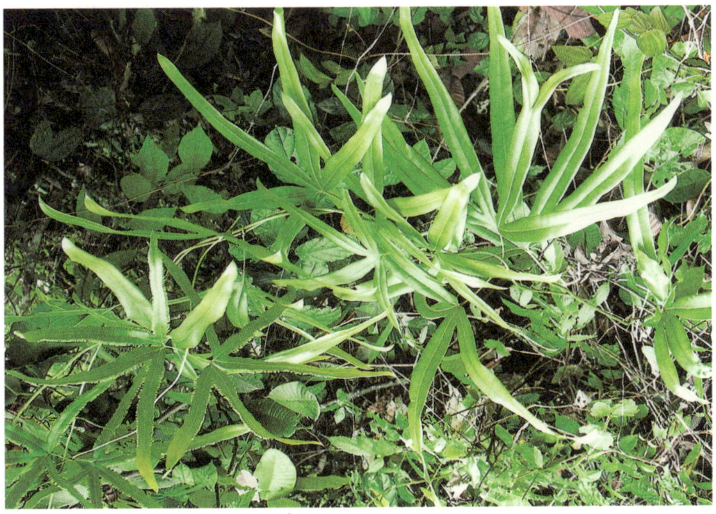

● **性能主治**　淡，凉。清热排毒，通淋利尿。用于热淋，石淋，尿血，痢疾。

● **用　　量**　10～30 g，外用适量。

● **临床应用**

1. 尿路结石，尿路感染：海南海金沙30 g，金钱草30 g，水煎服。

2. 痢疾：海南海金沙15 g，铁苋菜15 g，水煎服。

3. 拔弹片：鲜海南海金沙适量，捣烂敷枪弹伤处。

琉璃草

Nya' eng

● **别　　名**　青菜参、拦路虎、铁板道、狗屎花、锡兰倒提壶。

● **来　　源**　为紫草科植物琉璃草*Cynoglossum zeylanicum*（Vahl）Thunb.ex Lehm.的根及果实。

● **生境分布**　生于低山区的路边、林缘、溪边土壤较深厚处。分布于广西的那坡、凌云、乐业、隆林，河南、陕西、甘肃、台湾，华南其他地方、西南亦有分布。

● **植物形态**　二年生草本。主根粗壮，黑褐色。茎直立，上部分枝。叶互生，全缘，狭长椭圆形或披针形，长10～15 cm，宽2～7 cm，两面均贴生粗毛；基生叶具长柄，茎生叶无柄或有短柄。总状花序顶生或腋生；萼深5裂，结果时扩大；花蓝色，有时白色；花冠漏斗状或高脚碟状，喉部有明显鳞片；雄蕊5枚，内藏；子房4深裂。小坚果4颗，卵圆形，长3～4 mm，密生短钩刺。

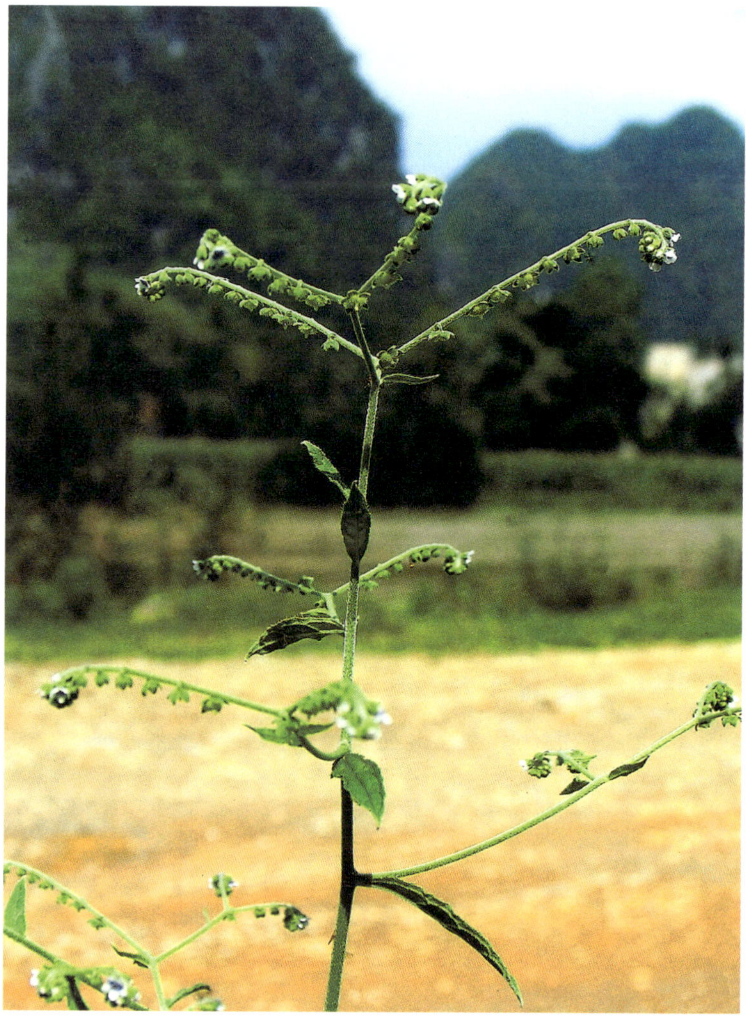

● **采集加工**　根全年可采，果实春、秋季采收，晒干备用。

● **性能主治**　苦，寒。清热利湿，润肺止血。用于扁桃体炎，小儿腹泻，红崩白带，睾丸肿，刀伤出血。

● **用　　量**　10～20 g，外用适量。

● **临床应用**

1. 扁桃体炎：琉璃草根10 g，葫芦茶10 g，一点红10 g，夏枯草10 g，水煎服。

2. 小儿腹泻：琉璃草果实10 g，水煎服。

杭子梢

Duhnamzvaiz

● **别　　名**　假花生、壮筋草、见肿消、万年消。

● **来　　源**　为豆科植物杭子梢*Campylotropis macrocarpa*（Bunge）Rehd. 的根。

● **生境分布**　生于草坡、山沟、山坡、林缘或疏林中。分布于广西的富川，辽宁、河北、河南、山西、陕西、甘肃、江苏、湖北和四川等省区亦有分布。

● **植物形态**　灌木，高可达2.5m；幼枝密生白色短柔毛。3小叶，顶生小叶矩圆形，长3～6.5 cm，宽1.5～4 cm，先端圆或微凹，有短尖，基部圆形，上面无毛，脉网明显，下面有淡黄色柔毛，侧生小叶较小。总状花序腋生；花梗细长，长可达1 cm，有关节，有绢毛；花萼宽钟状，萼齿4裂，有疏柔毛；花冠紫色。荚果斜椭圆形，膜质，长约1.2 cm，具明显脉网。花期4～8月，果期9月。

● **采集加工**　夏、秋季采挖，除去根须及泥沙，洗净，切片，晒干。

● **性能主治**　苦、微辛，平。通调水道，舒筋活血，发汗解表。用于感冒，肾炎，肢体麻木，半身不遂。

● **用　　量**　6～10 g。

● **临床应用**　肢体麻木，半身不遂：杭子梢根10 g，千年健10 g，鸡血藤20 g，八角枫10 g，水煎服。

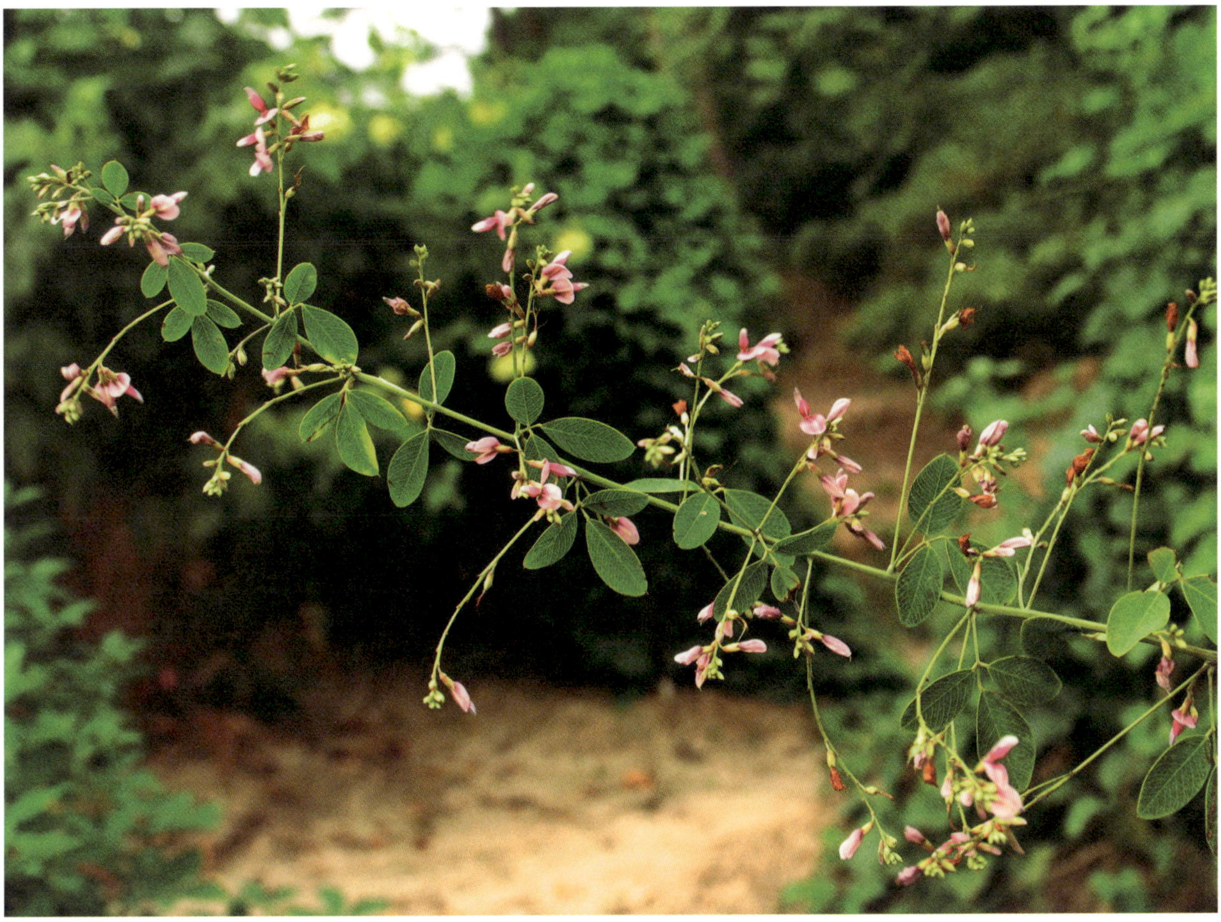

第三节　通气道药

一枝黄花

Goguthenj

● **别　　名**　蛇头王、黄花草。

● **来　　源**　为菊科植物一枝黄花*Solidago decurrens* Lour. 的全草。

● **生境分布**　生于山野、林缘。在广西主要分布于三江、金秀、忻城、恭城等地，华东、华中、华南、西南等地亦有分布。

● **植物形态**　多年生草本。高16～60 cm。茎直立，下部光滑无毛，上部微有茸毛。叶互生，卵形至矩圆形，长1～5 cm，宽0.2～2.5 cm，下部叶具柄，有极小的锯齿，上部叶较小而狭，近于全缘，上面深绿色，下面灰绿色，两面近光滑无毛。圆锥花序，由腋生的总状花序再聚集而成；头状花序小，直径5～8 mm，单生或2～4朵聚生于腋生的短花序柄上；总苞片狭而尖，具干膜质边缘，长2～5 mm，大小不等，数层呈覆瓦状排列；花托秃裸；外围的舌状花黄色，雌性，约8枚；中央筒状花，两性，花冠5裂，花药聚合，基部钝。瘦果近圆柱形，秃净或有柔毛。花期10月，果期11月。

● **采集加工**　夏、秋间采收，洗净，鲜用或晒干备用。

● **性能主治**　辛、苦，凉，有毒。通调气道、水道，祛风邪，解热毒。用于温病初起，头痛咳嗽，小儿惊风，阳黄，疮痈，虫蛇咬伤，手足癣。

● **用　　量**　9～15 g，外用适量。

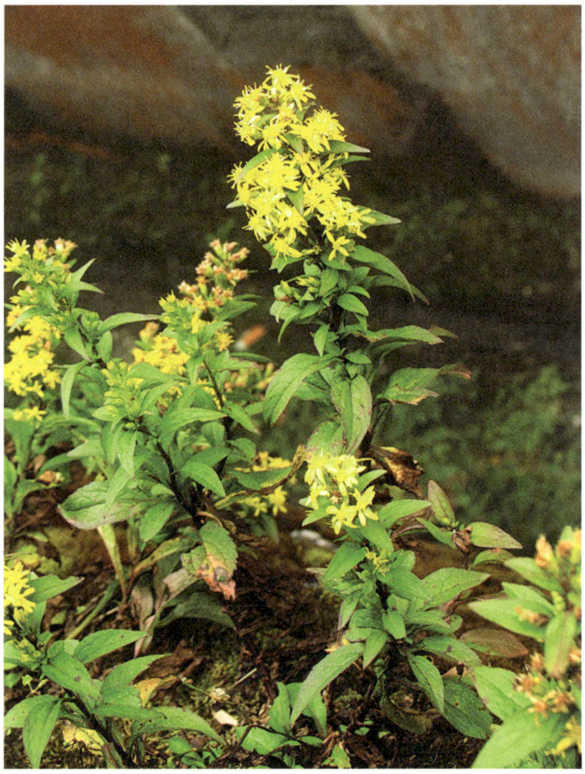

● **临床应用**

1. 伤风，咽喉肿痛：一枝黄花10 g，水煎服。
2. 阳黄：一枝黄花15 g，水丁香15 g，水煎服。
3. 阑尾炎：鲜一枝黄花15 g，鲜漆树皮15 g，鲜野荞麦根30 g，鲜白花蛇舌草30 g，水煎服。
4. 毒蛇咬伤：一枝黄花15 g，水煎蜂蜜调服。
5. 痉痛：一枝黄花、野菊花各15 g，捣烂醋炒敷患处。

● **现代研究**

1. 化学研究：全草含绿原酸、咖啡酸、槲皮素、槲皮苷、芸香苷、山柰酚葡萄糖苷、矢车菊双苷、一枝黄花酚苷等。叶、花和根含谷甾醇、2个乙炔基化合物异构体、7个苄基苄酯、一枝黄花酚苷等。

2. 药理学研究：

（1）抗菌作用：一枝黄花煎剂对金黄色葡萄球菌、

伤寒杆菌及白色念珠菌均有不同程度的抑制作用。对红色癣菌及禽类癣菌有较强的杀菌作用。

（2）祛痰平喘作用：内服一枝黄花煎剂，可解除家兔实验性支气管炎喘息症状，亦有祛痰作用。

（3）其他作用：增强白细胞吞噬功能。对急性（出血性）肾炎有止血作用。小剂量皮下注射有利尿作用。

一箭球

Gosamjlimsaeq

● **别　　名**　水蜈蚣、水百足、三叶珠。

● **来　　源**　为莎草科植物单穗水蜈蚣*Kyllinga cororata*（L.）Druce 的全草。

● **生境分布**　生于山坡林下、田边、水边或旷野潮湿地。在广西主要分布于隆林、乐业、上林、龙州、苍梧、金秀等地，广东、云南等省亦有分布。

● **植物形态**　多年生草本，具匍匐根状茎。秆疏丛生或散生，细弱，扁锐三棱状。叶短于秆，宽2.5～4.5 mm，柔弱；叶鞘褐色，具紫色斑，最下面的一枚顶端无叶片。叶状苞片3～4片，较花序长很多；穗状花序1个，近球形，长5～9 mm，宽5～7 mm；小穗极多数，倒卵形或披针状矩圆形，扁，长2.5～3 mm，有1朵两性花；鳞片舟状，与小穗等长，苍白色或麦秆黄色，具锈色斑，背面的龙骨状突起具翅，翅缘具细刺，每侧各具3～4条脉，顶端具外弯的短尖；雄蕊3枚；柱头2枚。小坚果矩圆形或倒卵状矩圆形，顶端具短尖，扁，长为鳞片的1/2，棕色，具细密点。

● **采集加工**　全年可采，洗净，鲜用或晒干备用。

● **性能主治**　辛、微甘，平。通气道、龙路，祛风邪、热毒，止咳除瘀，凉血止血，截疟，杀虫止痒。用于伤风咳嗽，咽喉肿痛，疟疾，毒蛇咬伤。

● **用　　量**　10～30 g，外用适量。

● **临床应用**

1. 百日咳：一箭球30 g，冰糖30 g，水煎服。
2. 外伤出血：一箭球适量，捣烂敷患处。
3. 痢疾：一箭球30 g，水煎服。
4. 咽喉肿痛：一箭球30 g，救必应12 g，水煎服。
5. 毒蛇咬伤：鲜一箭球适量，捣烂敷伤口周围。

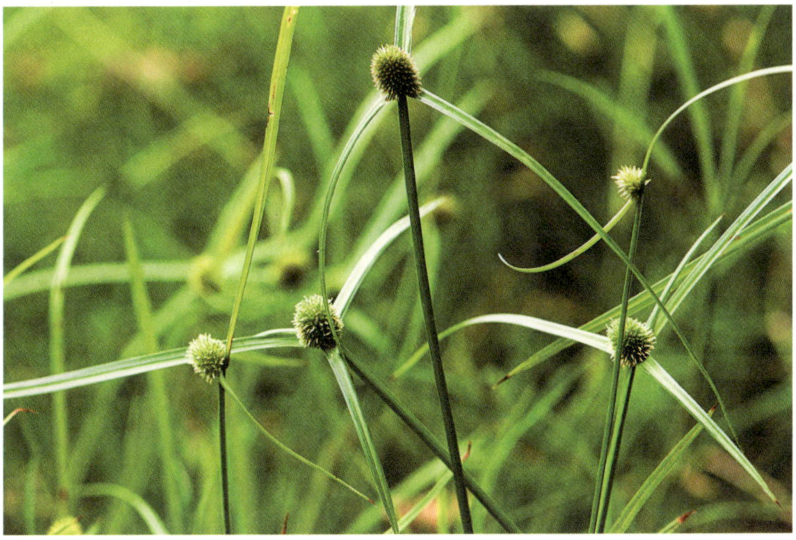

大叶桉

Go'nganhcu

● **别　　名**　蚊仔树、加里树。

● **来　　源**　为桃金娘科植物大叶桉*Eucalyptus robusta* Smith. 的叶。

● **生境分布**　栽培。分布于广西各地，广东、福建、湖南、贵州、云南等省亦有分布。

● **植物形态**　乔木，高可达30 m。树皮不剥落，暗褐色，有槽纹；小枝淡红色。叶互生，革质，狭卵形或宽披针形，长8～18 cm，宽3～7.5 cm，侧脉多而细，几乎与中脉成直角；有叶柄。伞形花序腋生或侧生，有花5～10朵；总花梗粗而扁，或有棱角；花直径1.5～2 cm；萼筒狭陀螺形或稍呈壶形，长7～9 mm，宽7～8 mm，下部渐狭成柄，萼帽状体厚，顶端呈圆锥状凸起，和萼筒等长或稍长。蒴果倒卵形或壶形，长约1.5 cm，果缘薄，果瓣和果缘等高或稍突出。花期8～11月，果期6～12月。

● **采集加工**　全年可采，鲜用或阴干备用。

● **性能主治**　辛、苦，平。通气祛风，清热解毒，收敛生肌，消肿止痒。用于伤风，痧症，瘴毒，屙痢，水道不利，丹毒，痈肿，黄水疮。

● **用　　量**　10～20 g，外用适量。

● **临床应用**

1. 伤风：大叶桉20 g，三叉苦15 g，连翘20 g，贯众15 g，甘草9 g，水煎服。

2. 感冒及流感：鲜大叶桉500 g，水煎熏洗。

3. 痢疾：大叶桉10 g，水煎红糖调服。

4. 脓疱疮：鲜大叶桉、苦楝树皮、过塘蛇各适量，水煎外洗患处。

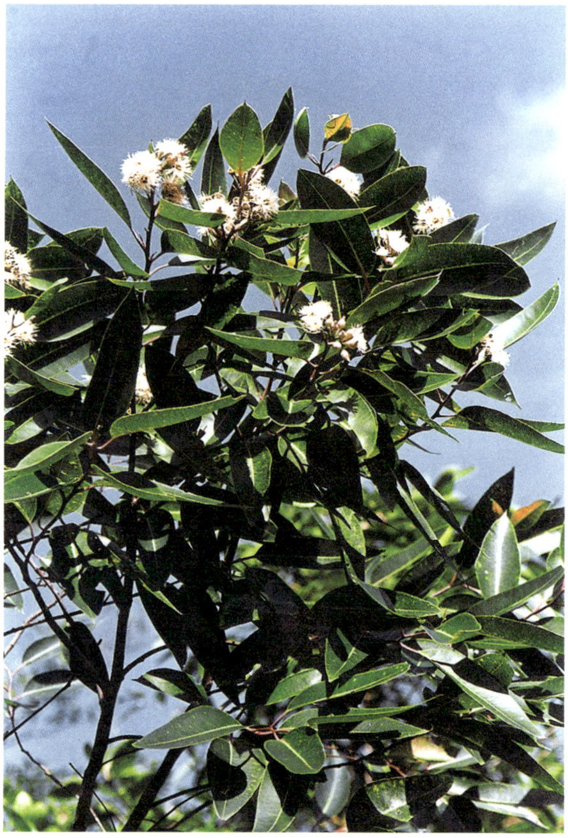

● **现代研究**

1. 化学研究：干叶含没食子酸、酚类、甾醇、三萜类等。鲜叶还含挥发油，其成分为α-蒎烯、1,8-桉油素、百里香酚、α-水芹烯、愈疮木酚、愈疮木奥、蓝桉醇、1-松香芹酮，还含桉叶酸、苦味质、鞣质、树脂等。

2. 药理学研究：大叶桉叶煎剂在试管内对金黄色葡萄球菌、八叠球菌、α-型链球菌、奈瑟氏球菌、绿脓杆菌、肺炎球菌、大肠杆菌、弗氏痢疾杆菌、伤寒杆菌Hd、副伤寒杆菌A和流感病毒等均有抑制作用。

入地蜈蚣

Gogutsip

● **别　　名**　蜈蚣草、水蜈蚣。

● **来　　源**　为七指蕨科植物七指蕨*Helminthostachys zeylanica*（L.）Hook. 的根状茎。

● **生境分布**　生于溪边、沟边或林中湿地。在广西主要分布于龙州、隆安、南宁、马山、梧州等地，台湾、广东、海南、云南等省亦有分布。

● **植物形态**　多年生草本，高30～50 cm。根状茎粗壮，横走，形似蜈蚣。近顶生叶1～2片，叶柄长20～40 cm，基部有两片矩圆形的肉质托叶，其顶部生出不育叶和孢子囊穗。不育叶通常三叉，长宽各15～25 cm，每叉由1片顶生羽片和1～2对侧生羽片组成，基部狭而下延；羽片长10～18 cm，宽2～4 cm，披针形，短渐尖，基部楔形，无柄，下延，侧脉分叉。孢子囊穗单生，从叶片基部中间长出，柄长6～8 cm，穗长达13 cm，通常高出不育叶。孢子囊无柄，3～5枚聚生于囊托上，顶端有不育的鸡冠状突起。孢子卵形，平滑。

● **采集加工**　全年可采，洗净，鲜用或晒干备用。

● **性能主治**　苦，寒。通调气道，清热止咳，活血化瘀，解毒止痢。用于肺痨咳嗽，跌打内伤，瘀血疼痛，屙痢。

● **用　　量**　6～9 g。

● **临床应用**

1. 咳喘：入地蜈蚣9 g，甘草3 g，水煎服。

2. 跌打内伤：入地蜈蚣适量，碾末，每次2 g，米酒或开水送服。

3. 痢疾：鲜入地蜈蚣9 g，鲜马齿苋20 g，捣汁与盐水冲服。

● **现代研究**　化学研究：根含七指蕨素A、B、C、D等。

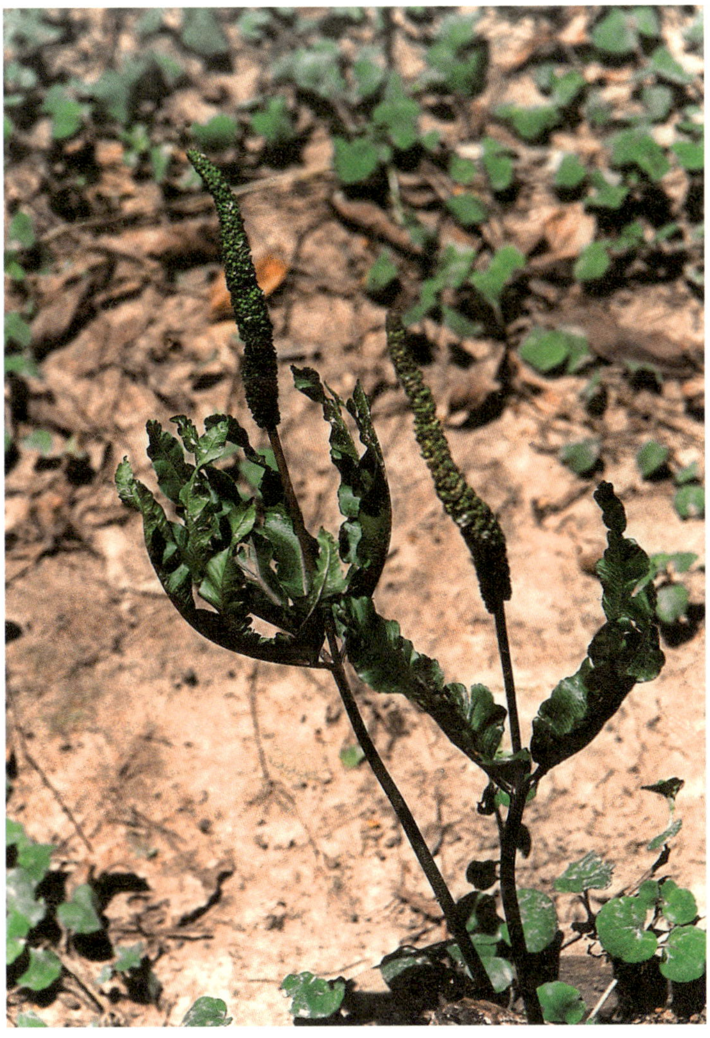

洗手果

Makluegsaeg

● **别　　名**　无患子、木患子、菩提子、肥皂果。

● **来　　源**　为无患子科植物无患子*Sapindus mukorossi* Gaertn.的根、枝叶、果实。

● **生境分布**　生于土壤疏松湿润的疏林中。分布于广西各地。

● **植物形态**　落叶或常绿乔木，高可达25 m。枝开展，小枝无毛，密生多数皮孔；冬芽腋生，外有鳞片2对，稍有细毛。通常为双数羽状复叶，互生，无托叶，有柄；小叶8～12枚，广披针形、椭圆形或斜圆形，左右不等，革质，无毛，或下面主脉上有微毛；小叶柄极短。圆锥花序，顶生及侧生；花杂性，小，无柄，总轴及分枝均被淡黄褐色细毛；花冠淡绿色。核果肉质，近球形，径15～25 mm，熟时黄色或棕色。种子球形，黑色，直径12～15 mm。花期6～7月，果期9～10月。

● **采集加工**　秋季采果，全年可采根、枝叶，鲜用或晒干备用。

● **性能主治**　苦、微辛，寒，有小毒。调气化痰止咳，清热解毒，消积杀虫。用于肺热喘咳，食滞谷道，蛾喉，毒蛇咬伤。

● **用　　量**　3～10 g，外用适量。

● **临床应用**

1. 百日咳：鲜洗手果嫩枝叶10 g，水煎服。
2. 蛾喉：洗手果3 g，凤尾草10 g，水煎服。
3. 哮喘：洗手果适量，煅炭碾末，小儿每次1 g，成人每次6 g，开水冲服。
4. 虫积，食滞谷道：洗手果3 g，煨熟服。
5. 毒蛇咬伤，伤口溃烂：洗手果根15 g，水煎服并外洗患处。

● **现代研究**

1. 化学研究：果肉含常春藤皂苷元及多种皂苷：无患子皂苷A、B、C、D、E，无患子皂苷E_1（1）、g（2）、X（3）、Y_1（4）、Y_2（5）及无患子倍半萜苷Ⅰa、Ⅰb、Ⅱa、Ⅱb等。上述皂苷具有表面活性剂的作用。

2. 药理及毒理学研究：

（1）降血压作用：正常家兔灌胃无患子皂苷不影响血压，如同等剂量皮下注射，则可使血压下降25%，血胆甾醇含量无改变。对饲喂胆甾醇的实验性动脉粥样硬化的家兔，给予无患子皂苷，可降低血胆甾醇水平，增加卵磷脂，并可降低血压。

（2）毒性：无患子皂苷A-E对小鼠LD_{50}为灌胃1 625 mg/kg，皮下注射 659 mg/kg，静脉注射或腹腔注射 270 mg/kg。

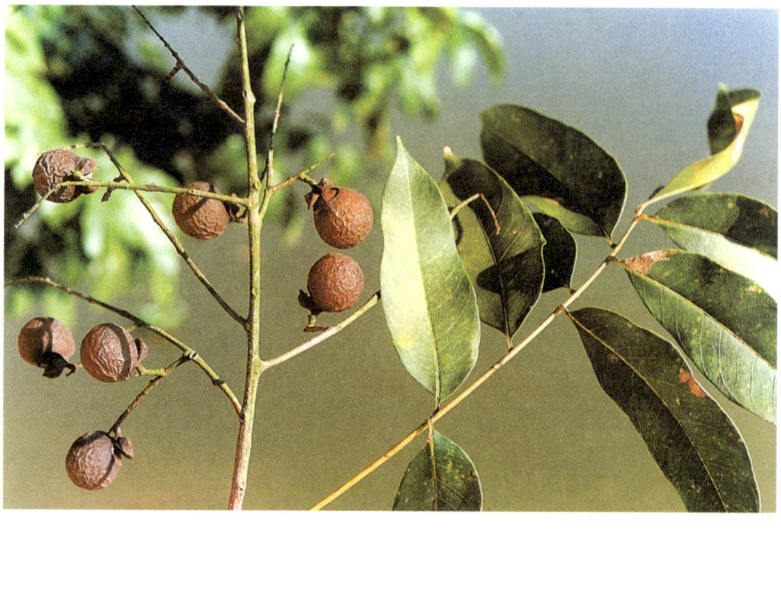

水蜈蚣

Cijsaepnaemx

● **别　　名**　三荚草、夜摩草、寒气草、十字草。

● **来　　源**　为莎草科植物水蜈蚣*Kyllinga brevifolia* Rottb.的全草。

● **生境分布**　生于水边、路旁、水田及旷野湿地。在广西主要分布于河池、百色、南宁、玉林、梧州等地，我国大部分地区有分布。

● **植物形态**　多年生草本。根状茎匍匐，被褐色鳞片，每节上生一秆。秆成列腋生，细弱，高7～20 cm，扁三棱形。基部具4～5个叶鞘。上面2～3个叶鞘顶端具叶片；叶片短于或长于秆，宽2～4 cm。叶状苞片3，后期反折；穗状花序单一，近球形，长5～10 mm；小穗极多数，长圆状披针形，扁，长约3 mm，宽0.8～1 mm，有一朵花；鳞片白色，具锈斑，长2.8～3 mm，绿色龙骨状突起，具刺，顶端具外弯的短尖，脉5～7；雄蕊3枚。小坚果倒卵状长圆形，扁双凸状，长为鳞片的1/2，密生细点。花果期5～9月。

● **采集加工**　夏、秋季花期采挖，洗净，鲜用或晒干备用。

● **性能主治**　辛，平。通气道，祛风邪，利湿退黄，消肿止痛。用于伤风，咳嗽，喘息，阳黄，痈肿疮毒，跌打损伤。

● **用　　量**　10～30 g，外用适量。

● **临床应用**

1. 伤风发热：水蜈蚣、威灵仙各30 g，水煎服。

2. 瘴毒：水蜈蚣30 g，捣烂冲米酒服。

3. 湿热黄疸：水蜈蚣30 g，茅莓根30 g，阴行草15 g，水煎服。

4. 跌打伤痛：鲜水蜈蚣30 g，捣烂冲米酒内服，药渣炒热外敷患处。

● **现代研究**

1. 化学研究：全草含牡荆素、挥发油、鞣质及苦味质等。

2. 药理学研究：牡荆素有抑菌、降压、抗炎和解痉作用。

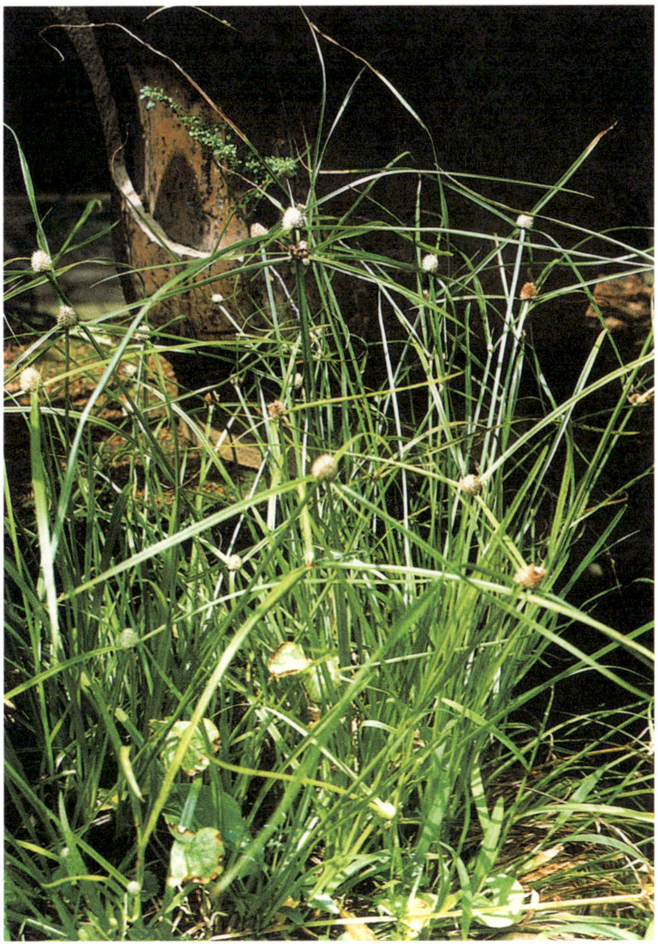

石仙桃

Dauzdinh

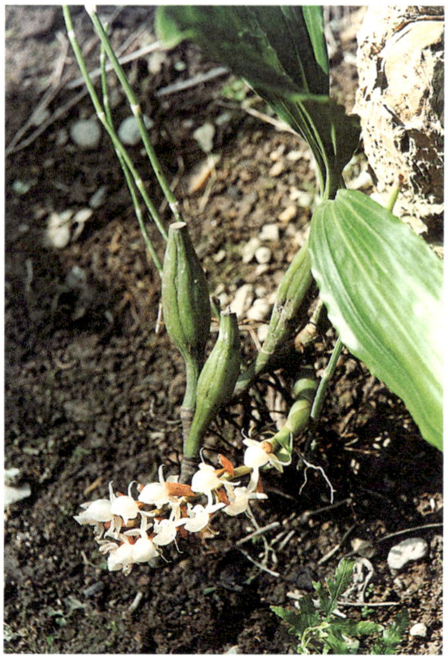

● **别　　名**　石穿盘、石上莲、石橄榄。

● **来　　源**　为兰科植物石仙桃*Pholidota chinensis* Lindl.的假鳞茎或全草。

● **生境分布**　生于山林下的岩石上或附生于树上。分布于广西各地，广东、云南等省亦有分布。

● **植物形态**　附生兰。根状茎粗壮。假鳞茎矩圆状或卵状矩圆形，肉质，长4～5 cm，顶生2枚叶。叶椭圆状披针形或倒披针形，长10～18 cm，宽3～6 cm，渐尖，基部渐狭成短柄。花葶从被鳞片包住的幼小假鳞茎顶伸出。总状花序直立或下垂；花苞片狭卵形，2裂；花先于叶，白色或带黄色。花期4～5月。

● **采集加工**　秋季采收，鲜用，或以开水烫过后晒干备用。

● **性能主治**　甘，凉。养阴清肺，化痰止咳，清热利湿。用于肺燥咳嗽、咳血，肾虚梦遗，慢性骨髓炎。

● **用　　量**　9～15 g，外用适量。

● **临床应用**

1. 肺热或肺燥咳嗽、咳血：石仙桃15 g，水煎服。
2. 梦遗：石仙桃、鲜金丝草各15 g，水煎服。
3. 慢性骨髓炎：鲜石仙桃适量，捣烂敷患处，或用米酒浸软磨汁，外搽患处。

● **现代研究**

1. 化学研究：全草含三萜化合物，有虫漆蜡醇、环石仙桃醇、环石仙桃酮等。
2. 药理学研究：石仙桃水提取液具有局麻作用。

罗裙带

Go'gvwnq

● **别　　名**　十八学士、水笑草、裙带草、水蕉。

● **来　　源**　为石蒜科植物文殊兰*Crinum asiaticum* L. var. sinicum（Roxb. ex Herb.）Baker的叶。

● **生境分布** 野生于河边、村边、低洼地草丛中，或栽培于庭院。分布于广西、福建、台湾、广东、湖南、四川等地。

● **植物形态** 多年生草本。茎干短粗壮，直径10～15 cm。叶多数，聚生于茎顶，剑形，长可达1 m，宽7～15 cm，先端渐尖，全缘，基部抱茎。花茎直立，粗壮；伞形花序顶生；佛焰苞长约10 cm，直伸，分裂至基部；花白色，芳香，约20朵或更多；花柄长约2 cm，柄基有一长线形的小苞片；花被管纤弱，长8～10 cm，裂片6片，线形，长7～8 cm，宽约8 mm；雄蕊6枚，花丝与裂片等长，下部绿色，中部白色，上部淡绿色，丁字药黄色；雌蕊1枚，柱头3浅裂或头状，子房下位，3室。果近扁球形，浅黄色，直径约5 cm。花期6～8月，果期11～12月。

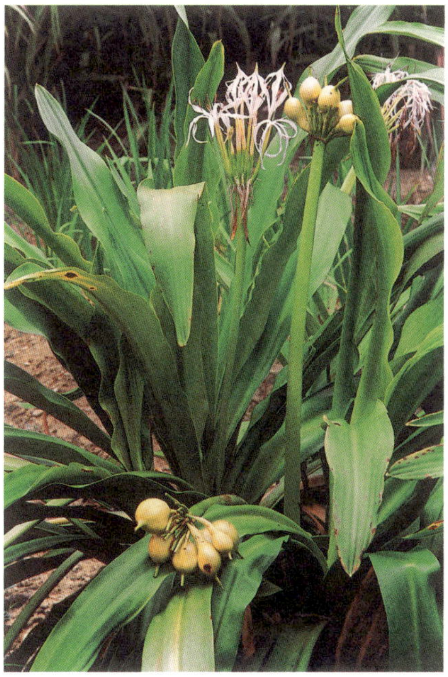

● **采集加工** 全年可采，多鲜用。

● **性能主治** 辛，凉，有毒。清热解毒，散瘀消肿。用于痈肿疮毒，跌打骨折，头痛，关节痛。

● **用　　量** 15～30 g，外用适量。

● **临床应用**

1. 皮肤溃疡：罗裙带鲜叶适量，捣汁搽患处。
2. 跌伤骨折：罗裙带鲜叶100 g，水冬瓜、苎麻根各60 g，捣烂敷患处。
3. 跌扭伤筋：罗裙带鲜叶1张，放在铁锅内炒软，然后用红酒淬入，乘微热包敷患处。

● **现代研究** 化学研究：全草含生物碱、氨基酸等。

石油菜

Byaekcizyouz

● **别　　名** 岩油菜、石苋菜、打不死、石花菜。

● **来　　源** 为荨麻科植物波缘冷水花*Pilea cavaleriei* Levl.的全草。

● **生境分布** 生于石山阴湿处、墙边阴湿地。分布于广西各地，河南、浙江、江西、福建、湖北、湖南、广东、四川、贵州等省亦有分布。

● **植物形态** 多年生草本。茎肉质，肥厚，光滑无毛，具明显节，节距约3 cm。单叶对生，广卵形至稍扁圆形，长1.5～2 cm，宽1.5～1.8 cm，先端钝圆或急尖，基部平截或稍圆，全缘，肉质，厚而脆，主脉3条；叶柄长0.3～3 cm；托叶三角形，长不及1 mm。花单性同株，聚伞花序生于叶腋，花极小。雄花序柄长2～2.5 cm，淡绿色，透明；花被淡绿色，4裂，裂片椭圆形，背部有2个短距；雄蕊4枚，花药白色；退化雌蕊绿色。

雌花序柄较短；花被3片，1片较大，绿色，边缘白色，2片较小，白色；退化雌蕊鳞片状；子房椭圆形，柱头毛笔状，白色。瘦果。花期3～4月，果期4～5月。

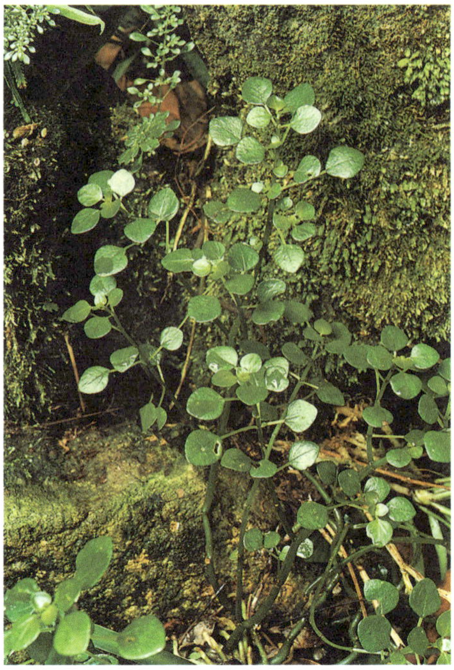

● **采集加工** 四季可采，洗净，鲜用或沸水略烫后晒干备用。

● **性能主治** 淡，凉。清热利尿，润肺止咳，消肿止痛。用于胃炎，肾炎水肿，肝炎，肺热咳嗽，肺结核，小儿疳积；外用治烧、烫伤，跌打损伤，疮疖红肿。

● **用　　量** 10～20 g，外用适量。

● **临床应用**

1. 肺结核：石油菜20 g，猪骨200 g，炖服。
2. 烧、烫伤：鲜石油菜适量，捣烂取汁涂伤处。
3. 肺热咳嗽：石油菜20 g，百合10 g，猪肺100 g，炖服。

龙脷叶

Mbawxlinlungz

● **别　　名** 龙舌叶、龙味叶。

● **来　　源** 为大戟科植物龙脷叶*Sauropus spatulifolius* Beille的叶。

● **生境分布** 为栽培。分布于广西各地，海南、广东等省亦有分布。

● **植物形态** 常绿小灌木，高达40 cm。小枝蜿蜒状，有不明显的小柔毛。叶互生，具短柄；卵状披针形至倒卵状披针形，长5～8 cm，宽2.5～3.5 cm，先端钝而有小突尖，基部钝尖或近浑圆，全缘，上面暗绿色，下面橄榄绿色，中脉基部初被微柔毛，后变秃净；托叶小，三角形，老熟时草黄色。花单性，暗紫色，丛生于叶腋内或排成一极短的总状花序；花柄稍长，较花萼短或略长；雌花萼6裂，裂片宽2～3 mm，外面3枚近匙形，钝头，内面3枚阔倒卵形，稍小；子房3室，花柱3枚，纤细，广二歧；雄花萼6裂，较小，与雌花同形，雄蕊3枚，花丝结合，花药椭圆状。蒴果具短柄，状如豌豆，几乎为增长的宿萼所包藏。

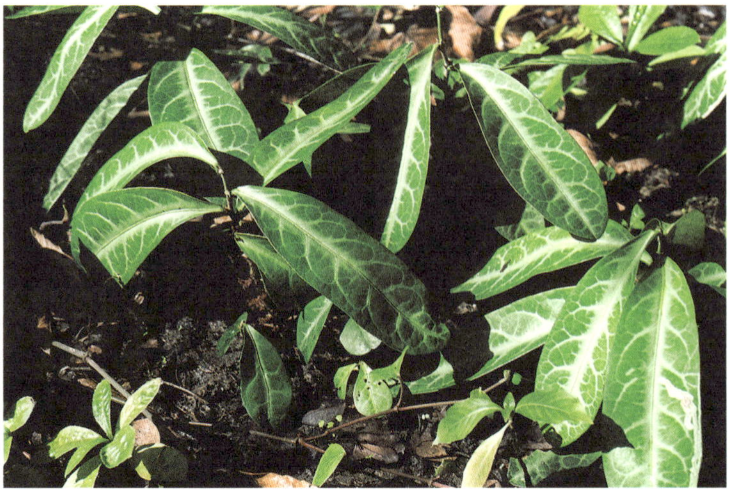

● **采集加工** 5～6月，摘取青绿色的老叶，晒干。

● **性能主治** 淡，平。润肺止咳，通便。用于肺热咳嗽，便秘。

● **用　　量** 6～15 g。

● **临床应用**

1. 肺热咳嗽：龙脷叶15 g，元参10 g，百合15 g，麦冬15 g，鱼腥草15 g，苏子10 g，百部10 g，枳实10 g，水煎服。

2. 肠燥便秘：龙脷叶15 g，元参10 g，水煎服。

龙珠果

Go' gyazbengj

● **别　　名** 龙吞珠、龙须果、龙爪果。

● **来　　源** 为西番莲科植物龙珠果*Passiflora foetida* L.的果实。

● **生境分布** 生于海拔120～500 m的草坡或路边，多栽于村旁、庭院。在广西主要分布于凌云、百色、田东、那坡、龙州、宁明、邕宁、南宁、贵港、岑溪等地，台湾、广东、海南、云南等省亦有分布。

● **植物形态** 草质藤本，长达数米。茎具棱，密被平展柔毛或无毛。单叶互生，薄纸质，叶柄长2～6 cm，密被平展柔毛或腺毛，顶端不具腺毛；叶腋卷须疏被柔毛；叶片卵形至长圆状卵形，长4.5～13 cm，宽4～12 cm，浅3裂，边缘不规则波状，具腺头状缘毛，上面被丝状毛和少量腺毛，下面被毛和较多小腺毛；托叶半抱茎，深裂，裂片先端有一具柄腺毛。聚伞花序退化仅存1花，白色或淡紫色，具白斑，直径约5 cm；苞片一至三回羽状分裂成许多呈丝状小裂片，腺断具腺毛，萼片5片，约1.5 cm，背部近顶端具一角状附属器；花瓣5片，与萼片等长；副花裂片3～5轮，丝状，外2轮长，内3轮短，内花冠非褶状，长1～1.5 cm；花盘膜质，雄蕊5枚，花丝基部合生，扁平；子房椭圆形，基部具一短柄，花柱3枚。果肉质，卵圆形，直径2～5 cm，无毛。种子多数。花期7～8月，果期翌年4～5月。

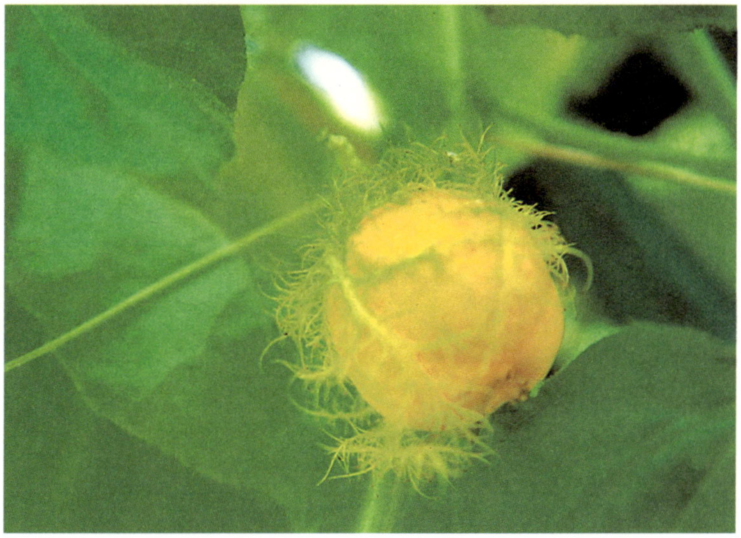

● **采集加工** 夏、秋季采收，除去杂质，鲜用或晒干备用。

● **性能主治** 甘、微苦，凉。清肺止咳，清解热毒，通利水道。用于肺热咳嗽，痈疮，疥疮，无名肿毒，浮肿，白浊。

● **用　　量**　5～20 g，外用适量。

● **临床应用**

1. 肺热咳嗽：龙珠果、枇杷叶、罗汉果各10 g，水煎代茶饮。

2. 膀胱湿热，小便短黄：龙珠果20 g，水煎代茶饮。

3. 热毒疮肿：鲜龙珠果适量，捣烂敷患处。

● **现代研究**　化学研究：叶中分离到5种黄酮类化合物：Pachypodol、4′,7-O-Dimethylapige、Ermanine 4′,7-O-Dimethyl、Naringenin、3,5-Dihydroxy-4,7-dimethyloxyflavanone。全草含甲氧木樨草素、芹菜素、异牡荆素、2″木糖牡荆素、2″木糖异牡荆素、木樨草素7-β-D葡萄糖苷、山柰酚、芹菜素-8-O-双糖苷、肥皂草苷、荭草素、异荭草素等。

兰　草

Godiujlamz

● **别　　名**　金边吊兰、八叶兰、硬叶吊兰。

● **来　　源**　为百合科植物吊兰*Chlorophytum comosum*（Thunb）Baker的全草或根、叶。

● **生境分布**　栽培于花圃、庭园。分布于广西各地，全国各地均有分布。

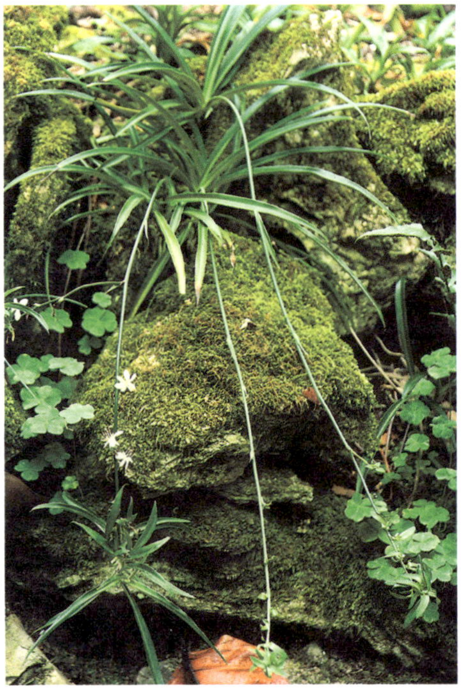

● **植物形态**　多年生常绿草本。根状茎横生或斜生，根多数，黄白色，肥厚，肉质，圆状棱形。叶基生，成丛，宽条形，长15～30 cm，宽1～1.5 cm，先端长尖，绿色，质地坚韧。春、夏季从叶腋生出数枝花茎，纤细，长于叶，有时变成披散状的纤匍枝，枝端或节上生叶丛成幼小新植株；花白色，排成长而疏散的总状花序；花具细梗；花被6片，细椭圆形，长约1 cm，外轮较窄；雄蕊6枚；子房球形，花柱细长。蒴果近三角形。

● **采集加工**　全年可采，除去杂质，鲜用或晒干备用。

● **性能主治**　辛、甘、酸，凉。通气道，止咳嗽，清热利咽，凉血止血，消肿止痛。用于咳嗽痰多，咽痛咽哑，吐血，鼻出血，咳血，跌打损伤，痈疖。

● **用　　量**　10～30 g，外用适量。

● **临床应用**

1. 肺热咳嗽：兰草根30 g，冰糖30 g，水煎服。

2. 吐血，鼻出血，咳血：兰草、野马蹄草各30 g，水煎服。

3. 跌打肿痛：兰草10 g，水煎调酒服；另用鲜兰草适量，捣烂酒炒敷患处。

青天葵

Go'mbawxdog

● **别　　名**　独叶莲、独脚莲、青莲。

● **来　　源**　为兰科植物芋兰*Nervilia fordii*（Hance）Sehltr.的全草。

● **生境分布**　生于阴湿的石山疏林下。在广西主要分布于隆林、昭平、永福等地，广东、四川、云南亦有分布。

● **植物形态**　陆生兰。块茎近球形，直径约15 mm。叶1枚，花凋谢后长出，淡绿色，心状卵形，长约5 cm，宽约6 cm，渐尖，基部心形，边缘波状，两面几乎无毛，约20条弧形粗脉在两面明显，叶柄长约7 cm。花葶高15～30 cm，下部具3～6枚鞘状鳞片，花序具4～5朵花，花苞片条形，反折；花柄纤细，常下垂，萼片和花瓣几乎等长，条状披针形，长10～17 mm，淡绿色；唇瓣白色，具紫色脉，长8～13 mm，顶端具成丛的长柔毛，内面密生长柔毛，3裂，侧裂片直立，顶端截形，合抱蕊柱，中裂片横矩圆形，顶端圆或稍尖；蕊柱长6～8 mm。果实椭圆形，多数。

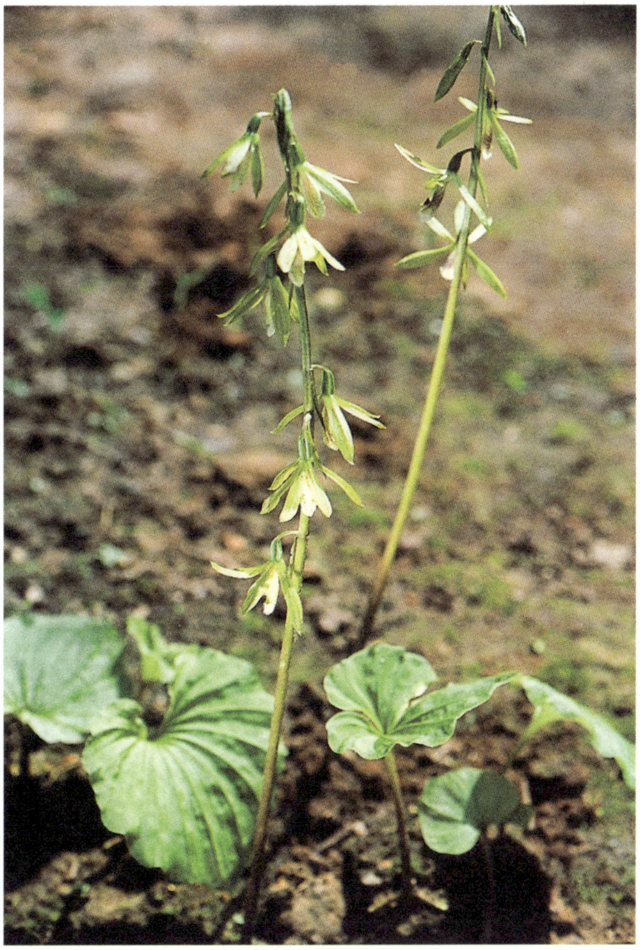

● **采集加工**　广西于夏季采叶，洗净或沸水煮过，晒至半干时用手搓成粒状，边晒边搓，第一次须单叶搓，以后可数叶合搓，每日搓2～3次，直到晒干。广东于6～9月挖取全柱，除去根茎，仅留球茎及叶，洗净暴晒，并将叶片苞囊球茎搓成球形，再晒干。药材主产于广西、广东。

● **性能主治**　甘，凉。通调气道，润肺止咳，通龙路，除瘀血。用于肺痨，痰火咳血，瘰疬，肿毒，跌打损伤。

● **用　　量**　9～15 g，外用适量。

● **临床应用**

1. 干咳：青天葵10 g，水煎加雪梨汁服。

2. 口腔炎，急性喉头炎：青天葵鲜全草1株，生嚼含服。

3. 肺结核：青天葵10 g，不出林10 g，地不容10 g，桑寄生15 g，石油菜20 g，楼梯草6 g，松木寄生15 g，地骨皮6 g，鳖甲15 g，水煎服。

● **附　　注**　阴虚者慎用。

罗汉果

Lozhan' goj

● **别　　名**　拉汗果、假苦瓜、野栝楼。

● **来　　源**　为葫芦科植物罗汉果*Siraitia grosvenorii*（Swingle）C. Jeffrey ex A. M. Lu et Z.Y.Zhang 的果实。

● **生境分布**　生于海拔400～1 400 m的山坡林下及河边较阴湿处。在广西主要分布于永福、桂林、临桂、兴安、全州、资源、龙胜、融安、金秀、贺州等地，福建、广东、江西、湖南、贵州等省亦有分布。

● **植物形态**　多年生攀缘藤本，长2～5 m。全体披黄褐色柔毛和黑色疣状腺鳞。根肥大，纺锤形或近圆形。茎粗壮，有沟槽。叶柄长3～10 cm；叶片卵状心形，长12～23 cm，宽5～17 cm，顶端渐尖，基部深心形，边缘波状。卷须较粗，二歧。花雌雄异株；雄花6～10朵组成总状花序，萼筒宽钟形，长4～5 mm，裂片5片，三角形，顶端钻状尾尖，花冠黄色，被黑色腺点，裂片长圆形，长1～1.5 cm，雄蕊5枚，两两靠合，1枚分离。花药形折曲；雌花单生成2～5朵聚生，子房长圆形，柱头3枚，膨大。果实球形或长圆形，长6～11 cm，直径4～8 cm，初密生黄褐色茸毛和黑色腺鳞，老后渐脱落。种子宽卵形，淡黄色，长15～18 cm。花期5～7月，果期7～9月。

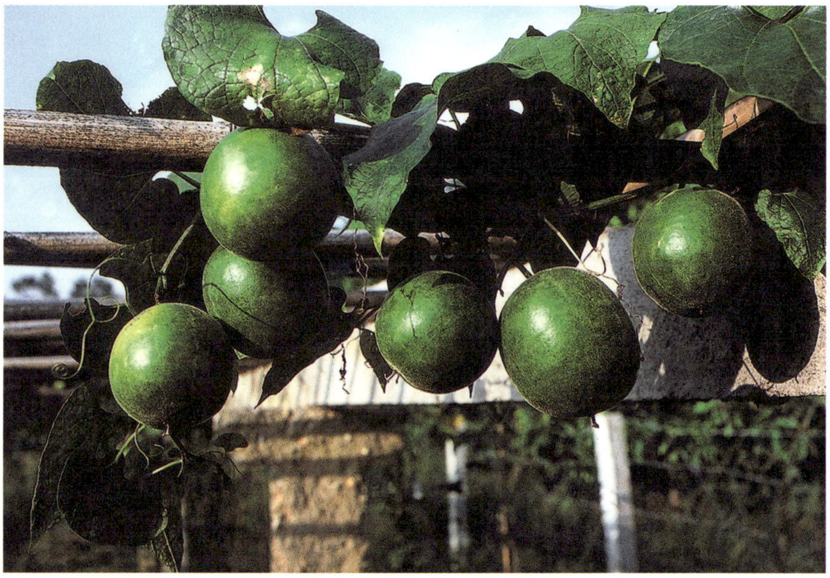

● **采集加工**　9～10月果熟时采摘，洗净，烘干备用。

● **性能主治**　甘，凉。通调气道，清肺止咳，生津润肠。用于百日咳，痰火咳嗽，咳血，便血，便秘。

用　　量　10～30 g。

临床应用

1. 百日咳：罗汉果30 g，柿饼15 g，水煎服。

2. 痰火咳嗽：罗汉果20 g，瘦猪肉100 g，水煎服。

3. 肺痨咳嗽，感冒咳嗽：罗汉果20 g，猪肺100 g，炖服。

4. 风热咳嗽：罗汉果30 g，天冬15 g，石斛10 g，葫芦茶15 g，木棉树寄生15 g，赤茯苓15 g，金果榄5 g，穿破石15 g，水煎服。

5. 便秘：罗汉果30 g，开水浸泡，早晨空腹、晚睡前服。

现代研究

1. 化学研究：果实含果糖14%，罗汉果苷Ⅳ、Ⅴ、Ⅶ（具甜味的成分），苷元（葫芦素类化合物），其中罗汉果苷Ⅴ为主要成分，约占鲜果的0.5%，还含黄酮苷、十余种氨基酸等。种仁含油14%，其中含葵酸、月桂酸、肉豆蔻酸、棕榈酸、硬脂酸、棕榈油酸、油酸、亚酸等。最近又从未成熟果实分离得到具甜味的三萜皂苷罗汉果苷A。

2. 药理及毒理学研究：

（1）对平滑肌作用：罗汉果可加强兔、犬离体肠的自发活动，对小鼠离体肠无影响。对乙酰胆碱、氯化钡引起的肠管强自性收缩有拮抗作用，使肠管松弛而解痉，对肾上腺素引起的肠管松弛呈拮抗作用，能恢复其自发的肠运动。

（2）镇咳作用：罗汉果苷能增加小鼠气管排泌量（$P<0.01$），灌胃可减少氨雾诱发的小鼠咳嗽次数。

（3）其他作用：罗汉果有降压、退热、抗菌等作用。

（4）毒性：小鼠一次灌服15 g/kg 本品水浸剂，观察7天未见毒性，粗提取物有轻微短暂腹泻作用。

野黄皮

Makmoedcah

别　　名　野皮果、儿黄皮、假黄皮。

来　　源　为芸香科植物齿叶黄皮*Miliusa sinensis* Finet et Gagnep的根、枝叶。

生境分布　生于石灰岩山坡或疏林中。在广西主要分布于宁明、德保、靖西、隆林、田林、乐业、天峨、凤山、河池等地，广东、云南、贵州、湖南等省亦有分布。

植物形态　灌木或小乔木。小枝通常不被毛，有刺激性气味，无刺。叶互生，单数羽状复叶，叶长15～40 cm，小叶长5～15 cm，通常长9～11 cm，互生，长卵形、卵状披针形至披针形，通常长5～9 cm，宽2.5～4 cm；先端急尖、渐尖或为尾状尖，钝头，基部略歪斜，宽楔形至楔尖，两侧不甚对称，上面深绿色，无毛，下面浅绿色，无毛或在嫩叶上有时略被疏短柔毛，有半透明小腺点，纸质至近革质，边缘具明显圆锯齿，小叶柄长4～8 mm。聚伞圆锥花序，腋生，花白至黄色，花柄无毛；萼4裂，稀为5裂，广卵形，无毛，长不超过1 mm；花瓣4～5片，长圆形，长3～4 mm，无毛；雄蕊8枚，极少数为10枚，几乎等长，排成2轮，外轮与萼片对生，内轮与花瓣对生，花丝短，上部尖，中部以下增宽，花药广卵圆形；子房近圆形，2～3室，每室有2胚珠，花柱比子房短，柱头与花柱等宽，略呈四棱形，花盘短小，子房柄甚短。浆果，圆形至卵形，紫黑色或暗紫色，直径6～10 cm或更大。种子1～4粒，种子扁长圆形，种皮膜质，两子叶等大，绿色。花期6～7月，果期9～10月。

● **采集加工** 全年可采，除去杂质，晒干备用。

● **性能主治** 苦、微辛，凉。通气道，止咳嗽，祛风邪，通水道，除湿毒。用于痧症，风热咳嗽，咽喉疼痛，水肿，风湿骨痛初起。

● **用　　量** 6～12 g，外用适量。

● **临床应用**

1. 痧症身热：野黄皮根、桑枝、香薷、淡竹叶各10 g，水煎服。

2. 全身水肿：野黄皮根、老松皮、麦秆、紫苏梗、蝉蜕各适量，水煎外洗；内服萝卜籽，每次9 g，开水冲服。

3. 感冒发热，疟疾，胃痛，风湿性关节炎：野黄皮根10 g，水煎服。

4. 骨折扭伤，湿疹：野黄皮叶适量，捣烂外敷或水煎外洗。

● **现代研究** 化学研究：根皮含香豆素类成分欧前胡素、齿叶黄皮素、去甲齿叶黄皮素和二甲基烯丙基花椒内酯等。

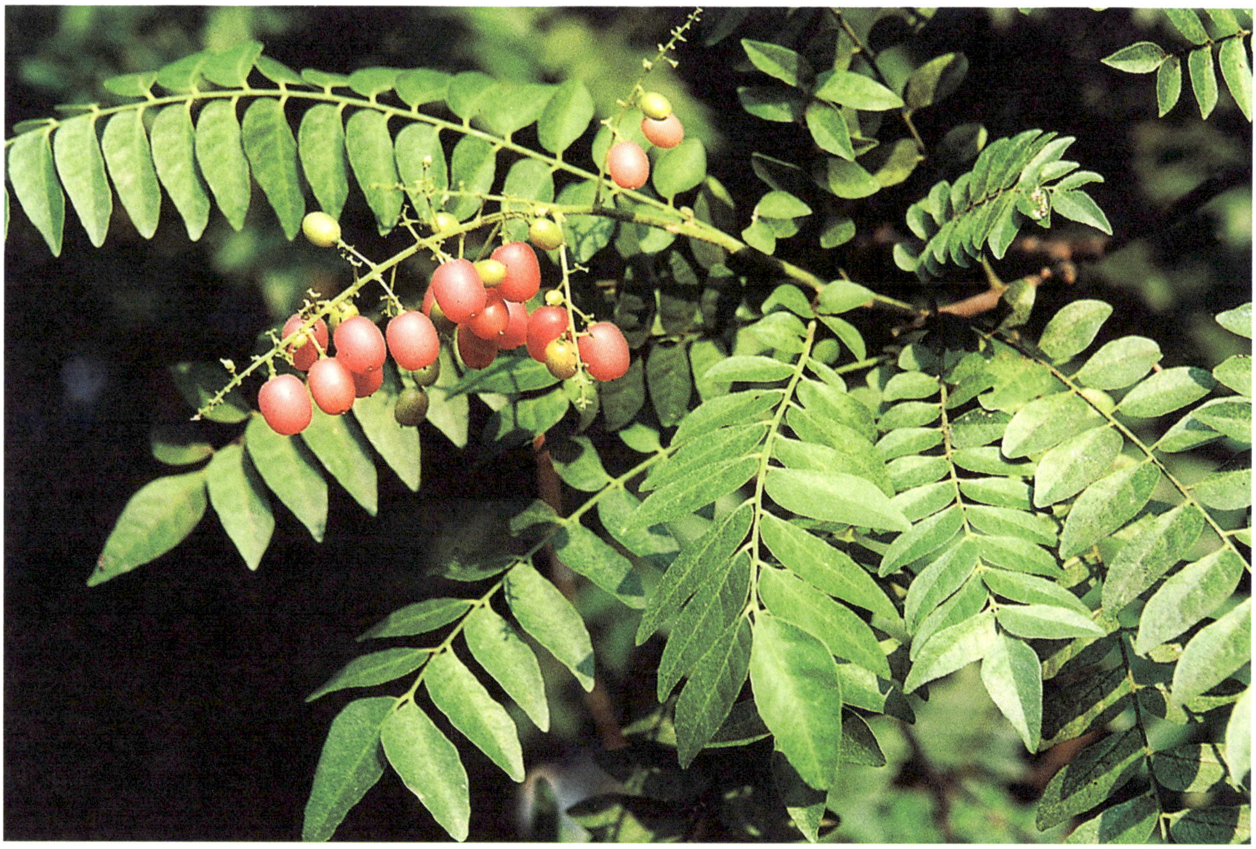

海南蒲桃

Meizla

● **别　　名**　麻里果、麻栗果、山蒲桃、羊屎果、十年果。

● **来　　源**　为桃金娘科植物海南蒲桃*Syzygium cumini*（L.）Skeels 的果实。

● **生境分布**　生于疏林中或旷野。在广西主要分布于南宁，云南、广东、福建等省亦有分布。

● **植物形态**　常绿小乔木，高3～12 m。嫩枝圆形或稍压扁。叶对生，厚纸质，椭圆形至椭圆状卵形，长8～12 cm，宽2.5～5 cm，先端尾状渐尖，基部楔形；侧脉多而密，贴近边缘结合成边脉；叶柄长约1 cm，纤细，黑褐色。聚伞花序顶生，有花5～8朵；花序轴长1～1.5 cm，次级分枝极短；花无梗或有短梗，萼管倒锥形，萼齿4裂，半圆形，长约1 mm；花瓣分离，卵形，长约3 mm；雄蕊多数，长2～3 mm。果实球形，直径约1.5 cm。花期8月。

● **采集加工**　秋、冬季采集果实，洗净，晒干备用。

● **性能主治**　涩，温。通调气道，祛寒邪，止咳化痰，降逆平喘。用于虚寒咳喘，肺痨，过敏性哮喘。

● **用　　量**　5～10 g。

● **临床应用**

1. 虚寒咳喘：海南蒲桃、白果各10 g，水煎服。
2. 肺痨：海南蒲桃10 g，瘦猪肉100 g，炖服。
3. 过敏性哮喘：海南蒲桃5 g，碾末，猪肉汤送服。

● **附　　注**　阴虚火旺、咯痰带血者禁用。

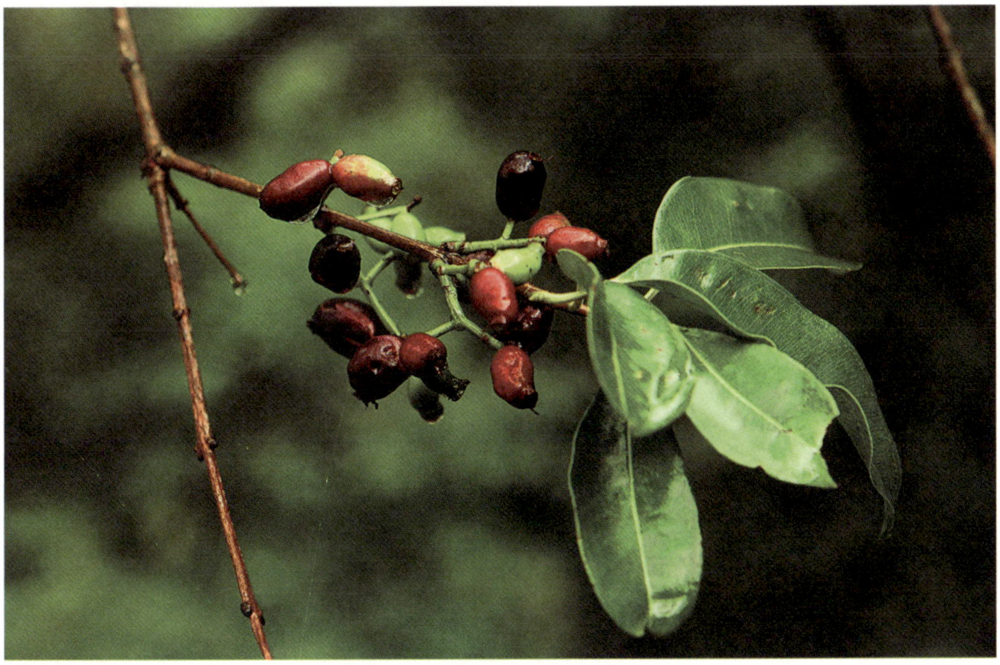

大叶羊角菜

Goekmbembawluengj

● **别　　名**　金豆子、羊角豆、野扁豆。

● **来　　源**　为云实科植物望江南*Cassia occidentalis* L.的茎、叶、种子。

● **生境分布**　生于沙质土壤的山坡或河边。在广西主要分布于河池、百色、南宁、玉林等地，河北、山东、江苏、安徽、浙江、福建、台湾、广东、云南等省亦有分布。

● **植物形态**　一年生灌木状草本，高1～2 m。茎直立，基部近木质化，上部多分枝。双数羽状复叶互生；叶柄长3～5 cm，基部有腺体；托叶卵状披针形；小叶3～5对，最下面的一对最小，叶片卵形或卵状披针形，长2～6 cm，宽1～2 cm，先端尖或渐尖，基部近扁圆形，叶缘被细柔毛，小叶柄甚短，密被细毛。伞房状总状花序顶生或腋生；苞片卵形，早落；萼筒短，5裂；花瓣5片，倒卵形或椭圆形至近圆形；雄蕊10枚，最下面的两枚较大；子房被白色长柔毛，花柱丝状，内弯。荚果长条形，长10～13 cm，宽约1 cm，近无毛，浅棕色，边缘较厚，有种隔膜。种子多数，可达20粒以上，卵形，具喙，中部凹。花期8～9月，果期10月。

● **采集加工**　8月间采收茎叶，洗净，鲜用或晒干备用。

● **性能主治**　苦，寒。通调气道，止咳平喘，清肝明目，消肿解毒，泻下通谷道。用于咳喘，便秘，眼赤，顽固性头痛，疔疮肿毒，虫蛇咬伤。

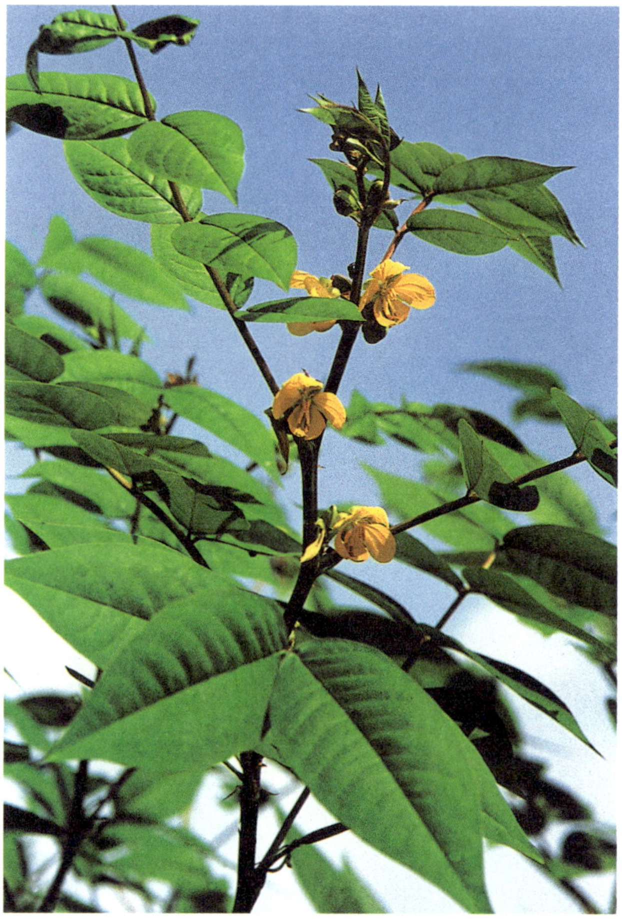

● **用　　量**　10～20 g，外用适量。

● **临床应用**

1. 咳喘：大叶羊角菜15 g，水煎代茶饮。

2. 大便不通：大叶羊角菜种子6 g，微炒，研碎水煎服。

3. 虫蛇咬伤：大叶羊角菜20 g，水煎服；外用鲜品适量，捣烂敷伤口周围。

4. 顽固性头痛：大叶羊角菜20 g，瘦猪肉100 g，水煎服。

● **现代研究**　化学研究：根含1,8-二羟基蒽醌、α-羟基蒽醌、大黄素、槲皮素以及由大黄素甲醚与大黄酚结合成的混二蒽酮，还含苦青霉灵，1,7-二羟基3-甲基酮，大黄酚，长蠕孢素，芽黄蒽酮，望江南素A、B，望江南醇Ⅰ、Ⅱ，东非决明醇Ⅰ，常青霉亭等。嫩根含大黄酚等。叶含二蒽酮葡萄糖苷。花含大黄素、大黄素甲醚等。荚果含两个新黄酮苷等。

猫爪草

Nyacaijmeuz

● **别　　名**　三散草。

● **来　　源**　为毛茛科植物小毛茛*Ranunculus ternatus* Thunb. 的块根。

● **生境分布**　生于田边、路旁、洼地及山坡草丛中。在广西主要分布于融安、容县、桂林等地，浙江、江苏、安徽、江西、河南、湖北、四川、云南、贵州等省亦有分布。

● **植物形态**　多年生草本。块根数个簇生，肉质，近纺锤形或近球形。茎高10～17 cm，无毛。基生叶丛生，有长柄，三出复叶或3浅裂至3深裂的单叶，小叶片长0.5～1.7 cm，宽0.5～1.5 cm；茎生叶多无柄，较小，裂片细窄。聚伞花序有花1～3朵；萼片5片，绿色，长约3 mm，外面被疏柔毛；花瓣5片，黄色，倒卵形，长约8 mm，基部有密槽；雄蕊多数，花丝扁平；心皮多数，离生，丛集于膨大的花托上；子房有1胚珠，柱头细小。多数瘦果集成球状聚合果，瘦果扁卵形，细小，直径约1 mm，表面淡棕色，平滑，顶端具短喙。花期3～4月，果期4～5月。

● **采集加工**　全年都可采挖，剪去茎部及须根，洗净，切片，晒干备用。

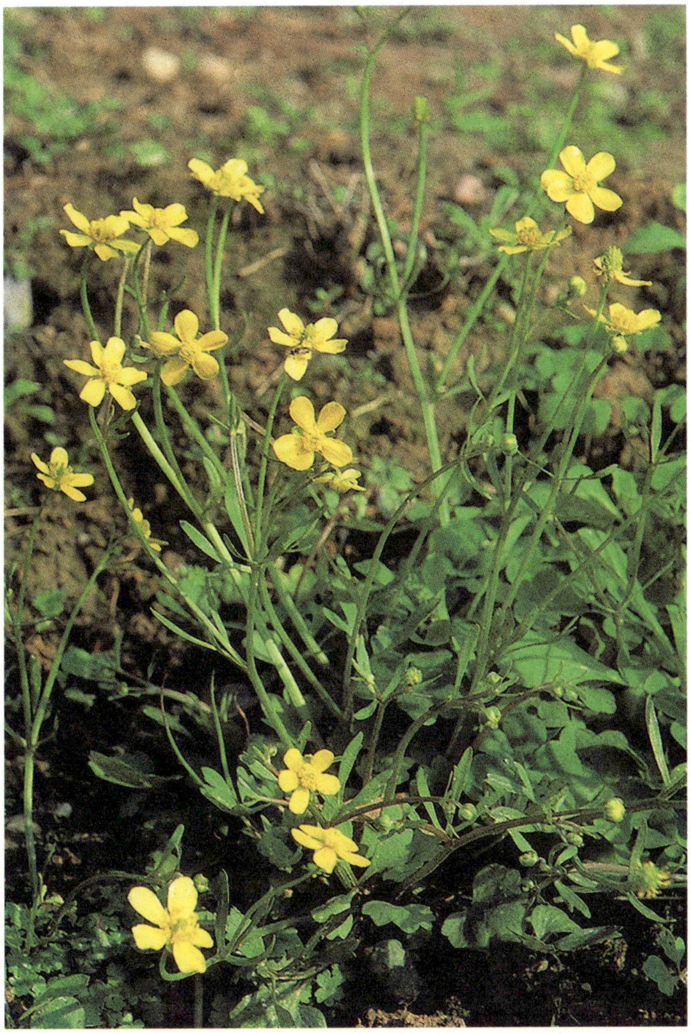

● **性能主治**　甘、辛，温。滋阴润肺，治瘰疗瘴。用于肺痨，瘰疬，瘴疟。

● **用　　量**　15～30 g。

● **临床应用**

1. 颈淋巴结核：猫爪草、夏枯草各15 g，天冬、麦冬、百部各6 g，皂角9 g，水煎服。肝肾阴虚者加生地、熟地、何首乌、白芍各9 g；气血不足或溃久不收者加党参、黄芪、当归各9 g；肝火亢盛者加丹皮9 g。

2. 肺结核：猫爪草30 g，水煎服。

3. 甲状腺囊肿：猫爪草30 g，石上柏、丹参、夏枯草、栗毛球各20 g，莪术、三棱、浙贝母、牡蛎各15 g，甘草6 g，水煎服。大便溏、舌淡、脉细弱者加黄芪、党参各20 g；大便干燥秘结、舌红、脉弦而滑者加蒲公英或黄芩20 g。

● **现代研究**　化学研究：根及全草呈氨基酸、有机酸及糖的反应。从根中分离得到三个结晶，经鉴定为肉豆蔻酸十八烷基酯、二十烷酸和豆甾醇。

象皮木

Meizdingjbaet

● **别　　名**　象皮树、凳板风、英台木、九度叶、火枯树、美屯。

● **来　　源**　为夹竹桃科植物糖胶树*Alstonia scholaris*（L.）R.Br.的皮或叶。

● **生境分布**　生于杂木林中。在广西主要分布于那坡、凭祥、宁明、南宁、博白、玉林等地，广东、云南等省亦有分布。

● **植物形态**　乔木，高可达20 m，直径约60 cm。枝轮生，具乳汁。叶3～8片轮生，倒卵状长圆形、披针形或匙形，长7～28 cm，宽2～11 cm，顶端圆形、钝或微凹，基部楔形；侧脉每边25～50条，密生而平行，近水平横出至叶缘联结；叶柄长1.7～2.5 cm。花白色，多朵组成稠密的聚伞花序，顶生；总花梗长4～7 cm；花梗长约1 mm；花冠高脚碟状，花冠稠长6～10 mm，中部以上膨大，内面被柔毛，裂片在花蕾时或裂片基部向左覆盖，长圆形，长2～4 mm，宽2～3 mm；雄蕊着生在花冠筒膨大处，内藏；子房由2片心皮组成，密被柔毛，花柱柱头棍棒状，顶端2深裂；花盘环状。外果皮近革质，灰白色，直径2～5 mm。种子长圆形，红棕色，两端被红棕色长缘毛，缘毛长1.5～2 cm。花期6～11月，果期10月到翌年4月。

● **采集加工**　全年可采树皮或叶，鲜用或晒干备用。

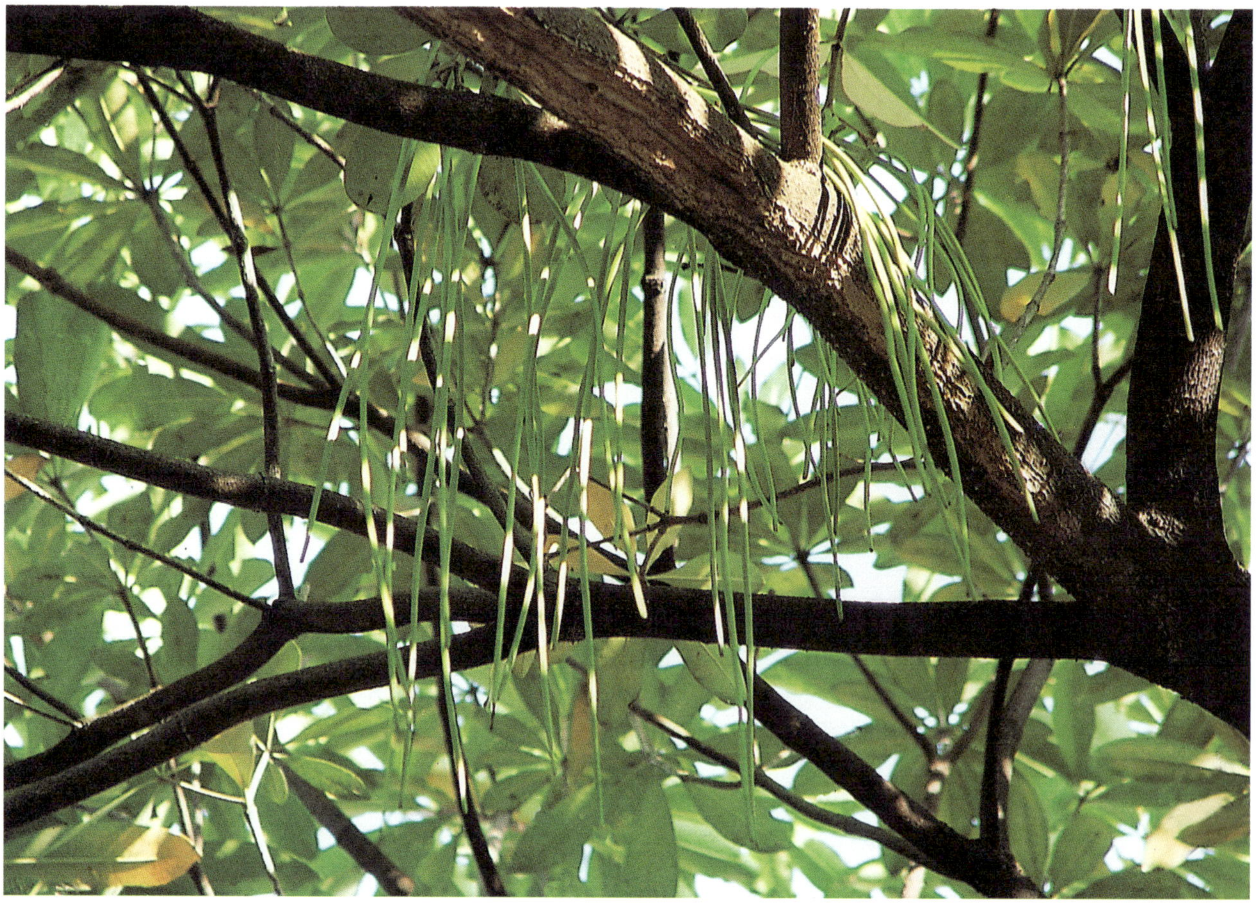

性能主治 苦、淡，寒。通调三道，定喘止咳，和胃止呕，利水消肿。用于急、慢性气管炎，百日咳，痧气，拉肚子，妊娠呕吐，跌打损伤，溃疡出血，水肿。

用　　量 6～12 g，外用适量。

临床应用

1. 急、慢性气管炎：象皮木10 g，桔梗10 g，麻黄6 g，葫芦茶15 g，水煎服。
2. 百日咳，泄泻，胃痛，妊娠呕吐：象皮木叶9 g，炒黄水煎服。
3. 跌打损伤：象皮木鲜叶适量，捣烂敷患处。
4. 疟疾：象皮木叶9 g，水煎服。

现代研究

1. 化学研究：含多种吲哚类生物碱（迪他明碱、灯台碱、灯台定碱、阿枯米辛碱等），还含α-香树脂乙酸酯和羽扇醇。此外，从叶中又分离出灯台胺、异灯台胺、苦灵醛及两个吲哚生物碱（鸭脚木胺和热马宁等）成分。花含挥发油，其中主要成分为萜烯-3、柠檬醛、香草醇、柠檬烯、芳樟醇等。乳汁中含α-和β-香树脂醇、灯台亭、乙酸羽扇豆醇酯、豆甾醇、β-谷甾醇、菜油甾醇及其异构体。最近从花中又分离得p-薄荷烷-1,2,8-三醇。
2. 药理学研究：象皮木所含总碱可使未孕猫子宫显著收缩；可降低离体蛙心收缩振幅而不改变心率；可使猫血压骤降，大剂量则出现心律不齐、传导阻滞甚至室颤；可对抗肾上腺素的升压反应。

不出林

Cazdeih

别　　名 平地木、地茶、矮地茶、矮郎伞、紫金牛。

来　　源 为紫金牛科植物紫金牛*Ardisia japonica*（Thunb.）Bl. 的全草或茎叶。

生境分布 生于海拔70～1 200 m的山谷、山坡杂木林下，竹林下阴湿处。分布于广西、陕西、江苏、安徽、浙江、江西、福建、台湾、湖北、湖南、广东、四川、贵州、云南。

植物形态 常绿小灌木或亚灌木，近蔓生，具匍匐生根的根茎。直立茎长达40 cm，单一不分枝，圆柱形，表面紫褐色，有条纹，幼时被微柔毛，后脱落变无毛。叶近对生或3～4片集生于枝梢近轮生，叶片厚纸质或近革质，椭圆形至椭圆状倒卵形，长3.5～7 cm，宽1.5～3 cm，顶端短渐尖或急尖，基部楔形，边缘具细锯齿，上面深绿色，有光泽，下面带淡紫色，两面无毛或有时在下面仅中脉上被细柔毛，羽状叶脉，侧脉每边5～8条，细脉网状；叶柄长6～10 mm，被微柔毛。亚伞形花序腋生或生于近茎顶端的叶腋，总梗长约5 mm，有花2～6朵；花两性，5数，花梗长7～10 mm，通常下弯，花萼基部连合，萼片卵状三角形，长约1.5 mm，顶端急尖，具缘毛，两面无毛，有时具腺点；花瓣粉红色或白色，广卵形，无毛，具蜜腺点；雄蕊较花瓣短，花药披针状卵形或卵形，背部具腺点；子房卵圆形，无毛。果实球形，直径5～

10 mm，成熟时呈鲜红色，具腺点。花期5～6月，果期10～12月，有时至第二年的5～6月。

采集加工 全年可采，洗净，鲜用或晒干备用。

性能主治 苦、平，寒。理气镇咳，祛痰平喘，活血散瘀，利尿排毒。用于慢性气管炎，肺结核，劳伤吐血，小儿疳积，黄疸型肝炎，跌打肿痛，痢疾，急、慢性肾炎，高血压，疝气，肿毒。

用　　量 10～30 g，外用适量。

临床应用

1. 慢性气管炎，肺结核：不出林30 g，五指毛桃20 g，百部9 g，猪肺1个，将诸药入猪肺管内，炖服。

2. 肺痈：不出林30 g，鱼腥草20 g，桔梗6 g，水煎服。

3. 劳伤吐血：不出林30 g，仙鹤草15 g，水煎服。

4. 小儿肺炎：不出林15 g，枇杷叶7片，陈皮10 g，咯血或痰中带血加旱莲草15 g，水煎服。

5. 小儿疳积：不出林15 g，沿阶草、桑皮、虎刺、沙参、淡竹叶块根、胡颓子根各10 g，加水煎煮鸡蛋3个，每次食1个。

6. 黄疸型肝炎：不出林30 g，地柏枝、白马骨各15 g，水煎服。

7. 乳汁缺少：不出林15 g，猪脚100 g，炖服。

8. 跌打损伤：不出林30 g，水煎调酒服；另用鲜药捣烂敷患处。

现代研究

1. 化学研究：全草含挥发油0.1%～0.2%，挥发油中含61种化合物，主要成分为龙脑、β－桉叶油醇和萜烯－4－醇等，还含岩白菜素约0.2%、矮茶素Ⅱ、紫金牛酚Ⅰ和紫金牛酚Ⅱ。此外，全草尚含蒽苷、鞣质、苦味质、羟基苯醌衍生物及三萜类成分。叶含槲皮素、杨梅树皮苷、岩白菜素和冬青醇。根茎含信筒子醌，微量酸金牛醌，紫金牛酮A、B和杜茎山宁。果实与根茎均分离得羟基苯醌衍生物Ⅰ、Ⅱ、Ⅲ的混合物。此外，其地上部分还含仙客来亭A等三种三萜皂苷成分。

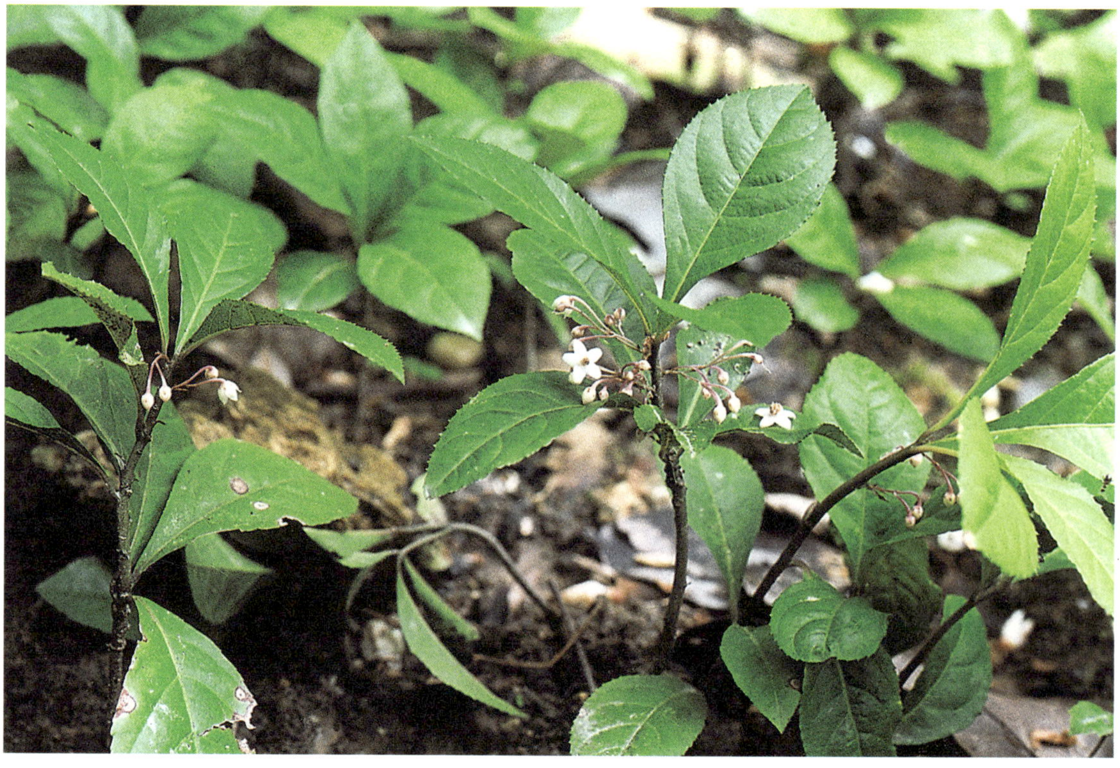

2. 药理及毒理学研究：

（1）镇咳、祛痰和平喘作用：不出林提取物对氢氧化铵引起的小鼠咳嗽反应有明显的抑制作用，其煎剂对电刺激猫喉上神经引起的咳嗽有明显的镇咳作用。不出林100%紫金牛煎剂对小鼠有明显的祛痰作用。不出林黄酮苷200～400 mg/kg 肌肉注射或腹腔注射对组胺喷雾引起豚鼠哮喘有显著的平喘作用，但400 mg/kg 腹腔注射则无效。

（2）抗菌作用：不出林体外试管法无抗菌作用，但煎剂中所含鞣质有抗菌作用。其黄酮苷可抑制流感嗜血杆菌、肺炎双球菌和金黄色葡萄球菌；挥发油对金黄色葡萄球菌作用较强。紫金牛酚Ⅰ和紫金牛酚Ⅱ抑制结核杆菌生长效力较强。

（3）其他作用：不出林体外抑制HB-sAg活性作用较明显。

（4）毒性：黄酮苷腹腔注射，对小鼠的LD_{50}为0.84 ± 0.08 g/kg；矮茶素腹腔注射对小鼠的最低致死量为10 g/kg。

陈　皮

Naenghgamjndoeng

● **别　　名**　橘皮。

● **来　　源**　为芸香科植物橘*Citrus reticulata* Blanco及其栽培变种的成熟果皮。

● **生境分布**　栽培于丘陵和低山的地带、江湖、湖泊沿岸或平原。分布于广西、江苏、安徽、浙江、江西、福建、台湾、湖北、湖南、广东、陕西、四川、贵州、云南等地。

● **植物形态**　常绿小乔木或灌木，高3～4 m。枝柔弱，有刺或无刺。叶互生，单生复叶，叶柄长0.5～1.5 cm，叶翼不明显，顶端有关节；叶片披针形或椭圆形，长4～11 cm，宽1.5～4 cm，先端渐尖、微凹，基部楔形，全缘或波状具不明显的钝锯齿，有半透明油点。花单生或数朵生于枝端和叶腋，白色或带淡红色，有柄；花萼杯状，5裂，裂片三角形；花瓣5片，长椭圆形，长1～1.5 cm，向外反卷；雄蕊15～25枚，长短不一，花丝常3～5枚连合，与柱头等长或略长；雌蕊1枚，子房圆形，柱头状。柑果近圆形或扁圆形，横径4～7 cm，红色、朱红色、黄色或橙黄色，果皮薄而松宽易剥，瓢瓣7～12片，容易分离。种子卵圆形，一端尖，白色，数粒至数十粒，或无。胚深绿色，子叶淡绿色。花期3～4月，果实成熟期9～12月。

● **采集加工**　9～12月采摘成熟果实，剥取果皮，晒干或低温干燥。

● **性能主治**　苦、辛，温。理气健脾，燥湿化痰。用于胸脘胀满，食少吐泻，咳嗽痰多。

● **用　　量**　5～15 g。

● **临床应用**

1. 急性乳腺炎：陈皮15 g，甘草3 g，水煎服。

2. 产后催奶：陈皮15 g，甘草3 g，水煎服。

3. 痰膈气胀：陈皮9 g，水煎热服。

现代研究

1. 化学研究：本品含挥发油（主要成分为柠檬烯）；还含黄酮类成分（橙皮苷、新橙皮苷、川陈皮素、柚皮苷、柚皮芸香苷、红橘素等）；此外还含其他成分，如有机碱脱氧肾上腺素（又名对羟福林）、维生素C、β-谷甾醇和肌醇等。

2. 药理及毒理学研究：

（1）平滑肌解痉：陈皮煎剂、醇提取液、注射剂和橙皮苷、甲基橙皮苷对豚鼠、兔、犬在体胃、肠及离体平滑肌运动均有直接的抑制作用。

（2）抗胃溃疡、保肝利胆：甲基橙皮苷可抑制大鼠幽门结扎实验性胃溃疡的发生和对麻醉大鼠能增加其胆汁及固体物的排出，合用维生素C和维生素K时，抗溃疡和利胆效果均增效，口服也能发挥作用。陈皮醇提取物对实验性肝损害大鼠有保护作用。陈皮挥发油及主要成分柠檬烯均有明确的溶解胆固醇结石的药理作用和临床效果。

（3）升压、强心、扩张冠脉：陈皮煎剂、注射剂给犬、大鼠静脉注射均有升高血压作用，且无急性耐受。陈皮煎剂、醇提取物及橙皮苷能使离体蛙心、兔心和在体蛙心、兔心收缩力增强，心输出量增加及冠脉流量增加，但对心率无影响。

（4）抗肿瘤：挥发油具抗癌活性，可能与抑制$P21^{ras}$蛋白膜结合和增强细胞间隙信息传导功能有直接关系。

（5）祛痰、平喘、止咳：挥发油有祛痰作用。

（6）抗菌抗病毒：陈皮试管内可抑制葡萄球菌、卡他奈氏菌及嗜血杆菌。橙皮苷能预防流感病毒、小泡性口腔炎病毒等。柠檬烯及麝香草酚还有驱蚊效果。

（7）毒性：川陈皮素小鼠灌胃LD_{50}为0.78 ± 0.09g/kg。

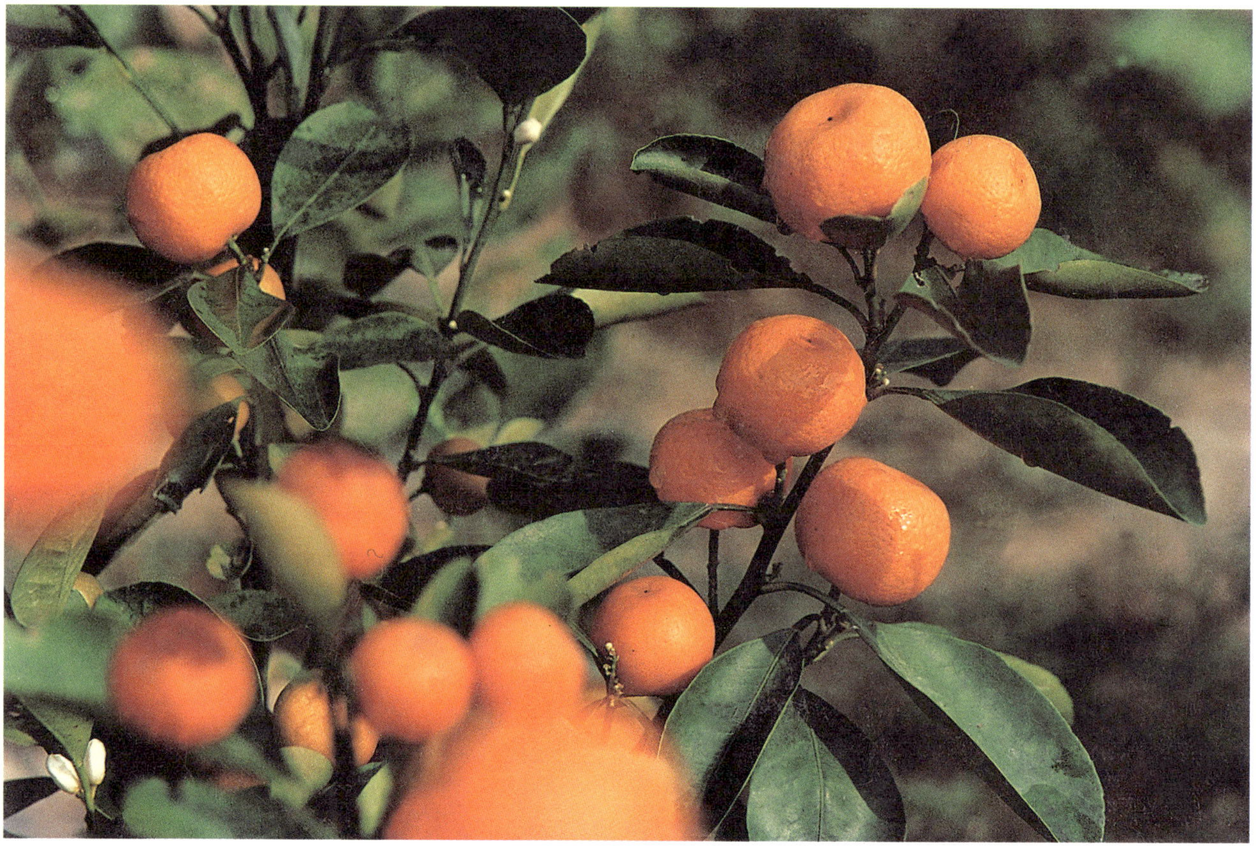

无花果

Maknah

● **别　　名** 奶浆果。

● **来　　源** 为桑科植物无花果*Ficus carica* L. 的根、叶、果。

● **生境分布** 我国各地均有栽培。

● **植物形态** 小乔木，高达12 m。叶互生，厚膜质，宽卵形或矩圆形，长11～24 cm，宽9～22 cm，掌状3～5裂，少有不裂，先端钝，基部心形，边缘波状或有粗齿，上面粗糙，下面生短毛；叶柄长4～14 cm；托叶三角状卵形，早落。花序托有短梗，单生于叶腋，梨形，成熟时黑紫色，径约2.5 cm；基部有苞片3片；雄花生瘿花序托内面的上半部，雄蕊1～5枚；瘿花花柱短；雌花生在另一花序托中，有长梗，花被片5片，花柱侧生或近顶生，有长梗，柱头2裂。

● **采集加工** 7～8月采叶，8～9月采果，全年可采根，鲜用或晒干备用。

● **性能主治** 甘，平。果，润肺止咳，补脾益精。根、叶，消肿止痛。用于筋骨疼痛，风湿麻木，咽喉炎，颈淋巴结核。

● **用　　量** 9～20 g。

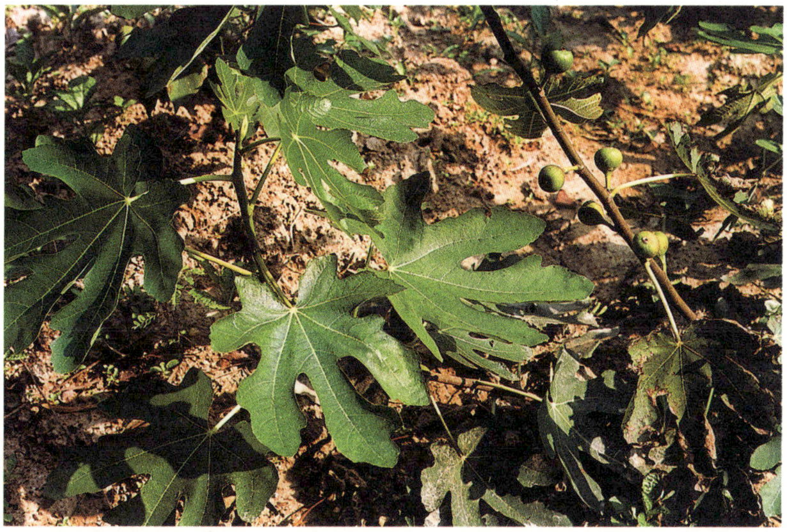

● **临床应用**

1. 筋骨疼痛，风湿麻木：无花果根或果15 g，炖瘦猪肉或煮鸡蛋服。
2. 咽喉炎：无花果根15 g，去粗皮打碎，开水泡服。
3. 颈淋巴结核：鲜无花果根20 g，水煎服。

● **现代研究**

1. 化学研究：果实含糖类，主要成分为果糖、蔗糖；含有机酸，主要成分为柠檬酸和少量延胡索酸、琥珀酸、丙二酸以及植物生长激素（生长素auxin）。干果、未成熟果实和植物乳汁都含抗瘤成分，乳汁尚含淀粉糖化酶、脂肪酶、蛋白酶等。此外还含有花椒毒素、花椒毒酚等香豆素类化合物，β-谷甾醇、β-香树脂醇、蚊麻脂醇、蒲公英甾醇、芦丁、无花果皂苷元等。

2. 药理学研究：

（1）无花果可作为食物性轻泻剂，富马酸（延胡索酸）、琥珀酸等有抑菌作用。未成熟果实和植物的乳汁能抑制大鼠移植性肉瘤、小鼠自发性乳癌等。其提取物可降低动物血压。

（2）根皮和叶中含香柑内酯，对皮肤有光学活性，可杀灭钉螺等软体动物；有一定的对抗肝素的抗凝血和止血作用；有抗微生物活性的作用。

牛尾菜

Caekdakmoz

● **别　　名**　白须公、牛尾蕨。

● **来　　源**　为百合科植物牛尾菜*Smilax riparia* A.DC.的根、茎。

● **生境分布**　生于河旁、山谷、沟边或山坡疏林下。分布于广西凌云等各地区及我国的吉林、辽宁、河北、陕西、浙江、福建、湖北、广东、四川和云南等地。

● **植物形态**　草质藤本，攀缘状。根茎粗壮，节上生发达的须根，淡黄白色。茎分枝，有纵沟，光滑无刺。叶互生，卵状披针形至披针状长椭圆形，长3～12 cm，宽2.5～7.5 cm，先端渐尖，基部截形至心形，叶面光滑，叶背淡粉绿色，基出脉3～5条；叶柄长6～8 cm，基部有一对纤细的卷须。叶生伞形花序，苞片披针形，花单性异株；雄花的花被6片，长约4 mm，雌花较雄花小。浆果球形，黑色，直径约6 mm。花期6～7月。

● **采集加工**　夏、秋季采集，洗净，晒干备用。

● **性能主治**　甘，平。调气补虚，祛痰止咳，舒筋通道。用于气虚浮肿，肾虚腰痛，风湿痹痛，支气管炎，支气管扩张，咳血。

● **用　　量**　9～15 g。

● **临床应用**

1. 气虚浮肿：牛尾菜、毛蜡烛、地洋参各9 g，水高粱根6 g，葵花秆心3 g，绿豆10 g，瘦猪肉100 g，炖服。
2. 关节痛：牛尾菜15 g，路边荆50 g，老鼠刺50 g，豨莶草15 g，水煎服。
3. 肾虚咳嗽：牛尾菜、饿蚂蟥根、大火草根、土枸杞根各9 g，扑地棕根3 g，鸡肉100 g，炖服。
4. 咳血：牛尾菜、大山羊、岩百合、观音草各9 g，一朵云6 g，水煎服。
5. 头痛头晕：牛尾菜15 g，卵叶娃儿藤根10 g，鸡蛋2个，水煎服。

● **现代研究**

1. 化学研究：含白须公皂苷、蒽醌苷等。

2. 药理学研究：

（1）牛尾菜煎剂有显著的平喘、镇咳、祛痰作用。

（2）牛尾菜对金黄色葡萄球菌、甲型链球菌有较好的抑菌作用。

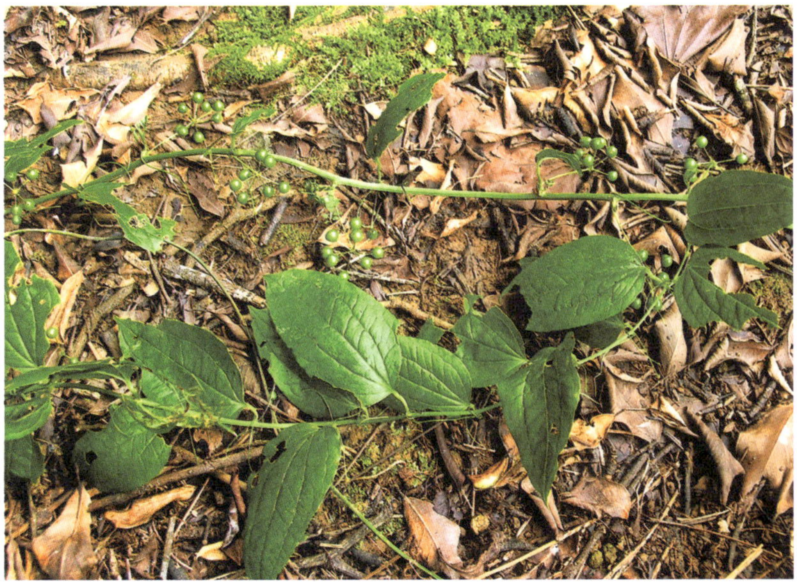

黄鳝藤

Gaeujnoujgyaq

● **别　　名**　老鼠屎、筛箕藤、铁包金。

● **来　　源**　为鼠李科植物多花勾儿茶*Berchemia floribunda*（Wall.）Brongn. 的全株。

● **生境分布**　生于海拔2 600 m以下的山谷或灌木丛中。在广西主要分布于都安、凤山、百色、那坡、大新、防城、灵山、桂平、北流、容县、岑溪、藤县、梧州、钟山和全州等地，山西、陕西、甘肃、河南、安徽、江苏、福建和云南等地亦有分布。

● **植物形态**　藤状灌木，全体无毛。幼枝黄绿色。单叶互生，叶柄长1～2 cm；上部叶较小，卵圆形，长4～9 cm，宽2～5 cm；下部叶较大，长椭圆形，长达11 cm，宽达6.5 cm。聚伞状花序，长约15 cm，着生于茎顶端；花小，白色。核果近圆柱状，长7～10 mm，直径4～5 mm。花期7～10月，果期4～7月。

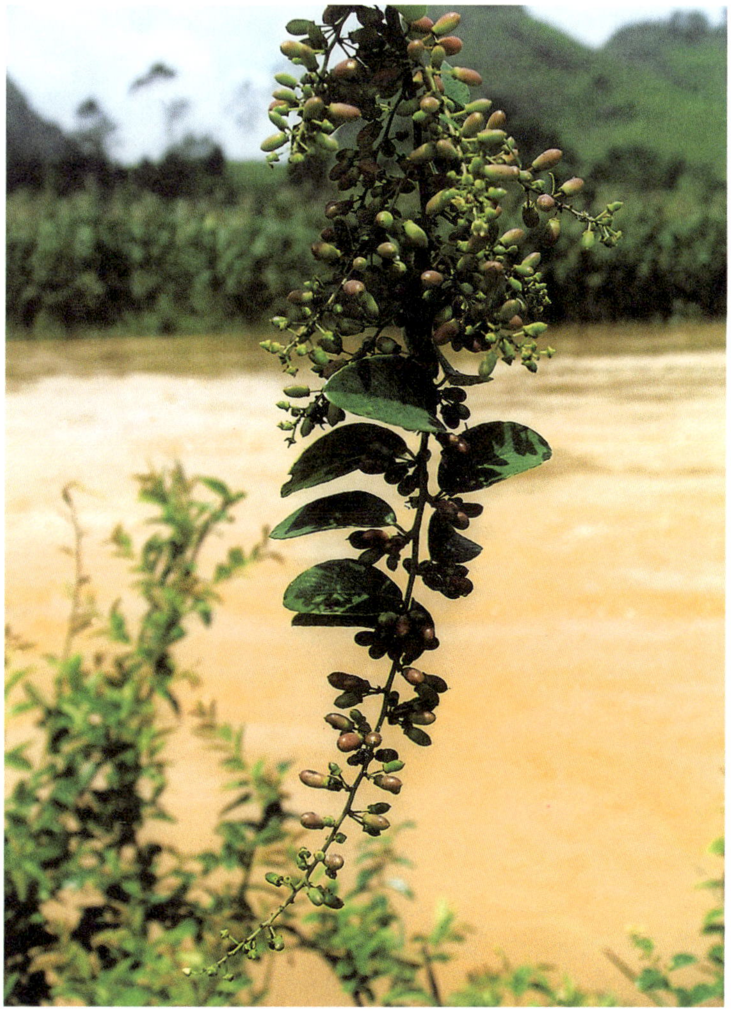

● **采集加工**　全年可采，洗净，晒干备用。

● **性能主治**　微涩，平。祛风除湿，止咳化痰。用于肺结核咳嗽，内伤咳血，肝炎，肝硬化腹水，黄疸，小儿胎毒，月经不调，风湿痹痛。

● **用　　量**　30～60 g，外用适量。

● **临床应用**

1. 肺结核咳嗽，内伤咳血，肝炎：黄鳝藤30 g，水煎服。

2. 风湿关节痛，腰痛：黄鳝藤60 g，猪蹄1个或鸡蛋2个，炖服。

第五章　通两路药

第一节　通龙路药

天茄子

Makgwz

别　　名　红丁茄、大丁茄、山马铃、颠茄。

来　　源　为茄科植物黄果茄*Solanum xanthocarpum* Schrad. et Wendl.的根、叶和果。

生境分布　野生于村边、路边、园边等阴湿肥沃的草地上。在广西主要分布于宁明、南宁、金秀、岑溪、平南、玉林、南丹等地。

植物形态　直立或匍匐草本，高50～70 cm。全株被星状毛和细长针状皮刺。叶互生，叶柄长2～3.5 cm，叶片卵状矩圆形，长4～6 cm，宽3～4.5 cm，羽状深裂，裂片5～9枚，边缘波状，叶端尖或钝，叶基近心形，偏斜。聚伞花序腋外生，有花3～5朵；花萼钟状，直径约1 cm；花冠蓝紫色，辐状，直径约2.5 cm，5裂；雄蕊5枚，雌蕊子房卵圆形，花柱长1 cm，柱头截形。浆果球形，直径1～2 cm，初时绿色，具深绿色条纹，熟时淡黄色。种子肾形，扁平。花期冬至夏季，果熟期夏季。

采集加工　夏、秋季采收根、叶，秋季采摘果实，鲜用或晒干备用。

性能主治　辛、苦，温，有毒。通调两路，散瘀止痛，镇咳平喘。用于跌打损伤，淋巴结核，哮喘，胃痛，痈疮肿毒，小儿疳积，冻疮，脚癣，寒性脓疡，慢性骨髓炎，瘰疬，龋齿。

用　　量　3～6 g，外用适量。

临床应用

1. 风湿腰腿痛：鲜天茄子叶适量，捣烂敷患处，或水煎外洗。
2. 跌打损伤：鲜天茄子、姜黄、韭菜根各适量，捣烂敷患处。
3. 痈疮肿毒：鲜天茄子根适量，捣烂外敷，或取干药煅存性碾末，茶油调敷。
4. 小儿疳积：鲜天茄子果2枚，猪肝50 g，蒸服。
5. 牙痛：天茄子置烧红的瓦片上，用竹管吸烟熏之。
6. 冻疮，脚癣，寒性脓疡：天茄子适量，水煎熏洗患处。

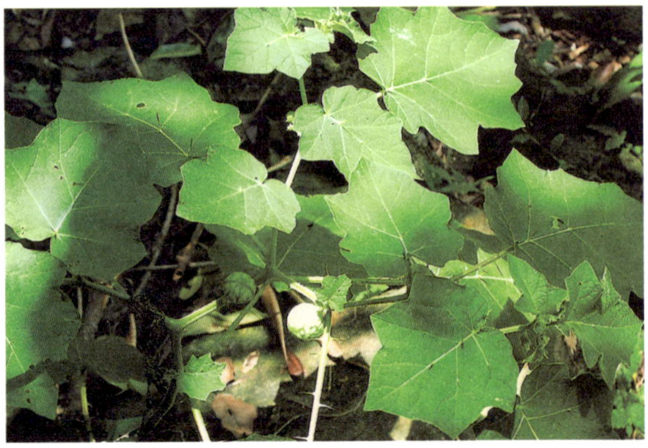

现代研究　化学研究：根含生物碱，果含茄碱、澳茄碱。天茄子又含脂肪油及甾醇类等（甾醇之一为

黄果茄甾醇），还含薯蓣皂苷元。

● **附　　注**

1. 全株有毒，孕妇忌用。

2. 茄科植物牛茄子*Solanum surattense* Burm.F.、刺天茄*Solanum indicum* L. 和水茄*Solanum torvum* Swartz. 这三种植物常与黄果茄混淆入药。

龙须草

Baekcinj

● **别　　名**　松叶兰、石龙须、铁石松、岩松。

● **来　　源**　为松叶蕨科植物松叶蕨*Psilotum nudum*（L.）Griseb.的全草。

● **生境分布**　喜温暖，生于岩石缝中或树干上。分布于广西、广东、江苏、浙江、福建、四川、贵州、云南等地。

● **植物形态**　附生纤细树枝状草本，高15～80 cm。根状茎细长，匍匐，下生少数假根。茎直立，下部不分枝，上部多次二叉分枝，小枝有三棱，密生椭圆形极细小的白色点状气孔。叶退化，细小鳞片状，疏生于枝条角棱上，卵状披针形或卵形，2～3裂，革质；孢子叶宽卵形，有2枚深而尖锐的裂齿。孢子囊腋生，球形，3室纵列，孢子近肾形。

● **采集加工**　8～9月间采收，鲜用或晒干备用。

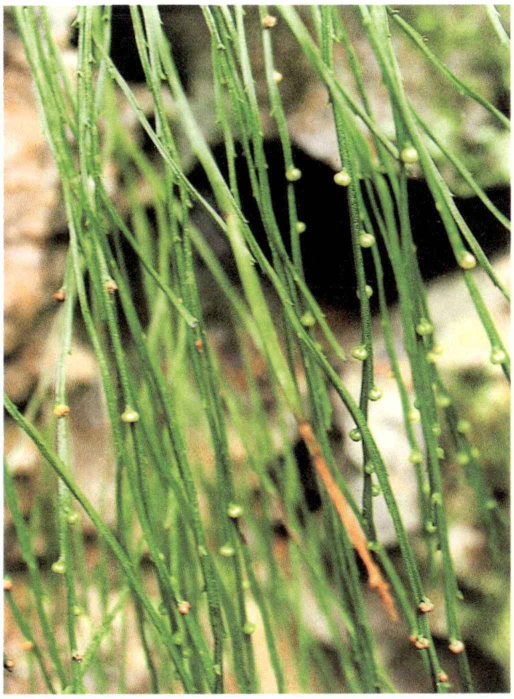

● **性能主治**　甘、辛，温。通调龙路，活血舒筋，祛风利湿。用于跌打肿痛，风湿骨痛，急性肾炎，吐血，闭经。

● **用　　量**　15～30 g。

● **临床应用**

1. 跌打损伤：龙须草、大血藤、见血飞、八爪金龙各30 g，米酒1 000 ml，浸泡20天，每次服10 ml。

2. 风湿性关节炎：龙须草30 g，八角枫10 g，红吹风15 g，黑吹风15 g，扁担藤15 g，水煎服。

3. 急性肾炎：龙须草30 g，车前草20 g，水煎服。

4. 吐血：鲜龙须草30 g，猪心100 g，炖服。

5. 闭经：龙须草适量，碾末，每次3 g，调酒服。

● **现代研究**　化学研究：嫩枝中含松叶蕨苷、3种糖苷和芹菜素糖苷、赤霉素以及黄酮苷、3′-羟基松叶蕨苷等。

硃砂根

Meizcaekgaen

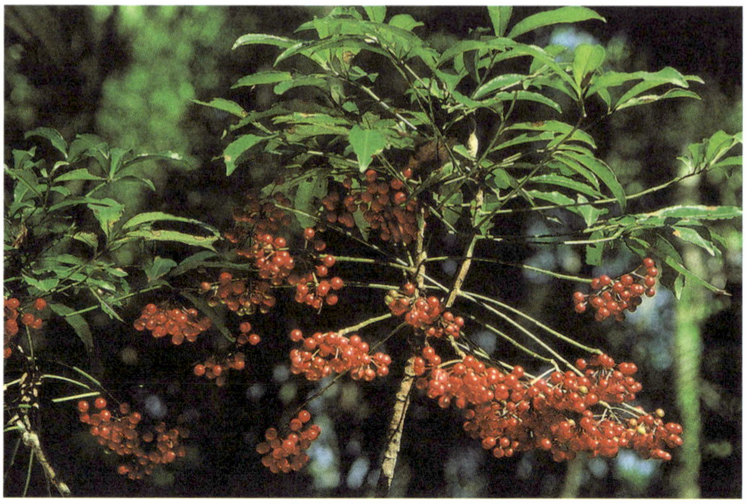

● **别　　名**　小罗伞、小郎伞、散血丹、棵茶挡、美丁公。

● **来　　源**　为紫金牛科植物硃砂根 *Ardisia crenata* Sims的根。

● **生境分布**　生于山坡林下或灌木丛中。分布于广西各地，陕西、安徽、江西、湖南、广东、云南、福建等省亦有分布。

● **植物形态**　常绿小灌木，高1.5 m左右，全体秃净。根浅红色，稍肉质。茎直立，有分枝。单叶互生或聚生于枝顶，长7～11 cm，宽2.5～3 cm，有隆起的腺点，边缘皱缩或呈波浪状齿，背卷，叶背中脉凸起。夏、秋季开白色或淡红色花，为腋生伞形花序。核果球形，冬季成熟，红色，上有黑色腺点。

● **采集加工**　秋后采挖，洗净，鲜用或晒干备用。

● **性能主治**　辛、苦，平。清热解毒，活血散瘀，消肿止痛。用于风湿骨痛，跌打损伤，痛经，劳伤吐血，心气痛，发热头痛，咽喉肿痛，白喉，丹毒。

● **用　　量**　6～15 g，外用适量。

● **临床应用**

1. 风湿骨痛：硃砂根、木通各15 g，鸡骨香、大血藤、桑寄生各30 g，米酒1 000 ml，浸泡20天，每次服5 ml。

2. 跌打损伤，痛经：硃砂根12 g，水煎，黄酒调服。

3. 上呼吸道感染，扁桃体炎，白喉，丹毒：硃砂根10 g，水煎服。

4. 咽喉肿痛：硃砂根9 g，射干6 g，甘草3 g，水煎服。

5. 毒蛇咬伤：硃砂根粉9 g，水煎服；另用鲜药捣汁加冰片外敷。

● **现代研究**

1. 化学研究：根含微量密花醌（酸金牛醌），叶显氨基酸、香豆精类、皂苷、酚性物质及糖类反应，种子含脂肪油。利用高效液相色谱法（HPLC）测定全株中岩白菜素的含量，约为3.8%。

2. 药理及毒理学研究：硃砂根25%煎剂对金黄色葡萄球菌、大肠杆菌、绿脓杆菌有轻度的抑制作用。60%乙醇提取物有抗早孕作用。

倒生根

Gutfaz

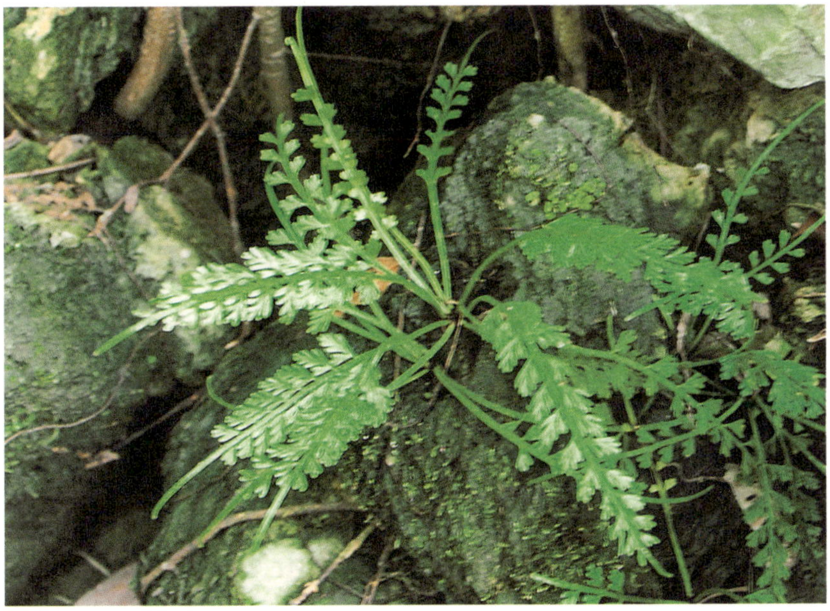

● **别　　名**　倒生莲、尾生根、盘龙莲。

● **来　　源**　为铁角蕨科植物长生铁角蕨*Asplenium prolongatum* Hook.的带根全草。

● **生境分布**　生于石上及树上阴湿处。分布于广西各地。

● **植物形态**　多年生草木，高15～40 cm。根状茎短，直立，顶端有披针形鳞片。叶簇生；叶柄长8～15 cm。叶片稍肉质，长方窄带形，长10～25 cm，宽3～4.5 cm，幼时疏生纤维状小鳞片，二回深羽裂；羽片近长方形，长13～22 mm，宽8～12 mm，最终羽片窄条形，宽1～1.5 mm，先端钝，全缘或羽片基部的裂片较宽，二至三分叉，每裂片有小脉一条，顶端有水囊。孢子囊群生小脉中部；囊群盖条形，膜质，全缘，开向叶缘。

● **采集加工**　全年可采，洗净，鲜用或晒干备用。

● **性能主治**　辛、苦，平。清热除湿，活血化瘀，止咳化痰，利尿通乳。用于跌打损伤，筋骨疼痛，吐血，衄血，咽喉炎，口腔炎，痢疾，肺结核，烧、烫伤，外伤出血。

● **用　　量**　15～30 g，外用适量。

● **临床应用**

1. 跌打损伤，骨折：鲜倒生根适量，捣烂敷患处。
2. 风湿骨痛：倒生根50 g，米酒1 000 ml，浸泡10天，每次服10 ml。
3. 吐血，崩漏，乳汁不通：倒生根20 g，水煎服。
4. 尿路感染，咳嗽痰多：倒生根20 g，水煎服。
5. 烧、烫伤：鲜倒生根叶适量，捣烂调麻油搽患处。

● **现代研究**　化学研究：茎叶含D-2-氨基庚二酸和L-羟基-2-氨基庚二酸-7,4-内酯等。叶还分离出一个新的3-鼠李糖-7-氧［6-阿魏酰葡萄糖（1→3）鼠李糖］山柰酚。

野烟叶

Mbawxien' gya

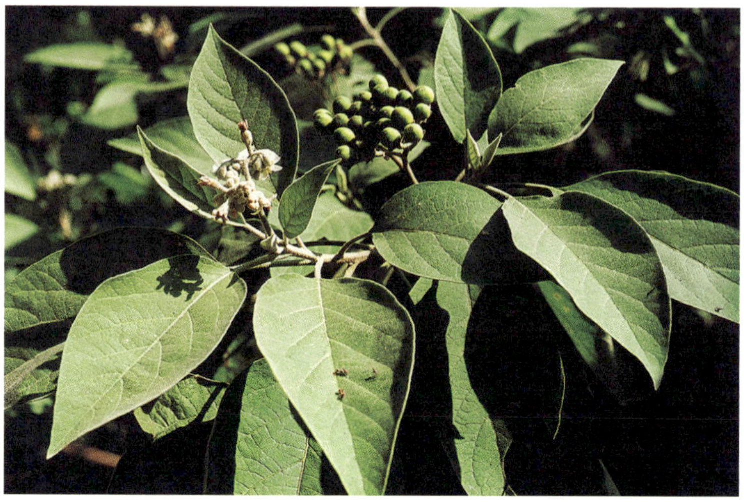

● **别　　名**　大王叶、大黄叶、土烟叶、假烟叶。

● **来　　源**　为茄科植物野茄*Solanum verbascifolium* L.的全株。

● **生境分布**　生于村边、坡地、旷野、疏林下。分布于广西各地。

● **植物形态**　落叶灌木，高1～3 m。全株被灰白色星状柔毛。单叶互生，质厚，阔卵形或椭圆形，长6～15 cm，宽6～15 cm，先端渐尖，基部楔形或稍浑圆，背面苍白色，密被星状柔毛，叶有臭气。二歧聚伞花序顶生，或近顶生；花冠白色。秋、冬季结果，浆果肉质，球形，成熟时淡黄色，直径约1 cm。

● **采集加工**　全年可采，鲜用或切碎晒干备用。

● **性能主治**　苦、辛，微温。活血散瘀，消肿止痛，化痰散结，祛风除痹，收湿敛疮，止血。用于跌打损伤，痰核瘰疬，风湿骨痛，疮疡不敛，皮肤湿痒，慢性粒细胞性白血病，手脚痛风，外伤出血等病症。

● **用　　量**　5～15 g，外用适量。

● **临床应用**

1. 跌打损伤，风湿骨痛，痛风：野烟叶根15 g，水煎服；另用鲜野烟叶适量，捣烂酒炒搽患处。
2. 瘰疬：野烟叶15 g，青壳鸭蛋1个，米酒炖服。
3. 溃疡不收口：鲜野烟叶、桐油各适量，捣烂敷患处。
4. 外伤出血：鲜野烟叶适量，捣烂敷伤口，或用叶碾末撒伤口。
5. 慢性粒细胞性白血病：野烟叶根15 g，水煎服。
6. 湿疹，稻田性皮炎：野烟叶鲜叶适量，捣烂外搽或水煎外洗患处。

● **现代研究**

1. 化学研究：全株含龙葵碱、羟基龙葵苷茄碱等。
2. 药理学研究：（1）对平滑肌和骨骼肌的作用：叶或全株的水提取物可引起离体豚鼠回肠收缩，阿托品及麦角酰二乙胺可部分阻断其收缩作用。煎剂对回肠则无明显作用。水提取物可使离体兔十二指肠张力增加，继而产生痉挛。煎剂对离体大鼠子宫和蟾蜍腹直肌有轻度兴奋作用。（2）对心血管系统的作用：水提取物对离体兔心迅速引起心收缩不全，以后逐渐地部分恢复。煎剂在大鼠肢灌流试验中无明显作用。给麻痹狗静脉注射有降压作用。（3）对中枢神经系统的作用：腹腔注射水提取物可显著延长小鼠环己巴比妥钠的睡眠时间。

● **附　　注**　全株有毒，以果最毒，内服慎用。

两面针

Songmbiengxcim

● **别　　名**　入地金牛、入山虎、上山虎。

● **来　　源**　为芸香科植物两面针*Zanthoxylum nitidum*（Roxb.）DC. 的根、枝叶。

● **生境分布**　多生于低丘陵坡地灌木丛中或山野路旁向阳坡地。在广西主要分布于邕宁、宁明、龙州、防城、博白、容县、桂平、平南等地，广东、福建、四川、云南等省亦有分布。

● **植物形态**　藤状有刺灌木，高1～2 m。根黄色，味辛辣。老茎有皮孔。奇数羽状复叶，互生，有小叶5～11片；小叶对生，长5～11 cm，宽2～6 cm，革质，有油点，光滑无毛，边缘有圆齿，背脉凸出，侧脉在近边缘处联结，中脉两面有刺或无刺。春、夏季开白色小花，腋生圆锥花序。蓇葖果11月成熟，暗紫红色，有粗大腺点，顶端具短喙。种子卵珠形，黑色光亮。

● **采集加工**　全年可采，洗净，切片，鲜用或晒干备用。

● **性能主治**　辛、苦，微温，有小毒。通调龙路、火路，祛风活血，麻醉止痛，解毒消肿。用于风湿骨痛，瘰疬，胃痛，牙痛，咽喉肿痛，毒蛇咬伤。

● **用　　量**　10～30 g，外用适量。

● **临床应用**

1. 风湿骨痛，跌打损伤：两面针根30 g，米酒500 g，浸泡7日，每次服10 ml，或用两面针10 g，水煎服。

2. 风湿性关节炎，腰肌劳损：两面针10 g，鸡骨香15 g，了哥王根皮5 g，加入75%酒精浸过药面，浸泡7天，外搽患处。

3. 咽喉肿痛：两面针根适量，捣烂，用红糖煮，做成丸子，含化。

4. 胃痛：两面针10 g，水田七10 g，山豆根5 g，白及10 g，水煎服。

5. 水火烫伤：两面针干根适量，碾末撒患处，撒前先用本品水煎外洗。

6. 毒蛇咬伤：鲜两面针根30 g，水煎服；另用鲜根酒磨外敷。

● **现代研究**

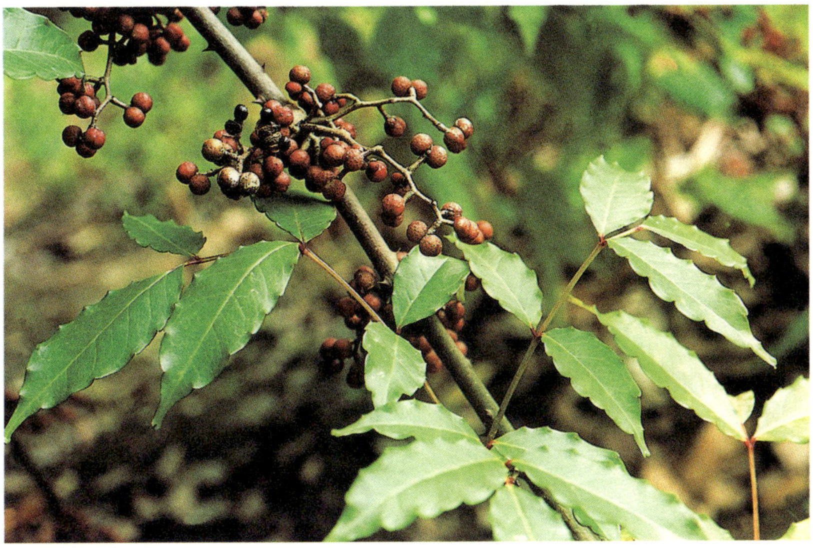

1. 化学研究：根含氯化两面针碱、氧化两面针碱、二氢两面针碱、6-甲氧基-5,6-二氢白屈菜红碱、7-去甲-6-甲氧基5,6-二氢白屈菜红碱、α-别隐品碱、茵芋碱，还含有两面针N-4和两面针结晶-8以及两面针碱、布枯苷。叶和果实含挥发油，主要成分为柠檬烯和糠醛。本品还含有微量元素锰，含量为每克生药中含锰10.2 mg。

2. 药理及毒理学研究：

（1）两面针N-4具有较好的镇痛、解痉及安定作用，其镇痛作用是中枢性的，与脑内单胺递质DA及5-HT有关。

（2）氯化两面针碱和6-甲氧基-5，6-二氢白屈菜红碱能延长艾氏腹水癌小鼠的生命。

（3）其醇提取物对金黄色葡萄球菌有抑制作用。

（4）毒性：两面针结晶-8小鼠腹腔注射LD_{50}为68.04 mg/kg。

● **附　　注**　两面针有小毒，孕妇忌用，忌与酸味食物同时服用。

小　钻

Gaeucunqhengj

● **别　　名**　南五味子、钻骨风、蓝果南五味子。

● **来　　源**　为五味子科植物南五味子*Kadsura lonipedunculata* Finet et Gagnep.的全株。

● **生境分布**　生于疏林灌木丛中、沟谷旁，铺地或缠绕树上。在广西主要分布于上林、环江、金秀、贺州、全州等地，我国西南部、中部、东南部等地亦有分布。

● **植物形态**　常绿缠绕藤本，长2～4 m。茎皮黑色或灰棕色。根红褐色，肉质而细长，有黏液。单叶互生，革质，椭圆形或长椭圆状披针形，长5～9 cm，宽2～6 cm，先端渐尖，基部楔形，边缘中部以上有稀疏小齿，叶背绿色而有光泽。花单生于叶腋，夏季开粉红色花，有长梗，长1～8 cm。小浆果球形，集成头状，直径约2 cm，悬于伸长的花梗上，秋季果熟，鲜红色，味辛辣。

● **采集加工**　根、老藤全年可采，洗净，切片，晒干备用；冬季采果，晒干备用。

● **性能主治**　辛、微甘、苦，微温。根：祛风活血，理气止痛，散瘀消肿；果实：补肺益肾，化痰止咳。用于胃气痛，痛经，腹痛，风湿骨痛，跌打损伤，肾虚腰痛，支气管炎。

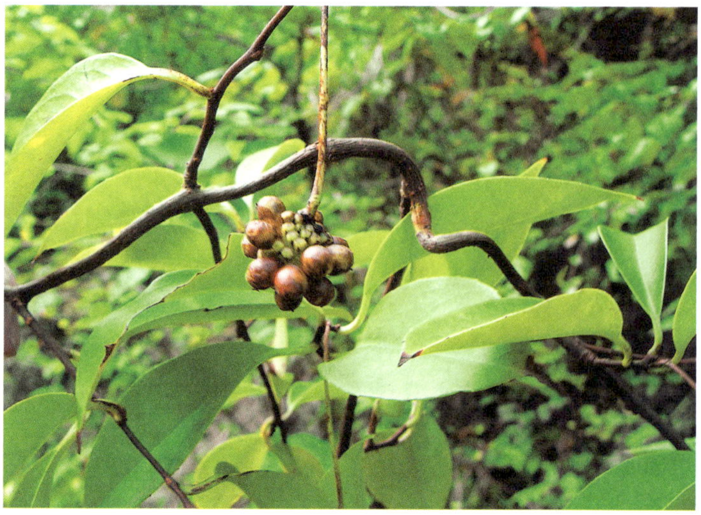

● **用　　量**　5～15 g。

● **临床应用**

1. 胃气痛，胃、十二指肠溃疡：小钻根碾末，每次5 g，开水冲服。

2. 痛经，风湿痹痛，跌打损伤：小钻根10 g，水煎服。

3. 神经衰弱，肾虚腰痛：小钻果实10 g，水煎服。

● **现代研究**

1. 化学研究：根、藤含鞣质、挥发油、糖类等。茎、叶、果实均含挥发油，干果含油量为0.5%～1%。茎及果实尚含黏液质。此外，果实还含果胶质、葡萄糖、有机酸、蛋白质、脂肪。干果还含两种倍半萜烯醇：δ-橄香烯醇及表-δ-橄香烯醇。

2. 药理及毒理学研究：

（1）抗胃溃疡作用：小钻乙醇提取物及其组分在100mg/kg时对大鼠幽门结扎型溃疡模型有较好的保护作用，但对胃液分泌影响不大，三萜酸和木质素能显著抑制吲哚美辛引起的胃黏膜损伤；对无水乙醇引起的大鼠胃黏膜损伤也有良好的预防作用。

（2）镇静作用：小钻水煎剂对阈下剂量的戊巴比妥钠有协同作用，增加翻正反射消失的鼠数；能明显延长戊巴比妥钠的睡眠时间，其作用随用药剂量增加而加强。

（3）抗炎镇痛作用：小钻水煎剂对醋酸所致的小鼠扭体反应，对角叉菜胶引起的小鼠足肿胀均有显著的抑制作用。

（4）镇咳祛痰作用：小钻根皮挥发油有镇咳、祛痰作用。

（5）毒性：小钻水煎剂小鼠灌胃的LD_{50}为334.1 ± 42.4 g/kg（生药）。

大　钻

Gaeucunqhungj

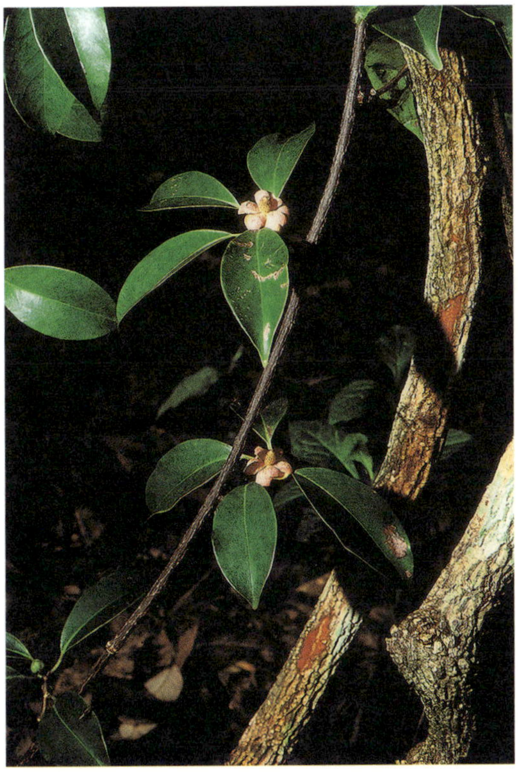

● **别　　名**　冷饭团、黑老虎、大叶南五味。

● **来　　源**　为五味子科植物冷饭团*Kadsura coccinea*（Lem.）A.C.Smith的根皮或根。

● **生境分布**　多生于山地、山谷、水旁疏林中，常缠绕树上。在广西主要分布于龙州、宁明、大新、马山、武鸣、上思、德保、平南、贺州、金秀、三江、融水、罗城等地，福建、江西、湖南、广东、四川、贵州、云南等省亦有分布。

● **植物形态**　常绿攀缘灌木，长3～6 m。叶互生，长椭圆形至卵状披针形，长8～17 cm，宽3～8 cm，先端尖，基部楔形至钝形，全缘，革质，近无毛，侧脉每边6～7条；叶柄长1～2 cm。花红色或黄色带红色，单性，雌雄同株，单生于叶腋；雄花花被10～16片，最外的最小，卵形，长约5 mm，最大的长椭圆形至卵状椭圆形，长12～25 mm，雄蕊14～48枚，2～5轮排列；雌花花被与雄花相似，雌蕊群卵形至近球形，心皮50～80片，5～7轮排列。

聚合果近球形，直径6～10 cm，熟时红色或黑紫色。花期4～7月，果期8～12月。

● **采集加工** 全年可采，洗净，鲜用或晒干备用。

● **性能主治** 辛、微苦，温。活血祛风，散瘀消肿，行气止痛。用于风湿骨痛，胃痛，产后腹痛，痛经，疝气，跌打损伤。

● **用　　量** 15～30 g，外用适量。

● **临床应用**

1. 痛经：大钻根15 g，水煎服，或碾末每次服2 g。

2. 跌打损伤：大钻根15 g，水煎服；另用鲜大钻适量，捣烂调酒炒热外敷。

3. 风湿骨痛，坐骨神经痛：大钻、茶树根、光叶海桐皮各30 g，鸡血藤、豨莶草各15 g，水煎服或浸酒内服，并取药酒搽患处。

4. 术后肠粘连，附件炎，肾绞痛：大钻根30 g，救必应20 g，水煎服。

● **现代研究**

1. 化学研究：根含3-甲氧基-4-羟基-3′，4′-亚甲二氧基等木脂素；藤含生物碱、酚类、三萜化合物、鞣质、挥发油等。

2. 药理学研究：大钻有较好的保肝和抗肝纤维化作用。

● **附　　注** 孕妇慎服。

战　骨

Maengmbaek

● **别　　名** 土霸王、穿云箭。

● **来　　源** 为马鞭草科植物黄毛豆腐柴*Premna fulva* Craib的根、叶。

● **生境分布** 生于山坡、山谷疏林中或林缘。在广西主要分布于田阳、扶绥、天等、龙州、靖西、大新等地，云南、贵州等省亦有分布。

● **植物形态** 灌木，高3～5 m。嫩枝密被黄色平展长柔毛，树皮红褐色。单叶对生，纸质，通常为卵圆形、长卵圆形、椭圆形或近圆形，长4～15 cm，宽3～9 cm，先端渐尖或锐尖，基部阔楔形，常偏斜，边缘具不整齐的圆锯齿，有时全缘，两面均被柔毛。聚伞花序伞房状，顶生。核果卵形至球形，直径3～5 mm，成熟时黑色。

● **采集加工** 全年可采，除去杂质，鲜用或晒干备用。

● **性能主治** 淡、微涩，平。活血散瘀，强筋健骨，祛风止痛。用于肥大性脊椎炎，风湿性关节痛。

● **用　　量** 5～10 g，外用适量。

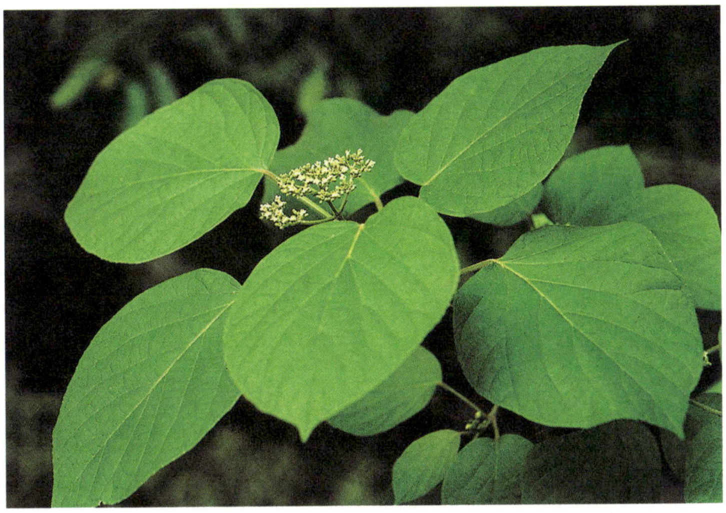

● **临床应用**

1. 月经不调：战骨根、小血藤根各10 g，水煎服。

2. 风湿性关节炎：战骨根、大风藤各60 g，米酒2 000 ml，浸泡20天，每次服15 ml。

3. 无名毒疮：战骨叶适量，捣烂敷患处。

4. 烧伤：战骨根皮或叶，碾末，茶油调敷患处。

5. 水肿：战骨叶10 g，煮豆腐服。

6. 阳痿：战骨根10 g，淫羊藿根、花脸荞根各15 g，山羊肉100 g，炖服。

7. 骨质增生：战骨10 g，千斤拔20 g，杉木寄生20 g，制草乌6 g，川芎10 g，樟脑6 g，八角枫15 g，九龙川3 g，米酒2 000 ml，浸泡20天，取药酒外搽。

● **现代研究**　化学研究：含表木栓醇、木栓酮、硬脂酸、β-谷甾醇等。从茎皮的石油醚部分分离出木栓酮、木栓醇、β-谷甾醇、羽扇豆烯-3-酮。从茎皮的乙酸乙酯部分分离出胡萝卜苷、柚皮素、香草酸、硝酸钾、氯化钾及氟化钾的混合物。此外，从茎中分离出硬脂酸、羽扇豆醇二十八酸酯、羽扇豆醇二十九酸酯及羽扇豆醇蜂花酸酯、香草酸等。

黄　根

Laghen

● **别　　名**　南山花、白狗骨、狗骨木。

● **来　　源**　为茜草科植物南山花*Prismatomeris connata* Y.Z.Ruan. 的根。

● **生境分布**　生于溪边或山谷林中。在广西主要分布于横县、邕宁、上思、防城、灵山、博白等地，广东、海南、云南等省亦有分布。

● **植物形态**　常绿直立灌木，高1～3 m，上部多分枝。小枝棱形，光滑无毛。树皮多为灰褐色。根圆锥形，外皮黄色。单叶对生，近革质，卵状披针形至卵状长椭圆形，长5～12 cm，宽1.5～4 cm，先端渐尖或急尖，基部楔形，全缘，无毛，中脉凸起；托叶近三角形，顶端有针状裂片。秋、冬季开花，白色，芬芳，为腋生或顶生伞形花序式的花束，花单性；花萼5裂；花冠高脚碟状，裂片4～5片，镊合状排列；雄蕊4枚，内藏。核果球形，棕褐色，直径约1 cm，果梗长2.5 cm。

● **采集加工**　春、秋季采挖，洗净切成厚片，细根切成段，晒干备用。

● **性能主治** 微苦，凉。利湿退黄，强筋壮骨，祛瘀生新，凉血止血。用于风湿骨痛，跌打损伤，肝炎，白血病，再生障碍性贫血，地中海贫血，矽肺，牙龈出血，尿路感染。

● **用　　量** 15～30 g。

● **临床应用**

1. 风湿性关节炎，肝炎：黄根30 g，水煎服。

2. 地中海贫血，再生障碍性贫血：黄根30 g，猪骨100 g，炖服。

3. 白血病：黄根30 g，野葡萄藤30 g，水煎服。

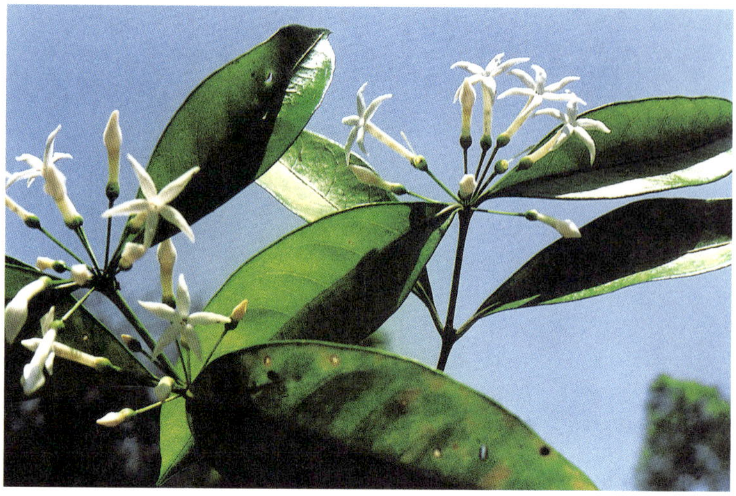

● **现代研究**

1. 化学研究：本品含有机铝化合物、柚木醌、甲基异茜草素、β-谷甾醇、甲基异茜草素-1-甲醚、虎刺醛以及蒽类、萜类等。

2. 药理学研究：黄根醇提取物有较强的抗菌作用，对离体大鼠心脏有抑制作用。醇提水溶物有祛痰、平喘的作用。浸膏有较好的保肝作用。

龙血树

Meizlwedlungz

● **别　　名** 龙血竭、山铁树、剑叶木。

● **来　　源** 为龙舌兰科植物剑叶龙血树*Dracaena cochinchinensis*（Lour.）S.C.Chen. 的茎、根及其脂木质部经有机溶剂提取浓缩而成的棕红色树脂。

● **生境分布** 生于海拔950～1 700 m的石灰岩、向阳山坡或坡背石隙处；栽培在红土壤及冲积沙壤等非钙质土中生长亦良好。在广西主要分布于崇左、大新、宁明、龙州、凭祥、靖西等地，云南西南部亦有分布。

● **植物形态** 常绿乔木，高可达15 m。茎粗大，分枝多，树皮灰白色，老时灰褐色并片状剥落，幼枝有明显的环状叶痕。叶丛生于枝顶，剑形，薄革质，长50～100 cm，宽2～5 cm，边缘膜质，光滑无毛，叶脉直出，叶片基部略扩大而抱茎。圆锥花序顶生，长40 cm以上，花序轴密生短柔毛；花2～5朵簇生，红白色；花梗长3～6 mm；花被片6片，长6～8 mm，下部合生；花丝扁平，上部有红棕色疣点；花药长约1.2 mm，背着；子房上位，3室。浆果球形，橘黄色。种子大如豌豆。花期3月，果期7～8月。

采集加工 剑叶龙血等成龄树采脂每年一次，宜在冬季进行，对主干胸径30 cm以上的树干，采取单面固定割线上割脂，割刀深达木质部。单株每年能割取含脂木质液0.6～1.4 kg，可提取150～300 g龙血竭。

性能主治 甘、咸，平，有小毒。散瘀止血，止咳平喘。用于咯血，咳血，吐血，衄血，尿血，便血，崩漏，跌打损伤，哮喘，痢疾，小儿疳积。

用　　量 1～2 g，外用适量。

临床应用

1. 跌打肿痛：龙血竭1 g，田七2 g，碾末，黄酒调服。
2. 衄血：龙血竭、蒲黄各等份，碾末，吹入鼻孔。
3. 咯血：龙血竭1 g，三角草15 g，后者水煎取汁与前者冲服。
4. 损伤筋骨，瘀血肿痛：龙血竭1 g，碾末，调黄酒外涂。

现代研究

1. 化学研究：龙血竭醇溶性提取物为树脂类的红色色素，其过氧化物水解物为二羧酸；以硝酸氧化得到龙血酮酸、龙血酸。龙血竭还含龙血素B 0.40%～0.49%、烷醇、阿魏酸及其酯类化合物和黄酮类化合物等。

2. 药理及毒理学研究：

（1）抗炎作用：龙血竭10%混悬剂对小鼠耳二甲苯炎症有显著抑制作用。20%混悬剂涂布家兔左腿烫伤部位，具有减少脓性分泌物、加速创口愈合效果。

（2）抑菌作用：龙血竭在10种常见细菌中对金黄色葡萄球菌、白喉杆菌和5种常见表皮真菌有不同程度的抑制作用。

（3）毒性：龙血竭1.5 g/kg或3 g/kg 灌胃，未引起家兔的病理改变，对红细胞、白细胞的生长及肝、肾功能未见损害。

附　　注 凡无瘀血者慎服。

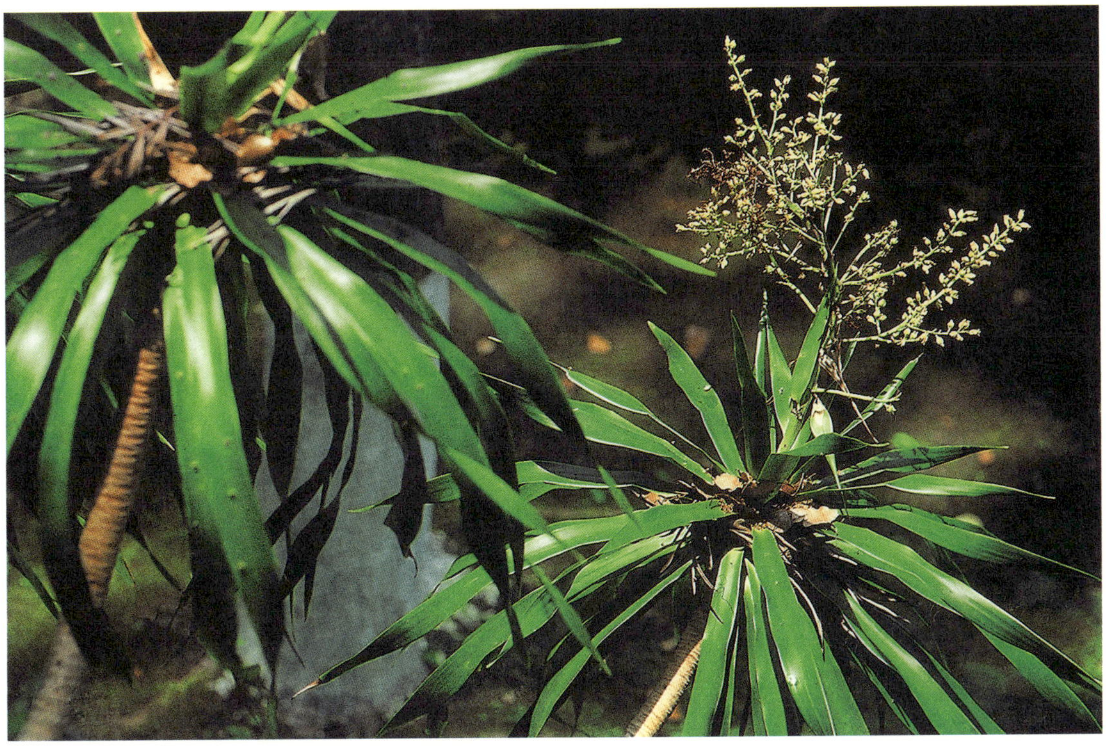

大果油麻藤

Gaeunoeggouj

● **别　　名**　长荚油麻藤、老鸦花藤、大血藤、乌龙过江。

● **来　　源**　为豆科植物长荚油麻藤*Mucuna macrocarpa* Wall. 的藤茎。

● **生境分布**　生于密林。在广西主要分布于防城港，云南亦有分布。

● **植物形态**　大型藤本。茎圆柱形，断面有环纹，切断后流出棕红色汁液。3小叶，近革质，顶生小叶卵形，先端骤尖，长9～12 cm。总状花序着生在老茎上，花梗密被棕黄色茸毛；小苞片矩形，先端钝，长12～18 mm，萼长不到25 mm，下面一个萼齿和萼管一样长；花冠长6～7.5 cm。荚果长30～45 cm，上面有棕色柔毛。种子8～12粒，黑色，扁椭圆形。

● **采集加工**　藤茎全年可采，鲜用或切片，晒干备用。

● **性能主治**　涩，微温。舒筋通路，强筋壮骨，调经补血。用于风湿骨痛，小儿麻痹后遗症，月经不调，贫血，咳血。

● **用　　量**　10～50 g，外用适量。

● **临床应用**

1. 跌打损伤，风湿性关节炎：大果油麻藤50 g，水煎服。
2. 小儿麻痹后遗症：大果油麻藤30 g，碾末炒热外敷环跳、肩髃穴。
3. 肠道蛔虫，阑尾炎：大果油麻藤50 g，水煎服。
4. 小儿疳积，消化不良：大果油麻藤15 g，水煎服。
5. 糖尿病：大果油麻藤30 g，水煎服。

● **现代研究**　化学研究：藤茎含鞣质等。

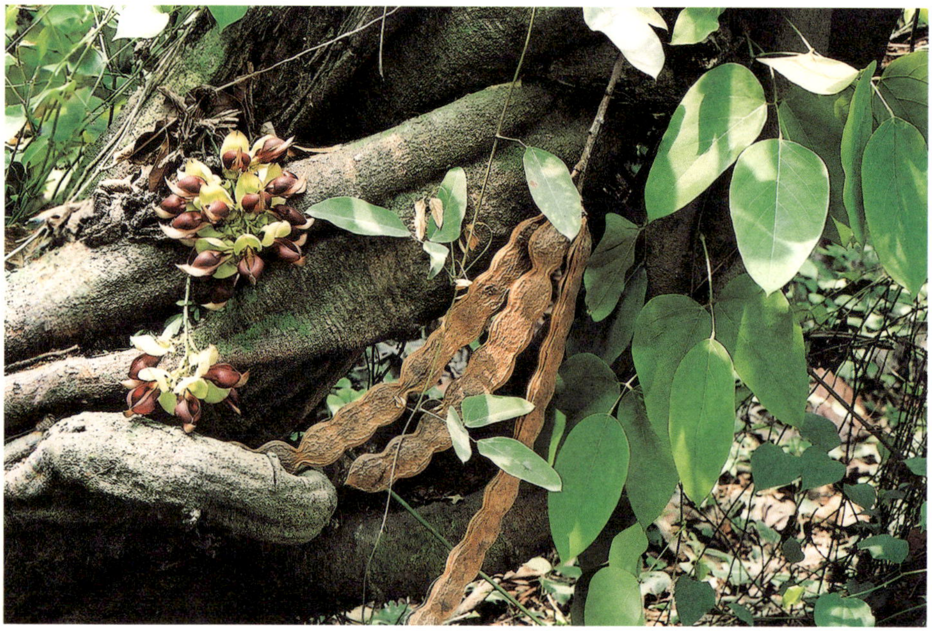

红穿破石

Gaeufunghlwed

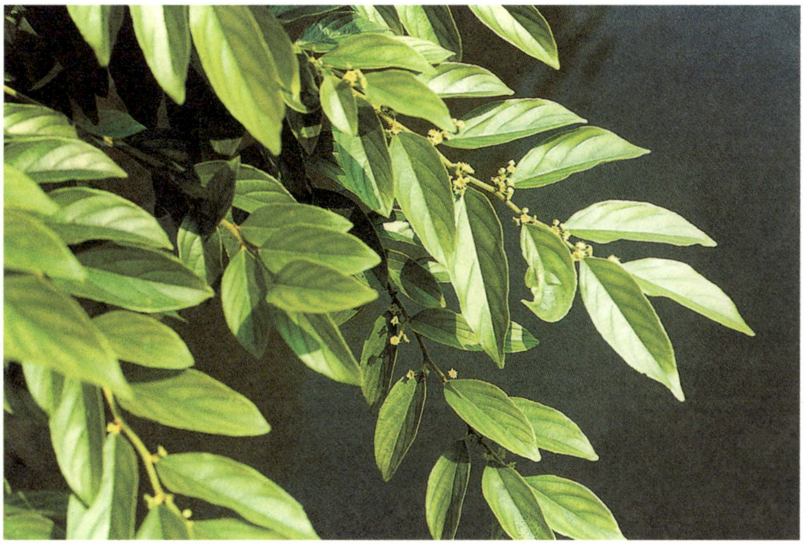

● **别　　名**　血风藤、翼核果、铁牛入石。

● **来　　源**　为鼠李科植物翼核果*Ventilago leiocarpa* Benth. 的根、茎及叶。

● **生境分布**　多生于深山、沟谷、林缘。在广西主要分布于邕宁、宁明、梧州、忻城等地，广东、福建等省亦有分布。

● **植物形态**　常绿木质藤本，长2～3 m。根横走粗壮，外皮暗紫红色，易脱落，像松树皮；断面黄褐色，有黑色小点，像甘草。嫩枝绿色，有的小枝变为钩状卷须。单叶互生，有短柄，革质，卵形或矩圆形，长2～8 cm，宽2～4 cm，边全缘或稍呈波浪状，无毛，光亮，小脉平行排列，先端渐尖，基部宽楔形或近圆形。夏季开绿白色小花一至数朵，簇生于叶腋。坚果顶端有一鸭舌形膜质的薄翅，翅长4 cm左右，有明显中脉，熟时褐色。

● **采集加工**　全年可采根、茎和叶，洗净，切片，晒干备用。

● **性能主治**　甘、淡，微温。补血祛风，舒筋通路。用于气血亏损，贫血，月经不调，风湿性关节炎，四肢麻木，腰肌劳损，阳痿。

● **用　　量**　15～30 g。

● **临床应用**

1. 贫血，风湿性关节炎，腰肌劳损，月经不调：红穿破石20 g，水煎服。

2. 产后风：红穿破石30 g，黑心姜10 g，姜黄10 g，石菖蒲10 g，水泽兰10 g，水煎服。

● **现代研究**　化学研究：根含生物碱、黄酮苷、酚类蒽醌、氨基酸及羽扇豆醇和4个蒽醌化合物，如大黄素、大黄素甲醚、大黄素-6,8-二甲醚、1-羟基-6,7,8-三甲氧基-3-甲基蒽醌及萘醌化合物翼核果醌-I、翼核果素等。

喜 树

Meizraek

● **别　　名**　千张树、水桐树。

● **来　　源**　为蓝果树科植物喜树*Camptotheca acuminata* Decne. 的果实。

● **生境分布**　生于山坡、溪边或栽培。在广西主要分布于河池、百色、柳州、南宁、梧州、桂林等地，长江流域、西南、台湾等地亦有分布。

● **植物形态**　落叶乔木，高可达20 m。单叶互生，椭圆形至长圆状卵形，长12～25 cm，宽6～12 cm，顶端渐尖，基部圆或宽楔形，全缘或微波状，上面亮绿色，下面淡绿色，疏生短柔毛，脉上的毛较密。夏季开白花，花单性同株，多数排成球形头状花序，直径1.5～2 cm，雌花者顶生，雄花者腋生，苞片3片，两面被短柔毛；花萼5裂，边缘有纤毛；花瓣5片，淡绿色；雄蕊10枚；子房下位，1室，柱头2～3裂。瘦果窄矩圆形，长2～2.5 cm，顶端有宿存花柱，有窄翅。瘦果冬季成熟，褐色。种子1颗。

● **采集加工**　秋季果实成熟尚未脱落时采收，晒干备用。

● **性能主治**　苦、涩，寒，有毒。通调龙路，破血化瘀，抗癌散结。用于各种肿瘤，如胃癌、肠癌、慢性粒细胞性白血病、绒毛膜上皮癌，恶性葡萄胎，淋巴肉瘤，血吸虫病引起的肝脾肿大。

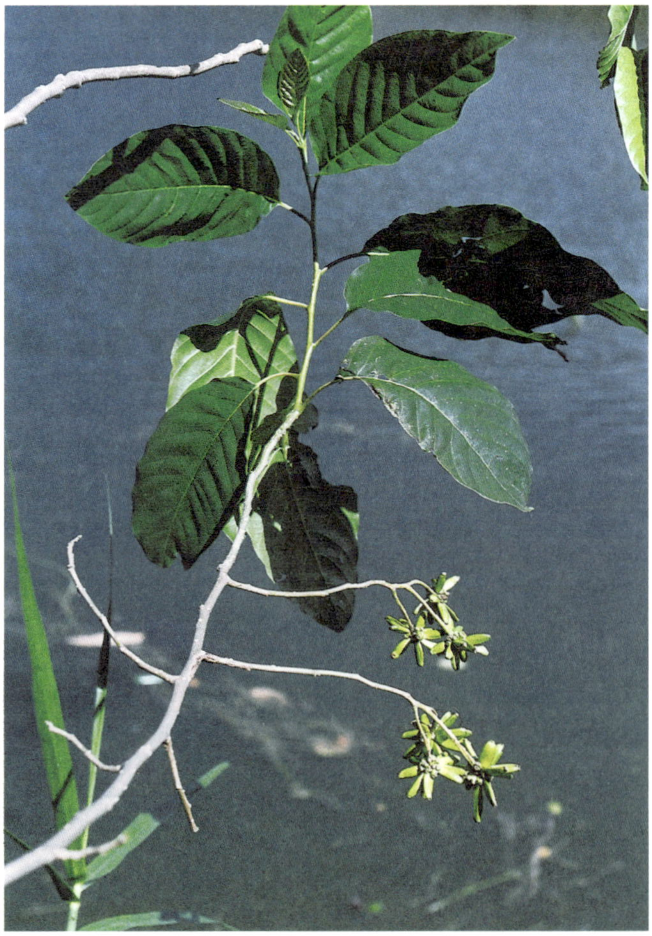

● **用　　量**　3～9 g，外用适量。

● **临床应用**

1. 胃癌，食道癌，直肠癌，膀胱癌：喜树果碾末制成药丸，每次服3 g，或喜树果9 g，水煎服。

2. 急、慢性白血病：喜树果注射液（喜树果8 g/ml）每日2～8 ml肌肉注射，或喜树果9 g，水煎服。

3. 牛皮癣：20%喜树果软膏涂患处。

● **现代研究**

1. 化学研究：喜树果含生物碱，主要为喜树碱、喜树次碱、10-羟基喜树碱、11-羟基喜树碱、10-甲氧基喜树碱、11-甲氧基喜树碱、脱氧基喜树碱、喜树次碱、喜果苷、白桦脂酸、脱落酸、紫丁香酸及多种鞣花酸类化合物等。

2. 药理及毒理学研究：

（1）抗癌作用：羟基喜树碱和甲氧基喜树碱对多种动物肿瘤有比喜树碱更明显的抑制作用，且毒性较小，目前已制成10-羟基喜树钠盐针剂用于临床，主要用于胃癌，肠癌，急、慢性粒细胞性白血病。

（2）对免疫功能的影响：喜树碱、羟基喜树碱对免疫有抑制作用。

（3）抑菌作用：喜树果实煎剂对金黄色葡萄球菌有抑制作用。

（4）用喜树煎剂灌胃或皮下注射，有较好的抗早孕作用。

（5）毒性：喜树碱的小鼠腹腔注射LD_{50}为68.48 ± 3.6 mg/kg及83.6 ± 6.2 mg/kg。羟基喜树碱的小鼠腹腔注射LD_{50}为104 ± 11 mg/kg。

● **附　　注**　喜树碱大剂量使用时有一定的毒副作用，主要表现为恶心、呕吐、腹泻、膀胱炎、血尿、脱发以及周围血象白细胞减少。

蒲葵子

Goganzbiz（bizgvaj）

● **别　　名**　蒲葵、扇叶葵、蓬扇树、葵扇木。

● **来　　源**　为棕榈科植物蒲葵*Livistona chinensis* R.Br.的果实。

● **生境分布**　多为栽培。在广西主要分布于南部，我国南部各省区亦有分布。

● **植物形态**　乔木状。茎直立，单生，高5～20 m，直径20～30 cm，有环状叶痕，基部常膨大，无残存叶基。单叶互生，叶圆扇形，直径有1 m多，掌状分裂至中部，裂片线状披针形，宽1.8～3 cm，先端长渐尖，2深裂，分裂部分长达50 cm，柔软而下垂；叶柄长1～2 m，淡绿黄色，下部两侧有淡褐色（干时）或黄绿色（鲜品）下弯的短刺，基部扩大成纤维的鞘。春、夏季开花，腋生花序圆锥状，长约1 m；分枝扩展，不等大，佛焰苞筒状；花小，黄绿色，花蕾球形，萼片近圆形，内凹，两性，花萼3深裂，裂片宽三角形；花冠比花萼长，3裂，裂片卵形；雄蕊6枚，离生。果实椭圆至橄榄状，长1.8～2.2 cm，直径1～1.5 cm，秋、冬季成熟，黑褐色。种子椭圆形，长约1.5 cm，直径约1 cm。花期3～4月，果期8～9月。

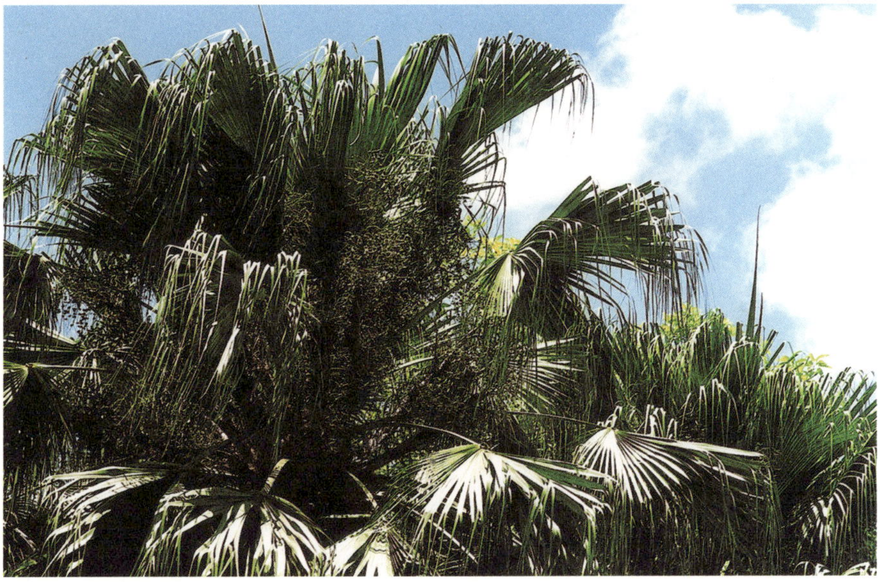

● **采集加工**　秋、冬季果

实成熟时采收，除去杂质，鲜用或晒干备用。

● **性能主治** 甘、涩，平。止血抗癌。用于食道癌，绒毛膜上皮癌，恶性葡萄胎，白血病，慢性肝炎。

● **用　　量** 10～60 g。

● **临床应用**

1. 各种癌症，慢性肝炎，白血病：蒲葵子50 g，水煎服，或加瘦猪肉100 g炖服。

2. 绒毛膜上皮癌，恶性葡萄胎肺转移：蒲葵子、八月炸、半枝莲、红穿破石各60 g，水煎服。

● **现代研究** 化学研究：种子含酚类、还原糖、鞣质、甘油三酯等。

蚂　蟥

Duzbing

● **别　　名** 水蛭。

● **来　　源** 为医蛭科动物宽体金线蛭*Whitmania pigra* Whitman的全体。

● **生境分布** 栖于水田、沟渠中。吸人、畜血液。耐饥力强，只需每半年吸入足量的血液，即能正常生活。分布于广西各地，我国大部分地区有分布。

● **动物形态** 体型较大，长6～12 cm，宽13～40 mm。腹面两侧有一条蛋黄色纵纹。体环数为107，环带明显，占15环。雄生殖孔在33～34环沟间；雌生殖孔在38～39环沟间。前吸盘小，可吸食水中浮游生物、小型昆虫、软体动物等。

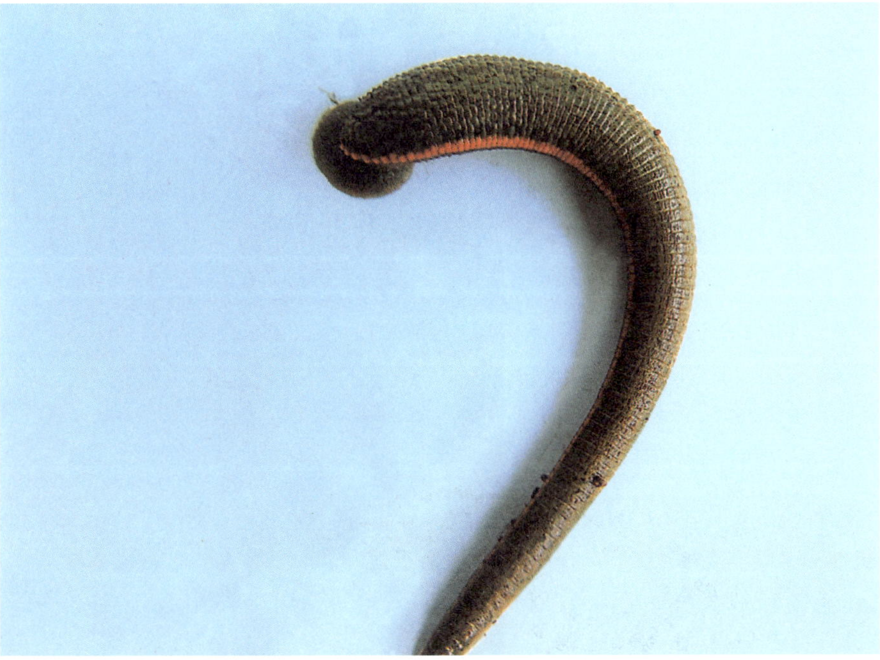

● **采集加工** 夏、秋季捕捉。捕后洗净，用石灰或酒闷死，晒干或焙干备用。

● **性能主治** 咸、苦，平，有毒。破血，逐瘀，通经。用于蓄血症。

● **用　　量** 1～5 g。

● **临床应用**

1. 高脂血症：蚂蟥碾末，每次2 g，开水送服。

2. 血管性头痛：蚂蟥3 g，川芎15 g，红药15 g，钩藤15 g，水煎服。

● **现代研究**

1. 化学研究：蚂蟥主要含蛋白质。唾腺中含水蛭素（一种由多种氨基酸组成的多肽），另含多种氨基酸、肝素和抗血栓素等。

2. 药理研究：蚂蟥水提取物、醇提取物均具有抗凝血作用，此作用可能主要由相对分子量低的多肽所产生。水蛭素能阻止凝血酶对纤维蛋白原的作用，阻碍血液凝固。

● **附　注**

1. 与本种效用相同的尚有：

日本医蛭，体狭长稍扁，略呈圆柱形。体长3～5 cm，宽4～6 mm。背面呈黄绿或黄褐色，有5条黄白色的纵纹，中间的一条纵纹延伸至后吸盘上。腹面暗灰色，无斑纹。体环数为103。雄生殖孔在31～32环沟间，雌生殖孔在36～37环沟间。眼5对，排成弧形。前吸盘较大；后吸盘呈碗状，朝向腹面。

尖细金线蛭*Whitmania acranulata*（Whitman）与日本医蛭相仿，但身体前伸时，前端尖细，背中线两侧有成对的黑褐斑。腹面两侧亦有不规则的黑褐斑。雄、雌生殖孔分别位于第34、29环的腹面正中，阴茎中部膨大。

光润金线蛭*Whitmania laevis*（Baird）与宽体金线蛭极相似，唯体较小。体长32～55 mm，宽5～12 mm，节腹面均4环，雄、雌生殖孔分别位于第34、39环的中部。

2. 体弱血虚、内无瘀血者及孕妇忌用。

银　杏

Yinzhing

● **别　　名**　白果树、公孙树、鸭脚树。

● **来　　源**　为银杏科植物银杏*Ginkgo biloba* L.的叶、成熟种子。

● **生境分布**　喜生于向阳、湿润肥沃的壤土及沙壤土中。一般为栽培，目前尚未发现野生者。广西、广东、辽宁、河北、河南、山东、江苏、安徽、浙江、江西、福建、台湾、湖北、湖南、陕西、云南、贵州、四川等省区均有种植。

● **植物形态**　落叶乔木，高可达45 m。树干直立，全株无毛，树皮淡灰色，有纵裂纹。树枝灰褐色，有长枝及短枝两种，长枝横生或下垂，短枝长1～1.5 cm，密集环纹，顶部有数片叶簇生，短枝有时可伸长成长枝。芽圆锥形，钝尖，被褐色芽鳞。单叶互生，叶柄长2～7 cm；叶片扇形，长3～7 cm，宽6～9 cm，叶上部边缘有波状圆齿或不规则浅裂，中央常2裂，基部楔形，无明显中脉，具多数二分歧平行脉，两面均为黄绿色。花单性，雌雄异株；雄花序为短的柔荑花序，2～6个花序着生在短枝的叶腋中，具多数雄花，花药成对生于花柄的顶端，长圆形，黄绿色；雌花2～3朵生于短枝顶端，具长柄，顶端分两叉，各生一环状座，每座着生1枚胚珠，通常只有1枚发育成熟为种子。种子核果状，椭圆形或卵圆形，长2～3.2 cm，成熟时淡黄色或金黄色，表面微具白粉状蜡质，种皮外层肉质，味辛辣，有臭气。花期4～5月，果期9～10月。

● **采集加工** 秋季叶尚绿时采收，及时干燥。10～11月收集种子，除去肉质外种皮，洗净，稍蒸后晒干备用。

● **性能主治** 苦、涩，平。通调两路，敛肺平喘，活血化瘀，止痛。用于肺虚咳喘，冠心病，心绞痛，高脂血症，肺结核，梅尼埃病，尿石病等。

● **用　　量** 10～20 g，外用适量。

● **临床应用**

1. 慢性气管炎，遗精，白带多：银杏果20 g，捣烂，水煎服。

2. 遗尿：银杏果20 g，放入猪膀胱内炖服。

3. 雀斑：鲜银杏叶适量，捣烂外搽。

4. 杀蛆、孑孓：鲜银杏叶切碎，投入粪坑、污水中。

● **现代研究**

1. 化学研究：种子含黄酮类（包括银杏黄素、异银杏黄素、金松双黄酮等）、内酯类化合物（银杏内酯A、银杏内酯B）、多种银杏酚酸、多糖类及氨基酸等。

2. 药理及毒理学研究：

（1）祛痰、解痉作用：本品醇提取物给小鼠腹腔注射可使呼吸道酚红排泌量增加，使二氧化硫慢性气管炎模型大鼠的气管黏膜分泌功能改善，对气管平滑肌有直接松弛作用，且能解除组胺和乙酰胆碱的致痉作用。

（2）舒张血管，改善血液流量及流变性作用：银杏叶及外种皮水提取物使大鼠冠脉流量增加和脑血流量增加，德国使用银杏叶提取物治疗脑血流障碍，扩张血管。

（3）抗衰老作用：银杏外种皮水提取物能清除黄嘌呤氧化酶系统产生的超氧负离子。

（4）其他药理作用：

①抗菌：银杏及白果酚、白果酸体外能抑制结核杆菌。

②毒性：外种皮小鼠腹腔注射LD_{50}为5.03 ± 3.01 g/kg。生银杏有毒，油浸白果、白果肉酸性部分及白果酚，长期给动物大量服用，可致食少、体重减轻及损害肝肾致死。

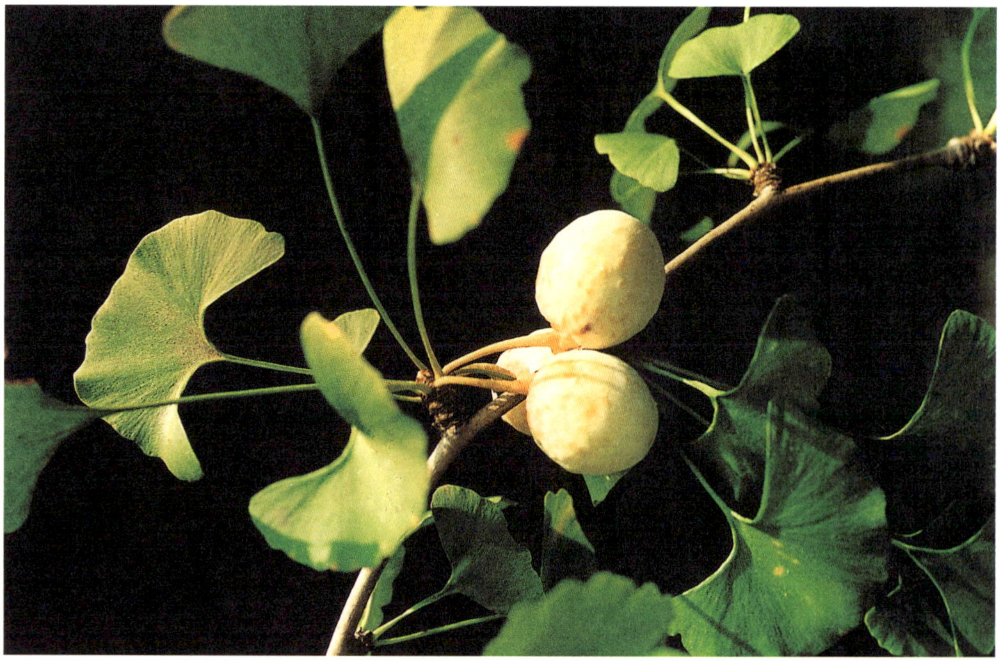

华凤仙

Caekgiemfungh

● **别　　名**　水指甲花、象鼻花。

● **来　　源**　为凤仙花科植物华凤仙 *Impatiens chinensis* L.的全草。

● **生境分布**　生于潮湿地或水边、田边。在广西主要分布于灵川、贺州、昭平、藤县、岑溪、北流、陆川、玉林、灵山、来宾、上林、武鸣、邕宁、田东、靖西等地，浙江、江西、福建、广东、云南等省亦有分布。

● **植物形态**　一年生草本，高30～60 cm。茎下部伏地，生根，上部直立，节略膨大，有不定根。叶对生，线形、线状长圆形至倒卵形，长2～10 cm，宽0.5～1 cm，先端短尖或钝，基部浑圆或近心形，边缘有疏离的小硬尖刺；叶柄极短或无柄。花粉红色或白色，腋生，单生或数朵聚生，直径1～2 cm；花梗长；萼片细尾状，并内弯成钩形，旗瓣圆形，渐尖，翼瓣半边倒卵形，基部一侧有耳。蒴果椭圆形，中部膨大。花期夏季。

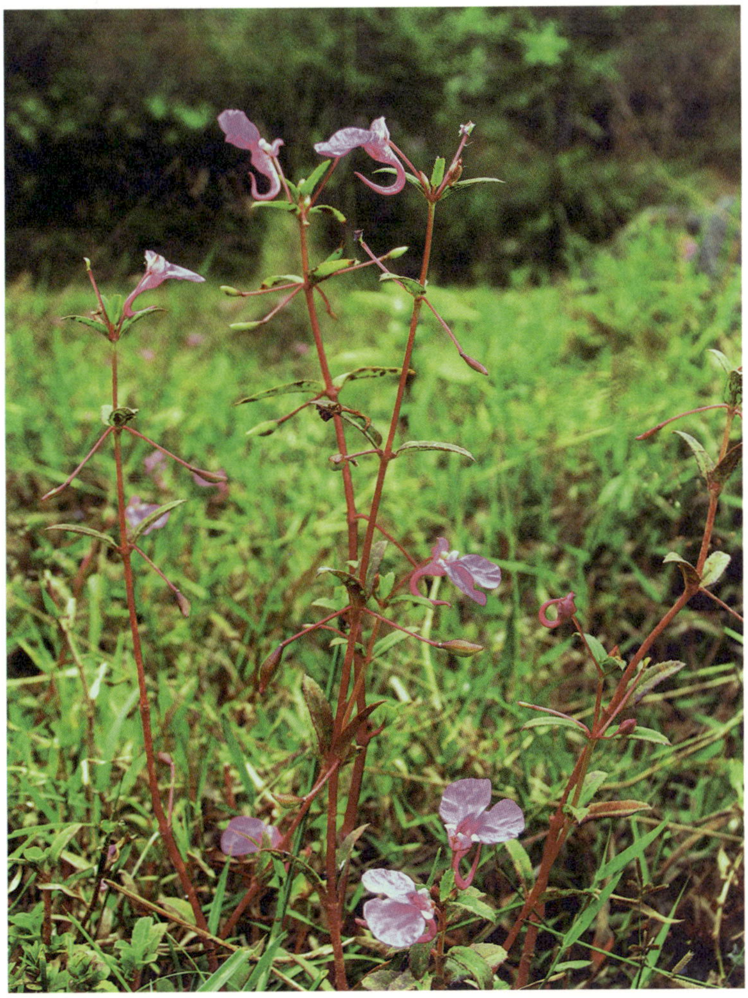

● **采集加工**　全年可采，鲜用或晒干备用。

● **性能主治**　微苦、辛，平。清热解毒，活血散瘀，消肿拔脓。用于肺结核，小便混浊，湿热带下，瘰疬，痈疮肿毒。

● **用　　量**　10～30 g，外用适量。

● **临床应用**

1. 肺结核，小便混浊，湿热带下：鲜华凤仙30 g，猪骨500 g，炖服。

2. 瘰疬，痈疮肿毒：鲜华凤仙适量，捣烂外敷患处。

● **附　　注**　孕妇慎服。

木蜡树

Golaeg

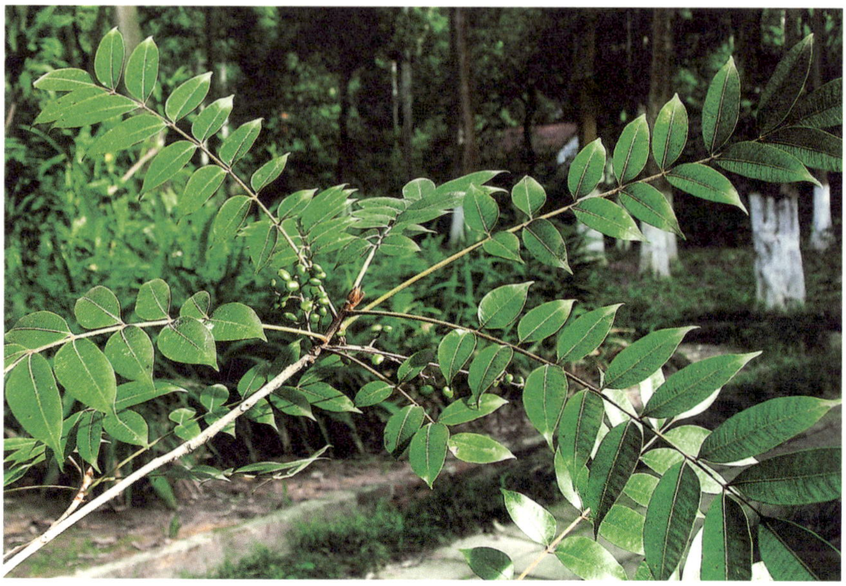

● **别　　名**　野毛漆、野漆树、毛漆树。

● **来　　源**　为漆树科植物木蜡树*Toxicodendron sylvestre*（Sieb. et Zucc.）O. Kuntze的茎、叶。

● **生境分布**　生于海拔140～800 m的林中。分布于广西及长江以南各省区。

● **植物形态**　落叶乔木或小乔木，高可达10 m；幼枝和芽被黄褐色绒毛，树皮灰褐色。单数羽状复叶互生，有小叶3～6对，稀7对，叶轴和叶柄圆柱形，密被黄褐色绒毛；叶柄长4～8 cm；小叶对生，纸质，卵形、卵状椭圆形或长圆形，长4～10 cm，宽2～4 cm，先端渐尖或急尖，基部不对称，圆形或阔楔形，全缘，叶面中脉密被卷曲微柔毛，其余被平伏微柔毛，叶背密被柔毛或仅脉上较密，侧脉15～25对，于两面凸起，细脉在叶背略凸；小叶无柄或具短柄。圆锥花序长8～15 cm，密被锈色绒毛，总梗长1.5～3 cm；花黄色，花梗长约1.5 mm，被卷曲微柔毛；花萼无毛，裂片卵形，长约8 mm，先端钝；花瓣长圆形，长约1.6 mm，具暗褐色脉纹，无毛。核果极偏斜，压扁，先端偏于一侧，长约8 mm，宽6～7 mm，外果皮薄，具光泽，无毛，成熟时不裂，中果皮蜡质，果核坚硬。

● **采集加工**　全年可采，洗净，鲜用或晒干备用。

● **性能主治**　辛，温。通调龙路，破血通经，消积杀虫。用于钩虫病，蛔虫病，创伤出血，胼胝，咳血，吐血，跌打损伤，毒蛇咬伤。

● **用　　量**　10～30 g，外用适量。

● **临床应用**

1. 钩虫病，蛔虫病：木蜡树15 g，水煎服。
2. 创伤出血：木蜡树叶适量，捣烂外敷患处。
3. 胼胝：木蜡树适量，碾末撒敷患处。
4. 跌打损伤，毒蛇咬伤：鲜木蜡树果或嫩叶30 g，捣烂取汁调酒服，药渣外搽患处（蛇咬伤搽伤口周围）。
5. 疮毒溃疡：木蜡树叶适量，碾末撒敷患处。

● **现代研究**　化学研究：本品含野漆树苷等。

小窃衣

Nyaba

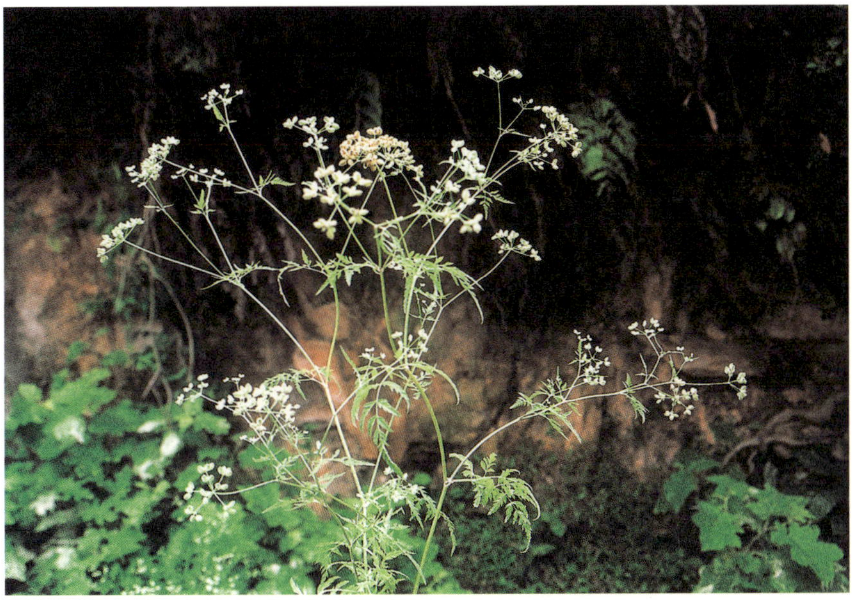

● **别　　名**　华南鹤虱、被子草、假芹菜。

● **来　　源**　为伞形科植物小窃衣*Torilis japonica*（Hou-tt.）DC.的果实。

● **生境分布**　生于150～3 100 m的杂木林下、林缘、路旁、河沟边以及溪边草丛中。除黑龙江、内蒙古、新疆以外，我国其他地方均有分布。

● **植物形态**　一年生或多年生草本，高20～120 cm。茎直立，有条纹及刺毛。叶柄长2～7 cm，下有狭膜质的叶鞘；叶片为宽卵形，一至二回羽状分裂，两面疏生紧贴的粗毛，末回裂片披针形至长圆形，边缘有条裂状的粗齿、缺刻或分裂。复伞形花序顶生或腋生，花序梗长3～25 cm，有倒生的刺毛；总苞片3～6片，长0.5～2 cm，通常线形；小总苞片5～8片，线形或钻形，长1.5～7 mm，宽0.5～1.5 mm；小伞形花序有花4～12朵，花柄长1～4 mm，短于小总苞片；萼齿细小，三角形或三角状披针形；花瓣白色或略带蓝紫色，倒卵圆形，顶端内折，长与宽均为0.8～1.2 mm，外面中间至基部有紧贴的粗毛。果实长圆状卵形，长1.5～4 mm，宽1.5～2.5 mm，通常有内弯或钩状的皮刺；皮刺基部扩展，粗糙。种子胚乳腹面凹陷。花果期6～10月。

● **采集加工**　夏、秋季果实成熟时采收，晒干备用。

● **性能主治**　苦、辛，微温，有小毒。通调龙路，收敛，杀虫，活血散肿。用于痈疮溃疡久不收口，蛔虫病，阴道滴虫症，跌打伤肿，慢性腹泻。

● **用　　量**　3～10 g，外用适量。

● **临床应用**

1. 痈疮溃烂：小窃衣适量，捣烂外敷患处。
2. 阴道滴虫症：小窃衣适量，水煎冲洗患处。
3. 蛔虫病，慢性腹泻：小窃衣3 g，水煎服。

● **现代研究**　化学研究：果实含有律草烯、左旋大牻牛儿烯、窃衣内酯和氧化窃衣内酯等。

王不留行

Goboebdiengj

● **别　　名**　禁宫花、留行子、麦蓝子。

● **来　　源**　为石竹科植物麦蓝菜*Vaccaria segetalis*（Neck.）Garcke 的种子。

● **生境分布**　生于山地、路旁、田埂边和丘陵地带，尤以麦田中生长最多。分布于广西、广东、海南、河北、黑龙江、辽宁、山东、山西、湖北。

● **植物形态**　一年生草木，茎直立，高30～70 cm，全株无毛。叶对生，卵状椭圆形至卵状披针形，长2～9 cm，宽1.5～2.5 cm，无柄，粉绿色。花两性，聚伞花序有多数花；花梗长1～4 cm，萼筒长1～1.5 cm，具5条宽绿色脉，并稍具5棱，花后基部稍膨大，顶端明显狭窄；花瓣5片，粉红色，倒卵形，先端具不整齐小齿，基部具长爪；雄蕊10枚；子房长卵形，花柱2枚。蒴果卵形，有4齿裂，包于宿存萼内。种子多数，黑色，球形，有明显粒状突起。花期4～5月，果熟期6月。

● **采集加工**　4～6月采收，割取全草，晒干，然后打下种子，晒干。

● **性能主治**　苦，平。通调龙路，活血通经，下乳消肿，敛疮。用于妇人经闭、痛经、乳汁不通、难产，血淋，痈疖肿毒。

● **用　　量**　3～15 g，外用适量。

● **临床应用**

1. 血淋不止：王不留行15 g，当归身、川续断、白芍药、丹参各5 g，水煎服。

2. 尿路结石：王不留行10 g，甘遂（煨令微黄）1 g，石兰10 g，冬葵子10 g，木通10 g，车前子15 g，滑石15 g，蒲黄6 g，赤芍、当归各15 g，水煎服。

3. 疖肿初起：王不留行碾末，与蟾酥调制药丸如绿豆大，每次1粒，米酒送服。

4. 便后下血：王不留行碾末，每次3 g，水煎服。

5. 头风白屑：王不留行、香白芷各等份，碾末，水浸一夜，次日早晨用药液洗头。

● **现代研究**

1. 化学研究：种子含王不留行皂苷（水解后得王不留行次皂苷及D-葡萄糖醛酸）、王不留行黄酮苷（即异肥皂草苷）、蛋白质、脂肪、淀粉，还含生物碱和香豆素类化合物等。

2. 药理学研究：种子含丝石竹抑苷元，有抗家兔的动脉粥样硬化作用。

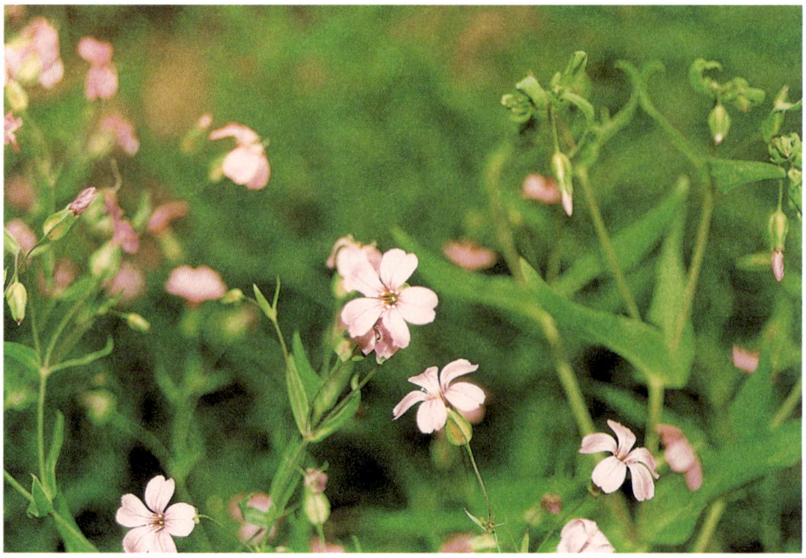

● **附　　注**　孕妇忌用。

鸭脚木

Meizdinbit

● **别　　名**　鸭脚木皮、鸭脚树、鸭母树、鸭掌柴。

● **来　　源**　为五加科植物鹅掌柴*Schefflera octophylla*（Lour.）Harms 的根皮及树皮。

● **生境分布**　生于绿阔叶林中或向阳山坡。分布于广西各地，广东、云南、贵州、福建、浙江、台湾等省亦有分布。

● **植物形态**　乔木或灌木，高2～15 m。掌状复叶，小叶5～9，革质，椭圆形或长卵圆形，长7～17 cm，宽3～6 cm，几秃净，先端急尖，基部锐至钝，全缘；叶柄长8～25 cm，小叶柄长2～5 cm；托叶半圆形。花小，白色，芳香，伞形花序；萼有毛，或无毛，边缘有5～6个细齿，花瓣5片，肉质，长2～3 mm，雄蕊5枚，雌蕊1枚，子房5室，花柱短，长不达1 mm。核果球形，直径3～4 mm。花期冬季。

● **采集加工**　全年可采剥，晒干备用。

● **性能主治**　苦、涩，凉。清热解毒，祛风除湿，舒筋通路，消肿止痛。用于感冒发热，咽喉肿痛，风湿关节痛，跌打损伤，骨折，肝炎。

● **用　　量**　10～20 g，外用适量。

● **临床应用**

1. 流感，咽炎：鸭脚木15 g，野菊花20 g，水煎服。

2. 风湿骨痛：鸭脚木100 g，酒1 000 ml，浸泡20天，每次服15 ml。

3. 跌打损伤，骨折：鸭脚木20 g，水煎调酒服，药渣捣烂外敷患处。

4. 肝炎：鸭脚木12 g，密蒙花叶15 g，射干10 g，鬼针草15 g，虎杖15 g，水煎服。

● **现代研究**　化学研究：皮含酚类、氨基酸、有机酸等。

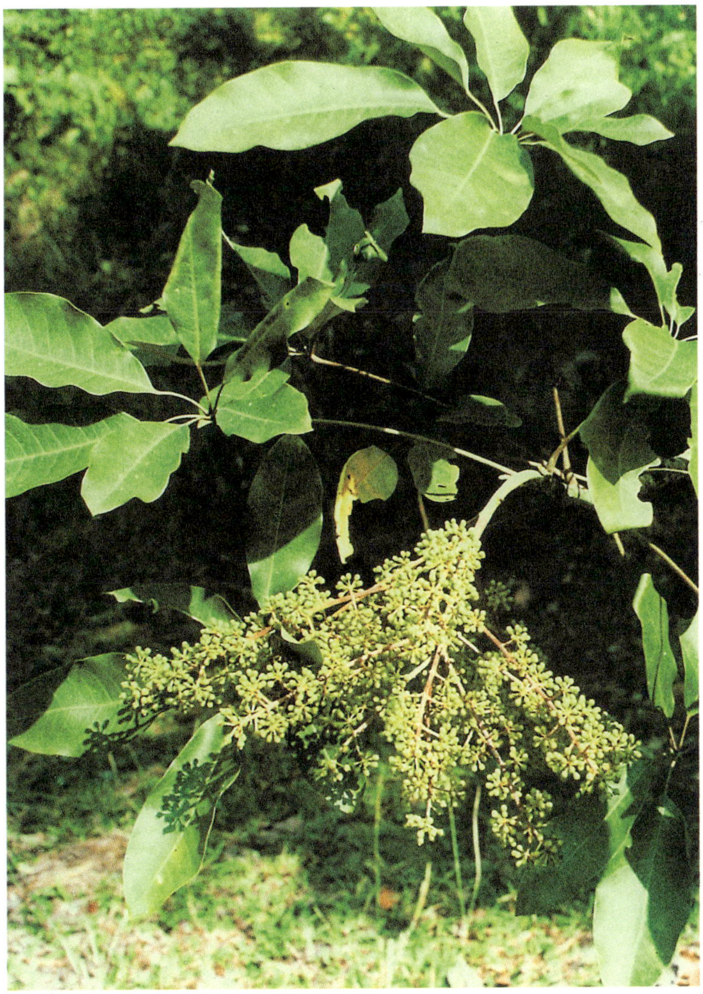

鸭脚菜

Caekdinbit

● **别　　名**　白苞蒿、鸭脚艾、鸡甜菜、刘寄奴。

● **来　　源**　为菊科植物白苞蒿*Artemisia lactiflora* Wall. ex DC.的全草。

● **生境分布**　生于2 000 m以下的树林、灌木丛或山谷湿润处。在广西主要分布于融水、上林、罗城、金秀、崇左、桂平、那坡、昭平等地，华东、中南、西南至西部各地亦有分布。

● **植物形态**　多年生草本。主根明显，侧根细长。茎常单生，高50～200 cm，褐绿色，初疏生白色珠丝状柔毛，后脱落。基生叶与茎下部叶具长柄，叶片宽卵形或长卵形，一至二回羽状全裂，花时多凋谢；中部叶叶柄长2～5 cm，叶片长卵形，长5.5～12.5 cm，宽4.5～8.5 cm，裂片形状变异大。头状花序长圆形，直径1.5～3 cm，无梗，在茎顶组成圆锥状花序；总花苞片3～4层，半膜质，卵形至倒卵状披针形，背面无毛；雄花3～6朵，花冠狭管状，2齿裂，花柱细长，顶端二叉；两性花4～10朵，花冠管状，花药椭圆形，顶端附属物长三角形，基部圆钝，花柱与花冠近等长，顶端二叉，叉端截形，有睫毛。瘦果倒卵形或倒卵状长圆形。花期7～9月，果期10～11月。

● **采集加工**　夏、秋季采收全草，洗净，多为鲜用。

● **性能主治**　辛、甘，平。通调龙路，活血散瘀，祛风止咳。用于头痛，咳嗽，泄泻，便血，尿血，闭经，白带多，阴疽肿痛，跌打损伤，烫伤。

● **用　　量**　10～30 g，外用适量。

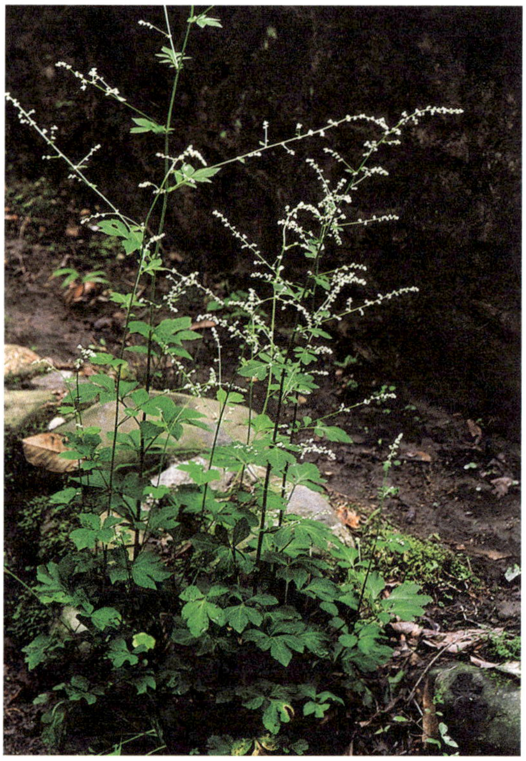

● **临床应用**

1. 产后腹痛，血崩：鲜鸭脚菜30 g，水煎服。嫩叶适量，炒鸡蛋食。

2. 阴疽肿痛，牛皮癣：鲜鸭脚菜适量，捣烂调醋搽患处。

3. 跌打：鲜鸭脚菜适量，捣烂酒炒外敷患处。

4. 跌打损伤，瘀积：鲜鸭脚菜20 g，鲜水泽兰15 g，捣烂酒炒取汁服，用药渣敷患处。

5. 大小便出血：鲜鸭脚菜、鲜旱莲草、鲜狗肝菜、鲜车前草各20 g，水煎白糖调服。

● **现代研究**　化学研究：全草含黄酮苷、酚类、挥发油和氨基酸；从茎叶中分离得到治疝草素、香豆素和伞形花内酯。其中疝草素和伞形花内酯具有驱虫、镇静、利胆、抗菌、止血等作用，前者含有显著的护肝作用，为治疗慢性肝炎的活性成分。从挥发油中分离出具有平喘、抑菌活性的白花蒿烯醇、叶桉油烯醇、白花蒿素和4个立体异构体道氏蒿氧化物。对其挥发油进行气质分析，含白花烯醇、龙脑、α-蒎烯、β-蒎烯等20种成分，其中白花烯醇为主要成分。

樟叶木防己

Maeqgaujvaiz

● **别　　名**　木防己、山桂枝、消食树。

● **来　　源**　为防己科植物樟叶木防己*Cocculus laurifolius* DC. 的根或全株。

● **生境分布**　生于林缘或灌木丛。在广西主要分布于乐业、天峨、都安、罗城、忻城、昭平、钟山等地，海南、广东、云南、贵州、西藏、湖南、江西、福建、台湾等省亦有分布。

● **植物形态**　直立灌木，很少藤状，高1～5 m，很少达8 m。枝有条纹，嫩枝梢有棱角，无毛。叶薄革质，椭圆形、卵形、长圆形或披针形，长4～15 cm，宽1.5～5 cm，先端渐尖，两面无毛，有光泽；掌状脉3条，侧生的一对几乎伸至叶片顶端，两面均稍凸起；叶柄长不超过1 cm。聚伞花序或聚伞圆锥花序腋生，长1～5 cm，近无毛；萼片外轮近椭圆形，长0.8～1 mm，内轮卵状椭圆形至阔椭圆形，长约1.3 mm；花瓣6片，深2裂的倒心形，基部两侧不内折，很小，长0.2～0.4 mm；雄蕊长约1 mm，雌花中的不育雄蕊微小；心皮3枚。核果近球形，稍扁，直径6～7 mm。

● **采集加工**　春、冬季采收根或全株，除去泥杂，晒干备用。

● **性能主治**　苦，微寒。通龙路，调水道，祛风止痛，散瘀消肿。用于风湿腰腿痛，高血压，头痛，腹痛，疝气，水肿。

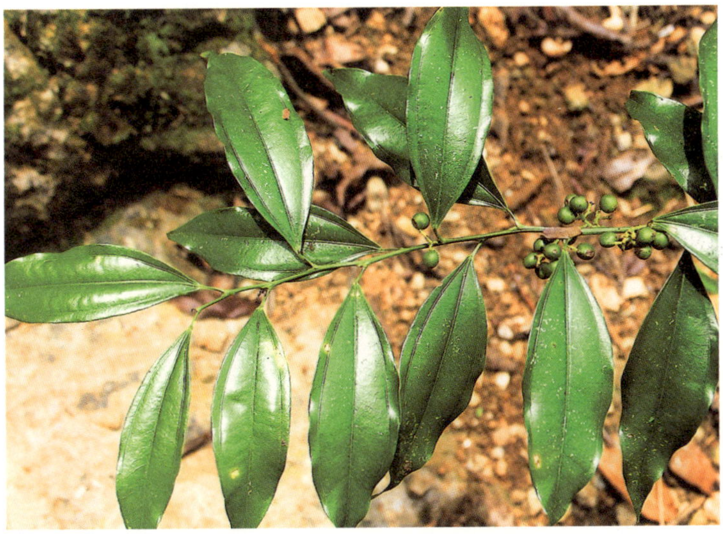

● **用　　量**　5～20 g。

● **临床应用**

1. 头痛，腹痛，疝痛，风湿痛：樟叶木防己6 g，水煎服。

2. 水肿：樟叶木防己15 g，黄芪10 g，茯苓10 g，桂枝6 g，甘草3 g，水煎服。

● **现代研究**

1. 化学研究：叶含衡州乌药定、衡州乌药灵、刺桐枯林碱、L-牛心果碱、樟叶木防己碱、木兰碱。根及木质含衡州乌药弗林、衡州乌药胺。树皮和木质含乌药碱、木防己碱、樟叶木防己碱等。另外，有人从根和木质中提取到称为衡州乌药醇灵的物质，其实是D-N-甲基乌药碱和劳丹林的混合物。

2. 药理及毒理学研究：樟叶木防己碱有箭毒样作用，在大鼠坐骨神经腓肠肌及蛙腹直肌标本上，可松弛横纹肌，其强度在筒箭毒的1/100以下。樟叶木防己碱的神经节阻断作用大于其箭毒样作用，与六烃季铵相似，可引起动物血压下降，但不持久；在离体的豚鼠肠管、兔心房、兔耳血管、豚鼠及兔的支气管标本上，能拮抗尼古丁的作用；对离体兔耳血管或兔肠有毒蕈碱样作用；还能增强肾上腺素的升压作用。箭毒样作用及神经节阻断作用可被新斯的明等抗胆碱酯酶药所拮抗。乌药碱亦有箭毒样作用，但较弱。木兰花碱除箭毒样作用，主要为神经节阻断作用。

红龙船花

Gohoegndengz

● **别　　名**　赪桐、龙船花。

● **来　　源**　为马鞭草科植物赪桐*Clerodendrum japonicum*（Thunb.）Sweet 的根、叶、花。

● **生境分布**　生于村边、山谷、溪边，也有栽培。广西各地均有分布，南部各省亦有分布。

● **植物形态**　落叶灌木，高1～3 m。茎密被细柔毛。单叶对生，广卵圆形，长可达30 cm，先端渐尖，基部心形，边缘有锯齿；上面深绿，疏被短毛，下面密被小圆形鳞片。疏松聚伞花序，并形成圆锥花序，顶生；小花梗长约1.5 cm；苞片丝状，被短毛；花萼红色，5深裂，裂片长披针形；花冠鲜红色，筒部长；雄蕊4枚，插生于花冠筒之上，伸出；雌蕊1枚，长为雄蕊的2倍。核果包于萼筒内，球形或倒卵形，果皮具汁，裂为2或4个小坚果。花期6～7月。

● **采集加工**　根、叶于8～9月采收，花在6～7月开时采收，鲜用或晒干备用。

● **性能主治**　根：苦，寒。清热利湿。用于肺热咳嗽，痔疮出血，痢疾，风湿骨痛。叶：甘、酸、微涩，平。通调龙路，消肿散瘀。用于痈疽疔疮，跌打损伤。花：甘，温。补血。用于带下症，痔疮，疝气，失眠。

● **用　　量**　10～30 g，外用适量。

● **临床应用**

1. 劳伤咳嗽，咳血，尿血，痢疾：红龙船花根20 g，水煎服。
2. 跌打损伤，疝气，失眠：红龙船花的花或根碾末，每次10 g，甜酒调服。
3. 月经不调，带下，血痔：红龙船花的花10 g，配天鹅蛋1个或猪大肠50 g，炖服。
4. 痈疽疔疮：红龙船花叶30 g，捣烂调冬蜜敷患处。

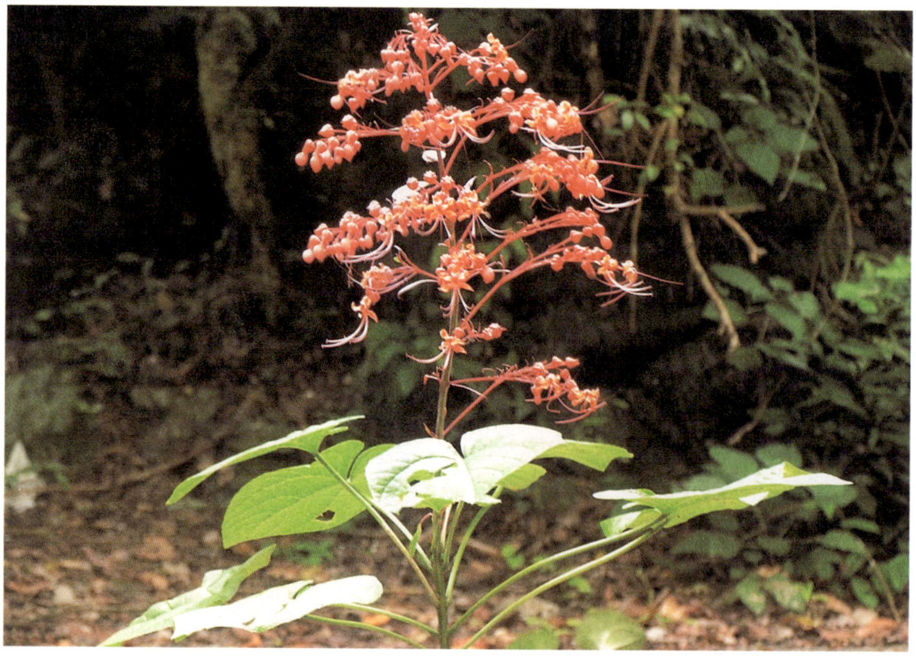

旱田草

Nyaleng

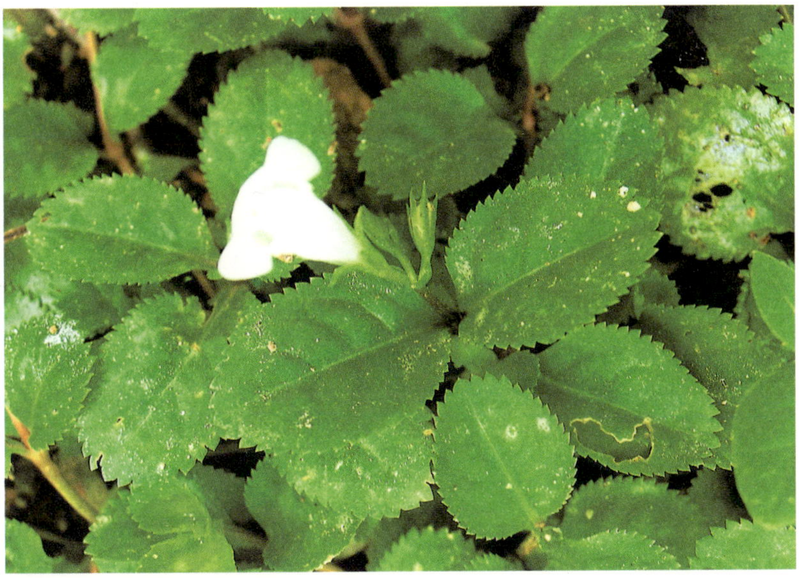

● **别　　名**　田蛭草、鱼尾草、锯齿草。

● **来　　源**　为玄参科植物旱田草*Lindernia ruellioides*（Colsm.）Pennell的全草。

● **生境分布**　生于沟边、水田及山涧湿润地方。在广西主要分布于西林、田林、乐业、平果、东兰、南丹、罗城、忻城、柳州、金秀、灵川、平乐等地，广东及西南各地亦有分布。

● **植物形态**　一年生草本。茎柔弱，下部匍匐，节上生须根，上部斜升，分枝，长可达30 cm。单叶对生，具短柄，叶柄长3～8 mm；叶片椭圆形或倒卵状长圆形，长1.8～4 cm，宽6～18 mm，先端钝，基部渐狭与叶柄汇合，边缘有锐利的细锯齿。总状花序顶生，有花数朵，排列疏松，花具柄；花萼筒状，绿色，果期呈不规则的分裂，裂片约5片，线状披针形，长约6 mm；花冠淡绿色，基部筒状，前端二唇形，长约13 mm，上唇阔，凹陷约6 mm，2裂，下唇扩展，3裂；发育雄蕊2枚，退化雄蕊2枚，呈腺体状；柱头2裂。蒴果圆柱形，具宿存隔膜，长1.5～2 cm。花期6月。

● **采集加工**　全年可采，洗净，鲜用或晒干备用。

● **性能主治**　淡，平。通调龙路，活血调经，解毒止痢。用于月经不调，闭经，痛经，痢疾，口疮，乳痈，瘰疬，跌打损伤。

● **用　　量**　15～30 g，外用适量。

● **临床应用**

1. 闭经：旱田草15 g，水煎米酒调服。
2. 经期提前、退后，痛经：旱田草15 g，水煎服。
3. 乳痈，背痈：鲜旱田草30 g，水煎米酒调服，药渣捣烂调红糖敷患处。
4. 瘰疬：鲜旱田草30 g，水煎服。

白花苋

Caekhumhhauj

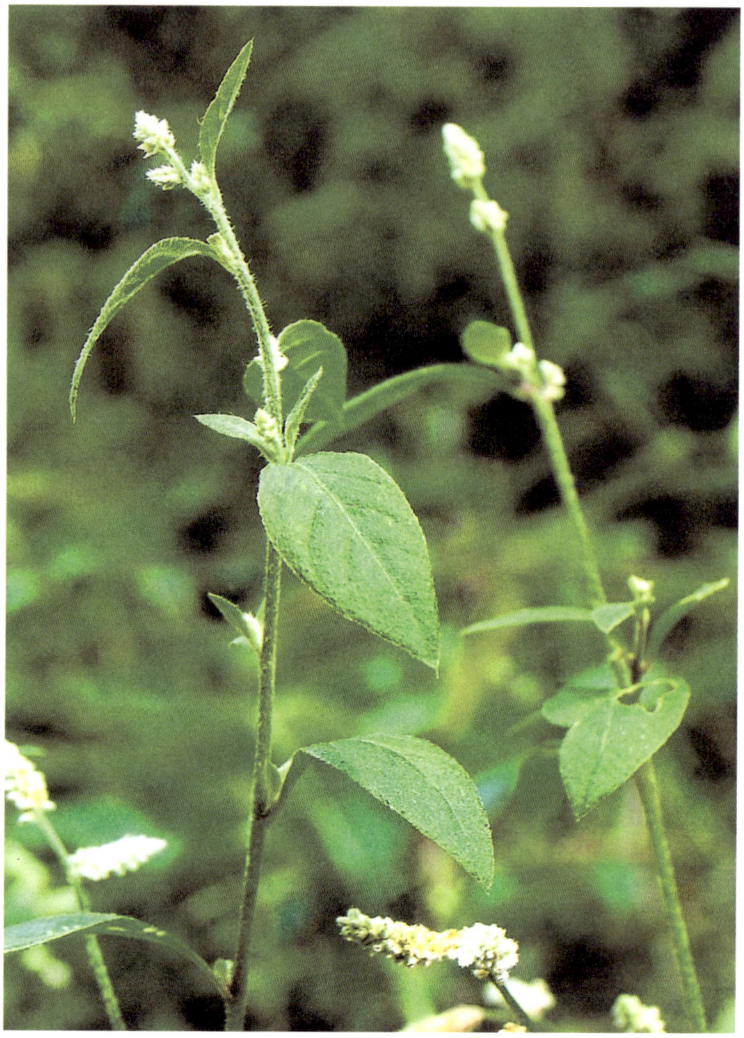

● **来　　源**　为苋科植物白花苋*Aerva sanguinolenta*（L.）Blume的根、花。

● **生境分布**　生于低海拔的山坡疏林下。在广西主要分布于防城港、上林、马山、龙州、大新、天等、平果、那坡、田林、天峨、都安、来宾、金秀、融安，广东、海南、四川、贵州、云南亦有分布。

● **植物形态**　多年生草本，高可达1 m。茎直立或稍披散，有白色柔毛，后渐脱落。叶对生或互生，卵状椭圆形或披针形，长1.5～8 cm，宽0.5～3.5 cm，顶端具小芒尖，基部楔形，两面有白色伏柔毛，老时无毛；叶柄长2～10 mm。穗状花序腋生和顶生，密集在茎顶端成总状；花两性或杂性；总花梗和花梗有白色或带紫色长绢毛；苞片和小苞片卵形，外有柔毛；花被片5片，白色或粉红色，长圆形，外有白色长绢状毛；雄蕊短，退化雄蕊条状三角形；柱头2浅裂。胞果卵形，不开裂。种子肾形，长约1 mm，黑色。花果期4～10月。

● **采集加工**　全年可采根，洗净，晒干备用；花在花期采摘，晒干备用。

● **性能主治**　微辛，平。通调龙路，散瘀，除湿，止痢，调经，止咳。用于跌打损伤，风湿关节痛，肌肉痛，痢疾，黄疸，结膜炎，角膜生翳，月经不调，血崩，老年咳嗽。

● **用　　量**　15～30 g。

● **临床应用**　黄疸：白花苋15 g，龙胆草10 g，黄栀子10 g，茵陈15 g，柴胡10 g，黄花倒水莲10 g，木通6 g，水煎服。

第二节　通火路药

山竹青蛇

Ngwzheu

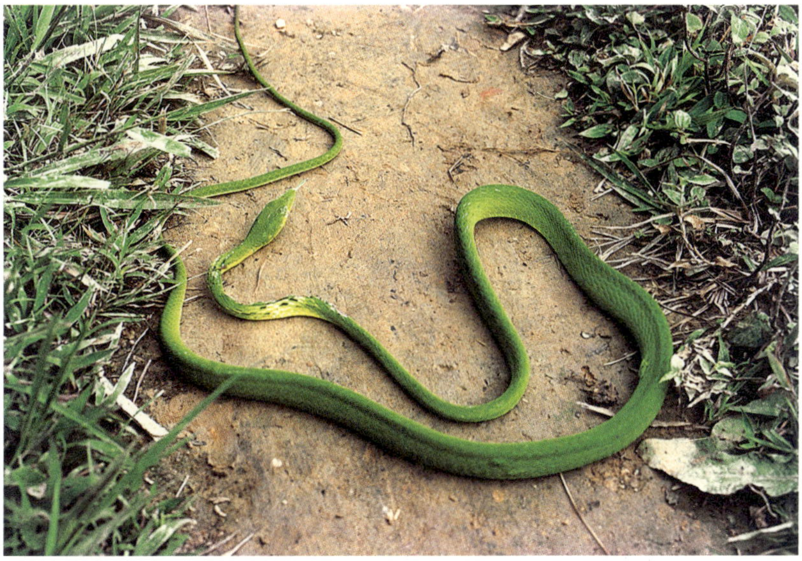

● **别　　名**　黑斑竹叶青、山烙铁头。

● **来　　源**　为蝰科动物山竹叶青*Trimeresurus monticola*（Guenther）的全体。

● **生境分布**　栖息于高山上。分布于广西、广东、台湾、云南、四川、西藏等地。

● **动物形态**　全长50～70 cm。头三角形，有长管牙，吻端较钝；吻鳞宽远超过高；鼻间鳞大，互相接触；头顶具细鳞；上唇鳞9或10片，第二上唇鳞构成颊窝的前缘；颊窝与鼻鳞间无细鳞；眼与鼻鳞间有两片鳞片；左右眼上鳞间有细鳞7片或8片，有时只有6片；背鳞光滑，但在后部中央数行具有极微弱的起棱，鳞27（24、28）～23列，25（24）～19（21）行；腹鳞雄性137～142片，雌性137～146片；尾下鳞双列，雄性41～46对，雌性34～39对，肛鳞1片。

背面淡褐色，背部及两侧有带紫褐色而不规则的云彩状斑；腹面紫红色，腹鳞两侧有带紫褐色的半月形斑；眼后到口角后方有浓黑褐色条纹；颈部有“V”形黄色或带白色的斑纹。

● **采集加工**　夏、秋季捕捉，饲养数天后剖杀，晒干或烘干备用。

● **性能主治**　甘、咸，温。祛风邪，止疼痛。用于脑充血后遗症，风湿骨痛，麻风，顽癣，皮肤瘙痒，跌打损伤。

● **用　　量**　3～10 g。

● **临床应用**

1. 风湿骨痛：山竹青蛇1条，米酒2 500 ml，浸泡1个月，每次服10 ml。
2. 脑充血后遗症：山竹青蛇10 g，蜈蚣1条，川芎6 g，水煎服。

白花蛇

Ngwzlaix

● **别　　名**　百花锦蛇、百花蛇、花蛇。

● **来　　源**　为游蛇科动物百花锦蛇*Elaphe moellendorffi*（Boetteger）的干燥体。

● **生境分布**　栖息在海拔50～300 m处，常活动于石山脚下、岩石缝穴、路边草丛、水沟及小河旁有乱石的草丛中，亦入室内，5～9月活动最频繁。在广西主要分布于南宁、百色、巴马、凤山、都安等地，广东、贵州等省亦有分布。

● **动物形态**　体细长，全长可达120～200 cm，尾长20～40 cm，体重最大的超过4 kg。头狭长，眼前鳞1片，眼后鳞2片，颊鳞单一。上唇鳞9片，下唇鳞10～12片，鳞列在颈部24～26行，体中部27行，肛前部18～20行，体鳞有棱，最外2～3行光滑。体单绿色或青绿色，背部色较深，两侧稍浅。体有3行略似六角形的斑块，每个斑块边缘深蓝色或蓝黑色，中央部分褐绿色。体上还散布着不规则的深蓝色或蓝褐色的小斑块，有的鳞缘黄白色或白色。从整体看，有些白花，所以叫“白花蛇”。头背部和颈前部赭红色，尾下鲜赭红色。

● **采集加工**　全年可捕捉，以夏、秋季为多，晒干备用。

● **性能主治**　甘、咸，温。通调火路，疏风祛湿，解痉强筋。用于中风，半身不遂，筋脉拘急，风湿骨痛，麻风疥癣，小儿惊风，破伤风。

● **用　　量**　20～50 g，外用适量。

● **临床应用**

1. 风湿骨痛：白花蛇1条，米酒2 500 ml，浸泡1个月，每次服20 ml。
2. 筋脉拘急：白花蛇20 g，猪筒骨500 g，炖服。
3. 疥癣，恶疮：白花蛇适量，碾末涂抹患处。
4. 烫伤，冻伤，皮肤皲裂：白花蛇适量，碾末，调成软膏敷患处。

● **现代研究**　化学研究：蜕皮含大量骨胶原，由多种氨基酸组成，还含多种不饱和脂肪酸，以$C_{20:4}$、$C_{24:1}$脂肪酸为主。肌肉含蛋白质、肽类、氨基酸、脂肪。脑含促黄体激素释放因子、促黄体激素、促卵泡激素；红细胞含腺苷三磷酸、肌醇、多聚磷酸、2,3-二磷酸甘油酸酯。甲状腺含一碘酪氨酸脱碘酶、碘、一碘酪氨酸、二碘酪氨酸、甲状腺素。

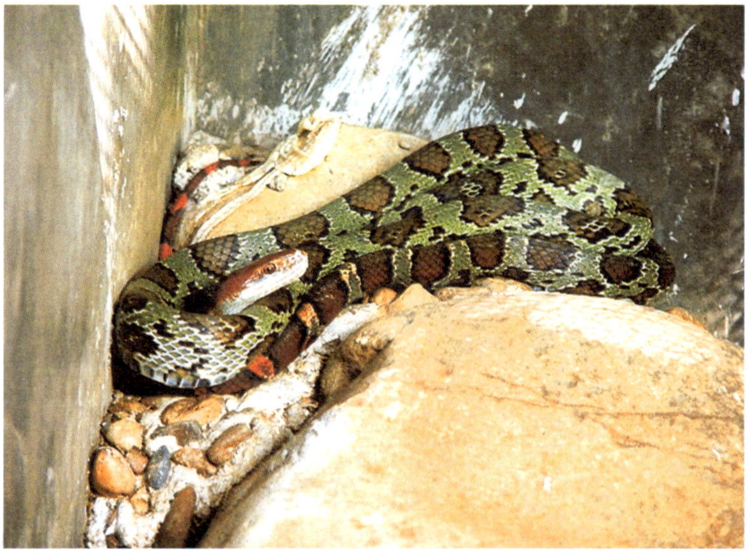

扶芳藤

Gaeundaux

● **别　　名**　爬墙虎、岩青藤、山百足。

● **来　　源**　为卫矛科植物爬行卫矛*Euonymus fortunei*（Turcz.）Hand.-Mazz的茎、叶。

● **生境分布**　生于林缘或攀缘于墙壁、树上，也有栽培。在广西主要分布于那坡、宁明、上林、罗城、永福、兴安、恭城等地，华东、华中及陕西、山西、河南、贵州、云南、四川亦有分布。

● **植物形态**　常绿爬行藤状灌木，长可达1.5 m。枝上通常生细根，并具有小瘤状突起。幼藤绿色，扁或近四方形。单叶对生，椭圆形，长约4.5 cm，宽约3 cm，先端尖或短锐尖，基部阔楔形，边缘具细锯齿，质厚或稍带革质，叶柄短。聚伞花序腋生，花黄绿色，花梗细长，约4 cm。蒴果球形，果熟后开裂，假种皮鲜红色。

● **采集加工**　全年可采收，洗净，鲜用或晒干备用。

● **性能主治**　微苦，微温。益气血，补肝肾，舒筋活血，止血。用于气血虚弱，腰肌劳损，风湿痹痛，跌打骨折，创伤出血，抗衰老，咯血，月经不调，血崩。

● **用　　量**　10～30 g，外用适量。

● **临床应用**

1. 腰肌劳损，关节酸痛，风湿骨痛：扶芳藤、大血藤、梵天花根各30 g，水煎冲红糖或黄酒服。

2. 鼻衄，月经不调，血崩：扶芳藤30 g，水煎服。

3. 癞头：鲜扶芳藤嫩叶30 g，捣烂，调煎鸡蛋2个，摊于纸上，做成帽样戴头上。3天后，又将扶芳藤嫩叶适量，混合核桃肉适量，捣烂包头。

4. 肺结核咳血：扶芳藤30 g，百草霜20 g，水煎服。

5. 胃出血：扶芳藤30 g，大蓟20 g，白及粉20 g，百草霜20 g，水煎服。

● **现代研究**

1. 化学研究：茎叶含卫矛醇、正三十三烷、木栓酮、表木栓醇、三十二醇、木栓醇、β-谷甾醇。叶还含无羁醇、甘露醇、山梨糖醇、甘油及糖等。

2. 药理学研究：扶芳藤对金黄色葡萄球菌、肺炎球菌、伤寒杆菌、大肠杆菌均有抑制作用，还有明显的镇静、镇痛作用。

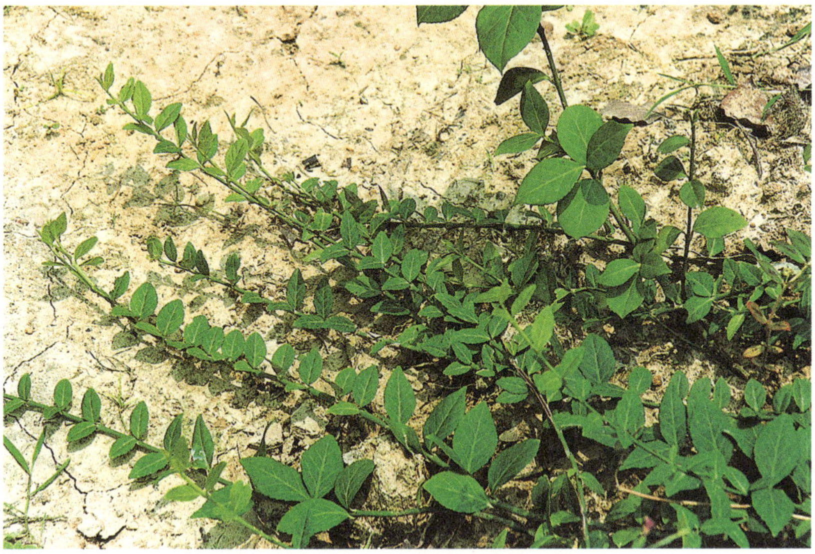

● **附　　注**　孕妇忌用。

伸筋藤

Gaeusongx

● **别　　名**　青宽筋藤、软筋藤。

● **来　　源**　为防己科植物中华青牛胆*Tinospora sinensis*（Lour）Merr. 的藤茎。

● **生境分布**　生于山坡、疏林下或溪旁、村边、灌木丛中，也有栽培。分布于广西、广东、海南、云南。

● **植物形态**　多年生落叶木质缠绕藤本。茎多分枝。有黏液。嫩枝被柔毛，老枝无毛，灰白色，有凸起的白色皮孔和叶痕，茎横断面呈菊花纹。单叶互生，具长柄，被柔毛。叶片膜质或纸质，宽卵形至心形，长7～12 cm，宽5～10 cm，基部心形，先端渐尖，叶面绿色，被短硬毛，叶背灰绿色。春、夏季开花，总状花序腋生，花小，单性异株。核果椭圆形，成熟时鲜红色。

● **采集加工**　全年可采，鲜用或切段晒干备用。

● **性能主治**　苦，寒。祛风除湿，舒筋活血。用于腰酸背痛，半身麻痹，跌打损伤，风湿骨痛，坐骨神经痛。

● **用　　量**　15～30 g，外用适量。

● **临床应用**

1. 腰酸背痛：伸筋藤适量，水煎外洗。
2. 半身麻痹：伸筋藤30 g，全蝎3 g，蜈蚣1条，水煎冲酒服。
3. 乳腺炎，无名肿毒：伸筋藤鲜茎叶捣烂外敷患处。
4. 风湿骨痛，跌打损伤：伸筋藤20 g，大血藤、桑枝、松节各15 g，水煎服。
5. 手脚麻痹：伸筋藤50 g，藤杜仲50 g，石南藤50 g，大风艾50 g，水煎外洗。

● **现代研究**　化学研究：藤含生物碱、氨基酸、糖类等。

● **附　　注**　孕妇及产妇慎服。

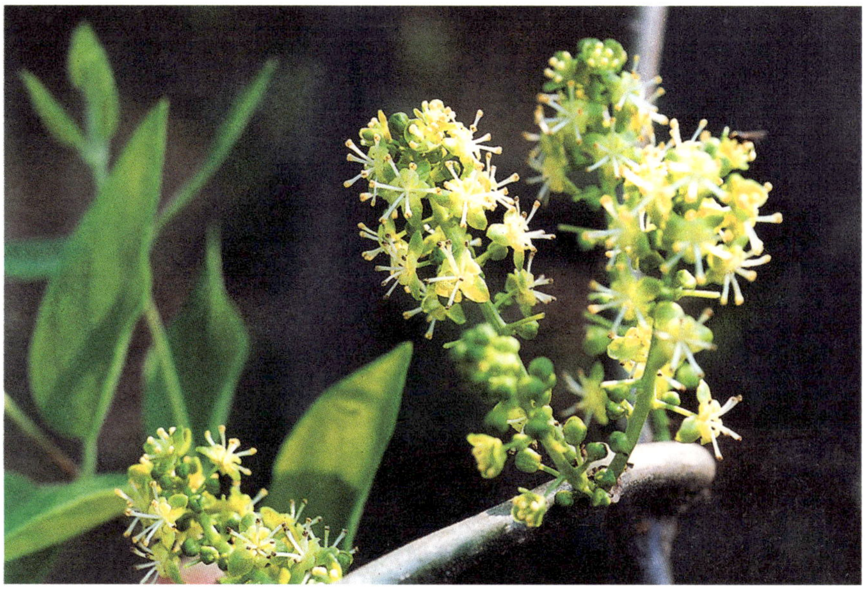

枫荷桂

Laeujle

● **别　　名**　鸭脚木、半荷枫、半边枫、木五加。

● **来　　源**　为五加科植物树参*Dendropanax dentiger*（Harms）Merr.的根、茎。

● **生境分布**　生于阴湿的常绿阔叶林中或山坡灌木丛中。主要分布于广西各地，长江以南各省亦有分布。

● **植物形态**　常绿乔木或灌木，树皮灰白色。叶互生，老叶有长柄，幼叶有短柄；叶片二型，不裂叶椭圆形、长椭圆形或椭圆状披针形，大小变异甚大；分裂叶倒三角形，3～5掌状深裂或浅裂或一侧单裂；裂片窄长方形，全缘或有锯齿，主脉3～5出，两面网脉均隆起。花黄绿色，顶生伞形花序。果近球形，直径5～6 mm，有5棱，每棱又有纵脊3条。

● **采集加工**　全年可采，洗净，晒干备用。

● **性能主治**　甘，温。祛风除湿，舒筋活血。用于风湿性关节炎，类风湿性关节炎，腰肌劳损，慢性腰腿痛，半身不遂，跌打损伤，风湿骨痛，偏瘫，月经不调。

● **用　　量**　10～30 g。

● **临床应用**

1. 风湿性及类风湿性关节炎，腰肌劳损，腰腿痛：枫荷桂20 g，钩藤根15 g，大血藤20 g，桂枝10 g，牛膝15 g，水煎服。

2. 偏瘫：枫荷桂30 g，鸡蛋1个，水煎服。

3. 月经不调：枫荷桂15 g，当归15 g，水煎服。

● **现代研究**　化学研究：根、茎含丁香苷、蔗糖、β-谷甾醇和硬脂酸等。

● **附　　注**　孕妇禁用。

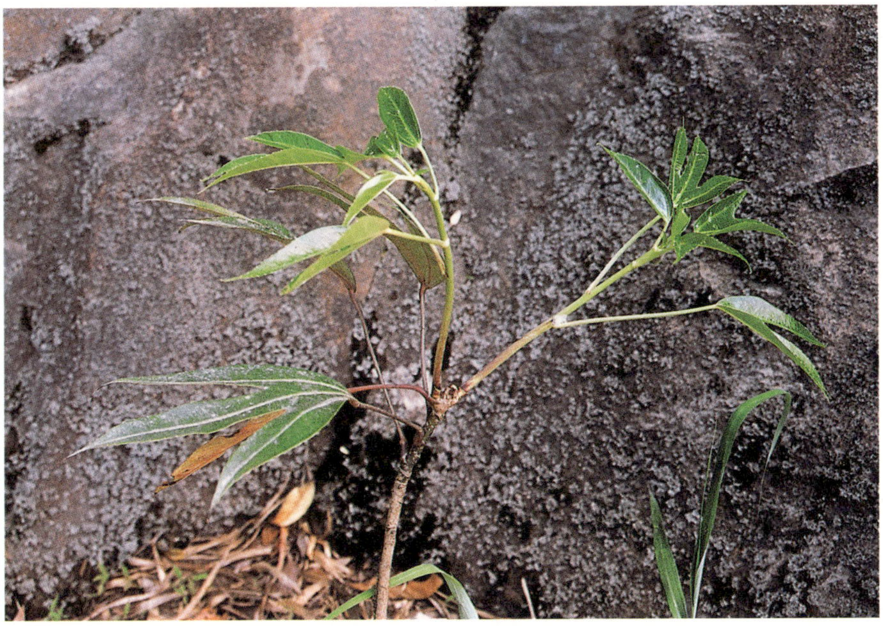

金包铁

Ngouxhou

● **别　　名**　金环蛇、手巾蛇、金蛇、金角带。

● **来　　源**　为眼镜蛇科动物金环蛇*Bungarus fasciatus*（Schneider）除去内脏的全体。

● **生境分布**　栖于丘陵、山地或平原，常见于潮湿地区或水边。夜间活动，捕食蜥蜴、鱼类及其他蛇类；具强烈的神经性毒。在广西主要分布于桂东南等地，广东、福建、云南、江西等省亦有分布。

● **动物形态**　全长116～155 cm。头椭圆形，稍大于颈，黑色或黑褐色。腹部灰白色，体背面具黑黄相间的环纹20～33道，黑带和黄带大致相等。无颊鳞；上唇鳞7片，2～2～3式；眼前鳞1片，偶为2片；眼后鳞2片，偶为1片；颞鳞2～3片。背鳞平滑，全身15行，偶在颈部有16～18行，背鳞扩大，背脊棱明显呈嵴；腹鳞214～230片；尾下鳞单行，29～39片；肛鳞完整，尾短，末端钝圆。

● **采集加工**　9～10月间捕捉。捕捉后，剖腹除去内脏，剔去牙齿，鲜用或烘干备用。

● **性能主治**　咸，温，有毒。通调火路，祛风除湿，通利关节。用于风湿麻痹，手足瘫痪，关节肿痛。

● **用　　量**　5～15 g。

● **临床应用**

1. 风湿骨痛：金包铁1条，米酒2 000 ml，浸泡1个月，每次服10 ml。

2. 肢体拘挛麻木：金包铁60 g，伸筋藤30 g，川芎10 g，米酒1 000 ml，浸泡1个月，每次10 ml。

● **现代研究**

1. 化学研究：蛇毒含神经毒和心脏毒素。这种心脏毒素无溶血作用；神经毒素的分子量和氨基酸组成类似第一型眼镜蛇神经毒。蛇体主要成分为蛋白质、脂肪酸、胆固醇、甾体及丰富的微量元素，也含神经毒素和心脏毒素。

2. 药理及毒理学研究：

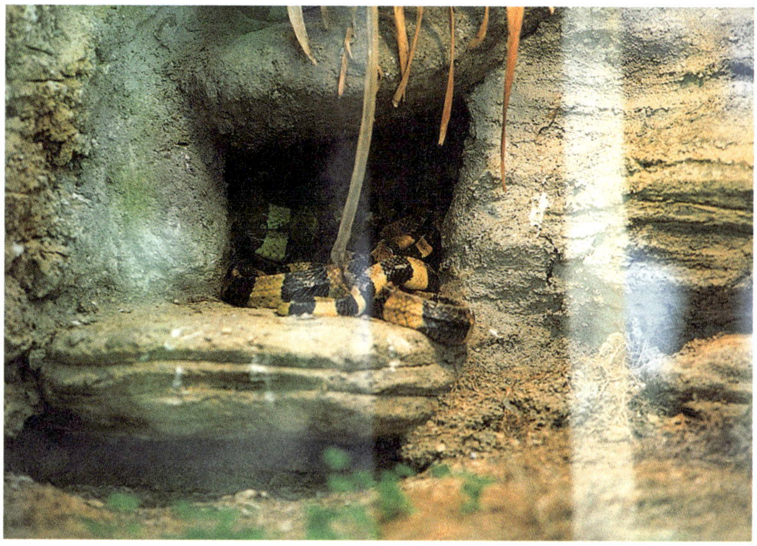

（1）蛇毒有镇痛作用，其强度较吗啡强。

（2）蛇毒可直接作用于心肌，使心脏发生短暂兴奋后转入抑制，小量具有强心作用，大量具有抑制作用，并损害心肌，可出现心肌出血、心肌纤维断裂、部分肌纤维肿胀及间质水肿等病理变化。

（3）蛇毒对小白鼠半数致死量（皮下注射）为2.4 mg/kg，蛋白质水解活性为0.06 u/mg，临床死亡率为80%。

● **附　　注**　血燥筋枯之痹症忌用。

穿山甲

Duzlinh

● **别　　名**　鲮鲤甲、鱼甲、鲤甲、麒麟片。

● **来　　源**　为鲮鲤科动物鲮鲤*Manis pentadactyla* L.的鳞甲。

● **生境分布**　栖于丘陵或树林湿润地带，掘洞穴居，夜出觅食，能爬树、游泳，受敌时蜷缩一团，常雌雄同居。分布于广西、广东、海南、云南、贵州、湖南、江西、福建、台湾、浙江、安徽、江苏等地。

● **药材性状**　甲片随生长部位不同而形状大小不一，呈扇形、三角形、菱形或盾形的扁平片状或半折合状，外表长、宽各为0.7～5 cm。中央较厚，边缘较薄。外表面黑褐色或黄褐色，有光泽，宽端有数十条排列整齐的纵纹及数条横纹线，窄端光滑。内表面色较浅，中部有一条明显突出的弓形横向的棱线，其下方有数条与棱线相平行的细纹。角质，微透明，坚韧有弹性，很难折断。

● **采集加工**　全年可捕捉，杀死后置于沸水中烫，取下甲片，晒干备用。

● **性能主治**　咸，微寒。消肿溃痈，搜风活血，通经下乳。用于风寒湿痹，月经停闭，乳汁不通，肝硬化，疝气，痈疽疮肿。

● **用　　量**　3～15 g，外用适量。

● **临床应用**

1. 风湿骨痛，肢体麻木，强直，拘急：穿山甲（炒黄）10 g（或穿山甲肉30 g），独活、枫荷桂、肿节风各10 g，水煎服。
2. 闭经，乳汁不下：穿山甲（炒黄）、木通各10 g，自然铜15 g，碾末，每次5 g，米酒调服。
3. 肝硬化：穿山甲（炒黄）10 g，排钱草20 g，土党参20 g，白花丹5 g，水煎服。
4. 疝气膀胱疼痛：穿山甲（炒黄）15 g，茴香子5 g，碾末，每次5 g，米酒送服。
5. 脉漏：穿山甲适量，油炸黄酥碾末，外敷患处。
6. 痈疽疮肿初起：穿山甲、皂角刺各15 g，花粉、知母各20 g，乳香、没药各10 g，蜈蚣1条，水煎服。疮破以冬瓜藤为末敷，疮干即用水调敷。

● **现代研究**　化学研究：生穿山甲煎出物含量0.003%，烫穿山甲煎出物含量0.013 9%，砂烫醋淬穿山甲煎出物含量0.013 2%。鳞片含大量角蛋白、多种氨基酸。其睾丸腺的脂类含量高，其中含甘油三酯、磷脂、胆固醇脂；尚含糖类。间质细胞含琥珀酸脱氢酶、3β-羟甾脱氢酶、睾甾酮17β-羟甾脱氢酶等。

● **附　　注**　孕妇，气血不足、痈疽已溃者慎用。

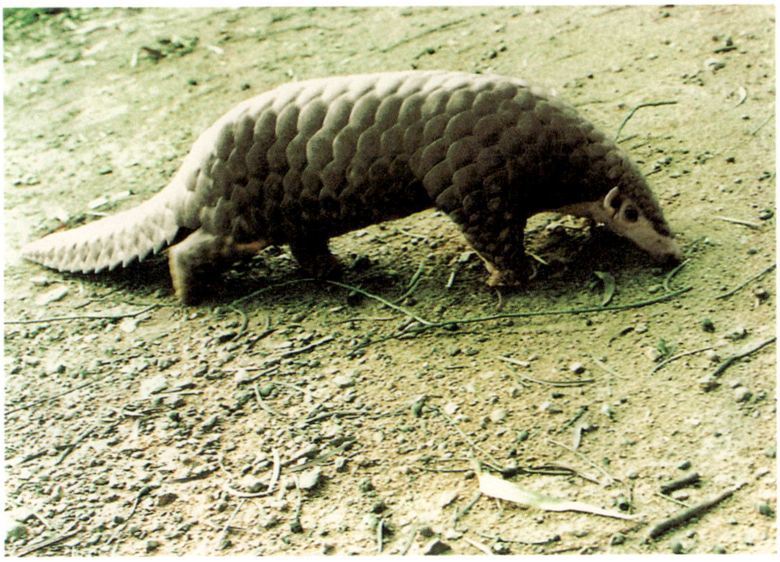

了刁竹

Baklaghomj

● **别　　名**　徐长卿、竹叶细辛、一枝香、对叶草。

● **来　　源**　为萝藦科植物徐长卿*Cynanchum paniculatum*（Bge.）Kitag.的全草。

● **生境分布**　野生于山坡草丛中或路旁。在广西主要分布于桂林、玉林、容县等地，全国大部分地区有分布。

● **植物形态**　多年生宿根草本，高可达1 m。根茎短，有多数须根，深黄褐色，有香气。茎细弱而直立，有节，少分枝。叶对生，线形或狭披针形，长7～13 cm，宽0.8～1 cm。先端渐尖，基部渐窄，全缘而稍反卷，上面深绿色，下面淡绿色，主脉凸起。夏、秋季开淡黄绿色小花，为顶生圆锥花序或腋生。蓇葖果多双生，冬季成熟，圆锥形，长约7 cm。种子多数，卵形而扁，暗褐色，顶端有一簇白色细长毛。

● **采集加工**　夏，秋季采，洗净，鲜用或晒干或阴干备用。

● **性能主治**　辛，温，有小毒。祛寒镇痛，活血解毒，利水消肿。用于风湿痛，寒性腹痛，跌打损伤，牙痛，蛇咬伤，水肿，月经不调，痛经。

● **用　　量**　5～10 g，外用适量。

● **临床应用**

1. 风湿骨痛，腰痛：了刁竹10 g，水煎服。
2. 心腹闷痛，胃寒气痛：了刁竹、安息香各等份，煎为丸如梧桐子大，每次1丸，米醋送服。
3. 毒蛇咬伤：了刁竹、蛇王藤、半边莲、七星剑各10 g，水煎服。
4. 湿疹，溃疡：了刁竹30 g，水煎外洗。
5. 跌打损伤：了刁竹10 g，连钱草30 g，水煎，黄酒调服；另取鲜叶捣烂敷患处。
6. 牙痛：了刁竹10 g，水煎含咽服。
7. 乳汁不下：了刁竹、王不留行、路路通各10 g，猪脚200 g，黄酒炖服。

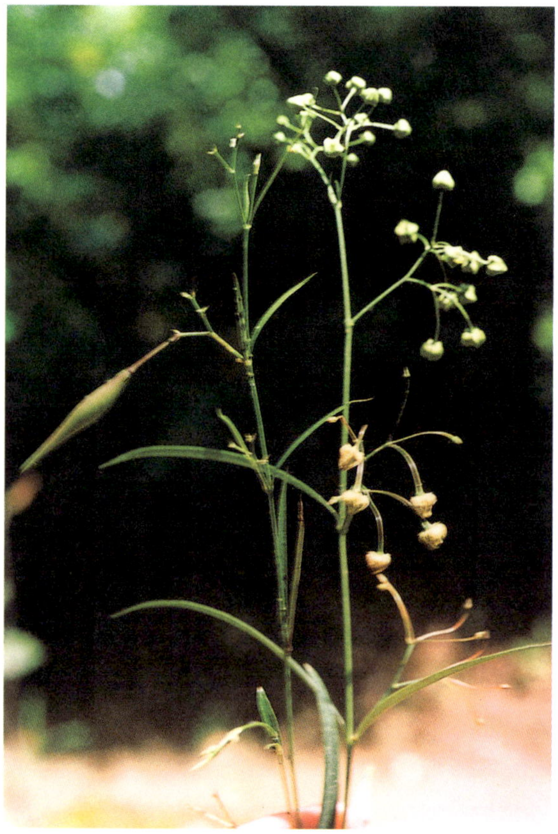

● **现代研究**

1. 化学研究：全草含牡丹酚（约1%），又含与肉珊瑚苷元、去酰牛皮消苷元、茸毛牛奶藤苷元和去酰萝藦苷元极为相似的物质以及醋酸、桂皮酸等。根含黄酮苷、丹皮酚、氨基酸、糖类等。
2. 药理学研究：有镇痛和减慢正常动物心率的作用。有增加冠脉血流量，改善心肌代谢，缓解心脏缺血的作用。丹皮酚为降压的成分。能显著地减少小白鼠自发活动，而有镇静作用。在试管内对痢疾杆菌、金黄色葡萄球菌等有抑制作用。

● **附　　注**　孕妇、体弱者慎用。

鹰不扑

Caemnaujgaeb

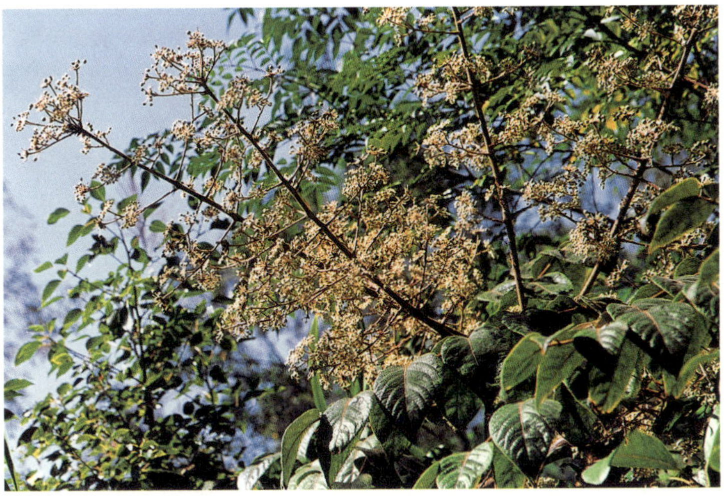

● **别　　名**　虎刺楤木、百鸟不落、鸟不宿、打散根、酒合木、枯洞伞、温君根。

● **来　　源**　为五加科植物虎刺楤木*Aralia armata*（Wall.）Seem.的根、根皮及枝叶。

● **生境分布**　多生于园边、山坡疏林下及溪边草丛阳光充足的地方。在广西主要分布于平南、宁明、天等、那坡、凌云等地，广东、海南、云南、贵州、江西等省亦有分布。

● **植物形态**　落叶灌木，高达1～4 m。全株各部位有密刺。根白色，皮肉质，扭之易脱落。二至三回奇数羽状复叶互生，总柄基部扩大抱茎，第三回羽片有小叶3～9片；小叶卵形或披针形，长3～8 cm，宽1.5～4 cm，对生，先端渐尖，基部偏斜，边缘有锯齿，嫩叶常为紫红色。夏季开黄白色花，由多数伞形花序组成大型的圆锥花序，顶生。浆果球形，有5棱，冬季成熟时黑色。

● **采集加工**　全年可采根、根皮，洗净，切片，晒干备用。夏、秋季采收枝叶，鲜用。

● **性能主治**　辛，温。行气止痛，活血散瘀，祛风利湿。用于急性传染性肝炎，急性肾炎，前列腺炎，咽炎，跌打损伤，风湿痹痛，无名肿毒。

● **用　　量**　10～15 g，外用适量。

● **临床应用**

1. 急性传染性肝炎，急性肾炎，前列腺炎，咽炎：鹰不扑根10 g，水煎服。
2. 跌打肿痛：鹰不扑根250 g，三花米酒1 500 ml，浸泡7天，每次服15 ml，并用药酒外搽患处。或取鲜鹰不扑根适量，捣烂酒炒敷患处。
3. 风湿骨痛：鹰不扑枝叶、红龙船花叶、鸡爪风叶、爬山虎各适量，水煎洗患处。
4. 乳腺炎，疮疖，无名肿毒：鲜鹰不扑叶适量，捣烂敷患处。
5. 胃痛：鹰不扑根10 g，金不换10 g，两面针10 g，大蓟10 g，水煎服。

● **现代研究**　化学研究：根含楤木皂苷、鞣质、胆碱和挥发油等，楤木皂苷水解生成楤木皂苷元和葡萄糖醛酸。

● **附　　注**　孕妇慎服。

盒果藤

Gaeumaenzgya

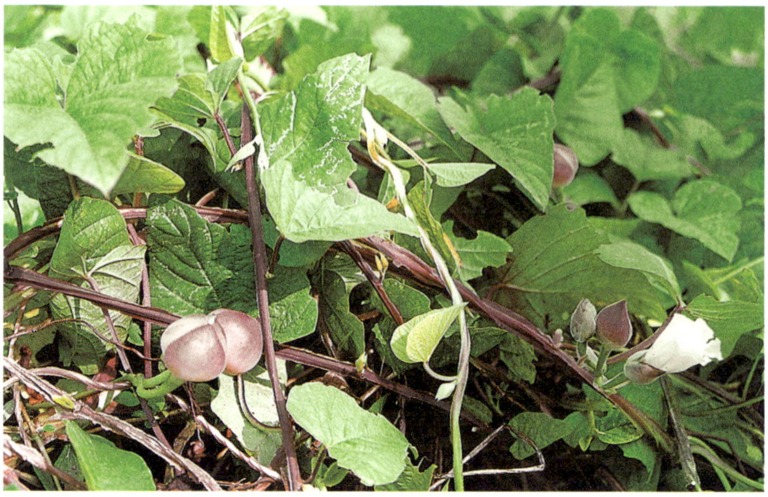

● **别　　名**　假薯藤、水薯藤。

● **来　　源**　为旋花科植物盒果藤*Operculina turpethum*（Linn.）Manso的全草。

● **生境分布**　生于水沟边湿润处。在广西主要分布于贵港、南宁等地。

● **植物形态**　草质藤本，长可达5 m，全株有丰富乳汁。茎淡紫色，有明显棱和狭翅2～4条。叶卵形，全缘，先端尖，基部阔，近心形或截头形。夏、秋季开花，聚伞花序腋生，具柄，有花数朵；萼片绿色，被柔毛；花冠钟状，白色。蒴果球形，膜质透明，为增大的萼片所包被。种子4颗，黑色。

● **采集加工**　夏、秋季采，洗净，鲜用或晒干备用。

● **性能主治**　甘、微辛，平。通路舒筋，利水消肿。用于水肿，大便秘结，骨折筋络挛缩，风湿骨痛。

● **用　　量**　15～30 g，外用适量。

● **临床应用**

1. 水肿，大便秘结：盒果藤20 g，水煎服。
2. 骨折筋络挛缩，风湿骨痛：盒果藤全草适量，水煎外洗患处。

马尾千金草

Nyacienjgamj

● **别　　名**　千金草、马尾伸筋草。

● **来　　源**　为石杉科植物金丝条马尾杉*Phlegmariurus fargesii*（Herter）Ching的全草。

● **生境分布**　生于密林的树干分叉处或崖壁上。在广西主要分布于金秀、龙胜、资源、临桂等地，华南其他地方及四川、贵州、台湾等地亦有分布。

植物形态 多年生常绿草本，丛生。须状根短而少，除近根部密生交错的灰色绵毛外，全体光滑无毛，柔软细长，可达1 m以上，色青翠。茎六至十二回二叉分枝。连枝叶呈圆柱状（绳索状），直径约3 mm，质软下垂，略有蜡质亮光。叶形有两种：营养叶呈线状披针形，长约4 mm，宽不及1 mm，锐尖头，螺旋状伏生枝上，覆瓦状排列，背面稍隆起，叶尖下弯与枝接触，逆叶尖方向触摸不刺手；孢子叶呈长圆形或类圆形，长约2 mm，宽约1 mm，基部平截，先端尾状突尖，背面主脉隆起。孢子囊肾形，黄白色，具短柄。

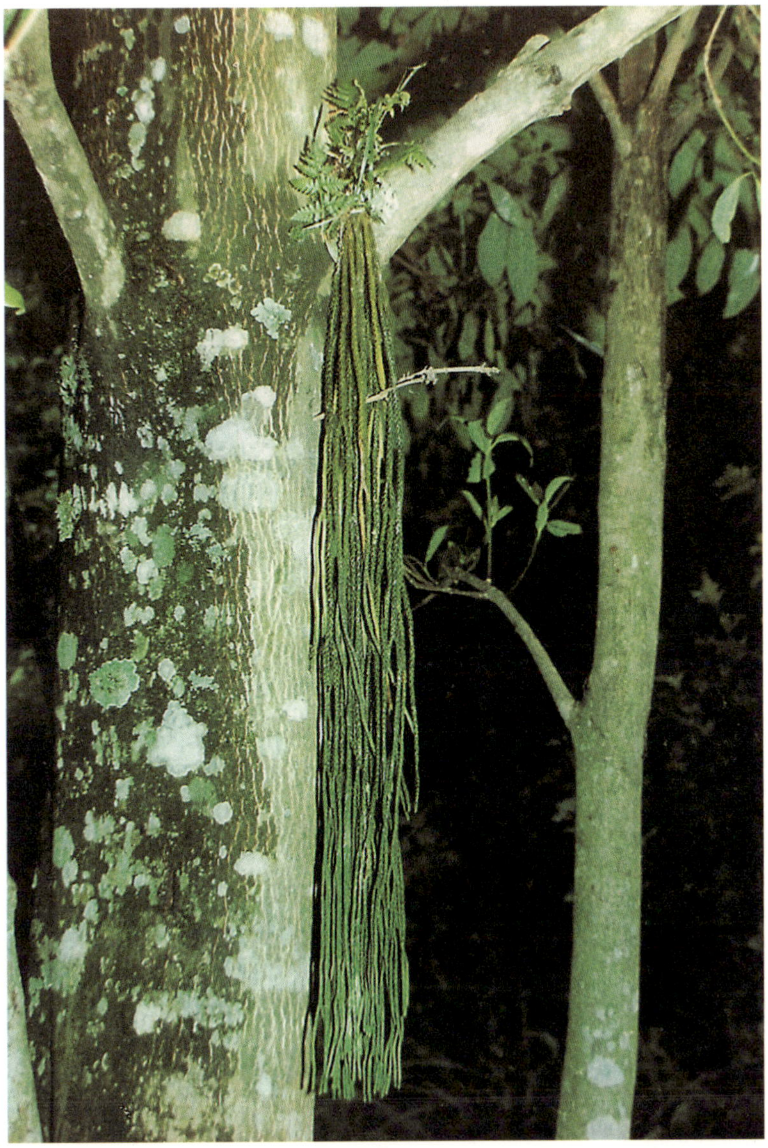

采集加工 全年可采全草，采收后阴干，不宜日晒，易折。

性能主治 淡，平。通调龙路，舒筋活血，祛风除湿。用于跌打损伤，肌肉痉挛，风湿骨痛，肥大性脊椎炎，类风湿性关节炎，神经衰弱，冠心病。

用　　量 5～15 g。

临床应用

1. 跌打内伤：马尾千金草10 g，田七5 g，水煎服。
2. 偏瘫：马尾千金草、独活、羌活、天麻、藤杜仲、两面针各10 g，红吹风藤、牛膝、麻骨风各15 g，丢了棒5 g，水煎服。
3. 类风湿性关节炎：马尾千金草10 g，四方藤、走马胎、黑血藤、续断、木瓜、威灵仙各15 g，蜈蚣、全蝎、僵蚕、地龙各10 g，水煎服。
4. 风湿骨痛：马尾千金草10 g，肿节风10 g，千年健10 g，水煎服。
5. 冠心病：马尾千金草10 g，瘦猪肉50 g，蒸服。

现代研究 化学研究：全草含三萜类，如千层塔烯二醇、千层塔三醇、千层塔烯三醇及石松隐四醇等。

牛大力

Gorengxmox

● **别　　名**　山莲藕、美丽崖豆藤、倒吊金钟、大力薯。

● **来　　源**　为豆科植物美丽崖豆藤*Millettia speciosa* Champ. 的根。

● **生境分布**　生于山坡疏林下、路边、灌木丛中或山谷、溪边。在广西主要分布于梧州、玉林、钦州、南宁、百色、河池等地，广东、福建、海南等省亦有分布。

● **植物形态**　攀缘藤本或藤状灌木，长1～3 m。小枝叶轴和花序均密被灰褐色长柔毛。根粗大，横走，粉质，外皮灰黄色。奇数羽状复叶互生，有小叶7～17片；小叶片矩状披针形，长4～8 cm，宽2～3 cm，先端短，渐尖，基部宽楔形，全缘，上面疏被柔毛，下面密被白色短柔毛，小叶柄短，小托叶锥形，干后常呈黑绿色。秋季从叶腋抽出总状花序，长约30 cm，有花约30朵，单生，花梗较长；蝶形花冠白色，杂有黄色，长约2.5 cm，旗瓣扁圆形，无毛，宽大于长，基部有两枚胼胝体状附属物。荚果线状长椭圆形，扁平，长10～15 cm，宽约1.5 cm，硬革质，先端有喙，表面被褐色柔毛，果瓣木质，成熟时开裂，果瓣扭曲。种子4～6粒，椭圆形。

● **采集加工**　全年可采根，洗净，晒干备用。

● **性能主治**　甘，平。益气润肺，强筋活血，清热止咳。用于腰肌劳损，风湿骨痛，肺虚咳嗽，慢性肝炎，遗精，白带多，蛇咬伤，肺炎，肺结核。

● **用　　量**　10～30 g。

● **临床应用**

1. 病后体虚，肺虚咳嗽：牛大力30 g，水煎服。

2. 风湿性关节炎：牛大力30 g，南五加皮20 g，宽筋藤15 g，海风藤15 g，牛膝15 g，榕树气根15 g，山胡椒根10 g，水煎服。

3. 体虚白带多：牛大力、杜仲藤、大血藤各15 g，千斤拔、五指毛桃各10 g，水煎或炖猪脚服。

4. 腰肌劳损，风湿痹痛：牛大力30 g，千斤拔30 g，宽筋藤20 g，千年健15 g，水煎服。

5. 慢性肝炎：牛大力30 g，阴阳莲15 g，穿山甲（炒黄）15 g，田基黄15 g，山扁豆15 g，稔子根20 g，水煎服。

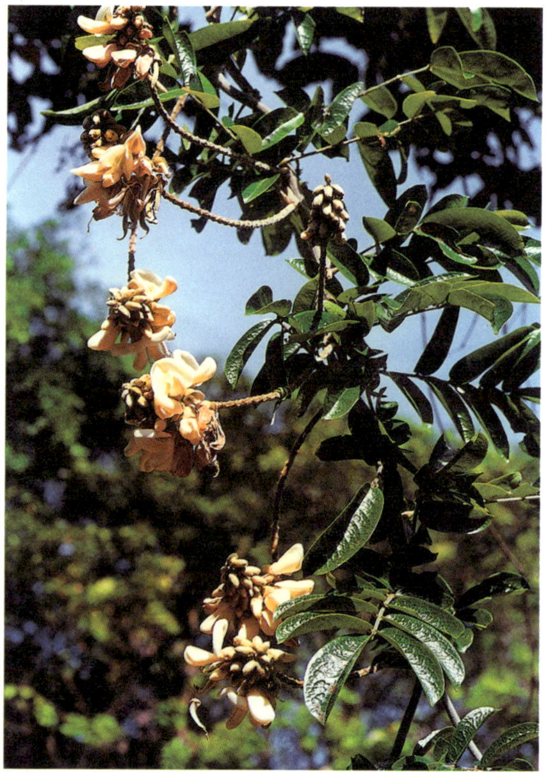

● **现代研究**

1. 化学研究：根含生物碱等。

2. 药理及毒理学研究：

（1）煎剂或醇提取物对小鼠有明显的止咳作用。

（2）小鼠腹腔注射茎、叶的乙醇、水或石油醚提取物1 000 mg/kg，5～30分钟后出现活动减少，最后全部死亡。

蜈　蚣

Cijsip

● **别　　名**　百足虫、千足虫。

● **来　　源**　为大蜈蚣科动物少棘巨蜈蚣*Scolopendra subspinipes mutilans* L. Koch 的干燥全体。

● **生境分布**　栖居于潮湿阴暗处。全国各地多有分布。

● **动物形态**　体形扁平而长，全体由22个环节构成，长6～16 cm，宽5～11 mm。头部红褐色；头板近圆形，前端较窄而突出，长约为第一背板的2倍。头板和第一背板为金黄色，生触角1对17节，基部6节少毛。单眼4对；头部的腹面有颚肢1对，上有毒钩；颚肢底节内侧有一矩形突起，上具4枚小齿，颚肢齿板前端具5枚小齿。身体自第二背板起为墨绿色，末板黄褐色。背板自2～19节各有2条不显著的纵沟，第2、4、6、9、11、13、15、17、19各节的背板较短；腹板及步肢均为淡黄色，步肢21对，足端黑色，尖端爪状；末对附肢基侧板端有2尖棘，同肢前腿节腹面外侧有2棘，内侧有1棘，背面内侧有1～3棘。

● **采集加工**　4～6月间捕捉，捕得后，用两端削尖的竹片插入头尾两部，绷直晒干，或先用沸水烫过，然后晒干或烘干备用。

● **性能主治**　辛，温，有毒。通路止痛，解毒散结，祛风止痉。用于惊风，癫痫，痉挛抽搐，中风，破伤风，风湿顽痹，偏正头痛，毒蛇咬伤，疮疡，瘰疬。

● **用　　量**　2～5 g。

● **临床应用**

1. 惊风：蜈蚣3 g，蝉蜕5 g，碾末，开水送服。
2. 癫痫：蜈蚣3 g，全蝎3 g，碾末，开水送服。
3. 头痛：蜈蚣3 g，全蝎6 g，白芷10 g，川芎10 g，柴胡10 g，蒿本10 g，水煎服。
4. 风湿顽痹：蜈蚣5 g，千年健20 g，鸡血藤15 g，当归10 g，血风藤10 g，防己10 g，水煎服。

● **现代研究**

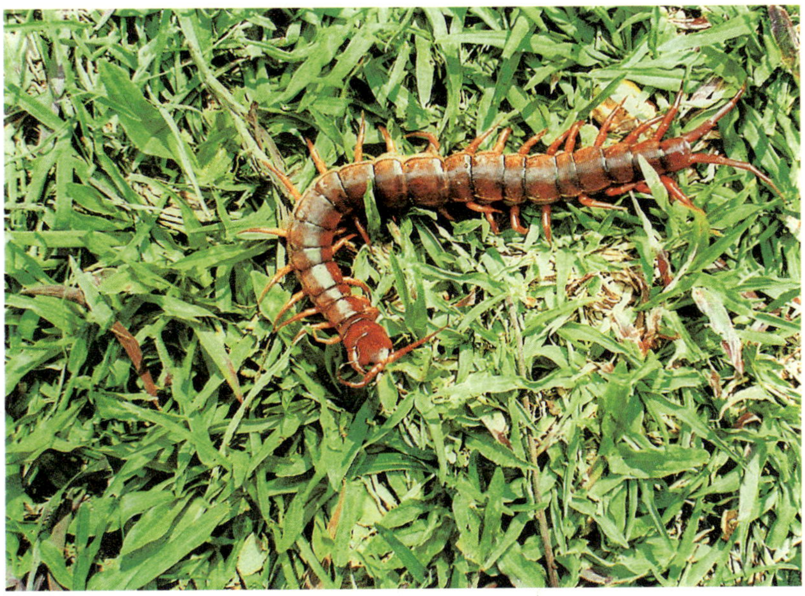

1. 化学研究：含两种类似蜂毒的有毒成分，即组胺样物质及血性蛋白质；尚含脂肪油、胆甾醇、蚁酸等；又曾分离出δ-羟基赖氨酸，氨基酸有组氨酸、精氨酸等12种。

2. 药理及毒理学研究：

（1）抗惊厥作用：蜈蚣提取物灌胃，对士的宁引起的小鼠惊厥有明显的对抗作用，而对超强电流、戊四唑引起的惊厥无对抗作用。

（2）对心血管系统的作用：离体

豚鼠心房实验表明，蜈蚣水溶性去蛋白提取液能明显加强心肌收缩力，对心房肌自发频率无明显影响。给麻醉犬静脉注射有明显降压作用，降压的强度随剂量增大而增强。

（3）抑菌作用：蜈蚣水煎剂对堇色毛癣菌、许兰毛癣菌、奥杜盎小孢子菌、紧密着色芽生菌、红色表皮癣菌、腹股沟表皮癣菌等皮肤真菌及结核杆菌均有不同程度的抑制作用。

（4）毒性：蜈蚣水溶性去蛋白提取液给小鼠灌胃的LD_{50}为9.90 g/kg，腹腔注射的LD_{50}为6.66 g/kg。蜈蚣粗毒给小鼠腹腔注射的LD_{50}为22.5 mg/kg。

蚯　蚓

Duzndwen

● **别　　名**　土龙、地龙、虫膳。

● **来　　源**　为巨蚓科动物参环毛蚓*Pheretima aspergillum*（E.Perrier）的全体。

● **生境分布**　生活于潮湿疏松的泥土中，行动迟缓，以富含有机物的腐殖土为食。分布于广西、广东、福建等地。

● **动物形态**　体圆柱形，长11～38 cm，宽5～12 mm，全体由多数环节组成。头部包括口前叶和围口节两部，围口节腹侧有口，上覆肉质的叶，即口前叶，眼及触手等感觉器全部退化。自第二节起每节有刚毛，成环状排列，沿背中线，从11节之后，节间有一背孔。背部紫灰色，后部色稍淡，刚毛圈稍白，14～16节，为生殖环带，其上无背孔和刚毛，此环带以前各节的刚毛较为粗硬。雌性生殖孔1个，位于第14节腹面正中，雄性生殖孔1对，位于第18节，囊孔3对，位于第6～7、7～8、8～9节间，第6～9各节间无隔膜，附近常有乳头突，受精卵球形，管短，盲管亦短，内2/3微弯曲数转，为纳精囊。

● **采集加工**　用鲜辣蓼捣烂成糊，加入茶卤和清水，倒在蚯蚓多的地方，以诱捕之。捕得后拌以稻草灰，用温水稍泡，除去体外黏膜，剖腹，洗净体内泥沙，晒干或焙干。名为“广地龙”。

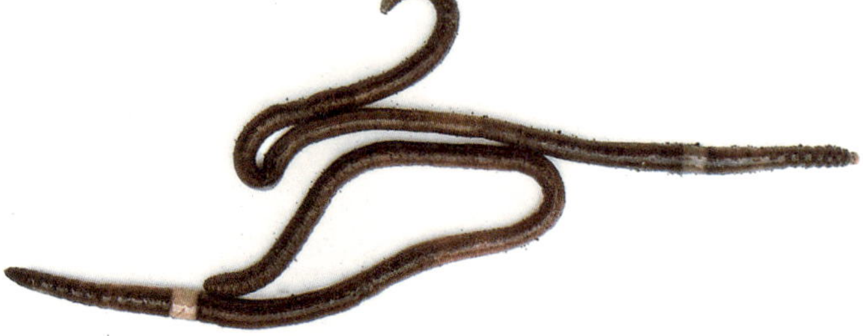

● **性能主治**　咸，寒。通调两路，清热，平肝，止喘。用于高热狂躁，惊风抽搐，风热头痛，目赤，中风，喘息，关节疼痛，齿衄，瘰疬，疮疡。

● **用　　量**　5～10 g，外用适量。

● **临床应用**

1. 慢性气管炎，哮喘：蚯蚓10 g，白蚁巢20 g，桑白皮10 g，麻黄6 g，杏仁10 g，甘草3 g，水煎服。

2. 流行性腮腺炎：蚯蚓10 g，板蓝根30 g，金银花15 g，水煎服。

3. 高血压病：蚯蚓10 g，钩藤10 g，石决明30 g，萝芙木10 g，水煎服。

4. 沙眼：用白颈蚯蚓数条，放在冷开水中反复洗涤，去净泥土，放入大口玻璃瓶中，按蚯蚓体重加入1/10药用氯化钠，蚯蚓体液即行渗出；半小时后抛弃蚯蚓，将体液过滤。用时以消毒棉签浸沾药液，在充分暴露的结膜上轻轻涂抹，或放在眼药瓶内点眼亦可。

● **现代研究**

1. 化学研究：含蚯蚓解热碱、蚯蚓素、蚯蚓毒素、6-羟基嘌呤等，又含含氮物质（如丙氨酸、缬氨酸、亮氨酸、苯丙氨酸、酪氨酸、赖氨酸等氨基酸），以及黄嘌呤、腺嘌呤、鸟嘌呤、胆碱、胍等。此外，还含有一种酶，在pH8.0～8.2时能使蚯蚓溶解。

2. 药理及毒理学研究：

（1）蚯蚓酊剂、干粉混悬液、热浸液、煎剂等对麻醉犬、大鼠、猫及慢性肾性高血压大白鼠均表现缓慢而持久的降压作用。

（2）具有显著的舒张支气管作用，并能拮抗组胺及毛果芸香碱对支气管的收缩作用。

（3）蚯蚓水浸剂及蚯蚓解热碱对大肠杆菌毒素、温刺引起的人工发热的家兔，均有良好的解热作用，但对二硝基酚引起的发热则无影响。

（4）镇静、抗惊厥作用：热浸液、醇提取溶液对小白鼠及兔均表现镇静作用，蚯蚓对五甲烯四氮唑及咖啡因引起的惊厥有拮抗作用。与海州常山合用，在对抗咖啡因引起的惊厥有协同作用。

（5）毒性：早年，日本报道蚯蚓毒素及蚯蚓解热碱均有毒性。用相当于人剂量的450～720倍蚯蚓注射液注射于小白鼠及豚鼠尾静脉或腹腔，均无死亡。

● **附　　注**　蚯蚓畏葱、盐。

黑眶蟾蜍

Gunghsouh

● **别　　名**　癞蛤蟆。

● **来　　源**　为蟾蜍科动物黑眶蟾蜍*Bufo melanostictus* Schneider的全体。

● **生境分布**　除生殖季节外，多穴居在泥土中，或栖居在石下或草丛中，冬季多在水底泥中。分布于广西、陕西、甘肃、四川及东北、华北、华东、中南等地。

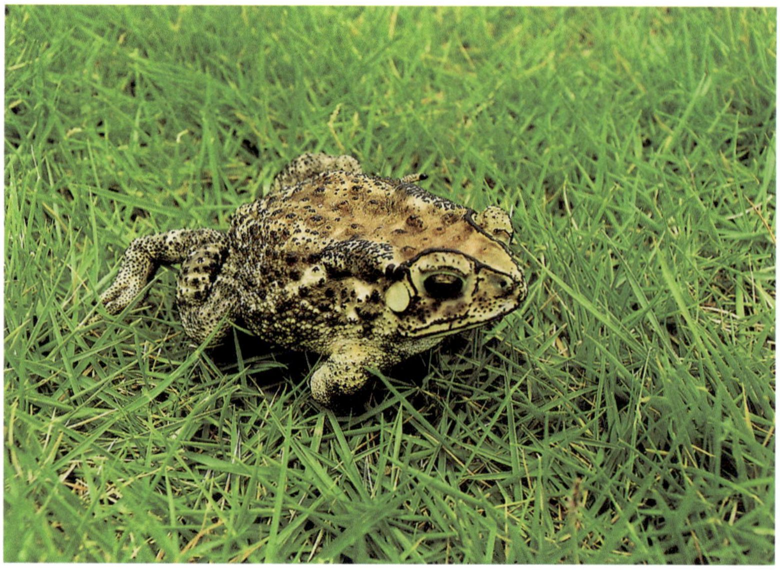

● **动物形态** 体长7～10 cm。背部有黄棕色和略具棕红色的斑纹，腹面色浅，在胸腹部具有不规则而较显著的灰色斑纹。

● **采集加工** 夏、秋季捕捉。捕得后，先采取蟾酥，然后将蟾蜍杀死，直接晒干（东北、华北），或杀死后除去内脏将体腔撑开晒干（华东、中南、华南）。直接晒干的药品称为“干蟾”，除去内脏的药品称为“干蟾皮”。

● **性能主治** 辛，凉，有小毒。通调火路，除湿退黄，清热杀虫，平惊散癖，强心利尿，化毒止痛。用于慢性气管炎，癌肿，肝硬化腹水，白喉，痈肿疔疮，小便不利。

● **用　　量** 1～5 g，外用适量。

● **临床应用**

1. 慢性气管炎，哮喘：蟾蜍（去内脏，煅存性）10 g，白胡椒30 g，法半夏30 g，广陈皮20 g，蛤蚧1对，田七12 g，碾末分作30包，每天早晚各1包，开水送服。

2. 肺癌：蟾蜍、仙鹤草、人参各等份，碾末制成糖衣片，每片0.4 g，每次6片，开水送服。

3. 肝癌疼痛：活蟾蜍1只，雄黄30 g，先将蟾蜍去内脏，雄黄放入其腹内并加水调成糊状，敷在肝区疼痛处，可持续敷12小时。有时敷后成绿色，可照常使用。

4. 肝硬化腹水：活蟾蜍2只，砂仁10 g，甘遂3 g，木香6 g，将后三药碾末和匀，分装入蟾蜍口内，缝合，泥包煨熟，去泥，加鸡内金10 g，焦山楂30 g，烘干碾末，每次服5 g。初用10天以五皮饮送服，再用25天以化瘀汤送服，然后用补气羊血汤送服25天。

5. 白喉：活蟾蜍1只，明矾30 g，捣烂用纱布包裹，置于患者前颈，绷带固定。

6. 破伤风：蟾蜍 5 g，捣烂如泥，入花椒3 g，酒炒温热，水煎服。

7. 痈肿疔疮：蟾蜍1只，黑胡椒7粒，鲜姜1片，后两种药置蟾蜍腹内，瓦罐慢火焙焦碾末，每次服1 g。

8. 口舌生疮：胆矾、炙干蟾各等份，碾末，每次取少许撒在疮面，良久水漱。

● **现代研究**

1. 化学研究：从其皮的乙醚部分得到一组含14种直链饱和脂肪烃的混合物和9个结晶，分别为胆甾醇（Ⅰ）、蟾毒灵（Ⅱ）、日蟾毒它灵（Ⅲ）、β-谷甾醇（Ⅳ）、蟾毒它灵（Ⅴ）、华蟾毒精（Ⅵ）、脂蟾毒配基（Ⅶ）、远华蟾毒精（Ⅷ）、棕榈酸胆甾烯酯（Ⅸ），另外从乙酸乙酯部分得到一组含19种脂肪酸的混合物和2个结晶：N-苯基-2-萘胺（Ⅹ）、dehydrobufofeinine hydrobromide（Ⅺ）。其中Ⅱ、Ⅲ、Ⅴ、Ⅵ、Ⅶ、Ⅷ属蟾毒配基类化合物，Ⅺ为一种未见报道的新化合物。

2. 药理及毒理学研究：

（1）对心血管系统的影响：华蟾毒精、蟾酥能使开胸豚鼠心肌收缩力增加。蟾酥可使纤维蛋白原液的凝固时间延长，有明显的升高动脉压作用，一次注射可维持数分钟，若用滴注，可在给药期间显示持续升压作用。对血小板聚集程度与速度均有抑制作用。

（2）对输精管的作用：华蟾毒精、蟾毒灵均可增强去甲肾上腺素（NA）所引起的大鼠输精管的收缩。

（3）抗肿瘤作用：有报道称蟾酥制剂具有提高小鼠脾脏溶血空斑形成细胞（PFC）的活性率，促进巨噬功能以及增加血清溶菌酶浓度等作用。

● **附　　注**　孕妇忌服。

珍 珠 母

Gvamjsaehhaij

● **别　　名**　珠母、明珠母。

● **来　　源**　为蚌科动物三角帆蚌*Hyriopsis Cumingii*（Lea）的贝壳。

● **生境分布**　分布于广西、江苏、浙江、湖北、安徽等地。

● **药材性状**　贝壳大而扁平，外形略呈三角形。后背缘向上凸起形成大的三角形帆状后翼。壳面不平滑，壳顶部有粗大的肋脉，生长轮呈同心环状排列。贝壳内面平滑，珍珠层乳白色。质坚硬。气微腥，味淡。

● **采集加工**　全年均可采集，将贝壳用碱水煮过，漂净，刮去外层黑皮，煅至松脆即成。

● **性能主治**　甘、咸，寒。平肝定惊，潜阳止血。用于头眩，耳鸣，心悸，失眠，癫狂，惊痫，吐血，衄血，妇女血崩。

● **用　　量**　10～20 g。

● **临床应用**

1. 头晕目眩，耳鸣，心悸失眠，高血压病：珍珠母15 g，水煎服。

2. 心悸失眠：珍珠母15 g，酸枣仁10 g，远志5 g，炙甘草3 g，水煎服。

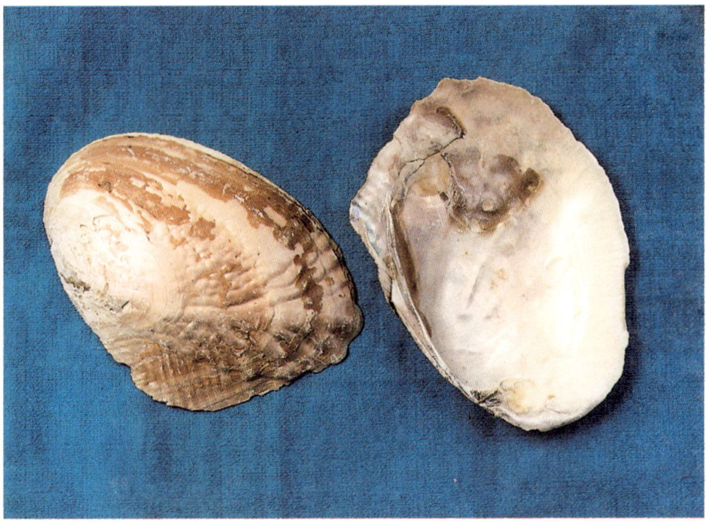

● **现代研究**

1. 化学研究：贝壳主要含碳酸钙、贝壳硬蛋白，另含胆固醇、锶、镁、钡等。壳内层角壳蛋白水解后可得甘氨酸、天冬氨酸、丙氨酸等17种氨基酸。

2. 药理及毒理学研究：

（1）抗溃疡作用：珍珠层粉能显著促进乙酸型胃溃疡溃疡面愈合，并能显著减少幽门结扎大鼠胃液排出量，减少总酸排出量。

（2）抗氧化作用：珍珠层粉可使冠心病患者血清过氧脂质明显降低，但对血清总胆固醇、甘油三酯和高密度脂蛋白胆固醇则无明显影响。

（3）毒性：珍珠层粉水溶液给大鼠灌服，LD_{50}大于21.5 g/kg；经去毛皮肤外用，LD_{50}大于31.6 g/kg。将珍珠粉层的粉均匀混于饲料中连续喂养2个月，478×10^{-6}组和$1\,434\times10^{-6}$组对体重增长未见影响，$4\,300\times10^{-6}$组大鼠体重明显减轻，该组血红蛋白量也明显降低，血尿素氮则明显升高，其他未见明显异常，重要脏器病理切片亦未见异常。

● **附　　注**　胃寒者慎服。

刺天茄

Namjnyungz

● **别　　名**　鞆茄。

● **来　　源**　为茄科植物刺天茄 *Solanum lasiocarpum* Dunar的根、茎、叶。

● **生境分布**　生于低山、丘陵草坡或林缘。分布于广西各地，四川、云南、贵州、海南、广东、福建、浙江等省亦有分布。

● **植物形态**　小灌木，高1～1.5 m。全株密生星状绒毛，并生有基部宽扁的弯形皮刺。叶互生，叶片卵形，长5～11 cm，宽3～9 cm，叶端钝尖，叶基心形或截形，5～7深裂或呈波状浅圆裂，表面具星状绒毛，脉上生皮刺；叶柄长2～4 cm。蝎尾状聚伞花序腋外生，长3～6 cm；花梗散生短刺；花萼杯状，5裂；花冠蓝紫色，5深裂。浆果球形，熟时橙黄色，直径约1 cm，宿萼有针刺。全年开花结果。

● **采集加工**　全年可采根，除去须根，洗净，晒干备用。叶，随采随用或晒干备用。

● **性能主治**　辛、微苦，微温，有小毒。通调火路，活血散瘀，消肿止痛。用于跌打扭伤，腰肌劳损，风湿痛，胃痛，牙痛，痈疮。

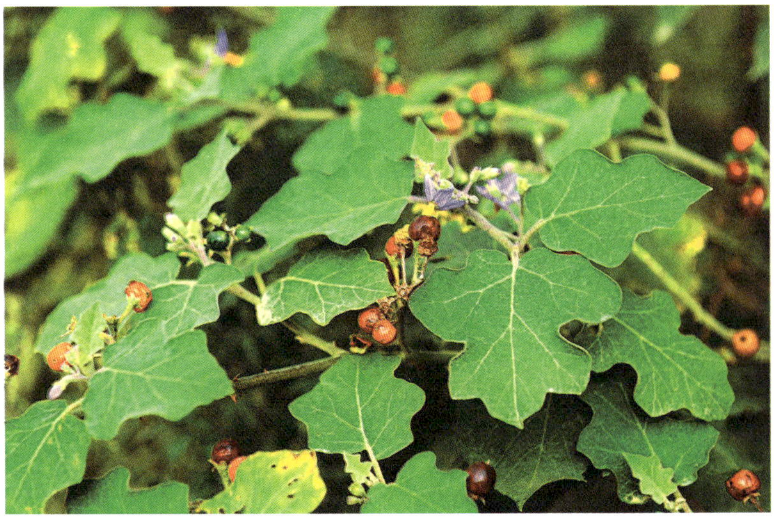

● **用　　量**　5～10 g，外用适量。

● **临床应用**

1. 跌打扭伤：鲜刺天茄叶适量，捣烂酒炒敷患处。

2. 水臌积滞：刺天茄适量，炒黄碾末，每次10 g，白糖20 g，饭前开水调服。

3. 乳癌，痈疮溃破：刺天茄干叶适

量，碾末撒患处。

4. 胃痛，牙痛：刺天茄10 g，两面针15 g，水煎含服。

● **现代研究**

1. 化学研究：果含生物碱、黄酮苷、酚类、氨基酸及有机酸等。生物碱有龙葵碱0.1%和澳洲茄胺等，前者为甾体生物碱苷，水解后产生龙葵胺。果还含β-谷甾醇和薯蓣皂苷元等。种子含脂肪油。叶含龙葵碱0.02%。茎含澳洲茄胺、β-谷甾醇、薯蓣皂苷元等，但含量远较果实少。

2. 药理及毒理学研究：果实中含有的龙葵碱有溶血作用，对受孕小鼠有胎毒和致畸作用，有抗炎、解毒、糖皮质激素样作用。

● **附　　注**　孕妇忌服，青光眼者禁用。

丢了棒

Maegyaeuqvaiz

● **别　　名**　白桐树。

● **来　　源**　为大戟科植物白桐树*Claoxylon polot*（Burm.）Merr.的全株。

● **生境分布**　生于旷野灌木丛中或疏林下。在广西主要分布于平南、邕宁、宁明、龙州、那坡，广东及云南亦有分布。

● **植物形态**　灌木或乔木，高3～9 m。小枝密被白色短柔毛。单叶互生，叶柄长5～14 cm，顶端与叶片连接处有2枚不明显的小腺体；叶片阔卵形至卵状长圆形，长10～20 cm，宽5～12 cm，先端短渐尖，两面沿脉具疏柔毛，后脱落。花小，单性，雌雄异株；总状花序腋生，花序梗及花柄密被绒毛，无花瓣；雄花序长14～30 cm，外面被锈色短柔毛，雄蕊20～25枚；雌蕊花萼3～4裂；子房2～3室，密被灰白色短茸毛。蒴果密被茸毛，三角状扁球形，直径约8 mm，熟时红色，3裂。花果期5～8月。

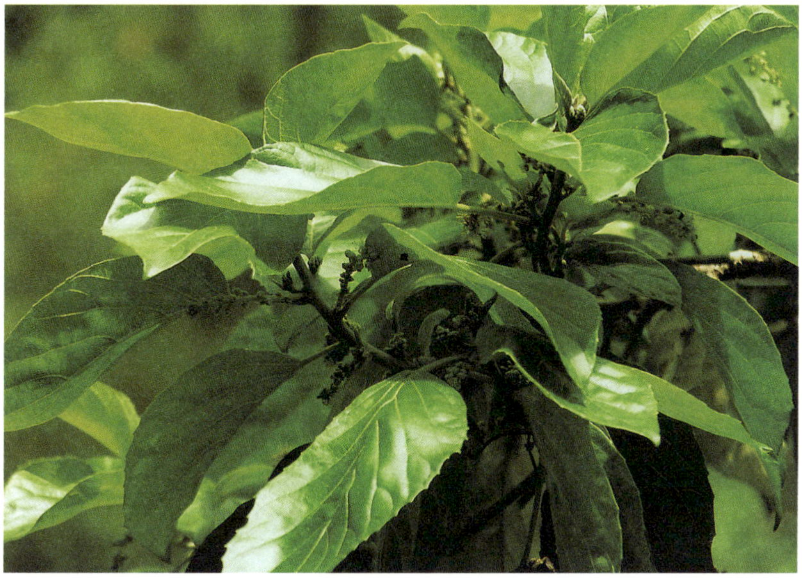

● **采集加工**　秋季采收，除去杂质，晒干备用。

● **性能主治**　辛、苦，微温，有

小毒。祛风除湿，散瘀止痛，通调水道。用于风湿性关节炎，腰腿痛，跌打肿痛，小便不通。

用　　量　10～20 g，外用适量。

临床应用

1. 烧伤：丢了棒叶适量，碾末，撒于患处。

2. 风湿性关节炎，腰腿痛，脚气水肿：丢了棒根10 g，水煎服。

3. 跌打肿痛，骨折：丢了棒适量，捣烂敷患处。

现代研究　化学研究：丢了棒含生物碱、游离糖、有机酸类、葡萄糖和淀粉、磷酸烯醇丙酮、羧酸化酶等。花含黄鸭跖草苷、蓝鸭跖草苷等。

附　　注　孕妇忌用。

青　葙

Nyadangjmaj

别　　名　野鸡冠、尾花子。

来　　源　为苋科植物青葙*Celosia argentea* L. 的种子。

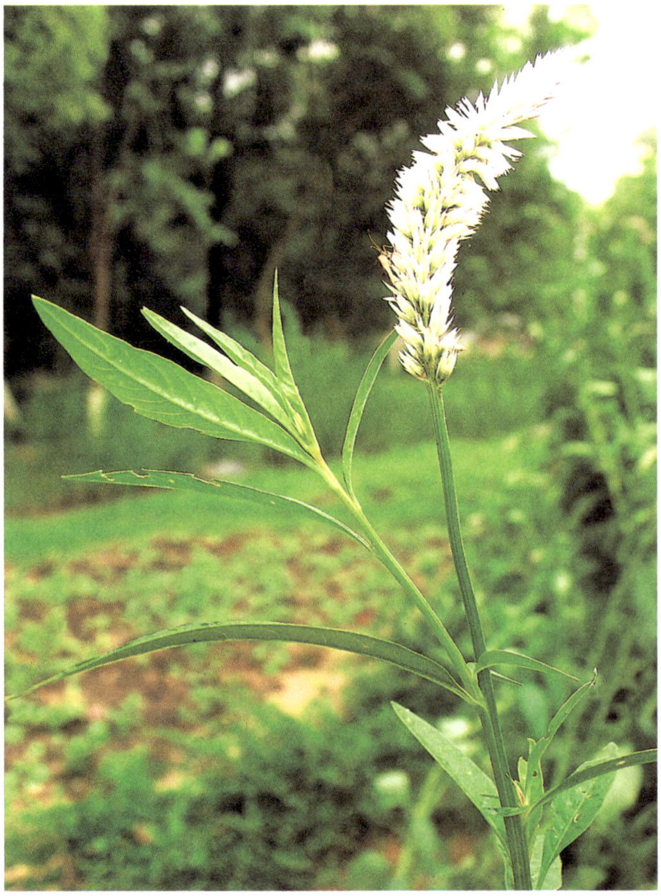

生境分布　生于平原或山坡，可达海拔1 100 m。广西的乐业、那坡、北流、贺州、钟山、龙胜等地有分布。

植物形态　一年生草本，高30～100 cm。全株无毛。茎直立，有分枝。叶矩圆状披针形至披针形，长5～8 cm，宽1～3 cm。穗状花序长3～10 cm；苞片、小苞片和花被片干膜质，光亮，淡红色；雄蕊花丝下部合生成杯状。胞果卵形，长3～3.5 mm，盖裂。种子肾状圆形，黑色，光亮。

采集加工　8～10月割取地上部分或花穗，搓出种子晒干备用。

性能主治　苦，微寒。祛风热，清肝火。用于目赤肿痛，障翳，高血压，鼻衄，皮肤风热瘙痒，疥癞。

用　　量　9～30 g。

临床应用

1. 头风痛：青葙15 g，水煎服。

2. 夜盲，目翳：青葙15 g，乌枣30 g，水煎，饭前服。

3. 高血压：青葙30 g，水煎服。

现代研究 化学研究：全草含脂肪油和丰富的硝酸钾等，尚含烟酸。

水 八 角

Makgaknaemq

别　　名 大叶石龙尾、水薄荷、水茴香、水波香、皱叶石龙尾。

来　　源 为玄参科植物大叶石龙尾*Limnophila rugosa*（Roth）Merr.的全草。

生境分布 生于山野沟边阴湿地或浅水中。在广西主要分布于平果、南宁、防城、博白、北流、贵港、平南、岑溪、藤县、蒙山、钟山和平乐等地，福建、台湾、广东和四川等地亦有分布。

植物形态 一年生芳香草本，高30～60 cm。根茎横走，节下生多数须根，水生时常有条形叶，节上部生长多数地上茎。茎粗壮，表面有纵皱纹，幼嫩时常被毛，老时光滑，全株具浓郁的八角茴香气味，故有“水八角”“水茴香”等名。叶对生，具柄，柄长0.5～2 cm；叶片椭圆形或卵形，长5～8 cm，宽2～3 cm，先端钝或稍短尖，基部渐窄，楔形，边缘有浅锯齿或小钝齿，被白色短毛，下面叶脉常凸出，散生多数小腺点。秋季开花，花蓝紫色，上部黄色，2至数朵集成头状腋生花序，总花梗长3～10 mm，小花无梗，小苞片1枚，条状披针形；花萼5裂，被柔毛；花冠管圆柱形，上唇全缘或2裂，下唇3裂，扩展；雄蕊4枚，双双成对，内藏。蒴果椭圆形，与宿萼近等长。

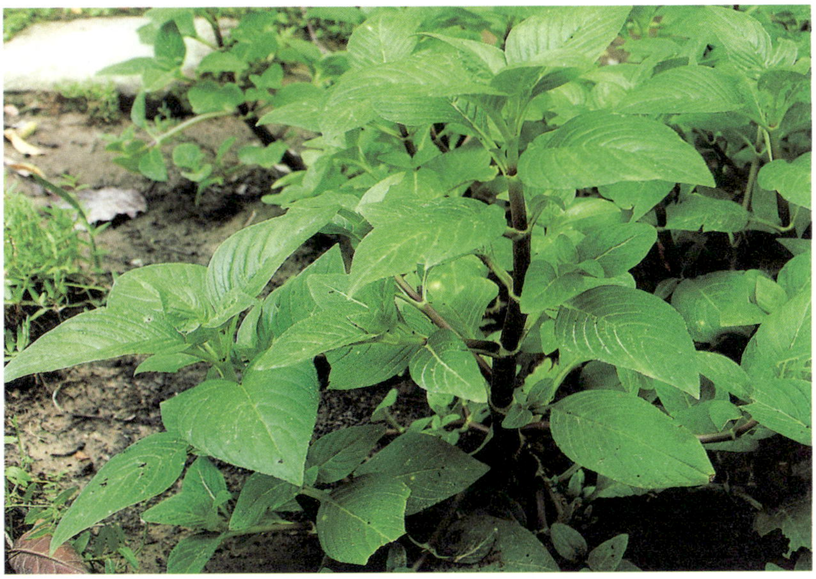

采集加工 全年可采全草，洗净，鲜用或晒干备用。

性能主治 辛，平。通调火路，清热解毒，祛风除湿，止咳止痛。用于治疗水肿，胃痛，胸腹胀满，咳嗽气喘，小儿乳积，疮疖等。

用　　量 6～15 g，外用适量。

临床应用

1. 慢性气管炎，胃寒痛，腹泻：

水八角9 g，水煎服。

2. 慢性鼻炎，中耳炎：鲜水八角适量，捣烂取汁滴患处。

3. 湿疹，脓疱疮，痈疮溃烂：水八角适量，水煎外洗或碾末撒敷患处。

4. 跌打瘀肿，骨折，疔疮肿毒，毒虫咬伤：鲜水八角适量，捣烂外敷患处。

白 粉 藤

Caekswzgauj

● **别　　名**　伸筋藤、白薯藤、独脚乌桕。

● **来　　源**　为葡萄科植物白粉藤*Cissus repens*（Wight et Arn.）Lam.的根、茎、叶。

● **生境分布**　多生于山坡疏林或河边。在广西主要分布于南宁、宁明和龙州等地，广东、台湾、云南和贵州等地亦有分布。

● **植物形态**　草质植物，长达数米。茎有节，被白粉；嫩枝绿色，肉质，横切面为钝四角形，有纵条纹，干时易自节上脱离；卷须与叶对生，不分叉。单叶互生，膜质，长5～14 cm，宽3.5～12 cm，顶端渐尖，基部弯缺或截形，边缘有疏离尖锐的小齿，通常10枚，上面深绿色，下面浅绿色。聚伞花序，与叶对生或顶生，长3～6 cm，总花梗长2～4 cm。花期6～11月，果期8月至翌年1月。

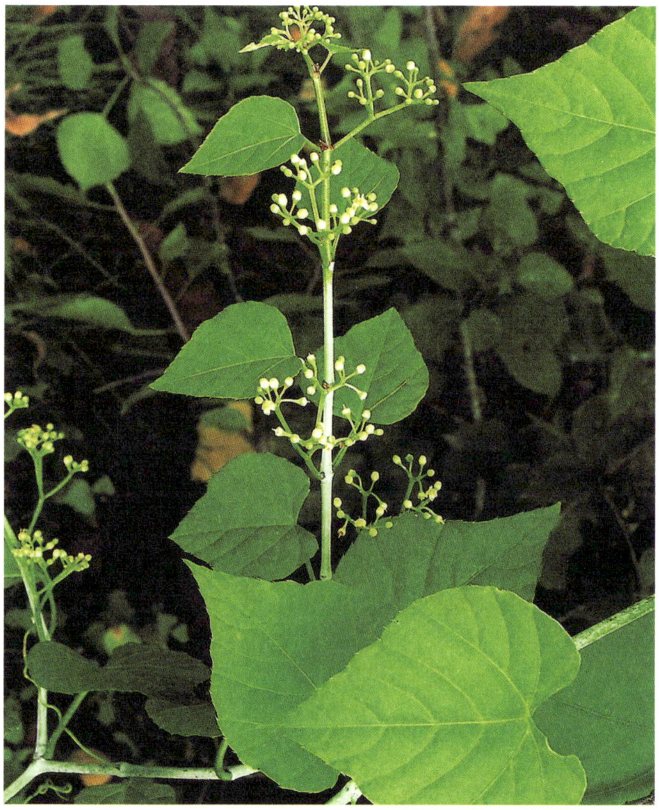

● **采集加工**　全年可采，洗净，鲜用或晒干备用。

● **性能主治**　根：淡、微辛，凉。用于风湿痹痛。茎、叶：苦，寒，有小毒。清热解毒，止痛。用于瘰火瘰疬，肾炎，痈疮肿毒，毒蛇咬伤。

● **用　　量**　9～15 g。

● **临床应用**

1. 瘰火瘰疬，痈疮肿毒，毒蛇咬伤：白粉藤根9 g，水煎服，并用鲜茎、叶捣烂外敷患处。

2. 肾炎，痢疾：白粉藤鲜茎（去叶）9 g，水煎，冰糖调服。

● **现代研究**　化学研究：藤含酚类、皂苷、氨基酸、有机酸等。

苏　木

Soqmug

● **别　　名**　红苏木、苏方木。

● **来　　源**　为云实科植物苏木*Caesalpinia sappan* Linn的干燥心材。

● **生境分布**　野生于山谷林中或山脚下。在广西主要分布于那坡、平果、天等、龙州、南宁、北流、陆川等地，广东、台湾、贵州、云南、四川等省亦有分布。

● **植物形态**　常绿小乔木，高达5～10 m。树干有小刺；小枝灰绿色，具圆形凸出的皮孔；新枝被微柔毛，后脱落。叶为二回双数羽状复叶，全长达30 cm或更长；羽片对生，9～13对，长6～15 cm，叶轴被柔毛；小叶9～16对，长圆形，长约14 mm，宽约6 mm，先端钝形微凹，全缘，上面绿色无毛，下面具细点，无柄；具锥刺状托叶。圆锥花序，顶生，宽大多花，与叶等长，被短柔毛；花黄色，直径10～15 mm；萼基部合生，上部5裂，裂片略不整齐；花瓣5片，其中4片圆形，等大，最下一片较小，上部长方倒卵形，基部约1/2处窄缩成爪状；雄蕊10枚，花丝下部被棉状毛；子房上位，1室。荚果长圆形，偏斜，扁平，厚革质，无刺，无刚毛，顶端一侧有尖喙，长约7.5 cm，直径约3.5 cm，成熟后暗红色，具短茸毛，不开裂，含种子4～5粒。花期5～6月，果期9～10月。

● **采集加工**　全年可采。除去外皮及边材，取心材，晒干备用。

● **性能主治**　甘、咸，平。通调两路，消肿止痛。用于烦热腹痛，腰痛，痛经，产后瘀滞腹痛，跌打损伤，白癜风，痢疾，破伤风，痈肿。

● **用　　量**　10～15 g，外用适量。

● **临床应用**

1. 烦热腹痛：苏木15 g，硇砂15 g，川大黄30 g，后两味药均碾末，先将苏木加水600 ml煎至300 ml，去渣入硇砂、大黄末，同熬成膏，每次空腹服10 ml。

2. 腰痛：苏木10 g，狗脊15 g，金樱根30 g，水煎服。

3. 痛经，产后瘀滞腹痛：苏木、桃仁、当归、香附、大血藤、土牛膝各10 g，红花5 g，水煎服。

4. 跌打损伤：苏木、骨碎补、红药、飞天蜈蚣各10 g，血竭5 g，水煎服。

5. 跌打损伤，瘀肿疼痛：老苏木、归尾、赤芍、刘寄奴、乳香、没药各10 g，路路通、泽兰各5 g，水煎外洗患处。

6. 白癜风：苏木10 g，白蒺藜15 g，何首乌20 g，茺蔚子10 g，蝉蜕10 g，赤芍10 g，大枣6枚，水煎服。

7. 足癣：苏木30 g，钩藤30 g，花椒30 g，枯矾6 g，水煎浸泡患足。

● **现代研究**

1. 化学研究：木部含苏木酚、巴西苏木素、鞣质、挥发油，挥发油的主要成分为水芹烯及罗勒烯。

2. 药理及毒理学研究：

（1）抗炎作用：苏木的有效成分苏木素对大鼠炎性足垫肿胀及大鼠肉芽组织增生均有较强的抗炎作用。

（2）对心血管的作用：在蟾蜍下肢灌流时，苏木水煎剂（1∶1）1 ml能使血管轻度收缩，以后用亚硝酸钠也不能使血管扩张；如先用亚硝酸钠，再用苏木同样不能使血管收缩。苏木水煎剂（1∶1）10滴能使离体蛙心收缩力增强，20%苏木水0.2 ml可使枳壳煎剂减弱的心收缩力有所恢复，100%苏木水3 ml还能解除水合氯醛、奎宁、毛果芸香碱、毒扁豆碱、尼可丁等对离体蛙心的毒性。

（3）中枢抑制作用：100%苏木水0.1 ml/kg，不同给药方法，对小鼠、兔、豚鼠均有催眠作用，大剂量尚有麻醉作用，甚至死亡；并能对抗士的宁与可卡因的中枢兴奋作用，但不能对抗吗啡的兴奋性。

（4）其他作用：苏木水适量腹腔注射或皮下注射可使犬呕吐与腹泻；对离体子宫有轻度抑制作用，若与肾上腺素合用则作用明显。

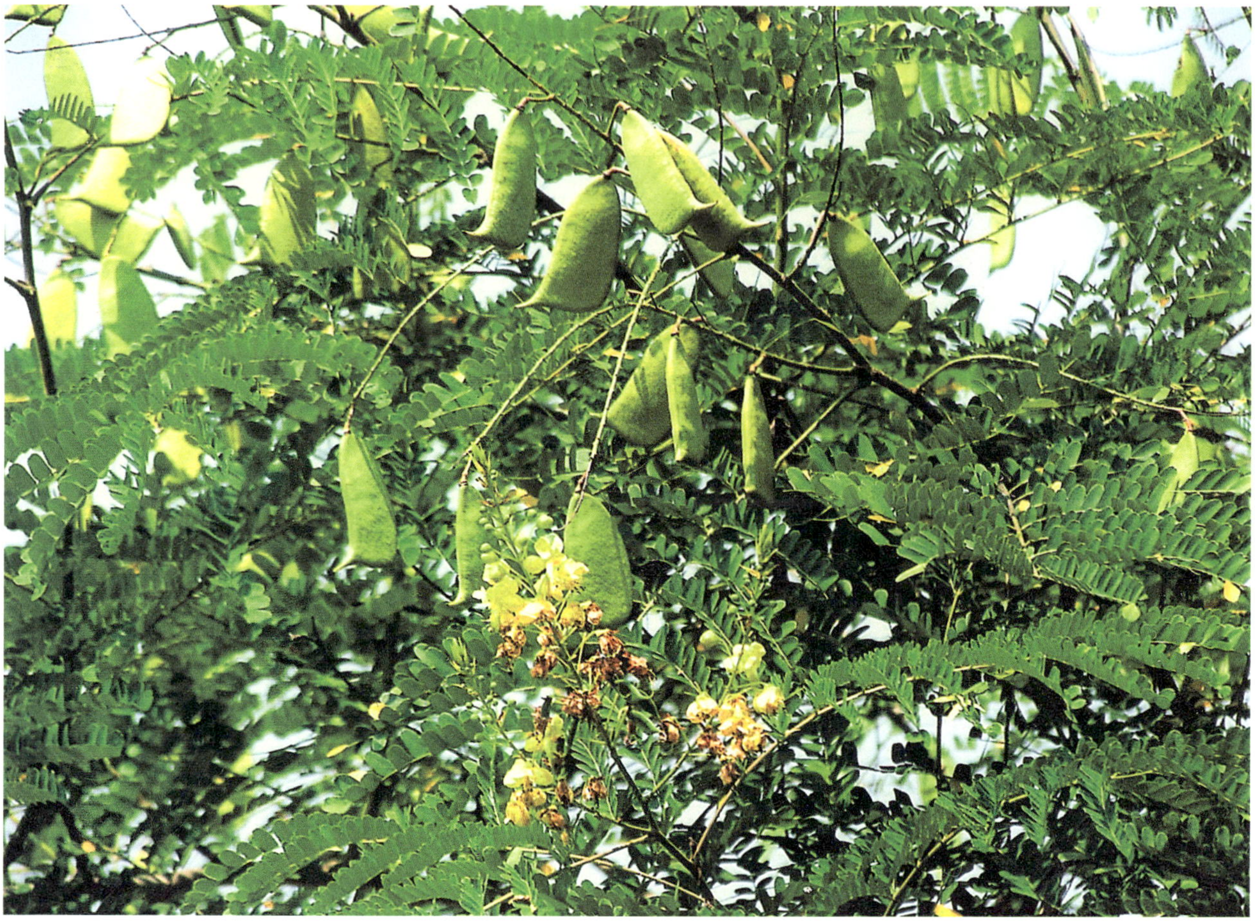

第六章　治“巧坞”病药

上树蜈蚣

Cijsaepmei

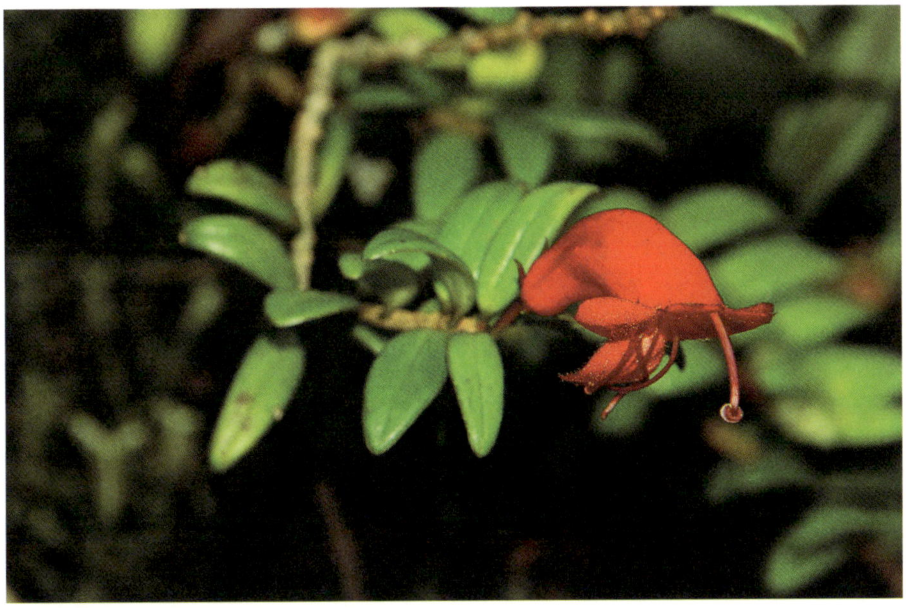

● **别　　名**　黄杨叶、芒毛苣苔。

● **来　　源**　为苦苣苔科植物芒毛苣苔*Aeschynanthus buxifolius* Hemsl. ex Dunn 的全草。

● **生境分布**　生于海拔2 000～2 500 m的山地石上或乔木树干上。分布于广西、云南等省区。

● **植物形态**　小灌木，高约30 cm。分枝无毛，有皱褶或疣状突起。叶对生或3片轮生，有短柄，无毛；叶片革质，矩圆状椭圆形、椭圆形或矩圆状披针形，长1.3～2 cm，宽6～9 mm，先端钝，全缘，上面中脉下陷，侧脉不明显。花单生于枝上部叶腋；花梗细，无毛，长约4 mm；花萼长约6.5 mm，无毛，5裂至基部，裂片钻状条形；花冠紫红色，长约3 cm，外面无毛，稍弯曲，檐部斜，不明显，二唇形，5裂片近等大；能育雄蕊2对，伸出花冠外；子房有柄，花柱伸出花冠外。蒴果长约7.5 cm，稍弧状弯曲。

● **采集加工**　采收后洗净，鲜用或晒干备用。

● **性能主治**　甘，温。滋阴降火，宁心安神，健脾和胃。用于心旷不寐，烦躁不安，脾胃不和。

● **用　　量**　5～10 g。

● **临床应用**

1. 心旷不寐，烦躁不安：上树蜈蚣10 g，合欢皮20 g，夜交藤30 g，水煎服，或鲜品30 g，捣碎塞入猪心炖服。

2. 脾胃不和：上树蜈蚣10 g，白鸡矢藤10 g，水煎服。

● **附　　注**　矮芒毛苣苔*A.humilis* Hemsl.近本种，较低矮，高约10 cm，分枝有锈色毛，花萼有毛，5裂近中部；产于云南南部。

水菖蒲

Cingjfouxnaemq

● **别　　名**　香蒲、泥菖、水菖、土菖蒲、水蜡烛、土方便。

● **来　　源**　为天南星科植物菖蒲*Acorus calamus* Linn. 的根状茎。

● **生境分布**　生于水边及潮湿地。分布于广西各地，全国各省有分布。

● **植物形态**　多年生草本，有特殊香气。根状茎肥厚，直径10～15 mm，横生，分枝，有多数环节，节上生须根多数。叶从基部生出，单叶，排成2列，基部抱茎，剑形，革质，长50～80 cm，有时可达150 cm，宽0.8～1.5 cm，先端尖，中脉明显凸起。5～7月开花，内穗花序圆柱形，长3～8 cm，宽7～15 cm，叶状苞片1枚；花小，密生，黄绿色，花被片6枚；雄蕊6枚；子房2～4室。浆果倒卵形，熟时红色。

● **采集加工**　全年可采，但以8～9月采挖为良。挖得后，洗净，除去须根，晒干备用。

● **性能主治**　辛、苦，温。开窍化痰，健脾利湿，消积，杀虫解毒。用于痰涎壅闭，神志不清，癫痫，中风，慢性支气管炎，痢疾，肠炎，腹胀腹痛，风寒湿痹，疥疮，湿疮。

● **用　　量**　5～10 g，外用适量。

● **临床应用**

1. 健忘，惊悸，神志不清：水菖蒲、夜交藤、茯苓、龟板、龙骨各10 g，碾末，每次5 g，开水送服。

2. 心悸，失眠：水菖蒲、灵磁石各10 g，枣仁20 g，女贞子15 g，黄连、五味子各5 g，水煎服。

3. 牙痛，疥疮：水菖蒲适量，碾末搽牙痛处，水煎外洗疥疮。

4. 癫痫，中风，痢疾，肠炎：水菖蒲10 g，水煎服。

5. 慢性支气管炎：水菖蒲10 g，白蚁巢20 g，杏仁6 g，甘草6 g，水煎服。

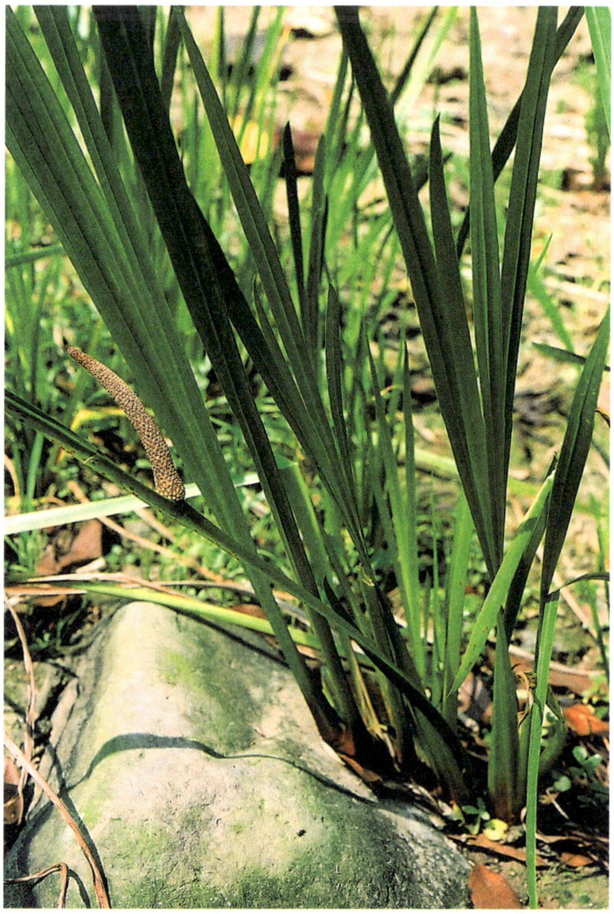

● **现代研究**

1. 化学研究：全草含挥发油、维生素、棕榈酸、菖蒲苷、混合脂肪酸及糖等。挥发油中含丁香酚、细辛醛、白菖酮等30多种成分。根含细辛醚及13种氨基酸，其中色氨酸是主要成分。

2. 药理学研究：水菖蒲能促进消化液分泌，并有缓解平滑肌痉挛的作用。挥发油具有镇咳、祛痰、平喘的作用。水菖蒲对肺炎双球菌、甲型链球菌、金黄色葡萄球菌、白色葡萄球菌、八叠球菌、卡他球菌等均有抑制作用。

猪 牙 皂

Byaekcikmou

● **别　　名**　牙皂、小牙皂、山皂荚。

● **来　　源**　为云实科植物皂荚*Gleditsia sinensis* Lam. 的果实。

● **生境分布**　多为栽培，少野生，生长于村边、路旁、向阳温暖的地方。在广西主要分布于桂林，全国大部分地区有分布。

● **植物形态**　落叶乔木，高可达15 m。分枝圆柱形，有圆锥状的棘刺，坚挺，上有互生的分枝。双数羽状复叶簇生，有小叶3～8对；小叶片矩卵形或卵形，长2.5～9 cm，宽1.5～5 cm，先端钝，顶有细尖，基部宽楔形或近圆形，常稍偏斜，边缘有细锯齿，下面网脉明显，两面均被毛；小叶柄短。春季腋生总状花序，有杂性花约20朵，花梗长0.3～1 cm；花萼钟状，先端4裂；花冠左右对称，白色，但非蝶形，花瓣4枚，椭圆形；雄蕊6～8枚，其中3～4枚较长。荚果直，带形，长7.5～30 cm，宽2.4～3.5 cm，深棕色，边缘平滑，被灰色粉霜。种子10余粒，长椭圆形，黑棕色，光滑。

● **采集加工**　秋季采摘果实，晒干备用。

● **性能主治**　辛、咸，温，有小毒。祛痰定喘，散瘀消肿，通乳排毒。用于脑充血，癫痫，产后缺乳，乳痈，白喉。

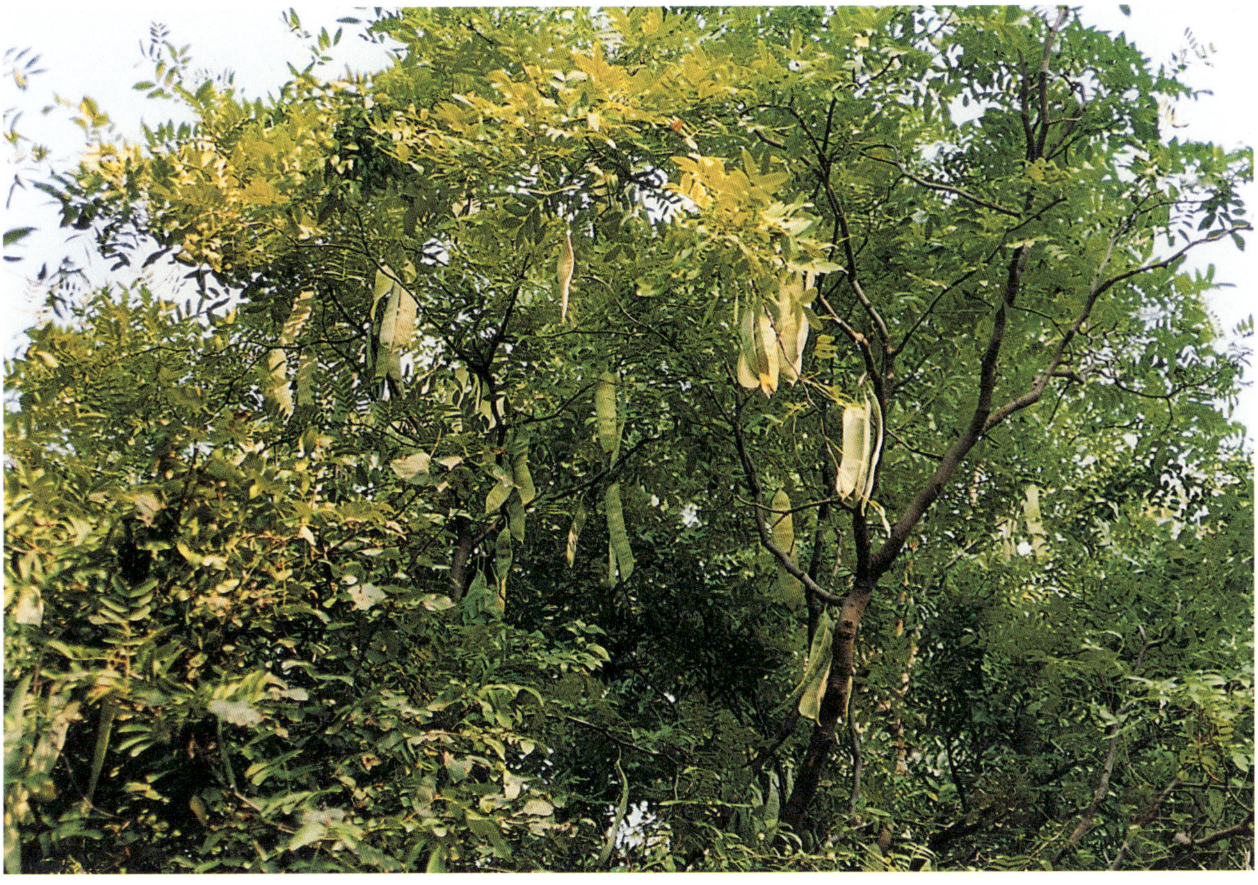

用　　量　1～3 g，外用适量。

临床应用

1. 脑充血，癫痫，痰涎壅塞咽喉：猪牙皂3 g，水煎服。如不省人事，牙关紧闭，用皂荚、薄荷、水菖蒲各等份碾末，取少量吹入鼻腔，促其苏醒。

2. 产后缺乳，乳腺炎：猪牙皂3 g，水煎服，并用鲜叶适量捣烂外敷。

3. 咳嗽气喘：猪牙皂3 g，水煎服。

4. 咽喉炎，白喉：猪牙皂果实3 g，碾末，每次取少许吹入喉中。

现代研究

1. 化学研究：果实含皂苷等，水解生成皂荚苷元。种子内胚乳系由半乳糖与甘露糖按物质的量的比1：3.9～4.0组成的多糖。树皮、叶含皂苷及黄酮苷等。

2. 药理及毒理学研究：

（1）皂荚在试管中对痢疾杆菌、大肠杆菌、绿脓杆菌及霍乱杆菌等有抑菌作用。猪牙皂在体外有杀死丝虫幼虫的作用。猪牙皂荚可促进呼吸道黏膜分泌，起到祛痰的作用。猪牙皂浸膏对小鼠肉瘤S-180、宫颈癌U_{14}、血性Sb_{180}、实体瘤等均有一定的治疗作用。

（2）毒性：大剂量服用可引起吸收中毒，提取物浸膏的LD_{50}为1.26 ± 0.54 g/kg。

附　　注　此药性极锐利，虚弱者、孕妇、有咯血倾向者以及非痰结实证者均忌用。

第七章　止血药

大　蓟

Nyalinzswj

别　　名　老虎刺、草鞋刺、刷把头、刺萝卜。

来　　源　为菊科植物蓟*Cirsium japonicum* DC. 的地上部分或根。

生境分布　野生于山坡、路边等处。我国南北各省区均有分布。

植物形态　多年生宿根草本。茎高100～150 cm，直立，有纵条纹，密被白柔毛。叶互生；根生叶倒卵状长椭圆形，长15～30 cm，羽状分裂，裂片5～6对，先端尖，边缘具不等长浅裂和斜刺，基部渐狭，形成两侧有翼的扁叶柄，被毛；茎生叶向上逐渐变小，形状与根生叶相似，基部抱茎，下表面密被白绵毛。头状花序，单生在枝端；柄短；着生披针状叶1～2片；总苞球形，直径15～20 mm，苞片6～7列，披针形，在基部外面的较短，内面的较长，锐头，有刺，全缘；全部为管状花，紫红色，两性，长约20 mm，先端5裂，裂片线形；雄蕊5枚，花药相连呈管状，先端分离，基部左右各有一下垂尖尾；雌蕊1枚，子房下位。瘦果扁椭圆形。花期5～6月，果期6～8月。

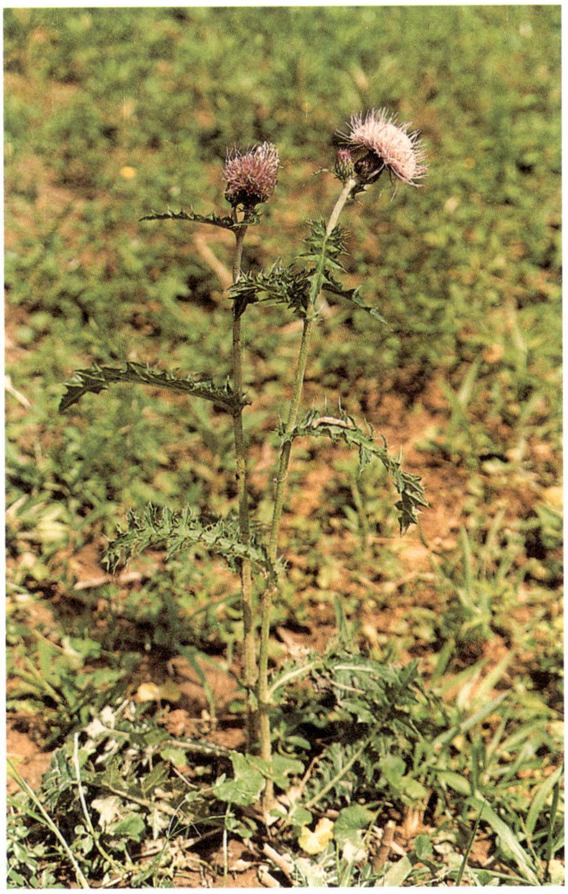

采集加工　夏、秋季花开时采割地上部分，秋末挖根，鲜用或晒干备用。

性能主治　苦、甘，凉。凉血止血，祛瘀消肿。用于衄血，吐血，尿血，便血，崩漏下血，外伤出血，痈肿疮毒，蛇咬伤。

用　　量　10～20 g，外用适量。

临床应用

1. 上消化道出血：大蓟15 g，白及15 g，百草霜10 g，水煎服。
2. 肺咳血：大蓟15 g，百部10 g，旱莲草15 g，土黄芩10 g，茅根10 g，水煎服。
3. 外伤出血：大蓟适量，捣烂敷患处。
4. 肺热咯血：大蓟鲜根20 g，捣烂取汁，冰糖调服。
5. 吐血，衄血，崩漏：大蓟鲜根20 g，捣烂取汁频服。
6. 痈肿疮毒：大蓟鲜根适量，捣烂冬蜜调敷患处。

现代研究

1. 化学研究：根、叶含黄酮类化合物蒙花苷、柳穿鱼苷、大蓟黄酮苷及苷元等，还含挥发油（成分有单紫杉烯、二氢单紫杉烯、四氢单紫杉烯等）、三萜化合物（成分有伪乙酸蒲公英甾醇酯和β-香树脂醇乙酸酯等），尚含其他成分：三十二烷醇、豆甾醇、β-谷甾醇、菊糖和土木香多糖。

2. 药理学研究：

（1）凝血止血作用：大蓟全草汁能使凝血时间、凝血酶原时间缩短，使血沉加速；炒炭后能明显缩短出血和凝血时间。

（2）抗菌作用：大蓟全草及总黄酮对金黄色葡萄球菌、绿脓杆菌、变形杆菌、单纯带状疱疹病毒有明显抑制作用。

（3）降压作用：大蓟根水煎液、根碱液、25%和50%酸性浸出液及叶水煎剂均有降压作用，其中根水煎液和根碱液降压作用最强。

地　榆

Dizhizndengx

● **别　　名**　玉札、山枣子、红地榆、鼠尾地榆、岩地芰。

● **来　　源**　为蔷薇科植物地榆*Sanguisorba officinalis* L. 的根。

● **生境分布**　生于山地的灌木丛、草原、山坡或田岸边。全国大部分地区有分布。

● **植物形态**　多年生草本，高1～2 m。根茎粗壮，生多数肥厚的纺锤形或长圆柱形的根。茎直立，有棱。单数羽状复叶，互生；根生叶较茎生叶大，具长柄，茎生叶近于无柄，有半圆形环抱状托叶，托叶边缘具三角状齿；小叶5～19片，椭圆形至长卵圆形，长2～7 cm，宽0.5～3 cm，先端尖或钝圆，基部截形、阔楔形或略似心形，边缘具尖圆锯齿，小叶柄短或几无柄。花小，密集成倒卵形、短圆柱形或近球形的穗状花序，疏生于茎顶；花序梗细长、光滑或稍被细毛；花暗紫色，苞片2片，膜质，披针形，被细柔毛；花被4裂，裂片椭圆形或广卵形；雄蕊4枚，着生于花被筒的喉部，花药黑紫色；子房上位，卵形，有毛，花柱细长，柱头乳头状。瘦果椭圆形或卵形，褐色，有4条纵棱，呈狭翅状。种子1枚。花果期6～9月。

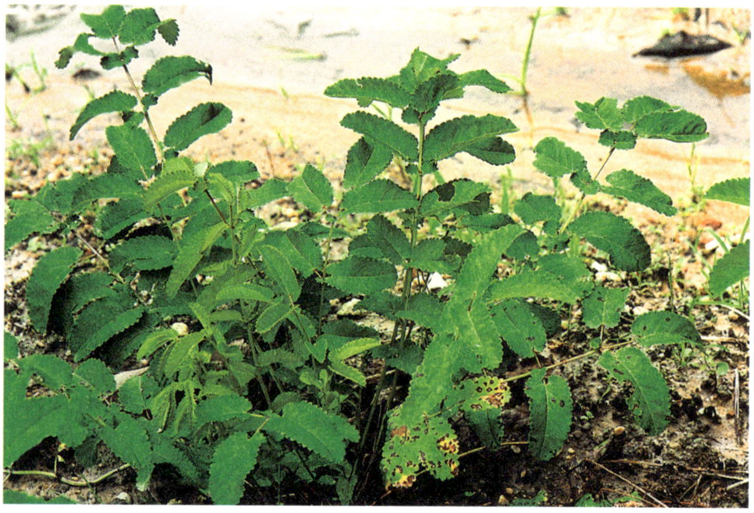

● **采集加工**　春季或秋季植株枯萎后采挖，除去须根，洗净，晒干备用。

● **性能主治**　苦、酸、涩，微寒。凉血止血，解毒敛疮。用于妇女崩漏，便血，痔疮出血，血痢，水火烫伤，痈肿疮毒。

用　　量　10～20 g，外用适量。

临床应用

1. 妇女血崩，产后流血过多：地榆20 g，炒黑，水煎服。

2. 胃溃疡出血：地榆20 g，白及15 g，旱莲草10 g，水煎服。

3. 小儿癫痫：地榆10 g，猪蹄100 g或豆腐100 g，炖服。

4. 痔疮出血，血痢：地榆20 g，槐花、生地、旱莲草、皂刺各15 g，赤芍、黄柏各10 g，水煎服。

5. 烧、烫伤：地榆适量，碾末，调茶油外涂，并用根水煎外洗。

现代研究

1. 化学研究：根含三萜及其皂苷，如地榆苷、山香醇酸糖苷、白桦脂酸、坡模醇酸、乌索酸等；含酚酸性化合物，如地榆素、没食子酰原花色青素、甲基鞣花酸（为止血有效成分）、焦性儿茶酚、没食子儿茶酚等；含黄酮类成分，如山柰素、槲皮素、金丝桃苷。此外，还含地榆酸双内酯、阿魏酸、β-谷甾醇、胡萝卜苷、没食子酸及铝、铁、硅、铜、锰、锌等33种微量元素。

2. 药理及毒理学研究：

（1）止血作用：生地榆煎剂可明显缩短出血时间和凝血时间，地榆制炭后上述作用消失，故其止血作用与所含鞣质有关，其中三氧-甲基没食子酸有很强的止血作用。

（2）抗菌作用：地榆煎剂对伤寒杆菌、脑膜炎球菌、福氏痢疾杆菌、乙型链球菌、金黄色葡萄球菌及肺炎双球菌等有抑制作用，其鞣质有抗霉菌作用。

（3）对烧、烫伤和炎症作用：对Ⅱ度烧、烫伤的犬、兔、大鼠，使用地榆粉、水提取剂或其复方涂抹伤口外用，均有收敛、抑菌、减少渗出、减轻肿胀、保护创面、防止感染、预防早期死亡和休克的作用，可使创面迅速减小，促进伤口愈合。

（4）止吐作用：地榆煎剂可抑制静注洋地黄酊呕吐。

（5）抗衰老作用：地榆可延长小鼠游泳时间，增加小鼠及老龄大鼠胸腺及超氧化物歧化酶（SOD）活性，调整老年雄/雌性大鼠血清睾丸酮/雌二醇比值。

（6）毒性：地榆水提取物及醇提取物LD_{50}分别为1.60 ± 0.29 g/kg，2.17 ± 0.49 g/kg。

侧柏叶

Meizbag

别　　名　扁柏、美柏、香柏、柏叶。

来　　源　为柏科植物侧柏*Platycladus orientalis*（L.）Franco 的枝梢及叶。

生境分布　生于较干燥的山坡。为我国特产，分布于除新疆、青海外的地区。

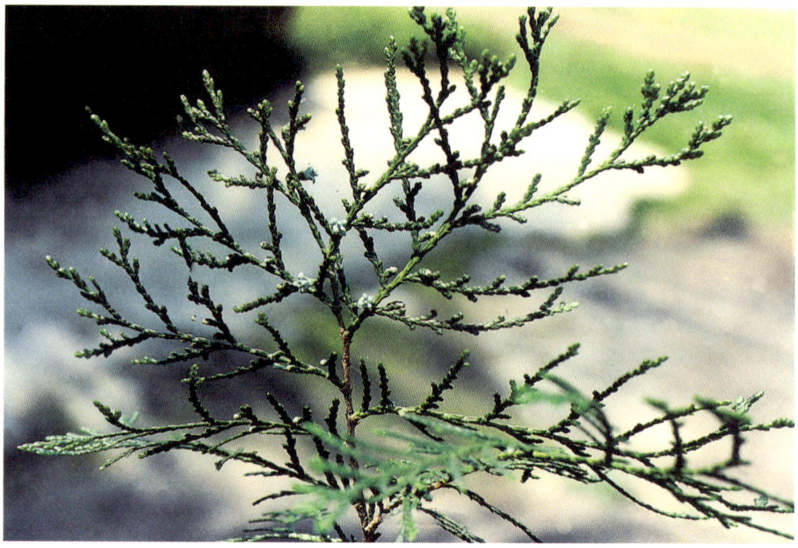

● **植物形态** 常绿乔木，有时为灌木状，高可达20 m。干直立，分枝很密，小枝扁平，为鳞片状绿叶包，由中轴向两侧作羽状排列，成一平面。叶细小，鳞片状，交互对生，除顶端外，紧贴茎着生，侧生叶中线隆起，腹背叶中线较平，各叶自中部以上均线状下凹。3～4月开花，雌雄同株，着生在上年小枝顶上；雄球花卵圆形，具短柄；雌球花球形，无柄，淡褐色。果圆球形，直立，蓝绿色，被白粉，熟前肉质，成熟后变红褐色并木质化，开裂。种鳞8片，顶端及基部1对无种子，其余每片有种子1～2粒；种子卵状，栗褐色，无翅或有棱脊。

● **采集加工** 多在夏、秋季采收，阴干备用。

● **性能主治** 苦、涩，寒。凉血止血，生发乌发。用于吐血，衄血，咯血，便血，尿血，崩漏，血热脱发，须发早白，百日咳，带状疱疹，烧伤，腮腺炎。

● **用　　量** 5～15 g，外用适量。

● **临床应用**

1. 吐血，衄血，咯血，崩漏：侧柏叶15 g，大蓟20 g，水煎加田七粉3 g冲服。
2. 便血：侧柏叶15 g，槐花10 g，水煎服。
3. 尿血：侧柏叶10 g，玉叶金花10 g，水煎服。
4. 血热：侧柏叶10 g，三叉苦10 g，水煎服。
5. 鼻衄：侧柏叶、百草霜各等量，碾末吹入鼻中。
6. 肺结核：侧柏叶15 g，生地、元参、百合各10 g，川贝5 g，甘草3 g，水煎服。
7. 高血压：侧柏叶15 g，罗布麻15 g，草决明15 g，牛膝10 g，水煎服。

● **现代研究**

1. 化学研究：叶主要含挥发油（0.6%～1%）、侧柏烯、侧柏酮、小茴香酮、蒎烯、石竹烯等。新鲜侧柏叶的粗制总黄酮含量为1.72%，黄酮类化合物中有香橙素、扁柏双黄酮、穗药杉双黄酮等。叶还含鞣质、树脂、维生素C等。

2. 药理及毒理学研究：

（1）止血作用：侧柏叶（炭）煎剂能显著缩短小鼠出血时间，其有效成分可能是黄酮醇苷和鞣质混合物。

（2）镇咳、祛痰、平喘作用：侧柏叶醇提取液和黄酮有镇咳作用。其石油醚提取物、乙醚析出物及酚性物对小鼠氨雾法等所致咳嗽均有镇咳作用。侧柏叶醇提取物、石油醚提取物或醇沉淀物等均有明显的祛痰作用。侧柏叶煎剂有平喘作用。

（3）解痉作用：醋酸乙酯提取物能抑制乙酰胆碱、氯化钾引起的豚鼠离体气管平滑肌收缩，机理可能与影响钙离子的跨膜转运有关。本品水提醇沉淀物对豚鼠离体肠管有明显舒张作用。

（4）其他药理作用：

① 抗病毒作用：侧柏叶煎剂对流感病毒京科68-1型疱疹病毒有抑制作用。

② 镇静作用：侧柏叶煎剂能显著减少小鼠自主活动，并延长戊巴比妥钠的睡眠时间。

（5）毒副作用：侧柏叶煎剂，小鼠腹腔注射LD_{50}为15.2 g/kg；水煎剂经醇沉淀后，部分小鼠腹腔注射LD_{50}为30.5 g/kg；侧柏叶的石油醚提取物小鼠灌胃的LD_{50}为2 964 mg/kg。

野牡丹

Gomaknat

● **别　　名**　大金香炉、假豆稔、羊开口。

● **来　　源**　为野牡丹科植物展毛野牡丹*Melastoma normale* D. Don的根或叶。

● **生境分布**　生于山谷阴湿处及山坡林间。在广西主要分布于南部及西部等地。

● **植物形态**　常绿灌木，高可达3 m。茎枝密生长而展开的粗毛。叶对生，长椭圆形或椭圆状披针形，长4～12 cm，宽2～4.5 cm，先端短尖，基部楔形至近圆形，两面有毛，主脉3～5条；叶柄长5～20 mm。花3～10朵簇生枝梢；萼筒长5～8 mm，裂片5片，披针形，长6～10 mm，均密生锥形紧贴刚毛，萼片内面亦有疏毛；花瓣5，长椭圆形，长15～25 mm，紫红色，上缘具纤毛；雄蕊10枚，二型，5枚较长，具有紫色花药及延长的药隔，5枚较短，花药黄色，基部有2个小瘤体；雌蕊1枚，子房下位，5室。果实稍肉质，近球形，密生鳞片状毛。花期春夏间。

● **采集加工**　全年可采，洗净，切片，晒干备用或鲜用。

● **性能主治**　甘、酸、涩，温。解毒散瘀，收敛止血，补虚止咳。用于血崩，脉漏，白喉，产后肚痛，屙痢，五劳七伤，咳嗽。

● **用　　量**　5～15 g，外用适量。

● **临床应用**

1. 血崩，脉漏，产后肚痛：野牡丹15 g，蒲黄炭10 g，血余炭10 g，紫河车10 g，水煎服。

2. 外伤出血：野牡丹鲜叶适量，捣烂敷患处。

3. 痢疾：野牡丹、暴牙郎各15 g，水煎服。

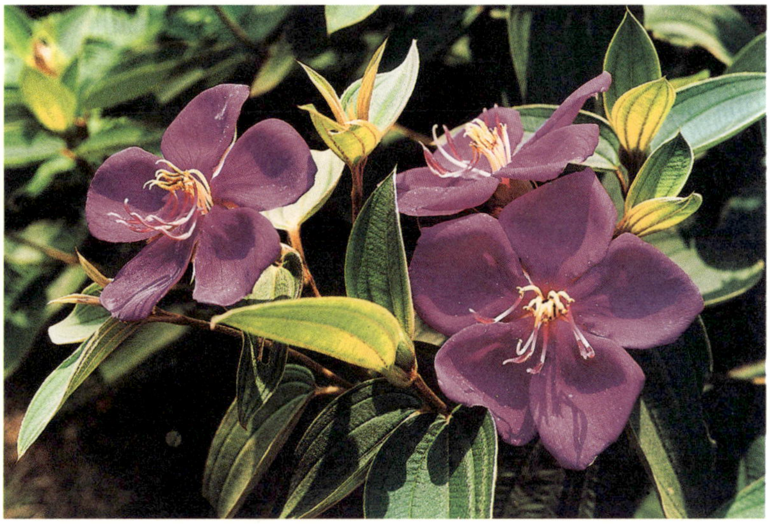

山黄麻

Yaedbya

● **别　　名**　九层麻。

● **来　　源**　为榆科植物异色山黄麻*Trema orientalis*（L.）Blume 的全草。

● **生境分布**　生于阴湿沟谷或林中或空旷的山坡。在广西分布于天峨、靖西、南宁、宁明、博白、桂平、金秀、岑溪，四川、云南、贵州、湖南、广东、福建和台湾亦有分布。

● **植物形态**　小乔木。枝密被白色柔毛。叶卵形、卵状披针形或披针形，长6～18 cm，先端长渐尖，基部心形或近截形，常稍斜，基部3出脉明显，侧出的一对脉达叶的中上部，侧脉5～7对，边缘有小锯齿，上面有短硬毛而粗糙，下面密被银灰色或微带淡黄色柔毛。聚伞花序常成对腋生；花单性；花被片5片；雄蕊5枚，与花被片对生。核果卵圆形，长约3 mm，果柄长2～5 mm。

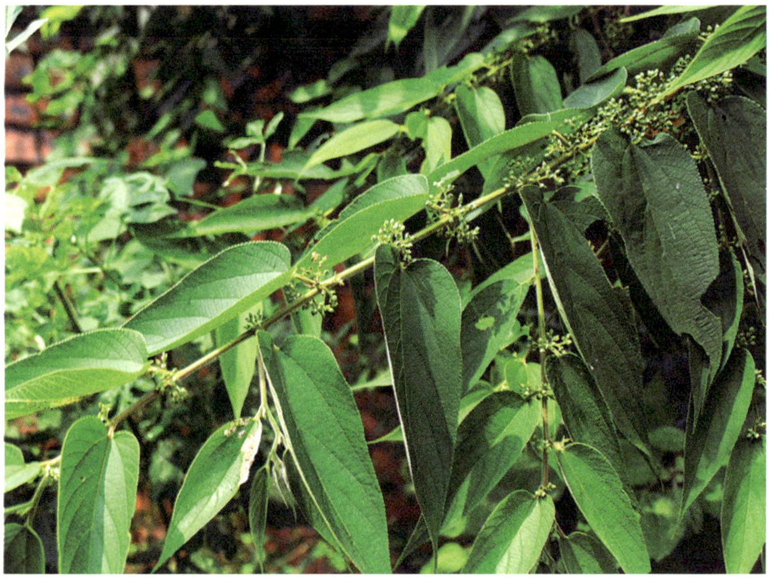

● **采集加工**　全年可采，鲜用或晒干备用。

● **性能主治**　涩，平。散瘀消肿，止血。用于跌打瘀肿，外伤出血。

● **用　　量**　外用适量。

● **临床应用**

1. 跌打瘀肿：山黄麻鲜根皮捣烂酒炒外敷患处。

2. 外伤出血：山黄麻鲜叶捣烂外敷，或用叶研粉撒伤处。

● **现代研究**　树皮含鞣质；茎皮含五环三萜醇类——山黄麻萜醇。

飞龙掌血

Gosanhlwed

● **别　　名**　散血飞、见血散、散血丹。

● **来　　源**　为芸香科植物飞龙掌血*Toddalia asiatica*（L.）Lam. 的根及茎。

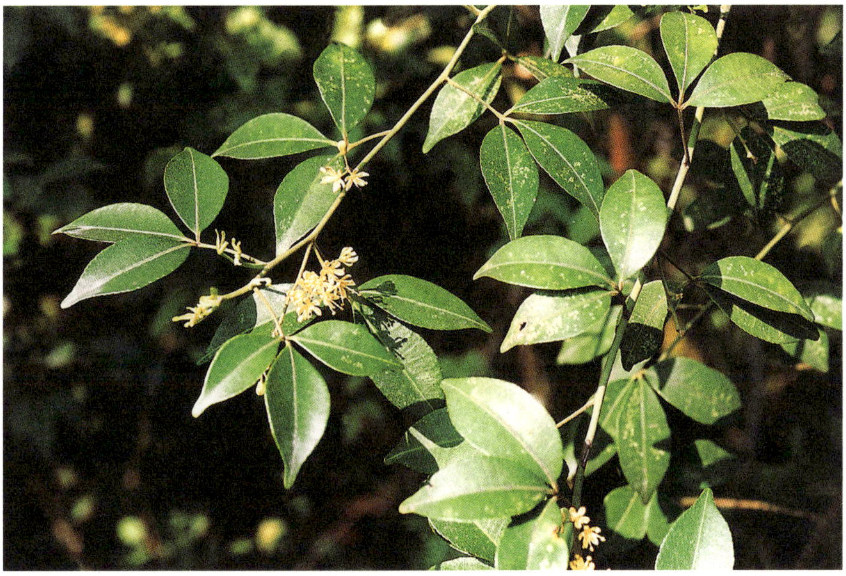

● **生境分布** 生于山坡阳光充足的小树林中或疏林下。在广西主要分布于融水、罗城等地，湖南、湖北、陕西、福建、台湾、浙江、四川、云南、贵州等省亦有分布。

● **植物形态** 木质藤本。枝及分枝常有向下弯的钩刺；小枝常被褐锈色的短柔毛及白色圆形皮孔。叶互生为3小叶复叶，悬柄；小叶无柄，纸质或革质，倒卵形、椭圆形或倒卵状矩圆形，长3～9 cm，宽1.5～3.5 cm，边有细钝锯齿，齿缝处及叶片均有油点。花单性，白色或淡黄色；萼片同花瓣均为4～5片；雄花常排成腋生的伞房状圆锥花序；雌花常排成聚伞状圆锥花序，花较少。核果近球形，橙黄色至朱红色，有油点，果皮肉质，有3～5条微凸的肋纹。种子肾形，黑色，有光泽。花果期几乎全年。

● **采集加工** 全年可采，采集后截成长约30 cm的小段，洗净，晒干备用。

● **性能主治** 辛、苦，温。祛风止痛，散瘀止血，通龙路。用于谷道血瘀吐血，伤寒衄，寒凝血瘀性闭经，气滞血瘀之痛经，风湿痹痛，胃痛，跌打损伤，刀伤出血，牙痛，阿米巴痢疾。

● **用　　量** 5～15 g，外用适量。

● **临床应用**

1. 吐血，衄血：飞龙掌血、红白二丑、茅根各15 g，水煎服。
2. 闭经，痛经：飞龙掌血、艾叶、陈棕炭、百草霜各15 g，水煎服。
3. 风湿痹痛，肋间神经痛：飞龙掌血15 g，水煎服；亦可浸酒服。
4. 跌打损伤，刀伤出血：飞龙掌血、冰片各适量，碾末调敷患处。

● **现代研究**

1. 化学研究：根含白屈菜红碱、二氢白屈菜红碱、茵芋碱、小檗碱等生物碱，还含香豆精类飞龙掌血内酯、挥发油、树脂、β-谷甾醇等。

2. 药理及毒理学研究：根、叶含的白屈菜红碱为神经肌肉毒，对心脏有抑制作用。对豚鼠小量可引起流产，大量则引起麻痹、死亡，对某些细菌、真菌及病毒有抑制活性的作用。根中还含白屈菜红碱甲醇化物，能延长患艾氏腹水癌小鼠的生命。白屈菜红碱甲醇化物在体外对人口腔表皮样癌细胞毒作用浓度为4～5 mg/ml，它也有抗微生物活性作用。根所含的茵芋碱有麻黄碱样作用，但强度较弱，也有抗菌作用。飞龙掌血挥发油中的丁香酚、香茅醇有某些抗菌作用，治疗毛细血管脆性效果较芦丁强。由根茎制成的注射液有较好的消炎作用，能抑制肉芽形成，并有一定的镇痛作用，可能还有镇静作用。

● **附　　注** 孕妇忌服。

吉祥草

Nyabaehgeuj

● **别　　名**　观音兰、解晕草、竹叶青、佛顶珠。

● **来　　源**　为百合科植物吉祥草*Reineckia carnea* (Andr.) Kunth 的全草。

● **生境分布**　生于林下、山谷、山坡阴湿处。在广西主要分布于百色、柳州、桂林等地，江苏、浙江、安徽、江西、湖南、湖北、河南、陕西、四川、云南、贵州、广东、海南亦有分布。

● **植物形态**　多年生常绿草本。茎粗2～3 mm，蔓延于地面，逐年向前延长或发出新枝，每节上有一残存的叶鞘，顶端的叶簇由于茎的连续生长，有时似长在茎的中部，两叶簇间可相距约10 cm，叶每簇有3～8枚，条形至披针形，长10～38 cm，宽0.5～3.5 cm，先端渐尖，向下渐狭成柄，深绿色。花葶长5～15 cm，穗状花序长2～6.5 cm，上部的花有时仅具雄蕊；苞片长5～7 mm；花芳香，粉红色；花被6裂，裂片长圆形，长5～7 mm，先端钝，稍肉质；雄蕊6枚，短于花柱，花丝丝状，花药近长圆形，两端微凹，长2～2.5 mm；子房上位，长约3 mm，花柱丝状。浆果球形，直径6～10 mm，熟时鲜红色。花果期7～11月。

● **采集加工**　全年可采收，去杂质，鲜用或晒干备用。

● **性能主治**　甘、辛，平、凉。清解热毒，理气止咳，凉血止血，补肾接骨。用于肺热咳嗽，吐血，肺结核，急、慢性支气管炎，哮喘，黄疸型肝炎，慢性肾盂肾炎，遗精，跌打损伤，骨折。

● **用　　量**　10～30 g，外用适量。

● **临床应用**

1. 肺热咳嗽：吉祥草30 g，冰糖30 g，水煎服。
2. 虚弱干呛，喘咳：吉祥草20 g，土羌活头10 g，猪肺100 g，炖服。
3. 吐血，咳血：吉祥草20 g，水煎服，或吐血者鸭肉炖服，咳血者瘦肉炖服。
4. 黄疸型肝炎：吉祥草30 g，淘米水蒸服。
5. 跌打损伤，骨折：吉祥草、水冬瓜根、凤仙花秆各适量，捣烂酒炒热敷伤处。外伤出血者用鲜品捣烂敷患处。
6. 目翳，疳积：吉祥草根15 g，猪肝100 g，蒸服。

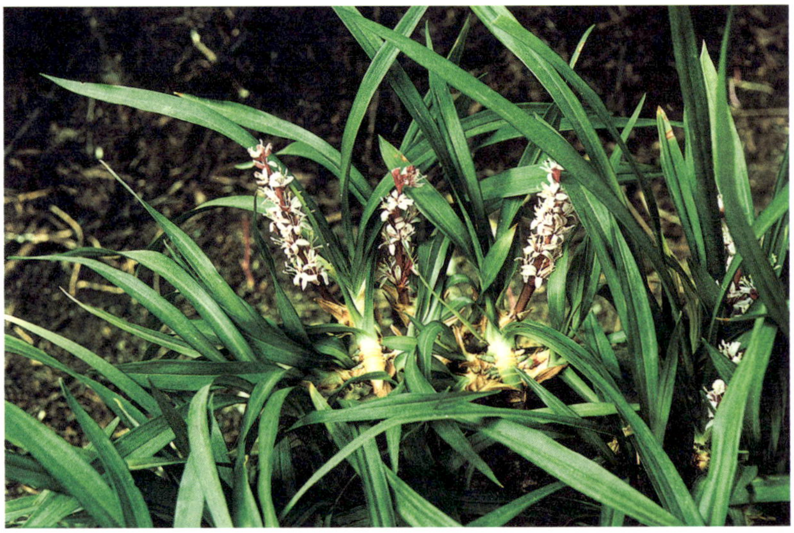

● **现代研究**　化学研究：全草含多种皂苷。从地上部分和根中分离得凯提皂苷元、欧铃兰皂苷元、异万年青皂苷元、薯蓣皂苷元、吉祥草皂苷元、异吉祥草皂苷元等。

芦　荟

Youzcungh

● **别　　名**　油葱、象鼻草、罗帏草、罗帏花、楪油棕。

● **来　　源**　为百合科植物斑纹芦荟*Aloe vera* L. var. chinensis（Haw.）Berger的叶、花或根。

● **生境分布**　常在温室里栽培，亦有野生。分布于广西、广东、福建、四川等省区。

● **植物形态**　多年生肉质草本。根系须状，短茎或无茎。叶簇生，螺旋状排列，直立，肥厚，狭披针形，长10～20 cm，宽1.5～2.5 cm，厚5～8 mm，先端渐尖，边缘有刺状小齿，基部阔而抱茎。花茎单生或分枝，高60～90 cm；总状花序，疏散；花柄长约2.5 cm，黄色或有紫色斑点，具膜质苞片；花被筒状，6裂，裂片稍向外弯；雄蕊6枚，有时突出，花药2室，背着生；子房上位，3室，花柱线形。蒴果三角形，长约8 mm。花期7～8月。

● **采集加工**　全年可采，鲜用或晒干备用。

● **性能主治**　苦、涩，寒。凉血止血，润肺止咳，清热利湿。用于肺热咳血，内伤吐血，白浊，丹毒，尿血，便血，疳积，疥癣，烫伤。

● **用　　量**　10～30 g，外用适量。

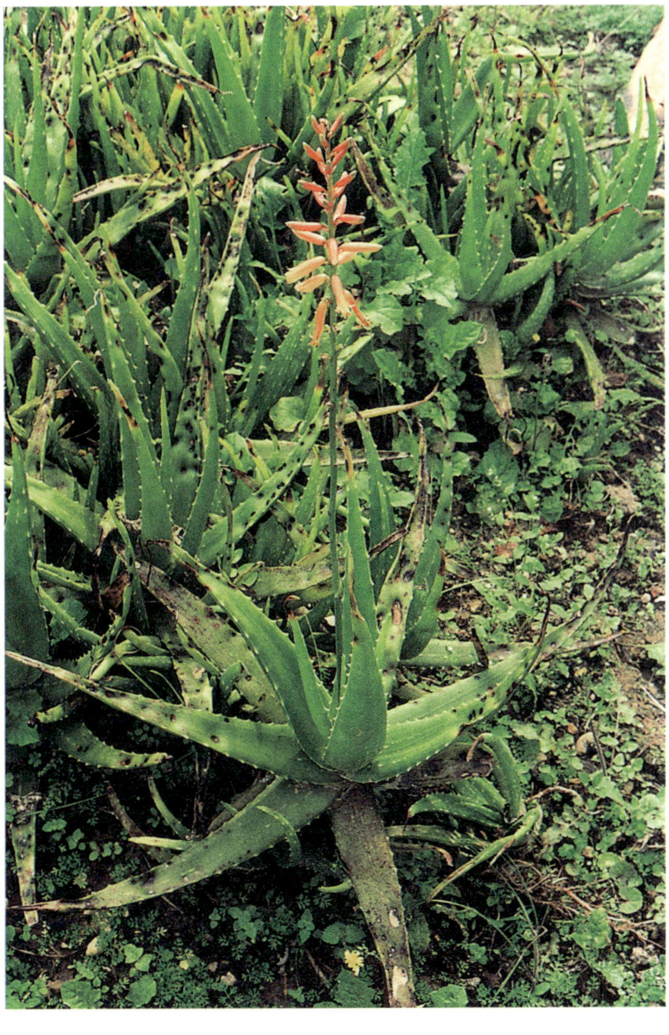

● **临床应用**

1. 肺热咳血：芦荟花10 g，或鲜叶15 g，水煎服。

2. 内伤吐血：芦荟花10 g，或鲜叶15 g，水煎调酒服。

3. 白浊：鲜芦荟叶挤汁5 ml，加淡瓜子仁30枚，饭前温服。亦可用芦荟花6 g和猪肉适量煎汤服。

4. 丹毒，溃疡，猪头肥，疥癣，烫伤：芦荟叶适量，捣烂敷患处。

5. 小儿疳积：芦荟干根15 g，水煎服。

● **现代研究**

1. 化学研究：到目前为止，芦荟被测知的各种化学成分已超过160种。蒽醌类化合物是芦荟的有机溶性成分中最主要的部分，包括芦荟大黄素、芦荟大黄素苷、芦荟大黄酚、蒽酚等20余种，还有黄酮类（如槲皮素、芦丁）、糖类、氨基酸、脂类、脂肪酸类、维生素、酶（多肽）和多种无机成分（如钾、钠、钙、镁、铝、铁、硅等大量矿物质元素，锌、铜、钡、镍、锗等微量元素）。

2. 药理学研究：

（1）泻下作用：芦荟具有促进大肠蠕动的功能，而对小肠则无影响。

（2）治疗创伤作用：芦荟水浸物和芦荟叶浆汁制成多糖凝胶制剂，可用于治疗皮肤组织创伤和烫伤。

（3）对心血管作用：从芦荟叶汁中分离出来的异柠檬酸钙是一种强心物质，具有促进血液循环、软化动脉血管、降低胆固醇、扩张毛细血管的作用。利用芦荟提取物可以起到降血压的作用，它不影响呼吸和心率。由芦荟提取的药物，主要直接作用于血管，可促使血液循环畅通。

（4）抗癌作用：芦荟可以刺激免疫系统，提高机体免疫水平。芦荟叶片凝胶中所含的多聚糖、芦荟曼喃(Aloemannan)、芦荟克汀(Alocutin)和芦荟咪嗪(Alomiein)，都具有提高细胞免疫力和抑制异常细胞生长、阻止癌细胞活动的功能。

● **附　　注**　孕妇忌服。

细竹篙草

Gepmbengx

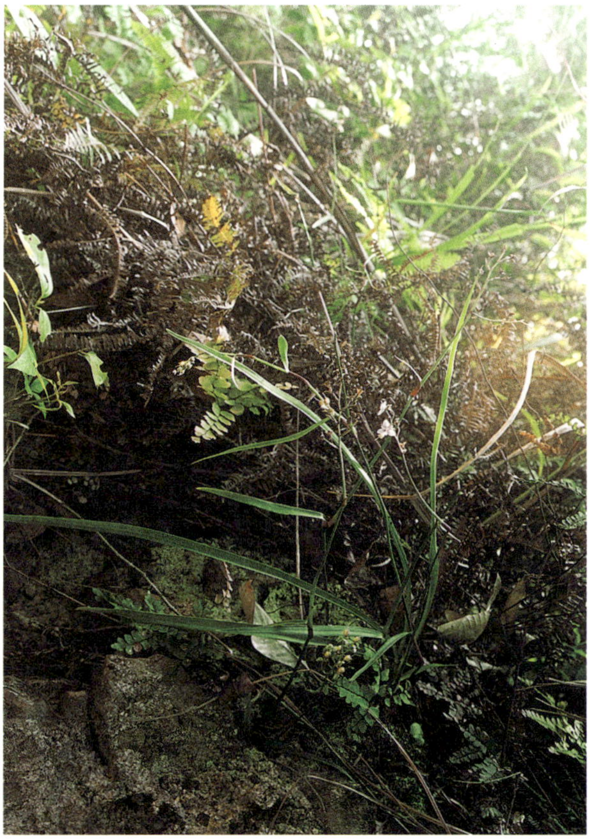

● **别　　名**　斑茅胆草、十二妹、云茅草、红韭菜。

● **来　　源**　为鸭跖草科植物细竹篙草*Murdannia simplex* (Vahl) Brenan 的全草或根。

● **生境分布**　生于溪边、草坡。分布于广西、广东、四川、云南等地。

● **植物形态**　多年生草本，全体近无毛。根粗壮，直径约2 mm。基生叶丛生，长条形，长15～30 cm。茎由叶丛基部发出，数支丛生，上升，高达50 cm，有叶数枚，叶比基生叶短得多。蝎尾状聚伞花序数个组成顶生狭圆锥花序，整个花序长约5 cm；聚伞花序长可达2 cm，总苞片披针形，早落；花在花蕾时下垂，开花后上升，花梗在果期长约5 mm，苞片早落；萼片浅舟状，长约4 mm，花瓣紫色；能育雄蕊2枚，退化雄蕊3枚，花丝被长须毛。蒴果卵状三棱形，长约4 mm，3室，每室具种子2颗。

● **采集加工**　夏、秋季采收，洗净，晒干备用。

● **性能主治**　微苦，凉。凉血止血，平肝熄风。用于血热脉漏诸症，高热不退，抽筋。

● **用　　量**　9～12 g，外用适量。

● **临床应用**

1. 肺热咯血：细竹篙草12 g，侧柏叶12 g，水煎服。

2. 痧症发热：细竹篙草12 g，山芝麻12 g，水煎服。

3. 目赤肿痛：细竹篙草12 g，野菊花12 g，大青叶12 g，水煎熏患眼。

4. 痈疮肿毒：细竹篙草适量，捣烂外敷患处。

白背桐

Godungzhau

● **别　　名**　白背木、白吊粟、野桐、白帽顶。

● **来　　源**　为大戟科植物白背叶*Mallotus apelta* (Lour.) Muell-Arg. 的叶。

● **生境分布**　生于荒地或疏林中。在广西主要分布于崇左、靖西、上林、金秀等地，安徽、浙江、江西、福建、河南、湖南、广东、四川等省亦有分布。

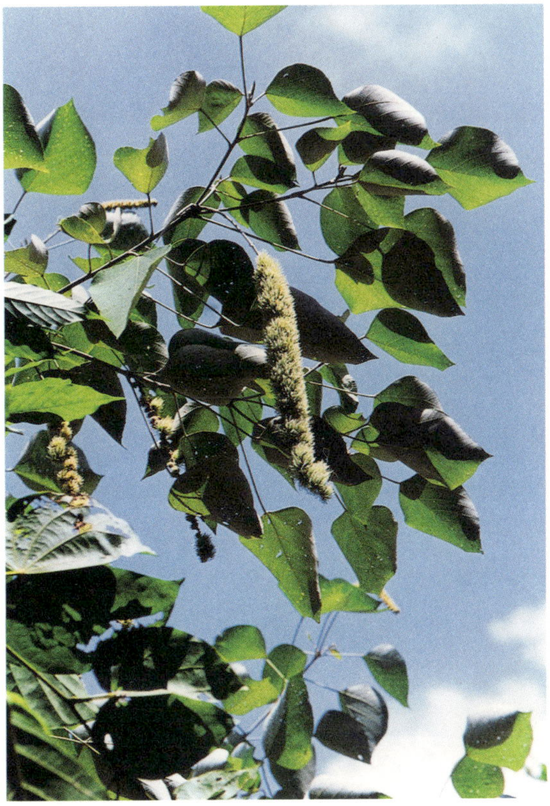

● **植物形态**　灌木或小乔木。小枝、叶柄和花序均被白色星状毛。单叶互生，具长柄，阔卵形，长和宽7～16 cm，顶端渐尖，基部近截平或略呈心形，全缘或顶部微3裂，有钝齿，上面近无毛，下面白色，被星状毛，基出脉5条。雄花序为顶生，不分枝或分枝的穗状花序，长15～30 cm，花梗极短；雌花序顶生或侧生，长约15 cm，果时圆柱状。雄花：花萼裂片3～6片，不相等，长约3 cm，外被小绒毛，内外被颗粒状腺体，雄蕊50～60枚，药隔阔；雌花：花萼3～5裂，裂片卵形，长3～4 mm，子房3～4室，花柱3枚，被软刺及稠密的星状毛。蒴果圆球形，软刺线状，密被淡黄色或灰白色明显的星状绒毛。花期7～9月，果期8～10月。

● **采集加工**　叶多鲜用，或夏、秋季采集，晒干备用。

● **性能主治**　微苦、涩，平。清热解毒，止血止痛，利湿。用于上消化道出血，产后风，中耳炎，鹅口疮，痔疮，淋浊，跌打损伤，外伤出血，溃疡，蛇咬伤。

● **用　　量**　10～50 g，外用适量。

● **临床应用**

1. 上消化道出血：白背桐50 g，扶芳藤50 g，五倍子30 g，水煎服。

2. 产后风：白背桐30 g，艾叶10 g，水煎米酒调服。

3. 化脓性中耳炎：白背桐30 g，加水250 ml，煎2小时，去渣，用消毒纱布过滤3次，清液冷却后加入防腐剂，先以白醋洗耳，拭干后滴入药液，每次3～4滴。

4. 鹅口疮：鲜白背桐适量，蒸水，用消毒棉签蘸水拭抹患处。

5. 外伤出血，溃疡：白背桐晒干，捣成棉绒样收贮，出血时取适量贴上，外加绷带固定。

6. 皮肤湿痒：白背桐适量，水煎外洗。

● **现代研究**　化学研究：叶主要含挥发油，挥发油的主要成分为水杨酸甲酯。

铁包金

Gohouznouh

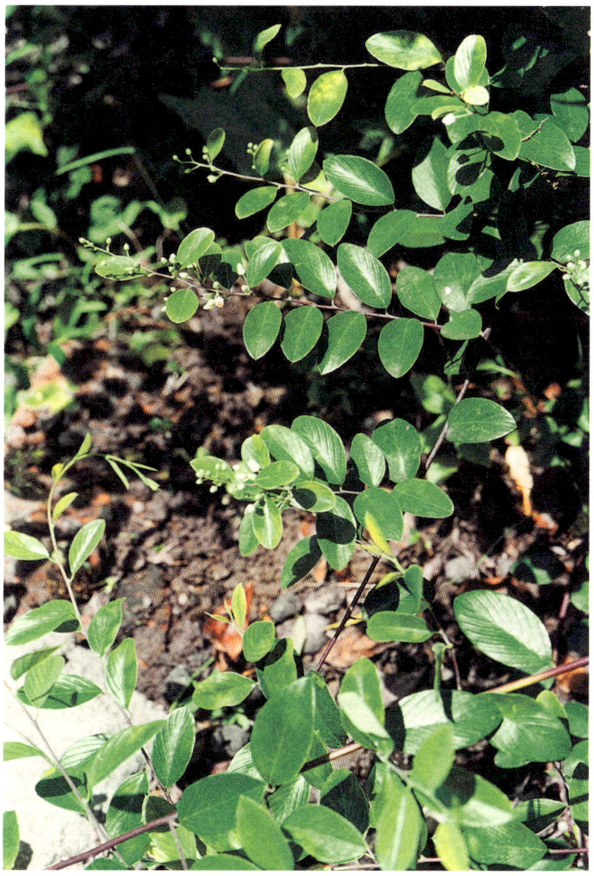

● **别　　名**　老鼠耳、乌龙根、勾儿茶、古也。

● **来　　源**　为鼠李科植物老鼠耳*Berchemia lineata*（L.）DC. 的根。

● **生境分布**　生于坡地、田野、路旁的灌木丛中。在广西主要分布于岑溪、苍梧、贺州、天等、象州、大新等地，广东、海南、福建、台湾等省亦有分布。

● **植物形态**　藤状灌木，高1～4 m。嫩枝灰褐色，被短柔毛。单叶互生，纸质，卵形或卵状椭圆形，长10～17 mm，宽5～9 mm，先端圆钝，基部圆形，全缘，侧脉每边4～5条，稀6条，两面无毛；叶柄长1～2 mm，被短柔毛。花数朵排成顶生聚伞总状花序，或有时1～5朵簇生于花序下部叶腋，无毛；花柄长约4 mm，无毛；萼片和花瓣各5片，狭披针形或条形；雄蕊5枚。核果卵形，长4～5 mm，直径约3 mm，成熟后黑色。

● **采集加工**　全年均可采挖，除去须根，洗净，晒干备用。

● **性能主治** 苦、涩，平。止血止痛，镇咳，散瘀消滞。用于肺结核咯血，黄疸型肝炎，头痛，腹痛，跌打损伤，痈疔疮疖，毒蛇咬伤。

● **用　　量** 10～20 g。

● **临床应用**

1. 肺结核咯血：铁包金20 g，穿破石20 g，白及12 g，阿胶9 g，捣碎冲服或水煎服。

2. 鼻出血，胃出血：铁包金20 g，白及、百合各15 g，桃仁6 g，白蒡根9 g，水煎服。

3. 慢性气管炎：铁包金20 g，龙舌兰20 g，水煎服。

4. 精神病：铁包金20 g，大黄15 g，木槿15 g，水煎服。

● **现代研究** 化学研究：根主要含芦丁、槲皮素和β-谷甾醇等。

田　七

Godienzcaet

● **别　　名** 三七、参三七、田三七、田漆、山漆、金不换、血参。

● **来　　源** 为五加科植物三七*Panax notoginseng* (Burk.) F. H. Chen 的块根。

● **生境分布** 栽培或野生于山坡林阴下。主产于岭南滇桂之壮族聚居地区，当是壮族先民首先发现，并从野生引种成功。在广西主要分布于德保、靖西、那坡、凌云等地，云南、四川、江西、湖北、福建、广东等省亦有分布。

● **植物形态** 多年生宿根草本，高3～60 cm。根状茎短。块根粗壮，肉质，倒圆锥形或纺锤形，须根多数，外皮黄绿色或黄棕色，具疣状突起及皮孔。掌状复叶3～6片生于茎顶，小叶5～7片，膜质，长圆形至卵状长圆形，长8～10 cm，宽2～4 cm，边缘有锯齿，两面沿脉疏生刚毛。伞形花序顶生。浆果肾形，长6～9 mm，鲜红色。

● **采集加工** 在7月和11月采挖生长3～4年的根部，去净泥土，摘下芦头、侧根和须根，晒干备用。夏、秋季采叶，鲜用。秋季采花，晒干备用。

● **性能主治** 甘、微苦，温。止血止痛，除瘀消肿，通龙路、火路。用于咯血，衄血，吐血，便血，崩漏，跌打损伤，外伤出血。熟田七还用于补血，活血，益气。

● **用　　量** 3～9 g，外用适量。

● **临床应用**

1. 咯血，衄血，吐血，便血：田七6 g，茅根、白及、牡蛎各10 g，大黄3 g，水煎服。

2. 崩漏，产后出血：田七、血余炭各3 g，碾末米酒冲服。

3. 跌打损伤，外伤出血：田七适量，碾末，每次3 g，黄酒冲服；另用田七粉敷伤口。

现代研究

1. 化学研究：根含总皂苷4%左右，已分离鉴定出12种，如人参皂苷Rb_1、Rd、Rg、Rg_2、Rh_1，三七皂苷R_1、R_2、R_3、R_4、R_5等；还从其挥发油中鉴定出50多种成分，其中含量较高的为愈创烯、异丙苯、十八碳二烯酸乙酯等；另还分离到槲皮素及其糖苷、甾醇、蔗糖、多糖、16种氨基酸和钙、铁、铜等多种无机元素。田七中的止血成分为三七素，是一种特殊的氨基酸，在田七中含量为0.9%。

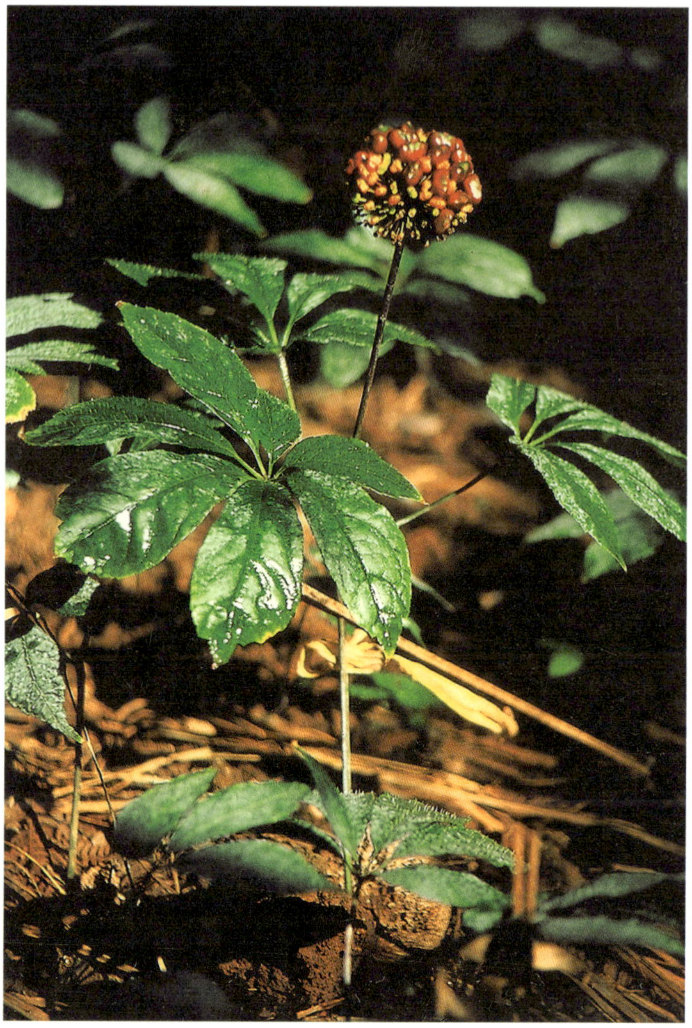

2. 药理及毒理学研究：

（1）对心脑血管系统的药理作用：三七总皂苷能扩张血管，降低血压和扩张外周血管，改善微循环，降低外周阻力以达到降低血压的作用。作用于心脏冠状动脉使其扩张，抑制血栓的形成，抗血小板聚集，对脑缺血有明显改善作用。同时降低心率，增强心肌收缩力，减轻心脏负担。

（2）抗休克作用：田七根总皂苷对失血性休克具有一定的作用，对失血性休克失代偿期心功能有保护作用。田七能降低耗氧量和抗实验性心肌缺血，从而提示它可能具有抗休克和改善休克时心功能障碍的作用。

（3）对神经系统的作用：田七中含有的人参皂苷Rg_1对中枢有兴奋作用，能提高脑力、增强体力，表现出抗疲劳等作用。20（S）–原人参二醇型皂苷对中枢有抑制作用，表现为镇静、安定与催眠等作用。田七还有镇痛作用，三七总皂苷和Rb组皂苷对痛（化学性刺激）、锐痛（热和电刺激）都有一定的止痛效应，而Rg组皂苷则无镇痛作用。田七叶总皂苷具有明显的镇痛及镇静催眠作用。

（4）对血液和造血系统的作用：田七对血液和造血系统有明显的影响，表现为田七能促进各类细胞分裂生长，数目增加，促进骨髓细胞增殖和释放，增加骨髓红细胞的数量和活性，达到促进造血的目的。田七具有抑制血小板聚集，增加纤维蛋白溶酶的活性，降低血液黏度，促进血栓溶解，改善血流循环的作用，对失血性贫血有一定的治疗作用。

止血作用是田七的传统效用，田七既有缩短出血及凝血时间的作用，也具有与凝血酶相似的止血机理，其止血有效成分是三七素。而田七抗血栓、抗凝血及溶血的成分为皂苷类化合物。因此，田七的止血及抗凝血作用是由于含有不同活性成分而产生的。

（5）尚有抗炎、降血脂、双向调节血糖，调节免疫、延缓衰老和抗肿瘤等作用。

（6）毒性：田七根提取物、总皂苷和茎叶总皂苷急性、亚急性毒性实验结果说明田七无显著的毒性。

附　注　孕妇忌服。

仙鹤草

Nyacaijmaj

● **别　　名**　马连鞍、假龙藤、果藤布。

● **来　　源**　为蔷薇科植物龙芽草*Agrimonia pilosa* Ledeb. 的地上部分。

● **生境分布**　生于溪边、路旁、草地、灌木丛、林缘及疏林下。在广西主要分布于乐业、靖西、南宁、贵港、平南、玉林、博白、陆川、北流、岑溪、苍梧、富川、平乐、恭城、灌阳、三江等地，我国南北各地有分布。

● **植物形态**　多年生草本，高30～120 cm。根茎短，基部常有1或数个地下芽。茎被疏柔毛及短柔毛，稀下部被疏长硬毛。奇数羽状复叶互生；托叶镰形，稀全缘；小叶有大小两种，相间生于叶轴上，较大的小叶3～4对，稀2对，向上减少至3小叶，小叶几无柄，倒卵形至倒卵状披针形，长1.5～5 cm，宽1～2.5 cm，先端急尖至圆钝，稀渐尖，基部楔形，边缘急尖或有圆钝锯齿，上面绿色，被疏柔毛，下面淡绿色，脉上伏生疏柔毛，稀脱落无毛，有显著腺点。总状花序单一或2～3个生于茎顶，花序轴被柔毛，花梗长1～5 mm，被柔毛；苞片通常3深裂，裂片带形，小苞片对生，卵形，全缘或边缘分裂，花直径6～9 mm，萼片5片，三角卵形，花瓣5片，长圆形，黄色；雄蕊5～15枚；花柱2枚，丝状，柱头头状。瘦果倒卵圆锥形，外面有10条肋，被疏柔毛，顶端有数层钩刺，幼时直立，成熟时向内靠合，连钩刺长7～8 mm，最宽处直径3～4 mm。花果期5～12月。

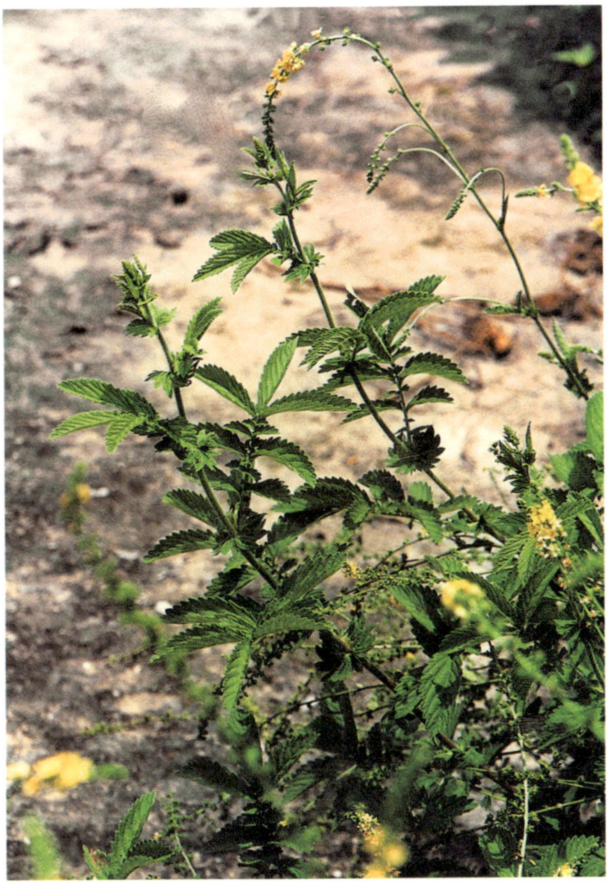

● **采集加工**　栽种当年或第二年开花前枝叶茂盛时采收，割取地上部分切段，晒干备用。

● **性能主治**　微苦、甘，涩。止血消肿，收敛，杀虫。用于咳血，吐血，鼻衄，便血，尿血，崩漏，痢疾，痈疮肿毒。

● **用　　量**　10～20 g。

● **临床应用**

1. 肺痨咯血，吐血：仙鹤草、红铁树各20 g，水煎白糖调服。

2. 尿血，崩漏，痢疾：仙鹤草15 g，水煎服。

3. 鼻衄，便血：仙鹤草15 g，地骨皮、旱莲草、生地各10 g，水煎服。

● **现代研究**

1. 化学研究：地上部分含木樨草素-7-葡萄糖苷，芹菜素-7-葡萄糖苷，槲皮素，并没食子酸，咖啡酸，没食子酸及赛仙鹤草酚A、B、C、D、E、F、G等。全草中还分离得到三萜化合物等。

2. 药理学研究：

（1）对血液系统的作用：仙鹤草水提取物有抗凝

血和抗血栓形成作用。

（2）抗肿瘤作用：仙鹤草对人体宫颈癌和小鼠肉瘤S-180有抑制作用。

（3）抗寄生虫作用：仙鹤草嫩茎叶煎剂局部外用，对阴道滴虫有良好的杀灭作用。

白　及

Gobwzgiz

● **别　　名**　甘根、冰球子、白给。

● **来　　源**　为兰科植物白及*Bletilla striata* (Thunb.) Reichb. f. 的块茎。

● **生境分布**　生于山野、山谷较潮湿处。分布于广西各地区，贵州、云南、河北、陕西、甘肃等省亦有分布。

● **植物形态**　全株高15～70 cm。假鳞茎三角状扁球形或不规则菱形，肥厚肉质，富黏性，常数个相连。茎直立。叶3～5片，披针形或宽披针形，长8～30 cm，宽1.5～4 cm，先端渐尖，基部下延成长鞘状，全缘。总状花序顶生，有花3～8朵；花苞片披针形，长1.5～2.5 cm，早落；花紫色或淡红色，直径3～4 cm；萼片和花瓣近等长，狭矩圆形，长2.8～3 cm；唇瓣倒卵形，长2.3～2.8 cm，白色或具紫脉，上部3裂，中裂片边缘有波状齿，先端内凹，中央具5褶片，侧裂片直立，合抱蕊柱，稍伸向中裂片，但不及中裂片的一半；蕊柱两侧有窄翅，柱头顶端着生1枚雄蕊；花粉块4对，扁而长；子房圆柱形，扭曲。蒴果圆柱形，长约3.5 cm，直径约1 cm，两端稍尖，具6纵肋。花期4～5月，果期7～9月。

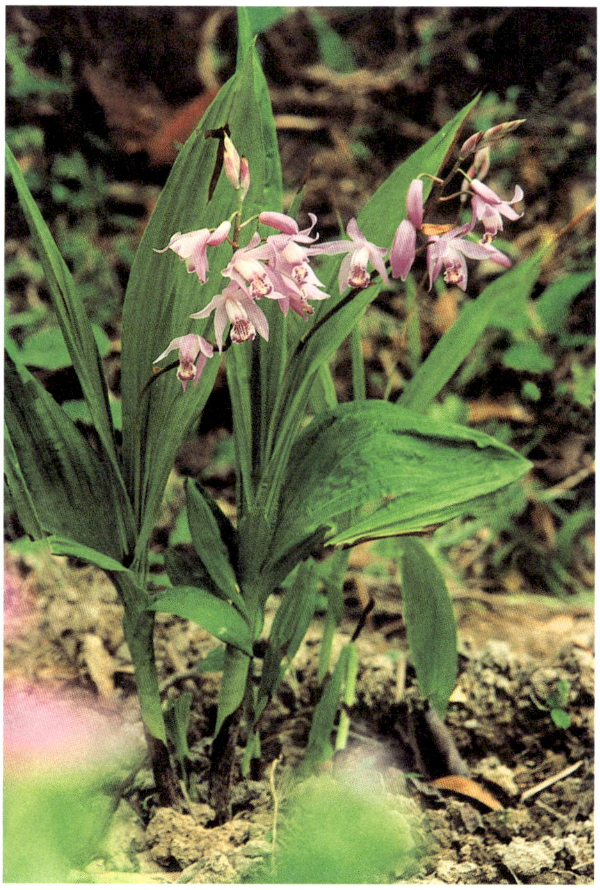

● **采集加工**　夏、秋季采挖，除去须根，洗净，置沸水中煮或蒸至无白心，晒至半干，除去外皮，晒干备用。

● **性能主治**　苦、甘、涩，微寒。收敛止血，消肿生肌。用于肺结核咯血，溃疡病出血，肺热咳血，跌打外伤出血，皮肤皲裂，痈疮肿毒。

● **用　　量**　5～15 g，外用适量。

临床应用

1. 肺结核咯血：白及、阿胶、款冬、紫菀、枇杷叶各10 g，水煎服。

2. 胃、十二指肠溃疡出血：白及、党参各15 g，侧柏炭、地榆炭、黄芪、柴胡各10 g，白芍、旋覆花、香附、郁金各6 g，水煎服。

3. 肺热咳血：白及适量，碾末，每次5 g，开水送服。

4. 跌打外伤，骨折：白及适量，碾末，每次5 g，黄酒调服。

5. 手足皲裂：白及30 g，大黄30 g，冰片5 g，碾末调蜂蜜涂患处。

6. 疔疮肿毒：白及适量，碾末，调软膏敷患处。

现代研究

1. 化学研究：白及含淀粉（鲜品含约30.48%）、挥发油、黏液质（鲜品含约55%）、蒽醌类化合物（大黄素甲醚）、白及甘露聚糖（白及胶）和5种抗菌活性的化合物——4,7-二羟基-1-对羟苄基-2-甲基氧基-9,10-二氢菲、3,3-二羟基-2,6-对羟苄基-5-甲基二苄基、2,6-二对羟苄基-3,5-二甲氧基-3-羟二苄基、3,3-二羟基-5-甲氧基-2,5,6-三羟苄基、4,7-二羟基-2-甲氧基-9,10-二氢菲。

2. 药理及毒理学研究：

（1）止血作用：白及粉末对肝、脾等实质性器官及肌肉、血管出血外用有较好的局部止血作用。

（2）保护创面作用：白及煎剂对盐酸所致的大鼠胃黏膜损伤有明显的保护作用；白及还可用于食道胃吻合瘘的治疗。

（3）抗菌作用：白及醇浸剂1∶100对金黄色葡萄球菌、1∶20对人型结核杆菌有抑制作用；白及水浸剂在试管内对奥杜盎小孢子菌有抑制作用。

（4）抗肿瘤作用：白及块茎含多量黏液质（为抗癌成分）。2%的白及注射液可明显抑制对二甲氨偶氮苯诱发大鼠肝癌的发生。

（5）血及代血浆作用：抗动物失血性休克实验表明，白及2%的制剂可起到代血浆作用，并有维持血容量及提高血压的作用。

（6）其他作用：白及还可用作制备超声耦合剂。

（7）毒性：小鼠腹腔注射白及煎剂LD_{50}为21.19 ± 0.02 g/kg。

附　注　外感咳血、肺痈初期及肺胃有湿热者忌服；不宜与乌头类药材同用。

毛　桐

Maeqgunjgyaeuh

别　名　紫糠木、圆鞋、红吊福、沉沙木。

来　源　为大戟科植物毛桐*Mallotus barbatus* (Wall.) Muell.-Arg. 的根、叶。

● **生境分布** 生于山地、坡地的疏林中或灌木丛中。分布于湖北、四川、贵州、广东、广西、云南等地。

● **植物形态** 落叶灌木或小乔木，高约3 m。幼枝密被棕黄色的茸毛。叶互生，盾状着生；叶片卵圆形，长12～17 cm，宽8～13 cm，先端渐尖，基部圆形，边缘有微小的齿，有时具不规则的波浪形，纸质，上面绿色，幼时被毛，后无毛，下面被棕色柔毛；叶柄长6～12 cm，密被茸毛。花单性，雌雄异株，总状花序腋生或顶生，花序柄被毛；雄花簇生，萼片4～5裂，无花瓣，雄蕊多数；雌花有1～2朵生于苞腋内，萼片3～5裂；雌蕊1枚，子房圆形。蒴果圆球形，基部具苞片3片，果柄长5～8 mm，所有部分均被星状毛。花期5月，果期7～9月。

● **采集加工** 全年可采，洗净，鲜用或晒干备用。

● **性能主治** 微苦、甘，平。清热解毒，凉血止血，消肿止痛。用于肺热吐血，五劳七伤，肺痨咳血，白浊，子宫脱垂，外伤出血。

● **用　　量** 15～30 g，外用适量。

● **临床应用** 止血：毛桐叶适量，捣烂外敷伤处。

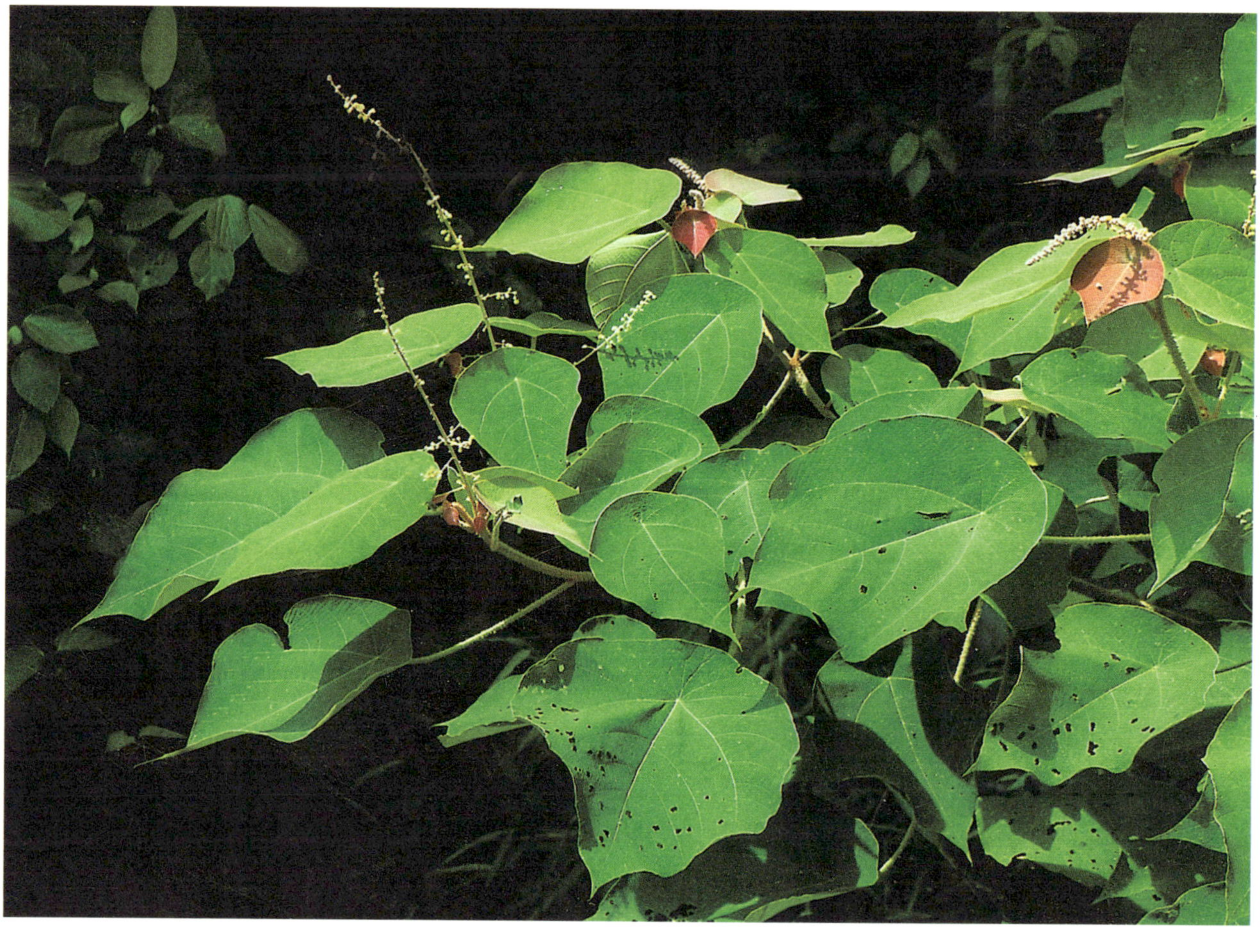

第八章　止痛药

杉　木

Cuenghbek

● **别　　名**　杉树、刺杉、广叶杉、泡杉。

● **来　　源**　为杉科植物杉*Cunninghamia lanceolata*（Lamb.）Hook. 的心材及树枝。

● **生境分布**　性喜温暖气候及较湿润土壤，生于山坡、山谷或河岸。分布于广西、陕西、甘肃、江苏、安徽、浙江、江西、河南、福建、台湾、湖北、湖南、广东、四川、贵州、云南等省区。

● **植物形态**　常绿乔木，高20～25 m。有尖塔形的树冠。外皮鳞片状，淡褐色，内皮红色。枝平伸，短而广展。叶线状披针形，长2.5～6 cm，先端锐渐尖，基部下延于枝上而扭转，边缘有细锯齿，上面光绿，下面有阔白粉带2条。花单性，同株；雄花序圆柱状，基部有覆瓦状鳞片数枚，雄花有多数雄蕊，每一雄蕊有3枚倒垂、1室的花药，生于鳞片状的药隔的下缘；雌花单生或3～4朵簇生枝梢，球状，每一鳞片有倒垂的胚珠3颗。球果圆卵形，长2.5～5 cm，鳞片革质，淡褐色，顶锐尖。种子有狭翅。花期春、夏季。

● **采集加工**　四季可采，鲜用或晒干备用。

● **性能主治**　辛，微温。祛风止痛，散瘀止血，散湿毒，下逆气。用于腹闷胃痛，腹胀，阳痿，风湿关节痛，跌打损伤，烧、烫伤，过敏性皮炎，毒疮。

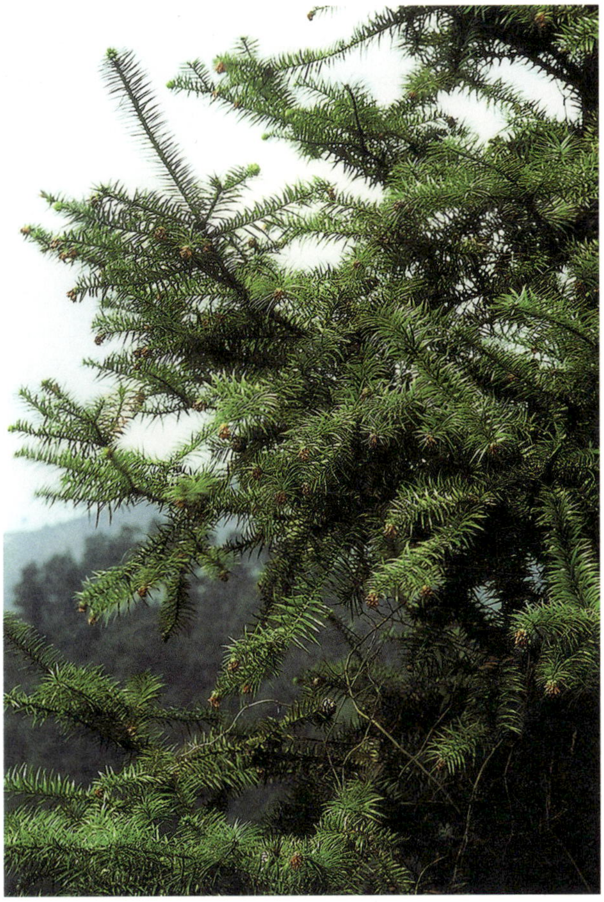

● **用　　量**　10～30 g，外用适量。

● **临床应用**

1. 腹闷疼痛：杉木15 g，吴茱萸1 g，青皮10 g，橘核10 g，小茴香6 g，干姜3 g，水煎服。
2. 腹胀：杉木60 g，牛膝、木瓜、槟榔各30 g，水煎外洗。
3. 阳痿：杉木15 g，猪脚100 g，水煎服。
4. 风湿毒疫，跌打损伤：杉木片适量，水煎浸洗。
5. 烧、烫伤：杉木烧灰性，研末调茶油敷患处。
6. 霍乱：杉木30 g，水煎服。

● **现代研究**　化学研究：木材、枝叶均含挥发油，挥发油的主要成分为雪松醇、α-蒎烯、β-蒎烯、β-水茴香萜、柠檬烯、α-松油醇、雪松烯、桉油精等。

山乌龟

Maengzbaegmbouj

● **别　　名**　广西地不容、金不换、蟾蜍藤。

● **来　　源**　为防己科植物广西地不容*Stephania kwangsiensis* H. S.Lo. 的块根。

● **生境分布**　多生于石灰岩山涧、溪边或林中石缝。在广西主要分布于德保、龙州、忻城、都安等地，浙江、湖北、广东、四川、云南等省亦有分布。

● **植物形态**　草质藤本，长可达3 m。块根通常扁球形，外皮灰褐色，粗糙，散生皮孔状小突点，内面淡黄色至黄色。枝具纵条纹，无毛。叶互生，纸质；叶柄于叶片基部1～1.5 cm处盾状着生，长4～9 cm；叶片三角状圆形至近圆形，5～12 cm，先端钝，基部近圆形，上面深绿色，下面苍白，密覆小乳突，均无毛，边全缘或偶有角状粗齿，掌状叶脉9～11条，向上的5条较粗，网脉稍明显。复聚伞花序伞形状，腋生；雄花序梗长2～7 cm，有6～10条假伞梗，具小苞片，小聚伞花序密聚于假伞梗顶端，雄花萼片6片，淡绿色，排成2轮，花瓣3片，淡黄色、肉质，贝壳状，内面有2个大型垫状腺体，萼、瓣外面均密生透明小乳突，雄蕊柱长约1 mm，花药4枚；雌花序梗较粗短，假伞梗亦较短，仅3～5 mm，雌花萼片1片，花瓣2片，子房无毛。核果近球形，熟时红色，内果皮长约5 mm，宽约4 mm，背部有4列刺状突起，刺稍扁，末端钩状下弯。花期5～7月，果期8～9月。

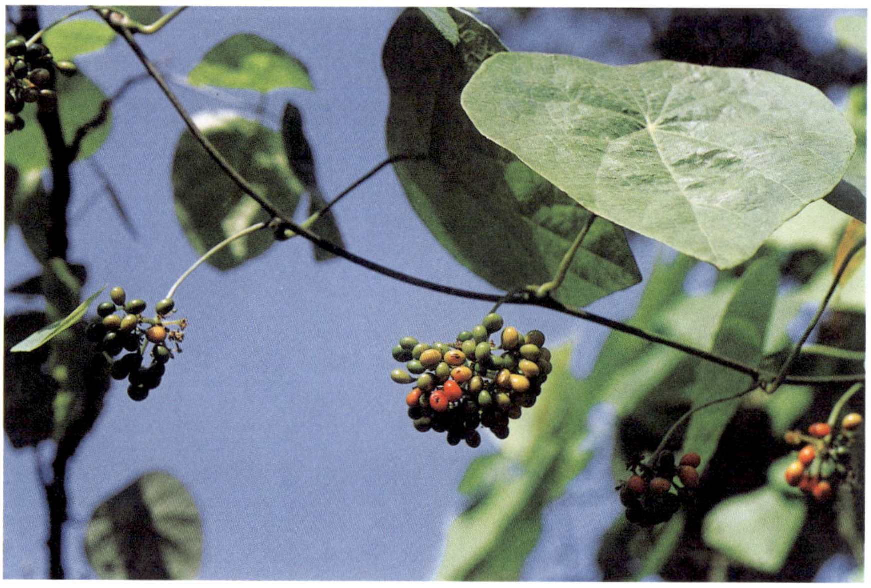

● **采集加工**　全年可采，以秋季采为佳，洗净，切片，鲜用或晒干备用。

● **性能主治**　苦，寒，有小毒。清热解毒，止痛镇静，散瘀消肿。用于上呼吸道感染，咽喉炎，神经痛，牙痛，急性肠炎，痢疾，胃及十二指肠溃疡，风湿疼痛，产后腹痛，月经不调，跌打肿痛，乳痈，对口疮，毒蛇咬伤。

● **用　　量**　5～15 g，外用适量。

● **临床应用**

1. 心胃气痛：山乌龟15 g，双针、元胡、十大功劳、救必应、枳壳各10 g，青皮6 g，甘草3 g，水煎服。
2. 胃及十二指肠疼痛：山乌龟10 g，鸡屎藤10 g，田七3 g，水煎服。
3. 咽喉肿痛：山乌龟10 g，白点秤10 g，山芝麻10 g，水煎服。

4. 跌打肿痛，乳痈疮毒：山乌龟10 g，藤当归10 g，肿节风10 g，水煎服；另用鲜山乌龟适量，捣烂敷患处。

● **现代研究**

1. 化学研究：块根总生物碱中主要含左旋四氢巴马亭，达2%以上。此外，还含左旋卡巴灵碱、d-异紫堇定碱、左旋若美灵碱、去氢若美灵碱及去氢千金藤碱、西法安生、巴马亭、二氢巴马亭。

2. 药理学研究：

（1）对中枢神经系统的影响：左旋四氢巴马亭对小鼠有明显的镇静作用，大剂量产生共济失调，对兔有镇痛作用。对切除甲状腺大鼠可使其体温下降，其作用机理系由于本品能抑制体温中枢，松弛肌肉及扩张外周血管。

（2）横纹肌松弛作用：块根总生物碱的碘甲基季铵盐、左旋四氢巴马汀经碘甲烷化反应，得碘化甲基左旋延胡索乙素，碘化甲基左旋延胡索乙素有肌肉松弛作用。

（3）对血液系统的影响：千金藤生物碱（西法安生）能刺激动物网状内皮系统，激活造血组织，促进骨髓增生。千金藤素对大鼠辐射损伤所致的白细胞减少有预防作用，显著提高小鼠急性放射病的存活率，其白细胞作用与促进骨髓的制造白细胞的功能有关。

（4）其他药理作用：千金藤生物碱有神经节阻断、降压和抑制胃收缩的作用；有对抗肿瘤的作用，小鼠肉瘤S-180及大鼠W_{256}的抑制率为16%～34%和31.3%～64%；还有解毒和抑制结核杆菌的作用。

● **附　　注**　孕妇及体弱者忌服。

老虎刺

Meiznaemhswj

● **别　　名**　老鹰刺、牛阳子、牛尾勒。

● **来　　源**　为豆科植物老虎刺*Pterolobium punctatum* Hemsl. 的全株。

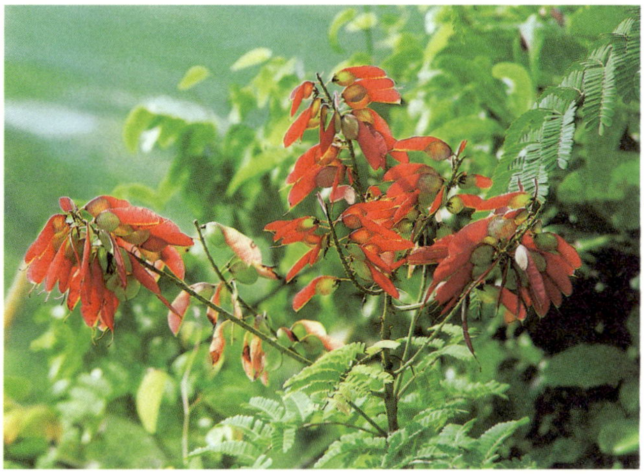

● **生境分布**　生于山坡或路旁、宅旁。在广西主要分布于防城港、上林、平果、东兰、天峨、桂林等地，广东、江西、湖北、湖南、贵州、四川、云南等省亦有分布。

● **植物形态**　藤本，长7～15 m。枝条与叶轴具下弯的刺。二回羽状复叶，羽片20～28对，每羽片有小叶20～30片；小叶长椭圆形，微偏斜，长约1 cm，宽3～4 mm，先端圆而微缺，基部斜圆形，两面皆疏被短柔毛或无毛。花排列成大型、顶生的圆锥花序；萼片5片，长椭圆形，基部合生，长5～6 mm；花瓣5片，与萼几等长，白色；雄蕊10枚。荚果椭圆形，扁平，长约5 cm，宽约1 cm，顶端的一侧具发达的膜质翅，有一粒种子。

● **采集加工** 全株可采，鲜用或晒干备用。

● **性能主治** 苦、辛，温，清热解毒，祛风除湿，消肿止痛。用于风湿痹痛，跌打损伤，牙痛，疮疖。

● **用 量** 5～15 g，外用适量。

● **临床应用**

1. 风湿性关节炎：老虎刺10 g，麻骨风15 g，威灵仙15 g，九节风15 g，战骨6 g，水煎服。

2. 腰腿痛：老虎刺、藤当归、桂枝各10 g，千斤拔15 g，藤杜仲15 g，水煎服。

3. 牙痛：老虎刺适量，碾末撒患处。

4. 疮疖：鲜老虎刺叶，捣烂外敷患处。

卵叶娃儿藤

Gosamhbaklag

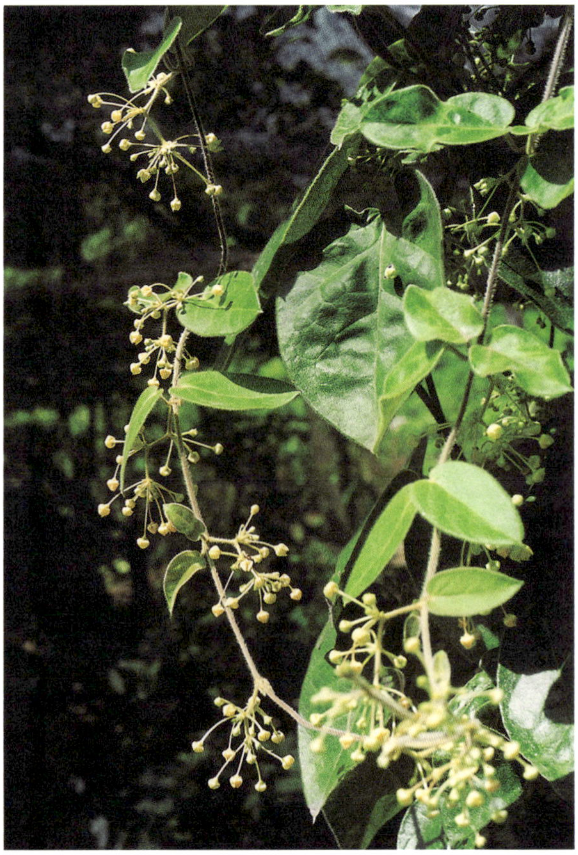

● **别 名** 土牛七、三十六根参。

● **来 源** 为萝藦科植物卵叶娃儿藤*Tylophora ovata*（Lindl.）Hook. ex Steud. 的根。

● **生境分布** 多生于山谷、溪旁密林或灌木丛中。在广西主要分布于上思、武鸣、龙州、天等、隆安、那坡、百色等地，贵州、云南、广东等省亦有分布。

● **植物形态** 缠绕灌木。茎、叶、叶柄、总花梗、花梗及花萼外面均被锈色柔毛。叶对生，卵形，长2.5～6 cm，宽2～5.5 cm。聚伞花序伞房状，腋生，通常不规则二歧，有花多朵；花萼裂片卵形，内面无腺体；花冠淡黄色或黄绿色，辐状，直径约5 mm；副花冠裂片卵形，隆肿，贴生于合蕊冠上，钝头，高达花药的一半；花粉块每室1个，平展。蓇葖果披针状圆柱形，长4～7 cm，直径0.7～1.2 mm，无毛，绿带紫色。种子卵形，顶端具白色绢质种毛。

● **采集加工** 全年可采，洗净，晒干备用。

● **性能主治** 辛，温。祛风解毒，止痛消肿。用于腹痛，牙痛，肝硬化腹水，跌打损伤，风湿痹痛，癌肿，蛇咬伤。

用　　量　10～20 g。

临床应用

1. 胃痛：卵叶娃儿藤10 g，鸡屎藤15 g，水煎服。
2. 肝硬化腹水：卵叶娃儿藤10 g，雷公根20 g，猪脊骨200 g，水煎服。
3. 跌打损伤：卵叶娃儿藤10 g，藤当归10 g，肿节风10 g，水煎服。
4. 风湿痹痛：卵叶娃儿藤10 g，路路通10 g，蜂房10 g，松针10 g，水煎服。

现代研究　化学研究：本品含牡丹酚、β-谷甾醇、对羟基苯乙酮、娃儿藤烯醇、娃儿藤烯醇甲素和娃儿藤烯醇乙素等。

蜘蛛香

Caetndungz

别　　名　马蹄香、九转香、雷公七、鬼见愁。

来　　源　为败酱科植物蜘蛛香*Valeriana jatamansi* Jones 的根及根状茎。

生境分布　生于溪边、疏林或灌木丛较潮湿处。在广西主要分布于德保、那坡、隆林、凌云、乐业、南丹等地，河南、湖北、四川、贵州、云南等省亦有分布。

植物形态　多年生草本，高可达70 cm，全株密被柔毛。根状茎横走，肥厚，粗大，节间紧密，黄褐色，有特异气味。基生叶丛生，具长柄，密被毛；叶片卵状心形，长2～8 cm，宽1.5～6 cm，先端短尖，基部心形或略呈耳形，边缘具疏锯齿或略呈波状，上面暗青绿色，下面白绿色或微带紫红色，主脉掌状，约9条；茎生叶少，常对生，广卵形，有时为三出复叶，卵状披针形，先端渐尖。顶生复聚伞花序，常呈伞房状，花小，花萼不明显，于开花后裂为10余条细线形裂片，上有羽状长柔毛；花冠管先端5裂，白色或带紫色；雄蕊3枚；子房下位，绿色，有纵

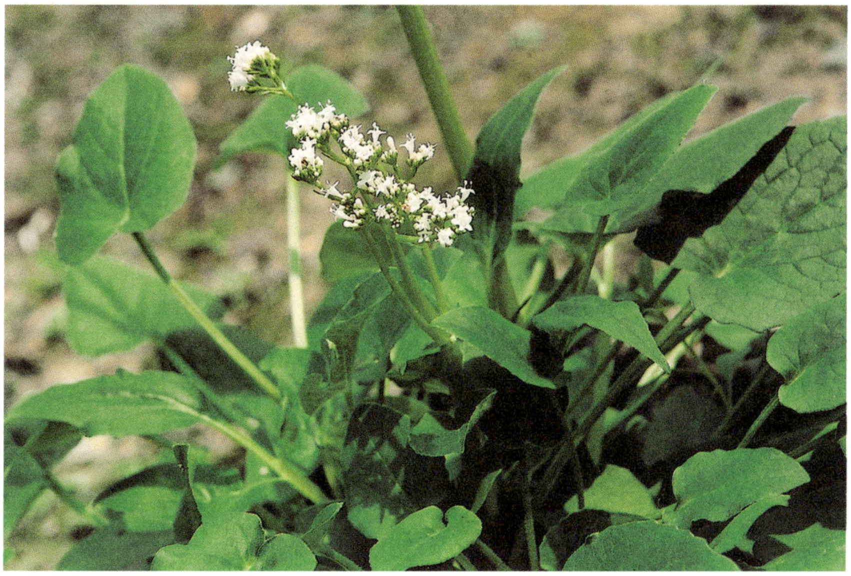

棱槽。瘦果长柱状，顶端有多条羽毛状宿萼。花期4～5月，果期6～7月。

采集加工 野生品秋、冬采挖，栽培品于栽培3～4年后收获，于10～11月将全株挖起，剪去残叶，洗净，晒干或晾干备用。

性能主治 辛、微苦，温。调气止痛，消食健胃，祛风除湿，镇静安神。用于胃痛腹胀，消化不良，小儿疳积，胃肠炎，痢疾，风湿痹痛，跌打损伤，失眠，痛经。

用　　量 5～10 g。

临床应用

1. 胃痛腹胀：蜘蛛香、七叶一枝花根状茎各等量，碾末，每次5 g，开水送服。
2. 发痧气痛，跌打损伤，痨伤咳嗽：蜘蛛香30 g，米酒1 000 ml，浸泡10天，每次服20 ml。
3. 风湿痹痛：蜘蛛香10 g，豨莶草12 g，五加皮12 g，香樟根12 g，水煎服，药渣敷患处。
4. 感冒：蜘蛛香10 g，生姜3 g，水煎服。
5. 呕吐腹痛：蜘蛛香、石菖蒲各10 g，水煎服。
6. 头部内伤：蜘蛛香、艾叶、桃仁、山楂各10 g，香茅草20 g，水煎服。
7. 失眠，心悸：蜘蛛香9 g，瓜子金9 g，夜交藤30 g，松针30 g，水煎服。
8. 劳伤咳嗽：蜘蛛香10 g，马兜铃12 g，地苦胆10 g，毛蜡烛根12 g，水煎服。

现代研究

1. 化学研究：本品含缬草酯、乙酰氧基缬草酰、二氢缬草酯，尚含缬草苷、缬草环臭蚁醛酯苷等；还含有挥发油，主要成分为柠檬烯、1,8-桉油素、对聚伞花素、龙脑、乙酸龙脑酯、α-蒎烯、橙花叔醇等。

2. 药理学研究：

（1）解痉作用：缬草三酯类化合物对组胺引起的离体豚鼠回肠痉挛有抑制作用，其抗组胺的ED_{50}分别为25 mg/L、125 mg/L、150 mg/L。

（2）抗癌作用：缬草三酯降解物——缬草根醛对大鼠莫里斯（Morris）肝癌细胞均呈细胞毒作用，对雌性小鼠克雷布斯（Krebs）Ⅱ腹水瘤有抑制作用，明显延长小鼠的存活时间，并使腹水减少。

一枝蒿

Go'mbawsip

别　　名 野一枝蒿、白花一枝蒿、茅草一枝蒿。

来　　源 为菊科植物云南蓍草*Achillea wilsoniana* (Heimerl) Heimerl. 的全草。

生境分布 多生于高山草丛及山坡阴凉处。在广西主要分布于隆林、田林、南丹、融安、三江等地，云南省亦有分布。

植物形态 多年生草本，高达30～100 cm。茎有纵沟纹。叶互生，长线形，长3～12 cm，二至三回羽状深裂，裂片线形，有毛或光滑，基部半抱茎。头状花序，排列成伞房状，簇生于枝端；边缘舌状花雌性，白色或淡粉红色；中央管状花两性，浅黄色。瘦果扁平，无冠毛。花期夏季。

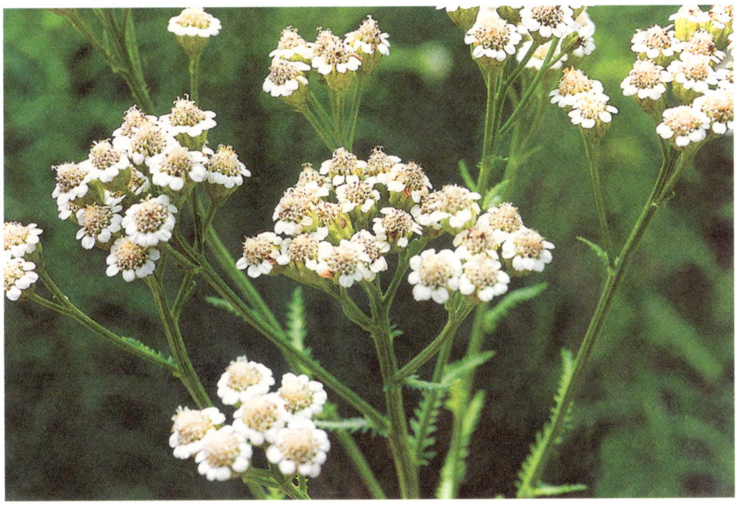

● 采集加工 夏、秋季采收，鲜用或晒干备用。

● 性能主治 辛，寒，有毒。活血祛风，消肿止痛。用于跌打损伤，风湿痹痛，胃痛，牙痛，闭经腹痛，急性乳腺炎，毒蛇咬伤，疔疮肿痛。

● 用　　量 0.3～1 g，外用适量。

● 临床应用

1. 跌打扭伤，红肿瘀痛，风湿痹痛：鲜一枝蒿、生姜各适量，捣烂加酒炖热搽患处。
2. 急性乳腺炎：鲜一枝蒿0.3 g，捣烂，开水送服。
3. 牙痛：一枝蒿根，取米粒大放痛处。
4. 外伤出血：一枝蒿适量，碾末撒伤处。

● 现代研究 化学研究：全草含挥发油、鞣质、有机酸等。

● 附　　注 孕妇禁服。本品有毒，不可过量服用。

端 午 艾

Nya'ngai

● 别　　名 魁蒿、黄花艾、艾叶、王侯蒿。

● 来　　源 为菊科植物黄花艾*Artemisia princeps* Pamp. 的叶或全草。

● 生境分布 生长于路旁、荒野、草地。分布于广西各地。

● 植物形态 多年生草本。茎直立，高60～120 cm，被蛛丝状薄毛，下部常脱毛，中部以上多开展或斜升的分枝。下部叶在花期枯萎；中部叶长6～10 cm，宽4～8 cm，羽状深裂，侧裂片常2对，裂片矩圆形，顶端急尖，边缘有疏齿或无齿，上面绿色，无毛，下面密被灰白色茸毛；上部叶小，有3片裂片或不裂，基部常有抱茎的假托叶。头状花序极多数，常下倾，在茎及枝端密集成复总状，有披针形至条形的苞叶；总苞卵形，长2.5～3.5 mm，宽2～2.5 mm，被蛛丝状薄毛；总苞片3～4层，矩圆形，外层背面绿色，边缘膜质，内层边缘宽，膜质；花黄色，内层两性，外层雌性。瘦果长约1 mm，无毛。

● **采集加工** 春、夏季花未开、叶茂盛时采摘，鲜用或晒干或阴干备用。

● **性能主治** 辛、微苦，温。逐寒湿，理气血，调经安胎，止痛止血。用于产后腹痛，月经过多，子宫出血，血崩，胎动不安，胃痛，风湿，痢疾，小儿夜啼。

● **用　　量** 10～20 g，外用适量。

● **临床应用**

1. 产后出血，月经过多：端午艾叶20 g，田七粉6 g，蒲黄10 g，蒲公英10 g，水煎服。

2. 胃痛：端午艾叶、元胡、熟地、淮山各15 g，苦荬菜10 g，陈皮、桂枝、半夏、水田七各5 g，细辛3 g，水煎服。

3. 风湿骨痛：端午艾60 g，水菖蒲50 g，大风艾60 g，过山姜60 g，柚子寄生35 g，三角枫50 g，以上全用鲜品，水煎外洗。

4. 痧气腹痛：端午艾10 g，山芝麻10 g，救必应10 g，水煎服。

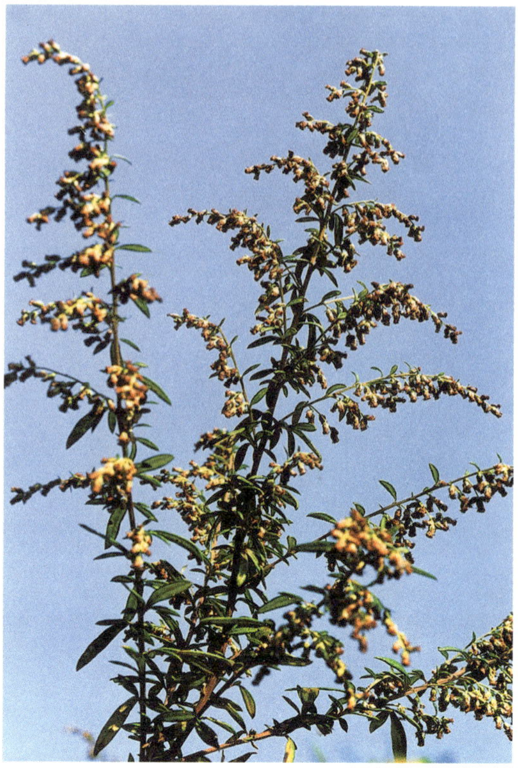

5. 痛经：端午艾10 g，鸡蛋1个，水煎服。

6. 肠炎，痢疾：端午艾、火炭母、土茯苓、马齿苋各15 g，大叶紫珠、茜草各10 g，红节花、番石榴叶各5 g，水煎服。

山 薄 荷

Gocaengzlouz

● **别　　名** 九层楼、野薄荷、茵陈草、马蒿。

● **来　　源** 为马鞭草科植物兰香草*Caryopteris incana* (Thunb.) Miq. 的全草。

● **生境分布** 生于山野。在广西主要分布于龙州、宁明、南宁、上思、玉林、容县、桂平、藤县、岑溪、苍梧、贺州、钟山、恭城、柳江等地，陕西、甘肃、四川、湖北、湖南、广东等省亦有分布。

● **植物形态** 直立灌木，高25～60 cm，密被微毛。叶对生，具短柄，卵形或卵状矩圆形，长2～5 cm，先端钝，基部浑圆，边缘有粗锯齿，两面密被灰色短柔毛。聚伞花序，为具柄的花束，多花，长1～1.5 cm；萼钟形，长约2 mm，被微毛，5深裂，裂片披针形；花冠蓝色，管长约4 mm，5裂，有一裂片较大，边缘有睫毛，外面被微毛；雄蕊4枚，2枚长2枚短，伸出；花柱线形，2浅裂。蒴果球形，外面被粗毛，分裂为4个凹陷的果瓣，瓣缘内弯如翅，抱着种子。花期6月。

● **采集加工** 夏、秋季采收，鲜用或晒干备用。

● **性能主治** 辛，温。祛风除湿，止咳散瘀，止痛消肿。用于感冒发热，风湿骨痛，慢性气管炎，百日咳，产后瘀痛，月经不调，崩漏，白带多，跌打损伤，疮肿，湿疹，皮肤瘙痒。

● **用　　量** 10～20 g，外用适量。

● **临床应用**

1. 感冒发热，风湿骨痛：山薄荷15 g，水煎服。
2. 慢性气管炎：山薄荷4份，石兰4份，百部2份，碾末炼蜜为丸，每次6 g，开水送服。
3. 产后瘀痛，跌打：山薄荷、黑老虎各20 g，煎汤或浸酒服。
4. 感冒头痛，咽喉痛：山薄荷15 g，白英9 g，水煎服。
5. 胃肠炎：山薄荷全草20 g，地榆15 g，水煎服。
6. 气滞胃痛：山薄荷全草20 g，水煎服。
7. 跌打肿痛：鲜山薄荷适量，捣烂酒炒敷患处。
8. 疖肿，湿疹，皮肤瘙痒：鲜山薄荷适量，捣烂敷患处，或水煎洗患处。

● **现代研究**

1. 化学研究：全草含黄酮苷、生物碱、酚类、甾体、氨基酸、有机酸、鞣质等。其中含一种抗菌有效成分，暂称兰香草素钠，在根、茎、叶、花、全草中的含量分别为1.5%、1.5%、10.4%、5.5%、4.7%。

2. 药理学研究：

（1）抗菌作用：兰香草素钠在体外对金黄色葡萄球菌和白喉杆菌有明显的抑制作用，对伤寒、甲型和乙型副伤寒、绿脓、大肠、痢疾等杆菌以及溶血性链球菌也有一定作用；较高浓度为杀菌，较低浓度为抑菌。体内试验证明对小鼠金黄色葡萄球菌感染有良好的治疗效果，可使大多数动物免于死亡。

（2）止咳作用：兰香草煎剂对氨水刺激引起慢性气管炎的小鼠有止咳作用。

● **附　　注** 本品有毒，不可过量服用。孕妇禁服。

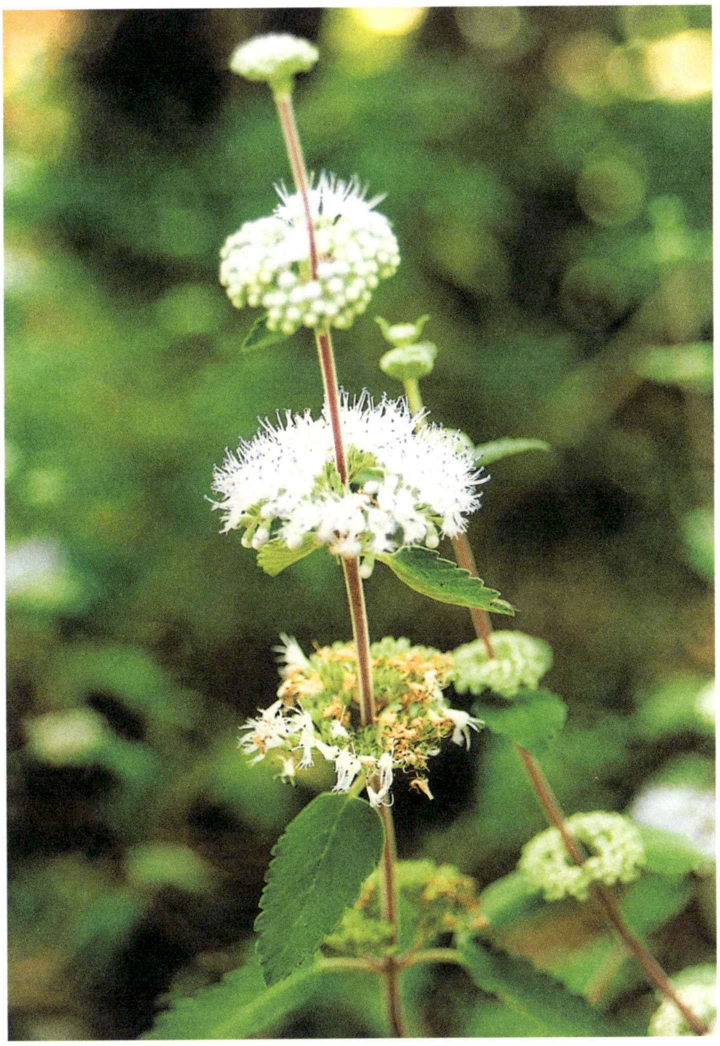

蔓 荆

Faenxman

● **别　　名**　白布荆、海风柳、小刀豆藤、白背风。

● **来　　源**　为马鞭草科植物蔓荆*Vitex trifolia* L. 的果实。

● **生境分布**　生于海边、沙滩及河边。在广西主要分布于龙州、宁明、北流、岑溪等地，我国沿海各省、云南省有分布。

● **植物形态**　落叶灌木。嫩枝四方形。掌状复叶，小叶3片，有时在同一枝条上部有单叶；小叶片卵形或长倒卵形，长2～9 cm，宽1～3 cm，全缘，上面绿色，有毛或近于无毛，下面密生灰白色绒毛。圆锥花序顶生；花萼钟状，顶端5齿裂；花冠淡紫色，顶端5裂，二唇形。果实球形，成熟后黑色。

● **采集加工**　果实在秋季果熟时采摘，晒干备用，称为蔓荆子。

● **性能主治**　辛、苦，微寒。疏风散热，清利头目，通络止痛。用于风热感冒头痛，牙龈肿痛，头晕目眩，目赤多泪，眶上神经痛，肌肉神经痛，支气管炎。

● **用　　量**　5～10 g。

● **临床应用**

1. 风热头痛：蔓荆子10 g，米酒500 ml，浸泡7天，每次服10 ml。

2. 风寒侵目，肿痛出泪，涩胀羞明：蔓荆子、荆芥各10 g，白蒺藜、柴胡、防风各5 g，甘草3 g，水煎服。

3. 劳役饮食不节，内障眼病：蔓荆子、黄芪、土人参各10 g，黄柏6 g，白芍6 g，炙甘草3 g，水煎服。

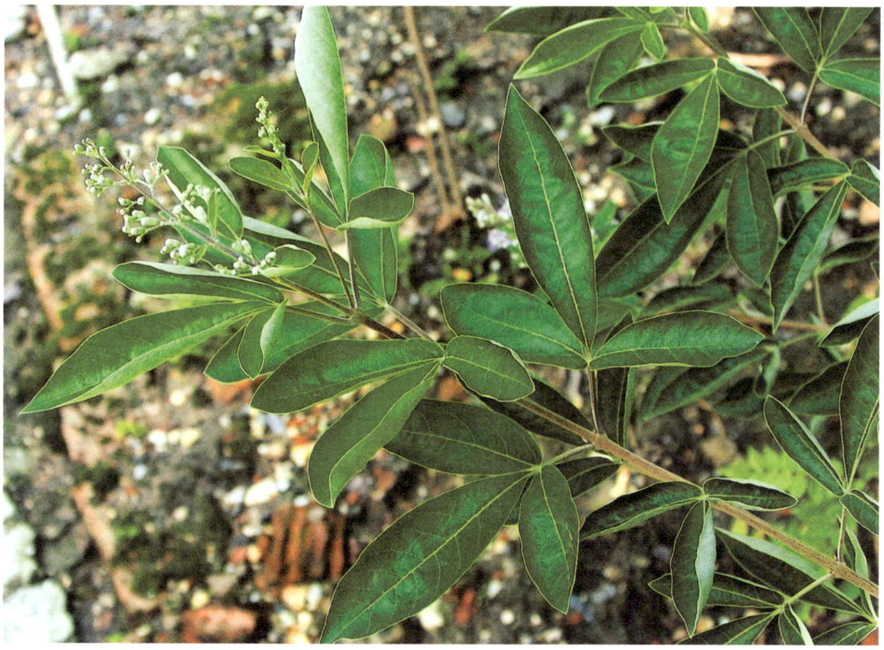

● **现代研究**　化学研究：果实含蔓荆碱、卫矛醇、香草酸等，细枝、叶含挥发油（油含α-蒎烯和莰烯55%、乙酸松油醇酯10%、二萜醇20%）。叶中还含紫花牡荆素、木樨草素-7-葡萄糖苷和一种四羟基甲氧基黄酮-α-D-葡萄糖苷等。

● **附　　注**　血虚有火之头痛目眩及胃虚者慎服。

颠茄

Makgaziq

● **别　　名**　野茄、大颠茄、野海茄。

● **来　　源**　为茄科植物黄刺茄*Solanum coagulans* Forsk. 的根、果实、种子。

● **生境分布**　生于灌木丛中。在广西主要分布于龙州、宁明、武鸣、隆安和靖西等地，云南、广东、台湾等省亦有分布。

● **植物形态**　直立草本或半灌木，高0.5～2 m。全株密生灰褐色星状绒毛或皮刺，皮刺长5～14 cm，顶端微弯。叶卵形或卵状椭圆形，长5～14 cm，宽4～7 cm，顶端渐尖、忽尖或钝，基部多少偏斜，边缘浅波状圆裂，裂片通常有5～7片；叶柄长1～3 cm。蝎尾状花序，腋外生，能孕花较大，单生于花序基部，花梗长1.7 cm，不孕花生于花序上端；花萼钟状，5裂，裂片三角形；花冠辐状，星形，紫蓝色，长约1.8 cm，直径1.7～3 cm，5裂，外面有星状绒毛；雄蕊5枚，着生于花冠筒喉部。浆果球形，无毛，直径2～3 cm，熟时黄色。

● **采集加工**　根：夏、秋季采，鲜用或晒干备用。果实、种子：秋季采，种子洗净晒干，炒黄至有香气，备用。

● **性能主治**　苦、辛，温。利湿，消肿，止痛。用于风湿性关节痛，跌打肿痛，痈疮肿毒，冻疮，牙痛。

● **用　　量**　外用适量。

● **临床应用**

1. 跌打肿痛，痈疮肿毒：鲜颠茄根适量，捣烂敷患处，或颠茄茎叶晒干煅存性为末，调茶油敷患处。

2. 跌打肿痛，扭挫伤：颠茄、韭菜根、姜黄各适量，捣烂敷患处。

3. 冻疮：颠茄适量，水煎洗患处。

4. 牙痛：将颠茄种子置于烧红的瓦片上，用竹管吸烟熏痛处。

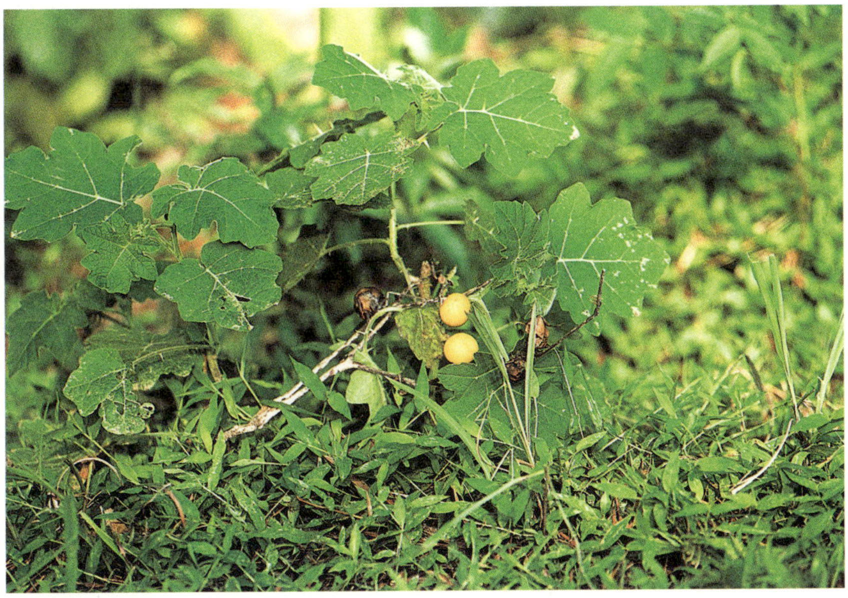

● **现代研究**　化学研究：果实含多种甾类化合物，如薯蓣皂苷元、β-谷甾醇、豆甾醇、菜油甾醇、胆甾醇、羽扇醇、谷甾醇葡萄糖苷等。

● **附　　注**　本品有毒。

第九章 打虫药

土荆芥

Caebceuj

● **别　　名**　臭蒿、鹅脚草、臭草。

● **来　　源**　为藜科植物土荆芥*Chenopodium ambrosioides* L. 的地上部分。

● **生境分布**　生于村旁、路边、河岸。分布于广西、海南、福建、台湾、浙江、江苏、江西、湖南、四川。

● **植物形态**　一年生或多年生草本，高50～80 cm，揉搓叶片有强烈刺鼻气味。茎直立，多分枝，有条棱。枝通常细瘦，有短柔毛并有具节的长柔毛，有时近于无毛。单叶互生，长圆状披针形或披针形，先端急尖或渐尖，边缘具稀疏不整齐的大锯齿，基部渐狭，具短柄，上面平滑无毛，下面散生黄色腺点，并沿叶脉稍有毛，下部的叶长可达15 cm，宽可达5 cm，上部叶逐渐狭小而近全缘。花两性或雌性，通常3～5个团集，生于上部叶腋；花被裂片5片，较少为3片，绿色，果时通常闭合；雄蕊5枚，花药长约0.5 mm；花柱不明显，柱头通常3枚，较少为4枚，丝形，伸出花被外。胞果扁球形，完全包于花被内。种子横生或斜生，黑色或暗红色，平滑，有光泽，边缘钝，直径约0.7 mm。

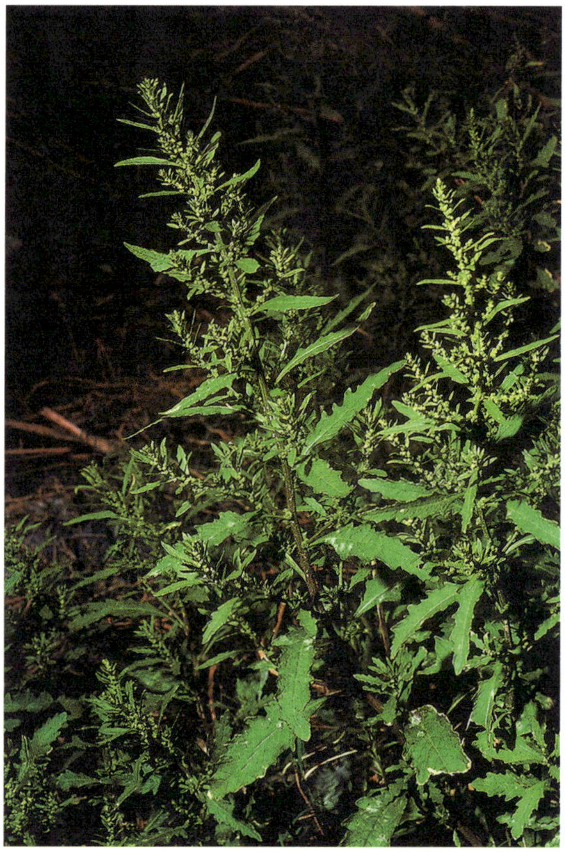

● **采集加工**　本品含挥发性物质，不宜晒干。果实含油最多，宜在果熟时采收。

● **性能主治**　辛，温。杀虫，祛风，止痛。用于蛔虫病，钩虫病，风湿痹痛，痛经，闭经，皮肤湿疹。

● **用　　量**　3～6 g，外用适量。

● **临床应用**

1. 钩虫病，蛔虫病：土荆芥干粉3 g，开水送服。

2. 脚癣，皮肤湿疹：土荆芥100 g，水煎外洗患处。

● **现代研究**

1. 化学研究：全草含挥发油（土荆芥油）0.4%，挥发油的主要成分为驱蛔素、对聚伞花素、土荆芥酮、柠檬烯等。全草尚含饱和烃（C_{12}～C_{31}）、三萜皂苷藜属皂苷B。叶含山柰酚-7-鼠李糖苷、土荆芥苷等。

2. 药理学研究：所含挥发油对蛔虫、钩虫、绦虫有驱虫作用。此外，对阿米巴痢疾、滴虫、疟原虫有一定作用，对真菌有良好的抑制作用，对鸟型结核杆菌在体内有轻度抑制作用。

风车子

Dauhngam

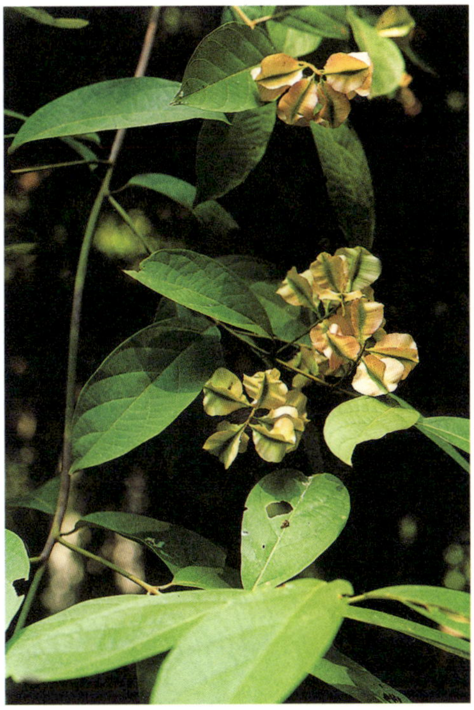

● **别　　名**　四角风、水番桃。

● **来　　源**　为使君子科植物华风车子*Combretum alfredi* Hance. 的叶。

● **生境分布**　生于山脚灌木丛中或竹林中。在广西主要分布于柳州、桂林等地，广东、江西、湖南等省亦有分布。

● **植物形态**　藤状灌木。小枝近方形，灰褐色，密被锈色绒毛和橙黄色的鳞片，均老时脱落。叶近对生，薄革质，长椭圆形，下面叶脉凸起，密生短柔毛。穗状花序腋生；花小，白色，花心有金黄色的粗毛。果近圆形或梨形，有翅4，纸质，具横条纹，光亮，熟时红色。花期夏初。

● **采集加工**　秋冬采叶，洗净，晒干备用。

● **性能主治**　甘、淡、微苦，平。健胃驱虫。用于蛔虫、鞭虫等病。

● **用　　量**　9～15 g。

● **临床应用**

1. 蛔虫病：风车子15 g，杨梅5颗，山楂15 g，水煎服。

2. 鞭虫病：风车子15 g，水煎服，并嚼食南瓜子50 g。

槟　榔

Makbinghlangz

● **别　　名**　槟榔仁、大腹槟榔、槟榔玉、榔玉、大腹子。

● **来　　源**　为棕榈科植物槟榔*Areca catechu* L. 的成熟种子。

● **生境分布**　栽培于疏松、肥沃、湿润的土地。分布于广西、广东、云南、福建、台湾、海南等地。

● **植物形态**　乔木，高达10～18 m，不分枝，叶脱落后形成明显的环纹。叶在顶端丛生；羽状复叶，长1.3～2 m，光滑，叶轴三棱形；小叶披针状线形或线形，长30～70 cm，宽2.5～6 cm，基部较狭，先端小叶愈合，有不规则分裂。花序着生于最下面一叶的叶基部，有佛焰苞状大苞片，长倒卵形，长可达40 cm，光滑，花序多分枝；花单性，雌雄同株；雄花小，多数，无柄，紧贴分枝上部，通常单生，很少对生，花萼3片，厚而细小，花瓣3片，卵状长圆形，长5～6 mm，雄蕊6枚，花丝短小，花药基着，退化雌蕊3枚，丝状；雌花较大而少，无柄，着生于花序轴或分枝基部，花萼3片，长圆状卵形，长12～15 mm。坚果卵圆形或长圆形，长5～6 cm，花萼和花瓣宿存，果熟时红色。每年开花两次，第一次花期3～8月，冬花不结果。果期12月至翌年2月。

● 采集加工 春末至秋初采收成熟果实，用水煮后，除去果皮，取出种子，干燥备用。

● 性能主治 苦、辛，温。用于肠道寄生虫病，食积腹胀。

● 用　　量 3～10 g，外用适量。

● 临床应用

1. 各种肠道寄生虫病：槟榔10 g，麻风草20 g，排钱草20 g，泽泻20 g，鸡内金10 g，白芍10 g，使君子6 g，甘草6 g，水煎服。

2. 阴毛生虱：槟榔适量，水煎外洗。

3. 食积腹胀，呕吐痰湿：槟榔10 g，生姜10 g，山胡椒5 g，水煎服。

● 现代研究

1. 化学研究：种子含总生物碱0.3%～0.6%，其主要成分为槟榔碱，其次为槟榔次碱、去甲基槟榔碱、去甲基槟榔次碱、异去甲基槟榔次碱等，均以与鞣酸结合的形式存在。另外还含缩合鞣质15%、脂肪14%和氨基酸等。

2. 药理及毒理学研究：

（1）驱绦虫：槟榔对猪绦虫的全虫有麻痹作用，驱虫有效成分是槟榔碱，使牛绦虫头节及未成熟节片及犬短小绦虫完全瘫痪。槟榔碱作用于虫体神经系统，有拟胆碱作用，亦能麻痹曼氏血吸虫及肝吸虫，对蛲虫也有95%的驱虫效果。

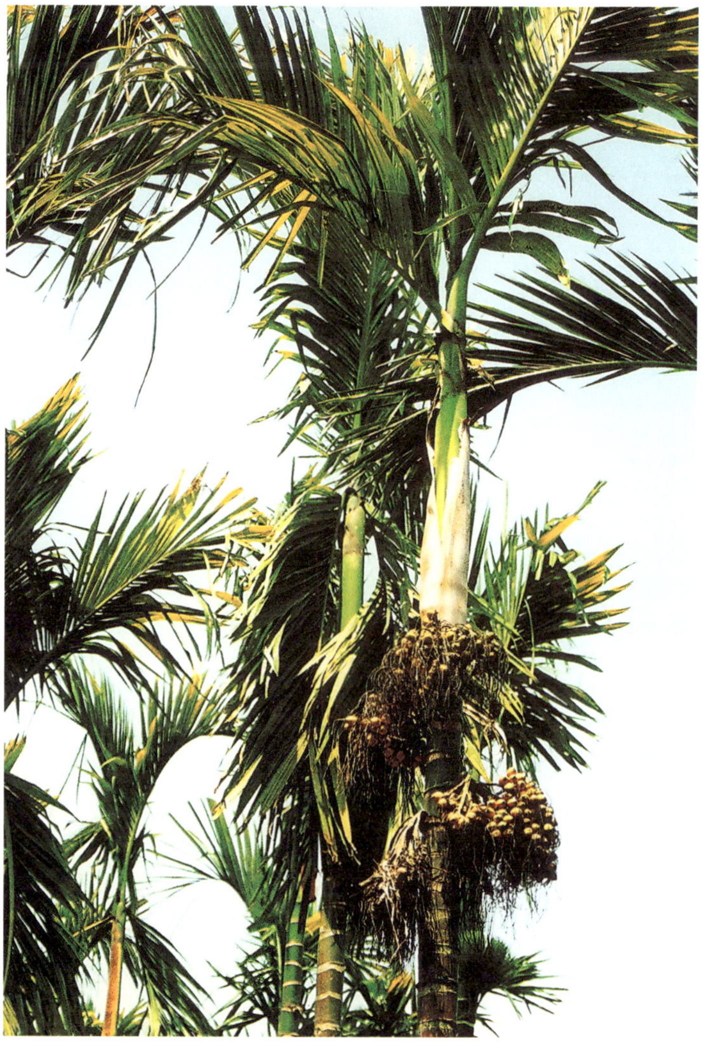

（2）拟胆碱作用：槟榔碱刺激副交感神经的作用与乙酰胆碱相似，较毛果芸香碱、毒扁豆碱及毒蕈碱作用强，嚼食槟榔可增加食欲，增加消化腺体分泌和胃肠活动，引起胆囊兴奋和收缩，有利于胆总管结石排出。槟榔碱有中枢拟胆碱作用，能明显拮抗东莨菪碱及樟柳碱，促进学习记忆和减轻脑外伤造成的记忆减退。槟榔碱及槟榔次碱有中枢镇静作用，可减少自主活动，延长巴比妥钠的睡眠效应，减轻戊四唑引起的惊厥，增强氯丙嗪的镇静作用，大剂量可致震颤。外周有M-胆碱作用，可缩瞳及降低眼内压及致泻，驱虫时可不用泻药，能选择激动中枢不同亚型M受体。

（3）兴奋平滑肌：槟榔水煎剂呈剂量依赖性地增加逼尿肌肌条的张力和振幅。

（4）抗真菌、病毒作用：槟榔水浸剂对堇色毛癣菌、许兰毛癣菌、奥杜盎小孢子菌有不同程度的抑制作用，槟榔对流感病毒PR_3株有抑制作用，体外试验亦得到证明。

（5）毒性：槟榔煎剂的LD_{50}为120 ± 24 g/kg。

● **附　　注**　气虚下陷者慎用。

苦楝树

Meizlenh

● **别　　名**　金铃子、紫花树、金斗木。

● **来　　源**　为楝科植物苦楝*Melia azedarach* L. 的树皮、根皮。

● **生境分布**　多生于路旁、坡脚，或栽于屋旁、篱边。分布于广西各地，河北、云南、四川等省亦有分布。

● **植物形态**　落叶乔木，高15～20 m。树皮暗褐色；幼枝有星状毛，旋即脱落；老枝紫色，有细点状皮孔。二回羽状复叶，互生，长20～80 cm；小叶卵形或椭圆形，长3～7 cm，宽2～3 cm，基部阔楔形或圆形，先端长尖，边缘有齿缺，上面深绿，下面浅绿，幼时有星状毛，稍后除叶脉上有白毛外，其余均无毛。圆锥花序腋生；花淡紫色，长约1 cm；花萼5裂，裂片披针形；雄蕊通常暗紫色，长约7 mm。核果圆卵形或近球形，长约3 cm，淡黄色，4～5室，每室具种子1枚。花期4～5月，果期10～11月。

● **采集加工**　全年可采，刮去粗皮，洗净，鲜用或晒干备用。

● **性能主治**　苦，寒，有毒。清热，燥湿，杀虫。根皮、树皮用于小儿蛔虫病、钩虫病、蛲虫病，风疹，疥癣。

● **用　　量**　5～15 g，外用适量。

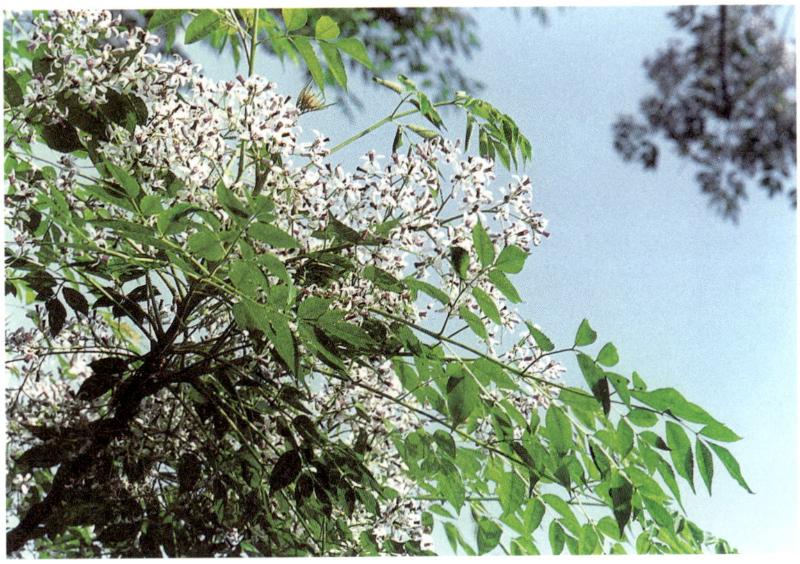

● **临床应用**

1. 蛔虫病：鲜苦楝根皮10 g，粳米（炒）10 g，水煎加红糖调服。

2. 钩虫病：苦楝皮、槟榔各10 g，水煎加红糖适量，睡前空腹服；儿童用量酌减。

3. 风疹，疥癣：苦楝皮适量，碾末，调醋外搽患处。

● **现代研究**

1. 化学研究：主要含三萜化合

物，如川楝素和异川楝素、苦林酮、苦楝内酯、苦洛内酯、苦楝子三醇。另含有β-谷甾醇、正十烷及水溶性成分，以及7-α-乙酰氧基-14β，15β-环氧葛杜宁烷-1-烯-3-0-β-D-吡喃葡萄糖苷。还含二萜类柳杉酚和印苦楝酚。黄酮苷有芦丁、山柰酚-3-0-β-芸香苷。蒽醌糖苷有1，8-二羟基-2-甲基蒽醌-3-0-β-D-吡喃蒽醌-3-0-α-L-吡喃鼠李糖苷。此外，还含铜、锌、铁、锶、镁等微量元素。

2. 药理及毒理学研究：

（1）驱虫作用：实验表明，苦楝皮及苦楝素有驱虫作用。苦楝皮醇提取物体外对猪蛔虫，特别是对其头部具有麻痹作用。有效成分为苦楝素。高浓度（25%～50%）苦楝皮药液在体外可使小鼠蛲虫12小时内全部死亡，苦楝皮醇提取物还有杀灭曼氏血吸虫及绦虫头蚴的作用。

（2）抗真菌作用：醇浸剂（1∶4）试管内对同心性毛癣菌、许兰毛癣菌、奥杜盎小孢子菌、羊毛状小芽孢癣菌、红色皮肤癣菌、星形奴卡氏菌等均有一定的抑菌效果。水浸及煎剂效力比醇浸剂差。

（3）阻断神经肌肉接头作用：中毒剂量的苦楝素使鼠、猫、犬、猴出现全身无力、呼吸困难、四肢抽搐。体外实验苦楝素能阻断大鼠离体膈神经膈肌标本的收缩反应，但不影响神经冲动的传导和直接刺激肌肉的收缩，而是麻痹神经肌肉接头。

（4）毒性：苦楝素小鼠灌胃LD_{50}为244.2 mg/kg，较山道年作用缓慢，安全，外层栓皮毒性较大，应刮去。动物对苦楝素毒性差异的敏感次序为：猫、猴、犬、兔、大鼠、小鼠。

● **附　　注**　体弱或脾胃虚寒者忌服。

硫　黄

Huengx

● **别　　名**　臭黄、太子、石硫黄、舶来黄。

● **来　　源**　本品为自然元素类矿物硫族自然硫，采挖后，加热熔化，除去杂质，或用含硫矿物经加工制得。

● **矿物分布**　硫黄常由火山作用所产生，故常见于温泉、喷泉、火山口区域。可由金属硫化物、硫酸盐分解成硫黄。沉积岩常含硫黄，与石灰岩、黏土、石膏、沥青相伴产出。在广西主要分布于博白、宾阳、陆川、德保、罗城、全州等地，四川、山西、陕西、河南、山东等省亦有分布。

● **药材形状**　本品呈不规则块状。黄色或略呈绿黄色。表面不平坦，呈脂肪光泽，常有多数小孔。用手握紧置于耳旁，可闻轻微的爆裂声。体轻，质松，易碎，断面常呈针状结晶形。

● **采集加工**　将硫黄矿采挖后，加热熔化，除去杂质，或用含硫矿物经加工制得。

炮制：硫黄除去杂质，敲成碎块。

制硫黄：取净硫黄块与豆腐同煮，至豆腐显黑绿色时，取出，漂净，阴干。每100 kg硫黄用豆腐200 kg。

性能主治 淡、酸，温，有毒。解毒杀虫疗疮，补火助阳通便。用于肠热赤痢，虚寒便秘，哮喘，阳痿，酒渣鼻，疥癣，秃疮，阴疽恶疮。

用　　量 1.5～3 g，外用适量。

临床应用

1. 肠热赤痢，虚寒便秘：硫黄、蛤粉各等份，碾末为丸，如梧桐子大，每次3 g，米汤送服。
2. 酒渣鼻，疥癣，秃疮：硫黄、轻粉、杏仁（去皮）各等量，碾末，临睡前调涂患处，次日清晨清洗。

现代研究

1. 化学研究：本品主要含硫，常夹杂有砷、硒、碲。
2. 药理及毒理学研究：

（1）溶解角质，杀疥虫、杀真菌作用：局部外用，在体温状态下，硫与皮肤接触，产生硫化氢，或与微生物或上皮细胞作用，氧化成五硫黄酸，因而有溶解角质、软化皮肤、杀灭疥虫、杀真菌等作用。

（2）缓泻作用：内服后一部分在肠内可形成硫化氢，刺激肠壁增加蠕动，从而起缓泻作用。硫化氢在体内产生极慢，故致泻作用不强，且与用量大小无关。若肠内容物中脂肪性物质较多，易产生大量硫化氢。

（3）消炎、镇咳、祛痰作用：适当剂量对动物实验性炎症有治疗作用，能使各级支气管慢性炎症细胞浸润减轻，并使支气管黏膜杯状细胞数有不同程度减少，还能促进支气管分泌增加。

（4）其他作用：对氯丙嗪及硫喷妥钠的中枢抑制有明显增强作用。

（5）毒性：未经炮制的天然硫黄含砷较多，不宜内服，内服需用炮制的硫黄，且不宜过量或久服，以免引起砷中毒。

附　　注 凡阴虚阳强者和孕妇慎用。

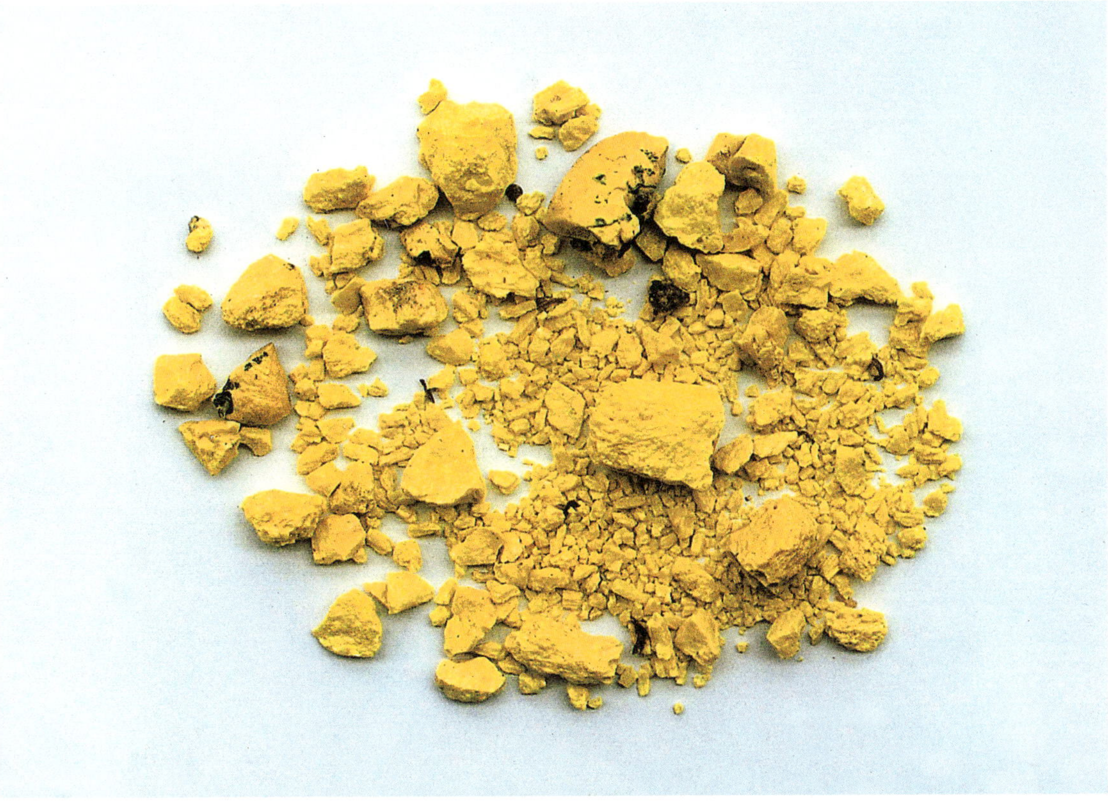

苹　婆

Gogaeuqcaengz

● **别　　名**　鸡冠树、九层皮、红皮果。

● **来　　源**　为梧桐科植物苹婆*Sterculia monosperma* Vent. 的果壳或种子。

● **生境分布**　生于山地林中或灌木丛中。在广西主要分布于天峨、凌云、那坡、龙州、宁明、邕宁、马山、容县等地，福建、台湾、广东、海南、云南等省亦有分布。

● **植物形态**　乔木，高可达10 m。树皮黑褐色，小枝幼时疏被星状毛。单叶互生，薄革质；叶柄长2～3.5 cm；托叶早落；叶片长圆形或椭圆形，长8～26 cm，宽5～15 cm，顶端钝或急尖，基部浑圆或钝，全缘，两面无毛。圆锥花序顶生或腋生，披散或下垂，长8～20 cm，被短柔毛，花梗远比花长；花杂性，无花冠；萼初时乳白色，后为淡红色，钟状，长约1 cm，外被短柔毛，5裂，裂片线状披针形，先端渐尖内曲，在顶端互相黏合，与钟状萼筒等长；雄花较多，雌雄蕊柄弯曲，花药黄色；雌花较少，稍大，子房圆球形，有5条沟纹，被毛，花柱弯曲，柱头5浅裂。蓇葖果鲜红色，长圆状卵形，长约5 cm，宽2～3 cm，顶端有喙，每果内有种子1～4粒。种子椭圆形或长圆形，直径约1.5 cm，黑褐色。花期4～5月。

● **采集加工**　5～6月果实将成熟时采，晒干备用。

● **性能主治**　甘，温。温胃，杀虫，止痢。用于虫积腹痛，翻胃吐食，疝痛，痢疾。

● **用　　量**　9～15 g，外用适量。

● **临床应用**

1. 蛔虫腹痛，面有白斑：苹婆、牵牛子各15 g，水煎服。

2. 翻胃吐食，食下即吐：苹婆9 g，煅存性，米酒调服。

3. 痢疾：苹婆果壳15 g，水煎调红糖服。

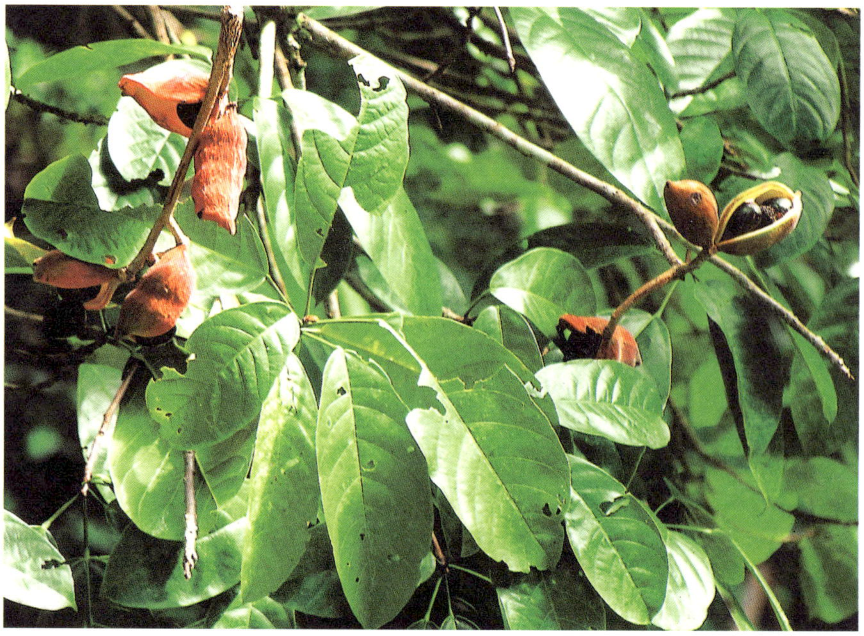

使君子

Gaeucijgyinh

● **别　　名**　留求子、索子果、病柑子。

● **来　　源**　为使君子科植物使君子*Quisqualis indica* L. 的成熟果实。

● **生境分布**　生于平原灌木丛或路旁。广西的南宁、玉林、桂林等地有分布。

● **植物形态**　藤状灌木。嫩枝、幼叶具黄色柔毛。叶对生，长圆形或长圆状披针形，长4.5～15 cm，宽2～6 cm，先端渐尖，基部圆形或略呈心脏形，全缘，老叶下面，尤以叶脉及边缘处存留柔毛；叶柄长5～15 mm，下部有关节，叶落后关节以下部分成为棘状物。穗状花序生于枝条的顶端，下垂，略有芳香；每花下具苞片1枚，披针形或线形，脱落性；萼筒细管状，伸出子房外，长约6 cm，先端5裂齿，短三角形，有柔毛及腺毛；花瓣5片，长圆形或倒卵形，长约1 cm，先端圆，基部宽楔形，与萼齿互生；花蕾呈紫红色，而被覆盖的部分呈白色，开放后渐转紫红色；雄蕊10枚，排成上下两轮，花丝着生于萼筒，上轮5枚外露；雌蕊1枚，子房下位，圆柱状纺锤形，有5条纵棱，具柔毛及腺毛，花柱细长，外露，下部与萼筒合生，柱头短。果实橄榄状，长2.5～4 cm，黑褐色或棕色，有5棱。

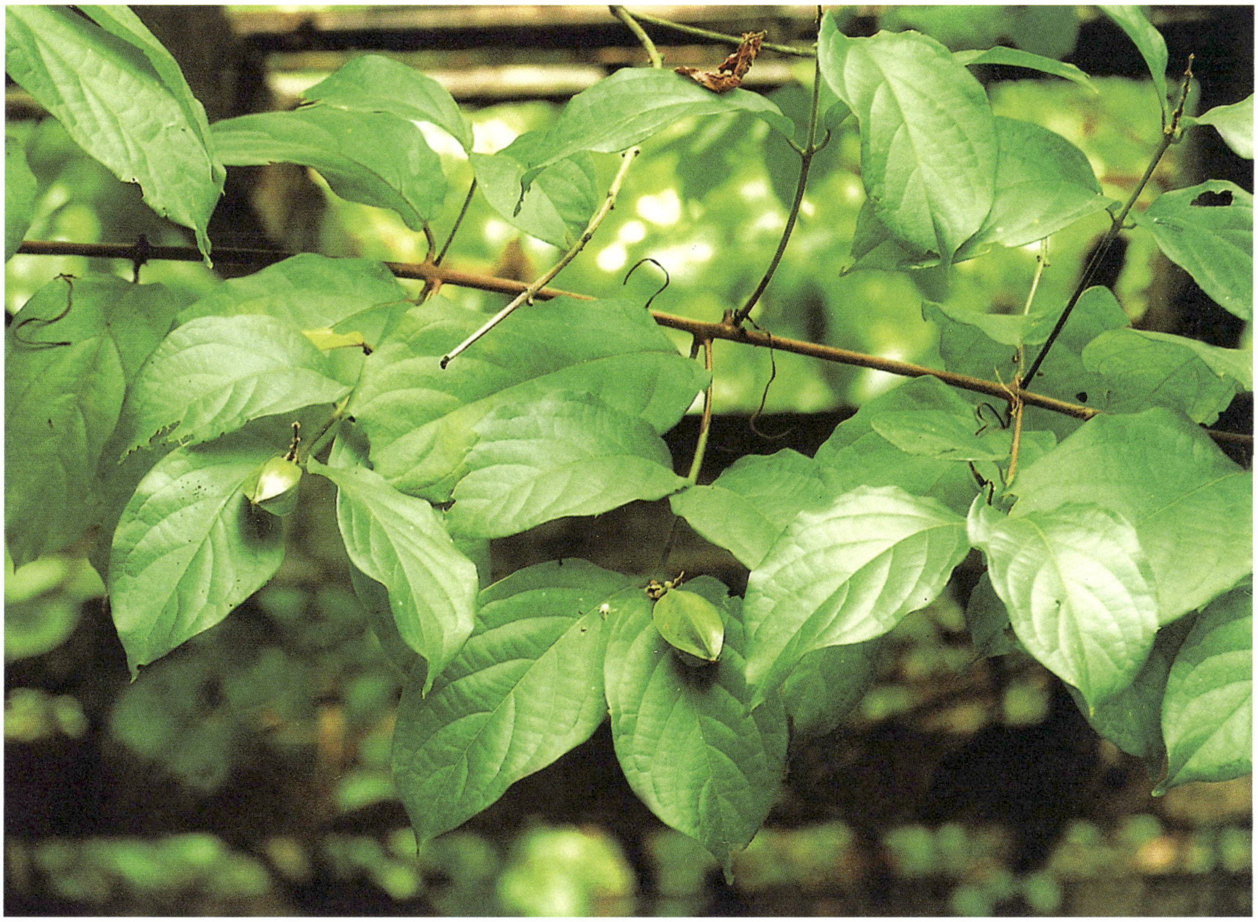

● **采集加工** 9～10月间种子成熟，果皮变紫黑色时采摘，晒干或用微火烘干备用。

● **性能主治** 甘，温。杀虫，消积，健脾。用于蛔虫腹痛，小儿疳积，乳食停滞，腹胀，泻痢。

● **用　　量** 9～15 g。

● **临床应用**

1. 小儿蛔虫病：使君子、苦楝皮、陈皮各9 g，槟榔10 g，木香、枳壳各6 g，大黄（后下）3 g，甘草3 g，水煎服。

2. 小儿疳积：使君子仁9 g，木鳖子仁15 g，碾末制丸如龙眼大，每次1丸，空腹服。

3. 蛔虫病，蛲虫病，小儿疳积：使君子仁9 g，水煎服或炒熟嚼食。小儿每岁1粒，总量不超过20粒。

● **现代研究**

1. 化学研究：种子含使君子酸钾，并含脂肪油20%～27%，尚含蔗糖、葡萄糖、果糖、戊聚糖、苹果糖、柠檬酸、琥珀酸、生物碱、脯氨酸等。果壳也含使君子酸钾。

2. 药理及毒理学研究：

（1）具有抗寄生虫作用。

（2）具有抗真菌作用。

（3）毒性：新鲜的或烘焙的使君子仁及使君子酸钾，临床用于驱蛔虫时，均可引起呃噎的副作用。

● **附　　注** 服药时忌饮热茶。大量服用能引起呃逆、眩晕、呕吐等反应。

第十章　收涩药

跌 打 王

Venzhozcu

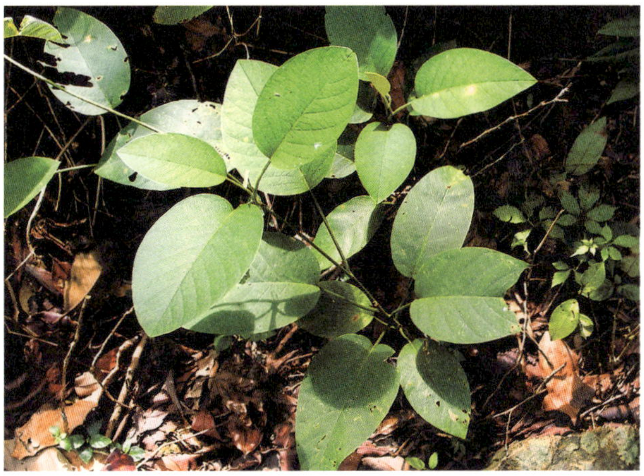

● **别　　名**　山牡丹、葛藤、藤续断。

● **来　　源**　为旋花科植物白花银背藤*Argyreia seguinii*（Levl.）Vahoit 的根皮或全株。

● **生境分布**　生于山间疏林或路旁灌木丛中。分布于广西、云南等地。

● **植物形态**　藤本。叶互生，全缘，卵圆形或阔椭圆形，长12～17 cm，宽8～13.5 cm，下面密生白色绢毛。花簇生，为苞片所包，有总花梗，生1～4束花；花冠漏斗状，白色；雄蕊5枚，内藏；子房4室，柱头重脚轻，头状。

● **采集加工**　全年可采，洗净，晒干备用。

● **性能主治**　微涩，温。收敛生肌，润肺止咳。用于慢性溃疡，肺燥久咳。

● **用　　量**　10～30 g，外用适量。

● **临床应用**

1. 慢性溃疡：跌打王全株适量，水煎洗患处。

2. 肺燥久咳：跌打王30 g，百部20 g，大叶桉叶15 g，白果20 g，水煎服。

稔　果

Maknimh

● **别　　名**　山稔子。

● **来　　源**　为桃金娘科植物桃金娘*Rhodomyrtus tomentosa* (Ait.) Hassk 的果实。

● **生境分布**　生于丘林及旷野间。在广西主要分布于南宁、百色、河池、柳州等地，广东、云南、福建、台湾、湖南等省亦有分布。

● **植物形态** 小灌木，高1～2 m。幼枝密被柔毛。叶对生，具短柄，近革质，椭圆形或倒卵形，长3～6 cm，宽1.5～3.6 cm，先端钝，基部圆形，全缘，下面密被短柔毛，基部具主脉3条，很少5条。聚伞花序，有1～3朵花，总梗较叶柄长；苞片似叶，但较小；花直径约2 cm；萼管长约6 mm，裂片5片，圆形，不等长；花瓣5片，玫瑰红色，外面被短柔毛；雄蕊多数，分离，排成数列；子房下位，2～6室。浆果球形，直径可达1.4 cm，熟时暗紫色。花期5～7月，果期7～9月。

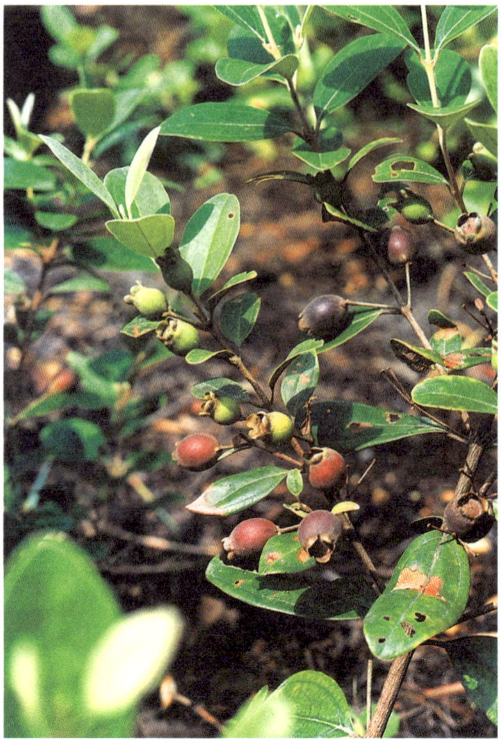

● **采集加工** 秋季采收成熟果实，鲜用或晒干备用。

● **性能主治** 甘、涩，平。涩肠固精，养血止血。用于屙痢，贫血，吐血，便血，血崩，带下，脉漏，鼻衄，遗精。

● **用　　量** 15～30 g，外用适量。

● **临床应用**

1. 屙痢：稔果30 g，水煎加蜂蜜调服。
2. 孕妇贫血，病后体虚，神经衰弱：稔果20 g，水煎服。
3. 吐血，便血：稔果20 g，水煎服。
4. 脱肛：稔果30 g，猪肚100 g，炖服。
5. 血崩，带下：稔果适量，炒黑如炭，碾末，每次20 g，开水冲服。
6. 刀伤出血，烫伤：鲜稔果适量，捣烂敷患处，或煅存性碾末，调抹患处。
7. 鼻衄：稔果15 g，塘虱1条，蒸服。

● **现代研究** 化学研究：果含黄酮苷、酚类、氨基酸、有机酸、糖类等。

石榴皮

Makciklouz

● **别　　名** 石榴壳、安石榴、酸榴皮。

● **来　　源** 为石榴科植物石榴*Punica granatum* L.的果皮。

● **生境分布** 生于山坡向阳处或栽培于庭园中。我国大部分地区有栽培。

● **植物形态** 落叶灌木或乔木，高2～5 m。树皮青灰色。幼枝近圆形或微呈四棱形，枝端通常呈刺状，无毛。叶对生或簇生，叶片倒卵形至长椭圆形，长2.5～6 cm，宽1～1.8 cm，先端尖或微凹，基部渐狭，全缘，上面有光泽，无毛，下面有隆起的主脉，具短柄。花1至数朵，生于小枝顶端或腋生，花梗长2～

3 mm；花的直径约3 cm；萼筒钟状，肉质而厚，红色，裂片6，三角状卵形；花瓣6片，红色，与萼片互生，倒卵形，有皱纹；雄蕊多数，着生于萼管中部，花药球形，花丝细短；雌蕊1枚，子房下位或半下位，上部6室，具侧膜胎座，下部3室，具中轴胎座，花柱圆形，柱头头状。浆果近球形，果皮肥厚革质，熟时黄色，或带红色，内具薄隔膜，顶端有宿存花萼。种子多数，倒卵形，带棱角。花期5～6月，果期7～8月。

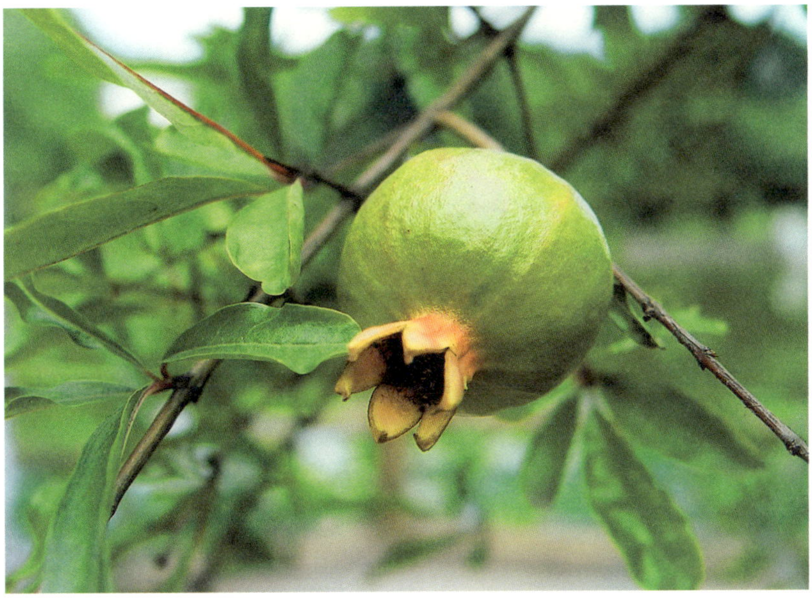

● **采集加工** 秋季果实成熟，顶端开裂时采摘，除去种子及隔瓤，切瓣晒干或微火烘干备用。

● **性能主治** 酸、涩，温。涩肠止泻，固崩止遗，驱蛔定痛，杀虫止痒。用于久泻气虚，不全流产，脱肛，滑精，血崩，带下，蛔虫、钩虫、绦虫病。

● **用　　量** 10～30 g，外用适量。

● **临床应用**

1. 屙泻：石榴皮15 g，水煎加红糖调服。

2. 婴儿腹泻：石榴皮、黄芩、白芍、楂曲、云苓、干荷叶、炒二芽各6 g，葛根4 g，水煎服。

3. 不全流产：石榴皮10 g，当归10 g，阿胶10 g（烊化），水煎服。

4. 胆管蛔虫：石榴皮10 g，桃符12 g，胡椒粉（后下）6 g，槟榔6 g，水煎服。

5. 蛔虫、钩虫、绦虫病：石榴皮、槟榔各30 g，水煎服，或石榴皮10 g，煎汤睡前灌肠。

● **现代研究**

1. 化学研究：果皮含没食子酸、苹果酸、熊果酸、桦木酸、异槲皮苷、石榴皮素B、安石榴苷和安石榴林，还含鞣质、蜡、树脂、甘露醇、糖等。

2. 药理及毒理学研究：

（1）抗菌作用：本品体外试验，对金黄色葡萄球菌、变形杆菌、白喉杆菌均有杀灭作用，对伤寒及副伤寒杆菌、霍乱弧菌、绿脓杆菌、痢疾杆菌、结核杆菌等均有明显的抑制作用。其抗菌作用广泛，且杀菌作用强，其中对志贺氏痢疾杆菌最强。果皮煎剂在试管内对多种皮肤真菌有不同程度的抑制作用，如许兰毛癣菌、须癣毛菌、铁锈色毛菌、奥杜盎小孢子菌、絮状表皮癣菌等。

（2）抗病毒作用：本品煎剂有抑制流感病毒的作用。

（3）驱虫作用：石榴皮碱是驱虫的主要有效成分，对绦虫的杀灭作用最强，能使其肌肉陷入持久收缩。此外，石榴皮对阴道滴虫亦有较强的杀灭作用。

（4）其他药理作用：石榴皮刺激胃肠黏膜引起恶心呕吐，雌性大鼠或豚鼠服石榴果皮粉后可减少受孕率，兔灌服石榴根皮水浸液可促进血液凝固。

（5）毒性：石榴皮总碱对兔静注LD_{50}为40 mg/kg。石榴皮总碱对恒温动物的脊髓有兴奋作用，可引起痉挛，大剂量能使运动神经末梢麻痹，终因呼吸中枢麻痹而死。大剂量石榴皮总碱对植物神经节有烟碱样，对骨骼肌有箭毒样作用。

● **附　　注**　泻痢初起者忌服。

咸虾花

Yokloegma

● **别　　名**　大叶咸虾花、狗仔菜、狗狗木根、狗仔花。

● **来　　源**　为菊科植物咸虾花*Vernonia patula*（Dry.）Merr. 的全草。

● **生境分布**　生于草坡土坎。在广西主要分布于田阳、大新、龙州、扶绥、马山、上林、玉林、昭平等地，广东等省亦有分布。

● **植物形态**　一年生直立草本，高达1 m左右，被灰色柔毛。叶互生，无柄或具短柄，卵形或椭圆状披针形，长2～7 cm，宽1～3 cm，先端短尖，基部楔形，边缘有浅齿，下面被灰色短柔毛。头状花序卵形，长约1 cm，直径约8 mm，通常2～3个生于枝顶端或排成分枝圆锥状；总苞绿色，苞片数列，短尖，外列较短；花小，多数，全部为两性花，管状，5裂，淡紫色。瘦果短，具4～5棱，冠毛白色，脱落。

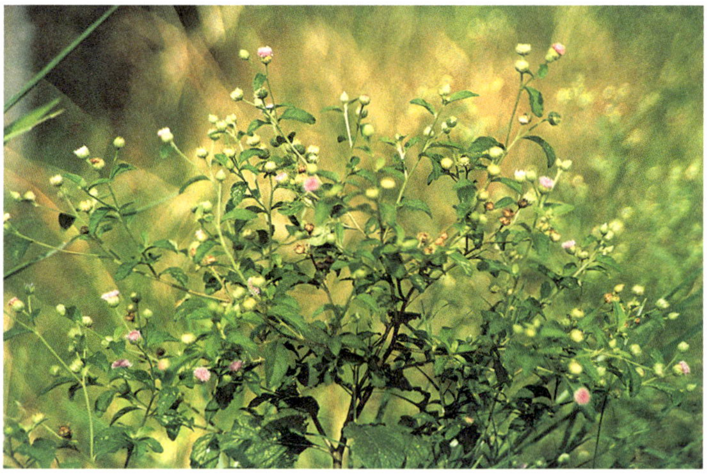

● **采集加工**　秋季采收，洗净，鲜用或晒干备用。

● **性能主治**　苦，平。清热止泻。用于热泻，风热感冒，疟疾，肝阳头痛，淋巴结核。

● **用　　量**　30～50 g。

● **临床应用**

1. 热泻：咸虾花50 g，水煎服。
2. 拉肚子：鲜咸虾花适量，绞汁，每次20 ml，加米醋调服。
3. 风热感冒：咸虾花50 g，山芝麻10 g，水煎服。
4. 肝阳头痛：咸虾花50 g，水煎服。
5. 颈淋巴结核：咸虾花根50 g，瘦猪肉100 g，炖服，或咸虾花、老鼠耳、两面针根皮各15 g，南岭荛花根10 g，青壳鸭蛋（针刺数孔）2个，炖服。

● **现代研究**　化学研究：根含黄酮苷、三萜、植物甾醇、挥发油、氨基酸、有机酸等。

椿白皮

Meizseihgauh

● **别　　名**　红椿皮、香椿皮、春颠皮。

● **来　　源**　为楝科植物香椿*Toona sinensis* (A. Juss.) Roem. 的树皮或根皮。

● **生境分布**　在广西主要分布于柳州、河池地区，全国各地均有野生和栽培。

● **植物形态**　乔木，高可达16 m。树皮赭褐色，成片状剥落；小枝幼时具柔毛。双数羽状复叶互生，长25～50 cm，有特殊气味，具小叶10～22片，对生或近对生，具短柄，长圆形至披针状长圆形，长8～15 cm，基部偏斜，圆或阔楔形，先端尖，全缘或有稀疏锯齿，上面深绿色，无毛，下面色淡，叶脉或脉间有长束毛；叶柄红色，基部肥大。圆锥花序顶生；花萼短小，5裂；花瓣5片，白色，卵状椭圆形；退化雄蕊5枚，与5枚发育雄蕊互生；子房上位，5室，花盘远较子房短。蒴果椭圆形或卵圆形，长2.5 cm，顶端开裂为5瓣。种子椭圆形，有翅。花期5～6月，果期9月。

● **采集加工**　全年均可采收，以春季最易剥皮，鲜用或晒干备用。

● **性能主治**　苦、涩，凉。涩肠止泻，燥湿止带，凉血止血，杀虫止痒。用于湿热拉肚子，湿热带下，溃疡出血，跌打损伤，蛔虫病，湿疮，癣病。

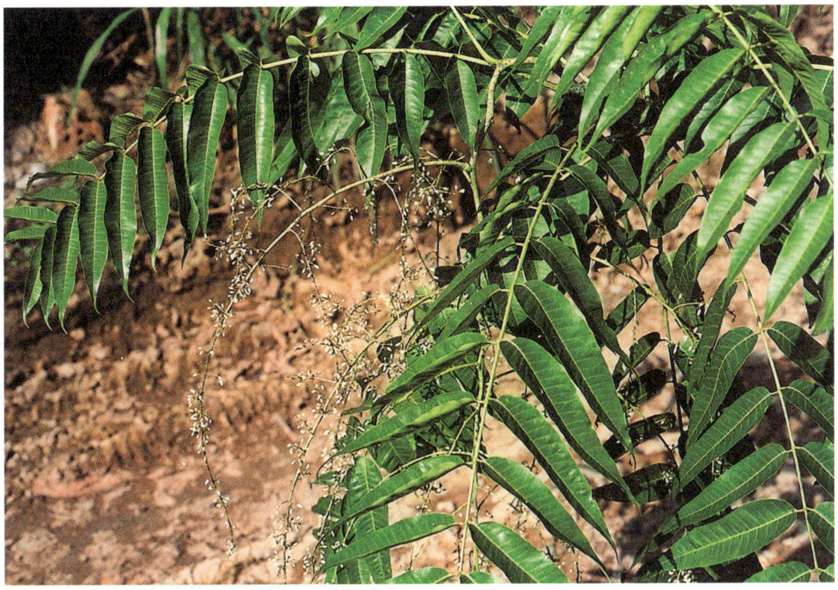

● **用　　量**　10～50 g，外用适量。

● **临床应用**

1. 湿气屙痢，便血，白带多：椿白皮50 g，滑石15 g，水煎服。

2. 脏毒，赤白痢：椿白皮碾末，每次3 g，开水冲服。

3. 淋浊，尿路感染：椿白皮、车前草各30 g，川黄柏9 g，水煎服。

4. 胃及十二指肠溃疡出血：椿白皮20 g，金银花藤20 g，水煎服。

5. 内痔出血：椿白皮30 g，草红花、当归、灯心草、淡竹叶各10 g，甘草5 g，水煎调黄酒、红糖，于饭前1小时服。

6. 跌打损伤：椿白皮（鲜，去粗皮），用湿纸包裹于灰中煨熟，捣烂调陈醋敷伤处。

7. 滴虫性阴道炎：椿白皮、千里光、蛇床子各30 g，水煎冲洗阴道。

● **现代研究**　化学研究：树皮含川楝素、洋椿酮、甾醇、鞣质等。

● **附　　注**　脾胃虚寒者及血崩、带下属肾阴虚者忌用。

榕　树

Meizleizgyenz

● **别　　名**　小叶榕、细叶榕、榕树须。

● **来　　源**　为桑科植物榕树*Ficus microcarpa* L. f. 的叶、树皮。

● **生境分布**　生于村边、沟边、山林中。分布于广西各地，广东、福建、台湾、浙江、云南、贵州等省亦有分布。

● **植物形态**　常绿大乔木，全株无毛，含乳状液汁。干多分枝扩散，树冠扩散成伞状，有少数气根，有的气根可垂及地。单叶互生，革质，倒卵形或卵状椭圆形，长4～8 cm，宽2～4 cm，顶端短尖而钝或急尖，全缘，基出脉3条，侧脉5～7对，稍平行，沿叶缘整齐网结，网脉背面明显；叶柄长7～15 mm；托叶披针形。花序托无梗，单生或成对生于叶腋或生于已落叶的小枝上，球形或扁球形，直径5～10 mm，成熟时黄色或淡红色，基生苞片3片，宽卵形，宿存。雄花、瘿花、雌花生于同一花序托内；雄花萼片3片，雄蕊1枚，散生；瘿花萼片3片，宽匙形，花柱短，侧生；雌花较小，花柱细长，侧生。瘦果卵形。

● **采集加工**　全年可采，洗净，鲜用或晒干备用。

● **性能主治**　苦，涩。涩肠止泻，止咳化痰，祛湿止痒。用于久痢，久泻，脱肛及痔疮，咳嗽喘促，疥癣，疮疡。

● **用　　量**　10～15 g，外用适量。

● **临床应用**

1. 久痢，久泻：榕树皮、厚朴花、石榴皮各15 g，水煎服。

2. 慢性支气管炎，百日咳：鲜榕树叶100 g，陈皮20 g，不出林100 g，肿节风100 g，水煎浓缩，加白糖制成300 ml糖浆，每次服20 ml。

3. 疥癣，疮疡，痔疮：榕树皮适量，水煎洗患处。

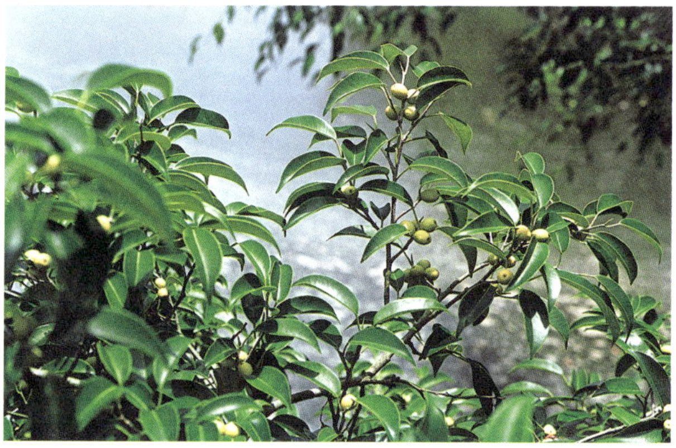

算 盘 子

Anzmoedlwngj

● **别　　名**　野南瓜、柿子椒、算盘珠、八瓣桔、地金瓜、血木瓜、百家桔、山金瓜、山油柑。

● **来　　源**　为大戟科植物算盘子*Glochidion puberum* (L.) Hutch. 的果实。

● **生境分布** 生于山坡林缘、灌木丛或路旁草地。分布于广西、陕西、甘肃、江苏、安徽、浙江、福建、台湾、河南、湖北、湖南、广东、四川、贵州、云南等省区。

● **植物形态** 灌木，高1～2 m。小枝灰褐色，密被黄褐色短柔毛。单叶互生，在小枝上排列成2列，形似对生，叶具极短柄或近无柄；叶片长圆形至长圆状披针形或倒卵状长圆形，先端稍狭，略钝，基部宽楔形或近圆形，长3～5 cm，宽约2 cm，上面除中脉外无毛，下面密被短柔毛。花小，单性，雌雄同株或异株，无花瓣，2～5朵簇生于叶腋；萼片6片，呈2轮排列；雄花无退化子房，雄蕊3枚；雌花子房通常3室，每室具2粒胚珠，花柱合生。蒴果扁球形，直径10～15 mm，有显著的纵沟槽，被短柔毛。花期6～9月，果期7～10月。

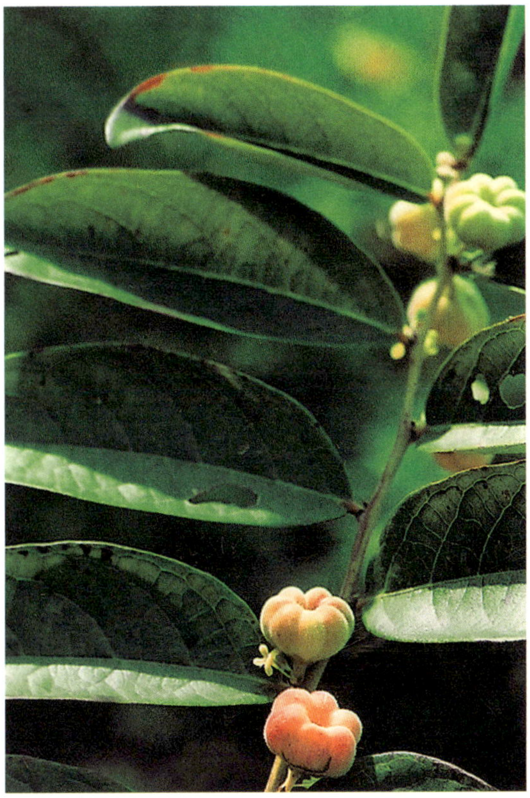

● **采集加工** 全年可采，洗净，晒干备用。

● **性能主治** 苦，凉，有小毒。用于感冒发热，跌打损伤，疟疾，疝气，淋浊，肠炎，痢疾，腰痛。

● **用　　量** 6～12 g。

● **临床应用**

1. 感冒发热，咽喉痛：算盘子12 g，水煎服。
2. 跌打损伤，风湿性关节炎：算盘子12 g，水煎服。
3. 疟疾：算盘子12 g，酒水各半煎，于疟发前服。
4. 疝气，睾丸炎：算盘子12 g，鸡蛋2个，水煎取汁煮鸡蛋服。
5. 肠炎，痢疾：算盘子适量，碾末，每次4 g，小儿用量酌减。

● **现代研究** 化学研究：干种子含油约20%；全株含酚类、氨基酸、糖类等。

金樱根

Makgoij

● **别　　名** 金樱、脱骨丹。

● **来　　源** 为蔷薇科植物金樱子*Rosa laevigata* Michx. 的根。

● **生境分布** 生于山坡、荒地或路旁灌木丛中。分布于华中、华南、华东及云南、四川、贵州、陕西等地区。

● **植物形态** 常绿攀缘灌木，高可达5 m，无毛，嫩时被腺毛。茎红褐色，有倒钩状皮刺。羽状复叶互生；小叶3片，稀5片，革质，椭圆状卵形至卵状披针形，长2～6 cm，宽1.2～3.5 cm，侧生小叶较小，边缘有锯齿，叶柄和小叶下面中脉上无刺或有疏刺；托叶中部以下与叶柄合生，其分离部线状披针形，边缘有细齿，齿尖有腺体，早落。花白色，单生于侧枝顶端，直径5～8 cm；花梗和萼筒外面均密生刺毛，萼片5片，卵状披针形，有些顶端扩大成叶状，被腺毛；花瓣5片；雄蕊多数，花药丁字形着生；雌蕊具多数心皮，离生，被绒毛，花柱线形，柱头圆形。果梨形、倒卵形，稀近球形，成熟时紫褐色，外面有刺，萼片宿存，内含有毛的骨质瘦果多颗。花期5月，果期9～10月。

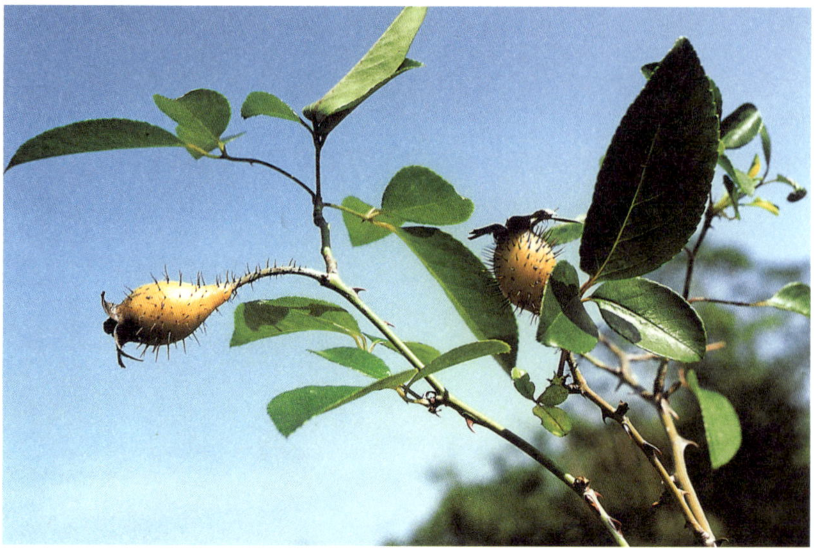

采集加工 秋、冬季采挖，洗净，切片晒干备用。

性能主治 酸、涩，平。固精涩肠。用于滑精，遗尿，痢疾，泄泻，崩漏带下，子宫脱垂，肾盂肾炎，痔疮，疖毒。

用　　量 15～30 g。

临床应用

1. 遗精：金樱根30 g，五味子10 g，瘦猪肉50 g，炖服。
2. 小儿遗尿，脱肛：金樱根15 g，鸡蛋1个，煮服。
3. 痢疾，泄泻：金樱根30 g，水煎服。
4. 妇女崩漏：金樱根30 g，瘦猪肉50 g，炖服。
5. 子宫脱垂：金樱根30 g，水煎取汁，临睡前加甜酒调服。
6. 胃病：金樱根30 g，白银香根10 g，苦楝根10 g，共碾末，开水冲服。
7. 腰脊酸痛，风湿关节痛：金樱根30 g，猪蹄100 g或猪脊髓2条，炖服。
8. 肾盂肾炎：金樱根、金钱草各30 g，金线风、海金沙各15 g，葫芦茶10 g，水煎服。
9. 跌打损伤：金樱根30 g，过江龙10 g，水煎服。
10. 乳糜尿：金樱根15 g，黄毛耳草30 g，贯众、车前草各10 g，水煎服。

现代研究

1. 化学研究：根皮含丰富的鞣质等。

2. 药理学研究：金樱根煎剂对金黄色葡萄球菌、大肠杆菌、绿脓杆菌、痢疾杆菌、破伤风杆菌及钩端螺旋体均有抑制作用，对流感病毒PR_3株有较强的抑制作用，水溶液对流感病毒仍有抑制作用，而且对亚洲甲型57-4株、乙型Lee株、丙型1233株和丁型仙台株等均有抑制作用。

海螵蛸

Ndukmaeg'yiz

● **别　　名**　乌贼骨、墨鱼骨。

● **来　　源**　为乌贼科动物无针乌贼*Sepiella maindroni de* rochebrune 的内壳。

● **生境分布**　栖于海底。遇敌时由墨囊放出墨液，以保护自己。肉食性。我国沿海均有分布。

● **动物形态**　头部短，长约29 mm，两侧各有一发达的眼；眼后有椭圆形的嗅觉陷窝。前部中央有口，前方有腕4对和触腕1对；腕呈放射状排列于口的周围，长度相近，内方有吸盘4行，其角质环外缘具尖锥行小齿；雄性左侧第四腕茎化为生殖腕。触腕长度一般超过胴长；触腕穗狭小，长约40 mm，其上有吸盘约20行。头部的腹面有一漏斗器。胴部卵圆形，长可达157 mm（背面），宽约65 mm；两侧有肉鳍；胴后腹面有一腺孔。生活时胴背有明显的白花斑。外套腔背面中央有一石灰质的长椭圆形内壳，后端无骨针。肛门附近有墨囊。

● **采集加工**　从乌贼鱼中剥下内壳，或于4～8月，捞取漂浮在海边的乌贼内壳，漂净，晒干备用。

● **性能主治**　咸、涩，温。收敛止血，固精止带，制酸止痛，祛湿敛疮。用于遗精，胃痛，吐血，衄血，便血，崩漏，创伤出血，赤白带下。

● **用　　量**　10～30 g。

● **临床应用**

1. 肾虚遗精：海螵蛸15 g，熟地15 g，金樱子20 g，蛇床子10 g，五味子10 g，水煎服。

2. 胃痛：海螵蛸100 g，救必应15 g，鸡骨香15 g，两面针、香附、重楼、甘草各10 g，碾末，每次5 g，开水冲服。

3. 胃及十二指肠溃疡，胃出血：海螵蛸15 g，白芷10 g，白及10 g，广木香5 g，陈皮5 g，田七5 g（冲服），水煎服。

4. 肺结核咯血，功能性子宫出血，外伤出血：海螵蛸20 g，水煎服。

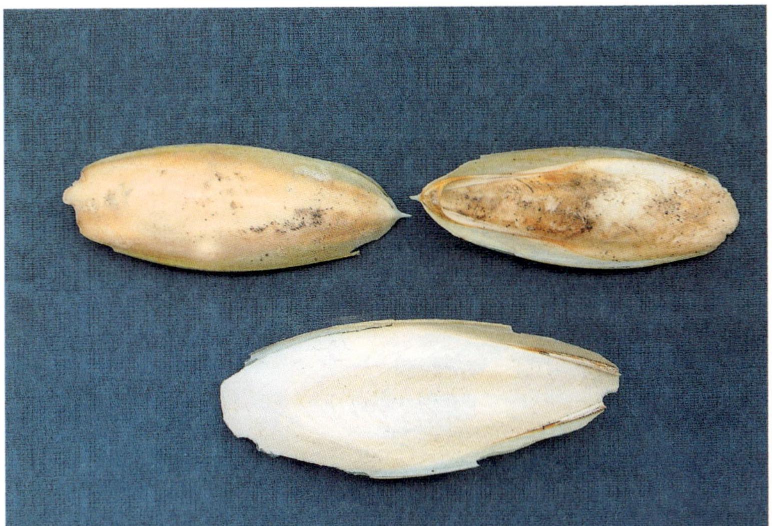

● **现代研究**

1. 化学研究：本品含碳酸钙80%～85%、壳角质6%～7%、黏液质10%～15%，并含少量氯化钠、磷酸钙、镁盐等。

2. 药理学研究：

（1）抗肿瘤作用：海螵蛸提取物可抑制肉瘤S_{180}的瘤细胞生长，并可延长腹水型肉瘤小鼠的存活时间。

（2）抗溃疡作用：海螵蛸可缓解泛酸及胃烧灼感，还可改变胃内容物pH值，降低胃蛋白酶活性，加速溃疡面愈合。

毛果算盘子

Aenmoedgunj

● **别　　名**　毛七公、大毛七、毛漆、毛七哥、漆大伯、漆大姑、杨漆姑婆、藤篮果、痒树果。

● **来　　源**　为大戟科植物毛果算盘子*Glochidion eriocarpum* Champ. 的枝叶。

● **生境分布**　生于山坡疏林中或灌木丛中。分布于广西的马山、上林、贺州、平南、防城、靖西、那坡、乐业、罗城、柳江等地，广东省亦有分布。

● **植物形态**　灌木，高0.5～2 m，多分枝，枝密被黄色、扩展的长柔毛。单叶互生，叶柄极短，长1～2 mm，密被黄色柔毛；托叶锥尖；叶片卵形或卵状披针形，长4～5 cm，稀达7 cm，宽2.5～3.5 cm，先端渐尖，基部钝或圆形，两面均被长柔毛，叶脉上密被黄毛。花单性同株。雄花成束生于小枝上部的叶腋内，具短柄；萼片6片，长圆形，顶端尖锐，外被疏柔毛，长约2 mm，花药3枚。雌花无柄，通常单生；子房5室，密被柔毛；花柱短，合生成圆柱状，长约1.5 mm。蒴果扁球形，顶部凹入，具5纵棱，密被长柔毛，直径8～10 mm。花期4～5月，果期6～8月。

● **采集加工**　全年可采，洗净，切段，鲜用或晒干备用。

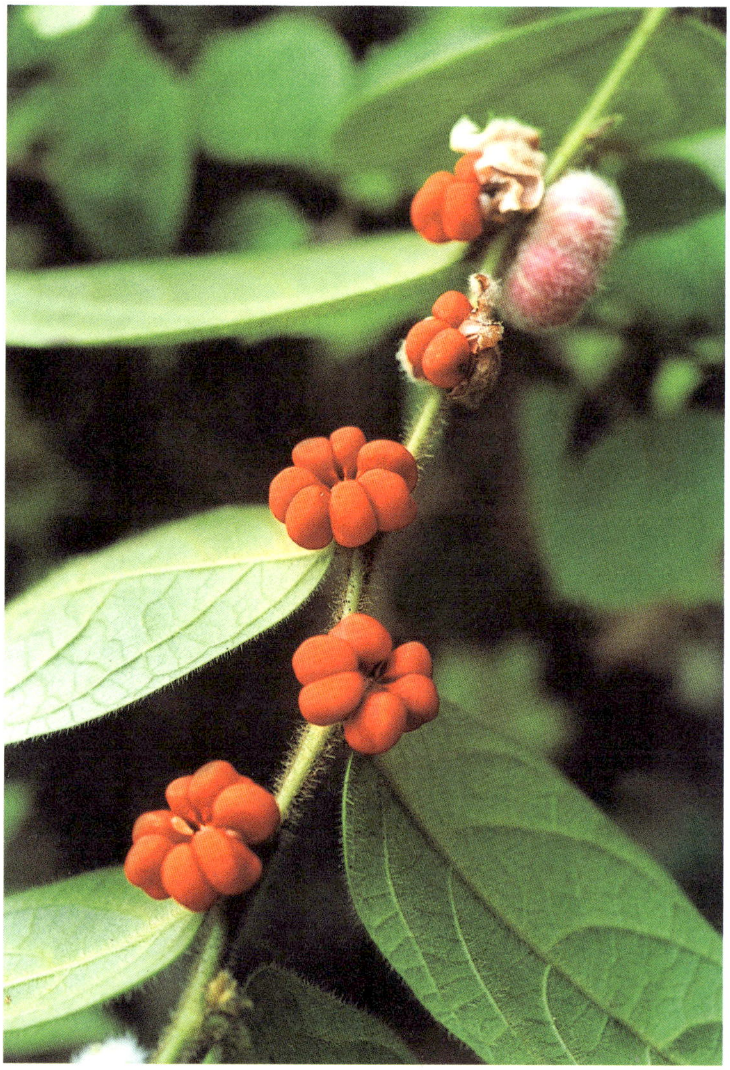

● **性能主治**　淡、涩，平。疏风利湿，散瘀，止血，消肿。用于急性肠胃炎，痢疾，风湿性关节痛，跌打损伤，创伤出血，漆疮，湿疹，皮炎。

● **用　　量**　5～15 g，外用适量。

● **临床应用**

1. 急性肠胃炎，痢疾，脱肛：毛果算盘子15 g，水煎服。

2. 风湿性关节痛，牙痛：毛果算盘子15 g，水煎服。

3. 漆过敏，各种皮炎、湿疹：毛果算盘子叶、杠板归、鸭脚木各适量，水煎温洗患处。

4. 烧伤：毛果算盘子鲜叶适量，水煎外洗，或用根碾末撒创面。

● **现代研究**　化学研究：全草含鞣质、酚类等。

锡叶藤

Godaedcaeuj

● **别　　名**　涩沙藤、擦锡藤、水车藤。

● **来　　源**　为五桠果科植物锡叶藤*Tetracera asiatica*（Lour.）Hoogl. 的根或叶。

● **生境分布**　生于灌木丛或疏林中。分布于广西的武鸣、邕宁、龙州、防城、灵山、博白、桂平、平南、岑溪、苍梧等地，广东亦有分布。

● **植物形态**　藤本，长3～5 m。小枝粗糙，被紧贴的疏毛或无毛。叶互生，革质，长圆状倒卵形至长圆状椭圆形，先端急尖或钝，基部圆形或渐狭，边缘有波状小锯齿或全缘，两面均粗糙，几无毛或有极稀刚毛，叶柄有较多刚伏毛。圆锥花序顶生及腋生，花白，极香；苞片和小苞片线形，被柔毛，外面被疏毛；萼片5片，近圆形，偶有疏毛，宿存；花瓣卵圆形，无毛；雄蕊多数，花丝上部扩大。

● **采集加工**　全年可采，鲜用或晒干备用。

● **性能主治**　苦、涩，凉。收敛止泻。用于脱肛，子宫脱垂，久痢，遗精，跌打损伤。

● **用　　量**　6～15 g。

● **临床应用**　红白痢：锡叶藤15 g，木棉花5 g，扭肚藤5 g，水煎服。

● **现代研究**　化学研究：锡叶藤属的多种植物含异鼠李素、鼠李素、杜鹃黄素、鼠李柠檬素等甲基黄酮醇类。

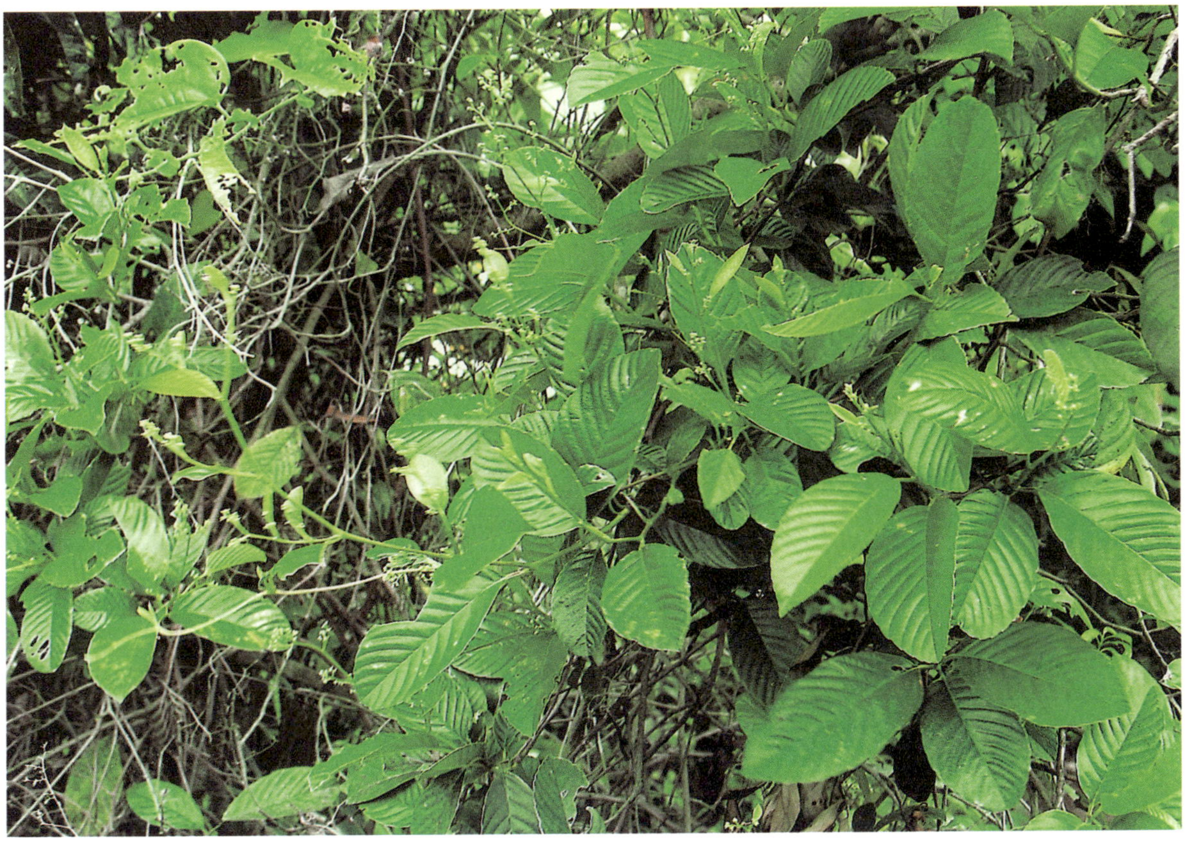

第十一章　专科用药

第一节　外用药

博落回

Gocenhluij

● **别　　名**　三钱三、滚地龙、喇叭筒、波罗筒。

● **来　　源**　为罂粟科植物博落回*Macleaya cordata*（Willd.）R. Br. 的全草。

● **生境分布**　生长于山边、路边、林边。在广西主要分布于三江、龙胜、资源、全州、兴安、富川、昭平、苍梧、岑溪、平南等地，长江以南各省亦有分布。

● **植物形态**　高大草本。根皮黑褐色，断面红黄色。全株被白粉，破损时有红黄色汁液流出。茎中空。单叶互生，阔卵形，5～8浅裂，边缘有浅圆齿，下面粉白色，有毛。花白色或淡红色，为顶生圆锥花序。果实扁平长圆形。

● **采集加工**　秋、冬季采收，晒干。鲜用随时可采。

● **性能主治**　辛、苦，温，有大毒。散瘀消肿，杀虫止痒。用于风湿关节痛，跌打瘀肿，白癜风，滴虫性阴道炎，皮肤瘙痒，癣疥，臁疮。

● **用　　量**　外用适量。

● **临床应用**

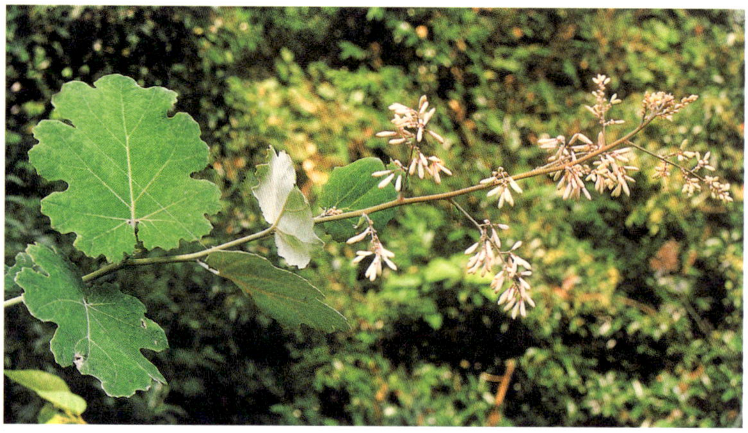

1. 风湿骨痛：博落回、肿节风、藤杜仲、藤当归各50 g，水煎外洗。

2. 跌打瘀肿，臁疮：博落回（烧存性）、广狼毒（炒黄）、大蒜各适量，捣烂敷患处。

3. 白癜风，牛皮癣，顽癣：博落回（烧存性）、大蒜、蜂蜜各适量，捣烂敷患处。

4. 诸疔毒恶疮：博落回根皮、白药子根各等份，加食盐少许，捣烂，水煎熏洗患处。

● **现代研究**

1. 化学研究：全草含原阿片碱、α-别隐品碱、白屈菜红碱、血根碱、博落回碱、黄连碱、小檗碱、紫堇萨明碱等生物碱。

2. 药理及毒理学研究：

（1）抗菌作用：博落回茎叶煎剂对金黄色葡萄球菌、炭疽杆菌、乙型溶血性链球菌、白喉杆菌、伤寒杆菌及绿脓杆菌有抑制作用。抗菌有效成分为乙氧基血根碱和乙氧基白屈菜红碱。

（2）毒性：博落回口服可致人中毒死亡，中毒时出现头晕、恶心、呕吐、心律紊乱，中毒原因主要是引起心源性脑缺血综合征。

羊 蹄

Daezmbe

● **别　　名**　土大黄、盐癣草、牛大黄。

● **来　　源**　为蓼科植物羊蹄*Rumex japonicus* Houtt. 的全草。

● **生境分布**　生于山野、路旁、园边湿地。在广西主要分布于邕宁、乐业、凌云、靖西、玉林、贺州、临桂、全州、龙胜、金秀、那坡等地，华东、华中、华南其他地区、四川等地亦有分布。

● **植物形态**　草本，高可达1 m。根粗壮，黄色。基生叶丛生，长椭圆形或卵状长圆形，基部心形，边缘波状皱褶，无毛；托叶鞘无毛。圆锥花序；花被片6片，果时内轮花被片增大，边缘有不整齐锯齿，全部生瘤状突起；雄蕊6枚。瘦果三棱形。

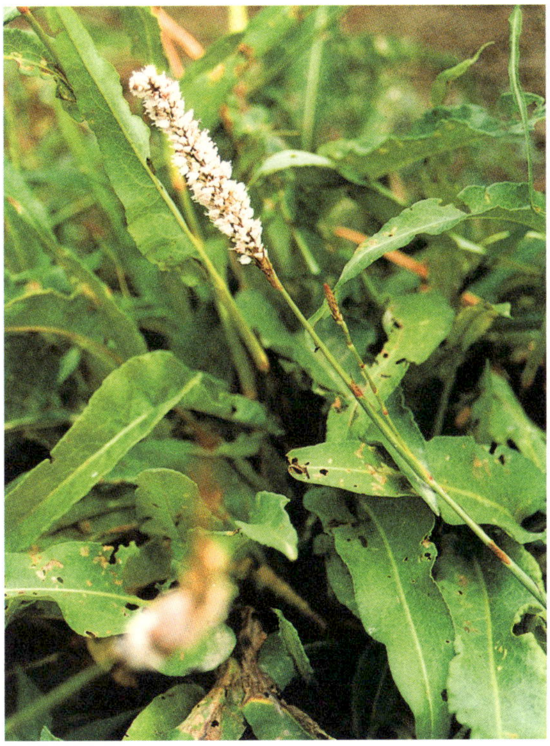

● **采集加工**　春、夏季采，鲜用或晒干备用。

● **性能主治**　苦，寒，有小毒。清热凉血，杀虫润肠。用于湿热黄疸型肝炎，喉痹不能语，肺结核咯血，胃出血，便血，大便燥结，外伤出血，疥癣，汗斑。

● **用　　量**　6～10 g，外用适量。

● **临床应用**

1. 湿热黄疸型肝炎：羊蹄、绵茵陈、虎杖各10 g，水煎服。

2. 喉痹不能语，声嘶：鲜羊蹄捣烂如泥，小口吞服。

3. 热郁肠风下血，内痔出血：羊蹄、旱莲草各10 g，水煎服。

4. 诸癣，白秃，白屑，汗斑：鲜羊蹄适量，捣烂，醋调涂患处。

● **现代研究**　化学研究：主要含蒽酮类化合物，如大黄素、大黄素甲醚和大黄酚、大黄根酸，还含酸模素及其衍生物、缩合鞣质、脂肪酸和β-谷甾醇。

● **附　　注**　脾胃虚寒、泄泻不食者忌服。

飞机草

Gim'oujgya

● **别　　名**　香泽兰。

● **来　　源**　为菊科植物飞机草*Eupatorium odoratum* L.的全草。

● **生境分布**　生于低海拔丘陵、灌木丛及稀树草原，多见于干燥的森林破坏地、垦荒地、路旁、宅边及田间。在广西主要分布于防城港、大新、那坡、百色等地，云南、海南、广东亦有分布。

● **植物形态**　多年生草本，高1～3 m。茎具细纵纹，被黄色茸毛，枝叶揉碎有香味。叶对生，具柄，卵形至卵状三角形，长3～10 cm，先端渐尖，基部圆或阔楔形，边缘有疏齿，两面绿色被毛，下面毛较密，离基三出脉。头状花序排成伞房状；花粉红色，全为管状花，5齿裂。瘦果五棱形，顶端有刺毛状冠毛。花期秋、冬季。

● **采集加工**　春、夏季采收，除去杂质，鲜用。

● **性能主治**　微辛，温。解毒消肿，止血杀虫。用于跌打损伤，疮疡肿毒，湿疹，疥癣，旱蚂蟥咬伤。

● **用　　量**　外用适量。

● **临床应用**

1. 跌打肿痛，外伤出血，疮疡肿毒：鲜飞机草适量，捣烂敷患处。

2. 皮肤湿疹，疥癣：鲜飞机草250 g，五色梅叶200 g，羊角拗100 g，水煎外洗患处。

3. 旱蚂蟥咬伤：鲜飞机草适量，揉烂涂下肢，或捣烂敷伤口。

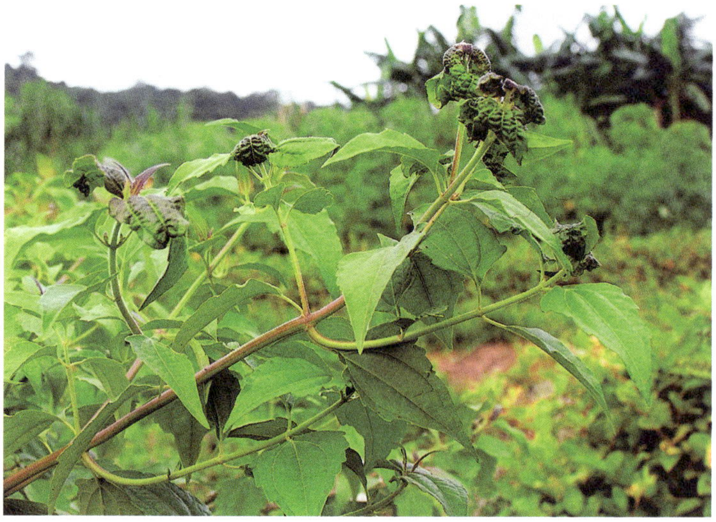

● **现代研究**

1. 化学研究：全草含挥发油、香豆素、谷甾醇等。挥发油中含d-泽兰烯和l-泽兰烯。叶还含三元醇、茴香酸、鞣质、糖类等。

2. 药理学研究：本品香豆素对正常和糖尿病大鼠有显著的降血糖作用。叶和茎的煎剂对离体豚鼠回肠有兴奋作用，水提取物（加酒精除去沉淀者）作用较弱，煎剂对离体兔十二指肠有抑制作用。煎剂和水提取物对离体兔子宫均无明显作用。

天　蒜

Soijfa

● **别　　名**　铰剪王、山猫儿、蛇王修、山菅兰。

● **来　　源**　为百合科植物山菅兰*Dianella ensifolia*（L.）DC. 的全草。

● **生境分布**　生于海拔1 700 m以下的山坡草地或疏林中。在广西主要分布于隆安、靖西、凌云、乐业、东兰、来宾、平南、博白等地，广东、福建、台湾等省亦有分布。

● **植物形态**　多年生草本，高30～70 cm。根状茎横走，结节状，黄白色，节上生纤细而硬的须根。茎挺直、坚韧，近圆柱形。叶2列互生，条状披针形，长20～60 cm，宽1.5～3.5 cm，边缘有时具稀疏粗糙的小锯齿，基部鞘状，向内对折而合生。夏季开青紫或绿白色花，小花梗短，苞片匙形；花被裂片6片，2轮，披针形，长6～8 mm，内轮3片外曲；雄蕊6枚，花药线形，顶孔裂；子房上位，花柱线状。浆果紫蓝色。

● **采集加工**　全年可采，洗净，鲜用或晒干备用。

● **性能主治**　甘、辛，凉，有大毒。拔毒消肿。用于痈疽疮毒。

● **用　　量**　外用适量。

● **临床应用**　无名肿毒，痈疽：天蒜适量，捣烂敷患处。

● **现代研究**　化学研究：根茎分离得多种含苯基化合物，如山猫儿素、2,4-二羟基-3,5,6-三甲基苯甲酯、2,4-二羟基-3,6-二甲基苯甲酸甲酯、2,4-二羟基-6-甲基苯甲酸甲酯、2,4-二羟基-6-甲氧基-3-甲基苯乙酮、5,7-二羟基-2,6,8-三甲基对氧萘酮与5,7-二羟基-2,8-二甲基对氧萘酮。

● **附　　注**　忌内服。

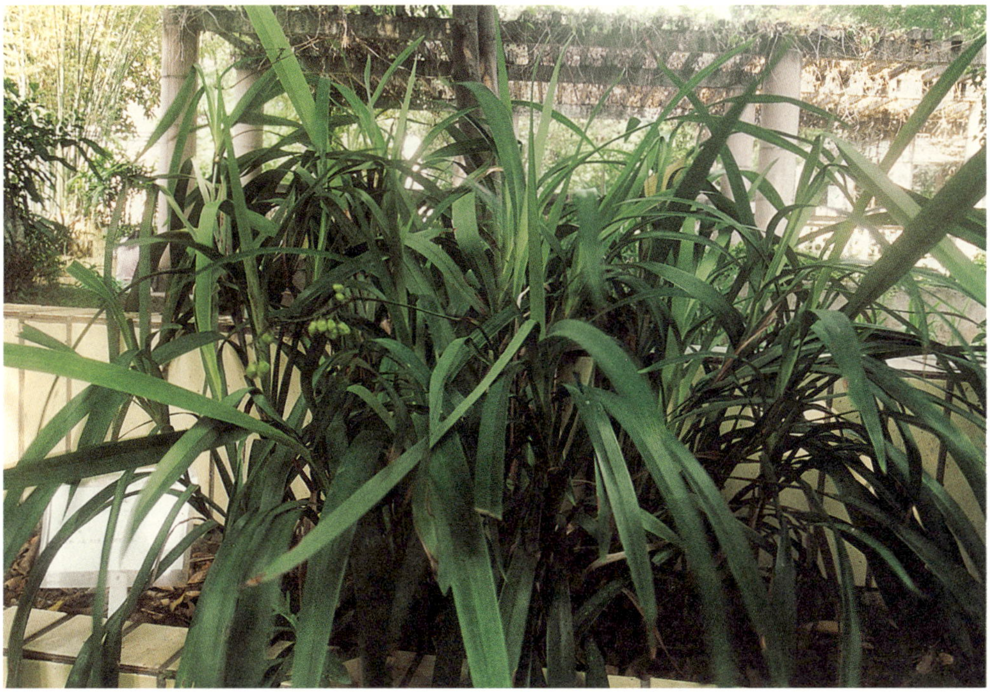

火殃簕

Vaetlungz

● **别　　名**　霸王鞭、金刚树、纯阳草、千年剑。

● **来　　源**　为大戟科植物金刚纂*Euphorbia antiquorum* L. 的茎、叶。

● **生境分布**　生于村舍附近或田园边，多栽培作观赏及绿篱用，亦有野生。分布于广西各地，广东、云南、贵州、福建等省亦有分布。

● **植物形态**　直立、肉质、秃净灌木或乔木，高可达7 m，含白色乳汁。树皮灰白色，有浅裂纹。老枝圆柱状，或钝三至六角形；小枝有3～5条厚且成波浪形的翅，翅的凹陷处有一对利刺。单叶互生，少而小，具短柄，由翅边发出，肉质，倒卵形，先端浑圆，长8～12 cm，宽3～4 cm，全缘，基部楔形，上面深绿色，下面较浅。聚伞花序由3个总苞构成，具短柄，生于翅的凹陷处；总苞半球形，直径约1 cm，黄色；花单性，无花被，雌雄花同生于总苞内；雄花多数，有一具柄的雄蕊，通常有极小的苞片；雌花无柄，生于总苞的中央，仅有1个3室的上位子房，花柱分离，2裂。蒴果球形，直径约1 cm。花期3～4月。

● **采集加工**　全年可采，去青皮，切片，炒透至焦黄。

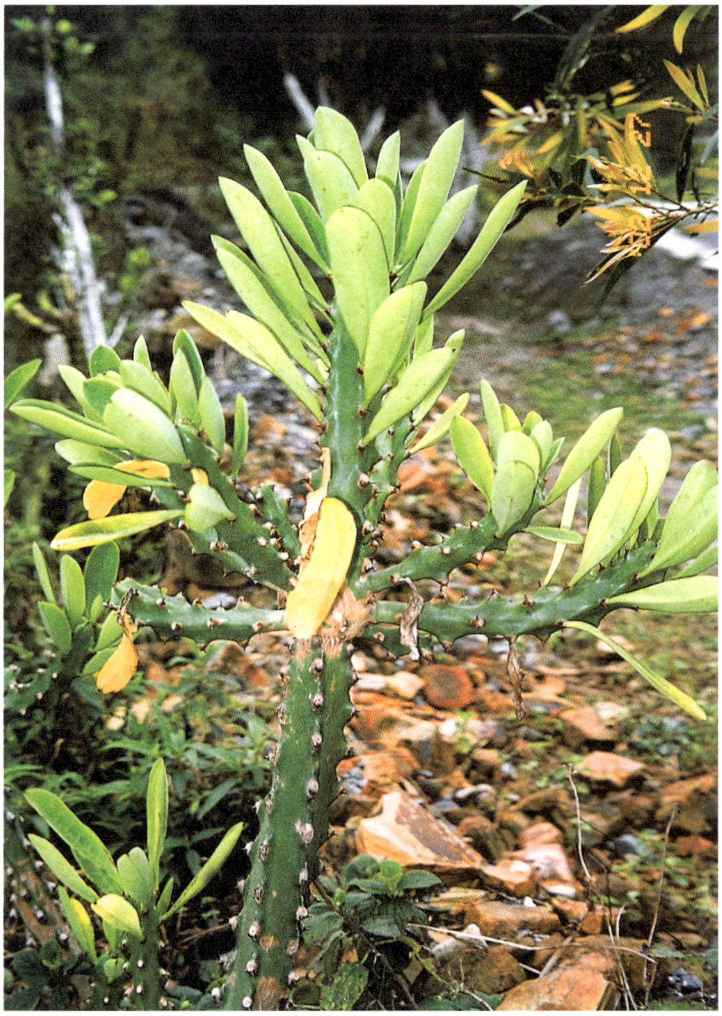

● **性能主治**　苦，寒，有毒。解毒消肿，杀虫止痒。用于恶疮肿毒，疥癣。

● **用　　量**　3～6 g，外用适量。

● **临床应用**

1. 恶疮肿毒：火殃簕适量，捣烂外敷患处。

2. 疥癣：鲜火殃簕适量，加醋磨汁涂患处。

3. 无名肿毒：火殃簕适量，割开，用火焙热贴患处。

● **现代研究**

1. 化学研究：茎含三萜类，如蒲公英赛醇、蒲公英赛酮、3a-无羁萜醇、3b-无羁萜醇、表无羁萜醇，以及甾醇、黄酮类、糖类、氨基酸、有机酸等。乳汁含大戟醇、大戟脑、b-香树脂醇、环木波罗烯醇。根也含蒲公英赛醇。

2. 药理学研究：火殃簕对角叉菜胶引起的大鼠足跖水肿有抗炎作用。

● **附　　注**　孕妇慎用。

白薯莨

Sawzcah

● **别　　名**　白米薯粮、山薯、板薯、山仆薯。

● **来　　源**　为薯蓣科植物白薯莨*Dioscorea hispida* Dennst. 的块茎。

● **生境分布**　生长于海拔1 500 m以下的沟谷边灌木丛中或林边。在广西主要分布于扶绥、桂平、那坡、上林、宁明、隆林等地，广东、云南、福建等省亦有分布。

● **植物形态**　多年生缠绕草本。块茎肉质，小的略呈圆球形，大的常分裂，外表皮黄褐色、苍白色或灰白色，肉白色或黄色。茎粗，圆柱形，略有刺，长可达30 m。复叶互生，具长柄；小叶3枚，薄纸质，具短柄，下面无毛或被疏柔毛，中央1枚椭圆形或长圆形，很少倒卵形，长可达15 cm，基部钝或浑圆，5脉；侧生叶较小，极偏斜，基部也常有5脉。花小，单性，排列成穗状花序；雄花序圆柱形，密被柔毛，有花约40朵，苞片短于花，花被6裂，2轮排列，外轮圆形，长不及1 mm，内轮较长而厚，雄蕊6枚；雌花序花疏离，雌花与雄花相似，子房下位，花柱3枚，分离。蒴果具短柄，被柔毛，3瓣裂，有3翅。种子具翅。花期4～5月，果期7～9月。

● **采集加工**　冬季落叶时挖取块茎，除去杂质，晒干备用或鲜用。

● **性能主治**　苦，寒，有毒。清解热毒，消肿止痛。用于痈疽疮毒，跌打损伤。

● **用　　量**　5～10 g，外用适量。

● **临床应用**

1. 痈疽肿毒：鲜白薯莨、龙脑各适量，捣烂外敷患处。

2. 跌打损伤：白薯莨、田七各适量，捣烂酒炒外敷伤处。

3. 咳血：白薯莨、藕节各10 g，茅根5 g，水煎服。

4. 月经不调：白薯莨、大血藤、紫金牛、海金沙各10 g，水煎服。

5. 血崩：白薯莨10 g，茶树根15 g，水煎冲白糖服。

6. 沙虫脚：鲜白薯莨适量，捣烂，取汁涂患处，或水煎洗患处。

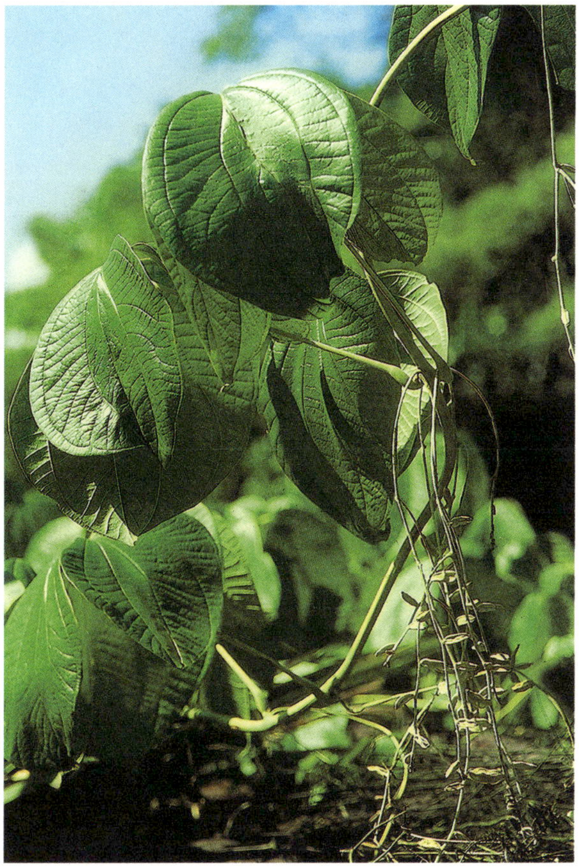

● **现代研究**

1. 化学研究：白薯莨块茎含生物碱薯蓣碱和薯蓣次碱、薯蓣皂苷及其苷元等。

2. 药理及毒理学研究：

（1）所含薯蓣碱对大鼠、小鼠均可引起惊厥，在接近惊厥剂量时有某些催醒作用；对豚鼠有局部麻醉作用；能增强肾上腺素对麻醉猫的升压作用，而在离体豚鼠回肠标本上则有抗乙酰胆碱的作用；对正常大鼠有抗利尿作用。薯蓣皂苷元有雌激素作用，还有降胆固醇作用。

（2）毒性：薯蓣碱小鼠的LD_{50}为60 mg/kg，薯蓣皂苷为100 mg/kg。

● **附　　注**　忌过量内服。

一碗泡

Ngouxgvaqbyah

● **别　　名**　吹云草、公儿草、过山蛇、斩蛇箭。

● **来　　源**　为远志科植物齿果草*Salomonia cantoniensis* Lour. 的全草。

● **生境分布**　生于海拔100～1 450 m的山坡草丛湿润处或路边草丛。在广西主要分布于桂林、岑溪、南宁、天等、靖西、凌云等地，广东、云南、贵州、湖南、江西、福建等省亦有分布。

● **植物形态**　一年生直立草本，高5～20 cm。茎纤弱，有狭翅。单叶互生，心脏形或圆形，长0.4～2 cm，宽0.3～1.4 cm，先端钝或凸尖，基部多少呈心形，全缘或稍呈波状，基出脉3～5条，膜质；叶柄长1～1.5 mm。穗状花序顶生，长1～6 cm；花极小，长约2 mm，淡红色；小苞片极小，早落；萼片5片，线状钻形，基部合生，宿存；花瓣3片，下部连合，侧生的一对较短。蒴果极小，长约2 mm，边缘具1列弯曲、三角形的短裂齿。种子黑色，光亮。花期秋季。

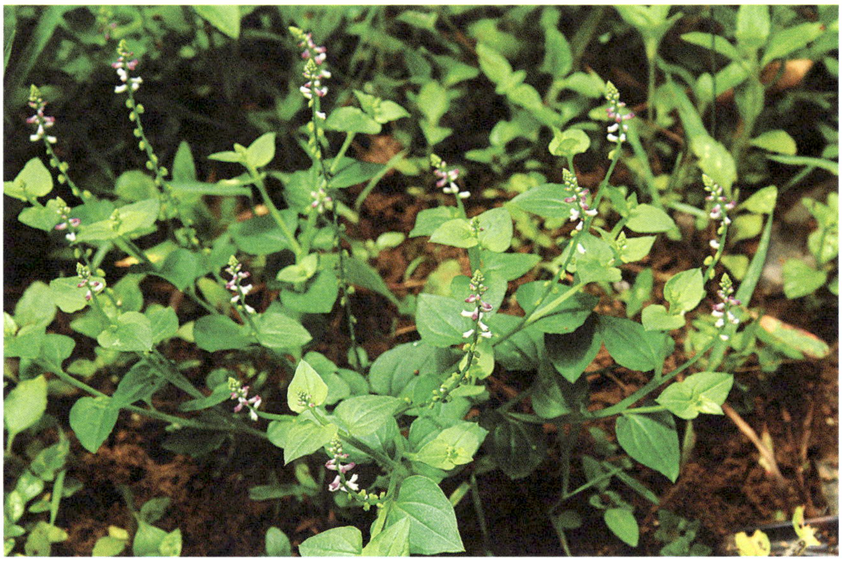

● **采集加工**　秋季采收全草，洗净，鲜用或晒干，切段备用。

● **性能主治**　辛，温，有小毒。解毒，消肿，去眼翳，止痛。用于无名肿痛，疮毒，毒蛇咬伤，牙痛，眼翳。

● **用　　量**　外用适量。

● **临床应用**

1. 疮毒，毒蛇咬伤：鲜一碗泡适量，捣烂外敷患处。

2. 牙痛：鲜一碗泡适量，煎浓汁含漱。

3. 眼翳：一碗泡适量，水煎熏洗患眼。

金莲花

Yokhanzlenz

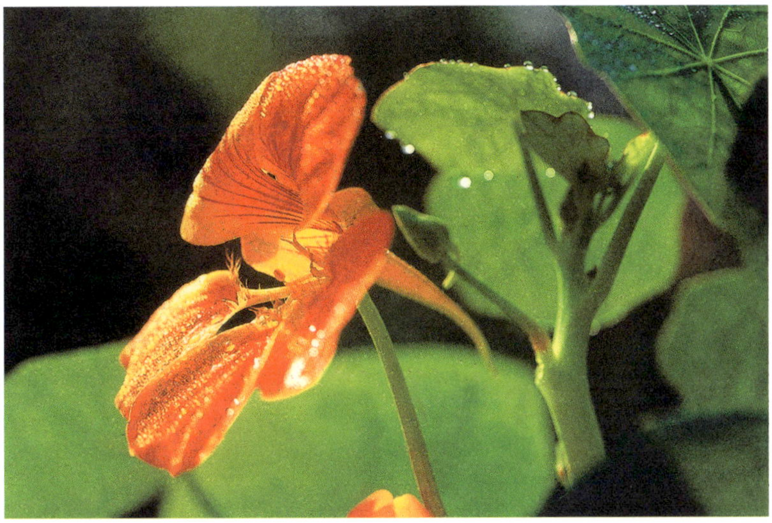

● **别　　名**　旱莲花、旱金莲。

● **来　　源**　为金莲花科植物旱金莲*Tropaeolum majus* L.的全草。

● **生境分布**　我国各地均有栽培。

● **植物形态**　一年生或多年生攀缘状肉质草本，全株光滑无毛。根有时块状。叶互生，盾状，近圆形，宽5～10 cm，有主脉9条，由叶柄着生处向四方发出，边缘有波状钝角，下面通常被毛或有乳突点；叶柄长10～20 cm，着生于叶片的近中心处。花单生于叶腋，有长柄，多为黄色或橘红色，宽2.5～5 cm；萼片5片，基部合生；花瓣5片，大小不等，上面两瓣常较大，下面三瓣较小，基部狭窄成爪，近爪处边缘有睫毛；雄蕊8枚，花丝分离，不等长；子房3室，花柱1枚，柱头3裂，线形。果实成熟时分裂成3个小核果。花期春、夏季。

● **采集加工**　秋、冬季采，洗净，鲜用。

● **性能主治**　辛，凉。清热平肝，消肿止痛，解毒疗疮。用于眼睛红肿痛，恶疮毒痈。

● **用　　量**　外用适量。

● **临床应用**

1. 目赤肿痛：鲜金莲花叶、野菊花叶各适量，捣烂敷眼眶。

2. 恶疮毒痈：鲜金莲花、雾水葛、木芙蓉各适量，捣烂敷患处。

● **现代研究**

1. 化学研究：种子含葡萄糖金莲橙、a-苯基桂皮腈、抗菌成分异硫氰酸苄酯、脂肪等。果皮含绿原酸和少量黄酮类。叶含异槲皮苷、槲皮素-3-三葡萄糖苷、绿原酸、硫氰酸苄酯等。花含多种类胡萝卜素、山柰酚葡萄糖苷等。

2. 药理及毒理学研究：

（1）抗菌作用：本品叶或其他部分所含的挥发性成分，为广谱抗菌素，对革兰氏阴性、阳性细菌及某些真菌均有抑制作用，对多数能形成芽孢的细菌和眼感染中的微生物亦有良好的抑制作用。

（2）毒性：异硫氰酸苄酯对小鼠、豚鼠、大鼠腹腔注射的LD_{50}分别为76～107 mg/kg、68 mg/kg、72 mg/kg，口服则分别为134 mg/kg、81 mg/kg、128 mg/kg。

油 桐

Gomakgyouh

● **别　　名** 桐子油、油桐子。

● **来　　源** 为大戟科植物油桐*Vernicia fordii*（Hemsl.）AiryShaw 的种子。

● **生境分布** 为栽培品，喜生于较低的山坡、山麓和沟旁。分布于全国各地。

● **植物形态** 落叶乔木，高3～10 m。有粗壮无毛之枝，幼枝稍具长毛。叶互生，革质，卵状心脏形，长10～15 cm，宽6～14 cm，先端渐尖，基部心形或截形，全缘，有时浅3裂，下面具疏毛或后变无毛，绿色有光泽；叶柄长4～10 cm，顶端有2个红紫色腺体。花先叶开放，单性，雌雄同株，呈圆锥状复聚伞花序，密集小枝顶端；萼片2裂，绿色，具细毛；花瓣5片，白色，覆瓦状排列，基部具橙红色的斑点与条纹，内面无毛；雄花具雄蕊8～10枚，或可至12枚，排列2轮，外轮离生，内轮花丝中部以下合生，花药橙红色；雌花子房有毛，3～5室，花柱与子房室同数，柱头2裂。核果近球形，顶端急尖，平滑，直径4～5 cm，内具种子3～5颗。种子阔卵圆形，背圆拱，腹部平。花期4～5月，果期10月。

● **采集加工** 秋季果实成熟时收集，将其堆积于潮湿处，泼水，覆以干草，经10天左右，外壳腐烂，除去外皮收集种子晒干，经热压而得桐油。

● **性能主治** 甘、辛，寒，有毒。解毒消肿，除湿敛疮，杀虫止痒。用于疮毒肠痈，流火丹毒，缠腰火丹，烧伤，冻疮，跌打损伤，疥疮，趾缝湿烂，鹅掌风，癫狂症。

● **用　　量** 1～5 g，外用适量。

● **临床应用**

1. 痈肿初起，跌打损伤：桐油点灯，入竹筒熏之，得出黄水即消，或用纱布浸桐油敷患处。

2. 冻疮皲裂：桐油、血余炭各适量，调匀敷患处。

3. 火灼伤：将石灰水澄清，入桐油数滴，搅之起白色胶质涂患处。

4. 小肠疝气：油桐果仁5粒，焙焦存性，用米酒100 ml，蒸服。

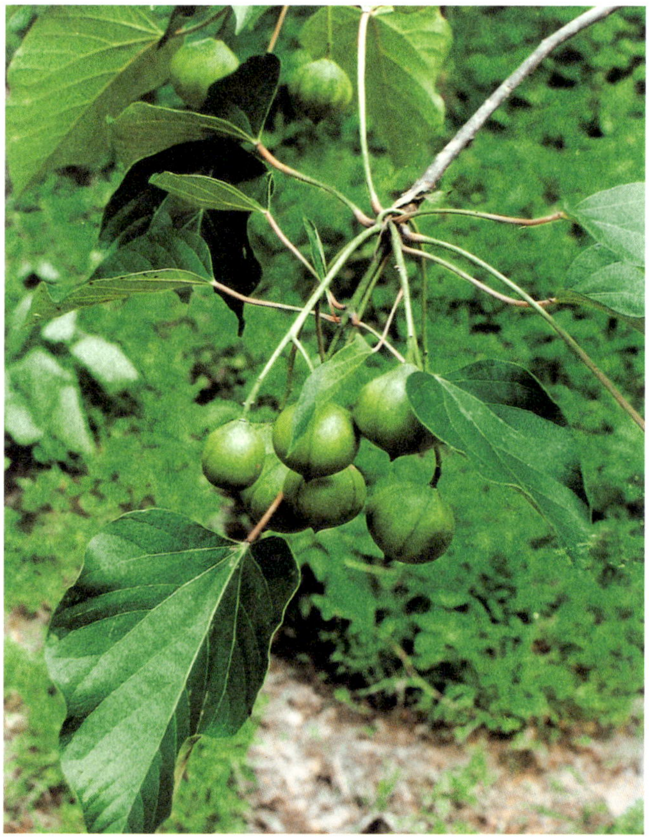

● **现代研究**

1. 化学研究：种子含脂肪油（桐油）约46%，主要成分为桐酸、异桐酸。还有4种二萜类化合物，其中12-O-十六烷酰-16-羟基巴豆-13-醋酯和12-O-十六烷酰-4-脱氧-4β-16-16-羟基巴豆-13-醋酯对鳉鱼的毒性较鱼藤酮更强烈，而12-O-十六烷酰-4-脱氧-4α-16-羟基巴豆-13-醋酯和12-O-十六烷酰-4-脱氧-4β-16-羟基鲁米巴豆-13-醋酯对鳉鱼无毒性。

2. 药理学研究：桐油的提取物（HHPA）在甲基胆蒽诱发小鼠宫颈癌过程中起促癌作用。单独用甲基胆蒽，小鼠癌发率为56.5%，其中晚期浸润癌占30.7%；甲基胆蒽加桐油提取物癌发率为84.8%，其中晚期浸润癌占78.5%，二者有显著差异（$P<0.05$）。

● **附　　注**　内服有剧毒，不可轻投，用量宜少。

黄花母

Baetma'nen

● **别　　名**　脓见愁、拔毒散、小柴胡。

● **来　　源**　为锦葵科植物楹叶黄花稔*Sida rhombifolia* L. 的全株。

● **生境分布**　生于海拔800～1 330 m的山坡、路旁荒地草丛中。在广西主要分布于凌云、岑溪、金秀、龙州等地，华中、华南其他地方、西南及江西、福建、台湾亦有分布。

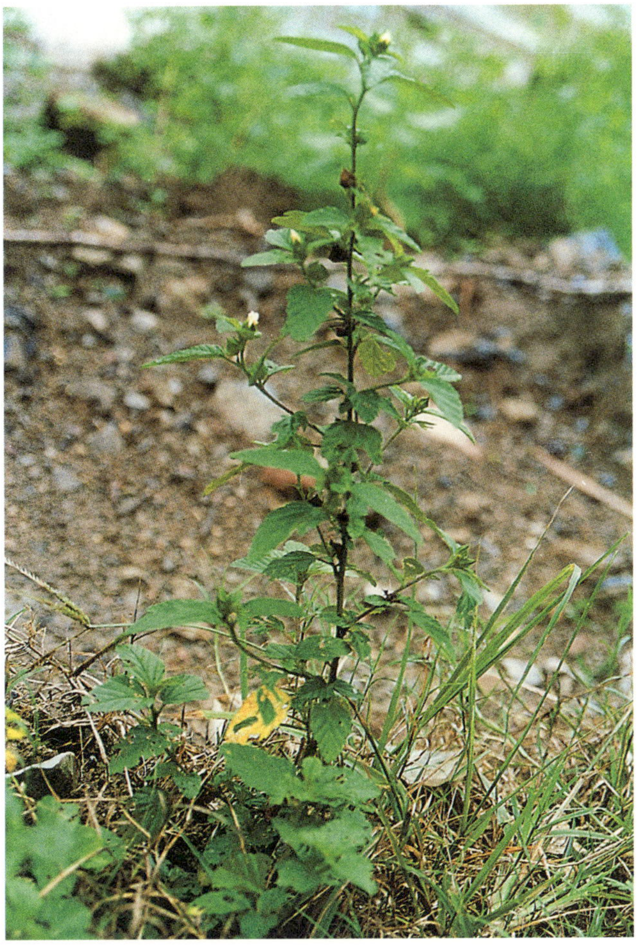

● **植物形态**　直立亚灌木或灌木，高1～2 m。小枝细，被星状柔毛。单叶互生；叶柄长2～5 mm，被星状柔毛；托叶钻形，常短于叶柄，被疏毛；叶倒卵形、卵形、卵状披针形至近圆形，长2～5 cm，宽1～2 cm，顶端钝或渐尖，基部圆至楔形，边缘具浅锯齿，上面疏被星状柔毛，下面灰白色，密被星状长柔毛。花单生于叶腋，花梗长1～3 cm，中部以上具节，密被星状绒毛；花萼杯状，长6～8 mm，被星状绒毛，裂片5片，三角形；花瓣5片，黄色，倒卵形，长约1 cm；雄蕊柱长4～5 mm，顶端有多数具花药的花丝，被长硬毛。蒴果扁球形，直径约6 mm；分果片6～8枚，具2芒，芒被柔毛；果皮薄膜质，背部被短毛。种子无毛。花期7～12月。

● **采集加工**　秋后采收，洗净，鲜用或晒干备用。

● **性能主治**　苦、辛，微寒。清湿热，解疮毒。用于痢疾，黄疸，疔疮肿毒。

● **用　　量**　20～50 g，外用适量。

临床应用

1. 痢疾：黄花母根50 g，水煎服。
2. 痈疽疮毒：鲜黄花母适量，捣烂调红糖敷患处。
3. 蜂蜇伤：鲜黄花母叶适量，捣烂敷患处。

现代研究

1. 化学研究：黄花母含黄酮苷、酚类、有机酸、氨基酸、糖类等。根含生物碱及甾醇等。
2. 药理及毒理学研究：根的水提取物有中枢抑制作用，可使小鼠的活动性及反应性降低，延长巴比妥钠睡眠时间，消除条件性和非条件性防御反射；较大剂量对发热大鼠有降温作用，但无抗惊厥与镇痛作用；对小鼠的毒性很低。

雷公藤

Gaeumeihen

别　　名　断肠草、三棱花、南蛇根、黄藤根、黄藤木、菜虫药。

来　　源　为卫矛科植物雷公藤*Tripterygium wilfordii* Hook. f. 的根、花、叶。

生境分布　生于阴湿稍肥的山坡、山谷、溪边灌木林和次生杂木丛中。在广西主要分布于金秀、融水、乐业等地，广东、福建、台湾、湖南、安徽等省亦有分布。

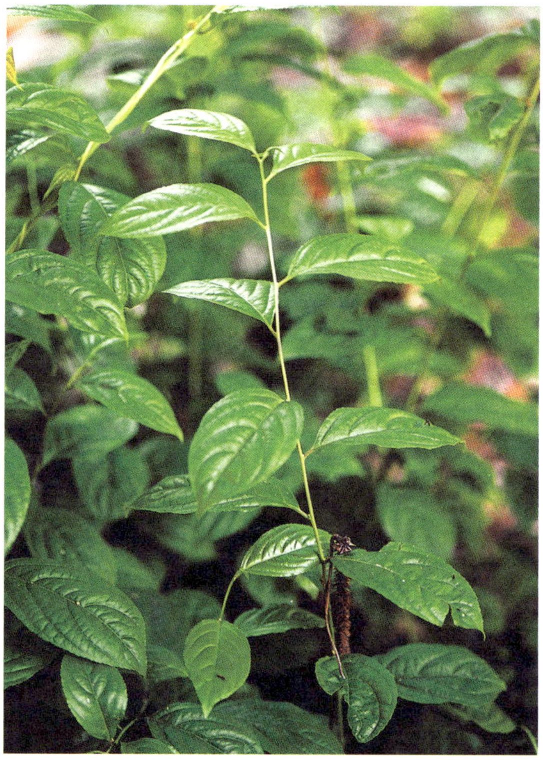

植物形态　落叶蔓性灌木，长可达3 m。根内皮橙黄色。小枝棕红色，有4～6棱，密被瘤状皮孔及锈色短毛。单叶互生，有短柄；叶片椭圆形或宽卵形，长4～7 cm，宽3～4 cm，先端短尖，基部近圆形或阔楔形，边缘具细锯齿，上面光滑，下面淡绿色，主、侧脉在上面均稍凸起，脉上疏生锈褐色柔毛。夏季开白绿色花，聚伞圆锥花序顶生或腋生，长5～7 cm，被锈色毛；花杂性，5数；子房三角形，柱头6浅裂。蒴果具3片膜质翅，长约1.5 cm，翅上有斜生侧脉。种子1粒，细柱状，黑色。

采集加工　秋季采根，夏季采叶，夏、秋采花。鲜用或晒干备用。

性能主治　苦，寒，有大毒。除湿解毒，消肿止痛。用于风湿热痹，带状疱疹，肥疮，头癣，风疹瘙痒。

用　　量　外用适量。

● **临床应用**

1. 风湿关节炎：雷公藤叶、根适量，捣烂外敷，每次敷半小时除去，否则起泡。

2. 带状疱疹：雷公藤花、乌药各等份，碾末调水搽患处。

3. 头癣：鲜雷公藤根剥皮，晒干碾末，调适量凡士林或醋涂患处。

4. 皮肤瘙痒：雷公藤叶适量，捣烂搽患处。敷药时间不可超过半小时。

● **现代研究**

1. 化学研究：从根中分离出生物碱，如雷公藤碱、雷公藤定碱及雷公藤精碱等。自石油醚提取物中分离出雷公藤红素，并从残渣的醇提取物中分离出卫矛醇、果糖和葡萄糖。

2. 药理学研究：抗炎免疫作用，抗肿瘤作用，抗生育作用，抗肾损害作用。

● **附　　注**　忌内服。雷公藤中毒则出现恶心、呕吐、腹痛、腹泻、血压下降、呼吸困难，最后因心脏及呼吸抑制而死亡。解救用催吐、洗胃、灌肠、导泻等法，或给蛋清、面糊保护黏膜，注射葡萄糖，给强心兴奋剂、给氧等对症治疗。

三钱三

Gosamcenz

● **别　　名**　闹羊花根、黄杜鹃。

● **来　　源**　为杜鹃花科植物羊踯躅*Rhododendron molle*（Bl.）G. Don 的根和花序。

● **生境分布**　生于山坡、灌木丛或杂草丛中。在广西主要分布于凌云、罗城、临桂、全州、钟山等地，华东、华南其他地方及四川、贵州等地有分布。

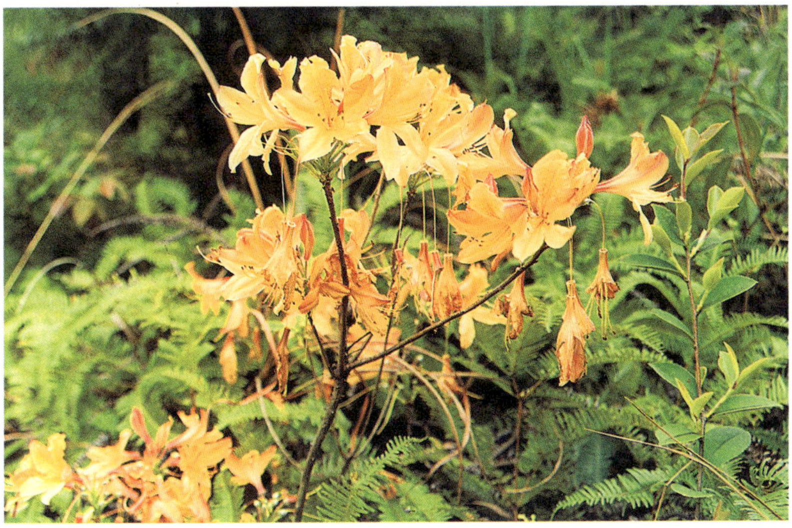

● **植物形态**　落叶灌木，高1～2 m。老枝光滑，带褐色，幼枝有短柔毛。单叶互生，叶柄短，被毛；叶片椭圆形至椭圆状倒披针形，先端钝而具短尖，基部楔形，边缘具向上微弯的刚毛，幼时背面密被灰白色短柔毛。花多数，成顶生短总状花序，与叶同时开放；萼5裂，宿存，被稀疏细毛；花金黄色，花冠漏斗状，外被细毛，先端5裂，裂片椭圆状至卵形，上面一片较大，有绿色斑点；雄蕊5枚，与花冠等长或稍伸出花冠外；雌蕊1枚，子房上位，5室，外被灰色长毛，花柱细，长于雄蕊。蒴果长椭圆形，熟时深褐色，具疏硬毛，胞间裂开。种子多数，细小。花期4～5月，果期6～7月。

● **采集加工** 全年可采根，洗净，晒干备用。4～5月花开时，选晴天采花，鲜用或晒干备用。

● **性能主治** 辛，温，有毒。疏风除湿，消肿止痛，止咳。用于风寒湿痹，跌打损伤，神经痛，慢性支气管炎，痔漏，癣疮。

● **用　　量** 3～6 g，外用适量。

● **临床应用**

1. 跌打损伤，关节痛风：三钱三根3 g，土牛膝、大血藤、茅根各9 g，水煎服。
2. 坐骨神经痛：三钱三根3 g，土牛膝、威灵仙、六月霜各30 g，水煎黄酒调服。
3. 慢性气管炎：三钱三根3 g，五指毛桃20 g，水煎饭后服。
4. 神经性头痛，偏头痛：鲜三钱三花适量，捣烂敷后脑或痛处。
5. 龋齿痛：三钱三花5 g，水煎含漱。

● **现代研究** 化学研究：有报道，从该植物中分得两个二萜类羊踯躅素Ⅰ、Ⅱ。

断 肠 草

Gaeunguenx

● **别　　名** 钩吻、大茶药。

● **来　　源** 为马钱科植物胡蔓藤*Gelsemium elegans*（Gardn. et Champ.）Benth. 的全草。

● **生境分布** 生于向阳的山坡、路边的草丛或灌木丛中。分布于广西的灵山、临桂等地，浙江、福建、贵州、云南、广东亦有分布。

● **植物形态** 常绿藤本，枝光滑。叶对生，卵状长圆形至卵状披针形，长7～12 cm，宽2～5.5 cm，先端渐尖，基部楔形或近圆形，全缘；叶柄长约1.2 cm。三歧分枝的聚伞花序，顶生或腋生；花小，黄色；苞片2片，小而狭；萼片5片，分离，长约3 mm；花冠漏斗状，先端5裂，长1～1.6 cm，内有较淡的红色斑点，裂片卵形，先端尖，较花筒短；雄蕊5枚；子房上位，2室，花柱丝状，柱头4裂。蒴果卵状椭圆形，长10～14 mm，直径6～8 mm，分裂为2个2裂的果瓣。种子多数，有翅。花期8～11月，果期12月至翌年2月。

● **采集加工** 全年可采，洗净，晒干备用。

● **性能主治** 辛、苦，温，有毒。祛风解毒，消肿止痛。用于风湿痹痛，跌打损伤，神经痛，疥癞，瘰疬，湿疹，痈肿，疔疮。

● **用　　量** 外用适量。

临床应用

1. 风湿关节痛：断肠草 30 g，防风6 g，独活3 g，碾末，用纸卷烧烟熏患处。

2. 疥癞：断肠草、白芷、青黛、五倍子、枯矾、马钱子、蛇蜕各6 g，梅片2 g，松香、雄黄各5 g，碾末，蜡油调敷患处。

3. 瘰疬：断肠草根、红老木薯各适量，捣烂醋煎冷敷患处。

现代研究

1. 化学研究：根、茎、叶含生物碱钩吻素子、寅、卯、甲、丙、辰，其中钩吻素子的含量最高，钩吻素寅性剧毒，为最重要的有效成分。

2. 药理及毒理学研究：对心肌收缩力有明显的抑制作用，对红细胞具有一定的保护作用，有致突变性和抗突变作用。断肠草全株有毒，主要毒性成分为钩吻素子、钩吻素寅、钩吻素卯等。钩吻素寅对家兔的最小致死量为0.8 mg/kg。中毒的主要症状为呼吸麻痹，轻者呼吸困难，重者死于呼吸停止。

附　　注

本品有剧毒，只作外用，忌内服。

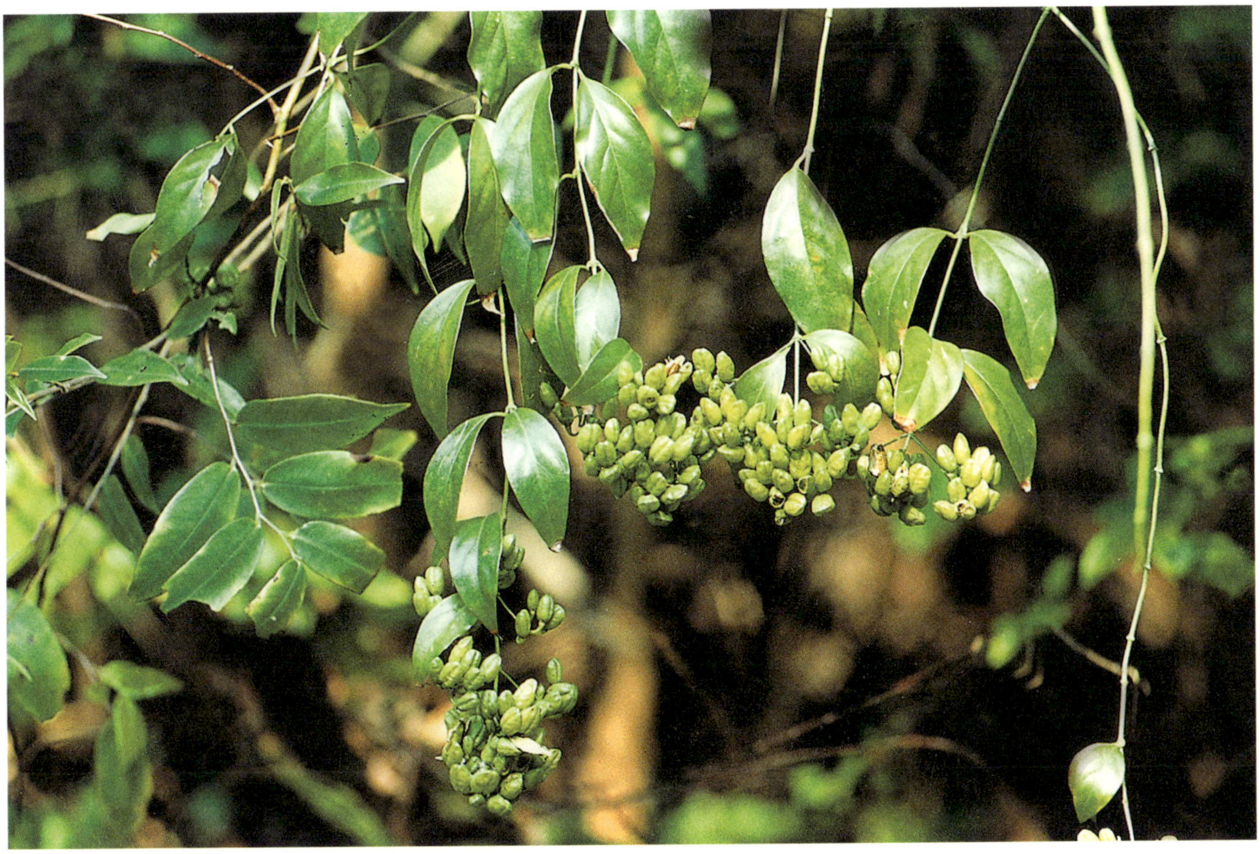

第二节　妇科用药

五指毛桃

Meiznongmox

● **别　　名**　五指牛奶、三指牛奶、土黄芪、土五加皮。

● **来　　源**　为桑科植物粗叶榕*Ficus hirta* Vahl. 的根。

● **生境分布**　生于山坡沟谷、路旁的灌木丛中。在广西主要分布于龙州、桂平等地，华南其他地区及西南部亦有分布。

● **植物形态**　灌木或落叶小乔木，全株被黄褐色贴伏短硬毛，有乳汁。叶互生；叶片纸质，多型，长椭圆状披针形或狭广卵形，长8～25 cm，宽4～18 cm，先端急尖或渐尖，基部圆形或心形，常具3～5深裂片，边缘具微波状锯齿或全缘，两面粗糙，基出脉3~7条；具叶柄，长2~7 cm；托叶卵状披针形，长0.8~2 cm。隐头花序，花序托对生于叶腋或已落叶的叶腋间，球形，顶部有苞片形成的脐状突起，基部苞片卵状披针形，被紧贴柔毛，总花梗短或无，雄花、瘿花生于同一花序托内。雄花生于近顶部，花被片4片，线状披针形，雄蕊1～2枚；瘿花花被片与雄花相似，花柱侧生；雌花生于另一花序托内，花被片4片。瘦果椭圆形。花期5～7月，果期8～10月。

● **采集加工**　秋季采挖，洗净，切片，晒干备用。

● **性能主治**　甘，平。益气化痰，通乳，舒筋通路。用于病后虚弱，产后无乳，肺虚咳嗽，慢性肝炎，风湿痹痛，白带过多。

● **用　　量**　15～50 g。

● **临床应用**

1. 病后虚弱，盗汗：五指毛桃50 g，山鸡肉100 g，炖服。

2. 产后无乳：五指毛桃50 g，猪蹄100 g，炖服。

3. 肺虚咳嗽：五指毛桃30 g，白果、桔梗、百合各10 g，水煎冰糖调服。

4. 慢性支气管炎：五指毛桃50 g，映山红20 g，鱼腥草15 g，羊耳菊10 g，胡颓子叶30 g，水煎服。

5. 慢性肝炎：五指毛桃50 g，黄花倒水莲30 g，茅梅20 g，

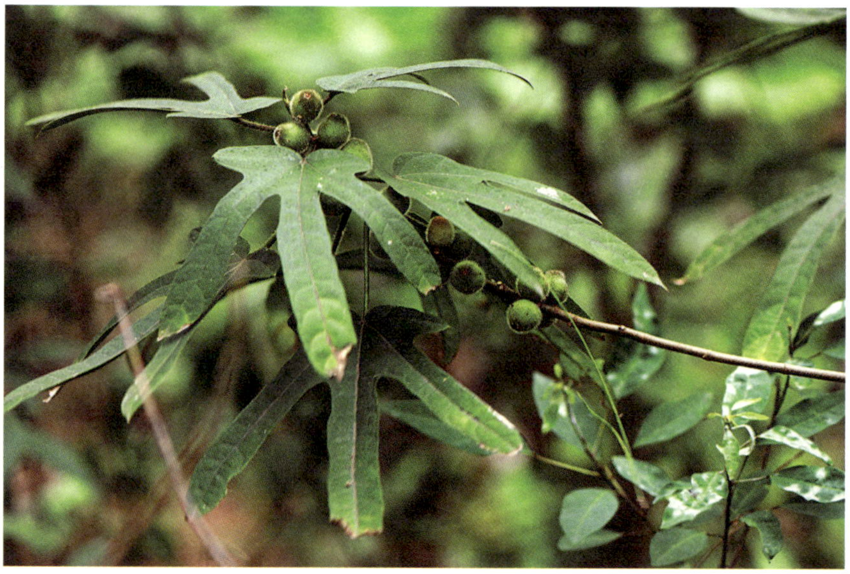

鸡骨草20 g，白花蛇舌草15 g，毛排钱根10 g，水煎服。

6. 风湿关节炎：五指毛桃30 g，羊耳菊30 g，枫寄生30 g，三叉苦30 g，千斤拔30 g，桑枝30 g，鸡血藤30 g，两面针15 g，过江龙20 g，山苍子根20 g，黑老虎20 g，水煎服。或在上方中加入土牛膝20 g，龙眼肉20 g，桂枝6 g，枸杞子30 g，甘草10 g，米酒5 000 ml，浸泡30天，每次服10 ml。

7. 白带过多：五指毛桃30 g，一匹绸60 g，水煎服。

● **现代研究** 药理及毒理学研究：具有镇咳、祛痰、平喘作用。根醇提取物能显著地增大豚鼠方波刺激迷走神经的引咳阈值，能非常显著地增加小白鼠呼吸道的酚红排泌量，黏膜上皮纤毛运动速度明显加快；粗叶榕提取液能非常显著地延长给豚鼠组胺喷雾的引喘潜伏期，对豚鼠离体气管容积也有一定的扩大效应。

血　党

Gosanlwed

● **别　　名** 山狮子、活血胎、腺点紫金牛。

● **来　　源** 为紫金牛科植物小罗伞*Ardisia punctata* Lindl. 的根或全株。

● **生境分布** 喜生于深山林下或灌木丛中。在广西主要分布于临桂、阳朔、大瑶山、平南、玉林、北流、苍梧等地，广东省亦有分布。

● **植物形态** 常绿直立灌木，高30～60 cm。根柔软肥壮。茎幼时被暗褐色小毛，除花枝外不分枝。叶互生，矩圆形至椭圆状披针形，长7～14 cm，宽1.5～3 cm。先端短尖或钝，基部阔楔形，上面深绿色，秃净，下面淡绿色，被暗褐色小毛，全叶具无数黑色腺点，边缘处连成一明显的边脉，叶边缘有腺体。伞形花序，长3～10 cm，被微毛，顶生。花序成对腋生，球形，基部苞片卵状披针形，花黄绿色；雄花生于花序内壁近顶略弯的花枝上，花柄长1～2 cm，萼被微毛，花冠内部白色，外被紫色斑点，裂片钝头。浆果球形，熟时深红色，直径6～8 mm。花期6～9月。

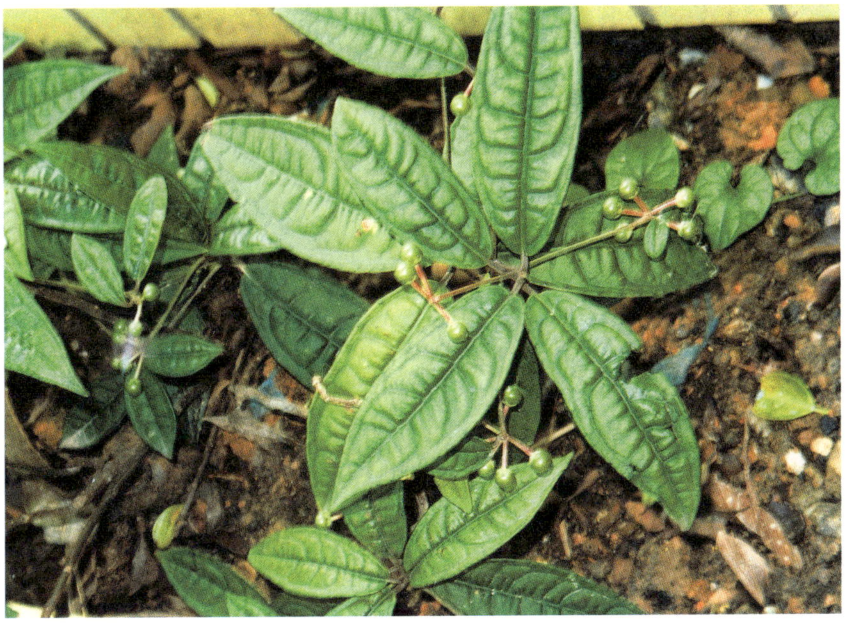

● **采集加工** 全年可采，洗

净，晒干备用。

● **性能主治** 苦、甘、辛，温。调经通路，活血化瘀，祛风止痛。用于月经不调，跌打损伤，风湿痹痛，无名肿毒。

● **用　　量** 15～30 g。

● **临床应用**

1. 痛经，黄病：血党20 g，姜黄5 g，茜草10 g，大血藤10 g，黄花倒水莲10 g，水煎服。

2. 风湿痹痛：血党30 g，鹰不扑15 g，牛大力15 g，藤杜仲15 g，藤当归15 g，风车藤15 g，石楠藤10 g，水煎服。

3. 喉咙肿痛：血党15 g，牛甘子10 g，土甘草10 g，水煎服。

石栗子

Maklaeq

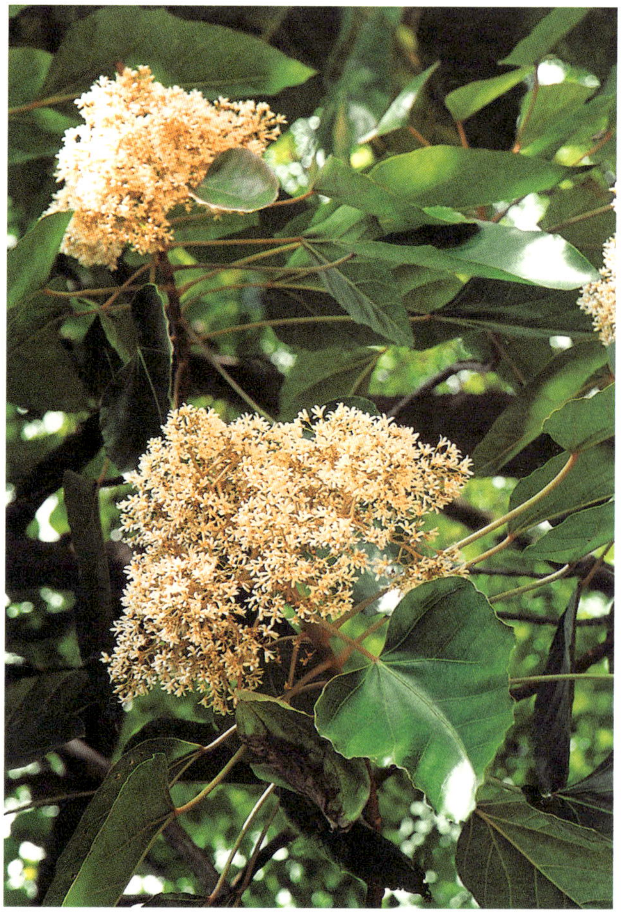

● **别　　名** 海胡桃、黑桐油、烛果树、油果。

● **来　　源** 为大戟科植物石栗*Aleurites moluccana*（L.）Willd. 的种子、叶。

● **生境分布** 栽培作为行道树或公路树。在广西主要分布于桂东南各地，广东、福建、台湾、云南等省亦有分布。

● **植物形态** 常绿乔木，高可达13 m。枝幼嫩部和花序均被星状短柔毛。单叶互生，卵形至阔披针形，长10～20 cm，基部短尖至心形，先端渐尖，老叶上面无毛，下面被锈色星状柔毛，全缘或3～5裂；叶柄长6～12 cm，先端有淡红色无柄的小腺体2个。花单性，雌雄异株；圆锥花序顶生，长10～15 cm，被柔毛；花小，白色，长6～8 mm；雄花的花萼近球形，被茸毛，3裂，长约3 mm，花瓣5片，倒卵状披针形，雄蕊15～20枚，生于被毛、隆起的花托上，最外5枚雄蕊与花瓣对生，与花盘的5个腺体互生；雌花的花被与雄花同，子房每室有胚珠1枚，花柱2裂。核果肉质，卵形或球形，直径约5 cm。有种子1～2粒。花期

4～5月，果期9～11月。

● **采集加工**　秋季果熟时采收，取出种子晒干备用。叶全年可采，洗净鲜用或晒干备用。

● **性能主治**　甘，寒，有小毒。清热毒，通龙路，调经脉。用于热瘀闭经，外伤止血。

● **用　　量**　1～3颗。

● **临床应用**

1. 闭经：石栗子2颗，水煎服，或煅存性碾末，开水冲服。

2. 外伤出血：鲜石栗子叶适量，捣烂外敷，或用石栗子干叶碾末外敷。

● **现代研究**　药理学研究：种子油中的辛辣味树脂有致泻作用。

● **附　　注**　孕妇忌服。

红毛鸡

Gunhgaejndiengx

● **别　　名**　茅笼中鸟、绿结鸟、毛鸡、落谷。

● **来　　源**　为杜鹃科动物褐翅鸦鹃*Centropus sinensis*（Stephens）除去羽毛、内脏后的全体。

● **生境分布**　分布于广西、浙江、广东、云南等地。

● **动物形态**　体长约52 cm。嘴黑色，上嘴尖端向下弯曲，口裂及于眼下。虹膜赤红色，鼻孔近嘴缘。头、颈、上背及胸部均呈金属紫蓝色，肩、翼和肩间部呈栗红色，初级飞羽和外侧次级飞羽的先端略呈褐色，全身余部纯黑，尾羽有金属绿色反光。脚、趾、爪均黑色，趾4根，两趾向前，两趾向后，后爪较后趾长，且几乎平直。

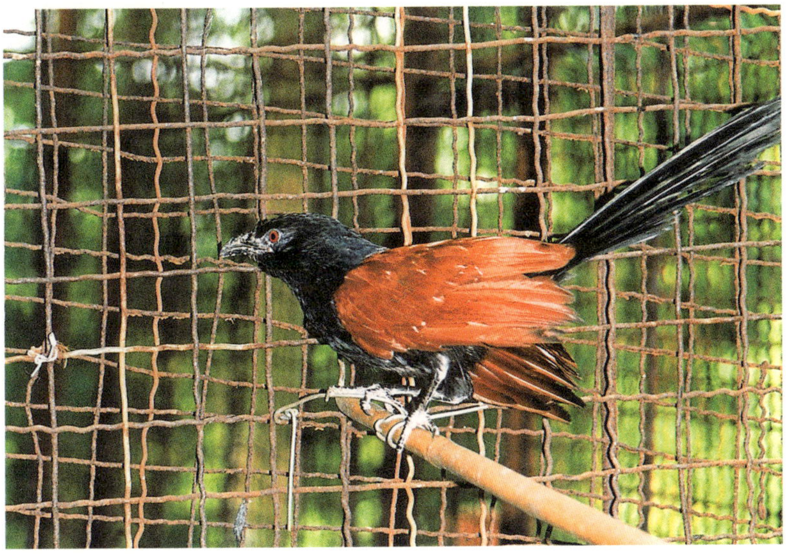

● **采集加工**　一般夏、秋捕捉，去毛，剖腹摘除内脏，用布或纸抹干血迹，以竹将腹部撑平，小火烘干备用。

● **性能主治**　甘，温。通调两路，补血调经，祛风除湿。用于妇女产后体虚头痛，手脚麻木，乳汁缺少，跌打损伤，风湿骨痛。

● **用　　量**　炖服1只，浸酒服10～20 ml，外用适量。

● **临床应用**

1. 产后体虚，缺乳：红毛鸡1只，

当归身、红枣各10 g，炖服。

2. 产后血虚，月经不调：红毛鸡1只，党参、当归、熟地、杞子、鸡冠花、白术、黄芪各20 g，川芎10 g，米酒5 000 ml，浸泡1个月，每次服10 ml。

3. 风湿骨痛，跌打损伤：红毛鸡1只，米酒2 000 ml，酌加风湿药浸泡，制红毛鸡酒，每次服10 ml，并用药酒外搽患处。

● **附　　注**　阳盛及血燥者忌用。

走马风

Nyayouzfanj

● **别　　名**　陆英、蒴藋。

● **来　　源**　为忍冬科植物接骨草*Sambucus chinensis* Lindl. 的茎叶及根。

● **生境分布**　生于山坡、林下、沟边和草丛中，亦有栽培。广西各地均有分布，中南、西南、华东及陕西、甘肃等地亦有分布。

● **植物形态**　高大草本或灌木，高可达3 m。主根垂直，副根不多。茎有棱，平滑无毛，髓部白色。叶对生，单数羽状复叶，托叶叶状或有时退化成蓝色的腺体；小叶5～9片，无柄或具短柄，叶片披针形，长5～12 cm，宽3～5 cm，先端渐尖，基部钝圆，两边不等，边缘具细锯齿，近基部或中部以下边缘常有1或数枚腺齿。大型复伞形花序顶生，直径20～30 cm，总梗和花梗被短绒毛，具由不孕花变成的黄色杯状腺体；花小，白色；萼筒杯状，萼齿三角形；花冠辐射，5裂，仅基部连合，花药黄色或紫色；子房3室，花柱极短或无，柱头3裂。浆果状核果球形，直径3～4 mm，橙黄色或深红色。花期6～8月，果期8～10月。

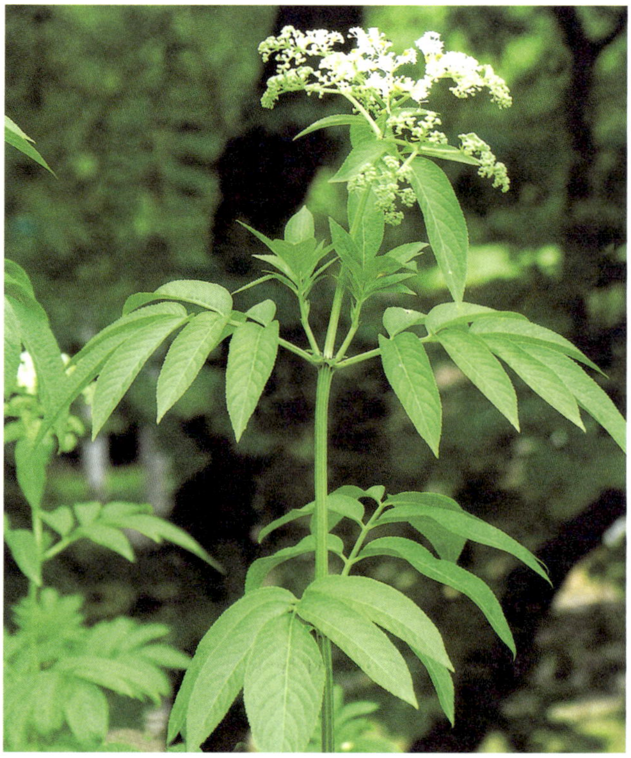

● **采集加工**　夏、秋季采收茎叶，晒干备用；全年可采根，洗净，晒干备用或鲜用。

● **性能主治**　苦、辛，寒。活血散瘀，祛风止痛，利尿消肿。用于跌打损伤，骨折疼痛，风湿关节痛，坐骨神经痛，外伤吐血，肾炎水肿。

● **用　　量**　10～20 g，外用适量。

● **临床应用**

1. 跌打肿痛，骨折伤筋：走马风15 g，当归、白芍、川芎各10 g，乳香2 g，碾末炼蜜为丸，每次6 g，黄酒送服。

2. 坐骨神经痛：走马风20 g，肖菝葜根、多花勾儿茶、丹参、土牛膝、骨碎补各15 g，水煎服。

3. 外伤吐血：走马风根15 g，平地木9 g，菊三七6 g，炒侧柏叶15 g，水煎服。

4. 肾炎水肿：走马风根18 g，金丝草、兖州卷柏各20 g，水煎服。

● **现代研究**　化学研究：全草含黄酮类、酚性成分、鞣质、糖类、绿原酸；根还含生物碱；干叶还含β-谷甾醇、豆甾醇、菜油甾醇、α-香树脂醇、棕榈酸酯和多量硝酸钾、β-香树脂醇、齐墩果酸、乌苏酸等。

虾子花

Yoknyauq

● **别　　名**　吴福花、红蜂蜜花。

● **来　　源**　为千屈菜科植物虾子花*Woodfordia fruticosa*（L.）Kurz. 的花。

● **生境分布**　生于路旁、河边、山坡的向阳地。在广西主要分布于隆林、凌云、东兰等地，云南省亦有分布。

● **植物形态**　灌木，高1.5～3 m。幼枝被短柔毛，后脱落。叶对生，革质，披针形或狭披针形，长7～12 cm，宽2～3 cm，上面通常近无毛，下面微白色，具微小黑色腺点，被短柔毛，近无柄。聚伞花序腋生，圆锥状，长约3 cm，花序轴被毛；小苞片早落；花两性，具长约3 mm的花梗；花萼筒状，鲜红色，长1～1.3 cm，口部略偏斜，具6齿，萼齿之间有小附属体；花瓣6片，通常不长于萼齿；雄蕊12枚，生于萼管下部，明显伸出；子房上位，2室，花柱比雄蕊稍长。蒴果狭椭圆形，长约7 mm，包藏于萼管内，2瓣裂，具多数种子。花期3～4月。

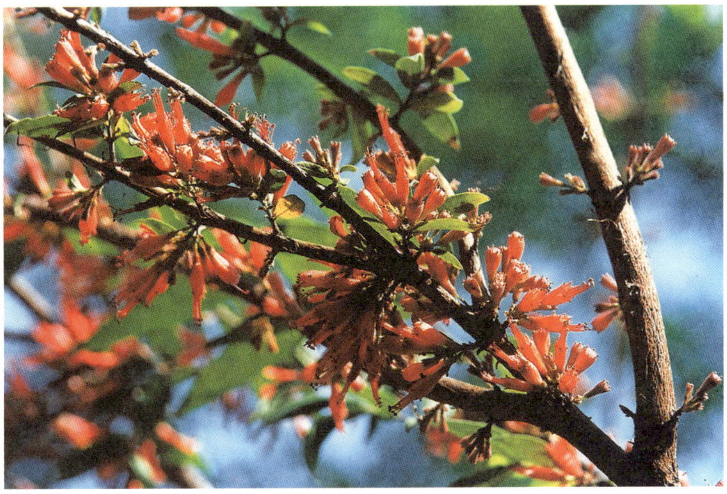

● **采集加工**　春、夏采收花，晒干备用。

● **性能主治**　微甘、涩，温。调经通路，收敛止血。用于妇女血崩，月经不调，咳血，鼻血，痢疾。

● **用　　量**　15～30 g。

● **临床应用**

1. 闭经，痛经：虾子花30 g，泽兰15 g，茜草15 g，韭菜根15 g，棕树根20 g，米酒1 000 ml，浸泡10天，每次服10 ml。

2. 咳血：虾子花15 g，猪肺50 g，炖服。

3. 痢疾：虾子花、鲜蚌花各20 g，水煎服。

● **现代研究** 药理学研究：印度产虾子花，其水煎剂给人工发热大鼠灌胃有明显的退热作用，强度大于阿斯匹林。

薯 莨

Caeklwed

● **别　　名** 朱砂莲、鸡血莲、血丹。

● **来　　源** 为薯蓣科植物薯莨*Dioscorea cirrhosa* Lour. 的块茎。

● **生境分布** 生于山谷向阳处、疏林下或灌木丛中。分布于广西、四川、贵州、云南、湖北、湖南、广东、福建、江西、浙江等省。

● **植物形态** 多年生缠绕藤本。块茎肉质肥大，长圆形或不规则圆形，表面棕黑色，有疣状突起，鲜时割伤有红色黏液，多须根。茎圆柱形，通常分枝，平滑无毛，基部有刺。单叶，革质或近革质，基部叶互生，上部叶对生；叶片长圆形、卵状长圆形或宽卵形，长12～20 cm，宽6～7 cm，全部无毛，基出脉3～5条，有显著网脉。花小，单性。雄花序圆锥状，腋生，长约8 cm，穗轴无毛，具棱，有花15～25朵，花蕾椭圆形，基部宽，花被片6片，2轮排列，阔卵形，先端极钝，长约2 mm，雄蕊6枚，与花被等长；雌花与雄花相似，排成弯的穗状花序，子房下位，3室，每室有2颗胚珠，花柱3枚，分离。蒴果无毛，顶端钝，长18～23 mm，中部宽25～30 mm，3瓣裂，有3翅。种子有翅。花期6～7月，果期9～10月。

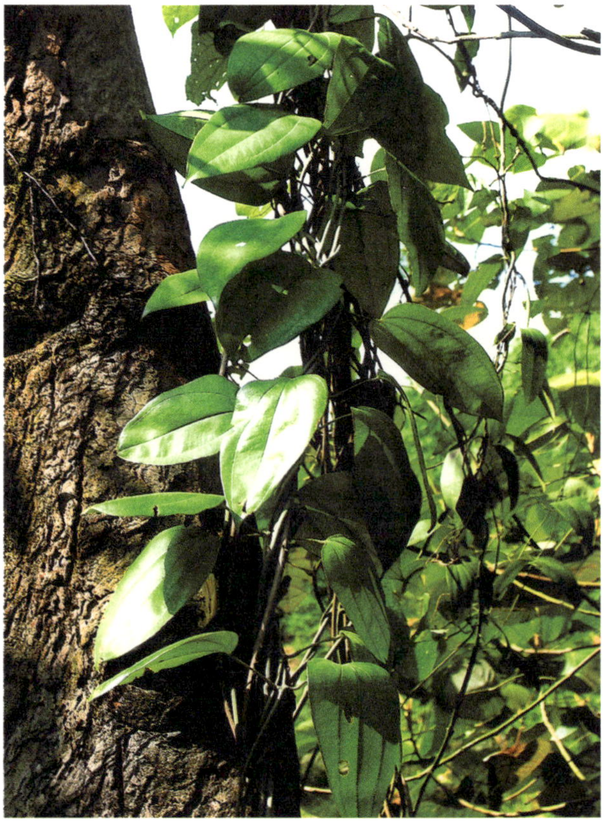

● **采集加工** 生长3年以上，全年可采收，洗净，切片，鲜用或晒干备用。

● **性能主治** 甘、酸，平。理气止痛，活血止血。用于产后腹痛，月经不调，崩漏，内伤吐血，风湿关节痛，外伤出血，痢疾，蛇咬伤，疮疖。

● **用　　量** 10～20 g。

临床应用

1. 产后恶露不净，月经过多，上消化道出血，咯血：薯莨15 g，水煎服。

2. 出血性紫癜：薯莨15 g，落地红10 g，水煎服。

3. 痢疾：薯莨、地榆各10 g，水煎服。

现代研究

1. 化学研究：根含酚类化合物、鞣质，还含左旋表儿茶素、β-谷甾醇等。

2. 药理及毒理学研究：

（1）止血作用：家兔灌服薯莨煎剂，其出血时间与凝血时间均显著缩短。

（2）对子宫作用：薯莨酊剂或煎剂对离体小鼠子宫有明显兴奋作用，张力、振幅及频率均有增强。

（3）抗菌作用：酊剂或煎剂在试管对金黄色葡萄球菌有中度抑制作用，对甲型副伤寒杆菌与宋内氏痢疾杆菌有较弱的抗菌作用。抗菌作用可能与其中所含的鞣质有关。

（4）毒性：小鼠皮下注射煎剂，半数致死量为68.8 ± 9.1 g/kg。

益 母 草

Ngaihmwnj

别　　名　益母艾。

来　　源　为唇形科植物益母草*Leonurus heterophyllus* Sweet 的全草。

生境分布　生于山野荒地、田埂、草地、溪边等处。分布于广西各地，全国大部分地区有分布。

植物形态　一年或二年生草本。茎直立，方形，单一或分枝，高60 cm至1 m许，被微毛。叶对生；叶形多种，一年根生叶有长柄，叶片略呈圆形，直径4～8 cm，叶缘5～9浅裂，每裂片具2～3枚钝齿，基部心形；茎中部的叶有短柄，3全裂，裂片近披针形，中央裂片常3裂，两侧裂片常1～2裂，最终裂片近线形，先端渐尖，边缘疏生锯齿或近全缘；最上部的叶不分裂，线形，近无柄，上面绿色，下面浅绿色，两面均被短柔毛。花多数，生于叶腋，呈轮伞状；苞片针刺状；花萼钟形，先端有5枚长尖齿，下方2片较上方3片长；花冠唇形，淡红色或紫红色，长9～12 mm，上下唇几乎等长，上唇长圆形，全缘，下唇3裂，中央裂片较大，倒心形，花冠外被长绒毛，尤以上唇为甚；雄蕊4枚，2枚强，着生于花冠内面近裂中的下方；子房4裂，花柱与花冠上唇几乎等长，柱头2裂。小坚果褐色，三棱状，长约2 mm。花期6～8月，果期7～9月。

采集加工　夏季生长茂盛而花未全开时，割取地上部分，鲜用或晒干备用。

性能主治　辛、苦，凉。活血调经，祛瘀消水肿。用于月经不调，胎漏难产，胞衣不下，产后血晕，瘀血腹痛，尿血，便血，痈肿疮疡。

用　　量　10～20 g，外用适量。

临床应用

1. 痛经，崩漏：益母草20 g，元胡15 g，水煎服。

2. 产后血晕，闭经：益母草、乌豆、红糖、老酒各20 g，炖服。

3. 急性肾小球肾炎：益母草20 g，水煎服。

4. 疔疮肿痛：益母草20 g，水煎服；另取鲜益母草捣烂敷患处。

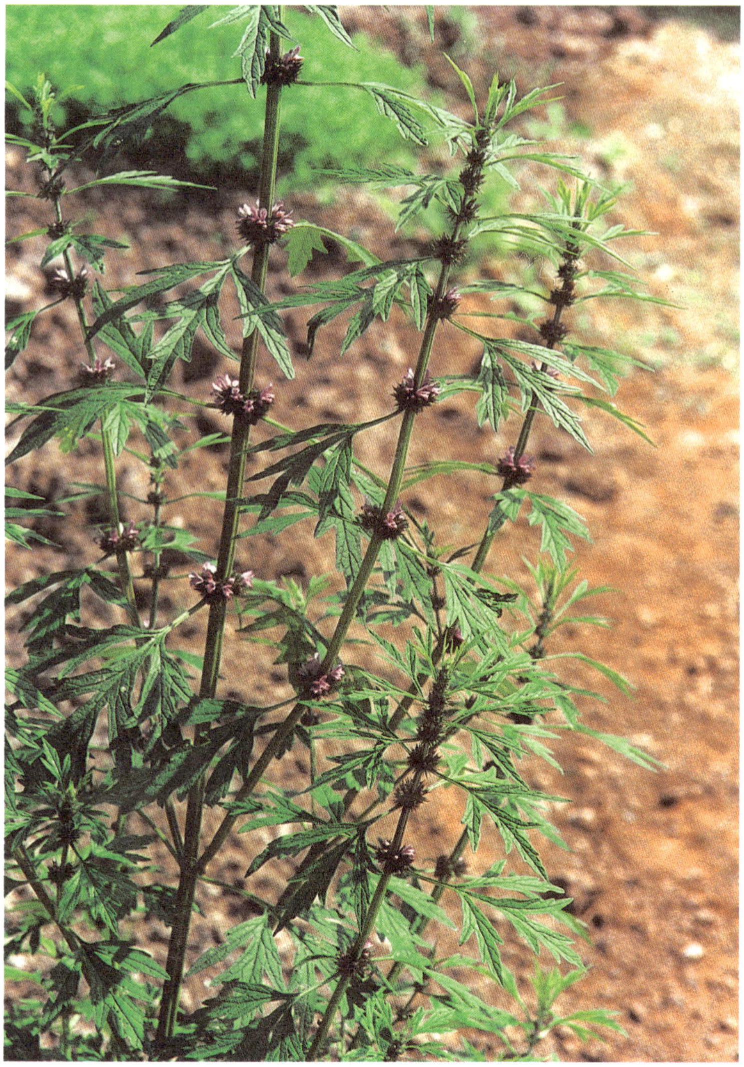

现代研究

1. 化学研究：全草含益母草碱、水苏碱、前西班牙罗草酮、鼬瓣花二萜、前益母草二萜及益母草二萜等。

2. 药理及毒理学研究：

（1）对子宫的作用：益母草煎剂、乙醇浸膏及所含益母草碱等对兔、猫、犬、豚鼠、小鼠等多种动物的子宫均呈兴奋作用。

（2）对心血管系统的作用：益母草注射液对犬实验性心肌梗死具有减轻病变程度，减小梗死范围，保护心肌超微结构等作用。

（3）抗血小板聚集及抗血栓形成的作用：益母草的乙醇提取液可使小鼠血小板内环磷酸腺苷（cAMP）含量明显升高，但对动脉壁前列环素样物质活性无影响，推测其抗血小板聚集的机制可能是益母草具有抑制磷酸二酯酶活性，或通过激素等起作用。

（4）对免疫功能的作用：［H^3］-thymidine掺入法表明，前益母草素对由刀豆球蛋白A活化的小鼠T淋巴细胞有较强的促进增殖作用。

（5）对呼吸中枢的作用：麻醉猫静注益母草碱后，呼吸频率及振幅均显著增大，但在大剂量时，呼吸则由兴奋转入抑制，且变为微弱不规则，在切断两侧迷走神经后，仍有呼吸兴奋作用，故认为本品可能对呼吸中枢有直接兴奋作用。

（6）对肠平滑肌的作用：小剂量益母草碱能使兔离体肠管紧张性弛缓，振幅扩大；大剂量则振幅变小，而频率增加。

（7）毒性：益母草毒性较小。小鼠静注益母草注射液，其LD_{50}为30～60 g/kg。小鼠静注益母草总碱，其LD_{50}为0.572 ± 0.037 60 g/kg。家兔皮下注射30 mg/kg，连续2周未见毒性反应。慢性毒性试验，未见动物的心、肝、肺、肾的病理损伤。

附　　注

阴虚血少者忌服。

小风艾

Ngaihsaej

● **别　　名**　香艾。

● **来　　源**　为菊科植物长叶阔苞菊*Pluchea eupatorioides* Kurz. 的地上部分。

● **生境分布**　生于旷野、路旁。在广西主要分布于龙州、大新、崇左、南宁等地，云南等省亦有分布。

● **植物形态**　草本，高1～2 m。嫩茎密被粉状短柔毛。单叶互生，中部叶近无柄或具长约4 mm的短柄，叶片阔线形或线形，长7～10 cm，宽1.2～2 cm，顶端渐尖，基部楔形，边缘有远离的疏齿，两面均被粉状短柔毛，下面较密，侧脉5～7对，网脉稍明显。头状花序多数，直径约5 mm，排成顶生伞房花序；花序梗长1～5 mm；总苞片外层卵形或阔卵形，背面被疏毛，并有缘毛，内层线形，长4～5 mm，无毛；花托平，无托毛；雌花多层，花冠丝状，结实；两性花数朵，花冠管状，不结实。瘦果圆柱形，具5棱，长约8 mm，被白色疏毛。花期4～6月，果期5～8月。

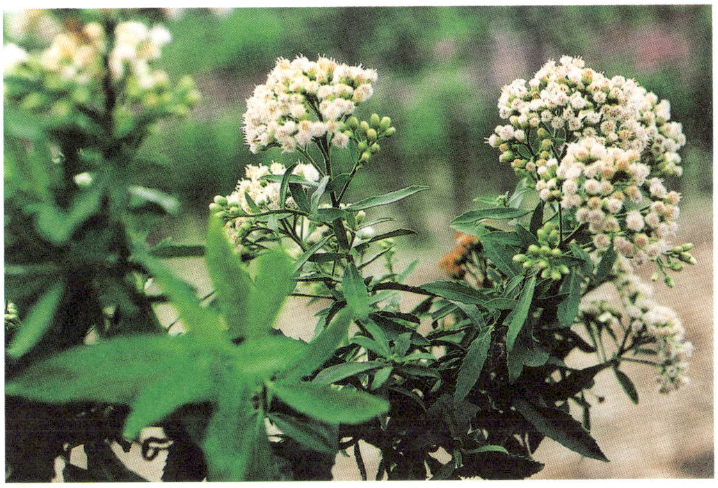

● **采集加工**　全年可采，晒干备用。

● **性能主治**　微辛，凉。祛风止痛，活血调经。用于风湿关节炎，跌打肿痛，月经不调，痛经。

● **用　　量**　10～15 g，外用适量。

● **临床应用**

1. 风湿骨痛：小风艾30 g，九节风30 g，鸡血藤30 g，千年健30 g，吹风藤30 g，三钱三30 g，水煎外洗。

2. 虚寒痛经：小风艾10 g，益母草10 g，当归10 g，枳壳10 g，白芍10 g，甘草6 g，水煎服。

三棱草

Gosamgak

● **别　　名**　大三方草、三棱马尾。

● **来　　源**　为莎草科植物有喙红苞*Carex phacota* Spr. 的带根全草。

● **生境分布** 生于山坡草丛中。分布于广西、华东、华南其他地方、西南。

● **植物形态** 多年生草本。根茎短，横生。秆簇生，高20～60 cm，三棱形。叶片线形，常与秆等长，宽约6 mm；有叶鞘。花单性，雌雄同株；花序通常长10～15 cm；小穗3～10枚，雄性小穗顶生，稍纤弱，长2～5 cm；雌性小穗侧生，圆柱形，2.5～5 cm；鳞片覆瓦状排列，雌花的鳞片卵形，淡褐色，有脉3条，脊延伸成一长尖头；雄蕊3枚。小坚果淡褐色，三棱形。抽穗期夏、秋季。

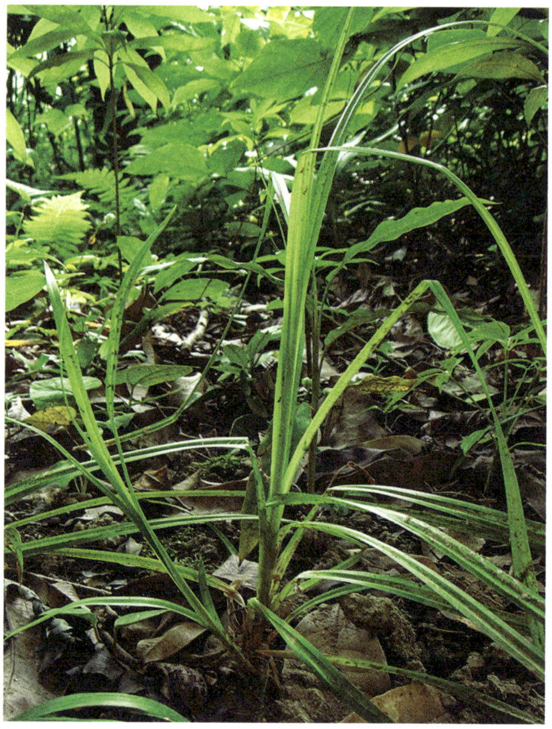

● **采集加工** 7～8月采收，晒干备用。

● **性能主治** 辛，平。益气理肝，活血通路，催生，解表。用于妇人难产，小儿痧疹不出，腹部积块。

● **用　　量** 6～15 g。

● **临床应用**

1. 闭经：三棱草10 g，丹参15 g，红花10 g，元胡10 g，赤芍10 g，香附10 g，水煎服。

2. 肝脾肿大：三棱草15 g，红花10 g，莪术10 g，赤芍15 g，香附20 g，水煎服。

乌骨鸡

Gaejgaem

● **别　　名** 乌鸡、黑脚鸡、竹丝鸡。

● **来　　源** 为雉科动物家鸡*Gallus gallus domesticus* Brisson的肉。

● **生境分布** 本种除白毛者外，尚有黑毛乌骨者、斑毛乌骨者及肉白骨乌者等。多为人工饲养。原产于江西泰和县，现全国各地均有饲养。

● **动物形态** 体躯短矮而小。头小，颈短，具肉冠，耳叶绿色，略呈紫蓝色。遍体毛羽色白，除两翅毛羽外，全呈绒丝状；头上有一撮细毛突起，下颌上连两颊面生有较多的细短毛。皮、肉、骨、嘴均乌色。翅较短，而主翼羽的羽毛呈分裂状，致飞翔力特别强。毛脚，5爪。跖毛多而密。

● **采集加工** 宰鸡除去毛、内脏，洗净取肉用。

● **性能主治** 甘，平。养阴退热，调气补虚。用于虚劳骨蒸，羸瘦消渴，脾虚滑泄，下痢口噤，崩中，带下。

用　　量　50～100 g。

临床应用

1. 虚劳客热，身体消瘦，四肢倦怠，五心烦热，咽干颊赤，心忪潮热，盗汗减食：人参、黄芪、柴胡、前胡、黄连、黄柏、当归、白茯苓、熟地黄、生地黄、白芍药、五味子、知母、贝母、川芎、白术各15 g，共研为粗末，乌骨雄鸡1只，入前药于肚，以线缝定，将黄酒入锅中，放鸡在锅内，酒约过鸡背上1寸为度，肠脏放鸡外，同煮极烂，拆开，同药晒干，碾末蒸饼为丸，如梧桐子大。每次2丸，饭前米汤送服。

2. 脾虚滑泄：乌骨母鸡1只，豆蔻50 g，草果2枚，烧存性，放入鸡腹内，扎定煮熟空腹食。

3. 赤白带下，遗精，白浊，下元虚惫：乌骨鸡1只，白果、莲肉、粳米各15 g，胡椒15 g，碾末装入鸡腹内，扎定煮熟空腹食。

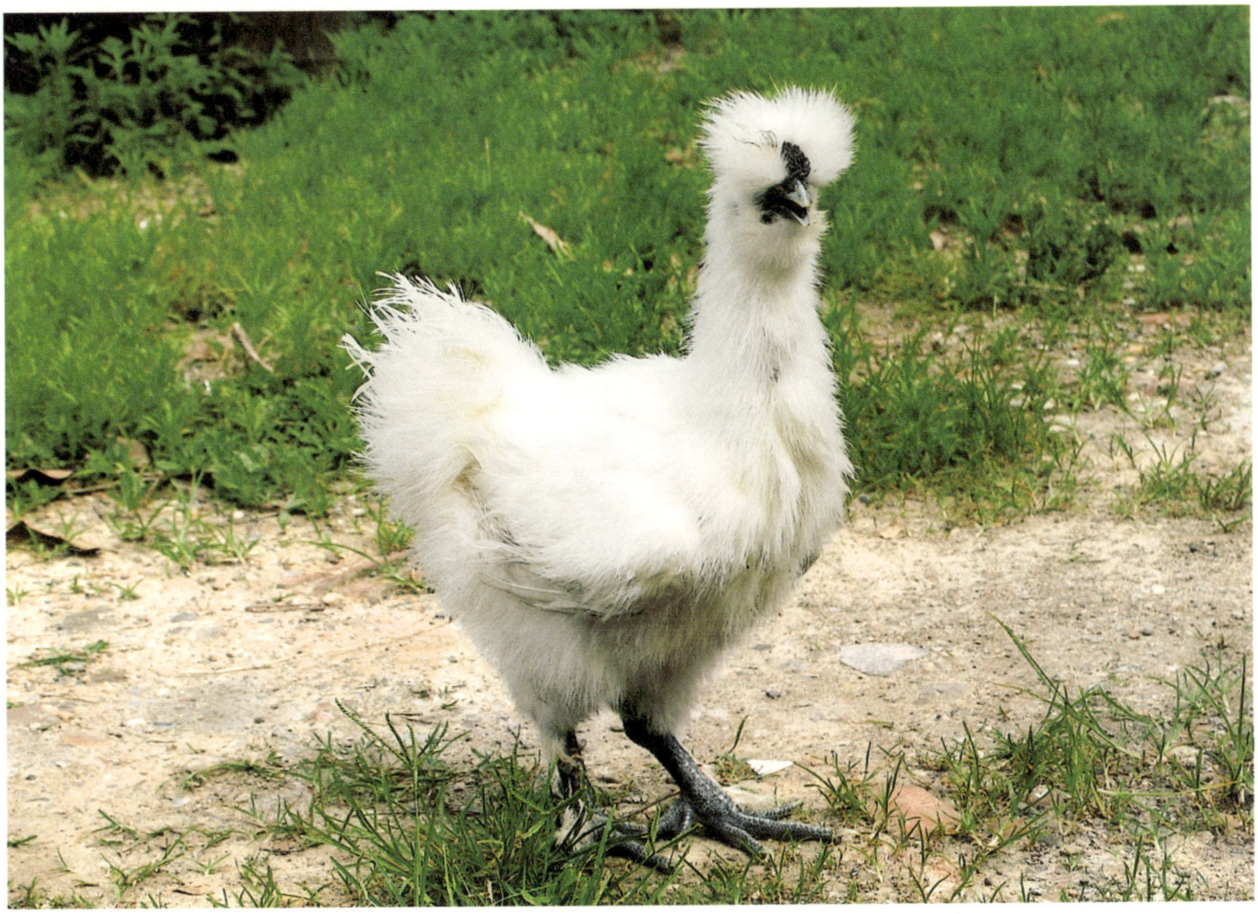

第三节　儿科用药

兔尾草

Nyadangjdoj

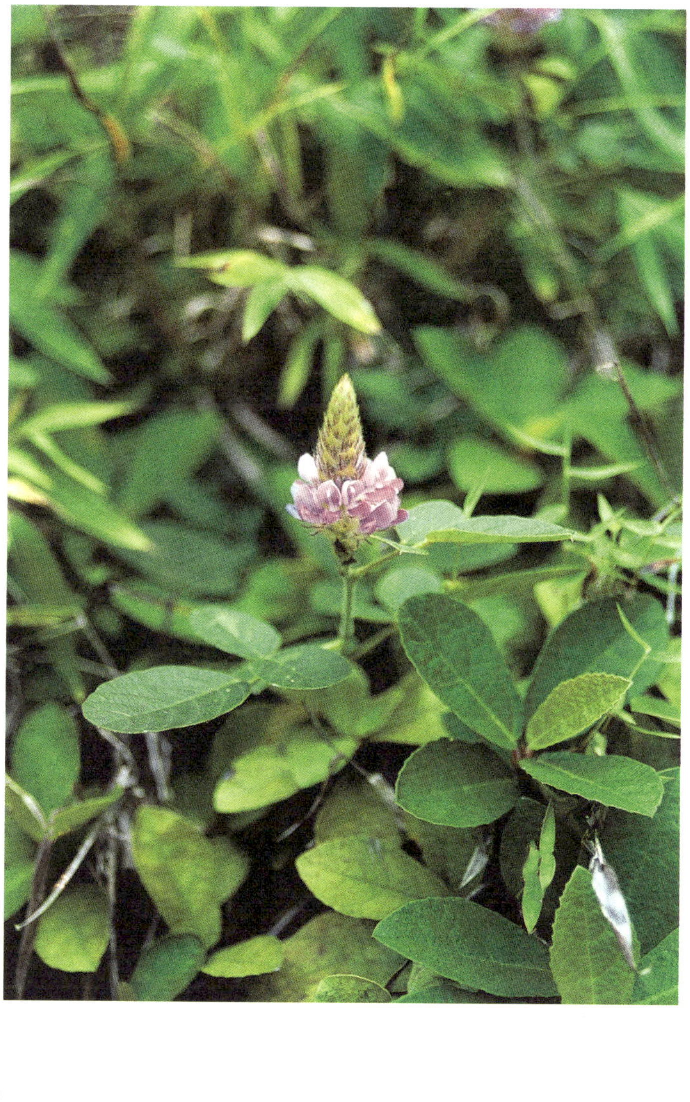

● **别　　名**　狐狸尾、狸尾豆、狸尾草。

● **来　　源**　为豆科植物兔尾草*Uraria lagopodioides*（L.）Desv. ex. DC. 的全草。

● **生境分布**　生于旷野、草地。分布于广西各地，广东省亦有分布。

● **植物形态**　多年生草本，平卧或广展，长可达60 cm。叶单生或有小叶3枚；托叶卵状三角形，上部钻状；顶生叶小圆形或椭圆形，长2.5～6 cm，先端浑圆或钝而有小锐尖，侧生小叶较小，上面略粗糙，下面被小柔毛。总状花序顶生，呈稠密的圆柱形、卵形至矩圆形，长3～6 cm，宽1.5～2 cm，被毛；苞片阔卵形，长8～10 mm，密被灰色毛；花柄短于萼，被疏长毛；萼长5～6 mm，上面2枚裂齿短，下面3枚裂齿延长，呈刚毛状，被疏毛；花冠蝶形，淡紫色，长约6 mm，旗瓣阔，翼瓣与龙骨瓣粘贴；雄蕊2枚，最上1枚分离；雌蕊1枚，花柱线形，内弯。荚果小，有1或2节荚；荚节椭圆形，长约2.5 mm，膨胀，黑褐色。花期10月。

● **采集加工**　夏、秋季采收，洗净，鲜用或晒干备用。

● **性能主治**　甘、淡，平，解毒消肿，活血化瘀，驱虫。用于痔疮，疔疮肿毒，小儿五疳。

● **用　　量**　15～30 g，外用适量。

● **临床应用**

1. 痔疮脱出：兔尾草30 g，地榆20 g，五倍子10 g，大黄10 g，水煎熏洗患处。
2. 疔疮肿毒：鲜兔尾草适量，捣烂敷患处。

● **现代研究**　药理学研究：茎、叶的热水提取物对已孕或未孕的大鼠子宫有收缩作用。

黄珠子草

Nya'ndukgyaj

● **别　　名**　鱼骨草、地珍珠、乳痈根。

● **来　　源**　为大戟科植物黄珠子草*Phyllanthus simplex* Retz. 的全草或根。

● **生境分布**　生于田野湿润处。在广西主要分布于隆林、天峨、东兰、罗城、三江、贺州、岑溪、平南、马山、武鸣、南宁、龙州，江西、广东、贵州、云南等省亦有分布。

● **植物形态**　一年生草本，全株无毛。茎基部木质化，表面带紫色。叶互生，2列，线状长圆形，长1～2.5 cm，宽3～5 mm，先端急尖，基部近圆钝，全缘；叶柄短，长不及1 mm。花小，单性，雌雄同株，单生或簇生于叶腋；雄花具短柄，萼片6片，2轮，长圆形，黄绿色，雄蕊3枚；雌花具柄，萼片6片，子房有鳞片状突起，花柱3枚。蒴果球形，紫红色，外皮光滑，3裂，基部有宿存萼片。种子褐棕色。花期9～10月，果期10～11月。

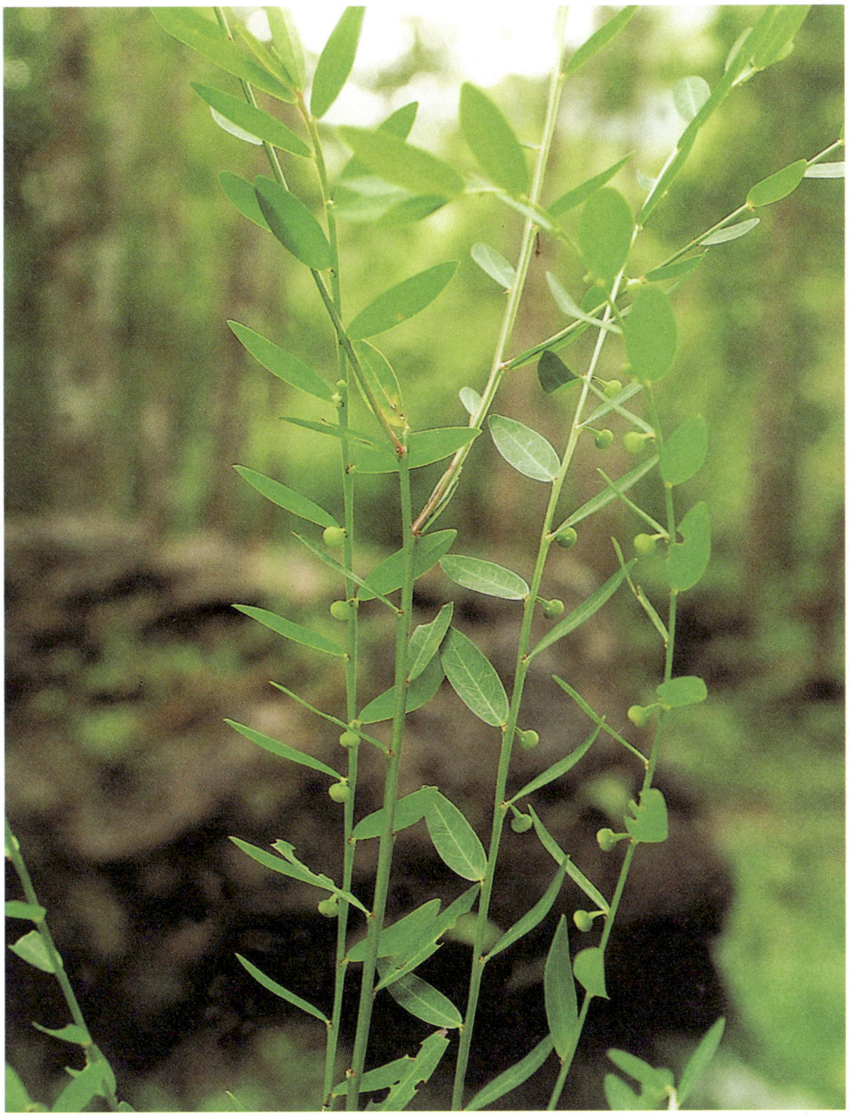

● **采集加工**　夏、秋季采，洗净，鲜用或晒干备用。

● **性能主治**　甘、苦，平。清热利尿，健胃消积。用于肠炎，肾炎，尿路感染，小儿疳积，骨鲠喉，乳腺炎。

● **用　　量**　9～15 g，外用适量。

● **临床应用**

1. 肠炎：黄珠子草15 g，忍冬藤30 g，水煎服。

2. 肾盂肾炎，尿路感染：黄珠子草、白花蛇舌草各15 g，金钱草30 g，水煎服。

3. 急性肾炎：黄珠子草、白花蛇舌草各15 g，紫珠草10 g，石兰10 g，水煎服。

● **现代研究**　化学研究：全草含黄酮类成分（总黄酮约占24.02 mg/g）、槲皮素-3-0-葡萄糖苷、槲皮素-3-0-鼠李葡萄糖苷等。

金钱吊芙蓉

Maenjcenzndengx

● **别　　名**　锦地罗、怎地罗、文钱红、地金钱。

● **来　　源**　为茅膏菜科植物锦地罗*Drosera bumannii* Vahl. 去花茎的全草。

● **生境分布**　生于低湿草地。在广西主要分布于钦州、邕宁，广东、福建、台湾等省亦有分布。

● **植物形态**　多年生草本。叶基生，旋叠状排列，层层重叠如铜钱；叶片倒卵状匙形，长6～10 mm，宽约6 mm，前部边缘有红色腺毛，基部渐狭成柄；托叶膜质。花茎1～3枚，自叶丛抽出，高6～22 cm，柔弱，无毛；总状花序；小花具柄，长约3 mm；花萼钟形，裂片5片，长约3 mm，狭卵形，先端短尖；花瓣5片，白色，长于萼片；雄蕊5枚；子房近球形，无毛，花柱5枚，线形，有流苏状柱头。蒴果背裂。种子多数。花期5月。

● **采集加工**　4～5月采收全草，去花茎，洗净，鲜用或晒干备用。

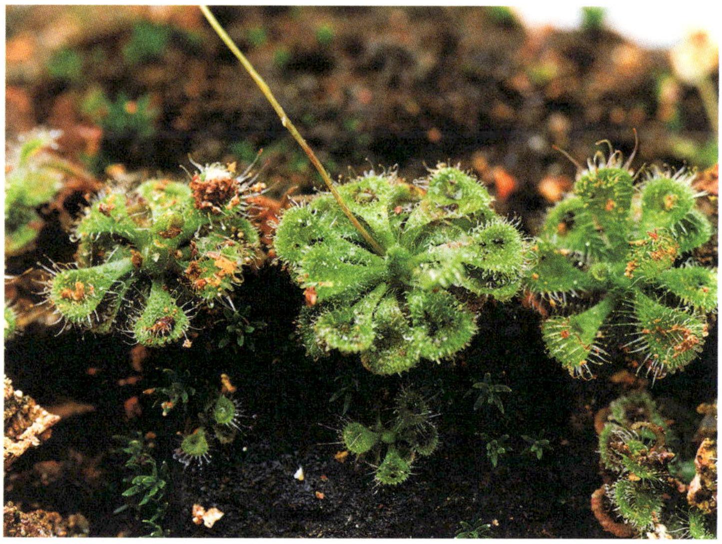

● **性能主治**　甘、淡，凉。清热解毒，健脾利湿。用于肺热咳嗽，咽喉疼痛，小儿疳积，皮疹，痢疾，中耳炎。

● **用　　量**　5～15 g，外用适量。

● **临床应用**

1. 热咳，咽喉疼痛：金钱吊芙蓉15 g，一点红15 g，山芝麻20 g，鱼腥草20 g，车前草20 g，水煎代茶饮。

2. 小儿疳积：金钱吊芙蓉、鸡肾皮、射干、紫背金牛各5 g，水煎服。

3. 荨麻疹：鲜金钱吊芙蓉20 g，水煎洗患处。

4. 痢疾：金钱吊芙蓉15 g，水煎服。

鸡肾皮

Naenghdawhgaeq

● **别　　名**　旁其、台乌、鸡内金、铜钱柴、斑纹柴。

● **来　　源**　为雉科动物家鸡*Gallus gallus domesticus* Brisson 的干燥砂囊内膜。

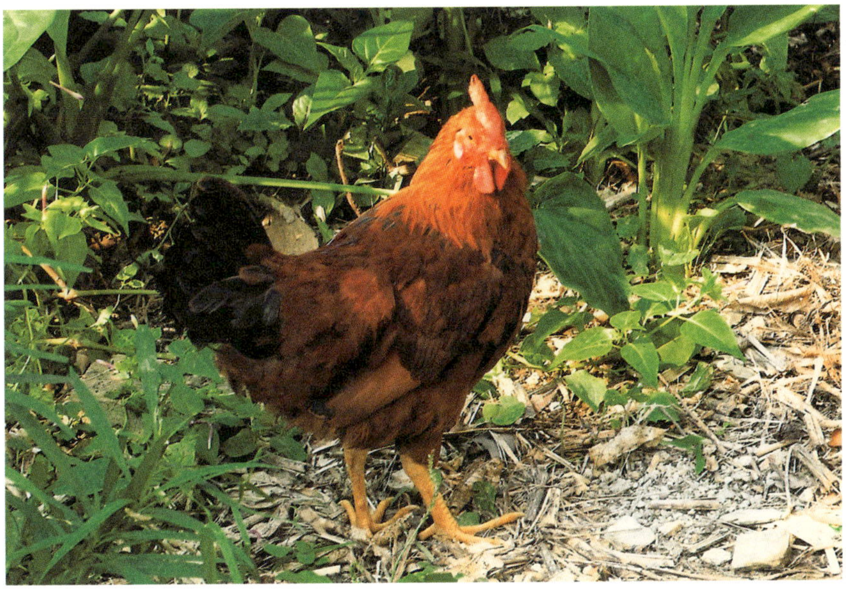

● **生境分布** 全国各地均有饲养。

● **动物形态** 家禽。嘴短而坚，略呈圆锥状，上嘴稍弯曲。鼻孔裂状，被有鳞状瓣。眼有瞬膜。头上有肉冠，喉两侧有肉垂，通常呈红褐色；肉冠志雄者高大，雌者低小；肉垂亦以雄者为大。翼短；羽色雌、雄不同，雄者羽色较美，有长而艳丽的尾羽；雌者尾羽甚短。足健壮，跗、跖及趾均被有鳞板；趾4，前3趾，后1趾，后趾短小，位略高。雄者跗跖部后方有距。

● **采集加工** 将鸡宰后，取出砂囊剖开，趁热剥取内膜，洗净，晒干备用。

● **性能主治** 甘，平。解毒散结，消积健胃。用于骨结核，食积胀满，婴儿腹泻，疳积，遗溺，喉痹乳蛾，牙疳口疮。

● **用　　量** 5～10 g，外用适量。

● **临床应用**

1. 骨结核，肠结核：鸡肾皮焙焦碾末，每次10 g，空腹用温黄酒送服。
2. 婴儿腹泻：炙鸡肾皮、枯矾各10 g，碾末，每次1 g，开水送服。
3. 小儿疳积：鸡肾皮9 g，神曲9 g，麦芽9 g，山楂9 g，白术9 g，枳实6 g，水煎服。
4. 噤口痢疾：鸡肾皮焙焦碾末，每次10 g，乳汁调服。
5. 走马牙疳：鸡肾皮15 g，枯矾20 g，碾末搽患处。
6. 扁平疣：鸡肾皮10 g，米醋30 ml，浸泡30小时，涂搽患处。

● **现代研究**

1. 化学研究：鸡肾皮主要含胃激素、角蛋白、微量胃蛋白酶、淀粉酶、多种维生素。出生4～8周的鸡的肾皮内膜含有胆汁烯和胆绿素的黄色衍生物，并含赖氨酸、组氨酸、精氨酸等18种氨基酸及铝、钙、铬、钴、铜、铁、镁、锰、钼、铅、锌等元素。

2. 药理学研究

（1）对人体和动物胃功能的影响：炙鸡肾皮可促进人和动物胃肠功能，其机理可能是鸡肾皮被消化后通过体液因素兴奋胃肠神经所致。

（2）加速放射性锶的排泄：鸡肾皮水煎剂对加速排泄放射性锶有一定作用。其酸提取物效果较煎剂好，尿中排出的锶比对照组高2～3倍。从鸡肾皮中提取得的氯化铵为促进锶排泄的有效成分之一。

● **附　　注** 脾虚无积者慎服。

独脚金

Nyagaemhcig

● **别　　名**　独脚疳、疳积草、细独脚金。

● **来　　源**　为玄参科植物独脚金*Striga asiatica*（L.）O.Ktze. 的全草。

● **生境分布**　多生于山脚荒地和旷野草地上。在广西主要分布于罗城、桂林、百色、贵港、昭平、武鸣、邕宁、马山，广东亦有分布。

● **植物形态**　一年生矮小草本，高10～25 cm，全株粗糙有毛。茎少分枝，新鲜时黄绿色，干后变黑色。叶小，下部对生，上部互生，线状披针形，贴茎而生，粗糙。夏季顶生黄、红或白色小花。

● **采集加工**　夏季采收，洗净，鲜用或晒干备用。

● **性能主治**　甘、淡，平。健脾消食，清热利湿。用于小儿疳积，小儿消化不良，黄疸型肝炎，结膜炎，失眠。

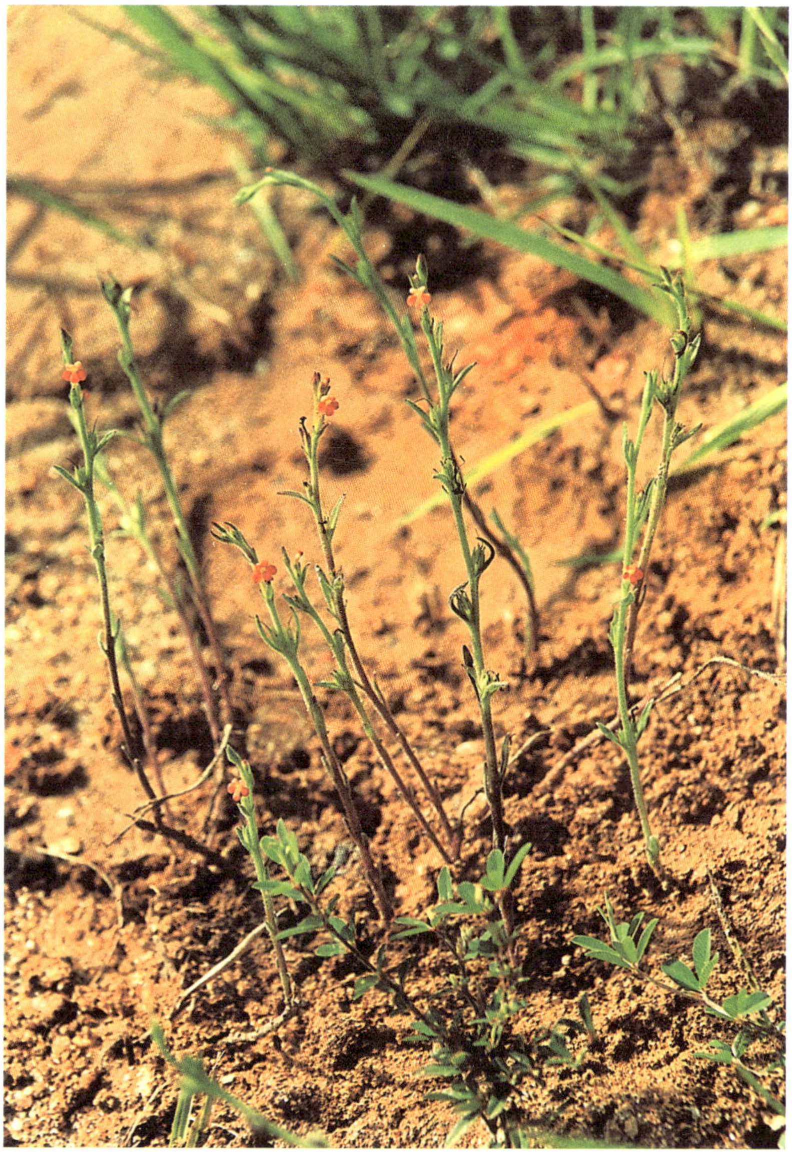

● **用　　量**　5～15 g。

● **临床应用**

1. 小儿疳积，消化不良：独脚金9 g，地耳草9 g，瓜子金9 g，山扁豆9 g，山花生9 g，水煎服；或用独脚金10 g，塘角鱼1条，蒸服。

2. 黄疸型肝炎：独脚金、田基黄各15 g，水煎服。

● **现代研究**　化学研究：全草含酚类、氨基酸、有机酸等。

● **附　　注**　与独脚金效用相同的有大独脚金（S.masuria Be-ntn），茎高40～60 cm，极粗糙，花白色，叶片和花萼均较大而长。

紫背金牛

Gogamh

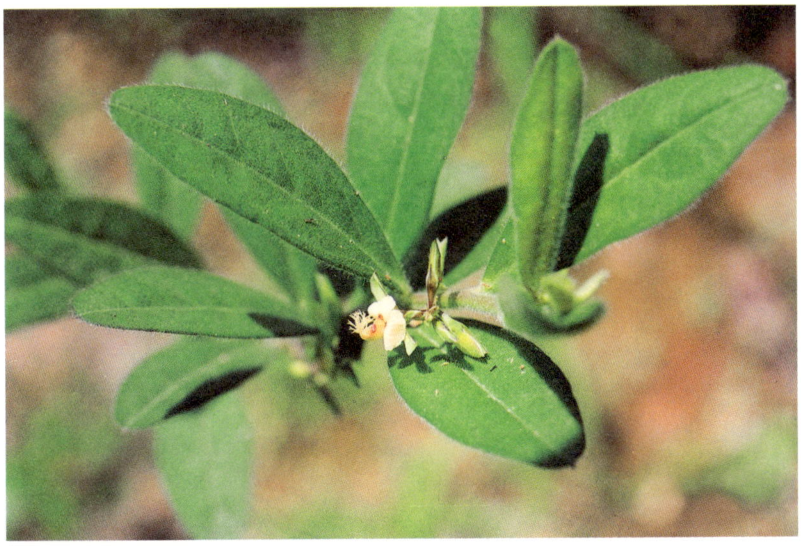

● **别　　名**　银不换、金不换、大金不换。

● **来　　源**　为远志科植物紫背金牛*Polygala glomerata* Lour. 的全草。

● **生境分布**　多生于路旁或山坡草地。分布于广西、广东、福建、云南等省区。

● **植物形态**　一年生直立草本，高10～40 cm。叶质稍厚，椭圆形至矩圆状披针形，长1～7 cm，宽3～17 mm。总状花序腋生或腋外生，极短，仅有数朵花；花淡黄色，长约5 mm；萼片宿存，外轮3片甚小，内轮2片花瓣状；花瓣3片，中间龙骨瓣背面顶部有撕裂成条的鸡冠状附属物，两侧花瓣与花丝鞘在基部贴生；雄蕊8，花丝下部1/2合生成鞘。蒴果近倒心形，长约4 mm，边缘有睫毛；种子2粒。除假种皮外，密被绢状毛。

● **采集加工**　四季均可采挖，洗净，晒干备用或鲜用。

● **性能主治**　辛、微甘，平。清热解毒，祛痰止咳，活血散瘀。用于咳嗽胸痛，支气管炎，肺结核，百日咳，咽炎，肝炎，小儿麻痹后遗症，痈疽疖肿，跌打损伤，毒蛇咬伤。

● **用　　量**　9～15 g，外用适量。

● **临床应用**

1. 肺炎咳嗽，支气管炎：紫背金牛10 g，鱼腥草15 g，枇杷叶10 g，川贝10 g，天冬15 g，甘草10 g，桔梗10 g，水煎服。

2. 肺结核，百日咳：紫背金牛15 g，律草15 g，木棉寄生12 g，石仙桃12 g，不出林15 g，天冬15 g，百部10 g，水煎服。

3. 小儿疳积：紫背金牛5 g，独脚金5 g，木贼5 g，牡蛎10 g，葫芦茶5 g，淡竹叶5 g，野山薯3 g，水煎服。

4. 痈疽疖肿，跌打损伤，毒蛇咬伤：鲜紫背金牛适量，捣烂敷患处。

第四节　五官科用药

小笔筒草

Nyadamjdoj

● **别　　名**　纤弱木贼、笔筒草。

● **来　　源**　为木贼科植物笔管草*Equisetum debilis*（Roxb）Ching 的全草。

● **生境分布**　生于溪边、沟边、沙壤或黏土上半阴湿的地方。在广西主要分布于靖西、那坡、隆林、乐业、天峨等地，华南其他地方、西南、长江中下游等地亦有分布。

● **植物形态**　多年生常绿草本。茎呈圆管状，稍压扁，表面葱绿色，有10～20条纵棱脊，棱脊上有一行疣状突起，或不明显。节上叶鞘顶端平截或有长芒，棕褐色，基部棕褐色或黄绿色，鞘片背面较平坦，无沟两面有棱角，体轻质脆，易折断，断面中空，边缘有小空腔，排列成环状，有的已压扁，不明显。微臭，嚼时有沙石感。

● **采集加工**　全年可采，洗净，鲜用或晒干备用。

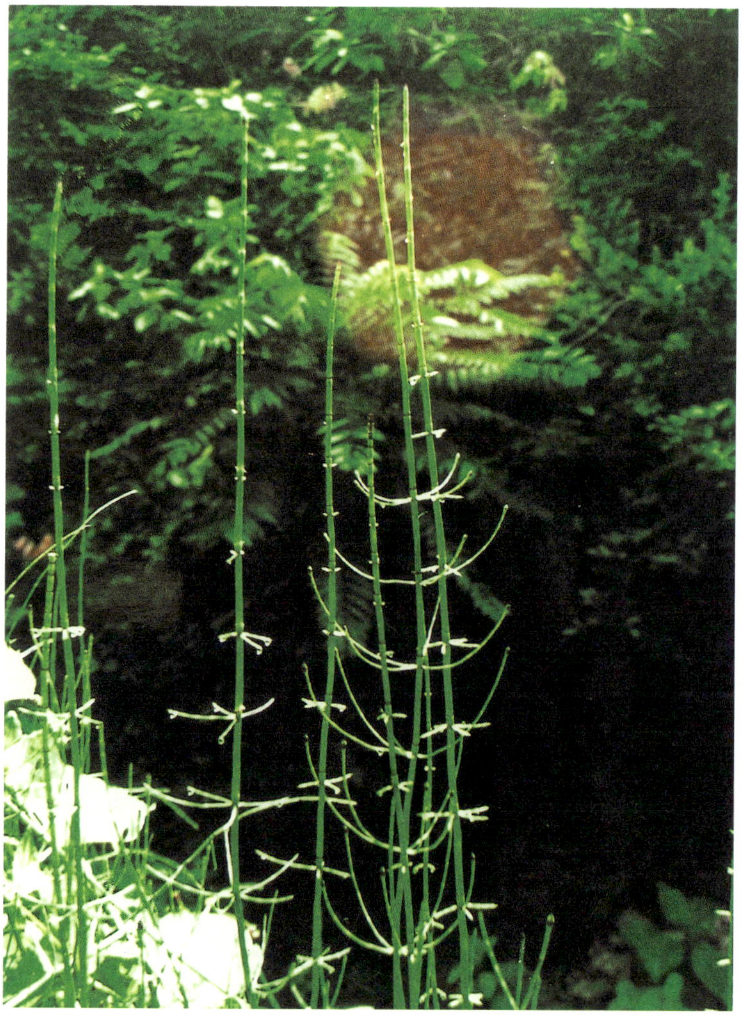

● **性能主治**　甘、微苦，凉。清热毒，退翳膜，通水道，清淋浊。用于眼睛红肿痛，翳膜胬肉，黄疸，淋病。

● **用　　量**　30～50 g。

● **临床应用**

1. 眼睛红肿痛：小笔筒草30 g，菊花、青葙子、金银花各15 g，枸杞子10 g，水煎服。

2. 翳膜胬肉：小笔筒草、夏枯草、密蒙花各30 g，水煎服。

3. 黄疸：小笔筒草30 g，水煎当茶饮。

● **现代研究**

1. 化学研究：全草含菸碱0.06%，还含山柰酚-3-槐糖苷与山柰酚-3-槐糖-7-葡萄糖苷等。

2. 药理学研究：笔管草对大肠杆菌、绿脓杆菌有抑制作用。

山橘子

Bizbazcah

● **别　　名**　山竹子、木竹果、木竹子。

● **来　　源**　为山竹子科植物多花山竹子*Garcinia multiflor* Champ. 的树皮或果。

● **生境分布**　生于山地、丘陵阔叶林中。分布于广西、广东、云南、福建、台湾等省区。

● **植物形态**　常绿灌木或乔木，高3～12 m，含黄色汁液。树皮深灰或浅灰棕色，里面浅黄色。嫩枝棕红色。常有叶痕。单叶对生，具短柄，厚革质，卵状长圆形或倒卵状长圆形，长6～15 cm，宽3～8 cm，顶端渐尖或急尖，基部楔形，全缘，微反卷，中脉在上面下陷，在背面隆起；叶柄长约1 cm。花杂性，雄雌异株；花橙黄或淡黄色，单生或多朵组成聚伞花序再排成总状或圆锥花序，顶生或腋生。浆果近球形，熟时黄色，顶端有宿存的柱头。花期6～8月，果期11～12月。

● **采集加工**　全年可采树皮，除去粗皮。冬季采收果实，鲜用或晒干备用。

● **性能主治**　酸、涩、微苦，凉。解毒止痛，收敛生肌。用于胃肠炎，牙疳，口疮，舌糜，烧、烫伤，痈疮。

● **用　　量**　5～10 g。

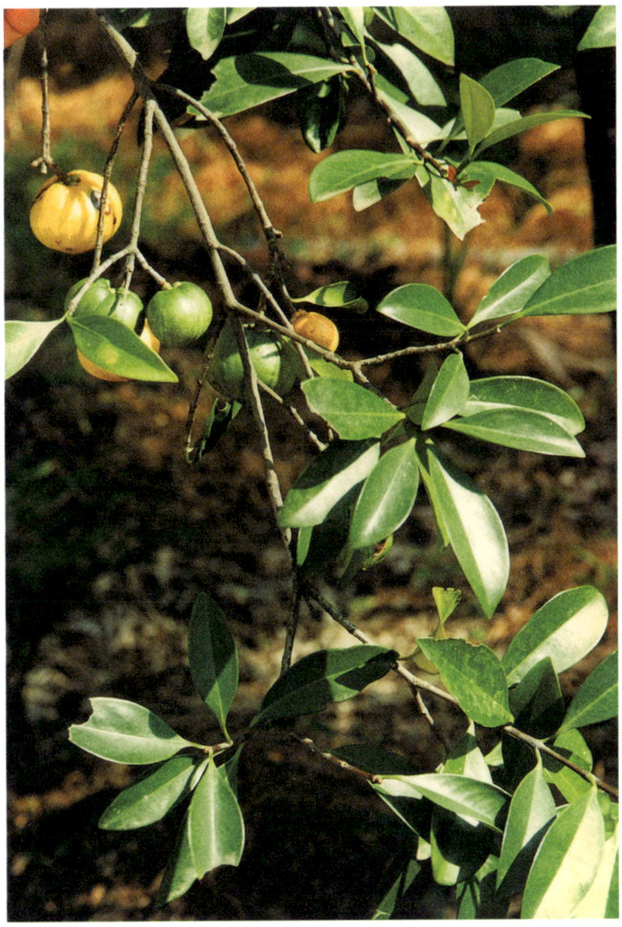

● **临床应用**

1. 胃肠炎：山橘子树皮6 g，古山龙15 g，黄荆叶6 g，水煎服。
2. 牙疳，口疮，舌糜：山橘子适量，水煎漱口。
3. 铁砂入肉不出：山橘子鲜果适量，捣烂敷患处。
4. 痈疮溃烂：山橘子适量，碾末撒患处，或用果油涂患处。
5. 麻风足底溃疡：山橘子树皮碾末，撒溃疡面。
6. 烧、烫伤：山橘子树皮碾末，加茶油调涂创面。

● **现代研究**

1. 化学研究：树皮含鞣质，如dl-福木苷元、dl-藤黄双酮、d-藤黄双黄酮、dl-矮氏藤黄双黄酮等。

2. 药理学研究：

（1）山橘子树皮对小鼠热板致痛、辐射热甩尾反应和化学致痛有明显的抑制作用，可明显减少小鼠的自主活动。

（2）对二甲苯所致的小鼠耳肿以及大鼠蛋清性足肿和棉球肉芽肿有明显的抑制作用。

毛冬青

Mbawxcouh

● **别　　名**　六月霜、乌尾丁、喉毒药、茶叶冬青。

● **来　　源**　为冬青科植物毛冬青*Ilex pubescens* Hook. et Arn. 的根、叶。

● **生境分布**　一般生于山野坡地、丘陵的灌木丛中。分布于广西、安徽、福建、台湾等省区。

● **植物形态**　常绿灌木，高约3 m。分枝灰色，稍呈“之”字形曲折，近四棱形，密生短硬毛，干后褐黑色。单叶互生，纸质或膜质，椭圆形或倒卵状椭圆形，长3～4 cm，宽1.5～2 cm，顶端尖，通常有小凸起，基部阔楔形或略钝，下面疏被粗毛，边缘具稀疏的小尖齿或近全缘；叶柄长3～4 mm。花单性，雌雄异株，花序簇生或雌花序为假圆锥花序状，花淡紫色或白色；雄花4～5基数，粉红色，萼直径约2 mm；雌花6～8基数，较雄花稍大。浆果球形，熟时红色。花期5～7月，果期10～11月。

● **采集加工**　全年可采根、叶，洗净，鲜用或晒干备用。

● **性能主治**　苦、涩，平。清热解毒，活血通脉。用于风热感冒，肺热咳喘，痢疾，冠心病，脑血管意外偏瘫，血栓闭塞性脉管炎，丹毒，牙周炎，疖痛，带状疱疹，脓疱疮，火烫伤。

● **用　　量**　5～15 g，外用适量。

● **临床应用**

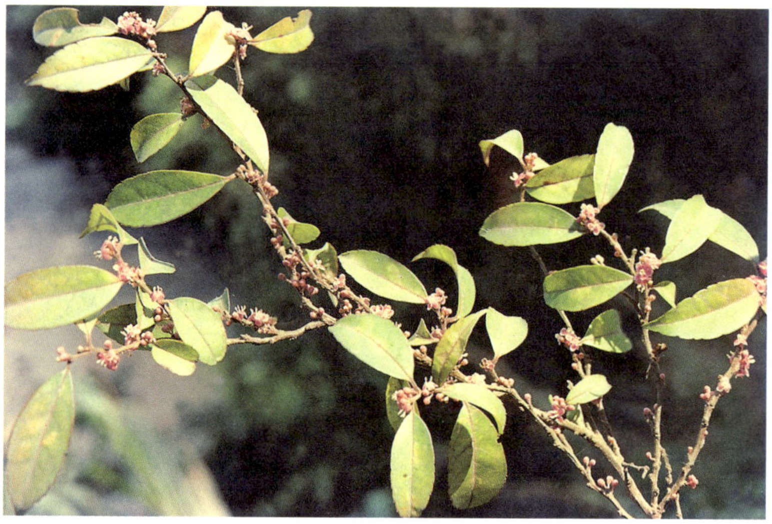

1. 肺热咳喘：毛冬青根15 g，水煎冲红糖服。

2. 冠心病，脑血管痉挛和脑血栓：毛冬青根9 g，水煎服。

3. 脉管炎：毛冬青根、竹叶榕根、大绿藤茎各15 g，水煎服。

4. 痢疾：毛冬青根15 g，鸡眼草12 g，青木香6 g，水煎服。

5. 牙周炎，扁桃体炎：毛冬青根15 g，水煎服或漱咽。

6. 骨折肿痛：毛冬青根15 g，香花崖豆藤、桑白皮各1 g，糯米饭适量。骨折整复后，将上药捣烂酒炒外敷，1小时后骨折下端有热感后去药。

7. 火烫伤：毛冬青枝叶10 g，水煎服，并用消毒纱布药液湿敷患处。

8. 疱疹：鲜毛冬青叶适量，捣汁涂患处。

● **现代研究**

1. 化学研究：本品含毛冬青苷A、毛冬青苷元A、毛冬青苷B_1、毛冬青苷B_2、齐墩果酸、熊果酸等三萜化合物，还含黄酮类、酚性成分、甾体、氨基酸、糖类、鞣质等。

2. 药理学研究：

（1）对心血管的影响：毛冬青黄酮苷在离体兔心，在做狗心、狗心肺装置试验中，能增加冠脉流量而持久，但开始较慢；毛冬青黄酮苷有降压作用，但同样也缓慢而持久。

（2）抗菌作用：初步试验表明，金黄色葡萄球菌对毛冬青极度敏感，痢疾杆菌、绿脓杆菌亦对其敏感。

（3）有镇咳、祛痰、消炎作用。

（4）有扩张血管和类激素作用。

三角泡

Gaeusamdok

● **别　　名**　三角藤、包袱草、倒地铃。

● **来　　源**　为无患子科植物倒地铃*Cardiospermum halicacabum* L. 的全草。

● **生境分布**　多生于旷野、树旁及丘陵地区小树丛中。在广西主要分布于龙州、宁明、南宁、大新、百色、东兰、容县、贵港，我国西南至东南各地亦有分布。

● **植物形态**　柔弱草质藤本，具卷须，长达1～3 m。茎有纵纹，疏生短毛。叶互生，二回三出复叶，长5～10 cm；小叶膜质，卵形至披针形，长1～5 cm，边缘有粗齿或分裂。花小，白色，长2～2.5 mm，左右对称，腋生，数朵组成具长柄的聚伞花序，下有卷须3条；萼片4～5枚；花瓣4片，其中2枚大的与萼片黏合，基部之上有大而扁平的鳞片1枚，2枚小的有冠状鳞片1枚；花盘偏于一侧；雄蕊8枚，偏生，花丝分离或基部合生；子房3室，花柱3裂。蒴果膜质，倒卵状三角形，长和宽1.5～2 cm。种子球形，黑色。花期夏季。

● **采集加工**　夏、秋季采收，鲜用或晒干备用。

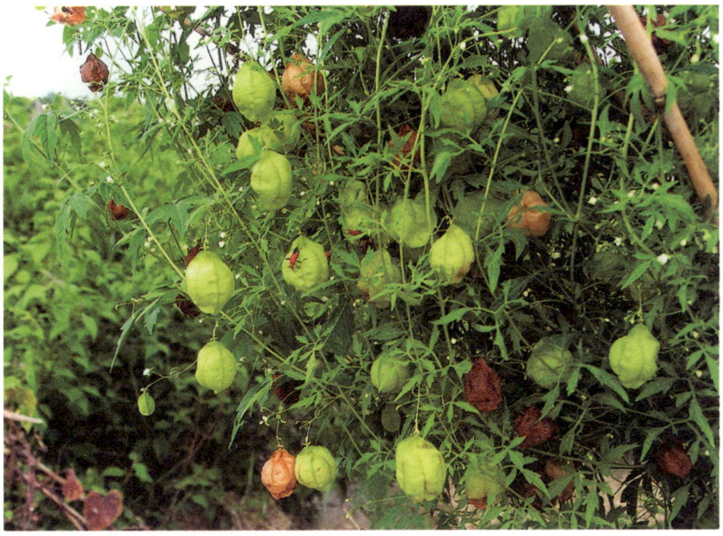

● **性能主治**　苦，寒。清热解毒。用于百日咳，咽喉炎，疔疮，湿疹，脓疱疮。

● **用　　量**　15～30 g，外用适量。

● **临床应用**

1. 百日咳，咽喉炎：三角泡30 g，水煎调冰糖服。

2. 口疮，疔疮：三角泡30 g，水煎加少许食盐冷饮，适量鲜草捣烂外敷患处。

3. 湿疹，脓疱疮：三角泡、蛇床子、水杨梅、蚂蚱勒各30 g，水煎外洗患处。

五色梅

Haqsaekyok

● **别　　名**　如意花、昏花、杀虫花。

● **来　　源**　为马鞭草科植物马缨丹*Lantana camara* L. 的全株。

● **生境分布**　野生于村落旁或栽培于庭园。分布于广西各地，广东、江西、湖南等省亦有分布。

● **植物形态**　直立或半藤状灌木，有强烈气味，稍被毛，高1～2 m，若为藤状时，长可达4米。茎枝无刺或有下弯勾刺。叶对生，卵形或矩圆状卵形，长3～9 cm，先端短渐尖，基部阔楔形，边缘有钝齿，上面粗糙而有短刺毛，下面被小刚毛。头状花序稠密，花序直径1.5～2.5 cm；花序柄腋生，粗壮，常较叶长；苞片狭长，为花冠的1/3～1/2；花冠粉红色、红色、黄色或橙红色，长约1 cm；花冠筒细长，裂片4～5片；雄蕊4枚，不外露；子房2室。核果球形，肉质，直径约5 mm，成熟时紫黑色，有骨质的小分核2颗。花期全年花。

● **采集加工**　全年可采收，鲜用或晒干备用。

● **性能主治**　苦，寒。消肿解毒，祛风止痒。用于感冒高热，痈疮肿毒，疥癞，湿毒。

● **用　　量**　15～30 g，外用适量。

● **临床应用**

1. 感冒高热不退：五色梅30 g，水煎服。
2. 痈疮肿毒：鲜五色梅嫩枝叶50 g，捣烂加红糖调敷患处。
3. 皮肤湿疹：五色梅叶、两面针、苏叶、毛麝香、薄荷叶、侧柏叶、旱莲草各50 g，碾末，用醋调涂患处。
4. 疥癞，湿毒：鲜五色梅枝叶适量，水煎外洗。

● **现代研究**

1. 化学研究：叶含马缨丹烯A、马缨丹烯B，另含三萜马缨丹酸、马缨丹异酸、还原糖、鞣质、树脂以及生物碱；此外，还含挥发油，其主要成分为葎草烯、β-石竹烯、γ-松油烯、α-蒎烯和对-聚伞花素等。嫩枝也含马缨丹烯A。

2. 药理学研究：

（1）家畜误食五色梅叶后可致慢性中毒，主要症状是衰弱，步态不稳，剧烈腹泻，后则便秘，大便色深而臭；鼻及眼分泌物增加，发热，常有黄疸，并且对光过敏，可致死亡；如恢复亦很缓慢。

（2）镇痛作用：马缨丹对小鼠热致痛和醋酸致痛具有明显的延长和抗拮作用，具有较强的镇静作用。

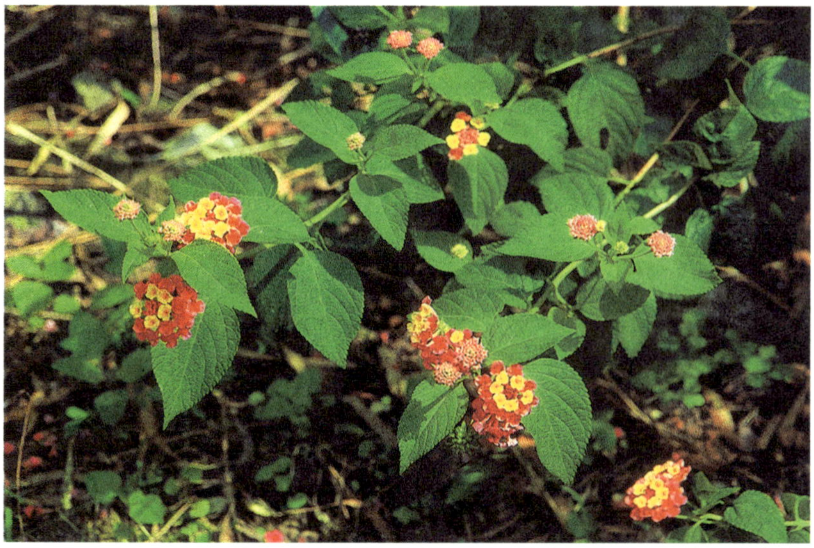

● **附　　注**　孕妇忌服。

假蓝靛

Golamz

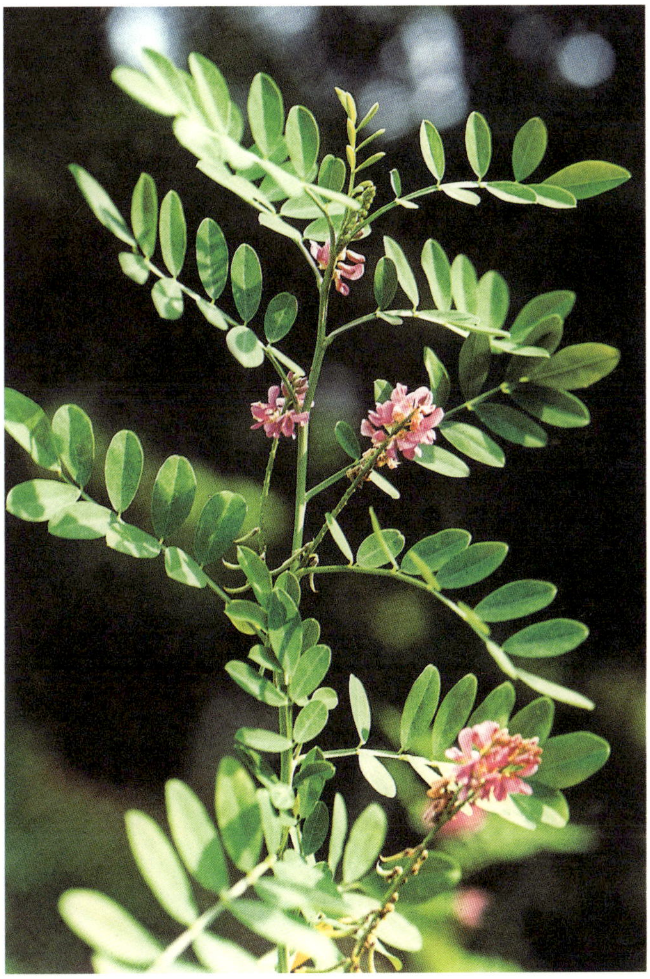

● **别　　名**　木蓝、小蓝青。

● **来　　源**　为豆科植物野青树*In-digofera suffruticosa* Mill.的茎、叶。

● **生境分布**　生于山野，多为栽培。在广西主要分布于桂南、桂东，广东、云南、福建、台湾等省亦有分布。

● **植物形态**　直立灌木或亚灌木。高1～1.5 m。茎有棱，稍分枝，被紧贴短柔毛。羽状复叶，长5～10 cm，节明显，有小叶7～15枚；小叶对生，矩圆形、披针形或倒卵形，长1～2.5 cm，先端短锐尖，上面近秃净或略被疏毛，下面灰白色而被紧贴的柔毛；托叶锥尖。总状花序腋生，长2～3 cm；花柄极短而下弯；萼钟形，被紧贴的柔毛，5齿裂，齿阔而短，约与萼管等长；花冠蝶形，红色，长约5 mm；雄蕊10枚，2束；花柱短，柱头头状。荚果圆柱形，下垂，弯曲如镰状，棕红色，长1～1.5 cm，被短柔毛，有种子6～8颗。花期春季。

● **采集加工**　7～8月采收，洗净，晒干备用。

● **性能主治**　苦，寒。清热解毒，消炎止痛。用于感冒高热，咽喉炎，淋巴腺炎，腮腺炎。

● **用　　量**　5～10 g，外用适量。

● **临床应用**

1. 感冒高热：假蓝靛10 g，石膏20 g，知母10 g，柴胡10 g，葛根20 g，金银花15 g，黄芩10 g，车前草12 g，桑叶10 g，水煎服。

2. 咽喉肿痛：假蓝靛、山豆根、银花、野菊花、山芝麻、一点红各10 g，水煎服。

3. 皮肤瘙痒：假蓝靛500 g，水煎洗患处。

● **现代研究**　化学研究：薄层色谱显示假蓝靛含有靛玉红和靛蓝。

第五节　伤科用药

大驳骨

Gobogndok

● **别　　名**　大驳骨消、黑叶爵床、大接骨。

● **来　　源**　为爵床科植物黑叶接骨草*Gendarussa ventricosa*（Wall.）Nees. 的全株。

● **生境分布**　多栽培，也有野生。在广西主要分布于南宁、钦州、玉林、梧州等地，华南其他地区、西南亦有分布。

● **植物形态**　常绿灌木，高1～3 m。茎节膨大，小枝粗壮，无毛，无皮孔。叶厚革质，深绿色，椭圆形，长10～18 cm，宽3～7 cm，两面无毛，先端钝，全缘，叶脉粗壮，主脉极凸起。春末夏初开花，花序圆柱状，长约10 cm；苞片大，阔卵形，紫绿色；花冠白色，有紫斑。

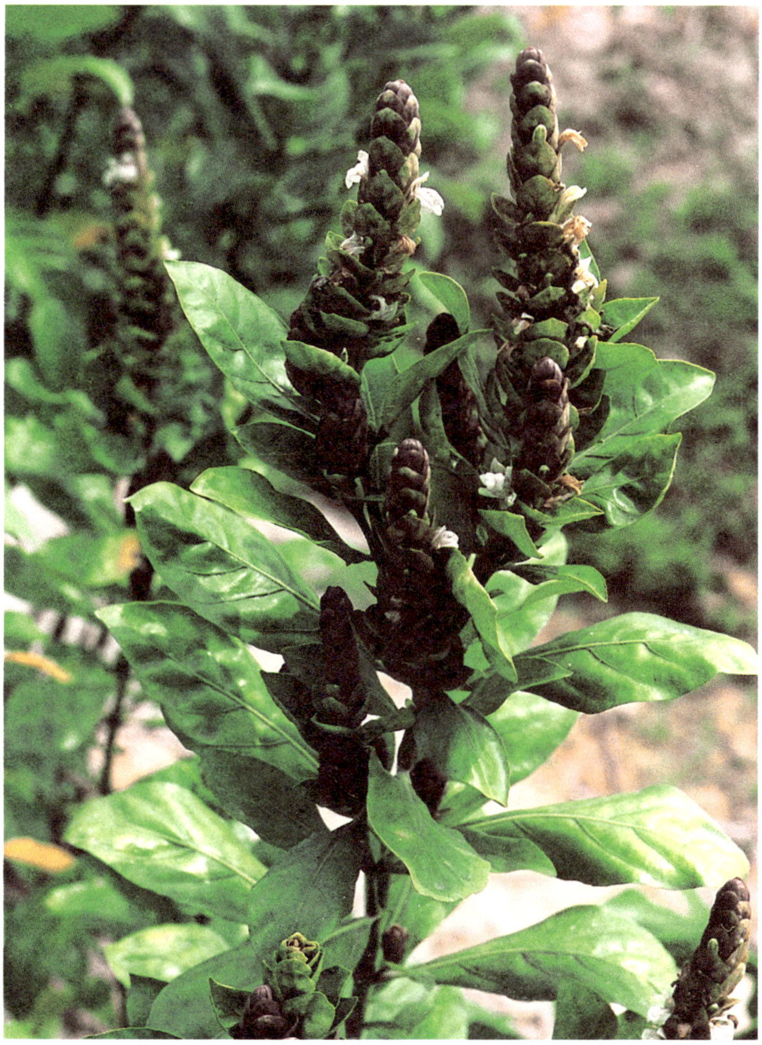

● **采集加工**　全年可采，洗净，切段，晒干备用。

● **性能主治**　辛、微酸，平。续筋接骨，祛风利湿。用于跌打损伤，骨折，风湿骨痛，肋间神经痛。

● **用　　量**　20～50 g，外用适量。

● **临床应用**

1. 跌打损伤，骨折：大驳骨、小驳骨、酢浆草、两面针根各50 g，捣烂加黄酒调和，骨折复位后外敷患处，夹板固定。

2. 风湿骨痛：大驳骨50 g，水煎服；煎渣外洗。

毛排钱

Daebgvwn

● **别　　名**　排钱草、叠钱草、麒麟尾、麟狸麟。

● **来　　源**　为豆科植物毛排钱树*Phyllodium elegans* Desv. 的根及根皮。

● **生境分布**　生于林旁荒地、山野小林中。在广西主要分布于桂西、桂南，广东、福建等省亦有分布。

● **植物形态**　小灌木，高0.5～1.5 m。茎、枝密被黄色绒毛。三出复叶，小叶片披针形或矩圆形，顶端小叶较长，长5～6 cm，宽3～4 cm；先端钝或微缺，边缘浅波状，基部楔形或近圆形，侧生小叶较小，阔椭圆形或卵圆形，长3～4 cm，宽2～3 cm，基部偏斜；托叶1对，卵状披针形。圆锥花序顶生，长15～25 cm，由多数伞形花序组成，每一伞形花序隐藏于2片长1～3 mm的圆形、叶状的苞片内；花柄长2～3 mm，与萼同被短柔毛；萼5齿裂，被灰白色短柔毛；花冠蝶形，白色，旗瓣倒卵状圆形，翼瓣长方形，龙骨瓣较翼瓣小；雄蕊10枚，2体；子房线形，密被绢状毛。荚果通常3节，长8～13 mm。花期7～9月，果期9～10月。

● **采集加工**　夏季采收，洗净，鲜用或晒干备用。

● **性能主治**　苦，平。清热去湿，散瘀消肿。用于肝炎，跌打，乳疮，咳血，血淋，小儿牙疳，牙痛，头疮。

● **用　　量**　15～30 g，外用适量。

● **临床应用**

1. 急性肝炎：毛排钱草根皮30 g，茵陈15 g，甘草5 g，积雪草15 g，车前草15 g，水煎代茶饮。
2. 慢性肝炎：毛排钱草根皮25 g，白背叶根25 g，白毛鸡矢藤30 g，勒党根12 g，姜黄5 g，水煎服。
3. 风湿骨痛：毛排钱草根200 g，米酒1 000 ml，浸泡7天，每次服10 ml，并外搽痛处。

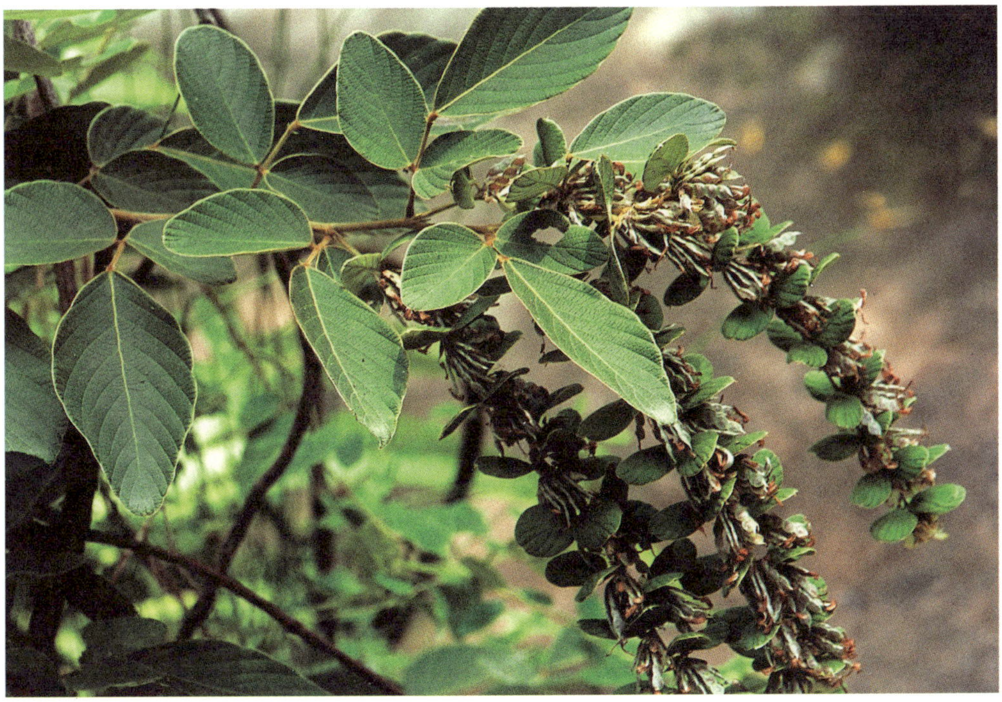

小功劳

Gomwnlaeq

● **别　　名**　毛九节、百样花、茶山虫。

● **来　　源**　为茜草科植物花叶九节木*Psychotria siamica*（Craib）Hutch. 的全株。

● **生境分布**　生于杂木林中阴湿处及山坡上部。在广西主要分布于龙州、大新、天峨、河池、那坡、田林、平果、隆林、靖西、凌云、乐业、凤山、东兰、阳溯、贺州，云南省亦有分布。

● **植物形态**　矮小常绿灌木，高20～30 cm。茎黄褐色，被密毛，节上有明显托叶痕，斜向上生长。单叶对生，倒卵状圆形至长椭圆形，长6～10 cm，宽2.5～4 cm，先端短尖，基部楔形，侧脉在叶缘以内网结，下面稍凸起，叶脉上毛尤为明显；叶柄长1 cm左右，被毛。聚伞花序顶生，花白色。浆果球形或椭圆形，如豌豆大，成熟时蓝色。花期夏季。

● **采集加工**　全年可采，洗净，切片，鲜用或晒干备用。

● **性能主治**　苦，凉。清热解毒，祛风止痛。用于感冒，肠炎，痢疾，风湿骨痛，跌打骨折。

● **用　　量**　10～20 g，外用适量。

● **临床应用**

1. 感冒：小功劳15 g，大青叶15 g，山芝麻20 g，防风10 g，羌活10 g，一枝黄花15 g，桑叶15 g，水煎服。
2. 风湿骨痛：小功劳15 g，九节风15 g，血风藤15 g，千年健20 g，乌梢蛇20 g，全虫6 g，水煎服。
3. 跌打扭伤：鲜小功劳叶适量，捣烂酒炒外敷。
4. 内痔出血：小功劳叶15 g，地榆15 g，槐花10 g，水煎服。

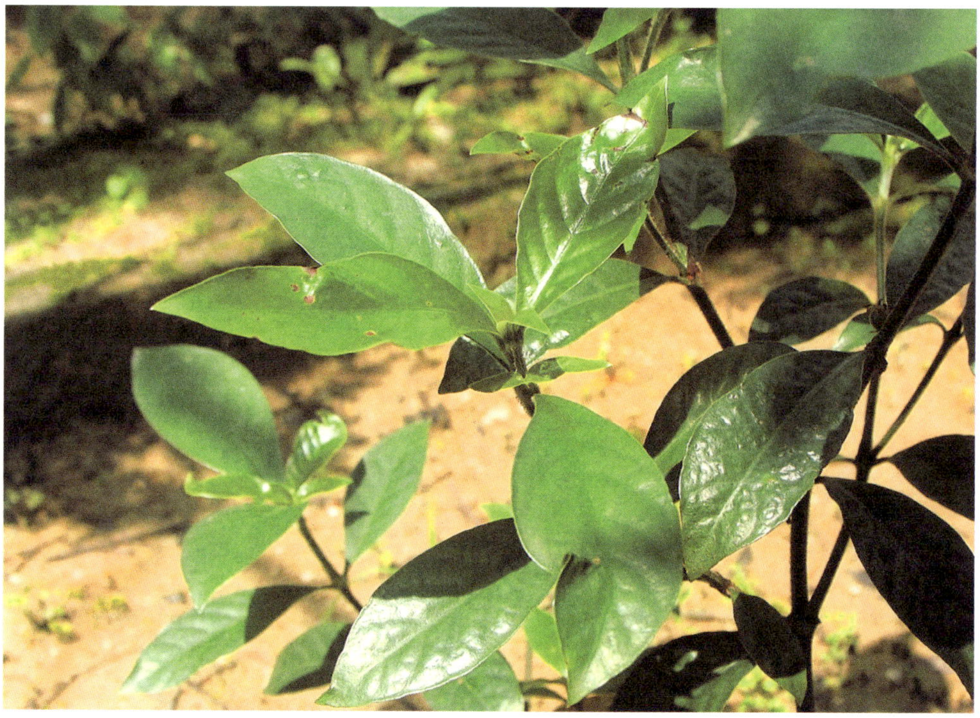

虾 须 豆

Duhmumqnyauq

● **别　　名**　土甘草、小罗伞、水罗伞。

● **来　　源**　为豆科植物干花豆*Fordia cauliflora* Hemsl. 的根、叶。

● **生境分布**　生于山坡、荒地、阳光充足的地方。在广西主要分布于苍梧、南宁、龙州、百色，广东亦有分布。

● **植物形态**　直立灌木。高可达1 m。幼枝密生锈色短毛。单数羽状复叶，互生；小叶披针形、椭圆形或矩圆形，长5～12 cm，宽2～3.5 cm，先端尾状渐尖，基部楔形，全缘或略微波状，厚纸质，无毛；小托叶线形，长约2 mm。总状花序腋生，长6～8 cm；有节，花数朵簇生于节上；苞片披针形，长约2 mm，边缘有毛；花蝶形，紫红色，花柄长约3 mm；花萼浅钟状，被短毛，先端5齿裂；花瓣有爪，旗瓣阔卵圆形，翼瓣矩圆形，龙骨瓣较翼瓣稍短；雄蕊8枚，2体；雌蕊1枚，子房线形，被短毛，花柱内弯，柱头球形。荚果扁平，开裂。种子圆形，稍扁，褐色，有光泽。花期6～10月，果期8～12月。

● **采集加工**　夏、秋季采收，鲜用或晒干备用。

● **性能主治**　甘、微辛，平。清热润肺，止咳化痰。用于热咳，毒疮。

● **用　　量**　15～20 g，外用适量。

● **临床应用**

1. 热咳：虾须豆20 g，鱼腥草20 g，枇杷叶15 g，百合20 g，黄芩15 g，天竺黄10 g，水煎服。

2. 痈疮肿毒：鲜虾须豆根适量，捣烂调红糖敷患处。

● **现代研究**　化学研究：虾须豆含硬脂酸、棕榈酸、β-谷甾醇，还含微量元素、氨基酸及多糖等。

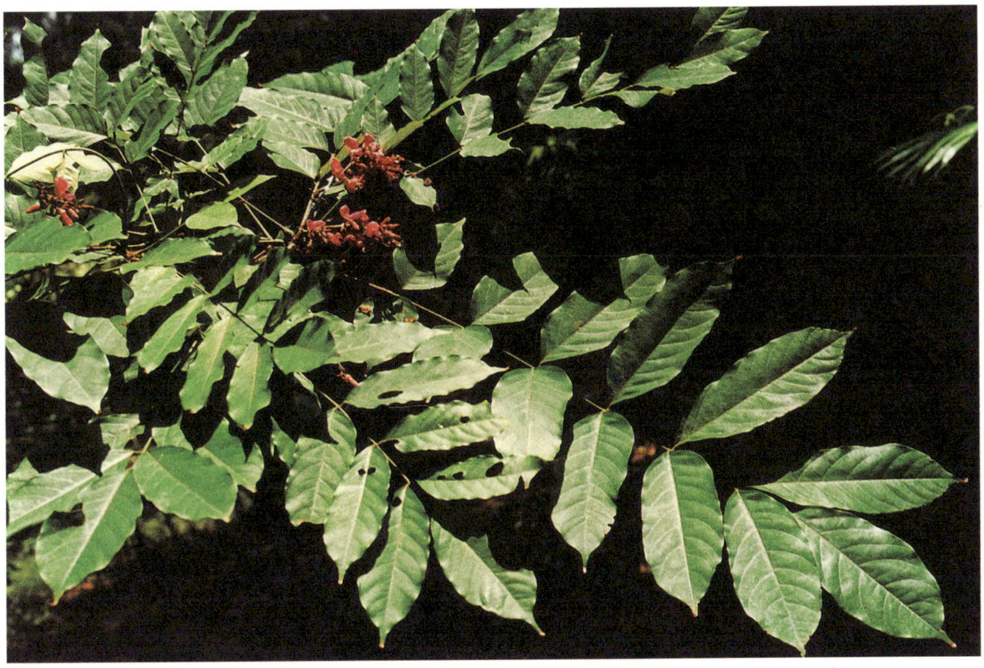

射尿蛙

Vitndanq

● **别　名**　变色树蛙、斑脚树蛙。

● **来　源**　为树蛙科动物斑脚树蛙*Rhacophorus leucomystax*（Gravenhorst）的全体。

● **生境分布**　一般多栖息在玉米或稻田内，有时隐蔽在草间或石下，有时在竹上或其他植物上。分布于广西、甘肃、西藏、四川、云南、贵州、湖北、安徽、江苏、浙江、江西、湖南、福建、台湾、广东、海南等地。

● **动物形态**　体长45～60 mm；头长宽相等或长大于宽；吻端尖圆或钝圆，突出于下颌，呈斜状；吻棱显著，颊面内陷；鼻孔近吻端，眼径与吻等长，鼻间距小于眼间距，上眼睑之宽为眼间距的2/3；鼓膜显著，为眼径的1/2或者2/3；锄骨齿强，由鼻孔前内角向内侧中线后方延伸，两锄骨齿间距与内鼻孔宽度大致相同。前肢长；指端均有吸盘及横沟，第一指的吸盘小，第三指的吸盘小于上眼睑之宽；指长从长至短排列顺序为第三指→第四指→第二指→第一指，指间无蹼，指侧均有缘膜，第四指外侧缘膜延至掌部；关节下瘤均极发达，有成行或单独的指基瘤。后肢细长，胫跗关节前达眼与鼻孔之间，左右跟部重叠，胫长约为体长之半，足短于胫；趾吸盘小于指吸盘；第三、五趾几等长，达第四趾的第三关节下瘤；外侧三趾的蹼达第二关节下瘤，内侧的趾蹼达第一关节下瘤；外侧趾间蹼不发达；关节下瘤极发达，一般有趾基下瘤；内跖突扁平，外跖突极小或缺如。皮肤平滑，背面有极细微的痣；腹面有扁圆痣，咽、胸部的较小，腹部的大而稠密；颞褶平直而较长，达肩上方。

● **采集加工**　随时捕捉，剖杀后即用或烘干碾末备用。

● **性能主治**　咸，微寒。止血止痛，续筋接骨。用于外伤出血，跌打损伤，骨折，小儿疳积。

● **用　量**　外用适量。

● **临床应用**

1. 外伤出血：射尿蛙烘干，碾末撒于伤处，或将蛙腹剖开，连同内脏，贴于伤处。

2. 跌打肿痛：射尿蛙适量，焙干碾末，酒调敷伤处。

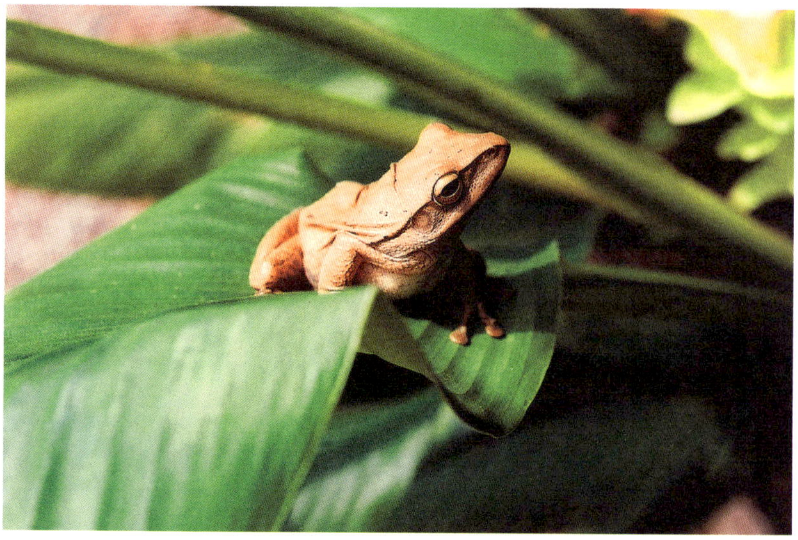

● **现代研究**　化学研究：蛙体含核黄素、单核苷酸、黄素腺嘌呤二核苷酸、蛙色素-1、蛙色素-2、蛙色素-5、树蛙色素、胶原、腺苷三磷酸酶、5-核苷酸酶。卵巢含17β-雌二醇、雌三醇、黄体酮。肾间细胞含醛甾酮、皮质酮。睾丸含黄体酮、17β-雌二醇。卵含卵黄脂（以亚油酸为主）。肌肉含蛋白质、肽类、氨基酸等。

山石榴

Godoengmouj

● **别　　名**　假石榴、猪头果。

● **来　　源**　为茜草科植物山石榴*Randia spinosa*（Thunb.）Poir. 的根、叶、果。

● **生境分布**　生于30～1 600 m的旷野、丘陵、山坡、山谷沟边的林中或灌木丛中。在广西主要分布于平南、贵港、马山、武鸣、隆安、天等、龙州、那坡各地，江西、台湾、广东、海南、云南等省亦有分布。

● **植物形态**　有刺灌木或小乔木，高1～10 m，有时攀缘状。嫩枝有时有疏毛，刺腋生，成对，粗壮，长1～5 cm。叶纸质或近革质，对生或簇生于抑发的短侧枝上，倒卵形或长圆状倒卵形，少为卵形或匙形，长1.8～11.5 cm，宽1～5.7 cm，顶端钝或短尖，基部楔形或下延，两面无毛或有糙伏毛，或沿中脉和侧脉有疏粗毛，下面脉腋内常有短束毛，边缘常有短缘毛，侧脉纤细，4～7对；叶柄长2～8 mm，有疏柔毛或无毛；托叶膜质，卵形，长3～4 mm，顶端芒尖，脱落。花白色或淡黄色，单生或2～3朵簇生于短侧枝的顶部；花梗长2～5 mm，被长柔毛；萼管钟形或卵形，外面被长柔毛，萼裂片5片，广椭圆形，外面被长柔毛；花冠钟状或卵形，外面被绢毛，喉部有疏柔毛，花冠裂片5片，卵形或卵状长圆形；花药伸出；子房2室，每室

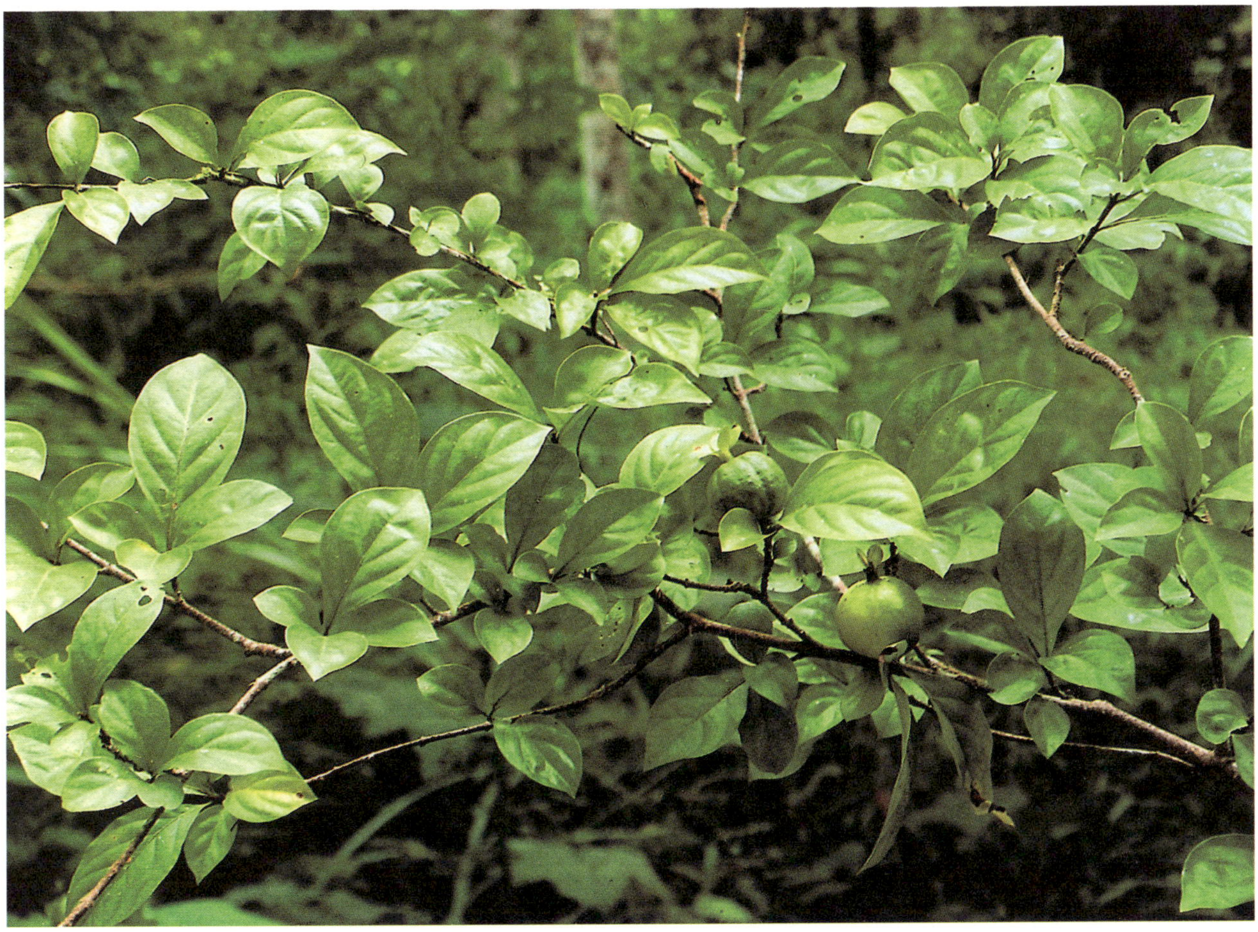

有胚珠多颗，花柱长约4 mm，柱头纺锤形。浆果大，球形，直径2～4 cm，无毛或稍有疏毛，顶有宿存萼，果皮常厚。种子多数。花期3～6月，果期5月至翌年1月。

采集加工 全年可采根、叶，果在果期采收，鲜用或晒干备用。

性能主治 苦、涩，凉，有毒。活血止血，散瘀消肿。用于跌打瘀肿，外伤出血，慢性气管炎，蚂蟥叮咬，皮肤疥疮。

用　　量 10～30 g，外用适量。

临床应用

1. 跌打损伤，瘀肿：山石榴30 g，金樱根15 g，红药20 g，山霸王20 g，甘草6 g，水煎服，另用鲜石榴根适量，捣烂酒炒外敷患处。
2. 外伤出血：鲜山石榴叶适量，捣烂外敷，或用果碾末撒患处。
3. 慢性气管炎：山石榴叶30 g，鱼腥草20 g，胡须子叶15 g，羊耳菊10 g，甘草6 g，水煎服。
4. 痈肿疔毒：鲜山石榴叶30 g，水煎服。

壮文索引

A

Aek' ex ……………………（320）
Aenmoedgunj ……………（532）
Anzmoedlwngj ……………（528）

B

Baegcidoq ………………（316）
Baekcinj …………………（429）
Baekfaenqma ……………（235）
Baeklaeg …………………（232）
Baetma' nen………………（543）
Baetmaenzsaeq …………（298）
Bajbyaj……………………（335）
Bajnaemq…………………（336）
Baklaghomj ………………（464）
Bendouzbyaj ……………（369）
Betgokvuengz ……………（229）
Biggaejnaem ……………（163）
Bizbazcah…………………（567）
Bon' yanaem ……………（221）
Bozojbyaj …………………（261）
Bozojcah …………………（54）
Bwzcenzdoq ………………（193）
Byaekcenzlik ……………（171）
Byaekcikmou ……………（483）
Byaekcizyouz ……………（409）
Byaekcwj …………………（385）
Byaekhomj ………………（211）
Byaekhomjgya ……………（243）
Byaeknok …………………（127）

C

Caebceuj …………………（514）
Caekcae …………………（68）
Caekdakmoz………………（426）
Caekdinbaet………………（394）
Caekdinbit ………………（452）
Caekdungxvaj ……………（291）
Caekgaeuqmouj …………（190）
Caekgeb …………………（220）
Caekgeizgaeh ……………（173）
Caekgiemfungh …………（447）
Caekhomj（homsaej）……（210）
Caekhumhhauj……………（456）
Caekleknaz ………………（338）
Caekloekhauj ……………（252）
Caeklwed …………………（554）
Caekmbongqmbouq ………（290）
Caekngazgawh ……………（302）
Caekswzgauj ……………（478）
Caekvaeh …………………（184）
Caemhgumh………………（242）
Caemhmbaemx……………（135）
Caemjcejnoeg ……………（53）
Caemnaujgaeb ……………（465）
Caetndungz ………………（507）
Cahyinzcaenh ……………（364）
Caujgoj……………………（241）
Cazbou……………………（388）
Cazdeih ……………………（421）
Cazhaemz…………………（186）
Cazlat ……………………（208）
Cazlazok …………………（62）
Cazromboh ………………（280）
Cazvan ……………………（117）
Cehmouiq（go' gyak' iq）
……………………………（162）
Cezngaenx ………………（287）
Cigluengj …………………（292）
Cijndouxbox………………（213）
Cijsaepgwnzmei …………（90）
Cijsaepmei ………………（481）
Cijsaepnaemx ……………（407）
Cijsip ……………………（469）
Cingjfouxnaemq …………（482）
Cinzyangjdoq ……………（362）
Ciujmwnzcah ……………（209）
Cuenghbek ………………（503）
Cunjdongz ………………（93）

D

Daebbe……………………（97）
Daebgvwn …………………（573）
Daemazgauj………………（246）
Daezmbe …………………（535）
Dagndengz ………………（195）
Dauhngam ………………（515）
Dauzdinh …………………（408）
Dauzlingz…………………（115）
Dizhizndengx ……………（486）
Duhbya ……………………（200）
Duhhaexmou ……………（122）
Duhmumqnyauq …………（575）
Duhnamzvaiz ……………（401）
Dujfabbienj ………………（375）
Dujgiujbyaj ………………（368）
Dujmamq…………………（350）
Duzbing …………………（444）
Duzlinh …………………（463）
Duzndwen ………………（470）

F

Faenxman ……………… (512)
Faenzcepraemx ………… (340)
Faenzgaehhenj …………… (129)
Faenzsenjfa ……………… (343)
Faetmaenq ……………… (299)
Fazgya …………………… (161)
Fongxngumx……………… (257)
Fouxdinh ………………… (392)
Fouxndoengz …………… (172)
Fouzhaij ………………… (391)
Funghdaiqgaeq ………… (61)
Fwnzcenzdongz ………… (360)

G

Gaemmaenzdaez ………… (236)
Gaejbyah ………………… (321)
Gaejgaem ………………… (558)
Gaekgyaeujboh ………… (152)
Gaeubengqlaeu ………… (234)
Gaeubengzlaz …………… (76)
Gaeubienglou …………… (75)
Gaeubinghndoengx ……… (89)
Gaeubingj ……………… (383)
Gaeubingluengj ………… (399)
Gaeubwnhgauh ………… (260)
Gaeucijgyinh …………… (521)
Gaeucijmoz ……………… (128)
Gaeucunghngouh ………… (132)
Gaeucunqhengj ………… (434)
Gaeucunqhungj ………… (435)
Gaeudaekmaj …………… (377)
Gaeudongjbyah ………… (361)
Gaeufunghgeuj…………… (92)
Gaeufunghlwed ………… (441)
Gaeugat ………………… (56)
Gaeugimjgangh ………… (259)
Gaeugoq ………………… (253)
Gaeugyoilingz …………… (91)
Gaeuhenj ………………… (102)
Gaeuheuj ………………… (77)
Gaeuiengjgaej …………… (330)
Gaeujnoujgyaq…………… (427)
Gaeuliengzcaz …………… (255)
Gaeulienz………………… (331)
Gaeulingz………………… (248)
Gaeuloeg' enq …………… (230)
Gaeulumx………………… (254)
Gaeulumzceh …………… (313)
Gaeulwedgaej …………… (334)
Gaeumaenzgya…………… (466)
Gaeumbe ………………… (170)
Gaeumei ………………… (105)
Gaeumeihen……………… (544)
Gaeumok ………………… (276)
Gaeumoxgauj …………… (98)
Gaeumuzdungh ………… (398)
Gaeundaux ……………… (459)
Gaeundeixbyaj…………… (328)
Gaeungaeuzlig …………… (225)
Gaeunguenx……………… (546)
Gaeunoeggouj …………… (440)
Gaeusamdok …………… (569)
Gaeusongx ……………… (460)
Gaeuvaiz ………………… (180)
Gailanzgya ……………… (224)
Galoemq ………………… (233)
Gamjcwj ………………… (303)
Gangminzndaemz………… (272)
Gangzngwd ……………… (384)
Gaucah…………………… (203)
Gauginghsaej …………… (88)
Gepmbengx ……………… (494)
Gim' oujgya ……………… (536)
Gimjlamz ………………… (149)
Gimjngaenxdoq ………… (283)
Gimjsoiqndengx ………… (145)
Ginghgvun ……………… (365)
Ginghndoengz …………… (218)
Ginghswj ………………… (336)
Go' gvwnq ……………… (408)
Go' gyazbengj …………… (411)
Go' gyoixbyaj …………… (369)
Go' hom' bo……………… (245)
Go' mbawsip …………… (508)
Go' mbawxdog…………… (413)
Go' ndied………………… (277)
Go' ndukma (faenxmaenzhen) …………………………… (78)
Go' ndukmax …………… (352)
Go' ngaeucah …………… (85)
Go' ngaizseij …………… (66)
Go' nganhcu……………… (404)
Go' nyozlox ……………… (107)
Gobaidoq ………………… (194)
Gobingjhag ……………… (341)
Goboebdiengj …………… (450)
Gobogndok ……………… (572)
Gobwzgiz ………………… (500)
Gobyaekbat ……………… (359)
Gocaekmbaw …………… (108)
Gocaemhseuj …………… (80)
Gocaenghnaengh ………… (312)
Gocaengzlouz …………… (510)
Gocaetdouj ……………… (81)
Gocaujyiux ……………… (61)
Gocehyuengz …………… (185)
Gocenhluij ……………… (534)
Gocensaeq (cehlin' iq) … (381)
Gociepnduk ……………… (165)
Godaebsaeq ……………… (99)
Godaedcaeuj …………… (533)

Godaizfungh ················ (250)
Godepmoz ················ (64)
Godienzcaet ················ (497)
Godiujlamz ················ (412)
Godoengmouj ·············· (577)
Godungzhau ················ (495)
Goekmbembawluengj ······ (418)
Gofunghlwed ·············· (83)
Gogaekboux ················ (142)
Gogaeuqcaengz ············ (520)
Gogamh ················ (565)
Goganzbiz (bizgvaj) ······ (443)
Gogepngvaq ················ (205)
Goginghgai ················ (216)
Gogukcaengx ·············· (74)
Gogukgaeq ················ (119)
Gogukmbe ················ (118)
Gogukmeiz ················ (121)
Gogunghcoih ·············· (169)
Goguthenj ················ (402)
Gogutsip ················ (405)
Gogwngj (gingjhen) ······ (363)
Gohaungoux ················ (116)
Gohoegndengz ·············· (454)
Gohouznouh ················ (496)
Gojsamnga ················ (124)
Golaeg ················ (448)
Golamz ················ (571)
Golaux ················ (375)
Golenhsae ················ (125)
Goloedcaemj ·············· (294)
Golomj ················ (296)
Gomakgyouh ·············· (542)
Gomakhou ················ (273)
Gomaknaengh ·············· (82)
Gomaknat ················ (489)
Gombehnaemq ·············· (192)
Gomozheng ················ (188)
Gomwnlaeq ················ (574)
Gonamhga ················ (270)
Gonitndaemx ·············· (284)
Gonougaet ················ (69)
Gorengxmox ················ (468)
Gorokmeuz ················ (249)
Goromz ················ (101)
Gorwzco ················ (153)
Gosaeqgaeh ················ (342)
Gosamcenz ················ (545)
Gosamgak ················ (557)
Gosamhbaklag ·············· (506)
Gosamjlimsaeq ·············· (403)
Gosamremj ················ (355)
Gosanhlwed ················ (490)
Gosanlwed ················ (549)
Gosejraemx ················ (240)
Gosizcuz ················ (114)
Goulungzciemj ·············· (378)
Govaded ················ (311)
Govahdangjlaux ············ (295)
Govahsae ················ (159)
Govajlwij ················ (187)
Govaraemxrongx ············ (179)
Goyizci ················ (344)
Goyoeknuemz ·············· (198)
Goyukhen ················ (181)
Gukbinciengz ·············· (267)
Gumaekcoih ················ (297)
Gunghsouh ················ (471)
Gunhgaejndiengx ·········· (551)
Gutfaz ················ (431)
Gutnduengx ················ (48)
Gutnit ················ (44)
Gvaekgeujmeh ·············· (174)
Gvahgya ················ (160)
Gvahlou ················ (113)
Gvamjsaehhaij ·············· (473)
Gvicaenglongz ·············· (133)
Gvuibizcah ················ (202)
Gvutndaemz ················ (249)
Gyadungzhauj ·············· (387)
Gyopmei ················ (323)

H

Haekdouz ················ (347)
Haijdai ················ (393)
Haijlungz ················ (348)
Haqsaekyok ················ (570)
Hazcinh ················ (339)
Hinggaeq ················ (219)
Houqmeux ················ (154)
Huengx ················ (518)

L

Laekcaengh ················ (148)
Laeujle ················ (461)
Lagdemj ················ (279)
Lagdujbyaj ················ (156)
Laghaz ················ (396)
Laghen ················ (437)
Lagleizgaeq ················ (145)
Linlouz ················ (390)
Liuxngoux ················ (300)
Loeglaeu ················ (322)
Longzlingznaemq ·········· (95)
Lozhan' goj ················ (414)
Lwedbit ················ (286)
Lwggazbyaj ················ (183)
Lwghaemz ················ (110)
Lwglazbyaj ················ (84)
Lwgnganq ················ (329)

M

Maegyaeuqvaiz ············ (475)
Maengmbaek ················ (436)

Maengzbaegmbouj ········· (504)
Maenjcenzndengx············ (562)
Maenxdaezma ··············· (274)
Maenzcienz ·················· (319)
Maenzdaezma ··············· (147)
Maenzgya ····················· (327)
Maenzsiengjdeih ············ (331)
Maeqcwj ····················· (191)
Maeqgaujvaiz ··············· (453)
Maeqgunjgyaeuh ············ (501)
Maezgou ····················· (309)
Maezmakdengh ············ (278)
Makbinghlangz··············· (515)
Makbup ····················· (275)
Makcij ························ (315)
Makciklouz ·················· (524)
Makdajgaej ·················· (317)
Makdongbyaj ··············· (353)
Makdongj····················· (374)
Makdozloz ·················· (307)
Makfaez ····················· (380)
Makfwz························ (286)
Makga ························ (367)
Makgaemginj ··············· (354)
Makgai························· (370)
Makgak ····················· (201)
Makgaknaemq ··············· (477)
Makgaziq····················· (513)
Makgoij ····················· (529)
Makgwz ····················· (428)
Makhaexgaeq ··············· (288)
Makhamj ····················· (155)
Makhongzcauj ·············· (314)
Makitcah ····················· (96)
Maklaeq ····················· (550)
Maklaeuj ····················· (271)
Maklamzlae ·················· (304)
Makluegsaeg ··············· (406)
Makmaed ····················· (358)
Makmanxbyaj ··············· (269)
Makmoedcah ··············· (415)
Makmuh ····················· (57)
Maknah ····················· (425)
Maknatsaej ·················· (157)
Maknimh ····················· (523)
Manhyiengz ················· (123)
Mazhai ························ (350)
Mbawbikningj ··············· (187)
Mbawxcouh ················· (568)
Mbawxhoek ················· (63)
Mbawxien' gya··············· (432)
Mbawxlinlungz··············· (410)
Meindeihmeij ··············· (152)
Meizbag ····················· (487)
Meizbengqlaeu··············· (373)
Meizcaekgaen ··············· (430)
Meizcihmbe ················· (94)
Meizdinbit ·················· (451)
Meizdingjbaet ·············· (420)
Meizgyamx ················· (386)
Meizla ························ (417)
Meizlauxbaeg ··············· (65)
Meizleizgyenz ·············· (528)
Meizleng ····················· (58)
Meizlenh ····················· (517)
Meizleuq ····················· (158)
Meizlwedlungz ·············· (438)
Meiznaemhswj ·············· (505)
Meiznongmox ··············· (548)
Meizraek ····················· (442)
Meizseihgauh ··············· (527)
Meizsoemj ·················· (289)
Mieg' vahgya ··············· (268)
Moedndaemx ··············· (325)
Mogbaed ····················· (111)
Mwnhdwnghcau ············ (141)

N

Naenghdawhgaeq············ (562)
Naenghgamjndoeng ········ (423)
Naengjgvei (gvamhgvij)··· (204)
Naetraemx ·················· (378)
Namjnyungz·················· (474)
Ndokmahauj·················· (164)
Ndukmaeg' yiz·············· (531)
Ndukmax ····················· (178)
Ngaihmwnj ················· (555)
Ngaihsaej ····················· (557)
Ngazndoeng ················· (45)
Ngouxgvaqbyah ············ (540)
Ngouxhou····················· (462)
Ngumxlienz ················· (256)
Ngwzgiengjda ·············· (237)
Ngwzhai ····················· (272)
Ngwzheu ····················· (457)
Ngwzlaix ····················· (458)
Nohma ························ (345)
Nohmbe' byaj ··············· (346)
Nomjsoemzsaeh ············ (140)
Nya' eng ····················· (400)
Nya' ndauhndeih ··········· (212)
Nya' ndukgyaj ·············· (561)
Nya' ngai ····················· (509)
Nya' ngaihceuj··············· (305)
Nya' nyinxmox ·············· (177)
Nyaba ························ (449)
Nyabaehgeuj ··············· (492)
Nyacaijmaj ················· (499)
Nyacaijmeuz ··············· (419)
Nyacienjgamj ·············· (466)
Nyacijrip ····················· (196)
Nyacijsaep ·················· (47)

Nyadaezma ················ (389)
Nyadameuz ················ (166)
Nyadamjdoj ················ (566)
Nyadangh' enj ·············· (138)
Nyadanghmoz ·············· (258)
Nyadangjdoj ················ (560)
Nyadangjmaj ·············· (476)
Nyadiengj ··················· (52)
Nyadingfungh ·············· (87)
Nyadingjgvaej ·············· (228)
Nyadoixmbawx ·············· (176)
Nyafaedmox ················ (231)
Nyafaengzbengj ··········· (103)
Nyafaenzlenz ·············· (136)
Nyafaetlang ················ (70)
Nyagaemhcig ·············· (564)
Nyagaemjcig ·············· (175)
Nyagagaeq ················ (238)
Nyagahcung ················ (167)
Nyagajgoep ················ (222)
Nyagaujfei ················ (308)
Nyagoengzget ·············· (104)
Nyagohleih ················ (197)
Nyagumhvaj ················ (146)
Nyagvaeknoux ·············· (50)
Nyagvanjdouj ·············· (168)
Nyaheujma ················ (226)
Nyaheumouh ·············· (357)
Nyahomj ··················· (214)
Nyaleng ··················· (455)
Nyalinzswj ················ (485)
Nyaloicienz ················ (178)
Nyaloxvit ··················· (144)
Nyamauzdun ·············· (306)
Nyamunghmeuz ··········· (264)
Nyandoumbe ·············· (318)
Nyanetdeih ················ (51)
Nyarinngoux ················ (131)
Nyasam' bak ·············· (227)
Nyasaujbaet ················ (301)
Nyavangxbeuj ·············· (46)
Nyavanzvwnz ·············· (265)
Nyavetrwz ················ (262)
Nyayazgyae ················ (139)
Nyayouzfanj ················ (552)

O

Oenmeuz ··················· (59)
Oij ························ (285)
Oijraemx ··················· (84)

R

Ragla ······················ (397)
Razsoh ····················· (72)
Riengzloegguet ············ (372)
Rokgimjngaenz ··········· (150)
Rongzmoedhauj ··········· (324)

S

Saebndengx ················ (239)
Saedgajbaed ················ (247)
Samjdouq ··················· (71)
Sauxloed ··················· (106)
Sawzcah ··················· (539)
Seihgepngvaq ·············· (207)
Seihsoj ···················· (217)
Sizsinjdoq ················ (206)
Soijfa ····················· (537)
Songmbiengxcim ··········· (433)
Soqmug ··················· (479)
Swnjgyaeujhen ·············· (311)

U

Umhmaeq ·················· (189)

V

Vaedveuq ·················· (293)
Vaetlungz ·················· (538)
Vajsamcimj ················ (356)
Valahbah ················· (382)
Vangzdienhciuj ··········· (266)
Venzhozcu ················ (523)
Vitndanq ·················· (576)

Y

Yaedbya ·················· (490)
Yazndiengx ················ (333)
Yeyangjdoq ················ (215)
Yinzhing ·················· (445)
Yoeklungzcenz ·············· (282)
Yokhanzlenz ·············· (541)
Yokloegma ················ (526)
Yoknyauq ·················· (553)
Youzcungh ················ (493)

汉文笔画索引

一画

一匹绸（正）……………（276）
一叶一枝花（异）…………（339）
一包针（异）………………（50）
一包针（正）……………（85）
一块瓦（正）……………（205）
一枝枪（异）………………（306）
一枝香（异）………………（464）
一枝黄花（正）…………（402）
一枝蒿（正）……………（508）
一枝箭（正）……………（306）
一点红（异）………………（224）
一碗泡（正）……………（540）
一箭球（正）……………（403）

二画

丁贵草（异）………………（228）
十二妹（异）………………（494）
十八学士（异）……………（408）
十大功劳（正）…………（266）
十年果（异）………………（417）
十字珍珠草（异）…………（95）
十字草（异）………………（407）
七叶一枝花（正）………（291）
七叶胆（异）………………（108）
七叶莲（正）……………（81）
七叶藤（异）………………（81）
七加皮（异）………………（81）
七托莲（异）………………（297）
七多（异）…………………（81）
七星剑（正）……………（292）
七星剑花（异）……………（198）
卜芥（正）………………（293）
人头发（异）………………（381）
人字草（正）……………（228）
入山虎（异）………………（433）
入地金牛（异）……………（433）
入地蜈蚣（正）…………（405）
八爪龙（异）………………（82）
八月瓜藤（异）……………（398）
八月炸（异）………………（398）
八叶兰（异）………………（412）
八角（正）………………（201）
八角乌（异）………………（169）
八角枫（正）……………（229）
八角金盘（异）……………（169）
八角金盘（异）……………（229）
八角茴香（异）……………（201）
八角盘（异）………………（169）
八瓣桔（异）………………（528）
九牛藤（异）………………（89）
九节木（正）……………（280）
九节风（正）……………（233）
九节茶（异）………………（233）
九龙胆（异）………………（149）
九龙藤（正）……………（230）
九里香（正）……………（352）
九层皮（异）………………（520）
九层麻（异）………………（490）
九层楼（异）………………（510）
九转香（异）………………（507）
九季风（异）………………（232）
九重楼（异）………………（291）
九度叶（异）………………（420）
儿黄皮（异）………………（415）
了刁竹（正）……………（464）
了哥王（正）……………（107）
刀豆（正）………………（200）
刀巴豆（异）………………（200）
刀豆子（异）………………（200）
刀斧伤（异）………………（280）
刀鞘豆（异）………………（200）

三画

三十六根参（异）…………（506）
三七（异）…………………（497）
三叉叶（异）………………（124）
三叉苦（正）……………（124）
三叶木通（异）……………（398）
三叶木通（正）…………（361）
三叶五加（异）……………（232）
三叶豆（异）………………（121）
三叶鸡血藤（异）…………（334）
三叶珠（异）………………（403）
三白草（正）……………（227）
三头水蜈蚣（正）………（355）
三加皮（异）………………（232）
三对节（正）……………（71）
三多（异）…………………（71）
三角风（正）……………（267）
三角枫（异）………………（271）
三角泡（正）……………（569）
三角藤（异）………………（569）
三妹木（异）………………（386）
三姐妹（正）……………（258）
三指牛奶（异）……………（548）
三荚草（异）………………（407）
三柰（异）…………………（219）

三椏苦（异）........................（124）
三钱三（异）........................（534）
三钱三（正）..............（545）
三棱草（异）........................（357）
三散草（异）........................（419）
三棱马尾（异）....................（557）
三棱羊古埃（异）................（198）
三棱花（异）........................（544）
三棱草（正）..............（557）
干蔗（异）............................（285）
土人参（正）..............（312）
土大黄（异）........................（535）
土木鳖（异）........................（111）
土五加皮（异）....................（548）
土太（异）............................（274）
土牛七（异）........................（506）
土牛膝（正）..............（106）
土方便（异）........................（482）
土甘草（异）..........................（52）
土甘草（异）........................（255）
土甘草（异）........................（574）
土龙（异）............................（470）
土白芷（异）........................（316）
土地骨（异）........................（173）
土麦冬（异）........................（142）
土沉香（正）..............（362）
土忍冬（异）........................（283）
土参（异）............................（312）
土细辛（异）........................（205）
土细辛（异）........................（207）
土荆芥（正）..............（514）
土茵陈（异）........................（294）
土茯苓（正）..............（225）
土茶辣（异）..........................（62）
土香草（异）........................（357）
土洋参（异）........................（145）
土夏枯草（异）....................（215）
土柴胡（正）................（68）
土党参（异）........................（145）
土烟叶（异）........................（432）
土黄芩（异）..........................（58）
土黄芪（异）........................（548）
土黄连（异）........................（256）
土黄连（异）........................（266）
土黄柏（异）........................（266）
土菖蒲（异）........................（482）
土常山（正）................（63）
土银花（异）........................（283）
土银花叶（正）..........（283）
土霸王（异）........................（436）
下钳补（异）..........................（50）
大丁茄（异）........................（428）
大力丸（异）..........................（91）
大力王（异）........................（231）
大力王（异）........................（330）
大力薯（异）........................（468）
大三方草（异）....................（557）
大马铃（异）........................（122）
大王叶（异）........................（432）
大木豆（异）........................（121）
大毛七（异）........................（532）
大毛香（异）........................（250）
大风子（正）..............（273）
大风艾（正）..............（250）
大风茅（异）..........................（72）
大艾（异）............................（250）
大叶千斤拔（正）......（239）
大叶马兜铃（异）................（236）
大叶石龙尾（异）................（477）
大叶羊角菜（正）......（418）
大叶青（异）........................（339）
大叶南五味（异）................（435）
大叶咸虾花（异）................（526）
大叶桉（正）..............（404）
大叶菜（异）........................（172）
大叶蛇总管（异）................（261）
大叶紫金牛（异）..................（83）
大头花（异）........................（139）
大发药（异）..........................（83）
大血藤（异）........................（440）
大血藤（正）................（76）
大花山牵牛（异）................（246）
大花老鸦嘴（异）................（246）
大花金钱豹（异）................（145）
大驳骨（正）..............（572）
大驳骨消（异）....................（572）
大青（异）............................（101）
大苦溜溜（异）......................（82）
大枣（异）............................（314）
大果油麻藤（正）......（440）
大罗伞（异）........................（280）
大金不换（异）....................（565）
大金花草（正）............（44）
大金香炉（异）....................（489）
大金盏花（异）....................（356）
大草蔻（异）........................（367）
大茴香（异）........................（201）
大茶药（异）........................（546）
大柄蒌（异）........................（359）
大钩丁（异）........................（132）
大总管（异）........................（236）
大钻（正）..................（435）
大接骨（异）........................（572）
大黄叶（异）........................（432）
大黄藤（异）........................（102）
大眼豆（异）........................（122）
大蛇药（正）..............（295）
大麻散（异）..........................（75）

大蓝布麻（异）……（328）
大蓝青根（异）……（296）
大蓝根（异）……（296）
大蓟（正）……（485）
大腹子（异）……（515）
大腹槟榔（异）……（515）
大蕉（异）……（369）
大靛根（异）……（296）
大颠茄（异）……（513）
大壁虎（异）……（320）
万年消（异）……（401）
万寿菊（正）……（146）
万哦来（异）……（303）
上山虎（异）……（433）
上树虾（正）……（179）
上树蜈蚣（异）……（90）
上树蜈蚣（正）……（481）
小刀豆藤（异）……（512）
小飞扬（异）……（162）
小飞扬草（正）……（162）
小木通（异）……（361）
小牙皂（异）……（483）
小气菜（异）……（70）
小风艾（正）……（557）
小功劳（正）……（574）
小石韦（正）……（381）
小叶不红（异）……（292）
小叶水团花（异）……（163）
小叶水杨梅（异）……（163）
小叶对口莲（异）……（262）
小叶买麻藤（异）……（253）
小叶红藤（异）……（90）
小叶金花草（正）……（284）
小叶鸭脚木（异）……（81）
小叶榕（异）……（528）
小奶浆藤（异）……（162）
小发散（正）……（92）
小灯盏草（异）……（171）
小花酸藤子（异）……（330）
小良姜（异）……（218）
小苦麦菜（异）……（297）
小苦药（异）……（108）
小苦楝（正）……（125）
小罗伞（异）……（430）
小罗伞（异）……（575）
小郎伞（异）……（430）
小草莓（异）……（116）
小茴香（正）……（211）
小柘树（异）……（123）
小香（异）……（211）
小香草（异）……（305）
小窃衣（正）……（449）
小莳萝（异）……（210）
小柴胡（异）……（543）
小钻（正）……（434）
小笔筒草（正）……（566）
小接骨（异）……（165）
小野鸡尾草（异）……（284）
小寒草（异）……（175）
小蓝青（异）……（571）
小蜡树（正）……（187）
山大王（异）……（102）
山大豆根（异）……（156）
山大哥（异）……（353）
山小橘（异）……（373）
山马铃（异）……（428）
山马蹄（异）……（65）
山木通（异）……（361）
山仆薯（异）……（539）
山乌龟（正）……（504）
山石榴（异）……（107）
山石榴（正）……（577）
山芝麻（正）……（45）
山百足（异）……（459）
山肉桂（正）……（202）
山竹子（异）……（566）
山竹壳菜（异）……（114）
山竹青蛇（正）……（457）
山羊肉（正）……（346）
山苍子（异）……（88）
山芭蕉子（正）……（369）
山牡丹（异）……（523）
山皂角（异）……（368）
山皂荚（异）……（483）
山鸡（正）……（321）
山鸡米（异）……（142）
山鸡谷（异）……（142）
山鸡尾（异）……（238）
山鸡椒（异）……（88）
山茄（异）……（183）
山枝（异）……（129）
山枝子（异）……（129）
山枣子（异）……（486）
山金瓜（异）……（528）
山金菊（异）……（356）
山金银花（异）……（283）
山油甘（异）……（373）
山油柑（异）……（528）
山指甲（异）……（187）
山胡椒（异）……（222）
山栀子（正）……（129）
山柰（异）……（219）
山蚂蟥（异）……（381）
山狮子（异）……（549）
山扁豆（正）……（369）
山莲藕（异）……（468）
山桂枝（异）……（453）
山桃花（异）……（192）

山柴刀（异）……（392）
山铁树（异）……（438）
山拳柏（异）……（265）
山烙铁头（异）……（457）
山海椒（异）……（252）
山海螺（异）……（318）
山黄栀（异）……（129）
山黄麻（正）……（490）
山菠萝（正）……（397）
山菅兰（异）……（537）
山梅根（异）……（148）
山敛（异）……（286）
山猫儿（异）……（537）
山萎（正）……（234）
山棉皮（异）……（107）
山蒲桃（异）……（417）
山稔子（异）……（523）
山慈姑（正）……（145）
山漆（异）……（497）
山薯（异）……（319）
山薯（异）……（539）
山薄荷（异）……（261）
山薄荷（正）……（510）
山橙（正）……（353）
山橘子（正）……（567）
山藕（异）……（85）
千口针（异）……（80）
千斤力（异）……（274）
千斤红（异）……（239）
千年剑（异）……（538）
千年健（异）……（85）
千年矮（异）……（107）
千里香（异）……（352）
千里藤（异）……（64）
千足虫（异）……（469）
千层纸（正）……（58）
千张树（异）……（442）
千金不藤（异）……（99）
千金草（异）……（466）
千根草（异）……（162）
千捶草（异）……（215）
川木通（异）……（361）
川参（异）……（242）
川故子（异）……（340）
川椒（异）……（209）
广山药（正）……（319）
广叶杉（异）……（503）
广西马兜铃（正）……（236）
广西木瓜（异）……（375）
广西地不容（异）……（504）
广西莪术（正）……（365）
广豆根（正）……（156）
弓弦麻（异）……（303）
飞天雷公（异）……（174）
飞天蜈蚣（异）……（196）
飞龙掌血（正）……（490）
飞扬草（正）……（185）
飞机草（正）……（536）
飞惊草（异）……（381）
飞雷子（异）……（367）
马棘（正）……（368）
马甲子（正）……（235）
马兰菊（异）……（144）
马头兰（异）……（144）
马利筋（正）……（192）
马尾千金草（正）……（466）
马尾伸筋草（正）……（466）
马齿苋（正）……（226）
马连鞍（异）……（499）
马蒿（异）……（510）
马蹄附子（异）……（147）
马蹄金（正）……（171）
马蹄草（异）……（127）
马蹄树（异）……（147）
马蹄香（异）……（147）
马蹄香（异）……（507）
马蹄蒌（异）……（359）
马蹄蕨（正）……（147）
马骡藤（异）……（353）
马鬃蛇（正）……（375）
马鞭草（正）……（138）
马鞭梢（异）……（138）

四画

王不留行（异）……（275）
王不留行（正）……（450）
王侯蒿（异）……（509）
井口边草（异）……（238）
天麻（正）……（87）
天蒜（正）……（537）
天天茄（异）……（252）
天木香（异）……（316）
天文草（异）……（69）
天仙藤（正）……（102）
天茄子（异）……（252）
天茄子（正）……（428）
天荞麦根（异）……（268）
天胡荽（正）……（212）
天星草（异）……（212）
天根不倒（异）……（239）
天鹅抱蛋（异）……（304）
天藕儿（异）……（247）
夫脯胆（异）……（108）
元参（正）……（135）
元肉（异）……（329）
元宝草（正）……（176）
无地生根（异）……（161）
无花果（正）……（425）
无刺曼陀罗（异）……（307）

无根草（异）……………………（161）
无根藤（异）……………………（343）
无根藤（正）……………（161）
无患子（异）……………………（406）
云茅草（异）……………………（494）
木豆（正）………………（121）
木棉（正）………………（158）
木鳖（正）………………（111）
木五加（异）……………………（461）
木瓜（异）………………………（375）
木冬瓜（异）……………………（375）
木竹子（异）……………………（567）
木竹果（异）……………………（567）
木防己（异）……………………（453）
木防己（正）……………（77）
木灵芝（异）……………………（323）
木虾公（异）……………………（179）
木姜子根（异）…………………（88）
木桂（异）………………………（204）
木黄连（异）……………………（266）
木患子（异）……………………（406）
木蓝（异）………………………（571）
木蜡树（正）……………（448）
木蝴蝶（异）……………………（58）
木鳖瓜（异）……………………（111）
五马巡城（异）…………………（74）
五爪龙（异）……………………（190）
五爪龙（异）……………………（382）
五爪兰（异）……………………（61）
五爪金龙（正）…………（382）
五月莲（异）……………………（302）
五叶藤（异）……………………（382）
五色梅（正）……………（570）
五花血藤（异）…………………（230）
五味藤（正）……………（74）
五经风（异）……………………（164）
五毒蛇（异）……………………（237）
五指牛奶（异）…………………（548）
五指毛桃（正）…………（548）
五倍子树（异）…………………（191）
五敛子（异）……………………（286）
不出林（正）……………（421）
太子（异）………………………（518）
犬（异）…………………………（345）
车前草（正）……………（389）
牙皂（异）………………………（483）
牙努秒（异）……………………（264）
牙刷草（异）……………………（140）
牙香树（异）……………………（362）
牙钳不（异）……………………（50）
日开夜闭（异）…………………（168）
水八角（正）……………（477）
水车藤（异）……………………（533）
水牛角（正）……………（180）
水牛草（异）……………………（227）
水龙铃（异）……………………（95）
水半夏（正）……………（221）
水百足（异）……………………（403）
水羊角（异）……………………（192）
水灯心（异）……………………（141）
水杨柳（异）……………………（163）
水杨梅（正）……………（163）
水沙子（异）……………………（380）
水罗伞（异）……………………（575）
水波香（异）……………………（477）
水指甲花（异）…………………（447）
水茴香（异）……………………（477）
水柏枝（异）……………………（172）
水映草（异）……………………（160）
水洋流（异）……………………（105）
水桐树（异）……………………（442）
水笑草（异）……………………（408）
水涨菊（异）……………………（356）
水菖（异）………………………（482）
水菖蒲（正）……………（482）
水葡萄（异）……………………（96）
水雁（异）………………………（348）
水晶花（异）……………………（207）
水蛭（异）………………………（444）
水番桃（异）……………………（515）
水蜈蚣（异）……………………（403）
水蜈蚣（异）……………………（405）
水蜈蚣（正）……………（407）
水蔗（异）………………………（84）
水蜡烛（异）……………………（482）
水蕉（异）………………………（408）
水薯藤（异）……………………（466）
水蕹菜（异）……………………（290）
水薄荷（异）……………………（477）
见血散（异）……………………（490）
见肿消（异）……………………（401）
午时逢（异）……………………（375）
手巾蛇（异）……………………（462）
牛大力（正）……………（468）
牛大黄（异）……………………（535）
牛甘果（正）……………（155）
牛白藤（正）……………（98）
牛耳风（异）……………………（91）
牛耳朵（异）……………………（249）
牛耳枫（正）……………（94）
牛虫草（异）……………………（388）
牛阳子（异）……………………（505）
牛抄藤（异）……………………（383）
牛角（异）………………………（180）
牛尾草（异）……………………（258）
牛尾草蒿（异）…………………（258）
牛尾勒（异）……………………（505）
牛尾菜（正）……………（426）

中国壮药学

牛尾蕨（异）......................（426）
牛参（异）..........................（242）
牛屎木（异）........................（64）
牛筋草（正）..............（177）
牛蹄劳（异）.......................（147）
毛桐（正）..................（501）
毛七公（异）.......................（532）
毛七哥（异）.......................（532）
毛九节（异）.......................（574）
毛风藤（异）.......................（260）
毛冬青（正）..............（568）
毛秀才（异）.......................（260）
毛鸡（异）..........................（551）
毛鸡血藤（异）....................（98）
毛果算盘子（正）......（532）
毛姜黄（异）.......................（363）
毛莪术（异）.......................（365）
毛排钱（正）..............（573）
毛蓼（异）..........................（240）
毛漆（异）..........................（532）
毛漆树（异）.......................（448）
毛麝香（正）..............（215）
长生不死草（异）.............（265）
长血草（异）.......................（167）
长荚油麻藤（异）.............（440）
化州橘红（异）..................（374）
反食草（异）.......................（381）
介指藤（异）.......................（383）
公儿草（异）.......................（540）
公孙树（异）.......................（445）
公罗锅底（异）..................（108）
风车子（正）..............（515）
风车藤（正）..............（313）
风水还阳草（异）.............（265）
风药（异）..........................（93）
风藤草（异）.......................（267）
丹荔（异）..........................（315）
乌云盖雪（正）..........（298）
乌龙过江（异）..................（440）
乌龙根（异）.......................（496）
乌园（异）..........................（372）
乌龟（正）..................（335）
乌饭树（正）..............（317）
乌尾丁（异）.......................（568）
乌鸡（异）..........................（558）
乌鸢（异）..........................（372）
乌药（正）..................（360）
乌骨风（异）.......................（253）
乌骨鸡（正）..............（558）
乌姜（异）..........................（272）
乌桕（正）..................（309）
乌桕木（异）.......................（309）
乌贼骨（异）.......................（531）
乌脚枪（异）.......................（249）
乌蔹莓（正）..............（190）
凤尾草（正）..............（238）
凤尾蕨（异）.......................（238）
凤凰草（异）.......................（238）
凤凰草（异）.......................（304）
凤凰蛋（异）.......................（304）
勾儿茶（异）.......................（496）
六月雪（正）..............（178）
六月霜（异）.......................（568）
六麻树（异）.......................（362）
文钱红（异）.......................（562）
火把果（正）..............（380）
火枯树（异）.......................（420）
火殃簕（正）..............（538）
火炭头（异）.......................（105）
火炭母（正）..............（105）
火炭藤（异）.......................（105）
火棘（异）..........................（380）
火蕾（异）..........................（295）
为必夕（异）.......................（274）
心火草（异）.......................（175）
巴豆（正）..................（378）
巴岩香（异）.......................（354）
巴戟（异）..........................（342）
巴戟天（正）..............（342）
双飞蝴蝶（异）..................（308）
双花（异）..........................（150）
双齿多刺蚁（异）.............（325）
双肾子（异）.......................（243）
双钩藤（异）.......................（132）
双眼龙（异）.......................（378）
双瑚草（异）.......................（339）

五画

玉札（异）..........................（486）
玉桂（异）..........................（204）
打不死（异）.......................（409）
打破碗花花（正）......（194）
打散根（异）.......................（465）
甘蔗（正）..................（285）
甘根（异）..........................（500）
艾叶（异）..........................（509）
古也（异）..........................（496）
古名玄驹（异）..................（325）
古羊藤（正）..............（170）
古蒟（异）..........................（234）
节节花（异）.......................（153）
节节花（异）.......................（197）
石兰（正）..................（392）
石上花（异）.......................（59）
石上柏（正）..............（172）
石上莲（异）.......................（408）
石韦（异）..........................（392）
石孔雀尾（异）..................（284）
石龙须（异）.......................（429）

石仙桃（正）……………（408）
石竹（异）……………………（114）
石苋菜（异）…………………（409）
石花菜（异）…………………（409）
石虎耳（异）…………………（249）
石油菜（正）……………（409）
石胡荽（异）…………………（222）
石南藤（异）…………………（234）
石南藤（正）………………（75）
石柑子（异）…………………（354）
石剑（异）……………………（392）
石穿盘（异）…………………（408）
石莲藤（异）……………………（59）
石荷叶（异）…………………（104）
石栗子（正）……………（550）
石葫芦（正）……………（354）
石硫黄（异）…………………（518）
石蒲藤（异）…………………（354）
石榴皮（正）……………（524）
石榴壳（异）…………………（524）
石橄榄（异）…………………（408）
布荆（异）………………………（78）
布渣叶（正）……………（187）
龙眼（正）………………（329）
龙眼肉（异）…………………（329）
龙爪果（异）…………………（411）
龙叶珠（异）…………………（116）
龙舌（异）……………………（355）
龙舌叶（异）…………………（410）
龙血树（正）……………（438）
龙血竭（异）…………………（438）
龙吞珠（异）…………………（411）
龙味叶（异）…………………（410）
龙须果（异）…………………（411）
龙须草（正）……………（429）
龙须草（异）…………………（248）
龙珠果（正）……………（411）
龙船花（正）……………（282）
龙船花（异）…………………（454）
龙脷叶（正）……………（410）
龙落子（异）…………………（350）
龙藤（异）………………………（74）
龙鳞草（异）……………………（97）
平地木（异）…………………（421）
平颏海蛇（异）………………（272）
平颏蛇（异）…………………（272）
叶下红（正）……………（224）
叶下珠（正）……………（168）
叶里藏珠（异）………………（166）
甲鱼（正）………………（336）
甲由草（异）……………………（99）
田七（正）………………（497）
田三七（异）…………………（497）
田石梅（异）…………………（160）
田鸡草（异）…………………（174）
田基黄（正）……………（262）
田蛭草（异）…………………（455）
田漆（异）……………………（497）
四叶参（正）……………（318）
四块瓦……………………（207）
四角风（异）…………………（515）
四眼草（异）…………………（277）
生地（异）……………………（331）
生地黄（异）…………………（331）
仙人掌（正）……………（355）
仙鸡尾（异）…………………（284）
仙鹤草（正）……………（499）
仙蟾（异）……………………（320）
白及（正）………………（500）
白马骨（异）…………………（178）
白马骨（正）……………（164）
白马薇（异）…………………（128）
白木香（异）…………………（152）
白木香（异）…………………（362）
白木通（正）……………（398）
白牛胆（异）…………………（231）
白毛千斤拔（异）………………（99）
白布荆（异）…………………（512）
白龙皮（异）……………………（87）
白吊粟（异）…………………（495）
白米薯粮（异）………………（539）
白花一枝蒿（异）……………（508）
白花苋（正）……………（456）
白花茅根（异）………………（396）
白花油麻藤（正）………（328）
白花菜（正）……………（252）
白花蛇（正）……………（458）
白花蛇舌草（正）………（131）
白花蟛蜞草（异）……………（338）
白劳舌（异）…………………（388）
白苏（异）……………………（217）
白饭树（异）…………………（278）
白纸扇（正）……………（255）
白英（正）………………（260）
白苞蒿（异）…………………（452）
白果树（异）…………………（445）
白金条（异）…………………（229）
白鱼眼（正）……………（278）
白狗肠（正）……………（246）
白狗骨（异）…………………（437）
白底丝绸（异）………………（276）
白茯苓（异）…………………（259）
白荡草（异）…………………（128）
白面水鸡（异）………………（276）
白背木（异）…………………（495）
白背风（异）…………………（512）
白背丝绸（异）………………（276）
白背桐（正）……………（495）

白背酸藤（异）..................（289）
白点称（正）..............（148）
白蚁巢（正）..............（324）
白须公（异）......................（426）
白给（异）..........................（500）
白桐树（异）......................（475）
白粉藤（正）..............（478）
白雪丹（异）......................（178）
白喉崩（异）........................（89）
白帽顶（异）......................（495）
白筋条（异）......................（229）
白鼓丁（异）......................（133）
白蝴蝶（异）......................（255）
白鹤藤（异）......................（276）
白薯莨（正）..............（539）
白薯藤（异）......................（478）
白薇（正）..................（128）
白簕（正）..................（232）
瓜子草（正）..............（103）
瓜子莲（异）......................（189）
瓜子菜（异）......................（226）
冬风菜（异）......................（387）
冬耐（异）..........................（115）
鸟不宿（异）......................（465）
鸟不踏（异）........................（80）
包袱草（异）......................（569）
玄参（异）..........................（135）
兰草（正）..................（412）
半边枫（异）......................（461）
半枝莲（正）..............（140）
半荷枫（异）......................（461）
汉桃叶（异）........................（81）
出山虎（异）......................（124）
奶参（异）..........................（318）
奶浆果（异）......................（425）
加力酸藤（异）..................（270）
加里树（异）......................（404）
对月草（异）......................（176）
对叶草（异）......................（176）
对叶草（异）......................（464）
台乌（异）..........................（360）
台乌（异）..........................（562）
母猪藤（异）......................（190）
丝毛草根（异）..................（396）
丝连皮（异）......................（341）

六画

吉祥草（正）..............（492）
老阳子（异）......................（378）
老虎耳（正）..............（104）
老虎耳（异）........................（94）
老虎芋（异）......................（293）
老虎尾（异）......................（303）
老虎刺（异）......................（485）
老虎刺（正）..............（505）
老虎姜（异）......................（336）
老鸦花藤（异）..................（440）
老鸦胆（异）......................（125）
老鸦嘴（异）......................（170）
老鼠耳（异）......................（496）
老鼠刺（异）......................（266）
老鼠蔗（异）......................（105）
老鼠屎（异）......................（427）
老蔻（异）..........................（241）
老鹰刺（异）......................（505）
扫卡木（异）......................（301）
扫把枝（异）......................（301）
地黄（正）..................（331）
地榆（正）..................（486）
地龙（异）..........................（470）
地瓜（异）..........................（279）
地耳草（异）......................（262）
地羊（异）..........................（345）
地杨梅（异）......................（116）
地沟草（异）......................（357）
地苦胆（异）......................（149）
地枇杷（异）......................（279）
地松草（异）......................（215）
地金瓜（异）......................（528）
地金钱（异）......................（562）
地珍珠（异）......................（561）
地茼蒿（异）......................（222）
地茶（异）..........................（421）
地胆（异）..........................（149）
地胆草（异）........................（51）
地莲花（异）......................（147）
地桃花（正）..............（299）
地菜（异）..........................（385）
地精（异）..........................（327）
耳草（正）..................（153）
耳挖草（异）......................（140）
耳挖草（异）......................（262）
芒毛苣苔（异）..................（481）
过山龙（异）......................（254）
过山蛇（异）......................（540）
过天藤（异）......................（161）
过江龙（正）..............（254）
过岗龙（异）......................（230）
过岗龙（异）......................（254）
过塘莲（异）......................（227）
百子树（异）......................（288）
百日红（异）......................（282）
百鸟不落（异）..................（465）
百花蛇（异）......................（458）
百花锦蛇（异）..................（458）
百两金（正）................（82）
百足虫（异）......................（469）
百足草（异）......................（196）
百样花（异）......................（574）

百家桔（异）......................（528）
百解藤（异）......................（152）
尖尾芋（异）......................（293）
光天化戟（异）..................（197）
光叶菝葜（异）..................（225）
吐丝子（异）......................（343）
虫膳（异）..........................（470）
团鱼甲（异）......................（336）
吊吊黄（异）......................（311）
吊岩风（异）........................（90）
帆船草（异）......................（176）
肉桂（正）....................（204）
朱砂莲（异）......................（554）
丢了棒（异）........................（74）
丢了棒（正）...............（475）
竹节黄（正）...............（165）
竹节蓼（正）...............（196）
竹叶门冬青（异）..............（142）
竹叶麦冬（异）..................（142）
竹叶青（异）......................（492）
竹叶细辛（异）..................（464）
竹叶黄连（异）..................（266）
竹丝鸡（异）......................（558）
竹夹菜（异）........................（46）
竹壳菜（异）........................（46）
伏牛花（异）........................（80）
伤寒头（异）......................（258）
华山矾（异）........................（63）
华凤仙（正）...............（447）
华南鹤虱（异）..................（449）
自消容（正）..................（95）
血党（正）....................（549）
血木瓜（异）......................（528）
血风藤（异）......................（441）
血丹（异）..........................（554）
血皮藤（异）........................（74）
血枫（异）............................（83）
血参（异）..........................（497）
血藤（异）..........................（334）
杀虫花（异）......................（570）
杀虫草（异）......................（197）
多叶重楼（异）..................（291）
多果猕猴桃（异）..............（115）
壮筋草（异）......................（401）
冰片艾（异）......................（250）
冰球子（异）......................（500）
冰糖草（正）..................（52）
刘寄奴（异）......................（452）
齐头蒿（异）........................（68）
羊开口（异）......................（489）
羊奶子（异）......................（115）
羊耳菊（正）...............（231）
羊角豆（异）......................（418）
羊角豆（正）...............（118）
羊尾豆（异）......................（118）
羊乳（异）..........................（318）
羊屎木（异）........................（65）
羊屎木（异）........................（94）
羊屎果（异）......................（417）
羊桃（异）..........................（115）
羊桃（异）..........................（286）
羊蹄（正）....................（535）
羊蹄叉（异）......................（230）
羊蹄草（异）......................（224）
关刀豆（异）......................（200）
米碎果（异）......................（317）
米糠加（异）......................（273）
灯心草（正）...............（141）
灯草（异）..........................（141）
灯盏菜（异）......................（127）
灯笼藻（异）......................（391）
江白菜（异）......................（393）
江孜（异）..........................（378）
安石榴（异）......................（524）
异叶地锦（异）....................（90）
异叶爬山虎（正）.........（90）
阳春砂仁（异）..................（364）
阴阳草（异）......................（168）
阴香（异）..........................（202）
防风草（正）..................（84）
防谷（异）..........................（293）
如意花（异）......................（570）
观音兰（异）......................（492）
观音竹（异）......................（196）
观音串（异）......................（311）
观音刺（异）......................（355）
观音座莲（异）..................（147）
观音掌（异）......................（355）
红枣（正）....................（314）
红药（正）....................（333）
红丁茄（异）......................（428）
红八角莲（正）...........（169）
红子（异）..........................（380）
红毛鸡（正）...............（551）
红龙（异）..........................（313）
红龙船花（正）...........（454）
红皮果（异）......................（520）
红地榆（异）......................（486）
红芍药（异）......................（312）
红吊福（异）......................（501）
红苏木（异）......................（479）
红金耳环（异）..................（145）
红韭菜（异）......................（494）
红背山麻杆（正）.......（195）
红背叶（异）......................（195）
红背草（异）........................（83）
红背娘（异）......................（195）
红穿破石（正）...........（441）

红蚌壳叶（异）……（159）
红接骨草（异）……（333）
红梅消（异）……（154）
红蒂蛇（异）……（115）
红棉（异）……（158）
红帽顶（异）……（195）
红椿皮（异）……（527）
红蜂蜜花（异）……（553）
红藤（异）……（76）
纤弱木贼（异）……（566）

七画

麦夏枯（异）……（139）
麦蓝子（异）……（450）
扶芳藤（正）……（459）
扯丝皮（异）……（341）
走马风（正）……（552）
走马胎（正）……（83）
赤果（异）……（380）
赤首乌（异）……（327）
赤箭（异）……（87）
折骨王（异）……（96）
护心草（异）……（355）
护生草（异）……（385）
把天行（异）……（386）
芙蓉箭（异）……（232）
芸香草（正）……（305）
花椒（正）……（209）
花边灯盏（异）……（212）
花拐藤（异）……（331）
花蛇（异）……（458）
花蛇草（异）……（303）
苍耳（正）……（213）
芦荟（正）……（493）
苏木（正）……（479）
苏方木（异）……（479）
杜仲（正）……（341）
杜若（正）……（114）
杠板归（正）……（384）
杉木（正）……（503）
杉树（异）……（503）
杧果（正）……（370）
杨桃（正）……（286）
杨漆姑婆（异）……（532）
豆豉姜（正）……（88）
豆瓣木（异）……（368）
两面针（正）……（433）
还魂草（异）……（265）
连线草（异）……（127）
肖菝葜（正）……（274）
旱田草（正）……（455）
旱金莲（异）……（541）
旱莲花（异）……（541）
旱莲草（正）……（338）
吴茱萸（异）……（208）
吴福花（异）……（553）
里苦艾（异）……（146）
串心草（异）……（178）
串鱼木（异）……（163）
串钱草（正）……（178）
吹云草（异）……（540）
吹风蛇（异）……（237）
吹风散（异）……（203）
岗松（正）……（301）
岗梅根（异）……（148）
针人草（异）……（50）
针上叶（异）……（80）
针筒草（异）……（160）
何首乌（异）……（327）
伸筋藤（异）……（478）
伸筋藤（正）……（460）
佛耳草（异）……（104）
佛顶珠（异）……（113）
佛顶珠（异）……（492）
肝火草（异）……（175）
肝炎草（异）……（262）
卵叶娃儿藤（正）……（506）
饭汤木（异）……（373）
饭匙头（异）……（237）
饭铲头（异）……（237）
冻骨风（异）……（93）
冷饭团（异）……（435）
沙姜（正）……（219）
沙牛木（异）……（386）
沉沙木（异）……（501）
怀故子（异）……（340）
良姜（异）……（218）
灵芝（正）……（323）
灵芝芪（异）……（323）
尾生根（异）……（431）
尾花子（异）……（476）
陆英（异）……（552）
阿婆伞（异）……（295）
陈皮（正）……（423）
忍冬花（异）……（150）
鸡内金（异）……（562）
鸡爪风（异）……（61）
鸡爪莲（异）……（256）
鸡心枣子（异）……（314）
鸡矢果（正）……（288）
鸡矢藤（异）……（377）
鸡舌草（异）……（103）
鸡血莲（异）……（554）
鸡血藤（异）……（328）
鸡血藤（正）……（334）
鸡肠风（异）……（193）
鸡肠风（异）……（342）
鸡肾皮（正）……（562）
鸡背石斛（异）……（179）

鸡骨草（正）……………（119）
鸡香木（异）……………………（61）
鸡冠树（异）……………………（520）
鸡屎藤（正）……………（377）
鸡臭木（异）……………………（208）
鸡眼果（异）……………………（317）
鸡距草（异）……………………（247）
鸡甜菜（异）……………………（452）
鸡脚草（异）……………………（247）
鸡腿儿（异）……………………（247）
纯阳子（异）……………………（380）
纯阳草（异）……………………（538）
驳骨藤（异）……………………（253）
驳筋藤（异）……………………（383）

八画

青凡木（异）……………………（277）
青天葵（正）……………（413）
青木香（异）……………………（77）
青叶细辛（异）………………（145）
青丝藤（异）……………………（161）
青莲（异）………………………（413）
青宽筋藤（异）………………（460）
青菜参（异）……………………（400）
青葙（正）…………………（476）
青蓝木（异）……………………（273）
青蒿（异）………………………（66）
青蒲芦茶（异）………………（354）
青箭（异）………………………（165）
青藤（异）………………………（77）
青藤仔（正）……………（64）
青藤香（异）……………………（77）
玫瑰茄（正）……………（183）
拔毒散（异）……………………（543）
抱石莲（正）……………（189）
抱树莲（异）……………………（189）
拉牛入石（异）………………（123）
拉汗果（异）……………………（414）
拦路虎（异）……………………（400）
坡油麻（异）……………………（45）
苦瓜（正）…………………（110）
苦参（正）…………………（242）
苦丁茶（正）……………（186）
苦地枕（异）……………………（228）
苦羊藤（异）……………………（170）
苦买豆（异）……………………（122）
苦豆根（异）……………………（156）
苦草（异）………………………（136）
苦荬菜（正）……………（297）
苦骨（异）………………………（242）
苦胆草（异）……………………（136）
苦凉菜（异）……………………（82）
苦楝树（正）……………（517）
苦榛子（异）……………………（125）
苹婆（正）…………………（520）
苗希（异）………………………（83）
英台木（异）……………………（420）
英雄树（异）……………………（158）
茅莓（正）…………………（154）
茅根（正）…………………（396）
茅草一枝蒿（异）……………（508）
茅笼中乌（异）………………（551）
林下竹（异）……………………（142）
杯子草（异）……………………（157）
板蓝根（正）……………（101）
板薯（异）………………………（539）
松毛枝（异）……………………（301）
松叶兰（异）……………………（429）
枫树（异）………………………（271）
枫荷桂（正）……………（461）
杭子梢（正）……………（401）
刺天茄（正）……………（474）
刺杉（异）………………………（503）
刺齿泥花草（异）……………（302）
刺黄连（异）……………………（266）
刺萝卜（异）……………………（485）
枣（异）…………………………（314）
枣子（异）………………………（314）
斩草剑（异）……………………（47）
斩蛇箭（异）……………………（540）
软筋藤（异）……………………（460）
鸢尾（正）…………………（372）
齿叶泥花草（正）………（302）
虎尾兰（正）……………（303）
虎刺楤木（异）………………（465）
虎须草（异）……………………（141）
虎梅刺（异）……………………（154）
肾茶（正）…………………（264）
肾蕨（正）…………………（304）
果藤布（异）……………………（499）
昆布（异）………………………（393）
明天麻（异）……………………（87）
明珠母（异）……………………（473）
昂天坛（异）……………………（157）
岩白菜（异）……………………（249）
岩地芨（异）……………………（486）
岩豆柴（异）……………………（368）
岩青菜（异）……………………（249）
岩青藤（异）……………………（459）
岩松（异）………………………（429）
岩油菜（异）……………………（409）
岩黄连（正）……………（256）
岩萍（异）………………………（257）
罗汉果（正）……………（414）
罗伞木（异）……………………（282）
罗帏花（异）……………………（493）
罗帏草（异）……………………（493）
罗裙带（正）……………（408）
图肠子（异）……………………（342）

钓钩藤（异）......................（132）
知微草（异）......................（128）
笋仔（异）..........................（235）
使君子（正）..............（521）
侧柏叶（正）..............（487）
爬山虎（异）......................（275）
爬岩香（异）........................（75）
爬岩香（异）......................（234）
爬墙虎（异）......................（459）
金不换（异）......................（497）
金不换（异）......................（504）
金不换（异）......................（565）
金牛胆（异）......................（149）
金斗木（异）......................（517）
金包铁（正）..............（462）
金边吊兰（异）..................（412）
金耳环（正）..............（206）
金刚刺（正）..............（259）
金刚树（异）......................（538）
金刚根（异）......................（259）
金刚藤（异）......................（259）
金花（异）..........................（150）
金花草（异）........................（44）
金花菊（异）......................（146）
金豆子（异）......................（418）
金角带（异）......................（462）
金鸡尾（异）........................（44）
金环蛇（异）......................（462）
金果榄（正）..............（149）
金线风（正）..............（152）
金线吊芙蓉（异）..............（104）
金线草（正）..............（240）
金挖耳（异）......................（171）
金荞麦（异）......................（268）
金钮子（异）......................（355）
金钮扣（正）................（69）
金盏花（异）......................（356）
金盏菊（正）..............（356）
金莲花（正）..............（541）
金钱吊芙蓉（正）......（562）
金铃子（异）......................（517）
金粉蕨（异）......................（284）
金黄泽（异）......................（179）
金蛇（异）..........................（287）
金蛇（异）..........................（462）
金银花（正）..............（150）
金银袋（异）......................（236）
金锦香（正）..............（157）
金樱（异）..........................（529）
金樱根（正）..............（529）
乳汁草（异）......................（185）
乳汁草（异）......................（224）
乳痈根（异）......................（561）
肿节风（异）......................（233）
肥皂果（异）......................（406）
昏花（异）..........................（570）
鱼木果（异）......................（155）
鱼木眼（异）......................（278）
鱼甲（异）..........................（463）
鱼尾草（异）......................（455）
鱼骨草（异）......................（561）
鱼胆木（异）........................（62）
鱼胆木（异）........................（65）
鱼腥草（正）..............（184）
兔尾草（正）..............（560）
狐狸尾（异）......................（560）
狐狸桃（异）......................（115）
狗肉（正）..................（345）
狗牙木（异）......................（188）
狗牙草（异）......................（103）
狗仔花（异）......................（526）
狗仔菜（异）......................（526）
狗肝菜（正）................（53）
狗角藤（异）......................（313）
狗屁藤（异）......................（377）
狗狗木根（异）..................（526）
狗骨木（异）......................（437）
狗屎花（异）......................（400）
变色树蛙（异）..................（576）
夜兰茶（异）......................（277）
夜合珍珠（异）..................（168）
夜香牛（正）................（70）
夜摩草（异）......................（407）
净肠草（异）......................（385）
闹羊花根（异）..................（545）
卷柏（正）..................（265）
单枪一支箭（异）..............（306）
油甘子（异）......................（155）
油果（异）..........................（550）
油桐（正）..................（542）
油桐子（异）......................（542）
油葱（异）..........................（493）
泡木树（异）......................（191）
泡杉（异）..........................（503）
泥菖（异）..........................（482）
波罗筒（异）......................（534）
泽泻（正）..................（394）
宝鼎香（异）......................（363）
定风草（异）........................（87）
定心藤（异）........................（93）
空心菜（异）......................（290）
空筒菜（异）......................（290）
帘子藤（正）..............（331）
实葫芦（异）......................（113）
刷把头（异）......................（485）
屈头鸡（异）......................（353）
虱麻头（异）......................（299）
参三七（异）......................（497）

细叶水丁香（异）............（160）
细叶榕（异）....................（528）
细竹篙草（正）..........（494）
细花包（异）....................（157）
细辛（异）........................（206）
细独脚金（异）................（564）

九画

贯众（正）....................（48）
贯叶蓼（异）....................（384）
春颠皮（异）....................（527）
珍珠母（正）..............（473）
珍珠草（异）....................（166）
挂勾藤（异）....................（132）
荆芥（正）....................（216）
荆芥七（异）....................（305）
荆条（异）..........................（78）
荜拨叶（异）....................（359）
草龙（正）....................（160）
草龟（异）........................（335）
草果（正）....................（241）
草决明（异）....................（118）
草杨梅（异）....................（154）
草豆蔻（正）..............（367）
草果子（异）....................（241）
草果仁（异）....................（241）
草鞋刺（异）....................（485）
草鞋根（正）................（51）
茵陈草（异）....................（510）
荞当归（异）....................（268）
荞麦三七（异）................（268）
茶辣（正）....................（208）
茶山虫（异）....................（574）
茶叶冬青（异）................（568）
荠菜（正）....................（385）
胡毛藤（异）....................（260）
胡荽（异）........................（210）
胡桃肉（异）....................（347）
茄根（异）........................（396）
荔枝（正）....................（315）
南山花（异）....................（437）
南五味子（异）................（434）
南方菟丝子（正）......（343）
南苦参（异）....................（170）
南岭苦皮楠（异）..............（94）
南岭荛花（异）................（107）
南蛇根（异）....................（544）
南蛇簕（正）................（59）
南蛇簕藤（异）................（270）
枯勾木（异）....................（170）
枯洞伞（异）....................（465）
相思子（异）....................（119）
柏叶（异）........................（487）
柿子椒（异）....................（528）
柠檬茅（异）......................（72）
树蜥蜴（异）....................（375）
咸鱼草（异）....................（388）
咸虾花（正）..............（526）
砂仁（正）....................（364）
砂子草（异）....................（369）
牵牛藤（异）....................（382）
鸦胆子（异）....................（125）
韭菜（正）....................（220）
战骨（正）....................（436）
点秤根（异）....................（148）
点椒（异）........................（209）
虾子花（正）..............（553）
虾公脊（异）....................（179）
虾须豆（正）..............（575）
蚂蟥（正）....................（444）
蚂蚁（异）........................（325）
蚂蚱菜（异）....................（226）
哈蒟（异）........................（359）
咳麻草（异）....................（389）
钩藤（正）....................（132）
钩吻（异）........................（546）
怎地罗（异）....................（562）
香茅（正）......................（72）
香菜（正）....................（210）
香巴茅（异）......................（72）
香艾（异）........................（557）
香白芷（异）....................（316）
香头草（异）....................（357）
香青蒿（异）......................（66）
香泽兰（异）....................（536）
香草（异）........................（214）
香草（异）........................（215）
香荠（异）........................（385）
香柏（异）........................（487）
香盖（异）........................（370）
香蒲（异）........................（482）
香椿皮（异）....................（527）
香樟（异）........................（203）
秋苦荬菜（异）................（297）
秋果（异）........................（288）
重阳柳（异）....................（240）
竿蔗（异）........................（285）
顺律草（异）....................（138）
鬼见愁（异）....................（507）
鬼针草（正）................（50）
鬼画符（正）..............（277）
鬼点灯（异）....................（173）
剑叶木（异）....................（438）
胜杖草（异）....................（339）
狭叶韩信草（异）............（140）
狮子草（异）....................（178）
独叶一枝枪（异）............（306）
独叶莲（异）....................（413）
独行千里（异）................（292）

中国壮药学

独脚乌桕（异）......（478）
独脚金（正）......（564）
独脚莲（异）......（413）
独脚疳（异）......（564）
美丁公（异）......（430）
美屯（异）......（420）
美丽崖豆藤（异）......（468）
美柏（异）......（487）
美结列（异）......（94）
姜黄（正）......（363）
首乌（正）......（327）
炮子藤（异）......（289）
洗手果（正）......（406）
活石（异）......（390）
活血胎（异）......（549）
活血藤（异）......（76）
穿山甲（正）......（463）
穿云箭（异）......（436）
穿心莲（正）......（136）
穿破石（正）......（123）
穿钱草（异）......（178）
扁头风（异）......（237）
扁竹（异）......（372）
扁柏（异）......（487）
扁菜（异）......（220）
神仙掌（异）......（355）
娃优（异）......（293）
蚤休（异）......（291）
柔枝槐（异）......（156）
绞股蓝（正）......（108）

十画

珠母（异）......（473）
埔痕梅（异）......（230）
盐肤木（异）......（191）
盐癣草（异）......（535）
埋罕（异）......（91）
热痱草（异）......（52）
莲子草（异）......（338）
荷包山桂花（正）......（311）
荷包草（异）......（171）
莎草（正）......（357）
莺爪（异）......（61）
莺哥利（异）......（197）
真珠草（异）......（168）
桂皮（异）......（204）
桂莪术（异）......（365）
桂党参（正）......（145）
桂圆（异）......（329）
桐子油（异）......（542）
栝楼（正）......（113）
核桃（正）......（347）
核桃仁（异）......（347）
索子果（异）......（521）
夏枯草（正）......（139）
破布叶（异）......（187）
破故纸（正）......（340）
鸭血（异）......（286）
鸭母树（异）......（451）
鸭舌菜（异）......（394）
鸭脚木（异）......（461）
鸭脚木（正）......（451）
鸭脚木皮（异）......（451）
鸭脚艾（异）......（452）
鸭脚参（异）......（247）
鸭脚树（异）......（445）
鸭脚树（异）......（451）
鸭脚菜（正）......（452）
鸭掌柴（异）......（451）
鸭跖草（正）......（46）
鸭嘴参（异）......（246）
蚌花（正）......（159）
蚬草（异）......（166）
蚧蛇（异）......（320）
蚊子花（异）......（187）
蚊子柴（异）......（78）
蚊仔树（异）......（404）
圆锥直管草（异）......（264）
圆鞋（异）......（501）
钱串草（异）......（97）
钱串草（异）......（389）
钻天风（异）......（267）
钻骨风（异）......（434）
铁马鞭（异）......（138）
铁牛入石（异）......（441）
铁石松（异）......（429）
铁冬青（异）......（152）
铁包金（异）......（298）
铁包金（异）......（427）
铁包金（异）......（496）
铁丝草（异）......（249）
铁灯台（异）......（291）
铁苋菜（正）......（166）
铁板道（异）......（400）
铁线蕨（正）......（249）
铁菱角（异）......（261）
铁篱笆（异）......（235）
秤杆根（异）......（148）
透云花（异）......（192）
透骨草（异）......（245）
透骨香（异）......（245）
笔筒草（异）......（566）
倒生莲（异）......（431）
倒生根（正）......（431）
倒扣草（异）......（106）
倒地铃（异）......（569）
倒吊金钟（异）......（468）
倒勒草（异）......（106）
臭艾（异）......（193）

臭艾（异）……（305）
臭青蒿（异）……（66）
臭草（异）……（305）
臭草（异）……（514）
臭屎藤（异）……（270）
臭蒿（异）……（514）
臭黄（异）……（518）
臭藤（异）……（377）
射尿蛙（正）……（576）
徐长卿（异）……（464）
脆蛇（正）……（287）
脓见消（异）……（98）
脓见愁（异）……（543）
狸尾豆（异）……（560）
狸尾草（异）……（560）
狼毒（异）……（293）
留行子（异）……（450）
留求子（异）……（521）
皱叶石龙尾（异）……（477）
高良姜（正）……（218）
疳积草（异）……（175）
疳积草（异）……（564）
病柑子（异）……（521）
凉瓜（异）……（110）
凉伞木（异）……（295）
凉茶藤（异）……（98）
凉茶藤（异）……（255）
凉粉果（异）……（275）
旁其（异）……（360）
旁其（异）……（562）
益母艾（异）……（555）
益母草（正）……（555）
益智（正）……（344）
益智子（异）……（344）
烛果树（异）……（550）
酒合木（异）……（465）
酒饼木（正）……（373）
酒饼藤（异）……（75）
酒饼藤（异）……（234）
消食树（异）……（453）
海马（正）……（350）
海龙（正）……（348）
海带（正）……（393）
海蛇（正）……（272）
海藻（正）……（391）
海风柳（异）……（512）
海金沙（异）……（399）
海金沙（正）……（383）
海胡桃（异）……（550）
海南海金沙（正）……（399）
海南蒲桃（异）……（417）
海蚌含珠（异）……（166）
海螵蛸（正）……（531）
涩沙藤（异）……（533）
家犬（异）……（345）
扇叶葵（异）……（443）
被子草（异）……（449）
被胎蚁（异）……（325）
畚箕草（异）……（174）
通天霸（异）……（289）
通气香（异）……（91）
通心草（异）……（95）
通心蓉（异）……（95）
通乳草（异）……（318）
通骨消（异）……（246）
绣花针（正）……（80）

十一画

球子草（异）……（222）
琉璃草（异）……（400）
排风藤（异）……（260）
排钱草（异）……（573）
排钱草（正）……（97）
接肠草（异）……（285）
接骨木（异）……（233）
接骨金粟兰（异）……（233）
菱角花（异）……（159）
菱角菜（异）……（385）
勒枝（异）……（315）
黄牛木（正）……（188）
黄牛叶（异）……（313）
黄牛茶（异）……（188）
黄龙脱皮（异）……（123）
黄瓜香（异）……（369）
黄头草（异）……（119）
黄皮（正）……（358）
黄丝线（异）……（343）
黄耳（异）……（345）
黄芽木（异）……（188）
黄花子草（异）……（103）
黄花艾（异）……（509）
黄花母（正）……（543）
黄花地丁（异）……（133）
黄花吊水莲（异）……（311）
黄花远志（异）……（311）
黄花败酱（正）……（193）
黄花参（异）……（311）
黄花草（异）……（402）
黄花倒水莲（正）……（311）
黄花蒿（正）……（66）
黄杜鹃（异）……（545）
黄杨叶（异）……（481）
黄豆树（异）……（121）
黄连藤（异）……（102）
黄饭花（异）……（181）
黄鱼藤（异）……（161）
黄荆（正）……（78）
黄荆子（异）……（78）
黄栀（异）……（129）

黄食草（异）……（119）
黄姜（异）……（363）
黄珠子草（正）……（561）
黄根（正）……（437）
黄菊（异）……（146）
黄弹（异）……（358）
黄精（正）……（336）
黄檀（异）……（358）
黄藤木（异）……（544）
黄藤根（异）……（544）
黄鳝藤（正）……（427）
萝芙木（正）……（65）
菌灵芝（异）……（323）
菜虫药（异）……（544）
菊叶柴胡（异）……（68）
菊花黄连（异）……（256）
菩提子（异）……（406）
梦草（异）……（369）
梅片艾（异）……（250）
梳蓖王（异）……（269）
救必应（正）……（152）
救兵粮（异）……（380）
硃砂根（正）……（430）
雀儿麻（异）……（107）
雀舌草（异）……（262）
眼镜豆（异）……（254）
眼镜蛇（正）……（237）
野葛（正）……（56）
野一枝蒿（异）……（508）
野毛漆（异）……（448）
野甘草（异）……（52）
野仙姜（异）……（336）
野皮果（异）……（415）
野芝麻（异）……（45）
野芥蓝（异）……（224）
野牡丹（正）……（489）
野沙柑（异）……（373）
野鸡（异）……（321）
野鸡泡（异）……（154）
野鸡冠（异）……（476）
野茄（异）……（513）
野茼蒿（异）……（387）
野荞麦（正）……（268）
野南瓜（异）……（528）
野蚂蟥（异）……（99）
野香草（正）……（84）
野香薷（异）……（292）
野扁豆（异）……（418）
野屎瓜（异）……（113）
野桐（异）……（495）
野栝楼（异）……（414）
野鸭脚粟（异）……（177）
野烟叶（正）……（432）
野海茄（异）……（513）
野黄瓜（异）……（113）
野黄皮（正）……（415）
野黄豆（异）……（121）
野黄豆草（异）……（122）
野梅花（异）……（299）
野葡萄（正）……（96）
野棉花（异）……（194）
野槐树（异）……（368）
野慈姑（异）……（394）
野辣椒（异）……（192）
野漆树（异）……（448）
野蕉（异）……（369）
野薄荷（异）……（54）
野薄荷（异）……（510）
曼陀罗（正）……（307）
蚯蚓（正）……（470）
蛇莓（正）……（116）
蛇藤（正）……（270）
蛇王（异）……（108）
蛇王修（异）……（537）
蛇头王（异）……（402）
蛇头草（异）……（300）
蛇头蓼（正）……（300）
蛇芋（异）……（293）
蛇虫草（异）……（301）
蛇舌草（异）……（131）
蛇米蛇床仁（异）……（243）
蛇利草（异）……（131）
蛇床子（正）……（243）
蛇床实（异）……（243）
蛇参果（异）……（236）
蛇根木（异）……（65）
蛇蜥（异）……（287）
崩大碗（异）……（127）
崩疮草（异）……（84）
铜钻（正）……（93）
铜丝草（异）……（249）
铜钱柴（异）……（360）
铜钱柴（异）……（562）
铜锣锤（异）……（353）
铰剪王（异）……（537）
银杏（正）……（445）
银不换（异）……（565）
银蛇（异）……（287）
银锁匙（异）……（152）
甜茶（正）……（117）
秽草（异）……（84）
假丁公藤（异）……（93）
假人参（异）……（312）
假木豆（正）……（99）
假石榴（异）……（577）
假龙藤（异）……（499）
假当归（异）……（316）
假花生（异）……（401）

假芹菜（异）......................（449）
假芥蓝（异）......................（224）
假芥蓝（异）......................（292）
假豆稔（异）......................（489）
假苦瓜（异）......................（414）
假金银花（异）..................（283）
假茼蒿（正）..............（387）
假茶辣（正）................（62）
假枸杞（异）........................（52）
假桃花（异）......................（299）
假烟叶（异）......................（432）
假黄皮（异）......................（415）
假菠萝（异）......................（397）
假绿豆（异）........................（99）
假绿豆（异）......................（118）
假葡萄（异）........................（96）
假蓝根（正）..............（386）
假蓝靛（正）..............（571）
假蒟叶（正）..............（359）
假薯藤（异）......................（466）
假薄荷（异）......................（215）
假鹰爪（正）................（61）
盘儿草（异）......................（297）
盘龙参（异）......................（339）
盘龙莲（异）......................（431）
盘脚莲（异）......................（300）
舶来黄（异）......................（518）
盒果藤（正）..............（466）
脚板蒿（异）........................（68）
脱骨丹（异）......................（529）
象皮木（正）..............（420）
象皮树（异）......................（420）
象鼻花（异）......................（447）
象鼻草（异）......................（493）
猪牙皂（正）..............（483）
猪头果（异）......................（577）
猪辽参（异）......................（339）
猪耳草（异）......................（104）
猪肚草（异）......................（389）
猪宗七（异）......................（249）
猪屎豆（正）..............（122）
猪腰草（异）......................（119）
猫爪草（正）..............（419）
猫耳朵（正）..............（249）
猫须公（异）......................（264）
猫眼草（异）......................（166）
猕猴桃（正）..............（115）
猛子仁（异）......................（378）
麻坏（异）..........................（110）
麻里果（异）......................（417）
麻骨风（正）..............（253）
麻栗果（异）......................（417）
庵罗果（异）......................（370）
痒树果（异）......................（532）
鹿尾菜（异）......................（391）
望果（异）..........................（370）
阉鸡尾（异）........................（48）
粘油子（异）......................（299）
粗叶耳草（正）..........（197）
断肠草（异）......................（544）
断肠草（正）..............（546）
兽犬药（异）......................（258）
液石（异）..........................（390）
淡竹叶（正）..............（142）
淡竹米（异）......................（142）
婆固脂（异）......................（340）
婆婆丁（异）......................（133）
密蒙花（正）..............（181）
绶草（正）..................（339）
绿壳砂（异）......................（364）
绿姜（异）..........................（272）
绿结乌（异）......................（551）

十二画

斑芒棉（异）......................（158）
斑纹柴（异）......................（360）
斑纹柴（异）......................（562）
斑茅胆草（异）..................（494）
斑脚树蛙（异）..................（576）
斑痧藤（异）........................（98）
越鸟（异）..........................（322）
越鸡（异）..........................（322）
博落回（正）..............（534）
喜树（正）..................（442）
握儿（异）..........................（320）
葫芦茶（正）..............（388）
葫芦罐（异）......................（236）
散血飞（异）......................（490）
散血丹（异）......................（430）
散血丹（异）......................（490）
散骨风（异）........................（92）
葛根（异）............................（56）
葛麻藤（异）........................（56）
葛藤（异）..........................（523）
落马衣（异）........................（84）
落地杨梅（异）..................（116）
落地金钱（异）....................（75）
落谷（异）..........................（551）
落神葵（异）......................（183）
戟叶半夏（异）..................（221）
朝天罐子（异）..................（157）
葵扇木（异）......................（443）
棒柱头花（异）..................（139）
棵干蒿（异）......................（276）
棵广木香（异）..................（236）
棵达刀（异）......................（106）
棵狗烟（异）......................（230）
棵油棕（异）......................（493）
棵茶挡（异）......................（430）

棵嘎刀（异）......................（106）
榔玉（异）..........................（515）
酢浆草（异）......................（167）
硬叶吊兰（异）..................（412）
硬饭头薯（异）..................（225）
硫黄（正）..................（518）
雄虎刺（异）......................（235）
紫苏（正）..................（217）
紫万年青（异）..................（159）
紫花草（异）......................（139）
紫花树（异）......................（517）
紫花曼陀罗（异）..............（307）
紫金牛（异）......................（421）
紫背金牛（正）..........（565）
紫菊（异）..........................（144）
紫糠木（异）......................（501）
量天尺（正）..............（198）
喇叭筒（异）......................（534）
喇叭番石榴（异）..............（288）
跌打王（正）..............（523）
跌打将军（异）..................（269）
蛤蚧（正）..................（320）
喉甘子（异）......................（155）
喉毒药（异）......................（568）
帽龙子（异）..........................（57）
黑风藤（正）..................（91）
黑心姜（正）..............（272）
黑龙骨（异）......................（154）
黑叶爵床（异）..................（572）
黑皮跌打（异）......................（91）
黑老虎（异）......................（435）
黑饭叶（异）......................（271）
黑饭草（异）......................（317）
黑参（异）..........................（135）
黑故纸（异）......................（340）
黑面神（异）......................（277）
黑蚂蚁（正）..............（325）
黑姜（异）..........................（272）
黑桐油（异）......................（550）
黑眶蟾蜍（正）..........（471）
黑脚鸡（异）......................（558）
黑斑竹叶青（异）..............（457）
黑墨草（异）......................（338）
黑藤（异）..........................（253）
黑藤钻（异）......................（342）
铺地蜈蚣（正）..........（248）
铺地锦（异）......................（228）
锅老根（异）......................（197）
锋亮（异）..........................（293）
鹅不食草（正）..........（222）
鹅脚草（异）......................（514）
鹅掌草（异）......................（177）
筛其（异）..........................（330）
筛箕藤（异）......................（427）
筋骨草（异）......................（248）
舒筋草（异）......................（248）
番木瓜（正）..............（375）
番木鳖（异）......................（111）
番瓜（异）..........................（375）
番鬼子（异）......................（288）
腊倍麦（异）......................（170）
粪箕笃（正）..............（174）
温君根（异）......................（465）
滑石（正）..................（390）
寒气草（异）......................（407）
裙带草（异）......................（408）

十三画

隔山香（正）..............（316）
赪桐（异）..........................（454）
蓝靛（正）..................（296）
蓝地柏（异）......................（257）
蓝花柴胡（异）..................（294）
蓝花柴胡（正）..........（261）
蓝果南五味子（异）..........（434）
蓝姜（异）..........................（272）
蓝蝴蝶（异）......................（372）
蓖子王（异）......................（269）
蓬扇树（异）......................（443）
蒴藋（异）..........................（552）
蒲公英（正）..............（133）
蒲公草（异）......................（133）
蒲葵（异）..........................（443）
蒲葵子（正）..............（443）
蒙花（异）..........................（181）
椿白皮（正）..............（527）
禁宫花（异）......................（450）
榄核莲（异）......................（136）
碎蓝木（异）......................（386）
雷公七（异）......................（507）
雷公根（正）..............（127）
雷公蛇（异）......................（375）
雷公藤（正）..............（544）
雾水藤（异）......................（161）
路边青（异）..........................（53）
路边青（正）..............（173）
路边菊（正）..............（144）
路路通（正）..............（271）
蜈蚣（正）..................（469）
蜈蚣竹（异）......................（196）
蜈蚣连（异）..........................（47）
蜈蚣草（异）......................（248）
蜈蚣草（异）......................（405）
蜈蚣草（正）..................（47）
蜂窝菊（异）......................（146）
锡叶藤（正）..............（533）
锡兰倒提壶（异）..............（400）
锦地罗（异）......................（562）
锦荔枝（异）......................（110）

锯齿草（异）……（302）
锯齿草（异）……（455）
矮地茶（异）……（421）
矮郎伞（异）……（421）
矮脚甘松（异）……（333）
稔果（正）……（523）
鼠尾地榆（异）……（486）
魁蒿（异）……（509）
腰鼓藤（异）……（331）
腺点紫金牛（异）……（549）
解晕草（异）……（492）
痴头婆（异）……（213）
煤炭果（异）……（245）
满山香（异）……（352）
满山香（正）……（245）
满天飞（异）……（387）
满天星（异）……（178）
满天星（异）……（212）
溪黄草（正）……（294）
滚地龙（异）……（534）
滨盐肤木（正）……（191）
裸华贯（异）……（132）
叠钱草（异）……（573）
缠藤（异）……（383）

十四画

碧玉草（异）……（141）
摘丁子（异）……（344）
摘耳根（异）……（205）
蔓荆（正）……（512）
榼藤子（异）……（254）
槟榔（正）……（515）
槟榔仁（异）……（515）
槟榔玉（异）……（515）
槟榔钻（异）……（76）
榕树（正）……（528）
榕树须（异）……（528）
酸咪咪（正）……（167）
酸桶（异）……（191）
酸酢草（异）……（167）
酸榴皮（异）……（524）
酸酸草（异）……（167）
酸醋木（异）……（289）
酸藤子（正）……（289）
蜴蛇（异）……（287）
蜘蛛香（正）……（507）
蝉翼木（异）……（74）
稀莶草（异）……（84）
算盘子（正）……（528）
算盘珠（异）……（528）
端午艾（正）……（509）
漆大伯（异）……（532）
漆大姑（异）……（532）
漏苓子（异）……（111）
慢惜（异）……（83）
蜜望（异）……（370）
翠云草（正）……（257）
翠羽草（异）……（257）
熊胆木皮（异）……（152）
凳板风（异）……（420）
缩砂仁（异）……（364）
缩砂密（异）……（364）

十五画

横经席（正）……（269）
樟树（正）……（203）
樟叶木防己（正）……（453）
蝴蝶风（异）……（308）
蝴蝶草（异）……（300）
蝴蝶草（正）……（308）
蝙蝠草（异）……（308）
墨斗草（异）……（338）
墨汁草（异）……（338）
墨旱莲（异）……（338）
墨鱼骨（异）……（531）
鹞子草（异）……（308）
鲤甲（异）……（463）
鲤鱼藤（异）……（328）
鲫鱼胆草（异）……（153）
熟地（异）……（331）
摩臭草（异）……（184）
鹤舌草（异）……（131）

十六画

燕子尾（异）……（230）
薯莨（正）……（554）
薯蔗（异）……（285）
蕹菜（正）……（290）
薄荷（正）……（54）
颠茄（正）……（513）
颠茄（异）……（428）
薜荔（正）……（275）
橘红（正）……（374）
橘皮（异）……（423）
橘胎（异）……（374）
橘珠（异）……（374）
蹄马草（异）……（147）
篱筒马（异）……（375）
鲮鲤甲（异）……（463）
鹧鸪（正）……（322）
磨盘草（正）……（57）

十七画

擦锡藤（异）……（533）
薰衣草（正）……（214）
霜坡虎（正）……（279）
螺旋茄（异）……（82）
螺旋藻（正）……（378）
簕茄（异）……（474）
簕菠萝（异）……（397）
爵床（正）……（175）
翼核果（异）……（441）

十八画

藤当归（正）...............（330）
藤杜仲（正）.................（89）
藤苦参（异）......................（170）
藤黄连（异）......................（102）
藤续断（异）......................（523）
藤篮果（异）......................（532）
藤藤菜（异）......................（290）
鹭鸶花（异）......................（150）
镰刀草（异）......................（339）
翻白草（正）...............（247）
鹰不扑（正）...............（465）
鹰爪兰（异）........................（61）
鹰爪花（正）.................（61）
癞蛤蟆（异）......................（471）

十九画

攀枝花（异）......................（158）
蟾蜍藤（异）......................（504）
蟹壳草（异）......................（240）
麒麟片（异）......................（463）
麒麟尾（异）......................（573）
鳖甲（异）..........................（336）

二十一画

霸王花（异）......................（198）
霸王鞭（异）......................（198）
霸王鞭（异）......................（538）
露兜簕（异）......................（397）

二十三画

麟狸麟（异）......................（573）

拉丁文索引

A

Abrus cantoniensis Hance ………… (119)
Abutilon indicum (L.) Sweet……… (57)
Acacia pennnata (L.) Willd. ……… (270)
Acalypha australis L. ……………… (166)
Acanthopanax trifoliatus (L.) Merr. … (232)
Achillea wilsoniana (Heimerl) Heimerl. …………………………………… (508)
Achyranthes aspera L. ……………… (106)
Acorus calamus Linn. ……………… (482)
Actinidia chinensis Planch. ……… (115)
Adenosma glutinosum (L.) Druce … (215)
Adiantum capillus-veneris L. ……… (249)
Adina rubella (Sieb. et Zucc.) Hance …………………………………… (163)
Aerva sanguinolenta (L.) Blume … (456)
Aeschynanthus buxifolius Hemsl. ex Dunn ……………………………… (481)
Agrimonia pilosa Ledeb. …………… (499)
Akebia trifoliata (Thunb.) Koidz. var. australis (Diels) Rehd. ………… (398)
Alangium chinense (Lour.) Harms. … (229)
Alchornea trewioides (Benth.) Muell. -Ar g. ……………………………… (195)
Aleurites moluccana (L.) Willd. … (550)
Alisma orientalis (Sam.) Juzep.…… (394)
Allium tuberosum Rottl. ex Spreng. … (220)
Alocasia cucullata (Lour.) Schott … (293)
Aloe vera L. var. chinensis (Haw.) Berger ……………………………… (493)
Alpinia katsumadai Hayata ………… (367)
Alpinia officinarum Hance ………… (218)
Alpinia oxyphylla Miq. …………… (344)
Alstonia scholaris (L.) R.Br.……… (420)
Amomum tsao-ko Crevost et Lem. … (241)
Amomum villosum Lour. …………… (364)
Ampelopsis sinica (Miq.) W. T. Wang …………………………………… (96)
Amyda sinensis (Wicgmarn)……… (336)
Anas domestica L. ………………… (286)
Andrographis paniculata (Burm. f.) Nees ……………………………… (136)
Anemone hupehensis Lemoine. …… (194)
Angiopteris fokiensis Hieron ……… (147)
Antenoron filiforme (Thunb.) Roberty et Vautier ………………… (240)
Apluda mutica L. ………………… (84)
Aquilaria sinensis (Lour.) Gilg. … (362)
Aralia armata (Wall.) Seem. ……… (465)
Ardisia japonica (Thunb.) Bl. …… (421)
Ardisia crenata Sims ……………… (430)
Ardisia punctata Lindl. …………… (549)
Ardisia gigantifolia Stapf ………… (83)
Ardisia crispa (Thunb.) A. DC. … (82)
Areca catechu L. ………………… (515)
Argyreia acuta Lour. ……………… (276)
Argyreia seguinii (Levl.) Vahoit … (523)
Aristolochia kwangsiensis Chun et How ex C. F. Liang ……………… (236)
Artabotrys hexapetalus (L. f.) Bhandari ………………………… (61)
Artemisia lactiflora Wall. ex DC. …… (452)
Artemisia princeps Pamp. ………… (509)
Artemisia annua L. ……………… (66)
Artemisia japonica Thunb. ………… (68)
Asarum geophilum Hemsl. ………… (205)
Asarum longerhizomatosum C. F. Liang et C. S. Yang. ………… (206)
Asarum sagittarioides C. F. Liang … (145)
Asclepias curassavica L. ………… (192)
Asplenium prolongatum Hook.……… (431)
Averrhoa carambola L. …………… (286)

B

Baeckea frutescens L. ·················· (301)
Bauhinia championii (Benth.) Benth. ··· (230)
Berchemia floribunda (Wall.) Brongn.··· (427)
Berchemia lineata (L.) DC. ········· (496)
Bidens pilosa var. radiata Sch. -Bip. ··· (50)
Bletilla striata (Thunb.) Reichb. f. ··· (500)
Blumea balsamifera (L.) DC. ······ (250)
Bombax ceiba L. ························ (158)
Breynia fruticosa (L.) Hook. f. ······ (277)
Brucea javanica (L.) Merr. ········· (125)
Bubalus bubalis Linnaeus ············ (180)
Buddleja officinalis Maxim. ········· (181)
Bufo melanostictus Schneider ········· (471)
Bungarus fasciatus (Schneider)······ (462)

C

Calendula officinalis L. ··············· (356)
Caesalpinia sappan Linn ··············· (479)
Caesalpinia minax Hance··················(59)
Cajanus cajan (L.) Millsp. ········· (121)
Calates versicolor (Daudin) ········· (375)
Calophyllum membranaceum
Gardn. et Champ. ·················· (269)
Campanumoea javanica BL. ········· (145)
Camptotheca acuminata Decne. ······ (442)
Campylotropis macrocarpa (Bunge)
Rehd. ································· (401)
Canavalia gladiata (Jacq.) DC. ··· (200)
Canis familialis L. ····················· (345)
Canscora lucidissima (Levl. et Vant.)
Hand. -Mazz. ························ (178)
Capra hircus L. ························ (346)
Capsella bursa-pastoris (L.) Medic.··· (385)
Cardiospermum halicacabum L. ······ (569)
Carex phacota Spr. ··················· (557)
Carica papaya L. ······················ (375)
Caryopteris incana (Thunb.) Miq. ··· (510)
Cassia mimosoides L. ················ (369)
Cassia occidentalis L. ················· (418)
Cassia tora L. ··························· (118)
Cassytha filiformis L. ················· (161)
Cayratia japonica (Thunb.) Gagnep.··· (190)
Celosia argentea L. ····················· (476)
Centella asiatica (L.) Urban ········· (127)
Centipeda minima (L.) A. Br. et
Aschers. ······························ (222)
Centropus sinensis (Stephens) ······ (551)
Chenopodium ambrosioides L. ······ (514)
Chinemys reevesii (Gray)············ (335)
Chirita eburnea Hance················· (249)
Chirita longgangensis W.T.Wang······ (333)
Chloranthus fortunei (A. Gray)
Solms-Laub. ·························· (207)
Chlorophytum comosum (Thunb)
Baker ································· (412)
Christia vespertilionis (Linn.f.)
Bahn. f. ······························ (308)
Cinnamomum burmannii (C. G. et
Th. Nees) Bl. ························ (202)
Cinnamomum camphora (L.) Presl··· (203)
Cinnamomum cassia Presl ··········· (204)
Cipadessa cinerascena (Pell.)
Hand. -Mazz. ························ (62)
Cirsium japonicum DC. ··············· (485)
Cissus repens (Wight et Arn.) Lam.··· (478)
Citrus grandis (L.) Osbeck var
tomentosa Hort. ···················· (374)
Citrus reticulata Blanco ·············· (423)
Claoxylon polot (Burm.) Merr. ······ (475)
Clausena lansium (Lour.) Skeels ··· (358)
Clematis armandii Franch. ··········· (361)
Clerodendranthus spicatus (Thunb.)
C. Y. Wu ex H. W. Li ·············· (264)
Clerodendrum cyrtophyllun Turcz. ··· (173)
Clerodendrum japonicum (Thunb.)
Sweet ································· (454)

Clerodendrum serratum (L.) Moon··· (71)
Clinacanthus nutans (Burm. f.) Lindau ······································· (165)
Cnidium monnieri (L.) Cusson ······ (243)
Cocculus laurifolius DC ·············· (453)
Cocculus orbiculatus (L.) DC. ······ (77)
Codonopsis lanceolata (Sieb. et Zucc.) Trautv. ························ (318)
Combretum alfredi Hance. ············ (515)
Commelina communis L. ·············· (46)
Coriandrum sativum L.················· (210)
Corydalis saxicola Bunting ············ (256)
Cratoxylum cochinchinense (Lour.) Bl. ······································· (188)
Crinum asiaticum L. var. sinicum (Roxb. ex Herb.) Baker ············ (408)
Crotalaria assamica Benth. ············ (95)
Crotalaria pallida Aiton ·············· (122)
Croton tiglium L. ······················ (378)
Cudrania cochinchiensis (Lour.) Kudo et Masam. ····················· (123)
Cunninghamia lanceolata (Lamb.) Hook. ································ (503)
Curcuma caesia Roxb. ················· (272)
Curcuma kwangsiensis S. G. Lee et C. F. Liang ···························· (365)
Curcuma longa L. ····················· (363)
Cuscuta australis R. Br. ·············· (343)
Cyclea hypoglauca (Schauer) Diels ··· (152)
Cymbopogon citratus (DC.) Stapf. ··· (72)
Cynanchum paniculatum (Bge.) Kitag. ······································· (464)
Cynanchum atratum Bunge ············ (128)
Cynoglossum zeylanicum (Vahl) Thunb.ex Lehm. ····················· (400)
Cyperus rotundus L.···················· (357)
Cyrtomium fortunei J. Smith··········· (48)

D

Damnacanthus indicus Gaertn. f. ··· (80)
Daphniphyllum calycinum Benth. ··· (94)
Datura stramonium L. ················· (307)
Dendrobium lindleyi Stend. ········· (179)
Dendrolobium triangulare (Retz) Schindl. ····························· (99)
Desmodium triquetrum (L.) DC. ··· (388)
Desmos chinensis Lour. ·············· (61)
Dendropanax dentiger (Harms) Merr. ··· (461)
Dianella ensifolia (L.) DC. ········· (537)
Dichondra repens Forst ··············· (171)
Dicliptera chinensis (L.) Juss. ······ (53)
Dimocarpus longan Lour. ············ (329)
Dioscorea cirrhosa Lour. ·············· (554)
Dioscorea hispida Dennst. ··········· (539)
Dioscorea persimilis Prain et Burkill ··· (319)
Dracaena cochinchinensis (Lour.) S.C.Chen.······························ (438)
Drosera bumannii Vahl. ··············· (562)
Duchesnea indica (Andrews) Focke··· (116)
Dysosma versipellis (Hance) M. Cheng ······························ (169)

E

Echinopsis multiplex (Pfeiff.) Zucc. (355)
Eclipta prostrata (L.) L. ··············· (338)
Elaphe moellendorffi (Boetteger) ··· (458)
Elephantopus scaber L. ··············· (51)
Eleusine indica (L.) Gaertn. ········· (177)
Embelia laeta (L.) Mez ·············· (289)
Embelia parviflora Wall. ··············· (330)
Emilia sonchifolia (L.) DC. ········· (224)
Entada phaseoloides (L.) Merr. ··· (254)
Epimeredi indica (L.) Rothm. ·········(84)
Equisetum debilis (Roxb) Ching ··· (566)
Eucalyptus robusta Smith. ··········· (404)
Eucommia ulmoides Oliv. ··········· (341)

Euonymus fortunei (Turcz.) Hand.-
Mazz ································ (459)
Eupatorium odoratum L. ·············· (536)
Euphorbia antiquorum L. ··········· (538)
Euphorbia hirta L. ··················· (185)
Euphorbia thymifolia L. ·············· (162)
Evodia rutaecarpa (Juss.) Benth. ··· (208)
Evodia lepta (Spreng.) Merr. ······ (124)
F
Fibraurea recisa Pierre ·············· (102)
Ficus carica L. ························ (425)
Ficus hirta Vahl. ······················ (548)
Ficus microcarpa L. f. ················ (528)
Ficus pumila Thunb. ················· (275)
Ficus tikoua Bur. ······················ (279)
Fissistigma polyanthum (Hook. f.
et Thoms.) Merr. ················· (91)
Flemingia macrophylla (Willd.) prain
·· (239)
Flueggea virosa (Roxb. ex Will.) Baill.
·· (278)
Foeniculum vulgare Mill. ·············· (211)
Fordia cauliflora Hemsl. ·············· (575)
Francolinus pintadeanus (Scopoli)··· (322)
G
Gallus gallus domesticus Brisson ··· (563)
Gallus gallus jbuillei Delacour et
Kinnear ··························· (321)
Gallus gallus domesticus Brisson ··· (558)
Ganoderma lucidum (Leyss. ex. Fx.) ··· (323)
Garcinia multiflor Champ. ··········· (567)
Gardenia jasminoides Ellis ··········· (129)
Gastrodia elata Blume ················ (87)
Gaultheria leucocarpa BI. Var.
crenulata (Kurz) T. Z. Hsu ····· (245)
Gekko gecko Linnaeus ················ (320)
Gelsemium elegans (Gardn. et
Champ.) Benth. ·················· (546)
Gendarussa ventricosa (Wall.) Nees. ···(572)
Ginkgo biloba L. ······················ (445)
Gleditsia sinensis Lam. ·············· (483)
Glochidion eriocarpum Champ. ······ (532)
Glochidion puberum (L.) Hutch. ··· (528)
Glycosmis parviflora (Sims) Little ··· (373)
Gnetum parvifolium (Warb.) C. Y.
Cheng ex Chun ······················ (253)
Gynostemma pentaphyllum
(Thunb.) Makino ···················· (108)
Gynura crepidiodes Benth. ··········· (387)
H
Hedera nepalensis K. Koch var. sinensis
(Tobler) Rehd. ···················· (267)
Hedyotis auricularia L. ·············· (153)
Hedyotis hispida Retz. ··············· (197)
Hedyotis diffusa Willd. ··············· (131)
Hedyotis hedyotidea (DC.) Merr. ··· (98)
Helicteres angustifolia L. ··········· (45)
Helminthostachys zeylanica (L.) Hook.
·· (405)
Heteropanax fragrans (Roxb.) Seem.··· (295)
Heterosmilax japoica Kunth var.
gaudichaudiana (Kunth) Wang
et Tang ······························ (274)
Hibiscus sabdariffa L. ················ (183)
Hippocampus kelloggi Jordan et Snyder
·· (350)
Hiptage benghaiensis (L.) Kurz ··· (313)
Homalocladium platycladum (F.
Muell. ex Hook.) Bailey ··········· (196)
Homalomena occulta (Lour.) Schott··· (85)
Houttuynia cordata Thunb. ··········· (184)
Hydnocarpus hainanensis (Merr.)
Sleum. ····························· (273)
Hydrocotyle sibthorpioides Lam. ······ (212)
Hylocereus undatus (Haw.) Britt. et
Rose ································ (198)

Hypericum japonicum Thunb. ex Murray ······································ (262)
Hypericum sampsonii Hance ········· (176)
Hyriopsis Cumingii (Lea) ············ (473)
I
Ilex kudingcha C. J. Tseng ············ (186)
Ilex pubescens Hook. et Arn. ········· (568)
Ilex asprella (Hook. et Arn.) Champ. ex Benth. ··················· (148)
Ilex rotunda Thunb. ······················ (152)
Illicium verum Hook f. ··············· (201)
Impatiens chinensis L. ··············· (447)
Imperata cylindrica (L.) Beauv.var. major (Nees) C.E.Hubb ········· (396)
Indigofera suffruticosa Mill. ········· (571)
Indigofera pseudotinctoria Matsumura··· (368)
Indigofera tinctoria L. ················· (296)
Inula cappa DC. ························ (231)
Ipomoea aquatica Forsk. ··············· (290)
Ipomoea cairica (L.) Sweet. ········· (382)
Iris tectorum Maxim. ··················· (372)
Isatis indigotica Fort. ·················· (101)
Ixeris polycephala Cass. ··············· (297)
Ixora chinensis Lam. ·················· (282)
J
Jasminum nervosum Lour. ··············(64)
Juglans regia L. ························ (347)
Juncus effusus L. ························ (141)
K
Kadsura coccinea (Lem.) A.C.Smith··· (435)
Kadsura lonipedunculata Finet et Gagnep. ······························ (434)
Kaempferia galanga L. ··············· (219)
Kalimeris indica (L.) Sch.-Bip. ··· (144)
Kyllinga brevifolia Rottb.··············· (407)
Kyllinga cororata (L.) Druce ······ (403)
Kyllinga triceps Rottb. ··············· (355)
L
Laminaaria japonica Aresch ········· (393)
Lantana camara L. ····················· (570)
Lapemis hardwickii (Gray) ········· (272)
Leonurus heterophyllus Sweet ········· (555)
Lepidogrammitis drymoglossoides (Bak.) Ching ························ (189)
Lespedeza formosa (Vogel) Koehne ··· (386)
Ligustrum sinense Lour. ··············· (187)
Limnophila rugosa (Roth) Merr.······ (477)
Lindera aggregata (Sims) kosterm. ··· (360)
Lindernia ciliata (Colsm.) Pennell ··· (302)
Lindernia ruellioides (Colsm.) Pennell ··· (455)
Liquidambar formosana Hance ······ (271)
Litchi chinensis Sonn. ·················· (315)
Litsea cubeba (Lour.) Pers. ········· (88)
Livistona chinensis R.Br.··············· (443)
Lonicera confusa DC. ·················· (283)
Lonicera japonica Thunb. ············ (150)
Lophatherum gracile Brongn. ········· (142)
Ludwigia hyssopifolia (G. Don) Exell···(160)
Lygodium conforme C.Chr. ············ (399)
Lygodium japomicum (Thunb.) Sw.··· (383)
Lysimachia foenum graecum Hance ··· (214)
M
Macleaya cordata (Willd.) R. Br. ··· (534)
Macrotermes annandalei (Silvestri)··· (324)
Mahonia bealei (Fort.) Carr. ········· (266)
Mallotus apelta (Lour.) Muell-Arg. ··· (495)
Mallotus barbatus (Wall.) Muell.-Arg. (501)
Mangifera indica L. ···················· (370)
Manis pentadactyla L. ················· (463)
Mappianthus iodoides Hand.-Mazz.··· (93)
Melastoma normale D. Don ············ (489)
Melia azedarach L. ···················· (517)
Melodinus suaveolens Champ. ex Benth. ································ (353)

Mentha haplocalyx Briq. ·············· (54)
Microcos paniculata L. ·············· (187)
Miliusa sinensis Finet et Gagnep ······ (415)
Millettia speciosa Champ. ············ (468)
Momordica charantia L. ·············· (110)
Momordica cochinchinensis (Lour.) Spreng. ···························· (111)
Morinda officinalis How. ·············· (342)
Mosla chinensis Maxim. ·············· (292)
Mucuna birdwoodiana Tutcher. ······ (328)
Mucuna macrocarpa Wall. ············ (440)
Murdannia simplex (Vahl) Brenan ··· (494)
Murraya paniculata (L.) Jack. ······ (352)
Musa balbisiana Colla ················· (369)
Mussaenda pubescens Ait. f. ········· (255)

N

Naja naja (L.) ························ (237)
Nephrolepis auriculata (L.) Trimen ··· (304)
Nervilia fordii (Hance) Sehltr. ······ (413)

O

Onychium japonicum (Thunb.) Kunze. ···························· (284)
Operculina turpethum (Linn.) Manso···(466)
Ophioglossum vulgatum L. ············ (306)
Ophisaurus harti Boulenger ············ (287)
Oroxylum indicum (L.) Kurz ······ (58)
Osbeckia chinensis L. ················· (157)
Ostericum citriodorum (Hance) Shan et Yuan ······················· (316)
Oxalis corniculata L. ················· (167)

P

Paederia scandens (Lour.) Merr. ··· (377)
Palhinhaea cernua (L.) Franco et Vasc. ······························· (248)
Paliurus ramosissimus (Lour.) Poir.··· (235)
Panax notoginseng (Burk.) F. H. Chen ······························· (497)
Pandanus trctorius (L.) Parkins. ··· (397)
Paris polyphylla Smith ················· (291)
Parthenocissus dalzielii Gagnep.······ (90)
Passiflora foetida L. ··················· (411)
Patrinia scabiosaefolia Fisch. ex Link ································ (193)
Perilla frutescens (L.) Britt. ········ (217)
Pheretima aspergillum (E.Perrier)··· (470)
Phlegmariurus fargesii (Herter) Ching ································ (466)
Pholidota chinensis Lindl. ············ (408)
Phyllanthus emblica L. ··············· (155)
Phyllanthus simplex Retz. ············ (561)
Phyllanthus urinaria L. ··············· (168)
Phyllodium elegans Desv. ············ (573)
Phyllodium pulchellum (L.) Desv. ··· (97)
Pilea cavaleriei Levl. ················· (409)
Piper hancei Maxim. ················· (234)
Piper sarmentosum Roxb. ············ (359)
Piper wallichii (Miq.) Hand. –Mazz. ··· (75)
Plantago asiatica L. ···················· (389)
Platycladus orientalis (L.) Franco ··· (487)
Pluchea eupatorioides Kurz. ········· (557)
Pollia japonica Thunb. ··············· (114)
Polygonum cymosum Trev. ············ (268)
Polygala arillata Buch.–Ham. ex D. Don. ································ (311)
Polygala fallax Hemsl. ················· (311)
Polygala glomerata Lour. ·············· (565)
Polygonatum cyrtonema Hua ········ (336)
Polygonum multiflorum Thunb. ······ (327)
Polygonum perfoliatum L. ············ (384)
Polygonum runcinatum Buch.–Ham. ex D. Don. ···························· (300)
Polygonum chinense L. ·············· (105)
Polyrhaachis ricina Roger ············ (325)
Portulaca oleracea L. ················ (226)
Potentilla discolor Bge. ·············· (247)
Pothos chinensis (Raf.) Merr. ······ (354)

Pottsia laxiflora (Bl.) O. Ktze. …… (331)
Premna fulva Craib ………………… (436)
Prismatomeris connata Y.Z.Ruan. … (437)
Prunella vulgaris L. ………………… (139)
Psidium guajava L. ………………… (288)
Psilotum nudum (L.) Griseb.……… (429)
Psoralea corylifolia L. ……………… (340)
Psychotria rubra (Lour.) Poir. …… (280)
Psychotria siamica (Craib) Hutch. … (574)
Pteris cretica L. var. intermedia (Christ)
C. Chr. ………………………… (238)
Pteris vittata L. …………………… (47)
Pterolobium punctatum Hemsl. …… (505)
Pueraria lobata (Willd.) Ohwi …… (56)
Punica granatum L.………………… (524)
Pyracantha fortuneana (Maxim.) Li … (380)
Pyrrosia assimilis (Bak.) Ching…… (381)
Pyrrosia lingua (Thunb.) Farw.…… (392)
Q
Quisqualis indica L.………………… (521)
R
Rabdosia nervosa (Hemsl.) C. Y. Wu
et H. W. Li ……………………… (261)
Rabdosia serra (Maxim.) Hara …… (294)
Rabdosia ternifolia (D.Don) Hara … (258)
Randia spinosa (Thunb.) Poir. …… (577)
Ranunculus ternatus Thunb. ……… (419)
Rauvolfia verticillata (Lour.) Baill. …(65)
Rehmannia glutinosa (Gaertn.)
Libosch. ex Fisch. Et Mey. ……… (331)
Reineckia carnea (Andr.) Kunth…… (492)
Rhacophorus leucomystax
(Gravenhorst)…………………… (576)
Rhododendron molle (Bl.) G. Don … (545)
Rhodomyrtus tomentosa (Ait.) Hassk
……………………………… (523)
Rhoeo discolor (L. Herit.) Hance … (159)
Rhus chinensis Mill.var.roxburghii
(DC.) Rehder ………………… (191)
Rosa laevigata Michx. ……………… (529)
Rostellularia procumbens (L.) Nees … (175)
Rubus chingii Hu var.suavissimus
(S. Lee) L.T.Lu ………………… (117)
Rubus parvifolius L. ……………… (154)
Rumex japonicus Houtt. …………… (535)
Ruta graveolens L. ………………… (305)
S
Sabia fasciculate Lecomte ex L. Chen … (92)
Saccharum sinensis Roxb. ………… (285)
Salomonia cantoniensis Lour. ……… (540)
Sambucus chinensis Lindl. ………… (552)
Sanguisorba officinalis L. ………… (486)
Sansevieria trifasciata Hort. ex Prain … (303)
Sapindus mukorossi Gaertn.………… (406)
Sapium sebiferum (L.) Roxb. …… (309)
Sarcandra glabra (Thunb.) Nakai… (233)
Sargassum pallidum (Turn.) C.Ag. … (391)
Sargentodoxa cuneata (Oliv.) Rehd.
et Wils. ………………………… (76)
Sauropus spatulifolius Beille ……… (410)
Saururus chinensis (Lour.) Baill. … (227)
Saxifraga stolonifera Meerb. ……… (104)
Schefflera octophylla (Lour.) Harms… (451)
Schefflera arboricola Hayata. ……… (81)
Schizonepeta tenuifolia (Benth.)
Briq. …………………………… (216)
Scolopendra subspinipes mutilans L.
Koch …………………………… (469)
Scoparia dulcis L. ………………… (52)
Scrophularia ningpoensis Hemsl. … (135)
Scutellaria barbata D. Don ………… (140)
Securidaca inappendiculata Hassk. … (74)
Sedum sarmentosum Bunge ………… (103)
Selaginella doederleinii Hieron …… (172)
Selaginella tamariscina (Beauv.)
Spring. ………………………… (265)
Selaginella uncinata (Desv.) Spring … (257)

Sepiella maindroni de rochebrune ··· (531)
Serissa foetida Comm. ·················· (178)
Serissa serissoides (DC.) Druce ··· (164)
Sida rhombifolia L. ····················· (543)
Siraitia grosvenorii (Swingle) C. Jeffrey ex A. M. Lu et Z.Y.Zhang ··· (414)
Smilax glabra Roxb. ·················· (225)
Smilax China L. ························ (259)
Smilax riparia A.DC. ·················· (426)
Solanum xanthocarpum Schrad. et Wendl. ····························· (428)
Solanum coagulans Forsk. ··········· (513)
Solanum lasiocarpum Dunar ········· (474)
Solanum lyratum Thunb. ·············· (260)
Solanum photeinocarpum Nakam. et Odash. ································ (252)
Solanum verbascifolium L. ··········· (432)
Solenognathus hardwickii (Gray) ··· (348)
Solidago decurrens Lour. ·············· (402)
Sophora flavescens Ait. ··············· (242)
Sophora subprostrata Chun et T. Chen ··· (156)
Spatholobus suberectus Dunn ········· (334)
Sphenomeris chinensis (L.) Maxon··· (44)
Spilanthes paniculata Wall. ex DC. ··· (69)
Spiranthes sinensis (Pers.) Ames ··· (339)
Spirulina platensis (Nordst) Geitl. ··· (378)
Stephania kwangsiensis H. S.Lo. ······ (504)
Stephania longa Lour. ·················· (174)
Sterculia monosperma Vent.············ (520)
Streptocaulon griffithii Hook. f. ······ (170)
Striga asiatica (L.) O.Ktze. ········· (564)
Symplocos chinensis (Lour.) Druce.··· (63)
Syzygium cumini (L.) Skeels········· (417)

T

Tagetes erecta. L. ····················· (146)
Talinum paniculatum (Jacq.) Gaertn. ···(312)
Taraxacum mongolicum Hand. –Mazz. ···(133)
Tetracera asiatica (Lour.) Hoogl. ··· (533)
Thunbergia grandiflora (Roxb. ex. Rottl.) Roxb. ························ (246)
Tinospora sinensis (Lour) Merr. ··· (460)
Tinospora sagittata (Oliv.) Gagnep. ··· (149)
Toddalia asiatica (L.) Lam. ········· (490)
Toona sinensis (A. Juss.) Roem. ··· (527)
Torilis japonica (Houtt.) DC. ······ (449)
Toxicodendron sylvestre (Sieb. et Zucc.) O. Kuntze ·············· (448)
Trema orientalis (L.) Blume ········ (490)
Trichosanthes ovigera BL. ··········· (113)
Trimeresurus monticola (Guenther)··· (457)
Tripterygium wilfordii Hook. f. ······ (544)
Tropaeolum majus L. ·················· (541)
Tylophora ovata (Lindl.) Hook. ex Steud. ································ (506)
Typhonium flagelliforme (Lodd.) Blume ······························· (221)

U

Uncaria macrophylla Wall. ··········· (132)
Uraria lagopodioides (L.) Desv. ex. DC. ···································· (560)
Urceola micrantha (Wall. ex G. Don) D. J. Middleton························ (89)
Urena lobata Linn. ···················· (299)
Urena procumbens L. ················· (298)

V

Vaccaria segetalis (Neck.) Garcke ··· (450)
Vaccinium bracteatum Thunb. ······ (317)
Valeriana jatamansi Jones ··········· (507)
Ventilago leiocarpa Benth. ··········· (441)
Verbena officinalis L. ················· (138)
Vernicia fordii (Hemsl.) AiryShaw ··· (542)
Vernonia patula (Dry.) Merr. ······ (526)
Vernonia cinerea (L.) Less. ········ (70)
Vitex trifolia L.························· (512)
Vitex negundo L. ······················ (78)

W
Whitmania pigra Whitman ············ (444)
Wikstroemia indica (L.) C. A. mey. ··· (107)
Woodfordia fruticosa (L.) Kurz. ··· (553)
X
Xanthium sibiricum Patr. ex Widd. ··· (213)
Z
Zanthoxylum bungeanum Maxim. ··· (209)
Zanthoxylum nitidum (Roxb.) DC. ··· (433)
Ziziphus jujuba Mill. ·················· (314)
Zornia diphylla (L.) Pers. ············ (228)

后　记

壮族医药的系统发掘整理始于20世纪80年代初期。此前曾有学者进行探讨，但尚未组织全面调查。1983年，广西壮族自治区卫生厅将壮医药的发掘整理作为科研课题下达给广西中医学院（现为广西中医药大学）医史文献研究室。1992年，广西壮族自治区科学技术委员会将壮族医药的全面发掘整理和研究提高列为重点课题下达给广西民族医药研究所（现为广西民族医药研究院）。黄汉儒同志作为这两个课题的负责人，带领课题组的成员从文献收集、文物考察、实地调查到整理研究，对壮族医药的历史和现状、内容和形式、地位和作用、地方和民族特色有了基本的认识，《壮族医学史》《中国壮医学》就是他们辛勤耕耘10多年的科研成果。

《中国壮药学》在《壮族医学史》《中国壮医学》的基础上，以壮医的基本理论为指导，对壮药学的发展概况、壮药应用的基本规律做了系统的阐述，让读者了解壮药的历史渊源和发展规律。对壮药的命名原则及分类、生境分布、采集加工、性能主治、临床应用和现代研究做了具体介绍，便于壮医药工作者自学和提高诊疗技术。对壮药按其功用等进行分类。书后附有汉文笔画索引、壮文索引和拉丁文索引，以指导临床应用和检索对照。对壮药研究开发的现状进行分析，为研制壮药新产品提供参考。

壮族医药的发掘整理工作，得到了中央、自治区领导和上级主管部门的重视、关心和支持。1989年3月，胡耀邦同志在南宁亲切接见了广西民族医药研究所的领导和壮医药专家，殷切希望壮医药能为祖国传统医药宝库做出新贡献。1985年以来，甘苦同志和卫生部崔月犁等领导，国家民委领导李德洙、江家福等同志，国家中医药管理局领导诸国本、房书亭同志，中国中医研究院领导王永炎、赵田壅等同志，自治区领导覃应机、陈辉光、韦纯束、张声震、韦继松、李振潜、陆兵、潘琦、吴恒、奉恒高等同志，都先后亲临广西民族医药研究所、广西壮医医院视察，检查指导民族医药的科研与技术开发、临床医疗工作。对民族医药文献的发掘整理和编辑出版更是关怀备至，要求按计划认真完成任务。广西卫生厅、科技厅、民委等主管部门的领导和有关处室的负责同志对民族医药的研究工作都给予了极大的关心和支持。

2002年7月，《壮学丛书》编委会批准广西民族医药研究所立项编撰《中国壮药学》。该所党政领导十分重视《中国壮药学》的编撰工作，将其列为民族医药文献整理的重点和《中国壮医学》的姊妹篇，多次召开学术顾问、民族医药专家和编写人员的座谈会征询意见和报告工作，并函请云南、广东、湖南省有关部门提供壮医药文献资料。广西壮族自治区政府原副主席、《壮学丛书》总主编张声震，中国民族医药学会副会长、广西民族医药协会原会长黄汉儒，广西卫生厅原副厅长覃波和王鉴钧、陈秀香、张超良、刘寿养、黄昌礼等学术顾问和《壮学丛书》编委会办公室的领导，经常督促检查编写工作的进展和质量。《中国壮药学》的编写工作得到了各级领导的关心和支持，中国工程院院士肖培根教授、广西壮族自治区食品药品监督管理局原局长蓝以舟为本书做了序，国家中医药管理局、广西卫生厅、广西中医学院、广西社会科学院、广西壮学中心、广西药用植物园、广西药品检验所、中央翻译局壮文翻译室、中国林科院热带林业实验中心、广西民族出版社、靖西县委和政府以及县中医（壮医）医院、云南省文山壮族苗族自治州中医医院、云南省文山壮族苗族自治州三七研究院、云南省文山壮族苗族自治州传统民族医药科学技术研究所、广州中医药大学、云南省文山壮族苗族自治州政协副主席黄昌礼和文山壮族苗族自治州壮学发展研究会王明富、广州中医药大学冼建春、中国林科院大青山分院冯昌林、云南省文山壮族苗族自治州传统民族医药科学技术研究所任怀祥等部门、专家对本书的编写工作给予了支持和帮助，并提供了大量文献、文物、图片、参考书籍和技术指导。借此机会，我们谨向关心、支持和指导本书编写工作的主管部门，各位领导、专家和民族医药工作者表示敬意和感谢！

中国民族医药的快速发展，是我国政府保护、继承传统医药和民族文化的现实体现，也是在经济全球化、文化多元化的世界大潮中，我国医学科学繁荣昌盛、绚丽多彩的重要标志。壮族医药的发掘整理尤其是总结提高工作，是一项承前启后、继往开来的系统工程。目前，国家已将发展中医药、民族医药载入我国《宪法》，同时颁布了行政法规和发展规划，将中医药、民族医药产业列为发展农业、医药行业和实施西部大开发战略的优势产业。世界卫生组织也把发展传统医药作为实现人人享有初级卫生保健的目标的重要手段。自治区人大常委会颁布了《广西壮族自治区发展中医药壮医药条例》，自治区政府出台了《关于加快中医药民族医药发展的决定》《壮瑶医药振兴计划》。民族医药工作者任重而道远。壮族医药理论博大精深、内涵丰富，有道是：阴阳为本天地人和，三气同步协调发展，脏腑气血统筹兼顾，三道两路共奔小康，毒虚致病预防为主。神奇的理法方药和独特的诊疗技术的发掘整理及推广应用，有如雨后春笋沐浴朝晖，发扬光大，利在千秋。

由于我们水平有限，书中难免差错和遗漏之处，敬请读者指正。

作者

2013年8月

参考文献

[1] 黄体荣. 广西历史地理[M]. 南宁：广西民族出版社，1985.

[2] 广西壮族自治区地方志编纂委员会. 广西通志・科学技术志[M]. 南宁：广西人民出版社，1997.

[3] 田华咏，瞿显友，熊鹏辉，等. 中国民族药炮制集成[M]. 北京：中医古籍出版社，2000.

[4] 黄兆胜. 中药学[M]. 北京：人民卫生出版社，2002.

[5] 广西壮族自治区科学技术委员会. 广西中草药资源开发利用规划及实施方案的研究[R]. 1995.

[6] 广西壮族自治区中医药研究所. 广西药用植物名录[M]. 南宁：广西人民出版社，1986.

[7] 吴征镒，周太炎，肖培根，等. 新华本草纲要[M]. 上海：上海科学技术出版社，1991.

[8] 中国科学院北京植物研究所. 中国高等植物图鉴[M]. 北京：科学出版社，1972.

[9] 肖培根，李大鹏，杨世林，等. 新编中药志[M]. 北京：化学工业出版社，2002.

[10]《全国中草药汇编》编写组. 全国中草药汇编[M]. 北京：人民卫生出版社，1990.

[11] 黄汉儒，王柏灿，黄冬玲，等. 中国壮医学[M]. 南宁：广西民族出版社，2000.

[12] 江苏新医学院《中药大辞典》编写组. 中药大辞典[M]. 上海：上海科学技术出版社，1986.

[13] 广西壮族自治区卫生厅. 广西中药材标准[S]. 南宁：广西科学技术出版社，1996.

[14] 黄泰康，丁志遵，赵守训，等. 现代本草纲目[M]. 北京：中国医药技术出版社，2001.

[15] 国家中医药管理局《中华本草》编委会. 中华本草[M]. 上海：上海科学技术出版社，1998.

[16] 黄燮才. 实用中草药原色图谱[M]. 南宁：广西科学技术出版社，1996.

[17] 广西中药资源普查办公室. 广西中药资源名录[M]. 南宁：广西民族出版社，1993.

[18] 杨松年. 中国矿物药图鉴[M]. 上海：上海科学技术文献出版社，1990.

[19] 广西壮族自治区革命委员会卫生局. 广西本草选编[M]. 南宁：广西人民出版社，1974.

[20] 冯成汉. 民间常用草药[M]. 杭州：浙江科技出版社，1990.

[21] 凌一揆，颜正华. 中药学[M]. 上海：上海科学技术出版社，1984.

[22] 广州部队后勤部卫生部. 常用中草药手册[M]. 北京：人民卫生出版社，1969.

[23] 吴葆杰. 中草药药理学[M]. 北京：人民卫生出版社，1983.

[24] 四川中药志协作编写组. 四川中药志[M]. 四川：四川人民出版社，1979.

[25] 中国科学院华南植物研究所. 广东植物志[M]. 广州：广东科技出版社，1987.

[26]《中国药用动物志》协作组. 中国药用动物志[M]. 天津：天津科学技术出版社，1983.

[27] 国家药典委员会. 中华人民共和国药典[M]. 北京：化学工业出版社，2000.

[28] 黄燮才，周珍斌，张骏，等. 广西民族药简编[M]. 南宁：[出版者不详]，1980.
[29] 顾文祥，诸淑琴. 芦荟栽培与加工利用[M]. 上海：上海科学普及出版社，1999.
[30] 中国科学院中国植物志编辑委员会. 中国植物志[M]. 北京：科学出版社，1978.
[31] 连文琰，胡廷松，肖培根，等. 中国本草图录[M]. 北京：人民卫生出版社，1989.
[32] 肖培根. 中药现代研究与临床应用[M]. 北京：学苑出版社，1995.
[33] 张贵君. 常用中药鉴定大全[M]. 哈尔滨：黑龙江科学技术出版社，1998.
[34] 中华人民共和国卫生部药政管理局，中国药品生物制品检定所. 现代实用本草[M]. 北京：人民卫生出版社，1997.
[35] 徐礼燊，沙世炎，曾纪琰，等. 中草药有效成分分析法[M]. 北京：人民卫生出版社，1984.
[36] 李时珍. 本草纲目[M]. 北京：人民卫生出版社，1981.
[37] 阴健. 中药现代研究与临床应用[M]. 北京：中医古籍出版社，1995.
[38] 中国科学院北京植物研究所. 中国高等植物图鉴补编[M]. 北京：科学出版社，1972.
[39] 黄汉儒，王柏灿，黄冬玲，等. 广西民族医药验方汇编[M]. 南宁：广西民族出版社，1995.
[40] 黄汉儒，黄景贤，殷昭红，等. 壮族医学史[M]. 南宁：广西科学技术出版社，1998.

图书在版编目（CIP）数据

中国壮药学 / 钟鸣，黄瑞松，梁启成主编 . —2 版 . — 南宁：广西民族出版社，2016.5
（中国壮医药丛书）
ISBN 978-7-5363-7042-5

Ⅰ . ①中… Ⅱ . ①钟… ②黄… ③梁… Ⅲ . ①壮族—民族医学 Ⅳ . ① R291.8

中国版本图书馆 CIP 数据核字（2016）第 089439 号

中国壮医药丛书

中国壮药学

ZHONGGUO ZHUANGYAOXUE

主　　编：钟　鸣　黄瑞松　梁启成

出 版 人：朱俊杰
策划组稿：韦启福
责任编辑：韦启福　白　煜　卢芳芳
美术编辑：张文昕
助理编辑：潘　夏
装帧设计：张文昕
责任校对：黄春燕　郑季銮　黄一清
责任印制：蓝　锋
出版发行：广西民族出版社
地址：广西南宁市青秀区桂春路3号　邮编：530028
电话：0771-5523216　传真：0771-5523225
制　　版：广西雅昌彩色印刷有限公司
印　　刷：深圳市国际彩印有限公司
规　　格：889毫米×1194毫米　1/16
印　　张：39.5
字　　数：1250千字
版　　次：2016年5月第2版
印　　次：2016年5月第2次印刷
书　　号：ISBN 978-7-5363-7042-5/R · 250
定　　价：360.00元